普通高等教育"十三五"规划教材

全国高等医药院校规划教材

病原生物学

（第2版）

景 涛 主编

清华大学出版社

北京

内 容 简 介

本教材共分为七篇四十一章，由兰州大学景涛教授领衔主编，他联合武汉大学、哈尔滨医科大学等国内多所医药院校一线教师共同编写本书。本教材对各种与医学相关的病原生物进行了详细的介绍，系统阐述了其生物学性状、传播与流行规律、临床检验方法、防治原则等内容。本书内容翔实，图文并茂，层次分明，重点突出，简明扼要，是一部优秀的医学精品课程教材，可供全国医药院校临床、预防、口腔、检验、影像、麻醉、护理专业学生使用。

图书在版编目（CIP）数据

病原生物学 / 景涛主编 . —2 版 . — 北京：清华大学出版社，2019（2024.8重印）
（普通高等教育"十三五"规划教材　全国高等医药院校规划教材）
ISBN 978-7-302-51694-1

Ⅰ. ①病…　Ⅱ. ①景…　Ⅲ. ①病原微生物—医学院校—教材　Ⅳ. ① R37

中国版本图书馆 CIP 数据核字（2018）第 265423 号

责任编辑：罗　健
封面设计：戴国印
责任校对：刘玉霞
责任印制：杨　艳

出版发行：清华大学出版社
　　　网　　　址：https://www.tup.com.cn，https://www.wqxuetang.com
　　　地　　　址：北京清华大学学研大厦A座　　　邮　　编：100084
　　　社 总 机：010-83470000　　　邮　　购：010-62786544
　　　投稿与读者服务：010-62776969, c-service@tup.tsinghua.edu.cn
　　　质量反馈：010-62772015, zhiliang@tup.tsinghua.edu.cn
印 装 者：北京嘉实印刷有限公司
经　　销：全国新华书店
开　　本：185mm×260mm　　　印 张：34　　　插　页：2　　　字　数：872千字
版　　次：2009年8月第1版　2019年2月第2版　　印　次：2024年8月第3次印刷
定　　价：89.80元

产品编号：068662-01

《病原生物学》（第 2 版）编委会名单

主　　　编　　景　涛
副　主　编　　韩　俭　钟照华　朱　帆
编　　　委　　（按姓氏拼音排序）
　　　　　　　包根书（兰州大学）
　　　　　　　宝福凯（昆明医科大学）
　　　　　　　蔡国斌（武汉大学）
　　　　　　　曹得萍（青海大学）
　　　　　　　陈　锋（新疆医科大学）
　　　　　　　陈　根（兰州大学）
　　　　　　　陈雪玲（石河子大学）
　　　　　　　董惠芬（武汉大学）
　　　　　　　杜宝中（西藏大学）
　　　　　　　韩　俭（兰州大学）
　　　　　　　何玉林（桂林医学院）
　　　　　　　景　涛（兰州大学）
　　　　　　　申丽洁（昆明医科大学）
　　　　　　　万巧凤（宁夏医科大学）
　　　　　　　王　燕（哈尔滨医科大学）
　　　　　　　王国庆（吉林大学）
　　　　　　　徐晓刚（复旦大学）
　　　　　　　杨志伟（宁夏医科大学）
　　　　　　　赵玉敏（桂林医学院）
　　　　　　　钟照华（哈尔滨医科大学）
　　　　　　　周海霞（兰州大学）
　　　　　　　朱　帆（武汉大学）
　　　　　　　祝秉东（兰州大学）

前　言

2008 年，为了配合国家新一轮的学科调整，清华大学出版社适时组织编辑出版了《病原生物学》，至今已经走过了 10 个年头。当初的本意是借助于《病原生物学》教材，将人体的病原性疾病完整、统一、系统地介绍给医学生和医学工作者。现在回过头来看，这一立意无疑是正确的。这一点，在教学实践中也得到了验证。这也是为什么在事隔 9 年之后，在基本保持原来架构的基础上，进行第 2 版修订的原因。

关于第 2 版教材的修订原则，我们确定为以下几点：总体上维持第 1 版的格局、形式和内容，同时根据学科的发展变化，增加和调整新内容，补充近年来报道的新发或再现病原。例如，在第一篇第二章固有免疫部分，补充了模式识别分子、Toll 样受体及信号通路；第五章增加了与灾后病原生物感染防控相关的内容。在第二篇第六章第三节细菌的遗传与变异中，补充了有关 CRISPR/Cas 的简要内容。医院感染在临床工作中越来越重要，因此将医院感染单独列为一节进行编写。在第七节细菌耐药性中，增加了抗菌药物的种类和抗菌机制的内容。在第四篇第二十一章病毒学概论和第二十八章逆转录病毒中，增加了内源性逆转录病毒的相关内容；在第二十一章病毒学概论的病毒感染的治疗部分，增加了抗病毒药物的种类和作用机制；在第二十三章肠道感染病毒中，诸如病毒引起的食源性感染增多，因此将诺如病毒作为单独一节进行编写。在第七篇中，考虑到本教材主要面向临床、预防、麻醉等专业学生，重点阐述与医学相关的节肢动物在致病和传病中的作用，减少生物学特性和分类的相关内容，进一步改进和完善教材中的图表。

当我们着手第 2 版教材修订工作之际，总结过去 10 年的经验与问题时，不无惊奇地发现，我们面临的最大问题并非当初第 1 版教材出版时预测的教材本身，而是来自教材以外的原因，诸如教学安排、课程安排、基层教学组织结构等。具体来说，在许多医学院校的教学和课程安排上，仍然将病原生物学分为两门课程，甚至有的学校还仍然维持原来的学科设置，这使得《病原生物学》教材的使用受到了相当大的限制。此外，有比较才能有鉴别。由于条件所限，我们无法从教材使用单位获得比较充分的第一手资料，以比较分析新的教材与传统教材的优劣，无法确定新的教材是否达到当初编写出版的初衷。这确实是我们最大的缺憾。衷心企盼在今后的实践中能加以弥补，以便通过不断实践、不断总结，达到不断改进、不断完善的目标。

最后，我想借此机会感谢我们这个团队的敬业精神！感谢朱帆副主编对微生物学内容的精心把关！感谢韩俭教授在编写过程中默默承担的大量事务性的、琐碎的、极其耗费时间和精力而又对教材编写顺利完成不可或缺的组织工作！

景　涛
2018 年 9 月于兰州

目　　录

第一篇
总　论

　　病原生物（pathogenic organism）包括传统意义上的微生物（microorganism）和寄生虫（parasite），主要引起感染性疾病。病原生物侵入机体后与宿主的免疫防御体系展开错综复杂的相互作用，可形成多种不同的结局。

第一章 基本概念

第一节 病原生物及病原生物学的定义和范畴

侵入人体并且使人体致病的生物体称作病原生物（pathogenic organism）或称之为生物病原体（biological pathogen，agent）。在一定环境条件影响下，病原生物侵入机体，与机体之间相互作用、相互斗争的过程称为感染（infection）。由感染病原生物引起的疾病叫感染性疾病（infectious diseases）。病原生物学（pathogenic biology）是研究与病原生物有关的生物学特性、致病机制、感染与免疫、流行与防治等所有因素的一门学科。

病原生物的范畴非常广泛，包括病毒（virus）、细菌（bacteria）、支原体（mycoplasma）、衣原体（chlamydia）、放线菌（actinomycetes）、立克次氏体（rickettsia）、螺旋体（spirochete）、真菌（fungus）、原虫（protozoa）、蠕虫（helminth，worm）和节肢动物（arthropod）。根据传统和习惯，前 8 类病原生物合称为微生物（microorganism）；后 3 类合称为寄生虫（parasite）。如以体积大小来划分的话，又可分为需要借助于显微镜才能观察的小型寄生物（micro-parasite，包括全部微生物及寄生虫的原虫），与肉眼就能观察的大型寄生物（macro-parasite，包括寄生虫的蠕虫和节肢动物两大类）。事实上，任何一种分类方法，都有其不够严密的地方，所以病原生物学最好的诠释就是与疾病有关的生物。目前仍难以以某种严格的定义划分微生物与寄生虫，所述及的微生物和寄生虫的概念依然是经典传统意义的划分。

（一）微生物

根据其结构特点，微生物可分为以下 3 类：

1. 原核细胞型微生物（prokaryotic microbe） 具有细胞的结构，但无成形的核，无核膜和核仁，只存在称作"核区"（拟核）的裸露 DNA，除核糖体外，无其他细胞器。主要种类有细菌、放线菌、立克次氏体、支原体、衣原体、螺旋体。

2. 真核细胞型微生物（eukaryotic microbe） 细胞核分化程度高，有核膜和核仁，行有丝分裂，细胞器完善发达。主要指真菌。

3. 非细胞型微生物（acellular microbe） 是最小的一类微生物，无典型细胞结构，无产生能量的酶系统，只能在活细胞内生长增殖。核酸类型为 DNA 或 RNA，病毒属于这一类微生物。

除了病毒以外，属于非细胞型微生物的病原还有类病毒（viroid）、拟病毒（virusoid）和朊粒（prion），前两者也统称为亚病毒（subvirus）。类病毒只有 RNA 而不含蛋白组分；拟病毒又称类类病毒（viroid-like），是一种环状单链 RNA，它必须侵染辅助病毒并通过辅助病毒才能复制；朊粒是一种蛋白侵染因子，该因子只含蛋白质，无核酸组分。

（二）寄生虫

寄生虫是病原生物中相对于微生物体积比较大的一类。除原虫外，大部分寄生虫都是肉眼可见的、形态结构比较复杂的多细胞无脊椎动物。根据其形态特点，寄生虫可分为以下 3 类：

1. 原虫（protozoa） 是一类能独立完成生命活动的具有全部生理功能的单细胞真核生物。如疟原虫、溶组织内阿米巴原虫等。

2. 蠕虫（worm，helminth） 是一类多细胞的无脊椎动物，由于成虫借身体的肌肉收缩蠕动而运动，故通称为蠕虫。如蛔虫、日本血吸虫等。医学蠕虫中最重要的种类分属于扁形动物门和线虫动物门。

3. 节肢动物（arthropoda） 是一类主要以昆虫为主的无脊椎动物。因为节肢动物中的昆虫纲物种占大多数，所以也习惯将医学节肢动物称为医学昆虫。如蚊、蝇、虱、蚤等。

病原生物的分类基本上采用瑞典学者卡尔·林奈（Carl Linnaeus）建立的双名制物种命名法和分类系统。即每一个物种由两个拉丁词（或拉丁化形式的词）所组成，前面一个词为属名，由名词单数第一格组成（第一个字母必须大写），代表该物种所从属的分类单位；第二个词为种加词，由形容词或同位名词以及名词的所有格组成，全部小写。物种名全部采用斜体。一个完整的学名，双名的后面还应附加上命名人的姓名或姓名的缩写，第一字母大写，多人时用逗号隔开，后面再加发表的年代，但出现在一般论文中，通常可省略。物种名在第一次出现时须写全，以后可将属名缩写。如大肠埃希菌的命名为：*Escherichia coli* T. Escherich 1885，表明是由 T. Escherich 在 1885 年发现的，其缩写形式为 *E. coli*。

界是生物分类的最高单位，林奈最初将所有生物分为两个界。生物分类系统不断演变。目前广泛认同病原生物分属于病毒界（Kingdom Vira）、原核生物界（Kingdom Procaryotae）、真菌界（Kingdom Fungus）、原生生物界（Kingdom Protistae）和动物界（Kingdom Animalia）5 个界。大部分病原生物在界以下阶梯的分类上基本沿用了林奈传统的门、纲、目、科、属、种的生物学分类系统（表 1-1-1），而原核细胞型微生物的分类则多采用伯杰（Bergey）分类系统。

表 1-1-1 病原生物的分类*

病原体	近似大小	纲 Class**	门 Phylum	界 Kingdom
病毒	30～300nm	—	—	病毒界
衣原体	0.2～1.5μm	衣原体纲	衣原体门	原核生物界
立克次氏体	0.5～2μm	α-变形菌纲	变形菌门	
革兰氏阴性菌	1～10μm	多个	多个	
螺旋体	5～250μm	螺旋体纲	螺旋体门	
支原体	0.2～0.6μm	柔膜菌纲	厚壁菌门	
放线菌	1～8μm	放线菌纲	放线菌门	
革兰氏阳性菌	1～10μm	多个	多个	
真菌	3～15μm	—	壶菌门	真菌界
			接合菌门	
			子囊菌门	
			担子菌门	

续表

病原体	近似大小	纲 Class**	门 Phylum	界 Kingdom
原虫	2～2000μm	根足纲	肉足鞭毛门	原生生物界
		动物鞭毛虫纲		原生动物亚界
		孢子虫纲	顶复门	
		动基裂纲	纤毛虫门	
蠕虫	1～300mm	有尾腺线虫纲	线虫动物门	动物界
		无尾腺线虫纲		
		后棘头虫纲	棘头动物门	
		蛭纲	环节动物门	
	0.5～80mm	吸虫纲	扁形动物门	
	1mm～12m	绦虫纲		

* 节肢动物名类繁多，分类复杂，但其中与人体健康相关的种类只是少部分。考虑到篇幅问题，不再列入。

** 病毒分类不使用门和纲阶层。

第二节　病原生物性疾病的发展与现状

病原生物学由传统的医学微生物学与人体寄生虫学组成。

荷兰人列文虎克（Anthony van Leeuwenhoek，1632—1723）于 1676 年制作了可以放大 200 多倍的显微镜，并通过显微镜观察了牙垢、雨水、井水和植物浸液，在人类历史上首次观察到并用文字和图画记载了细菌的球状、杆状和螺旋状等不同形态，从而奠定了微生物学的基础。医学微生物学是微生物学的一个分支，最早起源于 19 世纪。医学微生物学伟大的奠基人——法国科学家巴斯德（Louis Pasteur）通过实验证明微生物不是"自然生成的"，同时证明微生物是有机物发酵和腐败的原因。在巴斯德研究成果的启发下，英国医生李斯特（Joseph Lister）意识到伤口的感染可能与微生物有关，从而通过石炭酸浸泡法、加热法处理手术器械，创立了无菌外科手术。德国医生科赫（Robert Koch）用固体培养基分离出纯培养的细菌，开创了医学微生物学实验研究的先河，并通过用微生物接种动物奠定了研究微生物致病性的基础。英国细菌学家弗来明（Alexander Flemming）和弗洛瑞（Howard Walter Florey）发现的青霉素在半个多世纪中拯救了无数宝贵的生命。1798 年英国乡村医生詹纳（Edward Jenner）发明了种牛痘的预防方法，极其有效地控制了肆虐的天花，成为近代抗感染免疫学的先驱。1892 年俄国科学家伊凡诺夫斯基在烟草花叶病的研究中首次对病毒产生了认识。

自 20 世纪 70 年代后期以来，医学微生物学有了飞跃性的发展，这主要得益于分子生物学的发展。核酸疫苗等新型疫苗的研制，微生物全基因或部分基因片段的结构与功能研究，免疫学中的细胞因子、免疫调控及抗原呈递研究以及微生物致病因子、保护性抗原及机体抗微生物免疫应答的研究与应用等，就是这一阶段杰出成就的代表。

而医学寄生虫学则与热带医学一直有密切的关系。1684 年意大利内科医生弗朗切斯科·雷迪（Francesco Redi）写下了第一部寄生虫学书籍，从而被誉为"寄生虫学之父"。1877 年，帕特瑞克·梅森（Patrick Manson）阐明班氏丝虫生活史，第一次提出了虫媒传播寄生虫病的概念并创立了热带医学。随后帕特瑞克·梅森于 1898 年出版了《热带病手册》，正式将寄生虫学从热带医学中分出，成为一门独立的新学科。

病原生物学的发展为人类健康做出了巨大贡献，先后有 60 多位在本领域做出杰出成就的科学家获得了诺贝尔奖。

尽管随着科学技术的发展，随着人类社会的进步，病原性疾病等各种传染病的发病得到了有效的控制，但距离控制和消灭传染病的目标尚有很大差距。目前，由病原微生物引起的多种传染病仍然是严重危害人体生命和健康的重要因素。

据世界卫生组织（World Health Organization，WHO）报道：近年全球平均每年仍然有1700 多万人死于传染病。

原先一些已经得到控制的传染病，由于多种耐药菌株的产生、多种病原生物性疾病的合并感染、人口快速增长和流动性增大、卫生资源严重不足和卫生服务不够完善等种种原因而重新流行，导致再现传染病（re-emerging infectious diseases）重新流行，而成为目前感染性疾病死亡的重要原因（表 1-2-1）。其中最典型的就是在我国已经基本得到控制的结核病，又卷土重来成为目前我国传染病中发病数、死亡数均居第二的疾病。

新的病原体还在不断地被发现，导致新现传染病（neoemerging infectious diseases）的发生。自 1968 年以来，新发现 30 多种传染病（表 1-2-1）。

表 1-2-1 主要新现、再现病原体 *

病原	所致疾病	传播途径	年代
再现病原体			
登革病毒	登革热	经皮肤（蚊叮咬）	
结核分枝杆菌	结核病	呼吸道、消化道	
霍乱弧菌	霍乱	消化道	
疟原虫	疟疾	经皮肤（蚊叮咬）或经血	
日本血吸虫	日本血吸虫病	经皮肤	
新现病原体			
诺如病毒（Norovirus）#	急性胃肠炎	消化道	1968
轮状病毒	急性胃肠炎	消化道	1973
微小隐孢子虫	隐孢子虫病	消化道	1976
埃博拉病毒	埃博拉出血热	接触性、多途径传播	1976
丁型肝炎病毒	急、慢性肝炎	经血或血制品	1977
HIV	AIDS	经血或血制品、垂直传播、性传播	1981
朊粒	传染性海绵状脑病	消化道	1982
大肠埃希菌 O157：H7	急性胃肠炎	消化道	1982
伯氏疏螺旋体	莱姆病	经皮肤（蜱叮咬）	1982
幽门螺杆菌	胃炎、胃溃疡、十二指肠溃疡	消化道	1983
戊型肝炎病毒	戊型肝炎	消化道	1988
亚洲牛带绦虫	亚洲牛带绦虫病	消化道	1988
丙型肝炎病毒	急、慢性肝炎	经血或血制品	1989
H5N1 型禽流感病毒 **	人感染高致病性禽流感	呼吸道	1997
SARS 冠状病毒（SARS CoV）	严重急性呼吸综合征（SARS）	呼吸道	2003

病原	所致疾病	传播途径	年代
中东呼吸综合征冠状病毒（MERS CoV）	急性呼吸窘迫综合征	呼吸道	2012
H7N9 禽流感病毒 **	人感染高致病性禽流感	呼吸道	2013
寨卡病毒（Zika virus）	寨卡热	经皮肤（蚊叮咬）	2007/2015（1952）##

　*新现传染病并非只指人群中首次出现的病原体引起的传染病，如艾滋病、SARS 等，它还包括某些早已经存在但近年来其人群发病率迅速增加或发病范围迅速扩大的传染病（如寨卡病毒），或早已存在但对其致病性质重新认识和定义的传染病，如消化性溃疡（幽门螺杆菌）。

　**禽流感病毒分为很多亚型，其中多种亚型都能感染人体，但以 H5N1 亚型和 H7N9 亚型最为重要。

　#2002 年国际病毒委员会重新命名。

　##1952 年在人群中首次分离出病毒，2007 年、2015 年分别出现两次人群暴发流行。

　　由于病原自身的变异，一些原先并不感染人类的动物源性疾病开始在人群流行。1997 年我国香港首先出现 H5N1 型禽流感病毒感染人类病例，随后许多国家先后出现高致病性禽流感病毒感染人体，全球自 2003 年以来，已有 120 多人死于禽流感，对家禽业更是造成了灾难性的打击，仅欧洲地区家禽业的直接经济损失已达 420 亿美元；2013 年我国又首次发现人感染 H7N9 禽流感病例。迄今发现能直接感染人的禽流感病毒亚型有：H5N1、H7N1、H7N2、H7N3、H7N7、H9N2 和 H7N9 亚型，其中，高致病性 H5N1 亚型和在人体上首次发现的新禽流感病毒 H7N9 亚型尤为引人关注。2015 年巴西出现的寨卡病毒暴发性流行是近年来发生的另一起严重的动物源性疾病。自第一例寨卡病毒感染病例确诊后，短短 8 个月内感染者激增至 150 万人。由于寨卡病毒可能会造成神经和自身免疫系统并发症，故孕妇感染后会常常会导致新生儿小头症。2015 年 5 月至 2016 年 1 月，巴西共报道 4000 例感染寨卡病毒的孕妇分娩了小头畸形儿。而且，该病毒的感染还呈现蔓延全球之势。截至 2016 年 1 月 26 日，有 24 个国家和地区有疫情报道，其中大部分有疫情国家在美洲，欧洲多国也有报道。中国也出现多例输入性感染报道。

　　最近几年发生的动物源性人畜共患病（anthropozoonosis）感染人类事件和食源性传染病（foodborn infectious diseases）的暴发性流行，引起了整个人类社会的不安，严重危害社会安定，导致重大的经济损失。1996 年日本暴发大肠埃希菌 O157：H7 食物中毒；1998 年英国有十万头牛患牛海绵状脑病（疯牛病，BSE），死亡牛十万余头，至少有十个青年死于不典型的海绵状脑血管病变（Creutzfeldt-Jakob disease，CJD，克 - 雅病）；2002 年至 2003 年，全球 32 个国家和地区暴发 SARS，累计病例共 8400 多例，死亡人数 920 多人，病死率近 11%；2006 年由于食用福寿螺而在北京引起广州管圆线虫病的暴发流行等。

　　根据卫生部 2005 年发布的 2001 年 6 月—2004 年底在全国 31 个省、自治区、直辖市组织开展的人体重要寄生虫病现状调查报告，近十年来虽然全国土源性线虫感染率总体呈下降的趋势，但与发达国家相比还有很大差距。我国土源性线虫感染率仍相当于日本 20 世纪 60 年代、韩国 20 世纪 80 年代的感染水平，而食源性寄生虫的感染率在部分省（区、市）不减反升。其中最有代表性的华支睾吸虫，其感染率比 1990 年第一次全国调查的结果上升了 75%，带绦虫感染率比 1990 年第一次全国调查的结果上升了 52.47%。另外，由于生食或半生食猪肉和鱼、蟹等引起的其他食源性寄生虫病感染率，如囊虫病、旋毛虫病、弓形虫病、肺吸虫病在局部地区，特别是西部贫困地区仍然较高（表 1-2-2）。

表 1-2-2　近年多发的重要食源性病原体

病原	所致疾病	感染形式
广州管圆线虫	广州管圆线虫病	食用感染螺
华支睾吸虫	肝吸虫病	食用感染淡水鱼、虾
囊尾蚴	绦虫病	食用感染猪肉
旋毛形线虫	旋毛虫病	食用感染猪肉
弓形虫	弓形虫病	食用感染猪肉
朊粒	克-雅病（CJD）	食用感染牛肉

根据有关统计数据，我国传染病中发病数居前五位的病种依次为：病毒性肝炎、肺结核、梅毒、淋病和痢疾（包括细菌性和阿米巴性痢疾），占报告发病总数的 92.78%；报告死亡数居前 5 位的传染病病种为：艾滋病、肺结核、病毒性肝炎、狂犬病和人感染高致病性禽流感，占报告死亡总数的 98.81%。

此外，迄今仍有一些感染性疾病的病原体还未确定，有些病原体的致病和免疫机制有待阐明，不少疾病尚缺乏有效防治措施。因此，要真正达到控制和消灭危害人类健康的感染性疾病这一目标，还需要全人类的共同合作，还需要病原生物学与相关各个学科共同合作，还需要付出长期和艰辛的努力。

人体微生物群（human microbiota）是近年来受到高度重视、发展迅速的一个领域。与一切事物的认识过程一样，对人体微生物群的作用，最初认识并不清楚，相关教科书对其着笔很少，最初的认识只是发现这部分细菌与人体共存，并不造成损害或部分有拮抗肠内有害菌的作用。近年来对人体微生物群，特别是肠内微生物群作用的认识突飞猛进，认为其对于人体的发育和健康维护有不可或缺的作用，甚至称其为长期被忽视的人体"另一个器官"，是人体的"第二大脑"。

人体微生物群泛指生活在人体体表以及与外界相通的眼结膜、口腔、鼻咽、肠道、泌尿生殖道中对人体有益的微生物。人体微生物群由细菌、真菌、古生菌及病毒组成，以细菌为主要组成成分。在机体各部位中，以肠道微生物群（gut microbiota）数量、种类最多，意义也最重要。最初称之为无害菌，呈偏利共生，进而称之为益生菌，系互利共生，共同进化，以至于现在它被认为是人体正常发育与生长必不可少的因素。

人体正常菌群的数量十分庞大，据估计与人体细胞总数相等或更多，也有人认为其数量为人体细胞总数的十倍！

目前认为人体微生物群的生理作用有：

1. 生物拮抗（antagonism）　作为第一道屏障抵御致病菌对机体的侵袭，维持皮肤的酸性环境（pH3～5），造成抑菌效应，通过占位效应、营养竞争及其所分泌的各种代谢产物和细菌素等，抑制条件致病菌的过度生长以及外来致病菌的入侵；肠道内双歧杆菌、乳酸杆菌等益生菌的酸性代谢产物（乙酸、乳酸、短链脂肪酸等）能降低肠道局部 pH 和产生具有广谱抗菌作用的物质，如细菌素、过氧化氢等能抑制肠道致病菌及条件致病菌的生长，从而维持肠道的微生态平衡。

2. 营养补充　肠菌具有一些人体缺乏的酶，可以分解吸收一些人体无法利用的多糖、蛋白质和脂类。

3. 免疫　活化肠黏膜内的相关淋巴组织，使 sIgA 生物合成增加，提高消化道黏膜免疫功能；发挥免疫佐剂作用，在 toll 样受体的产生中起重要作用；同时肠内菌群可以刺激机体免疫系统和"训练"它对抗原的适度反应，而在发育早期缺乏这些肠内菌群会导致今后免疫系统对抗原的过度反应。

4. 抗衰老作用　正常微生物群通过多种机制发挥抗衰老作用，如产生超氧化物歧化酶（superoxide dismutase，SOD），保护细胞免受活性氧的损伤；降解进入体内的有害物质等。

5. 抗肿瘤　正常情况下人体食入的蛋白类食物均含有微分子物质（microcomponents）和大分子物质（macrocomponents）。二者均为有害物质，会导致肿瘤的产生。而肠菌可以保护机体免受其侵害。

6. 对大脑的影响　肠道微生物可能会以调节髓鞘形成的方式直接影响大脑的结构和功能。

此外，还发现肠内菌群的类型与肥胖有直接关系。

思　考　题

1. 病原生物包括哪些门类？
2. 由病原生物引起的疾病通常叫什么病？
3. 你认为今后还会有新的病原生物产生吗？为什么？
4. 导致病原性疾病发生的最主要的原因是什么？

（景　涛）

第二章 病原生物与宿主的相互作用

当寄生物，也就是病原生物进入人体以后，与宿主之间会相互产生影响，病原生物、数量强度、宿主状态等不同，引起的反应与结局也不相同。

第一节 病原生物与机体的关系

一、共生

在复杂多样的生物界中，有些生物间会产生联系。任何生物只要在其一生或一段时间内与另一生物生活在一起，这种现象就叫共生（symbiosis）。根据其相互间利害关系，共生又可分为 3 种状态，也称作 3 种关系：

1. 互利共生（mutualism） 指两种生物生活在一起，相互获利且相互依存。例如白蚁及生活于其消化道中的鞭毛虫。鞭毛虫是以木质纤维作为其食物的，通过其体内的特殊酶对木质纤维进行消化分解后获取所需的营养，但鞭毛虫所需的木质纤维必须通过白蚁提供；而白蚁虽然能吞食木屑，但却不能直接消化吸收木质纤维，而只能利用鞭毛虫分解消化后的代谢产物，两者相互依存，相得益彰。

2. 偏利共生（commensalism） 指两种生物生活在一起，一方受益，对另一方无益也无害。例如人与生活在其消化道的结肠内阿米巴。结肠内阿米巴必须以人体结肠中的细菌为食方能生存，而对人体并不产生任何不利影响。

3. 寄生（parasitism） 指两种生物生活在一起，一方受益，另一方受害。例如人体与所有病原生物。病原生物必须从人体夺取营养来维持其生存与发育，而且还会对人体造成损害，甚至引发疾病。获利的一方是寄生物（parasite），如病原生物；而受害的一方是宿主（host），如人体。所有的病原生物在和人体产生关系时，都是营寄生生活的，也就是说所有的病原生物与机体的关系都是寄生关系，所有的病原体都是寄生物。

在这 3 种共生关系中，病原生物与人最重要的关系是寄生关系。

二、寄生物与宿主

寄生物和宿主的概念对病毒、细菌、真菌等传统微生物而言比较简单，寄生物的生活史阶段和涉及的宿主都比较单一，而大多数原虫、蠕虫、节肢动物则要复杂得多。

1. 寄生物 通常都是体积比较小的低级生物，在其发育过程中需要生活在其他生物的体内或体表。根据发育繁殖过程中对宿主的依赖程度，寄生物可以分成：

（1）专性寄生物（obligatory parasite）：整个生活史或其中一个阶段必须营寄生生活，否则就不能完成其生活史的病原生物。实际上绝大多数病原生物都属于专性寄生物。

（2）兼性寄生物（facultative parasite）：指并非一定要进行寄生生活，既可行自生生活，也可行寄生生活的少数病原生物，如粪类圆线虫。

（3）偶然寄生物（accidental parasite）：基本上营自生生活，但偶然进入宿主后也能存活，如蝇蛆。

根据在宿主中的寄生部位的不同，寄生物可分为：

（1）内寄生物（endoparasite）：寄生在机体内的病原体。绝大多数病原生物都是寄生于人体内的。

（2）外寄生物（ectoparasite）：寄生于机体体表的病原生物，主要是指节肢动物。

2. 宿主　宿主是指在寄生关系中被寄生物感染并在其发育和增殖全过程或部分过程提供营养和生活场所的生物，累及从低等的无脊椎动物到高级哺乳动物等几乎所有的动物。对于大部分病原生物来说，只需要一个宿主。而部分寄生虫则需要两个以上的宿主方能完成其生活史，因此凡病原生物的无性生殖或幼虫阶段所寄生的宿主称之为中间宿主（intermediate host），有性生殖阶段或成虫寄生的宿主为终末宿主（definitive host）；有一些原虫和蠕虫在寄生人体的同时，又可以寄生于其他一些脊椎动物，而且可以随时再回传给人类，这些动物被称之为储存宿主（reservoir host）；还有一些蠕虫的幼虫侵入非正常宿主后可以长期保持幼虫状态的正常生活，而不能发育为成虫，一旦有机会再进入适宜终末宿主，还可继续发育为成虫，这种非正常的宿主就被称为转续宿主（paratenic host，transport host）。

三、生长与繁殖形式

生长与繁殖是生物体生命活动的两大重要特征。掌握病原生物生长繁殖的全过程是了解病原生物对机体致病、诊断乃至预防和治疗的重要基础环节。不同的病原体其生长与繁殖方式也不同，繁殖方法多种多样，总体可以分为无性生殖和有性生殖两大类，而每一大类中又有不同的形式。

（一）无性生殖

无性生殖（asexual reproduction / agamogenesis）是指生物不经过雌雄交配，不通过生殖细胞的结合，由单一亲体直接产生同种新个体的生殖方式。主要分为分裂生殖、孢子生殖、出芽生殖等。这种生殖的速度通常都很快。

1. 二分裂增殖（binary fission）　指一个生物体通过细胞分裂与细胞质的均等分配，形成两个大小与形状基本相同的新个体。二分裂增殖是单细胞病原生物特有的、最普遍的生殖方式，增殖过程无生殖细胞，也无有丝分裂或减数分裂。绝大多数原核型微生物和原虫都是以这种方式繁殖的。

2. 孢子增殖（sporogony）　一些生物体可产生特殊生殖细胞——孢子（spore）。由孢子分裂产生新个体的繁殖方式称为孢子生殖。无性的孢子生殖常见于真菌、放线菌和少数原虫。一般是由母体产生一种特殊的专营生殖的器官——孢子囊，在孢子囊中不经有性过程直接产生许多孢子，孢子可以发育成新的个体。

3. 出芽生殖（budding reproduction）　简称芽殖，是指由母体的细胞经细胞质的不均等分配，从母体的一定部位长出与母体形状相似、大小不等的芽体。芽体长大后，从母体上脱落下来，发育为与母体一样的新个体。芽殖是酵母菌最普遍的繁殖方式。

4. 自我复制（self replication）　这是非细胞型微生物特有的、完全不同于其他病原生物的一种增殖方式。它以病毒自身基因组为模板，借助宿主的细胞器和酶系统进行自我复制的方式进行增殖的，所以病毒的增殖也常常称之为病毒的复制。

（二）有性生殖

有性生殖（sexual reproduction / zoogamy）是通过两个性细胞的结合，或由两个亲体细胞交换部分核物质后再产生新个体的繁殖方式。多细胞生物和部分单细胞生物通常以这种形式繁殖。

病原生物常见的有性生殖方式有以下两种：

1. 接合生殖（zygogamy）　由单细胞的生物个体直接进行。两个亲体细胞相互交换一部分核物质后，再分开，分别进行分裂生殖。如纤毛虫。

2. 配子生殖（gametogony）　是由多细胞生物及单细胞生物的群体特化的单倍体生殖细胞（配子）进行融合生殖或单性生殖。精子和卵子经过受精作用而形成受精卵，由受精卵发育为新个体的生殖方式就是一种高级的配子生殖。配子生殖是多细胞生物，如蠕虫、节肢动物及部分单细胞生物，如疟原虫、弓形虫等最常见的有性生殖方式。

病原生物中寄生虫的发育繁殖过程通常也称作生活史（life cycle），它是指病原生物完整完成一代生长、繁殖的过程。一般来说，因为大型寄生物的生活史比较复杂，在若干发育阶段中，只有其中某一个阶段侵入人体才会造成感染，这个阶段就称为感染期或感染阶段（infective stage）。而绝大多数小型寄生物生活史比较简单，整个生活史过程只有一种生活形态，也就是其感染时期。

第二节　病原生物对机体的致病作用

病原体对机体的损害是通过使机体感染而引起的，能引起机体感染的能力称为致病性（pathogenicity）或病原性。病原生物进入机体后，可以通过多种机制造成宿主损害。归纳起来，这些损害有以下几种：

1. 掠夺营养　既然所有的病原生物都是寄生物，其全部的营养物质均来自于宿主，其中以大型寄生物蠕虫造成的宿主营养损失比较明显，如蛔虫、钩虫所致的营养不良、贫血等。对于原虫、病毒、细菌等小型寄生物则显得较为次要。

2. 机械性损伤　病原生物进入人体后，在侵入组织、器官以及细胞寄生和发育过程中产生机械性损伤。如寄生于细胞的病毒、衣原体、立克次氏体、原虫造成宿主细胞的破裂；蛔虫、钩虫幼虫在体内移行时造成肺部等组织的损伤；包虫、囊虫、旋毛虫等形成的占位性病变等。

另外还有一种幼虫造成的损伤叫幼虫移行症（larva migrant），是指一些蠕虫幼虫侵入非正常宿主（abnormal host）所致。因为是非正常宿主，这些幼虫往往在体内长期移行窜扰，造成局部或全身性的病变。根据其所移行寄生的部位不同，分别导致皮肤幼虫移行症和内脏幼虫移行症。例如斯氏狸殖吸虫、曼氏迭宫绦虫等。

3. 化学性损伤　病原生物分泌的酶及其他化学物质对宿主造成的损伤。如主要由病原体分泌的外毒素和由革兰氏阴性菌释放的内毒素、钩虫幼虫分泌的透明质酸酶等对人体造成的危害。

4. 免疫病理损伤　当病原生物进入人体后，除了能引起宿主正常、有益的免疫反应以外，还常常表现为有害的超敏反应（hypersensitivity），即病原生物分泌代谢产物中的抗原成分对宿主造成的免疫病理损伤。如链球菌感染后形成的免疫复合物沉积于肾小球基底膜，引起急性肾小球肾炎；疟原虫抗原吸附于红细胞表面导致的细胞溶解等。根据超敏反应发生的机理和表现，分为以下 4 型：

速发型（Ⅰ型）超敏反应（immediate type hypersensitivity）：是由 IgE 介导的超敏反应，引起血管扩张、毛细血管通透性增加、平滑肌收缩、腺体分泌增多。如包虫破裂，囊液进入体内引起的全身性超敏反应。

细胞毒型（Ⅱ型）超敏反应（cytotoxic type hypersensitivity）：是由 IgG、IgM 介导的超敏反应，破坏细胞。如链球菌感染损伤肾小球基底膜导致的急性肾小球肾炎，疟原虫抗原吸附于红细胞表面造成细胞破坏、溶血等。

免疫复合物型（Ⅲ型）超敏反应（immune complex type hypersensitivity）：是由抗原抗体结合形成的免疫复合物沉积于组织所造成的损伤。如疟原虫引起的肾小球肾炎。

迟发型（Ⅳ型）超敏反应（delayed type hypersensitivity，DTH）：是由 T 细胞介导的超敏反应，常见于胞内寄生的病原体，如多数病毒、结核分枝杆菌等，某些真菌、蠕虫也能引起迟发型超敏反应。如日本血吸虫虫卵引起的肉芽肿。

病原生物对宿主的损伤往往是综合性、多因素的，不同的病原生物造成的主要损伤依病原体而不同，有些主要以毒素损伤为主，有些则以免疫损伤为主。

第三节　机体对病原体的作用

机体对病原体的作用主要是指宿主针对入侵的病原生物产生的免疫作用，实际上，免疫就是机体伴随着病原生物的入侵，逐渐进化而来的一种能力。这种免疫作用表现为固有（天然）免疫（innate / natural immunity），或获得性（后天 / 适应性）免疫（acquired/postnatal/adaptive immunity）（图 2-3-1）。

一、固有免疫

是宿主在长期的进化过程中逐步建立起来的天然防御能力，受遗传控制，有相对的稳定性，是机体固有的抗感染能力。其特点是对病原体具有广泛的抵抗作用，不需要后天诱导，初次接触病原生物即可发挥效应。整个系统由屏障结构、细胞因素和体液因素组成。

（一）屏障结构

1. 皮肤与黏膜

（1）机械性阻挡与排除作用：皮肤能阻挡致病菌的穿透。黏膜仅有单层柱状细胞，其机械性阻挡作用不如皮肤，但黏膜有多种附件和分泌液。例如呼吸道黏膜上皮细胞的纤毛运动、口腔唾液的吞咽、肠蠕动和尿液冲洗等，可将停留的致病菌排出体外。当宿主黏膜屏障被破坏时，许多病原体则乘机侵入，引起感染。

（2）分泌杀菌物质：皮肤和黏膜分泌多种杀菌物质。例如皮肤的汗腺分泌乳酸使汗液呈酸性（pH 5.2～5.8），抑制细菌的生长。皮脂腺分泌的脂肪酸也能抑制和杀灭细菌、真菌。不同部位的黏膜能分泌溶菌酶、胃酸、蛋白酶等多种杀菌物质。近年来发现，人体皮肤和黏膜上存在的白细胞蛋白酶抑制因子具有抗炎和抗微生物的功能，在黏膜的损伤与抗损伤平衡中发挥重要作用。

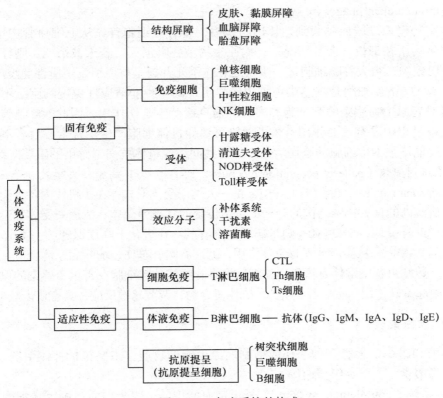

图 2-3-1 免疫系统的构成

（3）正常菌群的拮抗作用：皮肤黏膜上的正常菌群可与致病菌竞争空间和营养，并产生抗生素、细菌素杀伤细菌。如口腔中的唾液链球菌能够产生过氧化氢，因此对白喉棒状杆菌和脑膜炎奈瑟菌等具有抑制作用。

2. 血脑屏障 一般认为血脑屏障由软脑膜、脉络丛、脑血管和星状胶质细胞等组成，主要借脑毛细血管内皮细胞层的紧密连接和微弱的吞饮作用来阻挡细菌及其毒性产物从血流进入脑组织或脑脊液，从而保护中枢神经系统。

3. 胎盘屏障 由母体子宫内膜的基蜕膜和胎儿绒毛膜组成。正常情况下，母体感染时的病原体及其有害产物不能通过胎盘屏障进入胎儿体内。但若在妊娠 3 个月内，因胎盘屏障尚不完善，母体中的病原体有可能经胎盘侵犯胎儿，造成胎儿畸形甚至死亡。药物对胎儿的影响机理相似。因此，在怀孕期间尤其是早期，应尽量防止发生感染并尽可能不用或少用副作用大的药物。

（二）细胞因素

包括具有非特异性吞噬功能的单核细胞、巨噬细胞、中性粒细胞、自然杀伤细胞（natural killer，NK）和具有模式识别受体的所有免疫细胞。

1. 吞噬细胞 机体内的吞噬细胞分为大、小吞噬细胞两类。大吞噬细胞包括外周血液中的单核细胞（monocyte）和各种组织中的巨噬细胞（macrophage），小吞噬细胞是外周血液中的中性粒细胞（neutrophil）。单核细胞在血流中存留 2～3 天后进入组织，在组织中进一步分化发育成为游离或固定的巨噬细胞。血液的单核细胞和组织中的各种巨噬细胞构成单核吞噬细胞系统（mononuclear phagocyte system）。

当病原生物侵入皮肤或黏膜到达体内组织后，小吞噬细胞首先从毛细血管中迅速逸出，聚集到病原生物所在部位，多数情况下，病原生物被吞噬消灭。若未被杀死，则经淋巴管扩散到附近淋巴组织，被大吞噬细胞进一步将之吞噬杀死并提呈抗原引发适应性免疫应答。

2. NK细胞　NK细胞是抗感染免疫中较早出现的一种非适应性免疫细胞，不经抗原预先致敏就可对病原生物感染的靶细胞和多种肿瘤直接产生杀伤作用，因此NK细胞在机体早期抗感染免疫过程中具有重要作用。病毒感染可诱导机体细胞产生干扰素，后者不仅能干扰病毒复制，还能增强NK细胞的杀伤活性，二者共同组成机体抗病毒感染的重要防线。

3. 模式识别受体（pattern recognition receptors，PRRs）及其病原相关模式分子（pathogen-associated molecular patterns，PAMPs）　PRRs是一大类以受体形式存在于机体内各种免疫细胞表面和游离于血清内的具有特殊结构的分子，包括传统的甘露糖受体、清道夫受体和近年来受到高度关注的Toll样受体；而PAMPs则是病原体共有的、在进化上高度保守的一类分子。PRRs可以直接识别PAMPs，从而启动固有免疫作用，调理吞噬，杀伤、清除病原体。

另外，多数蠕虫感染常伴有嗜酸性粒细胞增多。嗜酸性粒细胞在寄生虫感染的保护性免疫和免疫病理中起特殊作用，主要吞噬抗原-抗体复合物，调节超敏反应，具有攻击蠕虫的作用。

（三）体液因素

正常体液和组织中含有多种杀伤或抑制病原生物的物质，主要包括补体系统、溶菌酶、防御素、乙型溶素、乳素、组蛋白等。

1. 补体系统（complement system）　是正常血清中的一组蛋白质，由巨噬细胞、肠上皮细胞、肝和脾细胞等产生。补体系统激活后产生多种生物活性产物，发挥抗感染作用。由于补体旁路途径的活化在特异性抗体形成之前就发挥防御作用，因而它是一种重要的抗某些病原生物感染的固有免疫机制。

2. 溶菌酶（lysozyme）　主要来源于吞噬细胞，广泛分布于血清、唾液、泪液、鼻涕中，作用于革兰氏阳性菌的胞壁肽聚糖，使之裂解而溶菌。

3. 防御素（defensins）　主要存在于中性粒细胞的嗜天青颗粒中，是一类富含精氨酸的小分子多肽。主要作用于胞外菌，其杀菌机制是破坏细菌细胞膜的完整性，使细菌溶解。

二、适应性免疫

适应性免疫是宿主受到抗原物质刺激后产生的适应性免疫应答，不能遗传，是机体后天获得的抗感染能力。其特点是特异性地防御病原体感染，需后天抗原诱导，因此发挥抗感染作用较固有免疫晚。它包括由B淋巴细胞或抗体介导的体液免疫（humoral immunity）和由T淋巴细胞介导的细胞免疫（cellular immunity）两种形式。

（一）体液免疫

体液免疫是指由B淋巴细胞或抗体介导的免疫应答。当B细胞受到某些病原生物和（或）其毒性产物刺激后，一般在巨噬细胞、CD4$^+$ Th2细胞辅助下，增殖、分化为浆细胞，合成和分泌IgG、IgM、IgA、IgD和IgE五类免疫球蛋白（抗体）。抗体的效应作用主要表现为：

（1）与抗原特异性结合，从而抑制病原体黏附，中和毒素和病毒。

（2）激活补体发挥溶菌和溶细胞、中和病毒、调理吞噬及炎症介质的作用。

（3）结合细胞发挥调理吞噬病原生物、抗体依赖性细胞介导的细胞毒作用（antibody dependent cell mediated cytotoxicity，ADCC）以及介导Ⅰ型超敏反应。

（4）母体的IgG通过胎盘进入胎儿体内，保护新生儿免受病原生物感染。

（二）细胞免疫

细胞免疫是指由T淋巴细胞介导的免疫应答，在抗细胞内寄生的病原生物方面起主要作用。

在抗病原生物性疾病过程中，根据不同的病原体，适应性免疫常常表现为消除性免疫（sterilizing immunity）和非消除性免疫（non-sterilizing immunity）两种形式。前者是指宿主感染病原体后产生的免疫可以完全清除体内的病原体，并且还可以在今后相当长的一段时间内在体内保持较高水平的特异免疫力，属于持久免疫，以保证对同种病原体再感染的抵抗力。如宿主针对麻疹病毒感染产生的免疫力就是典型的代表之一，感染过麻疹病毒的宿主可以终生免疫，即使再感染麻疹病毒也不会再发病或仅出现轻微症状。非消除性免疫是指宿主感染病原体后产生的免疫力只能抑制但不能完全清除体内的病原生物，而一旦通过其他因素清除体内病原体后，所产生的免疫力也很快消失，所以对病原生物的再感染缺乏抵抗力。伴随免疫（concomitant immunity）与带虫免疫（premunition）均属于非消除性免疫，是寄生虫比较常见的免疫状态。

抗感染过程中，固有免疫与适应性免疫相互配合与协作，共同发挥清除病原生物作用。

三、病原生物逃避免疫防御的机制

在病原生物和人类进化过程中，一些病原体进化出逃避宿主防御的机制，这种现象称为免疫逃避（immune evasion）。其机制可以归纳为以下几种：

（一）改变表面抗原

机体针对病原体的免疫反应是特异性的，而免疫反应的产生需要一段时间。病原体正是利用了这一点，通过抗原变异不断改变自身原有的抗原成分，当机体形成针对病原体原来表面抗原的血清特异性抗体时，由于病原体已改变了原有抗原型，因而对新的变异体（variant）无效，阻断了抗原-抗体的结合和补体的激活，导致病原体逃避宿主的免疫。抗原变异是由于编码变异体的基因发生了改变，不同变异体有各自的编码基因，在一段时间内一个病原体只有一个变异体的编码基因活化，其他基因都属于静止状态，当另一个基因活化时原来表达的基因便沉默了，这时病原体表面原有的变异体脱落，换上了新的变异体。

（二）分子模拟与伪装

有些病原体体表能主动表达与宿主组织抗原相似的成分，称为分子模拟（molecular mimicry）；而有些病原体则能将宿主的抗原分子镶嵌或包被在自身体表，称为抗原伪装（antigen disguise）。无论是分子模拟还是抗原伪装都使得机体免疫系统将这些病原体误认为是自己的成分而放弃了攻击，从而使病原体产生免疫逃避。

（三）抑制和调节宿主的免疫应答

有些病原体抗原可直接诱导宿主的免疫抑制或调节、改变宿主的免疫应答过程，从而实现免疫逃避。

1. **特异性 B 细胞克隆耗竭** 一些病原体感染往往诱发宿主产生高球蛋白血症，虽有大量抗体产生，但却无明显的保护作用。至感染晚期，虽有抗原刺激，B 细胞亦不能分泌抗体，说明多克隆 B 细胞的激活导致了能与抗原反应的特异性 B 细胞的耗竭，抑制宿主的免疫应答，甚至出现继发性免疫缺陷。

2. **激活抑制性 T 细胞（Ts）** 有些病原体通过激活 Ts 细胞来抑制免疫活性细胞的分化和增殖，从而产生免疫逃避。

3. **产生封闭抗体** 有些病原体抗原诱导的抗体可结合在病原体表面，不仅对病原体没有攻击作用，反而阻断其他保护性抗体与之结合，这类抗体称为封闭抗体。封闭抗体的作用使得机体尽管产生高滴度抗体，但对再感染却无保护能力。

4. **产生生物因子** 病原体普遍能释放某些因子直接抑制宿主的免疫应答。通过分泌多种免疫抑制因子，或者刺激宿主产生大量的非特异性 IgM，降低宿主特异性 IgG 的产生，并使宿主免疫系统逐渐衰竭；或者刺激宿主产生大量 Ts 淋巴细胞。

5. **抵抗吞噬作用** 吞噬细胞在吞噬病原体前必须首先与病原体表面直接接触。有些病原体，如肺炎链球菌、脑膜炎奈瑟菌和流感嗜血菌等细菌能够产生光滑黏液样的荚膜，防止吞噬细胞与细菌有效接触。其他细菌通过产生特殊的表面蛋白逃避吞噬作用，如链球菌表面的M 蛋白，如同荚膜一样，这些蛋白干扰吞噬细胞与细菌之间的粘连；葡萄球菌可以产生杀白细胞素，在发生吞噬作用前破坏吞噬细胞；链球菌可以释放蛋白酶水解补体因子 C5a，抑制补体吸引吞噬细胞到感染区域。

6. **抑制溶酶体融合与抗溶酶体酶** 吞噬细胞杀伤病原体主要是通过细胞内的溶酶体与吞噬体的融合，进而释放溶酶体酶（水解酶），消化被吞噬的病原体。吞噬体与溶酶体的融合是病原体被消化并最终被消灭的先决条件。有些病原体能够抑制吞噬体与溶酶体的融合，以避免溶酶体中水解酶的有害作用，从而逃避吞噬细胞的攻击。

7. **裂解抗体** 一些病原体能抵制抗体依赖的、补体介导的溶解作用，在与特异性抗体反应后，分解附着抗体，只留下 Fab 片段。单独的 Fab 片段并不能激活补体，却占据了抗原决定簇，从而封闭了其他特异性完整抗体与病原体的反应；或者使抗体的 Fc 片段与补体结合，而使抗体的 Fab 片段游离在病原体表面。Fab 片段只能在病原体表面吸附很短时间，其水解产物还能抑制巨噬细胞的吞噬作用。

8. **补体的灭活与消耗** 某些病原体具有抗补体损伤作用。病原体可以分泌蛋白酶直接降解补体，或抑制补体的激活过程；某些可溶性抗原物质和抗原抗体复合物能有效地激活补体的经典途径和替代途径，以保护病原体本身；有些病原体产生大量的分泌物、排泄抗原与抗体形成免疫复合物，消耗大量的补体，从而保护了其免受补体介导的溶解作用；另外，病原体的某些毒素也有直接的抗补体作用。

（四）组织学隔离

病原体感染机体后一般都具有较固定的寄生部位。病原体寄生在组织、细胞和腔道中，特殊的生理屏障使之与宿主的免疫系统隔离。某些病原体甚至专性寄生在中性粒细胞、单核细胞和巨噬细胞等吞噬细胞中，宿主的细胞膜就构成了保护寄生在细胞内的病原体免受免疫效应因子攻击的天然屏障，宿主的抗体难以对其发挥中和作用和调理作用，从而逃避机体对其进行免疫攻击。

思　考　题

1. 如此复杂的宿主类型、寄生物类型和生长繁殖类型有什么意义？揭示了什么问题？
2. 从进化的角度来看，专性寄生虫、偶然寄生虫、兼性寄生虫应该如何排序？
3. 学习机体的免疫作用和病原生物的免疫逃避机制，对你有什么启发？

（景　涛）

第三章　病原生物性疾病的流行与防治

第一节　病原生物性疾病流行的基本环节

病原生物性疾病属于传染病、流行病，因此病原生物性疾病的感染与传播必须具备传染源、传播途径和易感人群三个基本条件，即流行"三要素"，当这三个环节同时存在并相互联系时，就会形成病原生物性疾病的传播流行。

一、传染源

传染源是指已经感染了病原体并且可以通过某种途径将病原体排出体外或直接进入另外的机体，从而导致其受染的人和动物。传染源（communicable source）包括具有临床症状的患者和没有任何临床症状的带菌（虫）者（pathogenic carrier）。后者具有隐蔽性，故在流行过程中是更加危险和重要的传染源。对人体而言，患病或带菌（虫）的动物是人畜共患病的重要传染源。

二、传播途径

病原体更换宿主从传染源进入另外一个宿主所经历的途径，称为传播途径（route of transmission）。不同的病原体的传播途径不同或相同，同一种病原体也可以有多种传播途径。病原生物进入易感者体内的途径可以分为以下几种类型：

（一）水平传播

1. 经呼吸道传播　病原体通过呼吸、咳嗽、打喷嚏以飞沫形式（传染源）从呼吸道直接排出到空气中感染新的宿主。如结核分枝杆菌、炭疽芽胞杆菌等。

2. 经消化道传播　包括通过污染的水源、食物及其他各种介质进入消化道的途径。如志贺菌、甲型肝炎病毒、囊虫、广州管圆线虫、蛔虫和鞭虫等。

3. 经皮肤传播　包括通过正常皮肤感染，如钩虫病、疥疮、血吸虫病、钩端螺旋体病等；皮肤破损后经伤口感染，如破伤风细菌、炭疽杆菌、气性坏疽杆菌等。

4. 经泌尿生殖道传播　特别指以性接触为主要传播途径的疾病。如 HIV、淋病奈瑟菌等各种性病的病原体。

5. 经媒介节肢动物传播　根据媒介节肢动物携带病原体的方式和病原体的发育繁殖特性，其传播形式可分为机械性传播和生物性传播两种。前者如苍蝇、蟑螂传播的志贺菌、伤寒沙门菌等；后者如鼠疫耶尔森菌、疟原虫、丝虫、乙型脑炎病毒、登革病毒等。

6. 经血及血制品传播　如通过输血传播 HIV、乙型肝炎病毒、疟原虫等。

7. 多途径传播　结核分枝杆菌、弓形虫、炭疽芽胞杆菌等。

（二）垂直传播

垂直传播即母婴传播，指病原体由亲代传至子代，包括经生殖细胞传播、妊娠期经胎盘传播、分娩期经产道传播、围产期传播及产后经哺乳传播。如 HIV、乙型肝炎病毒、苍白螺旋体、弓形虫等。

三、易感者与易感人群

易感者（susceptible individuals）即对某种病原生物缺乏免疫力而容易导致感染的个体。易感人群则是一个群体概念，指对某种病原缺乏免疫力、易受感染的人群。年龄、基因易感性、免疫状态，甚至性别都是影响人体易感的因素。

第二节　病原生物性疾病流行的因素

虽然病原生物性疾病流行必须具备三个基本环节，但还有许多其他因素通过影响三个环节而发挥作用。

一、自然因素

包括地理环境和生态气候，如温度、湿度、水流等均可影响病原性疾病的流行。日本血吸虫病在我国主要流行于长江以南地区，是因为其病原体完成生活史所必需的中间宿主钉螺只适合于在北纬 33.7℃以南地区的生态环境生存；泡球蚴病主要发病于北方高纬度寒冷地区，是因为其病原体的终末宿主狐狸只适宜生活在高寒地区。

二、生物因素

这是病原生物性疾病流行的特有因素，会直接影响某种病原生物疾病的流行区域、范围和强度。如流行性乙型脑炎、疟疾的流行与其传播媒介蚊虫的生长繁殖规律是一致的；森林脑炎的流行则多发于其传播媒介硬蜱生存的林区；多房包虫则多发于其终末宿主狐狸、中间宿主鼠类等啮齿动物集中的高纬度地区。

三、社会因素

包括社会制度、经济发展水平、科学技术水平、文化教育程度、医疗卫生保健等社会福利程度以及人群的生活习惯、生产方式等均会对病原生物性疾病的发生与流行产生重要的甚至决定性的影响。如多个性伴侣、性行为不检点、静脉注射毒品、不科学采集血液和输血等导致艾滋病的发生与流行；缺乏科学常识、以不卫生的方式捕捉食用野生动物、水生生物引起的严重急性呼吸综合征、各类肝炎、各种寄生虫病的暴发性流行等，都充分反映了社会因素在病原生物性疾病发生与流行中的作用。

第三节　病原生物性疾病流行的特点

与其他疾病相比，病原生物性疾病的流行有其独特的一些特点，主要表现在三个方面：

一、地方性

有些病原生物性疾病的流行与分布受自然因素、生物因素和社会因素的影响，表现出明显的地方性。如疟疾、日本血吸虫病主要分布在气候温暖潮湿、水资源丰富的长江以南地区；森林脑炎多发于林区；牛带绦虫病多发于以牛肉为主要肉食品且保持独特食用习惯的云南、贵州等少数民族集中居住的地区；肺吸虫病主要分布、流行于习惯吃生的或半生溪蟹的东北地区；布鲁菌病、炭疽、包虫病则多发于北方一些畜牧业比较发达的地区。

二、季节性

受生物因素的影响，病原生物性疾病的发生与流行还表现出明显的季节性。如流行性乙型脑炎、疟疾的发生和流行高峰与蚊虫的活动季节相一致，多发于蚊虫繁殖高峰的夏秋季节；痢疾等消化道疾病多发于易食生冷食物的夏秋季节；日本血吸虫病的发病高峰与钉螺的繁殖高峰、宿主接触疫水的频率相一致，因此也多发于洪水容易泛滥、钉螺密度最高、人群接触水体最频繁的夏季。

三、自然疫源性

在人类还没有开发进入的原始森林、高山荒漠等一些地区，有些病原生物本来正常地在动物之间传播，而一旦人类进入这些地区后，原先在动物之间传播的这些病原生物也可以进入人体使人受染发病，这类地区就叫自然疫源地（natural epidemic focus），由这些地区存在的病原体引起的人类新疾病就是自然疫源性疾病（diseases of natural focus），这些在人与动物之间可以自由传播的病原生物性疾病就称为人畜共患病（zoonoses）。因此，在人类开发利用新的资源地区的时候，对于自然疫源地和自然疫源性疾病要给予足够的重视。

思　考　题

自然疫源性疾病与人畜共患病是什么关系？

（景　涛）

第四章　病原生物性疾病的诊断与控制

第一节　病原生物感染的诊断

病原生物感染的诊断是指病原体标本从采集送检、标本处理、病原体（包括特异性的核酸片段）的检查和病原体代谢产物或检查患者特异性抗体的出现及其消长并做出判断、得出结论的过程。主要有直接涂片镜检、分离培养、生化试验、血清学、分子生物学等检测技术和方法。有的尚需做动物试验、药物敏感试验等。除了这些技术与方法之外，在病原生物感染的诊断中还需要了解和掌握包括标本采集、保存、运送等相关程序。

一、标本采集

病原学诊断首先要获取标本，主要包括采集血液、组织液、排泄物（粪便、尿）、分泌物（唾液、痰）或进行组织活检，这一过程就是标本采集。为了提高检出率，避免诊断错误，标本采集应遵守以下几项原则：

1. 尽量避免和减少污染，以保证检测的准确性。

2. 根据病原体在患者不同病期的体内分布和排出部位，采取不同标本。例如，流行性脑脊髓膜炎患者取脑脊液、血液或出血瘀斑；伤寒患者在病程 1～2 周内取血液，2～3 周时取粪便；旋毛虫病取组织肌肉活检。

3. 采集标本应尽可能在疾病早期以及在使用抗菌药物之前。采取局部病变标本处，不可用消毒剂。

4. 尽可能采集病变明显部位的材料。例如细菌性痢疾患者取其沾有脓血或黏液的粪便，肺结核患者取其干酪样痰液等。

5. 标本必须新鲜，采集后尽快送检。

6. 送检过程中，除个别不耐寒冷的病原体如脑膜炎奈瑟菌、淋病奈瑟菌外，多数菌类标本可冷藏运送。还可根据所采集的标本性质，加入适当的保存液，如甘油缓冲液。

二、病原学诊断

病原学诊断是指通过直接观察病原体（包括特异性的核酸片段）或其代谢产物得出检查结果的过程。主要有以下几种方法：

1. 镜检　凡在形态和染色性上具有特征的病原体，特别是寄生虫这一类大型病原体涂片染色后，用普通光学显微镜直接观察病原体的形态从而做出诊断，是最可靠的诊断方法。例如粪便涂片查见蛔虫卵、血液涂片查见疟原虫就可以直接确诊为蛔虫病、疟疾感染；痰中查出抗酸性细长杆菌，脓液中发现革兰氏阳性葡萄状球菌，咽喉假膜中有异染颗粒的棒状杆菌，脑脊液或瘀血点中查到肾形成双排列的革兰氏阴性球菌时，可分别初步诊断为结核分枝杆菌、葡萄球菌、白喉棒状杆菌和脑膜炎奈瑟菌感染。

在检查中还可以根据需要选用暗视野显微镜（darkfield microscope）、相差显微镜（phase contrast microscope）、荧光显微镜（fluorescence microscope）和同焦点显微镜（cofocal microscope）等特殊显微镜进行检查。

但很多细菌其形态、排列、染色等方面缺乏个体特征，故镜检只能作为初步诊断。而病毒则由于体积太小，直接镜检比较困难。由于某些病原学诊断方法本身检出率较低，或由于病原体寄生于组织中、血液中或其他器官中而无法获得病原体的标本，则必须采用其他的诊断方法。

2. 分离培养　分离培养是一种根据不同的疾病，选择不同的培养基培养或通过动物接种对检测对象进行筛选以达到分离病原体的目的，同时通过培养使病原体繁殖扩增后再进行检查的方法，可以提高检出率和准确率，特别对于细菌、病毒等微小病原体是最为可靠的诊断方法，但需时较久。多数病原体一般采用液体或固体培养基进行分离培养，因为病毒、立克次氏体、衣原体等病原体只能在活细胞内才能繁殖，故常采用组织培养、鸡胚培养和动物接种等方法。

三、生化试验

主要用于细菌的检测。细菌的代谢活动依靠系列酶的催化作用，不同致病菌具有不同的酶系，故其代谢产物不尽相同，借此可对一些致病菌进行鉴别。例如肠道杆菌种类很多，形态、染色性基本相同，菌落亦类似。但它们的糖类和蛋白质的分解产物不完全一样，因而可利用不同基质进行生化试验予以区别。

四、血清学诊断

病原体感染人体后，机体发生免疫应答而产生特异性抗体，因此，用已知病原体的特异性抗原，检测患者体液中有无相应特异抗体以及其效价的动态变化，可作为某些传染病的辅助诊断。一般取患者的血清进行试验，故这类方法通常称为血清学诊断（serological diagnosis），是病原性疾病的一种有效的辅助检查手段。常用方法有凝集试验、免疫荧光、补体结合试验、对流免疫电泳、酶免疫、沉淀试验、间接血凝、放射免疫、乳胶凝集等多种方法。尤其是酶联免疫吸附试验（enzyme linked immune absorbent assay，ELISA），由于其特异、灵敏、快速、经济的特点，已经成为血清学诊断中最为常用的方法（表4-1-1）。

表 4-1-1　血清学试验种类与应用

血清学实验	举例
直接凝集试验	伤寒、副伤寒（肥达试验）、立克次氏体病（外斐反应）、波浪热、钩端螺旋体病（显微镜凝集试验）
间接凝集试验	流感嗜血杆菌和脑膜炎奈瑟菌感染、梅毒（VDRL、RPR 试验）
冷凝集试验	支原体性原发非典型肺炎
沉淀试验	白喉
对流免疫电泳	流行性脑膜炎
补体结合试验	Q 热
中和试验	风湿热（抗 O 试验）
蛋白质印迹法	莱姆病
酶联免疫吸附试验	多种病原性疾病

五、分子生物学

核酸杂交和 PCR 技术在病原生物检测中的应用使病原学的诊断出现了重大发展，其高度特异的碱基互补特性使这一方法具有极高的特异性，但也正因为这一特性，极其微小的污染也会导致重大的假阳性结果。

1. 核酸杂交技术　核酸杂交可从标本中直接检出病原体，不受标本中的杂质干扰，对梅毒螺旋体等无法分离培养的病原体或立克次氏体、衣原体、结核分枝杆菌等培养时间长、培养条件要求苛刻的病原体尤为适用。

2. PCR 技术　PCR 技术具有快速、灵敏和特异性强等特点，现已广泛用于生物医学中的多个领域。可以通过用 PCR 技术检测病原标本中的特异性 DNA 片段来进行诊断。

3. 生物芯片技术　一次反应可通过计算机对样本中可能存在的多种检测对象进行系统检测分析，以实现对生物分子的准确、快速、大信息量的检测。现已广泛应用于病原体、病原耐药基因的检测。

第二节　病原生物性疾病的控制

病原生物性疾病的传播与流行需要三个基本环节，所以其控制的基本原则就是从如何切断这三个环节入手，即控制传染源，切断传播途径和保护易感人群不受传染。由于病原体种类的不同，个体发病情况的差异，治疗效果的好坏以及经济实力、成本等诸多方面因素的影响，在具体实施过程中尚存在许多难以克服的问题，还需要不断研究，以探讨行之有效的控制措施。

一、控制传染源

要做到早发现、早隔离、早治疗，根据传染源的性质、经济成本等采取不同措施尽量控制或消除传染源。如对于病畜、病禽采用全部扑杀、深埋；而对于人体感染则应严密隔离、彻底治愈。

二、切断传播途径

由于不同的病原生物的传播途径不同，所采取的措施也不尽相同，因此应该针对经口、经呼吸道、经皮肤等不同传播途径，通过养成和保持良好的生活与工作习惯，提高自我保护能力，防止和减少病原生物对机体的侵袭。

三、保护易感人群

保护易感人群的措施包括非特异性措施和特异性措施。除了建立和保持良好的生活和工作习惯、加强健康教育、提高自我保护意识等非特异性措施以外，针对易感人群缺乏免疫力而容易导致感染的状况，采取特异性措施提高人体抵抗病原体感染的免疫力。目前采用的方法可分为人工主动免疫和人工被动免疫两类（表 4-2-1）。

表 4-2-1　两种人工免疫的比较

比较的项目	人工主动免疫	人工被动免疫
免疫物质	抗原	抗体或细胞因子等
免疫力的产生	机体自身主动	外界被动获取
免疫力产生时间	较慢，2～4 周后	很快，立即
免疫维持时间	较长，数月～数年	较短，2～3 周
主要用途	预防	治疗或紧急预防

（一）人工主动免疫（artificial active immunization）

人工主动免疫是指通过人为方式将疫苗（vaccine）等抗原接种人体，促使人体产生特异性细胞免疫和抗体反应，从而保护人体不再受同一种病原体侵害的方法。根据疫苗的发展，将死疫苗与活疫苗称为第一代疫苗，亚单位疫苗与基因工程疫苗称为第二代疫苗，而将 DNA 疫苗称为第三代疫苗。

1. 减毒活疫苗（living vaccine）　通过对野生型的病原体进行改造，使其失去对人体致病的能力，而保留其可引起保护性免疫的抗原组分的无毒或减毒后的活体病原。这是产生最强免疫力、保护作用最好的疫苗，用量小，1 次接种即可产生良好的免疫效果，而且免疫力持久。如卡介苗（BCG）、麻疹减毒活疫苗、脊髓灰质炎疫苗等。

2. 死疫苗（killed vaccine or dead vaccine）　有些病原体难以获得无毒或减毒活体疫苗，则只能使用灭活以后的病原体作为疫苗。与活疫苗相比，其免疫原性及保护性都较为逊色，但更为安全。接种用量较大，通常只能诱发体液免疫，且需多次接种。如百日咳杆菌苗、流感病毒灭活疫苗等。

3. 类毒素（toxoid）　它是指细菌外毒素经特殊处理后，毒性消失但免疫原性仍保留，可引起机体产生抗毒素免疫反应的物质。如白喉、破伤风类毒素等。

4. 自身菌苗（autogenous vaccine）　从患者病灶中分离出的病原体制成的死疫苗。常用来治疗患者自身慢性反复发作、经抗生素治疗无明显疗效的细菌性感染。如金黄色葡萄球菌引起的慢性化脓性感染，大肠埃希菌引起的慢性肾盂肾炎等，经抗生素治疗无效时，可从患者病灶中分离出相应的病原微生物，制成死疫苗，多次皮下注射后，常可使感染终止。也可用于治疗其他患者的同类感染。一般认为，自身疫苗可刺激机体产生免疫，且有脱敏作用。

5. 亚单位疫苗（subunit vaccine）　有些病原体抗原成分复杂，完全用作疫苗使用会引起较大副作用，因此通过去除有害成分，只提取其中具有保护性抗原组分，由此制成的疫苗不含核酸成分。如流脑荚膜多糖疫苗、流感嗜血杆菌荚膜多糖疫苗、钩端螺旋体、铜绿假单胞菌的外膜蛋白等。

6. 基因工程疫苗（gene engineering vaccine）　也叫 DNA 重组疫苗。它是指通过病原体的抗原分析，从大量抗原成分中筛选出副作用小、具有较强保护性作用的抗原组分，然后获得编码这些抗原组分的目的基因，通过基因重组工程技术导入原核或真核表达系统，从而获得含有这些保护性抗原组分的人工疫苗。如乙型肝炎疫苗等。

7. 合成肽疫苗（synthetical peptide vaccine）　也称作合成疫苗（synthetical vaccine）或表位疫苗（epitope vaccine）。它是根据病原体抗原的氨基酸序列合成的多肽疫苗，一般 20～40 个核苷酸，制备容易，可大量生产，易保存，副作用小，使用安全，但也存在免疫原性弱、使用时必须加佐剂等缺陷。

8. 基因疫苗（gene vaccine） 又叫脱氧核糖核酸疫苗（DNA vaccine）。1995 年 WHO 在日内瓦的国际会议上统一命名为核酸疫苗（nucleic vaccine）。它是将病原体中一种或多种保护性抗原编码基因克隆到真核表达载体上，再导入人体内使之直接表达抗原物质，从而引起机体产生免疫反应。其表达的抗原类似于亚单位疫苗，但不同的是它是在机体内部自动表达产生的。

（二）人工被动免疫（artificial passive immunity）

人工被动免疫是指通过使用制备好的含有特异性抗体的免疫血清、纯化的免疫球蛋白、细胞因子等免疫制品，使机体自外界获得即时适应性免疫力的一种措施，主要用于紧急预防和已获感染的治疗。

1. 抗毒素（antitoxin） 使用类毒素作为抗原制备的特异性抗体，可以通过特异性结合而中和外毒素，使之不能产生伤害作用。

2. 丙种球蛋白（gamma globulin）、胎盘球蛋白（placental globulin） 非特异性的抗体。从产妇的胎盘或婴儿脐带血中提取的丙种球蛋白称胎盘球蛋白，从血清中提取的称丙种球蛋白。

3. 细胞免疫制剂 如干扰素-γ（IFN-γ）、干扰素-α（IFN-α）、白细胞介素（interleukin）等。

思 考 题

注射乙型肝炎疫苗和破伤风抗毒素各属于什么免疫？

（景　涛）

第五章　消毒、灭菌与实验室生物安全

第一节　消毒与灭菌

病原生物的新陈代谢和生长繁殖需要适宜的条件，人为地改变病原生物所处环境的理化条件，当达到一定的强度后可导致其核酸、蛋白质等生物大分子发生变性和破坏，从而杀死病原生物，借此为感染性疾病的防控和科学研究等服务。

一、常用术语

消毒（disinfection）：指杀灭传播媒介上的所有病原生物的方法。消毒后芽胞可能未被杀死。用以消毒的化学品称为消毒剂（disinfectant）。

灭菌（sterilization）：指杀灭传播媒介上包括芽胞在内的所有病原生物的方法。灭菌比消毒要求高。灭菌的结果为无菌。

无菌（asepsis）：指不含活的病原生物，多为灭菌的结果。防止病原生物进出操作领域的操作技术为无菌操作（aseptic manipulation）。如外科手术、静脉输液、微生物接种等。

防腐（antisepsis）：抑制体外细菌和真菌生长繁殖的方法。防腐时，细菌和真菌可能仍存活，但不能繁殖。用以防腐的药品称为防腐剂（antiseptics）。某些消毒剂在高浓度时有消毒作用，低浓度时则是防腐剂。

抑菌（bacteriostasis）：使用抑菌剂（bacteriostat）抑制体内外细菌和真菌生长繁殖的方法。常用的抑菌剂为一些抗菌药物。体外药物敏感试验可以检测抗菌药物对细菌和真菌的敏感性，用于指导临床治疗。

二、物理消毒灭菌法

物理消毒灭菌法在医疗实践中应用广泛，主要包括热力消毒灭菌法、辐射杀菌法、滤过除菌法和超声波杀菌法等。此外，干燥和低温可用于抑菌。

（一）热力消毒灭菌法

热力消毒灭菌法是可靠且普遍应用的消毒灭菌法。其原理是利用热能可导致蛋白质或核酸变性、破坏细胞膜而杀死病原生物。根据在加热过程中是否有水分子存在，可将其分为干热法（dry heat）和湿热法（moist heat）两类。

1. 干热法　是在没有水分子的参与下，通过加热，使病原生物脱水和大分子变性，进而杀灭病原生物。细菌繁殖体在 80～100℃干热 1h 可被杀死，芽胞需 160～170℃干热 2h 才被杀灭。干热法包括：

（1）干烤法：将待灭菌的物品放于干烤箱内，按照如下温度和时间参数进行设置：

150℃ /150min、160℃ /120min、170℃ /60min、180℃ /30min，完成后可达到灭菌目的。适用于玻璃、金属等用品及耐高温且不耐湿物品、油类、粉剂等的灭菌。

（2）焚烧法：直接用火焰或焚烧炉焚烧，是最彻底的灭菌方法。仅适用于废弃物品或人和动物尸体等。

（3）烧灼法：用火焰烧灼灭菌。常用于实验室的金属器械（镊、剪、接种环）、玻璃试管口和培养瓶口等的灭菌。

（4）红外线加热法：利用红外线（infrared ray）产生的热效应杀菌，1～10μm 波长范围的红外线热效应最强。如红外线灭菌器的腔内温度可达 900℃，用于生物安全柜和流动生物安全车等的接种环或接种针灭菌。

2. 湿热法　在加热过程中，环境中有水分子参与。常用的湿热法包括：

（1）高压蒸气灭菌法（autoclaving）：将待灭菌的物品放入密闭的高压灭菌器（autoclave）内，加热后高压锅内蒸气产生压力，最终形成高温、高压的水蒸气环境，作用一定时间后可达到对物品的灭菌效果。压力蒸气灭菌器分为下排气式和预排气式两大类。下排气式压力蒸气灭菌器的灭菌参数：102.9kPa，121℃，20min（器械灭菌）或 30min（敷料灭菌）。预排气式压力蒸气灭菌器的灭菌参数：205.8kPa，132～134℃，4min。

高压蒸气灭菌法是热力灭菌中使用最普遍、效果最可靠的一种方法。其优点是穿透力强，灭菌效果可靠，能杀灭所有病原生物。凡是耐湿、耐高温和高压的器械、器具和物品，如手术器械、玻璃容器、注射器、敷料、普通培养基、生理盐水等均可选用此法灭菌。油类和粉剂灭菌不适宜选用此法。

（2）煮沸法：在 100℃沸水中，5min 能杀死一般细菌的繁殖体，但杀死芽胞需 1～2h 甚至更长时间。将待消毒物品完全浸没水中，在一个大气压下，加热至水沸腾后维持 15min 以上可达到消毒效果。水中加入 2% 碳酸氢钠，可提高其沸点达 105℃，既可促进芽胞的杀灭，又能防止金属器皿生锈。高原地区气压低，可按照海拔每升高 300m 增加 2min 的标准来延长消毒时间。常用于饮水、餐具以及特殊条件下的金属、玻璃器械消毒。

（3）流动蒸气（free-flowing steam）消毒法：在一个大气压、水蒸气的温度为 100℃的条件下消毒。将待消毒物品置于流动蒸气灭菌器中，加热 15～30min，可杀死细菌繁殖体，不保证杀灭芽胞。该法消毒物品的包装不宜过大和过紧，以利于蒸气穿透。适用于耐湿而不耐高热物品的消毒及医疗器械和物品手工清洗后的初步消毒。

（4）间歇灭菌法（fractional sterilization）：将需要灭菌物品或材料用流动蒸气灭菌器 100℃加热 15～30min 杀死其中的繁殖体后，置于 37℃孵箱过夜，以使芽胞发育成繁殖体，次日再蒸，如此连续三次，可达灭菌效果。适用于不耐高热的含糖或牛奶培养基的灭菌。

（5）巴氏消毒法（pasteurization）：该法由法国科学家巴斯德（Louis Pasteur）创建，故名巴氏消毒法。利用较低温度杀死液体中的病原菌或一般杂菌，同时不致损害其中不耐热成分。消毒参数：61.1～62.8℃，30min 或 71.7℃，15～30s，现广泛采用后者。常用于牛奶和酒类等的消毒。

比较干热法和湿热法的效果，在同样温度和时间内，湿热法的杀菌效果比干热法好，其原因是：①湿热灭菌时，菌体蛋白质吸收水分后更易于凝固变性；②湿热灭菌过程中产生的蒸气有大量潜热存在，水由气态变为液态会放出热量；③湿热的穿透力比干热大，使物品深部也易于达到灭菌温度。

（二）辐射杀菌法

辐射杀菌法包括紫外线照射法和电离辐射法。

1. 紫外线照射法　波长 200～300nm 的紫外线（ultraviolet ray，UV）均可杀菌，但以 265～266nm 最强。病原体核酸中嘌呤碱和嘧啶碱的共轭双键具有很强吸收紫外线作用，吸收后可导致核酸链上相邻的嘧啶共价结合形成二聚体，阻碍核酸的正常复制和转录，导致细菌和病毒的变异或死亡。

紫外线的能量低，穿透力弱，可被普通玻璃、纸张阻挡，常用于手术室、病房、实验室的空气或物体表面的消毒。安装紫外线灯消毒时，安装数量平均为 ≥1.5W/m²，距离消毒物体 1.8～2.2m，所选紫外线灯的辐射不低于 70μW/cm²，照射时间大于 30min。

紫外线可损伤人体暴露的皮肤和角膜，使用时应注意防护。

2. 电离辐射（ionizing radiation）　包括高速电子（质子、中子、α 粒子）、X 线和 γ 射线等，常用的 γ 射线辐射源为同位素钴 60。电离辐射的杀菌机制复杂，包括可产生游离基而杀死所有微生物；破坏细菌的细胞膜；扰乱细菌的酶系统；干扰 DNA 的合成等。电离辐射具有较高的能量与穿透力，在足够剂量时，对各种病原生物均有致死作用，可在常温下对不耐热的物品（如各种一次性医用塑料制品等）进行灭菌，也可用于食品、药品等的消毒或灭菌。

电离辐射对人体有放射性损害，使用时必须做好防护。

（三）滤过除菌法

滤过除菌法（filtration）是将液体或空气通过含有微细小孔（0.22～0.45μm）的滤器（filter），只允许其中小于孔径的成分通过，大于孔径的细菌和真菌在通过滤膜时经机械阻挡被除去。一般不能除去病毒、支原体和细菌 L 型。常用的滤菌器有薄膜滤菌器、陶瓷滤菌器、石棉滤菌器［赛氏（Seitz）滤菌器］等。主要用于一些不耐热的血清、毒素、抗生素、细胞培养液等的除菌，也可用于进出于手术室、生物安全柜和生物安全实验室、层流病房等空间空气的除菌。

（四）超声波杀菌法

超声波（ultrasonic wave）通过水时可产生空化（cavitation）作用，在液体中形成压力变化，应力薄弱区形成许多小空腔并逐渐扩大，最后造成细胞崩裂。G⁻ 菌对超声波最敏感。超声波裂菌后往往有残存活菌，因此，在消毒、灭菌方面应用少。主要用于分离和提取组分或制备抗原时裂解细胞或细菌。

（五）干燥和低温抑菌法

水是生命体生存必需的成分，各类病原生物的代谢是在液体环境中进行的。在干燥的环境中，可造成病原体脱水，代谢缓慢甚至停止，较长时间的干燥脱水可导致病原体死亡。不同病原体对干燥的抵抗力差别较大，繁殖体对干燥较为敏感，尤其是脑膜炎奈瑟菌、淋病奈瑟菌、梅毒螺旋体等在干燥空气中很快死亡；溶血性链球菌在尘埃中可存活 25 天；结核分枝杆菌抗干燥力较强，在干痰中可存活数月。细菌的芽胞耐干燥，如炭疽芽胞杆菌的芽胞在干燥环境中可存活 20 余年。真菌的孢子对干燥的抵抗力也较强。工作和生活中有许多领域应用干燥法防腐，如保存食物、细菌干粉培养基、中草药等。浓盐或糖渍食品后，可使细菌生理性脱水，生命活动停止。

低温可抑制细菌的代谢。少数细菌（如脑膜炎奈瑟菌、淋病奈瑟菌）对低温敏感，多数细菌耐低温，当温度回升到适宜范围后又能恢复生长繁殖。为避免解冻时对细菌的损伤，可在低温状态下真空抽取水分，冻干的细菌可以长期保存，此法称为冷冻真空干燥法（lyophilization）。低温是防腐的重要方法，可在低温条件下保存食品、培养基、可耐受低温的菌种等。

三、化学消毒灭菌法

化学消毒剂在医疗实践中广泛应用。消毒剂的种类很多，不同种类消毒剂的作用原理、杀菌效能以及应用领域存在差异。

（一）消毒剂的特性

1. 有效性　消毒剂必须能有效杀灭传播媒介中的病原体。不同类别的消毒剂杀灭病原生物的机制如下所述：①引起生物大分子如蛋白质等的变性或凝固，如酚类、醇类、重金属盐类（高浓度）、酸碱类、醛类等；②干扰和破坏微生物的酶系统，影响微生物的代谢。如某些氧化剂、重金属盐类（低浓度）等；③损伤细菌细胞膜或病毒包膜。

多数消毒剂的作用具有一定的广谱性，但是杀菌效能存在差异。通过测定消毒剂针对特定病原体的最小抑菌浓度（minimum inhibitory concentration，MIC）和最小杀菌浓度（minimum bactericidal concentration，MBC），判断其对相应病原体的有效性。

2. 安全性　消毒剂必须保证对被消毒物品及周围环境无毒或低毒、低破坏。应用于人体的消毒剂，必须通过严格的毒理试验，在保证安全的基础上方可使用。大多数消毒剂进入机体内会对人体产生一定损伤，通常只能外用。

消毒剂的有效性和安全性之间存在关联，浓度的增加可提高消毒效能，但同时会增加毒副作用。

3. 稳定性　消毒剂有效成分的理化性质必须较稳定，在一定时间范围内不易变质，且容易储存和运送。

（二）消毒剂种类

1. 按照杀灭病原体的效能分类

（1）高效消毒剂（high-level disinfectants）：杀菌效能强，可杀灭所有细菌繁殖体、病毒、真菌孢子等，对细菌芽胞也有一定杀灭作用。此类消毒剂作用后可达到灭菌效果，包括戊二醛、甲醛、过氧化氢、过氧乙酸、二氧化氯、环氧乙烷、漂白粉、臭氧等。

（2）中效消毒剂（intermediate-level disinfectants）：杀菌效能较强，可杀灭除芽胞外的细菌繁殖体（包括分枝杆菌）、病毒、真菌孢子等，包括酒精、碘伏等。

（3）低效消毒剂（low-level disinfectants）：杀菌效能较弱。仅能杀灭除结核分枝杆菌外的大多数细菌繁殖体和亲脂病毒，难以杀灭真菌和部分病毒，对细菌芽胞无效，包括季铵盐类、氯己定、高锰酸钾等。

2. 按照化学特性分类

包括醛类、卤素类、醇类、氧化剂类、烷化剂类、酚类、季铵盐类、重金属盐类、酸碱类和染料类等。

（三）常用消毒剂的应用范围

不同类别消毒剂的特性不同，应用领域也存在差异（表 5-1-1）。

表 5-1-1　常见消毒剂的类别、使用浓度和应用范围

消毒剂（使用浓度）	主要用途
诊疗器械消毒灭菌的消毒剂	
戊二醛（2.0%～2.5%）	不耐热诊疗器械与物品（如内镜）的消毒与灭菌
800～1200mg/L 环氧乙烷	不耐热、不耐湿诊疗器具和物品的灭菌，如电子仪器、塑料制品（如一次性输液器、注射器等）、陶瓷及金属制品等
空气和环境消毒的消毒剂	
甲醛（10%）	高效空气过滤器消毒、室内空气熏蒸
0.1%～0.2% 过氧乙酸	环境、耐腐蚀物品、室内空气等的消毒
臭氧（空气消毒 20mg/m³、物体表面消毒 60mg/m³）	病房、口腔科等场所的空气消毒和物体表面消毒
乙酸（5～10ml/m³）加等量水熏蒸	室内空气消毒
水、排泄物、物体表面等消毒的消毒剂	
二氧化氯（不同消毒对象浓度有差异）	生活饮用水、二次供水、游泳池、浴池、医院污水等的消毒；餐饮具、器具、水果蔬菜、一般物体表面、非金属医疗器械等的消毒
氯（0.2～0.5）×10⁻⁶（0.2～0.5ppm）	饮水及游泳池消毒
漂白粉（10%～20%）	地面、厕所及排泄物消毒；少量饮水消毒
4×10⁻⁶（4ppm）二氯异氰酸尿素酸钠（余氯 0.3～0.4mg/L）	水、游泳池消毒
生石灰水（12.5%～25%）	地面、排泄物消毒
甲酚、苯酚（≤5.0%）	物体表面和织物等消毒
皮肤、黏膜等消毒的消毒剂	
过氧化氢（3%）	伤口、皮肤黏膜冲洗消毒
高锰酸钾（0.1%）	皮肤、尿道黏膜消毒以及水果、蔬菜消毒
碘伏（2g/L～10g/L 有效碘）	注射、穿刺、手术部位皮肤及术前手消毒
乙醇（70%～75%）	皮肤、物体表面及诊疗器械（体温表、血压计等）消毒
溴型季铵盐（0.05%～0.1%）	皮肤黏膜消毒；手术前洗手；器械消毒
氯己定（2～45g/L）	皮肤、黏膜及物体表面消毒
硝酸银（1%）	新生儿滴眼
蛋白银（1%～5%）	新生儿滴眼

（四）影响消毒剂作用的因素

消毒剂的作用受许多因素的影响，使用时应综合考虑。

1. 消毒剂的性质、浓度与作用时间　各种消毒剂的理化性质不同，对微生物的作用大小各异。高效消毒剂几乎对各类微生物包括芽胞有强的杀灭作用。表面活性剂仅对细菌繁殖体和某些病毒有效，而且对 G^+ 菌的杀灭效果较 G^- 菌好，对真菌和芽胞无效。葡萄球菌对甲紫敏感。

消毒剂通常是浓度越高，作用时间越长，杀菌效果越好；相反，低浓度仅有抑菌作用。乙醇例外，70%～75% 乙醇的消毒效果比无水乙醇好，因高浓度乙醇能迅速凝固菌体蛋白质，影响醇类继续向内部渗入，降低杀菌效果。在常用浓度下，大多数消毒剂只对细菌繁殖体有效，杀灭芽胞则需要提高消毒剂的浓度和延长作用时间。

2. 微生物的种类、生理状态和数量　不同种类的微生物对消毒剂敏感性差别很大，结核分枝杆菌、细菌芽胞、真菌孢子等对消毒剂的抵抗力强。有包膜病毒对脂溶性消毒剂敏感，淋病奈瑟菌对银盐敏感。因此，应该根据消毒对象选择消毒剂。

对数期的细菌代谢旺盛，对消毒剂敏感；进入稳定期后，代谢减缓，易形成持留菌（persister）而对消毒剂的耐受性增强。

微生物的数量越多，越不易被杀灭，需要的消毒时间越长。

3. 环境温度及酸碱度　消毒剂的杀菌过程实质上是化学反应，因此，温度升高，消毒剂的杀菌能力增强。如用 2% 戊二醛杀灭 $10^4/ml$ 炭疽芽胞杆菌的芽胞，20℃时需 15min，56℃仅需 1min。

在不同的酸碱条件下，消毒剂的消毒能力不同，例如戊二醛在加入碳酸氢钠后才可发挥杀灭芽胞作用。苯扎溴铵的消毒作用随 pH 降低而减弱，pH3 时杀菌所需的浓度为 pH9 时的10 倍。

4. 有机物及其他物质　许多消毒剂可引起大分子有机物的凝固变性，阻碍消毒剂的渗入以及与病原生物的结合。因此，当环境中有大量有机物存在时，可影响消毒剂的杀菌作用。受有机物影响较大的消毒剂包括表面活性剂、乙醇、次氯酸盐、氯化汞（升汞）等。感染者体内的病原生物通常随粪便、痰、血液、脓汁等一起排出，其中的有机物可影响杀菌效果。在临床需灭菌的器械和物体上，病原体与有机物往往混杂在一起，因此，对于重复使用的诊疗器械和物品，需先清洁，再进行彻底消毒灭菌。另外，拮抗物质的存在对消毒剂有很大的影响。

思 考 题

常用的消毒、灭菌方法有哪些？各有何适用范围？

第二节　病原微生物实验室生物安全

生物安全（biosafety）是防范、处理危险生物因子对人体及自然环境危害的综合性措施。主要包括实验室生物安全、医学实践中的生物安全及生物恐怖防范。病原微生物实验室生物安全主要防范在病原微生物实验中的样本采集和运送、分离培养、鉴定或储存等环节，可能发生污染或泄漏而造成人员感染，进而造成环境的危害。医学实践中的生物安全包括防范在诊疗过程中因为和患者及其排泄物、患者使用的物品等的接触而造成医护人员感染。生物恐怖主要是指通过人为播散强致病性的微生物毒株或其代谢产物，对社会公众及自然环境造成严重危害。本章主要介绍病原微生物实验室生物安全。

一、病原微生物实验室生物安全相关术语

1. 生物因子（biological agents）　是指一切微生物和生物活性物质。

2. 气溶胶（aerosols）　是指悬浮于气体介质中的粒径一般为 0.001～100μm 的固态或液态微小粒子形成的相对稳定的分散体系。病原微生物实验室中，许多操作都可以产生带有微生物的气溶胶，主要包括飞沫核气溶胶和粉尘气溶胶，并随空气扩散而污染实验室空气，当

工作人员吸入后可引起实验室相关感染。

实验室中可产生严重气溶胶的操作主要有：离心时离心管破裂；打开或打碎干燥菌种安瓿瓶；搅拌后立即打开搅拌器盖；小白鼠鼻内接种；注射器针尖脱落喷出毒液；刷衣服、拍打衣服等。另外，打碎带有培养物的平皿、接种环接种平皿、火焰上灼热接种环等也可产生气溶胶。

3. 高效空气过滤器（high efficiency particulate air filter，HEPA） 通常是指以滤除大于等于 $0.3\mu m$ 微粒为目的，滤除效率符合相关要求的过滤器，用于生物安全柜、层流病房、生物安全实验室等空气的除菌。

4. 生物安全柜（biological safety cabinet，BSC） 为负压过滤排风柜。可防止操作者和环境暴露于实验过程中产生的生物气溶胶。其防护原理如下所述：送入安全柜工作区的空气经过HEPA过滤，在安全柜内形成百级洁净度的环境，从而保护了操作对象；从安全柜排出的空气经过HEPA过滤释放，以保护环境；安全柜内形成的副压和气幕可以防止气溶胶外泄，从而保护了操作者。根据正面气流速度与送风、排风方式，将生物安全柜分为Ⅰ级、Ⅱ级和Ⅲ级三种类型。

5. 缓冲间（buffer room） 设置在清洁区、半污染区和污染区相邻区之间的缓冲密闭室，具有通风系统，其两个门具有互锁功能，且不能同时处于开启状态。

二、病原微生物危害程度分类及病原微生物实验室生物安全防护分级

针对病原微生物实验室生物安全，我国制定了一系列的政策法规和规范，主要包括《病原微生物实验室生物安全管理条例》《实验室生物安全通用要求》《人间传染的病原微生物名录》《动物病原微生物分类名录》《生物安全实验室建筑技术规范》等。世界卫生组织（World Health Organization，WHO）制定了《实验室生物安全手册》。本部分内容主要依据上述政策、法规进行编写。

（一）病原微生物生物安全危害程度分类

根据病原微生物的传染性、感染后对个体或者群体的危害程度，我国将病原微生物分为四类（表5-2-1）。其中分类类别越高，危害程度越小。第一类和第二类病原微生物致病性强，称为高致病性病原微生物（highly pathogenic microorganism）。WHO根据感染性微生物的相对危害程度，制订了危险度等级（Ⅰ、Ⅱ、Ⅲ和Ⅳ级）划分标准，分级越高，危害程度越大。

表 5-2-1 我国病原微生物危害程度分类 *

病原微生物危害程度分类	常见病原微生物举例
第一类：能够引起人类或者动物非常严重疾病的微生物，以及我国尚未发现或者已经宣布消灭的微生物	包括29种病毒。如埃博拉病毒、天花病毒、新疆出血热病毒、东方马脑炎病毒、马尔堡病毒、亨德拉病毒、黄热病毒、类天花病毒、鸠宁病毒、猴痘病毒、拉沙热病毒、猿疱疹病毒等
第二类：能够引起人类或者动物严重疾病，比较容易直接或者间接在人与人、动物与人、动物与动物间传播的微生物	包括51种病毒、5种朊粒、10种原核细胞型微生物和4种真菌。如**病毒**：SARS冠状病毒、狂犬病病毒（街毒）、新城疫病毒、艾滋病病毒、汉坦病毒、高致病性禽流感病毒、乙型脑炎病毒、口蹄疫病毒、脊髓灰质炎病毒等。**原核**：布鲁菌属、炭疽芽胞杆菌、结核分枝杆菌、鼻疽伯克菌、鼠疫耶尔森菌、土拉热弗朗西斯菌、伯氏考克斯体、牛型分枝杆菌、立克次氏体属、霍乱弧菌等。**真核**：荚膜组织胞浆菌、粗球孢子菌等

续表

病原微生物危害程度分类	常见病原微生物举例
第三类：能够引起人类或者动物疾病，但一般情况下对人、动物或者环境不构成严重危害，传播风险有限，实验室感染后很少引起严重疾病，并且具备有效治疗和预防措施的微生物	包括74种病毒、1种朊粒、145种原核细胞型微生物和55种真菌。如：**病毒**：肝炎病毒（HAV、HBV、HCV、HDV、HEV）、疱疹病毒（HSV、CMV、EBV）、流感病毒、冠状病毒、麻疹病毒、风疹病毒、柯萨奇病毒、EV71、轮状病毒、登革病毒、人乳头瘤病毒等。**原核**：葡萄球菌、链球菌属、脑膜炎奈瑟菌、淋病奈瑟菌、致病性大肠埃希菌、志贺菌属、伤寒沙门菌、破伤风梭菌、肉毒梭菌、幽门螺杆菌、铜绿假单胞菌、副溶血性弧菌、沙眼衣原体、肺炎支原体、梅毒螺旋体、伯氏疏螺旋体、新星诺卡菌等。**真核**：白假丝酵母菌、新生隐球菌、絮状表皮癣菌、黄曲霉、卡氏肺孢子菌等
第四类：在通常情况下不会引起人类或者动物疾病的微生物	6种病毒：松鼠猴疱疹病毒、大鼠白血病病毒、豚鼠疱疹病毒、金黄地鼠白血病病毒、小鼠乳腺瘤病毒、小鼠白血病病毒

* 参照《病原微生物实验室生物安全管理条例》和《人间传染的病原微生物名录》。

（二）病原微生物实验室生物安全防护分级

病原微生物实验室的生物安全防护水平（biosafety level，BSL）分为一级、二级、三级和四级四个级别，其中一级防护水平最低，四级防护水平最高。以 BSL-1、BSL-2、BSL-3 和 BSL-4 分别表示从事体外操作生物因子的实验室相应生物安全防护水平；以 ABSL-1、ABSL-2、ABSL-3 和 ABSL-4 分别表示从事动物在体操作的实验室相应的动物生物安全防护水平（animal biosafety level，ABSL）。

病原微生物实验室生物安全防护级别应该与其拟从事的研究对象及研究活动相适应：一级实验室适用于操作病原微生物危害程度分类第四类微生物；二级实验室适用于操作第三类病原微生物；三级实验室适用于操作第二类病原微生物；四级实验室适用于操作第一类病原微生物。高致病性病原微生物的操作必须在 BSL-3/ABSL-3 或 BSL-4/ABSL-4 级别实验室中进行。

三、建立实验室安全管理体系

病原微生物实验室必须建立完善的实验室生物安全管理体系。

（1）成立生物安全委员会；明确实验室生物安全负责人及责任制；强化实验室日常管理，如人员培训考核；领取登记；灭菌登记制度；研究人员的免疫；消毒隔离制度；实验室准入制度；事件、伤害、事故和职业性疾病的报告制度；危险标识制度；意外事故的紧急处理及撤离制度；各类垃圾的处理制度等。

（2）制定、完善和执行标准操作规程。

（3）定期组织专业人员进行病原微生物实验室安全风险评估。

四、安全工作行为

（一）应用个人防护装备

所有进入病原微生物实验室的人员，应根据研究对象选择合适的个人防护装备，熟练掌握各类个人防护装备的使用及实验结束后的处理方法。

1. **实验室防护服**　实验室应确保具备足够的有适当防护水平的清洁防护服。每隔适当的时间应更换防护服以确保清洁。当防护服被危险材料污染时应立即更换。离开实验室区域之前应脱去防护服。

2. **面部及身体保护** 处理样本时，应在生物安全柜中进行可产生含生物因子气溶胶的操作。在处理危险材料时，应有许可使用的安全眼镜、面部防护罩或其他眼部面部保护装置。

3. **手套** 实验室工作时应该有符合要求的手套。应对实验室工作人员进行使用前的佩戴及使用后的摘除等培训。保证所戴手套无漏损。戴好手套后可完全遮住手及腕部。在撕破、损坏或怀疑内部受污染时更换手套。在工作完成或中止后应消毒，摘掉并安全处置手套。

4. **鞋** 使用皮制或合成材料制成的不渗液体的防滑鞋类。在从事可能出现渗漏的工作时可穿一次性防水鞋套。

5. **呼吸防护** 进行容易产生高危害气溶胶的操作时，需使用适当的个人防护装备（包括N95口罩、N98口罩、个体独立呼吸器、正压防护服等）、生物安全柜和其他物理防护设备。

（二）安全工作行为

安全工作行为是病原微生物实验室生物安全的重要保证。进入病原微生物实验室的各类工作人员，必须熟悉和执行各项管理制度。养成良好的洗手习惯，在限制使用洗手池的地点，用乙醇做手部清洁产品；接触生物源性材料时做好防护工作，使用合适、合格的器械和材料。应培训实验室工作人员安全操作尖利器具及装置，禁止用手对任何利器进行剪、弯、折断操作，禁止用手重新戴套或从注射器上移去针头。实验室内尽可能减少使用刀、剪等利器，尽量采用替代品；正确使用生物安全柜，防范气溶胶产生、扩散及吸入；妥善处理感染性、损伤性及化学性废弃物。

思 考 题

病原微生物按照危害程度如何分类？每一类病原微生物对实验室生物防护有何要求？

第三节　灾后病原生物感染的防控

威胁人类健康的灾害包括自然灾害和人为灾害。自然灾害是指因自然界发生异常变化（如地震、海啸、洪灾、泥石流、风灾等）而导致人员伤亡、财产损失和资源破坏等的一系列事件。人为灾害是指因人为因素或社会因素（如交通事故、火灾、矿难、踩踏事件、危险化学品事故、战争、恐怖袭击、核与辐射事故等）而导致的人类和环境灾害。灾害发生后，易造成感染性疾病和其他突发公共卫生事件的发生、传播和流行。本节主要介绍自然灾害发生后病原体感染的防控。

一、灾后感染性疾病易流行的原因

1. **灾害可造成人群的直接损伤以及免疫功能障碍**

灾害可造成人体组织器官的直接损害，增加被感染的机会；同时，面对灾害对生命的威胁及各种应急状况的出现，如失去亲人和财产的痛苦、等待救援的焦虑、长时间的寒冷、拥挤、缺乏睡眠等，可造成机体出现应激偏差，影响神经－内分泌调节，造成免疫功能障碍。饮食短缺可造成营养不良，加重心理焦虑，影响免疫功能。

2. **灾害造成生活条件和环境的改变**

（1）饮食安全问题：灾害可造成饮水系统损坏，人们被迫饮用未彻底处理的地表水；也可造成食物短缺且储存食品的条件恶劣，易造成食物霉变和腐败；饮食加工设施的破坏，有可能迫使灾民饮用生水和进食生冷食物，容易引发食物中毒和肠道传染病（感染性腹泻、痢疾、甲型肝炎、伤寒、霍乱等）的暴发流行。

（2）生存环境恶化：灾害后人群可能会被集中安置在一定的避难场所，较长时间在简易帐篷中居住甚至露宿，可导致经密切接触传播传染病（如肝炎、结膜炎等）的流行，也增加呼吸道感染性疾病的传染和暴发的风险。洪水发生时可造成血吸虫病、钩端螺旋体病等的流行。垃圾和人畜粪便处理不当可造成蚊、蝇等的滋生，蚊、蝇是疾病流行的重要传播媒介。

（3）破坏医疗卫生设施：灾害可造成医疗设施破坏，局部可发生缺医少药现象，疫苗难以按期注射等，加之患者数目显著增多，防疫任务艰巨。

（4）造成人口迁移：灾害可造成人口迁移，导致灾区和迁移地之间人群流行性传染病的相互扩散。人口流动影响计划免疫的执行，也可能造成传染病流行。

3. 灾害造成病原体动物宿主及传播媒介的分布变化

（1）影响人畜共患病动物宿主的分布：灾害可造成许多带病原体的野生动物和家畜死亡，尸体污染环境，体内的病原体可直接污染水源，腐败的尸体造成蝇类滋生，它们可机械性传播病原体。也可造成动物宿主生存环境变化，增加了与人群接触机会，同时其排泄物可以污染水源；灾后可造成鼠类大量繁殖，传播疾病。

（2）节肢动物媒介滋生：灾害可为蚊、白蛉、蝇、人虱等节肢动物的生长提供条件。防蚊设施落后有利于蚊、蛉吸血和增殖。在野外露宿容易遭到恙螨和革螨侵袭。人群密集和卫生设施落后可造成人虱等的滋生和蔓延，甚至有可能造成流行性斑疹伤寒流行；吸血节肢动物可造成人体直接损伤，袭扰人群休息，传播虫媒病，可造成疟疾、黑热病、丝虫病、流行性乙型脑炎、鼠疫、登革热、森林脑炎、流行性斑疹伤寒、恙虫病和流行性出血热等的流行。苍蝇的滋生加剧消化道传染病流行。

二、灾后主要流行的病原生物

灾害发生后可流行的病原体很多，主要包括以下病原体：

1. 创伤感染病原体：金黄色葡萄球菌、破伤风梭菌、产气荚膜梭菌、铜绿假单胞菌等。

2. 消化道感染病原体：甲型肝炎病毒、戊型肝炎病毒、柯萨奇病毒、新型肠道病毒70、71型、轮状病毒、杯状病毒、致腹泻大肠埃希菌、志贺菌、沙门菌、霍乱弧菌、副溶血性弧菌、溶组织内阿米巴、引起食物霉变的真菌等。

3. 呼吸道感染病原体：流感病毒、麻疹病毒、风疹病毒、脑膜炎奈瑟菌、流感嗜血杆菌等。

4. 虫媒传播病原体：流行性乙型脑炎病毒、登革病毒、鼠疫耶尔森菌、普氏立克次氏体、疟原虫、杜氏利什曼原虫、丝虫等。

5. 接触感染病原体：汉坦病毒、沙眼衣原体、钩端螺旋体、日本血吸虫等。

三、灾后病原生物流行的防控

灾害后病原生物感染的控制是灾后救援和重建的重要组成部分。

1. 灾难发生前

灾难往往突然发生，因此需要在日常做好防控灾难后感染的准备工作。包括制订防控紧急预案；储备必要的药品、消毒剂、器材和车辆等；对相关人员做好灾难医学的培训和演练。

2. 灾难冲击期

（1）积极搜寻和紧急处理伤者：积极搜寻和挽救受伤人员的生命是灾难发生初期最关键的救援内容。加强对伤口的保护，减少污染；做好止血工作和骨折的固定，防止再损伤并减轻伤者痛苦；有条件时开展伤口清创处理和破伤风抗毒素的紧急注射，必要时预防性使用抗生素。

（2）紧急处理饮用水：可采用煮沸法或投放消毒剂进行饮水消毒结合紧急运送和提供洁净的饮水解决紧急状态下灾区的人群饮水问题。

（3）环境消毒：对灾民安置点周围及存在人和动物粪便的厕所等地，喷洒含有效氯的消毒剂进行消毒。同时，成立遗体处理机构，妥善存放遇难者遗体，待日后经过身份鉴定、辨认后移交其亲人妥善按规定处理。动物尸体需要焚烧或深埋。

3. 灾难后期

（1）尽快恢复和重建医疗卫生体系：迅速恢复和重建由重大灾害破坏的公共卫生监测系统。对主要的传染病、传染病密切相关的动物（如啮齿类、媒介生物）密度、动物源性疾病进行监测、预防和预警，及时发现和处理传染源并进行隔离治疗，是确保"大灾后无大疫"的重要保障。确保灾后初级保健工作，对6个月到5岁儿童进行麻疹免疫接种，必要时接种破伤风类毒素、甲型肝炎疫苗等。积极恢复和重建当地已经被破坏的医疗设施，迅速开展医疗救治和初级保健服务。及时处理伤口并预防破伤风；有效诊治急性腹泻、急性呼吸道疾病等传染病。

（2）饮食安全保障：恢复安全的饮水供应体系，密切监测水源水质。及时投放安全食品，确保受灾民众安全足够的食物和营养供应；为儿童、老人以及糖尿病患者专门准备特殊食物。

（3）改善人群生活环境：设法提供足够的帐篷等临时性住所，要注意通风。利用蚊帐、植物熏杀或化学驱蚊剂等办法，保护人群免受或少受吸血昆虫的叮咬，预防虫媒传染病的发生。及时清除居民生活区垃圾，定期喷洒杀虫剂以降低蚊、蝇、白蛉等密度。提供尽可能充足的移动消毒厕所或公共消毒厕所；妥善处理感染者的排泄物，防止污染环境而造成感染扩散。

（4）加强流动人口管理：对离开灾区的人口进行检诊，及时发现和治疗患者，防治疾病传播和流行。

（5）重视动物传染源：消灭灾区的啮齿类动物；检查灾区的家畜，及时发现动物源性病原体，积极处理已成为传染源的动物。

4. 灾后重建期

（1）继续监测常见和重点传染病，包括血吸虫病、钩端螺旋体病、流行性乙型脑炎、麻疹、流行性出血热、疟疾、登革热等，防止其暴发流行。

（2）做好返乡人员体检和补充免疫工作。灾后重建期，流出灾区的人群陆续返乡，做好返乡人员的体检工作，防止带回异地感染病原体和虫媒；对返乡人员尤其是婴儿和儿童，做好追加免疫工作。

（3）监测环境变化及环境变化对病原体及宿主、传播媒介的影响。同时应注意喷洒大量消毒剂和杀虫剂对环境造成的影响。

思 考 题

为什么灾后感染性疾病易流行？常见的病原体有哪些？如何做好灾后病原生物流行的防控？

（韩　俭）

第二篇

原核细胞型微生物

原核细胞型微生物（prokaryotic microbe）是一大类具有细胞基本结构的微生物，其细胞核分化程度低，仅有原始核质，没有核膜与核仁；除核糖体外，无其他细胞器，它包括细菌、支原体、立克次氏体、衣原体、螺旋体和放线菌。

第六章　细菌学概论

细菌（bacterium）属于原核细胞型微生物，形体微小，结构简单，为单细胞生物。广义的细菌泛指各类原核细胞型微生物。狭义的细菌仅指原核细胞型微生物中数量最大、种类最多、具有典型代表性的一大类。

第一节　细菌的形态与结构

一、细菌的大小与形态

（一）细菌的大小

细菌体积微小，一般以微米（$1\mu m = 10^{-3}mm$）为测量大小的单位。不同种类的细菌大小不一，同一种细菌也因菌龄和环境因素的影响而有差异。大多数的细菌在普通光学显微镜下用油镜可以观察到。

（二）细菌的形态

在自然界及人和动物体内，绝大多数细菌黏附在无生命或有生命的物体表面，可以生物被膜或单个的形式存在。在人工培养条件下，细菌呈浮游状态，按其外形可分为球菌、杆菌和螺形菌三大类（图 6-1-1）。

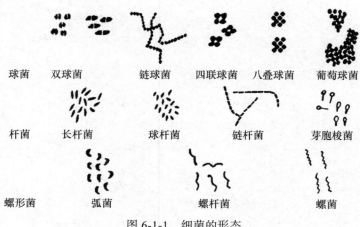

| 球菌 | 双球菌 | 链球菌 | 四联球菌 | 八叠球菌 | 葡萄球菌 |

| 杆菌 | 长杆菌 | 球杆菌 | 链杆菌 | 芽胞梭菌 |

| 螺形菌 | 弧菌 | 螺杆菌 | 螺菌 |

图 6-1-1　细菌的形态

1. 球菌（coccus）　多数外观呈球形或近似于球形，有的呈矛头状或肾形。单个球菌直径平均在 1μm 左右。由于细菌繁殖时细胞分裂平面不同和分裂后菌体之间相互黏附程度不一，可形成不同的排列方式：

（1）双球菌（diplococcus）：细菌在一个平面上分裂，分裂后两个菌体成对粘连排列，如淋病奈瑟菌、肺炎链球菌。

（2）链球菌（streptococcus）：细菌在一个平面上分裂，分裂后多个菌体粘连成链状，如溶血性链球菌。

（3）四联球菌（tetrad）：细菌在两个互相垂直的平面上分裂，分裂后四个菌体黏附在一起似正方形，如四联加夫基菌。

（4）八叠球菌（sarcina）：细菌在三个互相垂直的平面上分裂，分裂后八个菌体黏附成包裹状立方体，如藤黄八叠球菌。

（5）葡萄球菌（staphylococcus）：细菌在多个平面上分裂，分裂后菌体无规则地粘连和堆积在一起，似葡萄状，如金黄色葡萄球菌。

在标本或培养物中，各类球菌除上述的典型排列方式外，还可以分散的单个菌体存在。致病性球菌大多数在形态、排列及染色性上比较典型，这对一些球菌的初步鉴定颇有意义。

2. 杆菌（bacillus） 多数外形呈直杆状，也有的菌体稍弯。不同杆菌的长短、粗细差别很大。大的杆菌如炭疽芽胞杆菌长 3～10μm，菌体两端平齐，呈链状排列，如竹节样；中等大小的杆菌如大肠埃希菌，长 2～3μm，散在排列；小的如布鲁菌长仅 0.6～1.5μm。多数杆菌呈分散存在，也有的呈链状排列，称为链杆菌；有的杆菌末端膨大呈棒状，称为棒状杆菌，如白喉棒状杆菌；有的常呈分枝生长趋势，称为分枝杆菌，如结核分枝杆菌；有的末端常呈分叉状，称为双歧杆菌；有的菌体短小，近似椭圆形，称为球杆菌，如百日咳鲍特菌。

3. 螺形菌（spiral bacterium） 菌体弯曲的细菌合称为螺形菌，包括弧菌、螺菌和螺杆菌。

（1）弧菌（vibrio）：菌体只有一个弯曲，呈弧形或逗点状，长 2～3μm，如霍乱弧菌。

（2）螺菌（spirillum）：菌体有数个弯曲，长 3～6μm，如鼠咬热螺菌。

（3）螺杆菌（helicobacterium）：菌体细长弯曲呈弧形或螺旋形，长 2.5～4.0μm，如幽门螺杆菌。

细菌的形态受温度、pH、培养基成分和培养时间等环境因素的影响较大。一般来说，在适宜的生长条件下培养 8～18h 的细菌（即处于对数生长期）形态比较典型；幼龄细菌形体较长；细菌衰老时或在陈旧培养物中，或环境中有不适合于细菌生长的物质（如药物、抗生素、抗体、过高的盐分等）时，细菌常常出现梨形、气球状、丝状等不规则的形态，表现为多形性，称为衰退型（involution form）。因此，观察细菌的大小和形态，应选择适宜生长条件下对数生长期的细菌为最佳。

（三）细菌形态结构的检查方法

细菌的体积微小，菌体半透明，肉眼不能直接看到，要观察单个细菌的形态，必须借助于显微镜（microscope）。除观察活菌运动外，一般均需要进行染色。

1. 显微镜法 早在 1676 年，荷兰人列文虎克（Antony Van Leeuwenhoek，1632—1723）利用自制的光学显微镜（light microscope）在牙垢等标本中观察到了单个微生物。随着其他自然科学的发展，人类完善和研制出了更多种类、更大放大倍数、功能多样的显微镜，包括荧光显微镜（fluorescence microscope）、相差显微镜（phase-contrast microscope）、暗视野显微镜（darkfield microscope）、激光共聚焦显微镜（confocal microscope）及电子显微镜（electron

microscope）等，可以在不同条件下观察细菌的形态和（或）结构。

（1）光学显微镜：以波长 0.4～0.7μm（平均约 0.5μm）的可见光为光源对标本进行检测，其分辨率为光波波长的一半，即 0.25μm，在显微镜油镜下放大 1000 倍后为 0.25mm，人的肉眼可以看清。普通细菌的直径均大于 0.25μm，因此在微生物学实验室、临床细菌检验室中，一般选择普通光学显微镜观察细菌形态。

（2）电子显微镜：用电磁圈代放大镜，以电子流代替可见光波，可放大数十万倍，能分辨 1nm 的微粒。既可用于观察微生物的外形，也可观察其内部超微结构。目前使用的电子显微镜分为透射式和扫描式两种类型：①透射电子显微镜（transmission electron microscope，TEM）常用于观察细菌、病毒及其他物体内部的精细结构；②扫描电子显微镜（scanning electron microscopy，SEM）分辨率一般较 TEM 低，但可清楚地显示物体的三维立体图像。主要用于观察样品的表面结构，如菌毛。电子显微镜标本必须在真空干燥的状态下观察，故只能够观察死亡的微生物。

2.　染色法　细菌菌体小且呈半透明，一般需染色后才能较清楚观察。染色法是使染色剂与细菌细胞质结合，最常用的染色剂是盐类。

（1）不染色：即标本没有经过任何染色直接观察，可以看到细菌的轮廓和运动情况。不染色标本在临床上主要用于观察活菌运动。如霍乱患者"米泔水"样的粪便滴片可观察霍乱弧菌的运动；梅毒患者硬下疳的渗出液涂片可观察螺旋体运动。

（2）单染法：即只选用一种染料染色后观察细菌的形态。标本中的细菌经过单染后可被染成同一种颜色，因此鉴别价值较低。

（3）复合染色法：即选用两种或两种以上的染料对标本进行染色。所用染料可为碱性染料（由有色的阳离子和无色的阴离子组成），也可为酸性染料（由有色的阴离子和无色的阳离子组成）。细菌细胞富含核酸，因此与碱性染料结合更牢固，尤其以等电点更低的革兰氏阳性菌更为明显。

复染的方法有多种，其中 1884 年丹麦细菌学家汉斯·克里斯琴·格纳姆（Hans Christian Gram）发明的革兰氏染色（Gram stain）最经典和常用。革兰氏染色法的基本过程是：标本涂片、干燥、固定后，经结晶紫初染和卢戈碘液媒染，再选用 95% 乙醇脱色，最后用稀释复红或沙黄复染。革兰氏阳性菌细胞壁厚，肽聚糖网状分子形成一种渗透性屏障，当乙醇脱色时，肽聚糖脱水而孔隙缩小，结晶紫 - 碘复合物不能通过而留在细胞膜上，呈紫色。革兰氏阴性菌肽聚糖层薄，交联松散，乙醇脱色不能使其结构收缩，其脂类含量高，乙醇将脂溶解使缝隙加大，结晶紫 - 碘复合物易于渗出细胞壁，经复染后呈红色。革兰氏染色的结果具有重要意义：①鉴别细菌：标本中的细菌经革兰氏染色后，可根据其形态、排列和染色性初步识别细菌，缩小鉴别范围，有助于进一步的鉴定。对于形态典型的细菌，甚至可做出初步诊断。如脑脊髓膜炎患者的脑脊液沉渣涂片观察，查到肾形成对排列的 G^- 球菌，位于中性粒细胞内或外，有助于脑膜炎奈瑟菌感染的早期诊断。②帮助临床选择用药：G^+ 菌和 G^- 菌对不同抗生素的敏感性不同。③判断细菌的致病性：G^+ 菌和 G^- 菌产生的致病物质及致病机制不同，前者主要通过产生外毒素致病，后者既可能产生外毒素，又可能产生内毒素致病。

复合染色法除革兰氏染色外，在观察分枝杆菌属细菌时，多选用抗酸染色法。另外还有荚膜染色法、鞭毛染色法、芽胞染色法、荧光染色法等多种方法可用于细菌形态结构的观察。

（4）负染法（negative staining）：细菌细胞富含核酸，可以与带正电荷的碱性染色剂结合；酸性染色剂不能使细菌着色，而使背景着色形成反差，故称为负染。如用印度墨汁负染后观察新生隐球菌（真菌）的荚膜和形态。

二、细菌的结构

细菌的结构包括基本结构和特殊结构。一般把各种细菌生存不可缺少或一般细菌通常均具有的结构称为基本结构，如细胞壁、细胞膜、细胞质和核质等。而只有部分细菌在一定条件下所特有的结构称为特殊结构，如荚膜、鞭毛、菌毛和芽胞等（图 6-1-2）。

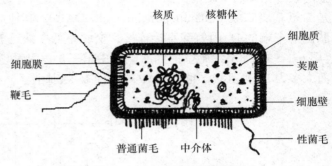

图 6-1-2　细菌的结构模式图

（一）细菌的基本结构

1. 细胞壁（cell wall）位于细菌最外层，包绕在细胞膜的周围，是一种膜状结构，组成复杂，因不同细菌而异。用革兰氏染色法可将细菌分为两大类，即革兰氏阳性（G^+）菌和革兰氏阴性（G^-）菌。G^+菌和G^-菌的细胞壁组成不同，肽聚糖是它们共有的成分，除此之外，G^+菌尚有磷壁酸，而G^-菌在肽聚糖的外面有外膜包围（图 6-1-3）。

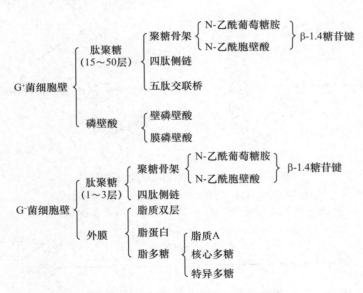

图 6-1-3　G^+菌和G^-菌的细胞壁组成

（1）G^+菌和G^-菌细胞壁共有成分——肽聚糖（peptidoglycan）：肽聚糖又称黏肽（mucopeptide）或胞壁质（murein）。肽聚糖是一类复杂的多聚体，是细菌细胞壁中的主要成分，为原核细胞所特有。细胞壁的机械强度有赖于肽聚糖的存在。G^+菌的肽聚糖有 15～50 层，由聚糖骨架、四肽侧链和五肽交联桥三部分组成；G^-菌的肽聚糖仅有 1～3 层，由聚糖骨架和四肽侧链两部分组成，缺乏五肽交联桥（图 6-1-3）。

肽聚糖的聚糖骨架由 N- 乙酰葡萄糖胺（N-acetyl glucosamine）和 N- 乙酰胞壁酸（N-acetylmuramic acid）两种成分经 β-1，4 糖苷键交替连接而成。G^+菌与G^-菌的聚糖骨架相同。四肽侧链的组成及其连接方式随菌种而异。G⁺菌（如葡萄球菌）细胞壁的四肽侧链通过 L- 丙氨酸与聚糖骨架的 N- 乙酰胞壁酸相连，其余依次为 D- 谷氨酸、L- 赖氨酸和 D- 丙氨酸；五肽交联桥是一条由 5 个甘氨酸组成的肽链，交联时一端与侧链第三位上的 L- 赖氨酸连接，另一端在转肽酶的作用下，与相邻四肽侧链末端的 D- 丙氨酸连接，从而构成机械性很强的三维立体网状结构（图 6-1-4）。在 G⁻菌（如大肠埃希菌）的四肽侧链中，第三位氨基酸是二氨基庚二酸（diaminopimelic acid，DAP），其他成分与 G⁺菌相同，并由 DAP 与相邻四肽侧链末端的 D- 丙氨酸直接连接，交联率低，缺乏五肽交联桥，只形成单层二维平面结构（图 6-1-5）。细菌细胞壁的四肽侧链中第三位氨基酸变化最大，大多数 G⁻菌为 DAP，而 G⁺菌大多为 L- 赖氨酸，也有 DAP 或其他 L- 氨基酸。

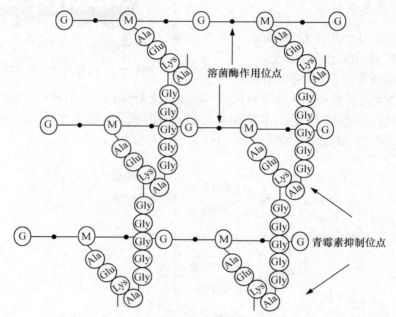

图 6-1-4　葡萄球菌细胞壁的肽聚糖结构

Ala：丙氨酸；Glu：谷氨酸；Lys：赖氨酸；Gly：甘氨酸；
G：N- 乙酰葡萄糖胺；M：N- 乙酰胞壁酸；—●—：β-1,4 糖苷键

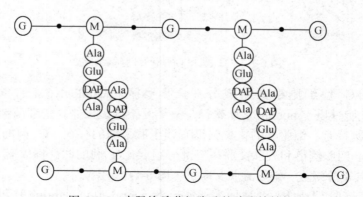

图 6-1-5　大肠埃希菌细胞壁的肽聚糖结构

Ala：丙氨酸；Glu：谷氨酸；DAP：二氨基庚二酸；G：N- 乙酰葡萄糖胺；M：N- 乙酰胞壁酸；—●—：β-1,4 糖苷键

　　凡能破坏肽聚糖结构或抑制其合成的物质，都能损伤细菌细胞壁而使细菌变形或被杀灭。如溶菌酶（lysozyme）能切断肽聚糖中 N- 乙酰葡萄糖胺和 N- 乙酰胞壁酸之间 β-1，4 糖苷键之间的联结，破坏聚糖骨架，引起细菌裂解。青霉素和头孢菌素能与细菌竞争合成胞壁过程所需的转肽酶，抑制四肽侧链上 D- 丙氨酸与五肽交联桥之间的联结，使细菌不能合成完整的细胞壁，导致细菌死亡。人和动物细胞无细胞壁结构，亦无肽聚糖，故溶菌酶和青霉素对人体细胞均无毒性作用。

　　（2）G⁺菌细胞壁的特殊成分——磷壁酸（teichoic acid）：G⁺菌细胞壁除含有肽聚糖结构外，尚有大量特殊组分磷壁酸，少数细菌是磷壁醛酸（teichuronic acid），约占细胞壁干重的50%。磷壁酸是由核糖醇（ribitol）或甘油残基经磷酸二酯键相互连接而成的多聚物，其结构中少数基团被氨基酸或糖所取代，多个磷酸分子组成长链穿插于肽聚糖层中。磷壁酸分为壁磷壁酸（wall teichoic acid）和膜磷壁酸（membrane teichoic acid）两种。前者的一端通过磷脂与肽聚糖上的胞壁酸共价结合，另一端伸出细胞壁游离于外。膜磷壁酸又称脂磷壁酸（lipoteichoic acid，LTA），一端与细胞膜外层上的糖脂共价结合，另一端穿越肽聚糖层伸出并游离于细胞壁外（图 6-1-6）。壁磷壁酸与脂磷壁酸共同组成带负电荷的网状多聚物或基质，使得G⁺菌的细胞壁具有良好的坚韧性、通透性及静电性能。磷壁酸也具有抗原性及黏附素活性。

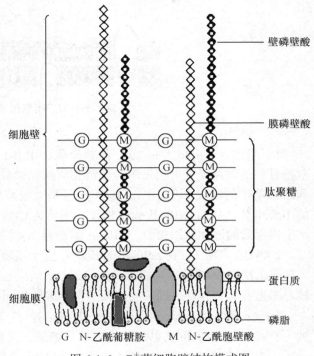

图 6-1-6　G⁺菌细胞壁结构模式图

　　肽聚糖和磷壁酸是 G⁺菌细胞壁的主要成分，此外，部分 G⁺菌细胞壁表面尚有一些特殊的蛋白质，如金黄色葡萄球菌的 A 蛋白、A 群链球菌的 M 蛋白等。而大多数革兰氏阳性菌细胞壁中蛋白质含量较少。

　　（3）G⁻菌细胞壁特殊组分——外膜（outer membrane）：G⁻菌细胞壁除含有 1～3 层肽聚糖结构外，外膜是其主要的成分，约占细胞壁干重的 80%，由脂质双层、脂蛋白（lipoprotein）和脂多糖（lipopolysaccharide，LPS）三部分组成。

　　脂蛋白位于肽聚糖层和脂质双层之间，其蛋白质部分与肽聚糖四肽侧链的 DAP 相连，脂质成分与脂质双层非共价结合，起到稳定外膜并将之固定于肽聚糖层，使二者构成一个整体。脂质双层的结构类似细胞膜，为液态，双层内镶嵌着多种外膜蛋白（outer membrane protein，OMP），OMP 具有重要的功能。如孔蛋白（porin）可形成约 1nm 的微孔，允许分子质量小于 600Da 的水溶性分子通过；某些诱导性或去阻遏蛋白质，参与特殊物质的扩散过程；有的为细菌素、性菌毛或噬菌体的受体。由脂质双层向细胞外伸出的是 LPS，为 G⁻菌的内毒素（endotoxin），借疏水键与脂质双层相连。LPS 由脂质 A、核心多糖和特异多糖三部分组成（图 6-1-7）。

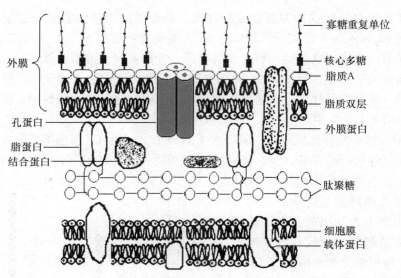

图 6-1-7　G⁻菌细胞壁结构模式图

右侧标注（从上到下）：寡糖重复单位、核心多糖、脂质A、脂质双层、外膜蛋白、肽聚糖、细胞膜、载体蛋白

左侧标注：外膜、孔蛋白、脂蛋白、结合蛋白

1）脂质 A（lipid A）：为一种糖磷脂，由 β-1，6 糖苷键相连的 D- 氨基葡糖双糖组成，双糖骨架的游离羟基可携带多种长链脂肪酸和磷酸基团。脂质 A 的主要差别是脂肪酸的种类和磷酸基团的取代不尽相同，其中 β- 羟基豆蔻酸是肠道菌所共有的。脂质 A 是内毒素毒性的主要组分，与 G⁻菌的致病性相关。脂质 A 的骨架基本一致且无种属特异性，故不同细菌产生内毒素的毒性作用相似。脂质 A 耐高温，不易被高压蒸气灭菌所破坏。

2）核心多糖（core polysaccharide）：位于脂质 A 和特异多糖之间，由己糖（葡萄糖、半乳糖等）、庚糖、2- 酮基 -3- 脱氧辛酸（KDO）、磷酸乙醇胺等组成。经 KDO 与脂质 A 共价联结。核心多糖有属特异性，同一属细菌的核心多糖相同。

3）特异多糖（specific polysaccharide）：位于 LPS 的最外层，为数个至数十个低聚糖（3～5 个单糖）重复单位所构成的多糖链，又称为寡糖重复单位（oligosaccharide repeat unit）。特异多糖为 G⁻菌的菌体抗原（O 抗原），具有种特异性，多糖链中单糖残基的种类、排列顺序和空间构型等决定 O 抗原的特异性。当细菌丢失 O 抗原时，其培养特性会发生改变，菌落由光滑型变为粗糙型。

此外，少数 G⁻菌（脑膜炎奈瑟菌、淋病奈瑟菌、流感嗜血杆菌）的 LPS 结构不典型，其外膜糖脂含有短链分枝状聚糖组分（与粗糙型肠道菌的 LPS 相似），称为脂寡糖（lipooligosaccharide，LOS）。它与哺乳动物细胞膜的鞘糖脂成分非常相似，从而使这些细菌逃避宿主免疫细胞的识别。LOS 作为重要的毒力因子受到关注。

在 G⁻菌的细胞膜和外膜的脂质双层之间有一空隙，占细胞体积的 20%～40%，称为周浆间隙（periplasmic space）。该间隙含有多种水解酶，例如蛋白酶、核酸酶、碳水化合物降解酶及作为毒力因子的胶原酶、透明质酸酶和 β 内酰胺酶等，在细菌获得营养、解除有害物质毒性等方面有重要作用。

G⁺菌和 G⁻菌的细胞壁结构显著不同（表 6-1-1），导致这两类细菌在染色性、抗原性、毒性及对某些药物的敏感性等方面存在很大的差异。

表 6-1-1　G$^+$菌和 G$^-$菌细胞壁结构的比较

特征	G$^+$菌	G$^-$菌
强度	较坚韧	较疏松
厚度	厚，20～80nm	薄，10～15nm
结构	三维空间（立体结构）	二维空间（平面结构）
肽聚糖层数	多，15～50 层	少，1～3 层
肽聚糖含量	多，可占胞壁干重 50%～80%	少，占胞壁干重 10%～20%
磷壁酸	＋	―
外膜	―	＋
糖类含量	约 45%	15%～20%
脂类含量	1%～4%	11%～22%

（4）细胞壁的生物学作用：细菌依靠其坚韧而富有弹性的细胞壁维持固有形态，细胞壁损伤后可导致其呈现多形性。细菌胞质内有高浓度的无机盐和大分子有机物，渗透压很高，G$^+$菌的渗透压可达 20～25 个大气压，G$^-$菌可达 5～6 个大气压，细胞壁可保护细菌抵抗低渗环境，并能在其中生存。细胞壁参与物质交换，可允许水分子及直径小于 1nm 的可溶性小分子自由通过。细胞壁维持菌体内离子的平衡，如 G$^+$菌的磷壁酸带有较多的负电荷，能与 Mg^{2+} 等二价离子结合，有助于维持菌体内离子的平衡。细胞壁上带有多种抗原决定族，如 G$^-$菌的 O 特异多糖，G$^+$菌的磷壁酸，可以诱发机体的免疫应答，也可据此对细菌进行抗原性分型。细胞壁与细菌的致病有关。某些细菌的磷壁酸，能黏附在人体细胞表面，其作用类似菌毛，G$^-$菌的内毒素存在于细菌的细胞壁中。另外，细菌的细胞壁与染色性对药物的敏感性等有关。

（5）细菌细胞壁缺陷型（细菌 L 型）：细菌在体内外受到某些理化或生物因素（如青霉素、胆汁、抗体或溶菌酶等）作用于细胞壁后，使得肽聚糖结构受到直接破坏或合成被抑制，这种细胞壁受损的细菌在高渗环境下仍可存活，甚至生长和分裂，称为细菌细胞壁缺陷型或细菌 L 型（bacterial L form）。因 1935 年克兰伯格（Klieneberger）首先在英国李斯特（Lister）研究院发现而得名。现已发现几乎所有细菌、多种螺旋体和真菌均可产生 L 型。

G$^+$菌 L 型称为原生质体（protoplast），必须生存于高渗环境中。G$^-$菌 L 型称为原生质球（spheroplast），因有细胞壁外膜的保护作用，在低渗环境中仍有一定的抵抗力。

细菌 L 型的形态因缺失细胞壁而呈高度多形性，有球状、杆状和丝状等。大小不一，着色不均，无论其原来为革兰氏阳性或阴性菌，形成 L 型后大多染成革兰氏阴性。细菌 L 型难以培养，生长繁殖时的营养要求基本与原菌相同，但必须补充 3%～5% NaCl、10%～20% 蔗糖或 7% 聚乙烯吡咯烷酮（polyvinylpyrrolidone，PVP）等稳定剂，以提高培养基的渗透压。同时还需要加入人或马血清。细菌 L 型生长较缓慢，一般培养 2～7 天后在软琼脂平板上形成中间较厚、四周较薄的荷包蛋样细小菌落。此外，尚有颗粒型和丝状型两种类型菌落。在液体培养基中生长后呈较疏松的絮状颗粒，沉于管底，培养液澄清。

细菌 L 型仍具有致病性，临床上在使用作用于细胞壁的抗菌药物治疗过程中，有可能出现细菌 L 型的感染和致病，通常引起慢性感染，如心内膜炎、骨髓炎、尿路感染等。因此，临床上在使用了此类药物后，患者仍有明显感染的症状而标本常规培养阴性者，应考虑细菌 L 型感染的可能。需要选择特殊的培养基并延长培养时间进行分离鉴定，以确定是否为细菌

L 型的感染。

2．细胞膜（cell membrane） 又称胞膜（cytoplasmic membrane），是位于细胞壁内侧，包绕在细菌胞质外的具有弹性的半透性脂质双层生物膜，厚约 7.5nm，占细胞干重的 10%～30%。细菌细胞膜的结构与真核细胞的基本相同，主要由磷脂及蛋白质构成，不含胆固醇是二者的区别。细胞膜是细菌赖以生存的重要结构之一，具有一些重要功能。

（1）物质渗透与转运作用：细胞膜上有许多微孔，具有选择性通透作用，容许水和许多小分子可溶性物质通过；细胞膜上的载体蛋白能将膜外的特定物质逆浓度梯度运输到细胞内，细菌的代谢产物也通过细胞膜排出。

（2）合成与分泌作用：细胞膜上含有合成多种物质的酶类，可合成肽聚糖、磷壁酸、磷脂、LPS 等成分。参与细胞壁肽聚糖合成的酶类（转肽酶或转糖基酶），是青霉素作用的靶点，称为青霉素结合蛋白（penicillin-binding proteins，PBPs），青霉素与 PBPs 结合后可抑制细胞壁四肽侧链与五肽交联桥或 DAP 之间的连接。细胞膜可合成与分泌水解性酶，协助摄取大分子营养物质（如蛋白质、多糖、类脂等），将此类聚合物降解成能通过细胞膜的亚单位，以供细菌代谢。G^- 菌的细胞膜上有由多种细胞膜蛋白、外膜蛋白和辅助蛋白组成的 Ⅰ～Ⅴ型分泌系统，参与蛋白质的分泌过程。

（3）呼吸作用：参与细菌呼吸过程的许多酶类存在于细胞膜上。如需氧菌细胞膜上含有细胞色素及氧化还原酶，可进行电子转运及氧化磷酸化，与细菌能量的产生、储存和利用有关。

（4）中介体的作用：某些细菌的细胞膜向胞质内凹陷折叠所形成的管状、板状、泡状等囊状物称为中介体（mesosome），多见于 G^+ 菌。中介体需用电子显微镜观察。

中介体常位于菌体的侧面或靠近中央横隔处的细胞膜上，另一端与核质相连。中介体参与细菌的分裂，当细菌分裂时中介体一分为二，带着复制好的核质移向两侧进入子代细胞；中介体扩大了细胞膜的表面积，相应地增加呼吸酶的含量，可为细菌提供大量能量，有拟线粒体（chondroid）之称。

（5）信号传导作用：细菌能够生存就必须适应各种环境的变化，具有感应外界环境信号的能力。细胞膜中存在的许多跨膜蛋白具有重要的信号传导作用。如 G^+ 菌和 G^- 菌均存在双组分信号传导系统（two-component signal transduction）。

3．细胞质（cytoplasm） 细胞质是细胞膜包裹的无色透明胶状物，又称原生质（protoplasm），基本成分是水、蛋白质、脂类、核酸及少量无机盐。细胞质中还存在一些重要结构。

（1）质粒（plasmid）：是细菌染色体以外的遗传物质，为闭合的双股环状 DNA。可以自我复制，携带有遗传信息，控制着细菌的某些遗传性状。

质粒往往可赋予细菌以特定的性状，如 F 质粒（fertility plasmid）控制性菌毛产生，R 质粒（resistance plasmid）与细菌耐药性有关，Col 质粒（coliciogenic plasmid）决定大肠菌素的产生。质粒传递（转移）是细菌遗传物质转移的一个重要方式。获得质粒的细菌可随之而获得一些新的生物学特性，如耐药性等。质粒不是细菌生长所必不可少的，失去质粒的细菌仍能正常存活。质粒的结构简单，易导入细胞中，常作为载体广泛应用于生物学研究中。

（2）核糖体（ribosome）：核糖体是细菌蛋白质合成的场所，游离存在于细胞质中。电镜下可见到细菌胞质中有大量沉降系数为 70S 的颗粒，即核糖体。其化学组成 66% 为 RNA（包括 23S、16S 和 5S），34% 为蛋白质。细菌的核糖体由 50S 和 30S 两个亚基组成。链霉素能与 30S 亚基结合，红霉素能与 50S 亚基结合，从而干扰细菌蛋白质的合成而导致细菌死亡；真核细胞的核糖体为 80S，由 60S 和 40S 两个亚基组成，因此上述抗生素对人体细胞无影响。

（3）胞质颗粒（cytoplasma granule）：又称为内含物（inclusion），细菌细胞质中含有多种颗粒，大多为营养储藏物，包括糖原、淀粉等多糖以及脂类、磷酸盐等。不同细菌、不同生长期、养料和能量充足与短缺等情况下，胞质颗粒多少不一。有一种重要的胞质颗粒为异染颗粒（metachromatic granule），其化学本质为多偏磷酸盐和 RNA，嗜碱性较强，用亚甲蓝染色时着色深，可以据此鉴别细菌。常见于白喉棒状杆菌。

4. 核质（nuclear material） 又称拟核（nucleoid），是细菌的遗传物质。细菌的核质集中在细胞质的某一区域，没有核膜、核仁，缺乏组蛋白和有丝分裂器，是裸露的 DNA。细菌的核质为单倍体，由双股 DNA 组成的单一的密闭环状 DNA 分子反复回旋盘绕而成的网状结构，相当于一条染色体。除 DNA 外，核质中尚含有少量的 RNA 和组蛋白样的蛋白质。与真核细胞染色体相比，细菌的染色体有显著的特点：① DNA 基因数目少，编码区连续，无内含子；②绝大多数编码蛋白质的结构基因保持单拷贝形式，很少有重复序列；但编码 rRNA 的基因通常是多拷贝，以便能装备大量的核糖体满足细菌的迅速生长繁殖；③没有核膜，DNA 转录过程中核糖体就可以与 mRNA 结合，使转录和翻译相偶联同步。

（二）细菌的特殊结构

细菌的特殊结构包括荚膜、鞭毛、菌毛和芽胞。

1. 荚膜（capsule） 是某些细菌细胞壁外围绕的一层较厚的黏液性、胶冻样、化学本质为多糖或多肽的物质，其厚度在 0.2μm 以上时，普通光学显微镜下可见，与四周有明显界限，称为荚膜（图 6-1-8）。厚度在 0.2μm 以下者，光镜下不能直接看到，必须以电镜或免疫学方法才能证明，称为微荚膜（microcapsule），如 A 群链球菌的 M 蛋白、伤寒沙门菌的 Vi 抗原及大肠埃希菌的 K 抗原等。若黏液性物质疏松地附着于菌细胞表面，边界不明显且易被洗脱者称为黏液层（slime layer）。荚膜的形成与环境条件有密切关系，一般在机体内和营养丰富的

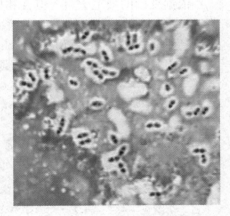

图 6-1-8 肺炎链球菌的荚膜

培养基中才能形成荚膜。有荚膜的细菌在固体培养基上形成光滑（S）型或黏液（M）型菌落，失去荚膜后菌落变为粗糙（R）型。荚膜并非细菌生存所必需的结构，如荚膜丢失，细菌仍可存活。荚膜是细菌致病重要的毒力因子，也是鉴别细菌的重要标志。

（1）荚膜的化学组成：大多数细菌的荚膜是多糖，如肺炎链球菌、脑膜炎奈瑟菌等；少数细菌的荚膜成分为多肽或蛋白质复合物，如炭疽芽胞杆菌、鼠疫耶尔森菌等。荚膜多糖为高度水合分子，含水量在 95% 以上。多糖分子组成和构型的多样化使其结构和抗原性极为复杂，成为血清学分型的基础。如肺炎链球菌依据荚膜多糖抗原可分成 85 个血清型，脑膜炎奈瑟菌依据荚膜多糖抗原可分成 13 个血清群。荚膜与同型抗血清结合发生反应后即逐渐增大，出现荚膜肿胀反应，可借此将细菌定型。

荚膜对碱性染料亲和力低，不易着色。用墨汁负染法可清楚观察，用特殊的荚膜染色法可将其染成与菌体不同的颜色。

（2）荚膜的生物学作用

1）抗吞噬作用：荚膜是病原菌的重要毒力因子，可以抵抗宿主吞噬细胞的吞噬作用。例如有荚膜的肺炎链球菌菌株的毒力明显强于没有荚膜的肺炎链球菌菌株。抗吞噬的机制可能与

荚膜阻止抗体、补体的调理作用有关，吞噬细胞表面的补体受体可因荚膜多糖的空间位阻难以与C3b结合而失去调理作用。另外由于荚膜黏液层比较光滑，不易被吞噬细胞捕捉等有关。

2）黏附作用：荚膜多糖可使细菌彼此之间黏附于组织细胞或无生命物体表面，形成生物被膜（biofilm），增强了细菌的侵袭力，是引起感染的重要因素。变异链球菌依靠荚膜将其固定在牙齿表面，利用口腔中的蔗糖产生大量的乳酸，积聚在附着部位，导致牙齿珐琅质的破坏，形成龋齿。有些具有荚膜细菌（例如铜绿假单胞菌），在住院患者的各种导管内黏附定居形成生物被膜，是医院内感染发生的重要因素。

3）抗干燥及有害物质的损伤作用：荚膜能潴留水分而抗干燥，同时能够阻止溶菌酶、抗体、补体及抗菌药物等有害物质对细菌的损伤作用，增强了细菌的对外抵抗力和侵袭力。

2. 鞭毛（flagellum） 是许多细菌（包括所有的弧菌和螺菌，约半数的杆菌和个别球菌）菌体上附有的细长、呈波状弯曲的丝状物（图6-1-9）。鞭毛长5～20μm，超过菌体若干倍。鞭毛直径12～30nm，需用电子显微镜观察，以特殊染色法使鞭毛增粗后才能在普通光学显微镜下看到。

依据细菌的鞭毛数目、位置和排列不同，可分为：①单毛菌（monotrichate）：只有一根鞭毛，位于菌体一端，如霍乱弧菌；②双毛菌（amphitrichate）：菌体两端各有一根鞭毛，如空肠弯曲菌；③丛毛菌（lophotrichate）：菌体一端或两端有一丛鞭毛，如铜绿假单胞菌；④周毛菌（peritrichate）：菌体周身遍布许多鞭毛，如变形杆菌等（图6-1-10）。

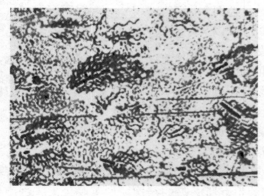

图 6-1-9 变形杆菌的鞭毛

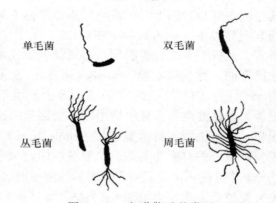

图 6-1-10 细菌鞭毛的类型

鞭毛自细胞膜长出，游离于细胞外。用电子显微镜研究鞭毛的超微结构，发现鞭毛的结构包括基础小体、钩状体和丝状体三部分。基础小体（basal body）位于鞭毛根部，埋在细胞壁中。G⁻菌鞭毛的基础小体由一根圆柱和两对同心环所组成，一对是M（membrane）环与S（supramembrane）环，附着在细胞膜上；另一对是P环（peptidoglycan）与L（lipopolysaccharide）环，连在细胞壁的肽聚糖和外膜上。G⁺菌的细胞壁无外膜，其鞭毛只有M与S环而无P环和L环。钩状体（hook）位于鞭毛伸出菌体之处，呈钩状弯曲（约90°），鞭毛由此转弯向外伸出。丝状体（filament）呈纤丝状，伸出于菌体之外，是由鞭毛蛋白亚单位呈螺旋状缠绕而成的中空的管状结构。鞭毛蛋白是一种纤维蛋白，其氨基酸组成与骨骼肌肌动蛋白相似，与鞭毛的运动性有关。

鞭毛具有以下生物学作用：

（1）鞭毛是细菌的运动器官，有化学趋向性，常朝向有高浓度营养物质的方向移动而避开对其有害的环境。霍乱弧菌在液体中的运动可达55μm/s，周毛菌移动较慢，每秒

25～30μm。鞭毛运动需要能量，细胞膜中的呼吸链可供其所需。

（2）鞭毛的运动与某些细菌的致病性有关。如霍乱弧菌通过运动穿过小肠黏膜表面的黏液层抵达黏膜面定植（colonization）致病；幽门螺杆菌进入胃腔后依据鞭毛的运动迅速脱离胃酸的作用，抵达黏膜面定植致病。

可依据鞭毛的数量、分布、运动特性以及抗原性，对细菌进行鉴定、分型及分类。鞭毛具有很强的抗原性，鞭毛抗原称为 H 抗原。

3. 菌毛（pilus or fimbria）　是许多 G⁻菌和少数 G⁺菌菌体表面遍布的比鞭毛更为细、短、多的丝状物。其化学组成是菌毛蛋白（pilin），具有抗原性，其编码基因位于细菌的染色体或质粒上。菌毛与运动无关，在光镜下看不见，必须使用电镜才能观察到。按照功能的不同，菌毛可分为普通菌毛（ordinary pilus）和性菌毛（sex pilus）两种。

（1）普通菌毛：长 0.2～2μm，直径 3～8nm。普通菌毛数目较多，遍布菌细胞表面，可达数百根。普通菌毛是细菌的黏附结构，可以与细胞（红细胞、上皮细胞）表面的特异性受体结合，帮助细菌定植，是细菌感染的第一步，因此与某些细菌的致病性有关。如霍乱弧菌、肠致病性大肠埃希菌和淋病奈瑟菌有普通菌毛，黏附于肠壁或尿道黏膜面，抵抗肠蠕动或尿液的冲刷，因此，是上述细菌重要的致病物质。一旦失去菌毛，致病力将减弱或消失。有些细菌的普通菌毛是由质粒编码的，而另一些细菌的普通菌毛则由染色体控制。菌毛受体常为蛋白质或糖脂，它与菌毛结合的特异性决定病原菌感染宿主的组织倾向性。同样，如果红细胞表面具有菌毛受体的相似成分，不同的菌毛就会引起不同类型的红细胞凝集，称为血凝（hemagglutination，HA），借此鉴定菌毛。

（2）性菌毛：少数 G⁻菌有 1～4 根较长的性菌毛，比普通菌毛长而粗，中空呈管状。性菌毛与细菌的遗传和变异有关。性菌毛由质粒携带的致育因子（fertility factor）的基因编码，故性菌毛又称 F 菌毛。带有性菌毛的细菌称为 F⁺菌或雄性菌，无菌毛的细菌称为 F⁻菌或雌性菌。性菌毛能通过接合（conjugation）的方式在细菌之间传递遗传物质，是细菌产生毒力及耐药性变异的重要机制。

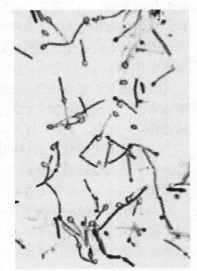

图 6-1-11　破伤风梭菌芽胞

4. 芽胞（spore）　某些 G⁺菌（如芽胞杆菌属及梭菌属）在一定条件下，胞质浓缩，胞壁增厚，在菌体内形成的一个折光性很强、圆形或椭圆形的不易着色小体，是细菌的休眠形式，称为芽胞（图 6-1-11）。芽胞的折光性很强，不易着色，经特殊的芽胞染色后可在光学显微镜下观察。

细菌形成芽胞的能力是由菌体内的芽胞基因决定的，并受环境条件影响。芽胞一般只在体外对细菌生长不利的环境条件下形成。当营养缺乏，特别是碳源、氮源或磷酸盐缺乏时，容易形成芽胞。不同细菌形成芽胞的条件可不同，如炭疽芽胞杆菌须在有氧条件下才能形成芽胞，破伤风梭菌在无氧条件下形成芽胞。芽胞带有完整的核质、酶系统和合成菌体组分的结构，能保存细菌全部生命活动，但是代谢非常缓慢。细菌形成芽胞后，菌体逐渐崩解消失，芽胞从菌体脱落游离出来。

成熟的芽胞为多层膜结构层层包裹的坚实球体，从内到外层依次为芽胞核心（core）、内膜、芽胞壁（spore wall）、皮质（cortex）、外膜、芽胞壳（spore coat）和芽胞外衣（exosporium）

（图 6-1-12）。一个细菌只形成一个芽胞。芽胞带有完整的核质、酶系统和合成菌体组分的结构，能保存细菌的全部生命必需物质。成熟的芽胞可被许多正常代谢物如丙氨酸、腺苷、葡萄糖、乳酸等激活而发芽（germination），一个芽胞发芽只形成一个细菌，因而芽胞不是细菌的繁殖方式。芽胞不能够直接分裂，与芽胞相比，未形成芽胞而具有繁殖能力的菌体称为繁殖体（vegetative form）。

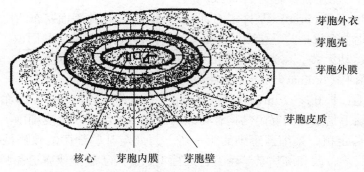

芽胞外衣
芽胞壳
芽胞外膜
芽胞皮质
核心　芽胞内膜　芽胞壁

图 6-1-12　细菌芽胞的结构模式图

细菌的芽胞具有以下生物学作用：

（1）抵抗力强：细菌芽胞对热、干燥、辐射、化学消毒剂等理化因素均有很强的抵抗力，在自然界能存活几年甚至几十年。芽胞抵抗力强与其结构、组成等有关。芽胞含水量少（约40%），蛋白质受热不易变性；芽胞具有多层厚而致密的膜，特别是芽胞壳，无通透性，能抵抗止理化因素的作用；芽胞形成时能合成一些特殊的酶，这些酶比繁殖体中的酶具有更强的耐热性；芽胞核心和皮质层中含有大量吡啶二羧酸（dipicolinic acid，DPA），占芽胞干重的5%～15%，是芽胞所特有的成分，在细菌繁殖体和其他生物细胞中都没有。DPA与钙结合生成的盐能提高芽胞中各种酶的热稳定性。芽胞形成过程中很快合成DPA，同时也获得耐热性。

（2）外源性感染来源：病原菌形成芽胞后在自然界存活的时间长，往往是某些疾病的重要传染源。如破伤风梭菌的芽胞通过厌氧的伤口感染机体后可引发破伤风。因此要严防芽胞污染伤口、用具、敷料、手术器械等。

（3）判断灭菌效果的指标：被芽胞污染的用具、敷料、手术器械等，用一般方法不易将其杀死，杀灭芽胞最可靠的方法是高压蒸气灭菌法。进行高压蒸气灭菌时，应以芽胞是否被杀死作为判断灭菌效果的指标。

（4）鉴别细菌：在医学实践中，可根据芽胞的大小、位置、形态等鉴别细菌（图6-1-13）。例如破伤风梭菌芽胞圆形，位于顶端，直径比菌体宽，如鼓槌状；炭疽芽胞杆菌的芽胞为卵圆形，比菌体小，位于菌体中央；肉毒梭菌芽胞亦比菌体大，位于次极端。

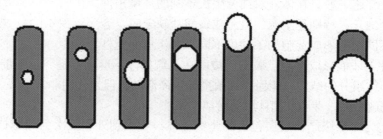

图 6-1-13　细菌芽胞的形状、大小和位置模式图

思　考　题

1．细菌的基本结构和特殊结构有哪些？
2．革兰氏阳性菌和革兰氏阴性菌的细胞壁结构有何差异？

（王国庆）

第二节　细菌的生理

细菌的生理活动包括摄取营养物质和合成各种所需物质，进行新陈代谢及生长繁殖。细菌具有代谢旺盛、繁殖迅速的特点。在细菌代谢过程中，可产生多种对人类的生活及医学实践有重要意义的代谢产物。

一、细菌的理化性状

（一）细菌的化学组成

细菌的化学组成与其他生物细胞相似，含有多种化学成分，主要包括水、无机盐、蛋白质、脂类、糖类和核酸等。水是菌细胞重要的组成部分，占细胞总质量的75%～90%。菌细胞去除水分后，主要为有机物，包括碳、氢、氮、氧、磷和硫等。无机盐构成菌细胞的各种成分、维持酶的活性和跨膜化学梯度，如钾、钠、铁、镁、钙和氯等。蛋白质占细胞固体成分的50%～80%，大部分为复合蛋白，如核蛋白、糖蛋白和脂蛋白等，构成结构蛋白与功能蛋白。细菌的核酸包括DNA和RNA两种，在DNA碱基配对中，鸟嘌呤（G）与胞嘧啶（C）在四种碱基总量中所占的百分比有一定范围，变化不大，故G＋C mol%可作为细菌分类的主要依据之一。

细菌中尚含有一些原核细胞型生物所特有的成分，如肽聚糖、磷壁酸、D型氨基酸、DAP和DPA等，这些成分在真核生物细胞中尚未发现。

（二）细菌的物理性状

1．光学性质　细菌为半透明体，可用相差显微镜观察其形态和结构。细菌悬液呈浑浊状态，且浑浊程度与所含菌量呈正相关，故可用比浊法粗略测算液体中的细菌数目。由于细菌具有这种光学性质，可用相差显微镜观察其形态和结构。

2．带电现象　细菌菌体中含大量蛋白质，由兼性离子氨基酸组成，在溶液中可解离成带正电荷的氨基（NH_4^+）和带负电荷的羧基（COO^-）。G^+菌等电点（pI）为2～3，G^-菌的pI为4～5。细菌的带电现象与其革兰氏染色性、菌体凝集试验、抑菌和杀菌作用等有密切关系。

3．渗透压　细菌体内含有高浓度的营养物质和无机盐，渗透压很高，G^+菌菌体内渗透压可达20～25个大气压，G^-菌菌体内渗透压可达5～6个大气压。细菌有坚韧的细胞壁，保护其在所处的相对低渗环境中不致崩裂。若菌体外渗透压比菌体内更高，菌体内水分逸出，胞质浓缩，形成生理性脱水，细菌不能生长繁殖。

4．表面积　细菌体积微小，相对表面积大，有利于同外界进行物质交换，以满足其旺盛的代谢和快速的生长繁殖。如葡萄球菌直径约1μm，则$1cm^3$体积的表面积可达60 000cm^2；

直径为 1cm 的生物体，每 $1cm^3$ 体积的表面积仅 $6cm^2$，两者相差 1 万倍。

5. 半透性　细菌的细胞壁和细胞膜均具半透膜性质，可以通过多种机制进行胞内外的物质交换，有利于吸收营养物质和排出代谢产物。

二、细菌的新陈代谢

细菌为有生命的机体，必须进行新陈代谢，新陈代谢一旦停止，生命亦结束。细菌新陈代谢有两个突出的特点：①代谢活跃；②代谢类型多样化，以满足不同环境条件下生存的需要。

（一）细菌代谢所需的营养物质

细菌在进行生长繁殖和新陈代谢时，需要提供各类营养物质作为必需的原料和能量，包括水、碳源、氮源、无机盐和生长因子等。不同的细菌对营养物质的要求有差别。

1. 水　水是细菌的重要组成成分。细菌代谢过程中所有的化学反应、营养物质的吸收和渗透、分泌、排泄均需有水才能进行。

2. 碳源　碳源是合成菌体所必需的原料，同时也作为细菌代谢的主要能量来源。各种无机或有机的含碳化合物（CO_2、碳酸盐、糖、脂肪等）都能被细菌吸收利用，致病菌主要从糖类中获取碳源。

3. 氮源　主要用于合成菌体细胞质及其他结构成分，需要量仅次于碳源。从分子态氮到复杂的含氮化合物都可被不同的细菌利用。病原菌除克雷伯菌可利用硝酸盐甚至氮气外，多数主要从有机氮化合物如氨基酸、蛋白胨中获取氮源。少数细菌（如固氮菌）能以空气中的游离氮或无机氮如硝酸盐、铵盐等为氮源。

4. 无机盐　细菌在生长代谢中需要摄取多种无机盐，其中对磷、硫、钾、钠、镁、钙、铁等常用元素需要量较多，需要浓度为 $10^{-4} \sim 10^{-3}mol/L$。其他如锰、锌、钴、铜、钼等微量元素，需要浓度为 $10^{-8} \sim 10^{-6}mol/L$。各类无机盐对细菌具有重要的作用：①构成菌体的成分；②调节菌体内、外渗透压；③促进酶的活性或作为某些酶的组分；④参与能量的储存和转运；⑤某些元素与细菌的生长繁殖及致病作用密切相关。如白喉棒状杆菌产毒株的毒素产量明显受培养基中铁含量的影响。低铁可影响细胞壁的通透性，利于毒素释放。培养基中铁浓度为 0.14mg/L 时，产毒素量最高，铁的浓度达到 0.6mg/L 时，则完全不产毒。在人体内，细菌必须与人体细胞竞争与铁蛋白、乳铁蛋白或转铁蛋白等结合才能生长繁殖。具有载铁体（siderophore）的细菌就有此竞争力，它可与铁螯合和溶解铁，并带入菌体内以供代谢之需。如结核分枝杆菌的有毒株和无毒株的一个重要区别就是前者具有称为分枝菌素（mycobactin）的载铁体，而后者无。

5. 生长因子　很多细菌在其生长过程中还需要一些自身不能合成的化合物，称为生长因子（growth factor）。生长因子必须从外界获得，其中包括维生素、某些氨基酸、脂类、嘌呤、嘧啶等。各种细菌对生长因子的需求不同，如大肠埃希菌很少需要生长因子。许多致病菌合成生长因子的能力差，在其生长繁殖过程中，必须提供复杂的营养物质以使其获得相应的生长因子。有些生长因子仅为少数细菌所需，如流感嗜血杆菌需要 V、X 两种因子。X 因子是高铁血红素，V 因子是辅酶Ⅰ或辅酶Ⅱ，两者均为细菌呼吸所必需。

（二）细菌的营养类型

各类细菌的酶系统不同，代谢活性各异，因而对营养物质的需要也不同。根据细菌利用碳源和氮源的能力不同，可将其分为自养菌和异养菌两类。

1. 自养菌（autotroph） 以简单的无机物为原料，如利用 CO_2、碳酸盐作为碳源，利用氮气、氨或硝酸盐等作为氮源，合成自身的原生质成分的细菌。如固氮菌可以利用空气中的氮气合成自身成分。这类细菌所需能量来自无机物的氧化称为化能自养菌（chemotroph），或通过光合作用获得能量称为光能自养菌（phototroph）。

2. 异养菌（heterotroph） 以有机物如蛋白质、糖类等为原料，合成自身的原生质成分的细菌。其中以腐败动植物尸体和食物合成自身原生质的细菌叫腐生菌（saprophyte）；必须寄生于活的动植物体内，利用动植物的有机物合成自身原生质的细菌叫寄生菌（parasite）。对人类致病的细菌全部为异养菌，大多数为寄生菌。

（三）细菌对营养物质的吸收与转运

细菌的细胞膜具有选择性透过物质的作用，这对保证细菌有一个稳定的内在环境及在生长过程中不断获得各类营养物质十分重要。水及小分子溶质可经过半透膜性质的细胞壁及细胞膜进入菌体。大分子的营养物质如蛋白质、多糖和脂类必须在细菌分泌的胞外酶（exoenzyme）作用下，分解为小分子可溶性物质后才被吸收。营养物质进入菌体主要通过被动扩散和主动转运系统。

1. 被动扩散 指营养物质从浓度高向浓度低的一侧扩散，其驱动力是浓度梯度，不需要提供能量。将不需要任何细菌组分的帮助，营养物质就可以进入细胞质内的过程称为简单扩散。将需要菌细胞的特异性蛋白帮助或促进营养物质的跨膜转运称为易化扩散。如甘油的转运就属于后者，进入细胞内的甘油需要被甘油激酶催化形成磷酸甘油才能在菌体内积累。

2. 主动转运 是细菌吸收营养物质的主要方式，其特点是营养物质从低浓度向高浓度的一侧转运，并需要提供能量。主要有以下几种方式：

（1）ABC转运（ABC transport）：G^-菌的特异性结合蛋白位于周浆间隙，G^+菌的特异性结合蛋白位于细胞的外表面。营养物与特异性结合蛋白形成复合物后，引起后者构型的改变，继而将营养物转送给细胞膜上的ATP结合型载体，导致ATP水解，提供的能量打开膜孔，使营养物质进入细胞内。

（2）离子偶联转运（ion-coupled transport）：该系统利用膜内外两侧质子或离子浓度差产生的质子动力或钠动力作为驱使营养物质越膜转移的能量。转运营养物质的载体是电化学离子梯度透性酶，这种酶是一种能够进行可逆性氧化还原反应的疏水性膜蛋白，即在氧化状态与营养物质结合，而在还原状态时其构象发生变化，使营养物质释放进入胞质内。这种方式在需氧菌极为常见。

（3）基团转移（group translation）：严格地讲，基团转移不是主动转运，它不涉及营养物质的浓度梯度，而是利用能量将物质转运与代谢相结合。

（4）特异性转运（special transport）：几乎所有的细菌生长都需要铁。细菌分泌载铁体来摄取铁，载铁体与 Fe^{3+} 螯合能力极强，形成铁-异羟肟酸复合物，通过贯穿细菌外膜、周浆间隙和内膜的蛋白质协同作用，使铁进入菌细胞内并释放出来。

各种细菌的转运营养物质的方式不同，即使对同一种物质，不同细菌的摄取方式也不一样。

（四）细菌的能量代谢

细菌代谢所需的能量绝大多数是通过生物氧化作用而获得的。致病菌获得能量的基质主要是糖类，通过糖的氧化或酵解释放能量，并以高能磷酸键的形式（ADP、ATP）储存能量。

　　细菌的生物氧化分为呼吸与发酵两种类型。在生物氧化过程中，以无机物为受氢体的称为呼吸。其中以分子氧为受氢体的称为需氧呼吸，其生物氧化过程必须在有氧条件下进行；以无机化合物（如硝酸盐、硫酸盐）为受氢体的称为厌氧呼吸。生物氧化中以各种有机物为受氢体的称为发酵。厌氧呼吸和发酵必须在无氧条件下进行。大多数病原菌以需氧呼吸或发酵的形式获取能量。

　　1. 需氧呼吸（respiratory）　细菌的呼吸链位于细胞膜上。1分子葡萄糖在有氧条件下彻底氧化，生成 CO_2 和 H_2O，并产生32分子ATP，以供细菌合成代谢和生长繁殖之用。需氧呼吸中，葡萄糖经过糖酵解途径生成丙酮酸，进而脱羧产生乙酰辅酶A后进入三羧酸循环彻底氧化。然后将脱出的氢进入电子传递链进行氧化磷酸化，最终以分子氧作为受氢体。需氧菌和兼性厌氧菌可进行需氧呼吸。

　　2. 发酵（fermentation）　呼吸酶系统不完善的细菌，必须通过发酵获取能量，按照机制的不同分为EMP（Embden-Meyerhof-Parnas）途径（又称糖酵解）和磷酸戊糖途径［又称磷酸己糖（hexose monophosphate，HMP）途径］。EMP途径是大多数细菌共有的基本代谢途径，是专性厌氧菌产能的唯一途径。产生能量远比需氧呼吸少。1分子葡萄糖可生成2分子丙酮酸，产生2分子ATP和2分子 $NADH^++H^+$。磷酸戊糖途径是EMP途径的分支，由己糖生成戊糖的循环途径。其主要功能是为生物合成提供前体和还原能，反应获得12分子的 $NADH^++H^+$ 可供进一步利用，产能效果仅为EMP途径的一半，故不是产能的主要途径。

　　3. 厌氧呼吸　为一类产能效率低的特殊呼吸，多见于专性厌氧菌和兼性厌氧菌。1分子葡萄糖经厌氧酵解，只能产生2分子ATP，最终以外源的无机氧化物（CO_2、SO_4^{2-}、NO_3^-）作为受氢体。

（五）细菌的分解代谢产物

　　细菌分泌胞外酶，将多糖、蛋白质等大分子营养物质分解为单糖、小肽或氨基酸，然后吸收进入菌体，再经氧化或胞内酶分解形成菌体可利用的成分，此谓细菌的分解代谢。在分解代谢过程中，由于不同的细菌可产生不同的酶，因此分解同一种底物可产生不同的产物，在培养基中预先或培养后加入特定的指示剂，根据指示剂的改变可鉴别细菌，通常称为细菌的生化反应。生化反应现广泛应用于细菌的鉴定和诊断。细菌的生化反应种类很多，概括起来包括以碳水化合物为底物的试验、蛋白质或氨基酸代谢试验、碳源和氮源利用试验以及各种酶类试验。

　　1. 碳水化合物的代谢试验

　　（1）糖发酵试验：不同的细菌可产生不同的分解糖类的酶，对各种糖的分解能力及代谢产物不同，可借以鉴别细菌。微生物学研究中，如果某种细菌发酵糖后既产酸又产气，以"⊕"表示；仅产酸不产气，以"＋"表示；不发酵糖者以"－"表示。如大肠埃希菌能分解葡萄糖和乳糖，产生甲酸等有机酸，并有甲酸解氢酶，可将其分解为 CO_2 和 H_2，故生化反应结果为"⊕"。伤寒沙门菌分解葡萄糖后仅产酸不产气，生化反应结果为"＋"。伤寒沙门菌及一般肠道致病菌大都不能分解乳糖，生化反应结果为"－"。

　　（2）VP（Voges-Proskauer）试验：产气肠杆菌等能产生丙酮酸脱羧酶，使分解葡萄糖产生的丙酮酸脱羧生成中性的乙酰甲基甲醇，在碱性溶液中被氧化生成二乙酰，后者可与含胍基的化合物反应，生成红色化合物，为VP试验阳性。大肠埃希菌不能生成乙酰甲基甲醇，故VP试验阴性。

　　（3）甲基红（methyl red）试验：大肠埃希菌等分解葡萄糖产生丙酮酸，使培养液

pH＜4.5，指示剂甲基红呈红色，为甲基红试验阳性。产气肠杆菌等可使丙酮酸脱羧后形成中性产物乙酰甲基甲醇，培养液 pH＞5.4，甲基红指示剂呈橘黄色，为甲基红试验阴性。

2. 蛋白质或氨基酸代谢试验

（1）吲哚（indole）试验：含有色氨酸酶的细菌（如大肠埃希菌、变形杆菌等）可分解色氨酸生成吲哚（靛基质），加入对二甲基氨基苯甲醛后可与吲哚结合，形成红色玫瑰吲哚，为吲哚试验阳性。

（2）硫化氢试验：有些细菌如乙型副伤寒沙门菌、变形杆菌等可产生分解含硫氨基酸（如胱氨酸、甲硫氨酸）的酶，分解含硫氨基酸生成硫化氢，在有乙酸铅或硫酸亚铁存在时，则生成黑色硫化铅或硫化亚铁，为硫化氢试验阳性。

（3）尿素分解试验：变形杆菌、幽门螺杆菌等具有尿素酶，可分解尿素产生氨，使培养基呈碱性，酚红指示剂显示红色，为尿素分解试验阳性。

3. 碳源和氮源利用试验

枸橼酸盐利用试验（citrate ultilization test）：某些细菌（如产气肠杆菌）能利用枸橼酸盐作为碳源，分解枸橼酸盐生成碳酸盐，同时分解培养基的铵盐生成氨，由此使培养基变为碱性，指示剂溴麝香草酚蓝（BTB）由淡绿色转为深蓝色，此为枸橼酸盐利用试验阳性。不能利用枸橼酸盐的细菌（如大肠埃希菌）在此培养基上不能生长。

吲哚（I）、甲基红（M）、VP（V）、枸橼酸盐利用（C）四种试验常用于鉴定肠道杆菌，合称为 IMViC 试验。例如大肠埃希菌这四种试验的结果是"＋＋－－"，产气肠杆菌则为"－－＋＋"。

4. 各种酶类试验

（1）氧化酶试验：氧化酶（细胞色素氧化酶）是细胞色素呼吸酶系统的最终呼吸酶。具有氧化酶的细菌，首先使细胞色素 C 氧化，再由氧化型细胞色素 C 对苯二胺氧化，生成有色的醌类化合物，为氧化酶试验阳性。主要用于肠杆菌科细菌与假单胞菌的鉴别。

（2）触酶试验（过氧化氢酶试验）：有的细菌可产生触酶，能催化过氧化氢生成水和新生态氧，继而形成分子氧出现气泡，为触酶试验阳性。常用于 G$^+$ 球菌的初步分群。

现代临床细菌学已普遍采用微量、快速的生化鉴定方法。根据鉴定的细菌不同，选择系列生化指标，依反应的阳性或阴性选取数值，组成鉴定码，形成以细菌生化反应为基础的各种数值编码鉴定系统。更为先进的全自动细菌鉴定仪完成了细菌生化鉴定的自动化。气相、液相色谱法通过对细菌分解代谢产物中挥发性或不挥发性有机酸和醇类的检测，可准确、快速地确定细菌种类，是新型细菌生化鉴定技术。

（六）细菌的合成代谢产物

细菌通过新陈代谢不断合成菌体成分，如多糖、蛋白质、脂肪、核酸、细胞壁及各种辅酶等。此外，细菌还能合成很多在医学上具有重要意义的代谢产物。

1. 热原（pyrogen）或称致热原，许多 G$^-$ 菌如铜绿假单胞菌等和少数 G$^+$ 菌如枯草芽胞杆菌等，能合成一种化学本质为脂多糖的物质，注入机体可致发热反应，称为热原。热原耐高热，高压蒸气灭菌（121℃，20min）不能使其破坏，250℃高温干烤才能破坏热原质。药液、水等被细菌污染后，即使高压灭菌或经滤过除菌仍可有热原存在，输注机体后可引起严重的发热反应。因此在制备注射药剂时应严格无菌操作，防止被细菌污染。必须用无热原的蒸馏水配制，液体中的热原可用吸附剂等方法除去。

2. 毒素（toxin）与侵袭性酶（invasive enzyme）　许多致病菌在代谢过程中分泌或死亡崩解后可释放毒素。依据毒素特性的不同，分为内毒素（endotoxin）和外毒素（exotoxin）。外毒素毒性强于内毒素。

某些细菌可产生侵袭性酶，能损伤机体组织，促进细菌感染的侵袭和扩散，增强其抵抗宿主的免疫杀菌能力。毒素与侵袭性酶与细菌的致病性密切相关。

3. 抗生素（antibiotics）　某些微生物在代谢过程中可产生一种能抑制或杀死其他微生物或肿瘤细胞的抗生类物质，称为抗生素。抗生素多由放线菌和真菌产生，细菌仅产生少数几种，如多黏菌素（polymyxin）、杆菌肽（bacitracin）等。

4. 细菌素（bacteriocin）　某些细菌能产生一种仅对与产生菌有近缘关系的细菌有杀伤作用的蛋白质称为细菌素。细菌素抗菌范围很窄，在治疗上意义不大，但可用于细菌分型和流行病学调查。细菌素依产生菌而命名，大肠埃希菌产生的细菌素称为大肠菌素，铜绿假单胞菌产生的称为绿脓菌素。

5. 维生素（vitamine）　某些细菌能合成一些维生素，除供自身的生长需要外，也能分泌至菌体外的环境中，如大肠埃希菌在肠道内能合成 B 族维生素和维生素 K 等，也可被宿主吸收利用。

6. 色素（pigment）　有些细菌在一定的条件下（营养丰富、氧气充足、温度适宜）能产生色素。细菌产生的色素可分为水溶性色素和脂溶性色素两类。水溶性色素在产生后不仅限于菌落表面，并能弥散至培养基或周围组织，如铜绿假单胞菌产生的色素使培养基或脓汁呈绿色。脂溶性色素不溶于水，在产生后仅出现于菌落表面，而培养基仍为其本色，如金黄色葡萄球菌产生的金黄色色素。细菌色素无光合作用，功能尚不清楚。可根据色素的颜色和性质鉴别细菌。

三、细菌的生长繁殖

生长繁殖是生命的基本特征之一，细菌的生长繁殖表现为细菌的组分和数量的增加。

（一）细菌生长繁殖的条件

1. 充足的营养　细菌在生长繁殖过程中需要水、碳源、氮源、无机盐和必要的生长因子。充足的营养物质才能为细菌的新陈代谢及生长繁殖提供原料和足够的能量。

2. 适宜的温度　细菌生长的温度极限为 $-7 \sim 90 \, ℃$。各类细菌对温度的要求不同，可分为嗜冷菌（psychrophile），最适生长温度为 $10 \sim 20 \, ℃$；嗜温菌（mesophile），最适生长温度为 $20 \sim 40 \, ℃$；嗜热菌（thermophile），最适生长温度为 $50 \sim 60 \, ℃$。病原菌均为嗜温菌，大多数最适温度为 $37 \, ℃$，故实验室一般采用 $35 \sim 37 \, ℃$ 培养细菌。当细菌突然暴露于高出适宜生长温度的环境时，可暂时合成热休克蛋白（heat-shock proteins）。这种蛋白对热有抵抗性，并可稳定菌体内热敏感的蛋白质。

3. 合适的酸碱度　在细菌新陈代谢过程中，酶的活性在一定 pH 范围内才能发挥，因此，每一种细菌有一个可生长的 pH 范围以及最适生长 pH。多数病原菌最适 pH 为中性或弱碱性（pH7.2～7.6）。人类血液、组织液的 pH 为 7.4 左右，细菌极易生存。胃液偏酸性，绝大多数细菌可被杀死。个别细菌如霍乱弧菌在 pH8.4～9.2 时生长最好；结核分枝杆菌生长最适 pH 为 6.5～6.8，乳杆菌为 pH5.5。细菌依靠细胞膜上的质子转运系统包括 ATP 驱使的质子泵、Na^+/H^+ 和 K^+/H^+ 交换系统，调节菌体内的 pH。在培养细菌时，培养基中应加入缓冲剂，以缓冲细菌代谢过程中分解糖产酸所致的 pH 下降。

4. 必要的气体环境 病原菌生长繁殖时需要的气体主要是 O_2 和 CO_2。一般细菌在代谢过程中产生的 CO_2 即可满足自身需要，但有些细菌（如脑膜炎奈瑟菌、淋病奈瑟菌、牛布鲁菌等）在初次分离培养时，需提供 5%～10% 的 CO_2。按细菌代谢时对分子氧的需求与否将细菌分为四种类型。

（1）专性需氧菌（obligate aerobe）：具有完善的呼吸酶系统，生长过程中必须有 O_2 存在，需要分子氧作为受氢体以完成需氧呼吸。如结核分枝杆菌、霍乱弧菌等。

（2）微需氧菌（microaerophilic bacterium）：在低氧压（5%～6%）环境中生长最好，氧浓度大于 10% 对其有抑制作用。如空肠弯曲菌、幽门螺杆菌等。

（3）兼性厌氧菌（facultative anaerobe）：兼有有氧呼吸和发酵两种功能的酶系统，不论在有氧或无氧环境中均能生长，但以有氧时生长较好。大多数病原菌属于此，如金黄色葡萄球菌、伤寒沙门菌等。

（4）专性厌氧菌（obligate anaerobe）：此类细菌由于缺乏完善的呼吸酶和解氧毒的酶系统，只能在无氧环境中进行发酵，利用其他有机物作为最终的受氢体进行生物氧化。有游离氧存在时，不但不能利用分子氧，且还将受其毒害，甚至死亡。如破伤风梭菌、脆弱类杆菌。专性厌氧菌厌氧可能的机制是：

1）缺乏氧化还原电势（E_h）高的呼吸酶：各种物质有其固有的 E_h。在氧化还原过程中，E_h 高的物质可氧化 E_h 低的物质，反之不能。人体组织的 E_h 约为 150mV，普通培养基在有氧环境中 E_h 可达 300mV 左右，但大多数致病菌具有更高 E_h 的呼吸酶，如细胞色素和细胞色素氧化酶，可氧化环境中的营养物质获取能量。专性厌氧菌缺乏这类高 E_h 呼吸酶，固有的 E_h 低，只能在无氧时 120mV 以下的 E_h 环境生长，有氧时不能生长。

2）缺乏分解有毒氧基团的酶：细菌在有氧环境中代谢时，可产生超氧阴离子（O_2^-）和过氧化氢（H_2O_2）。在有铁存在的条件下，这两种物质还可产生游离羟基（·OH），上述物质均具有强烈的杀菌作用。需氧菌有超氧化物歧化酶（superoxide dismutase，SOD）和触酶（catalase），前者可将 O_2^- 还原成 H_2O_2，后者将 H_2O_2 分解为水和分子氧而解毒。有的细菌不产生触酶，但可产生过氧化物酶（peroxidase），将 H_2O_2 还原成无毒的水分子。专性厌氧菌缺乏这三种酶，故在有氧时受到自身产生的 O_2^-、H_2O_2 和 ·OH 的杀菌作用，不能生长繁殖。

5. 合适的渗透压环境 一般培养基的盐浓度和渗透压对大多数细菌是安全的，少数细菌如嗜盐菌（halophilic bacterium）需要在高浓度（3%）的 NaCl 环境中生长。细菌的 L 型培养时需要补充 3%～5%NaCl、10%～20% 蔗糖或 7% 聚乙烯吡咯烷酮（PVP），以提高培养基的渗透压。

（二）细菌生长繁殖的方式与速度

1. 细菌个体生长繁殖的方式与速度 细菌以简单的二分裂方式（binary fission）无性繁殖，在适宜条件下繁殖速度极快。细菌分裂倍增的必需时间称为代时（generation time），细菌的代时取决于细菌的种类，同时受环境条件的影响，多数细菌代时为 20～30min，个别细菌如结核分枝杆菌代时为 18～20h。

细菌分裂时，菌细胞增大，染色体复制。在 G^+ 菌中，细菌染色体与中介体相连，当染色体复制时，中介体亦一分为二，各向两端移动，拉着复制好的染色体移到细胞两侧。接着细菌中部的细胞膜向内逐渐陷入，形成横隔。同时细胞壁亦向内生长，成为两个子代细菌的胞壁，最后在肽聚糖水解酶的作用下，细胞壁肽聚糖共价键断裂，分裂成为两个细菌。G⁻菌无中介体，染色体直接连接在细胞膜上。复制产生的新染色体则附着在邻近的一点上，在两点之间形成新的细胞膜，将两团染色体分离至两侧。最后细胞壁沿横膈内陷，整个细菌分裂成两个子代细菌。球菌可从不同平面分裂，分裂后形成不同排列方式。杆菌则沿横轴分裂。

2. 细菌群体生长繁殖　细菌个体的繁殖速度之快是惊人的，大肠埃希菌的代时为20min，以此计算，在最佳条件下8h后，1个细菌可繁殖到200万以上，10h后可超过10亿，24h后，细菌繁殖的数量可庞大到难以计数的程度。但实际上，由于细菌繁殖中营养物质的消耗、有害代谢产物的逐渐积累及环境pH的改变等，细菌不可能始终保持原速度无限增殖，经过一定时间后，细菌活跃增殖的速度逐渐减慢，死亡细菌逐渐增多，活菌数增长率随之下降并趋于停滞。

将一定数量的细菌接种于适宜的液体培养基，在培养的不同时间点取样检查液体中的活菌数，以培养时间为横坐标，培养物中活菌数的对数为纵坐标，可绘制出一条细菌群体生长曲线（growth curve）（图6-2-1）。根据生长曲线，细菌群体的生长繁殖可分为四期：

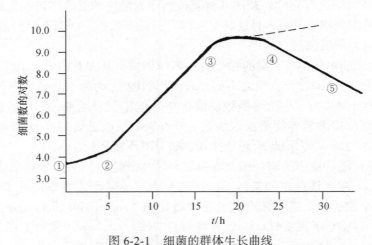

图 6-2-1　细菌的群体生长曲线

注：①～②迟缓期；②～③对数期；③～④稳定期；④～⑤衰亡期。

（1）迟缓期（lag phase）：细菌进入新环境后的短暂适应阶段。此期细菌繁殖极少，曲线平坦。迟缓期长短因菌种、接种菌量、菌龄以及营养物质等不同而异，一般为1～4h。此期中细菌体积增大，代谢活跃，为细菌的分裂增殖合成、储备充足的酶、能量及中间代谢产物。

（2）对数期（logarithmic phase）：又称指数期（exponential phage）。此期细菌生长繁殖旺盛，以稳定的几何级数极快增长，生长曲线上活菌数的对数呈直线上升。多数细菌的对数期为培养8～18h时间段。此期细菌的形态、染色性、生理活性都很典型，对抗生素等外界环境因素的作用最敏感，因此研究细菌的生物学性状以此期最好。

（3）稳定期（stationary phase）：该期细菌由于受培养基中营养物质消耗、毒性产物的积累及pH下降等不利因素的影响，繁殖速度渐趋下降，而死亡菌数逐渐上升，细菌繁殖数与死亡数接近，使活菌保持相对稳定。在生长曲线上表现为平坦状态。稳定期细菌的生物学性状可出现改变，可产生外毒素及抗生素等代谢产物以及形成芽胞等。

（4）衰亡期（decline phase）：随着稳定期的发展，细菌生存环境进一步改变，细菌的繁殖速度减慢甚至停止，死亡菌数明显增多，活菌数与培养时间呈反比关系。此期细菌肿胀或畸形衰变，甚至菌体自溶，难以辨认其形态。生理代谢活动趋于停滞。故陈旧培养物上难以鉴别细菌。

细菌生长曲线只有在体外人工培养的条件下才能观察到。体内及自然界细菌的生长繁殖受机体免疫因素和环境因素等多方面的影响，不会出现象培养基中那样典型的生长曲线。掌握细菌群体的生长规律，可以人为地改变培养条件而进行连续培养，调整细菌的生长繁殖阶段，更为有效地利用对人类有益的细菌。

四、细菌的人工培养

在细菌的鉴定与研究、感染性疾病的诊治、生物制品的制备、细菌毒力分析、卫生学指标的检测及基因工程技术等诸多领域，需要人工培养细菌。在掌握了细菌的新陈代谢和生长繁殖的特点与规律后，可用人工方法提供细菌所需要的条件来培养细菌，以满足不同的需求。

（一）培养基

培养基（culture medium）是用人工方法配制而成的，专供微生物生长繁殖使用的混合营养物制品。培养基一般 pH 为 7.2~7.6，少数细菌按生长要求调整 pH 偏酸或偏碱。许多细菌在代谢过程中分解糖类产酸，故常在培养基中加入缓冲剂，以保持稳定的 pH。培养基制成后必须经灭菌处理。根据培养基的性质和用途可分为以下几种：

1. 基础培养基（basic medium） 含有多数细菌能生长繁殖的基本营养物质。如营养肉汤（nutrient broth）、蛋白胨水等。基础培养基是配制其他各种培养基的基础，同时可以用于对营养要求不高细菌的培养。

2. 增菌培养基（enrichment medium） 包括通用增菌培养基和专用增菌培养基，前者在基础培养基中加入葡萄糖、血液、血清、酵母浸膏等，增加培养基中的营养物质，可供营养要求较高的细菌生长，如血平板或血清肉汤等；后者又称为选择性增菌培养基，即除固有的营养成分外，再添加特殊抑制剂，有利于目的菌的生长繁殖。

3. 选择培养基（selective medium） 在培养基中加入某些特定的化学物质，利用不同种类细菌对其敏感性的不同，抑制了标本中其他杂菌生长，有利于选择出欲分离的目的菌。如 SS 琼脂培养基含有胆盐、煌绿等，能抑制 G^+ 菌及大肠埃希菌生长，有利于肠道致病菌中的沙门菌和志贺菌生长。选择培养基广泛应用于混杂标本中细菌的分离。

4. 鉴别培养基（differential medium） 利用不同的细菌分解糖或蛋白质等底物能力的不同，在培养基中加入特定的底物和指示剂，观察细菌生长后指示剂的变化，用此生化方法鉴别细菌。如各种单糖发酵管、双糖铁培养基等。

5. 厌氧培养基（anaerobic medium） 用于厌氧性细菌的分离、培养和鉴定。该培养基含有多种特殊的成分，如所含心、脑浸液和肝块以及肉渣中有不饱和脂肪酸，能吸收培养基中的氧；硫乙醇酸盐和半胱氨酸是较强的还原剂；维生素 K_1、氯化血红素可以促进某些类杆菌的生长。液体培养基表面加入凡士林或液体石蜡隔绝空气。这种培养基氧化还原电势低，营养丰富，含有特殊生长因子，并加入亚甲蓝作为氧化还原指示剂。常用的有庖肉培养基（cooked meat medium）、硫乙醇酸盐肉汤等。

另外，培养基按物理性状可分为液体、半固体和固体三大类。液体培养基可用于增菌及生化鉴别等。在液体培养基中加入赋形剂琼脂（agar）可改变培养基的物理性状。如加入 2% 琼脂，可制备成固体平板或斜面培养基，用于细菌的分离、鉴定等。加入 0.3%~0.5% 琼脂可制备成半固体培养基，用于观察细菌的动力。还可根据对培养基成分了解的程度将其分为两大类：化学成分确定的培养基，又称为合成培养基；化学成分不确定的培养基，又称天然培养基。

（二）细菌的培养方法

根据不同细菌的生理特性，将细菌标本接种于培养基后，选择合适的培养方法进行培养。常用的培养方法包括需氧培养法、CO_2培养法以及厌氧培养法。需氧培养法是最常用的细菌培养方法，适用于需氧和兼性厌氧菌的培养。CO_2培养法用于初次培养时需要通入5%～10% CO_2的细菌，如脑膜炎奈瑟菌、淋病奈瑟菌、牛布鲁菌等。厌氧培养法主要用于专性厌氧菌的培养。

（三）细菌在培养基中的生长现象

1. 在液体培养基中的生长现象　多数液体培养基在无菌状态时澄清透亮，无沉淀和漂浮物。不同的细菌在其中生长后可出现以下生长现象：①均匀浑浊生长，多数细菌呈现此现象；②沉淀生长，细菌生长后沉积于管底；③菌膜生长，多见于需氧菌，由于对O_2的需求，可浮在液体表面生长，形成菌膜，如结核分枝杆菌等。

2. 在半固体培养基中的生长现象　半固体培养基用穿刺法接种。有鞭毛的细菌经培养后可沿穿刺线向四周扩散呈放射状或云雾状生长，穿刺线边缘与培养基浑浊不清。无鞭毛细菌培养后仅沿穿刺线生长，穿刺线边缘与培养基界限清晰。

3. 在固体培养基上的生长现象　固体培养基分为平板与斜面两种。通过分离培养，细菌可在平板培养基形成菌苔（mossy）或菌落（colony）。菌落是指由单个细菌分裂增殖而形成的一堆肉眼可见的细菌集团。一个菌落是由一个细菌繁殖的后代堆积而成，挑取一个菌落，移种到另一培养基上，生长出来的细菌均为纯种，称为纯培养（pure culture）。不同的细菌在平板培养基上形成的菌落大小、形状、颜色、边缘、表面光滑度、湿润度、透明度及在血平板上的溶血情况等可不同，据此可初步识别和鉴定细菌。细菌的菌落一般分为三型：①光滑型菌落（smooth colony，S 型菌落）：表面湿润、光滑，边缘整齐；②粗糙型菌落（rough colony，R 型菌落）：表面干燥、粗糙、呈皱纹或颗粒状，边缘不整齐；③黏液型菌落（mucoid colony，M 型菌落）：黏稠，有光泽，露水珠样，多见于有厚荚膜的细菌。细菌在斜面培养基上多呈菌苔样生长。

五、细菌的分类和命名

（一）细菌的分类

细菌分类（taxonomy of bacteria）是按一定的原则将类似的细菌归在一起，并与其他细菌相区别。所有的细菌可以按照其特性依一定顺序排列成为一个系统，冠以适当的分类名称。这个系统就是细菌分类学。

细菌的分类层次与其他生物相同，也是界、门、纲、目、科、属、种。在细菌学中常用的是属（genus）和种（species）。生物学性状基本相同的细菌群体构成一个菌种；性状相近关系密切的若干菌种组成一个菌属。同一菌种的细菌，在某些方面仍有一定差异，可分为亚种（subspecies），亚种以下的分类等级为型（type），如血清型（serotype）、噬菌体型（phagetype）、细菌素型（bacteriocin-type）、生物型（biotype）等。由不同来源分离的同一种、同一亚种或同一型的细菌称为株（strain），具有某种细菌典型特征的菌株称为模式菌株（type strain）或标准菌株（standard strain）。如 H37RV 即结核分枝杆菌的强毒标准株；金黄色葡萄球菌的标准株是 ATCC 25925；而 ATCC 25922 和 ATCC 27853 分别是大肠埃希菌和铜绿假单胞菌的标准菌株。

随着方法学的发展，细菌的分类不断完善而且更加科学。细菌分类方法包括传统分类法、数值分类法和遗传学分类法。

1. 传统分类法　以一些细菌较为稳定的生物学性状，如细菌的形态结构、染色性、培养特性、生化反应、抗原性等为依据进行的分类。这种方法使用方便，分类亦较为明确，但有主观性。目前，国际上最具权威的细菌分类系统专著《伯杰系统细菌学手册》即是这一传统分类法的代表。依据此手册，与医学有关的细菌分类见表 6-2-1。

表 6-2-1　与医学有关的原核细胞型微生物分类

界（Kingdom）	门（Phylum）	群（医学相关）
原核生物界	薄壁菌门，是指有细胞壁的革兰氏阴性菌，含第 1~16 群	群 1：螺旋体
		群 2：需氧 / 微需氧、有动力、螺形 / 类弧形的革兰氏阴性细菌
		群 4：革兰氏阴性需氧 / 微嗜氧杆菌和球菌
		群 5：兼性厌氧革兰氏阴性杆菌，分为 4 个亚群
		群 6：革兰氏阴性、厌氧、弯曲和螺形细菌
		群 8：厌氧革兰氏阴性球菌
		群 9：立克次氏体和衣原体
	厚壁菌门，是指有细胞壁的革兰氏阳性菌，含第 17~29 群	群 17：革兰氏阳性球菌，包括专性 / 兼性厌氧和需氧
		群 18：形成芽胞的革兰氏阳性杆菌和球菌
		群 19：有规则、不产芽胞的革兰氏阳性杆菌
		群 20：不规则、不产芽胞的革兰氏阳性杆菌
		群 21：分枝杆菌
		群 22：诺卡型放线菌
	柔壁菌门，又称软壁菌门，是指缺细胞壁的原核生物，含第 30 群	群 30：支原体
	疵壁菌门，又称古细菌，含第 31~35 群	

2. 数值分类法　借助计算机将拟分类的细菌按其性状的相似程度进行归类，一般需要选用 50 项以上的生理、生化指标逐一进行比较，以此划分种和属。如相似度＞85% 者为同种，相似度＞65% 为同属。

3. 遗传学分类法　按细菌的核酸、蛋白质结构的同源程度进行分类，揭示细菌的进化信息。包括 DNA G＋C 含量测定、核酸同源值测定、核糖体 RNA（16S rRNA）碱基序列测定。16S-RNA 在进化过程中保守、稳定，很少发生变异，因而更为重要。目前，16S rRNA 寡核苷酸碱基序列分析已在国内外研究与治疗机构得到广泛应用。

（二）细菌的命名

细菌采用拉丁双名法命名，斜体字印刷。每一种细菌的学名均由两个拉丁语化的词组成，第一个为属名，用名词，第一个字母大写，可简写为第一个大写字母，第二个为种名，形容词，不用大写，不可简写。例如金黄色葡萄球菌的学名用 *Staphylococcus*（属名）*aureas*（种名）表示，可简写为 *S. aureas*。译成中文名称则为种名在前，属名在后。有时对泛指某一属的细菌，而不特指其中的某个菌种，则可在属名之后加上"sp."或"spp."，sp. 代表菌种

Species，P 表示复数（plurula）。如 *Salmonella* spp.，泛指沙门菌属的细菌。

思 考 题

1. 细菌生长繁殖条件有哪些？其生长方式是什么？
2. 细菌的主要合成代谢产物有哪些？在医学上有何意义？

（王国庆）

第三节　细菌的遗传与变异

遗传和变异是细菌的基本特征之一。遗传（heredity）使细菌的子代与亲代之间的种属性状（形态、结构、新陈代谢、抗原性、毒力以及对药物的敏感性）保持稳定；而变异（variation）则使子代与亲代之间以及子代与子代之间的生物学性状出现差异，有利于细菌的生存及进化。

细菌的变异包括遗传性变异与非遗传性变异。遗传性变异是指细菌因基因突变或转移与重组使遗传物质结构发生改变，进而获得新的性状，并可稳定地遗传给后代，又称基因型变异（genotypic variation）。这种变异常发生于个别的细菌，不受环境因素的影响，是不可逆的。非遗传性变异是细菌受生存环境条件的影响而发生的暂时性的性状改变，基因结构未改变，不能遗传，是可逆的，又称为表型变异（phenotypic variation）。细菌的形态结构、培养特性、抗原构造、毒力和耐药性均可发生变异。

一、细菌遗传变异的物质基础

决定细菌所有特性的遗传信息位于细菌的基因组（genome）内，包括染色体及染色体以外的遗传物质（质粒、噬菌体及转位因子），这些是细菌遗传变异的物质基础。

（一）细菌染色体

细菌染色体存在于细菌胞质中，是一条环状双螺旋 DNA 长链，按一定构型反复回旋而呈松散的网状结构，无核膜包裹，附着在横隔中介体（革兰氏阳性菌）或细胞膜（革兰氏阴性菌）上。与真核细胞的染色体不同，表现为：①细菌的染色体缺乏组蛋白；②除了 rRNA 基因是多拷贝外，大多数编码蛋白质的基因为单拷贝形式，很少有重复序列；③细菌具有连续的基因结构，无内含子，转录后形成的 RNA 分子不必加工剪切，边转录边翻译成蛋白质。在大肠埃希菌中已证明细菌染色体 DNA 的复制是双向复制，即从复制起始点开始，分别按顺时针和逆时针两个方向进行，全过程约需 20min。

细菌全基因组序列的测定和分析为人类更深层次地了解细菌的生物学特性、遗传变异、致病性及致病机制创造了条件。全基因组序列分析表明，细菌种内和种间存在着广泛的遗传物质交换。近年来提出了致病岛（pathogenicity island，PAI）的概念，PAI 是指插入到致病菌染色体上的外源基因群，分子量较大（20～100kbp），编码与毒力相关的因素。PAI 的 G+C 百分比和密码使用与宿主菌染色体有明显差异，且两侧往往含有重复序列或插入序列。PAI 可编码黏附素、毒素、铁摄取系统、侵袭素、Ⅲ型和Ⅳ型分泌装置等，直接或间接地增强了细菌的适应性，使细菌和宿主之间相互影响，是细菌演变和致病性的关键。如幽门螺杆菌的染色体上携带 cag PAI，与其致炎、致溃疡等关系密切，非致病菌株往往缺乏 cag PAI，不同的菌株、菌型、菌种之间可存在相同的 PAI，G$^+$菌和 G$^-$菌均可有 PAI。当无 PAI 的细菌获得 PAI 后，有可能成为新的有毒力菌株。

（二）质粒

质粒是细菌染色体外的遗传物质，位于细胞质中。质粒具有以下主要特征：①自主复制能力：其中紧密型质粒（stringent plasmid）拷贝数低，与染色体同步复制；松弛型质粒（relaxed plasmid）拷贝数高，随时复制，与染色体复制无关。②携带的遗传信息能赋予细菌某些特殊性状，如耐药性、致病性和性菌毛产生等。③通过接合、转化或转导等方式在相同或不同种属的菌株间转移，使受体菌的生物学性状发生改变，如耐药性质粒的转移使受体菌获得耐药性。在实验室中，质粒甚至可以在细菌和哺乳动物细胞之间转移。④不是细菌生命活动必需的遗传物质，可自行丢失或经紫外线等理化因素处理后消除，质粒丢失后，质粒所赋予细菌的性状亦随之消失。⑤具有相容性和不相容性的特征：两种结构相似、密切相关的质粒不能稳定共存于一个宿主菌细胞内，此现象称为不相容性（incompatibility）。几种不同的质粒同时共存于一个细菌内称为相容性（compatibility）。质粒相容与否，与不同质粒在复制时所需的复制酶、在菌体内复制的部位等是否产生竞争或抑制有关。

在细菌体内已发现的具有重要医学意义的质粒包括：

1. 致育质粒（fertility plasmid，F 质粒）　编码性菌毛，介导细菌之间的接合传递。

2. 耐药质粒（resistance plasmid，R 质粒）　常编码对一种或数种抗菌药物的抗性。革兰氏阴性菌中较多见 R 质粒，可以通过细菌间的接合进行传递。

3. 细菌素质粒　控制各种细菌素的产生。如携带有 Col 质粒的大肠埃希菌可产生大肠菌素。

4. 毒力质粒（virulence plasmid，Vi 质粒）　编码与细菌致病性有关的毒力因子。许多致病菌的致病因素与携带的 Vi 质粒相关，如肠产毒型大肠埃希菌产生的不耐热和耐热肠毒素是由 LT 和 ST 质粒决定；鼠疫耶尔森菌的鼠毒素（murine toxin）也是由质粒编码产生的；某些金黄色葡萄球菌产生的表皮剥脱素由毒力质粒编码。

某些质粒可同时决定几种功能，如 F 质粒除编码性菌毛外，还可在质粒的接合转移中发挥作用；某些耐药性质粒也可能携带有编码毒力的基因。

（三）噬菌体

噬菌体（bacteriophage，phage）是可以侵袭细菌、真菌、放线菌和螺旋体的病毒。噬菌体本质是一类病毒，种类多，分布广，具有病毒的基本特性。个体微小，结构简单，只能在活菌内寄生且有严格的宿主特异性，仅有一种类型的核酸。某些噬菌体感染宿主菌后可赋予宿主菌新的生物学性状，引发细菌变异。

1. 形态与结构　噬菌体形态多呈蝌蚪形，也有微球形和细杆状。蝌蚪形噬菌体由头、尾两部分组成（图 6-3-1）。大肠埃希菌 T4 噬菌体头部呈六边形，立体对称，大小约 96nm×65nm，由保护核酸的蛋白质衣壳及内部携带有噬菌体遗传信息的核酸组成。噬菌体核酸仅有一种类型，即 DNA 或 RNA，双链或单链，环状或线状。尾部呈管状结构，由一个内径约 2.5nm 中空尾髓和外面包着的尾鞘组成。尾髓有收缩功能，可将头部核酸注入宿主菌。尾部末端有尾板、尾刺和尾丝。尾板内可能含有使宿主菌细胞壁裂解的溶菌酶。尾刺和尾丝能识别宿主菌表面的特殊受体，与噬菌体的吸附有关。在头尾连接处有尾领结构，可能

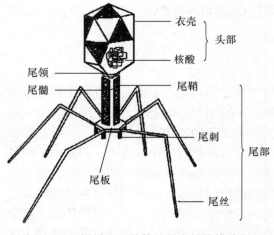

图 6-3-1　蝌蚪形噬菌体的形态结构模式图

与噬菌体的装配有关。噬菌体根据与宿主菌的相互关系，可分为毒性噬菌体（virulent phage）和温和噬菌体（temperate phage）两种类型。

2．毒性噬菌体　噬菌体感染宿主菌后，利用宿主菌体内的原料、能量和酶，合成子代噬菌体，并最终导致宿主菌裂解，称为毒性噬菌体。毒性噬菌体的增殖过程包括吸附、穿入、生物合成、成熟和释放。①吸附：噬菌体感染宿主菌的第一步，其尾丝和尾刺与宿主菌表面的受体特异性结合，因而也决定了噬菌体感染宿主的特异性；②穿入：噬菌体吸附于宿主菌后，借助尾部所携带的溶菌酶样物质，破坏细胞壁形成小孔，随着尾髓的收缩，将头部的核酸注入宿主菌体内，无尾噬菌体与丝状噬菌体以脱壳的方式进入细菌体内；③生物合成：进入菌体内的噬菌体核酸，转录 mRNA，翻译出早期蛋白质，如核酸复制所必需的酶，随后复制产生子代核酸，再进行晚期转录和翻译，产生噬菌体的结构蛋白（头部衣壳和尾部）；④成熟释放：蛋白质与核酸分别合成后，按一定程序装配成完整的子代噬菌体。子代噬菌体达到一定数量时，在酶类的溶解作用下，细菌细胞突然裂解，释放出子代噬菌体，再感染其他敏感细菌。从噬菌体吸附至裂解释放出子代噬菌体的过程称为一个溶菌周期。

3．温和噬菌体　噬菌体感染宿主菌后，不引起宿主菌裂解，而是将其基因组整合于宿主菌基因组内，并随宿主菌的分裂传向子代细菌，建立溶原周期。这类噬菌体称为温和噬菌体，又称为溶原性噬菌体（lysogenic phage）。整合在宿主菌基因组中的噬菌体基因组称为前噬菌体（prophage）。带有前噬菌体的细菌称为溶原性细菌（lysogenic bacteria）。

温和噬菌体可偶尔自发（发生率为 10^{-5}）或在某些理化、生物因素的诱导下，发生整合的前噬菌体脱离宿主菌染色体，进入溶菌周期，导致细菌裂解，并产生新的成熟噬菌体。可见温和噬菌体既有溶原周期，又有溶菌周期（图 6-3-2），而毒性噬菌体只有一个溶菌周期。温和噬菌体感染宿主菌后，可引起宿主菌发生变异。有些溶原性细菌由于携带了前噬菌体，产生新的性状，如产生毒素等，称为溶原性转换（lysogenic conversion）。另外，温和噬菌体

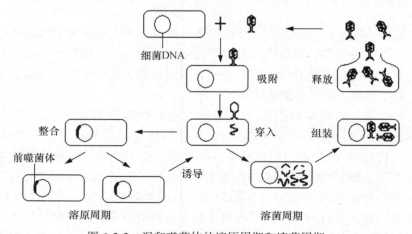

图 6-3-2　温和噬菌体的溶原周期和溶菌周期

还可通过转导（transduction）的方式在细菌间传递遗传物质。

4. CRISPR/Cas 系统介导细菌抵抗噬菌体的感染 1987 年，科研人员研究发现在原核细胞基因组 DNA 上的一些特殊区段的序列里，有反复重复出现的短回文序列，且为倒置的、可形成发卡结构的重复序列。重复回文序列间被一些序列各异的小 DNA 片段间隔，称为间隔区 DNA（spacer DNA）。这样的区段被称为成簇规律间隔短回文重复序列（clustered regularly interspaced short palindromic repeats，CRISPR）。CRISPR 序列上游有一小簇与其相关的功能基因，称为 CRSIPR 相关基因（CRISPR-associated system，Cas）。二者统称为 CRISPR/Cas 系统（彩图 6-3-3）。后续研究发现这些间隔区 DNA 片段实际是来源于入侵细菌的噬菌体 DNA 或质粒 DNA。当相同的噬菌体或质粒再次侵入细菌，CRISPR/Cas 系统便以 CRISPR 重复间隔序列为模板，转录产生此噬菌体或质粒特征性序列 RNA（CRISPR RNA）。CRISPR RNA 与 Cas 序列编码的 RNA 酶（Cas 蛋白）形成的复合物特异地识别并破坏噬菌体基因组 DNA 或质粒 DNA 序列，从而抵抗噬菌体感染或质粒入侵。凭借 CRISPR/Cas 系统，细菌构建了一个抵抗病毒（噬菌体）和质粒的适应性免疫机制。

（四）转位因子

转位因子（transposable element，Tn）是存在于细菌染色体、质粒 DNA 分子上的一段可移动的特异性核苷酸片段。它可通过从一个基因组到另一基因组的移动而不断改变它们在基因组中的位置。这种位移改变可能引起核苷酸序列的变化，如产生插入突变或影响插入点附近基因的表达，也可能因本身携带一定的基因序列，如耐药基因、糖发酵基因等，赋予细菌新的生物学性状。美国女科学家芭芭拉·麦克林托克（B. McClintock）于 20 世纪 40 年代末在玉米中首次发现了 Tn，并因此荣获 1983 年度的诺贝尔生理学或医学奖。转位因子主要有以下三类：

1. 插入序列（insertion sequence，IS） 是最小的转位因子，长度不超过 2kb，不携带任何已知与转座功能无关的基因，只编码一种参与转位作用的转位酶（transposase）。IS 是细菌染色体、质粒和某些噬菌体的正常组分，可双向插入，既可正向整合到基因组上，也可反向整合到基因组上。IS 可介导高频重组菌（high frequency recombinant，Hfr）的形成。

2. 转座子（transposon，Tn） 序列长度一般超过 2kb，除携带与转位有关的基因外，还携带其他基因（如耐药性基因、抗金属基因、毒素基因及其他结构基因）（表 6-3-1）。Tn 插入某一基因时，一方面可引起插入基因失活而产生基因突变，另一方面可因带入新的基因使细菌获得新的性状，如耐药性。转座子可能与细菌的多重耐药性有关。

表 6-3-1 转座子基因编码的耐药性

转座子	携带耐药基因	转座子	携带耐药基因
Tn1、Tn2、Tn3	AP（氨苄青霉素）	Tn7	TMP（甲氧苄胺嘧啶）、Str
Tn4	AP、Str（链霉素）、Su（磺胺）、Hg^{2+}	Tn9（2638bp）	Cam（氯霉素）
Tn5（5700bp）	Kan（卡那霉素）、Ble（博来霉素）、Str	Tn10（9300bp）	Tet（四环素）
Tn6、Tn903	Kan	Tn551、Tn971	Em（红霉素）

转座子依据结构特征的不同分为复合型、Tn3 系和接合性转座子三类。复合型 Tn 是由 2 个同样的 IS 连接在一个或多个编码功能基因的两侧构成（图 6-3-4）。复合型 Tn 很容易将携带的药物抗性基因在细菌染色体、质粒和噬菌体基因组之间转移，导致细菌耐药性的播散，

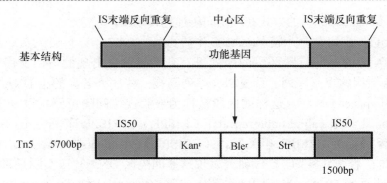

基本结构：由两侧的IS元件和有功能基因的中心区组成
Kan：卡那霉素基因；Ble：博来霉素基因；Str：链霉素基因；r：抗性

图 6-3-4　复合型转座子的结构

是自然界中细菌耐药性产生的重要原因之一。Tn3 系转座子由三部分组成：即 30～40bp 的末端重复序列、与 Tn 功能有关的基因和抗生素抗性基因。接合性转座子是可以在细菌间通过接合作用进行转移的转座子。

3. Mu 噬菌体　是一类具有转座功能的温和噬菌体，其核酸为线性 DNA 分子，作为转位因子可随机插入宿主 DNA 中。Mu 噬菌体可作为菌体内基因克隆的工具。

二、细菌遗传性变异的机制

细菌遗传性变异主要通过基因突变、基因的转移与重组等造成基因结构的改变所致。

（一）基因突变

1. 突变（mutation）　是指细菌遗传物质的结构发生突然而稳定的改变，并可向子代传递。突变可以是自然界中自发发生的，称为自发突变（spontaneous mutation），也可以是受到理化诱变剂（如紫外线、辐射、黄曲霉素 B$_1$ 等）作用后发生的，称为诱发突变（induced mutation）。在自然界分离的未发生突变的细菌称为野生株（wild strain），其表现型为野生型（wild type）。基因组发生了突变的菌株称为突变株（mutant strain）。

根据 DNA 序列改变程度，细菌的突变分为小突变和大突变。小突变是由细菌 DNA 上仅一个或几个碱基的置换（substitution）、插入（insertion）或缺失（deletion）引起。突变的发生只影响一个或几个基因，引起较小的性状变异。一个碱基对的改变称为单点突变（point mutation），两个或两个以上碱基对的突变为多点突变（multiple mutation）。多点突变引起遗传物质的重排、倒位、缺失，若发生大段 DNA 的改变，称为大突变或染色体畸变（chromosome aberration）。大突变可造成细菌表型较大的改变。

2. 基因突变规律

（1）突变率：在细菌生长繁殖过程中，细菌每分裂 10^6～10^{10} 次才可能发生一次突变，自发突变率仅为 10^{-10}～10^{-6}。但由于自然界中细菌繁殖速度快，数量多，在环境中可能存在的各种理化诱变剂（如高温、紫外线、X 射线、烷化剂、亚硝酸盐、黄曲霉素 B$_1$ 等）的作用下，诱发突变率可达 10^{-6}～10^{-4}。

（2）突变与选择：细菌突变的发生是随机且不定向的。发生突变的细菌只是菌群中的个别细菌。有些突变株可被特定环境选择而生存下来。如某些细菌的耐药突变株就是细菌在生长繁殖过程中自发产生的，在生长环境中抗生素的作用下，敏感菌被杀死，耐药菌被筛选出来，并成为该环境的优势菌。

（3）回复突变：突变株经过又一次突变恢复野生型菌株的性状，称为回复突变（backward mutation）。回复突变真正回复到野生型的DNA序列的突变概率很小，再一次突变可能是一个抑制基因（suppressor gene）突变代偿了第一次突变性状上的改变，包括基因内抑制（intragenic suppressor）和基因外抑制（extragenic suppressor）。前者指回复突变发生在同一基因内的不同位置，后者指回复突变发生在不同的基因中。自发回复突变率一般是正向突变率的10%左右。

（二）基因转移与重组

细菌的DNA片段可在适当条件下在细菌间转移和重组，既适应了环境条件和自然界的选择，又利于细菌的多样性。外源基因组由供体菌（donor）转移给受体菌（recipient）的过程称为基因转移或基因交换（genetic exchange）。转移后，受体菌必须能容纳外源性基因，发生基因重组（genetic recombination）。成功的基因重组要求进入受体菌的外源DNA能够复制，导致其基因型发生改变成为重组体或重组菌（recombinant bacterium）。外源性遗传物质包括供体菌染色体DNA片段、质粒DNA及噬菌体基因，可通过转化、接合、转导、溶原性转换和原生质体融合等进行基因转移和重组，引发细菌变异。

1. 转化（transformation） 指供体菌游离的DNA被受体菌直接摄取而获得新的遗传性状的过程。

自然界中许多细菌可发生转化，如肺炎链球菌、枯草芽胞杆菌、流感嗜血杆菌、嗜热脂肪芽胞杆菌等。1928年弗雷德里克·格里菲斯（Frederick Griffith）发现肺炎链球菌的转化现象。肺炎链球菌的荚膜是其重要的致病物质，小鼠对有毒力的肺炎链球菌易感。将Ⅲ S型肺炎链球菌（有荚膜，毒力强，菌落呈S型）注射至小鼠体内后，小鼠死亡，从死鼠心血中分离出大量Ⅲ S型肺炎链球菌；分别将加热杀死的Ⅲ S型肺炎链球菌或活的Ⅱ R型肺炎链球菌（无荚膜，毒力减弱，菌落呈R型）注射小鼠，小鼠均不死亡。但若将加热杀死的Ⅲ S型肺炎链球菌和活的Ⅱ R型肺炎链球菌混合注射至小鼠体内，则小鼠死亡，并从死亡小鼠心血中分离到Ⅲ S型肺炎链球菌。1944年艾弗里（Avery）用活的Ⅱ R型肺炎链球菌和提取的Ⅲ S型肺炎链球菌的DNA代替加热杀死的Ⅲ S型肺炎链球菌注射小鼠，小鼠死亡，并从死鼠心血中分离到Ⅲ S型肺炎链球菌，得到相同的结果。进一步证实引起转化的物质是游离的DNA，如应用DNA酶处理转化物质则可破坏转化（图6-3-5）。

天然转化体系中，细菌进入感受态（competence）的特殊生理状态时才能捕获外源的DNA。感受态细菌结合的DNA数量比非感受态细菌多1000倍。处于感受态的细菌，产生特殊蛋白并在接受和加工DNA中发挥作用。如在细菌表面出现一种吸附DNA的受体蛋白，与DNA结合形成的复合物可抵御核酸酶的作用。另外，还包括细胞壁自溶素和各种核酸酶。感受态的出现时期、持续时间因菌种而异，一般出现在对数生长期后期，此期只能维持几分钟至3~4h。细菌感受态也可用人工诱导的转化程序形成，加入Ca^{2+}与Mg^{2+}处理，可增加感受态细菌摄取DNA的能力。对一般转化方法不能成功的细菌，电穿孔技术（electroporation）可使转化率提高10~100倍。

2. 接合（conjugation） 指供体菌的遗传物质（质粒或染色体DNA）经性菌毛的相互连接沟通，转移给受体菌的过程。能通过接合方式转移的质粒称为接合性质粒，主要包括F质

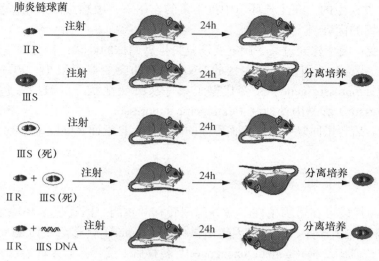

图 6-3-5 小鼠体内肺炎链球菌的转化试验

粒、R 质粒等。不能通过接合方式转移的质粒称为非接合性质粒。

（1）F 质粒的接合：带有 F 质粒的细菌有性菌毛，称为 F$^+$菌或雄性菌；无 F 质粒者无性菌毛，称为 F$^-$菌或雌性菌。在适宜条件下，F$^+$和 F$^-$菌混合培养，F$^+$菌性菌毛末端与 F$^-$菌表面受体接合，性菌毛逐渐缩短使两菌之间靠近并形成通道，F$^+$菌的质粒 DNA 中的一条链断开并通过性菌毛通道进入 F$^-$菌细胞内。F 质粒 DNA 的传递是从转移起点 oriT 开始的。首先在 oriT 位点做单链切割，随后缺口链在其游离的 5′ 端的引导下转移到受体菌，并作为模板合成互补链，形成新的质粒分子。供体菌内，质粒 DNA 按滚环式复制形成完整的 F 质粒。受体菌在获得 F 质粒后长出性菌毛，成为 F$^+$菌（图 6-3-6）。通过接合转移 F 质粒的频率可达到 70%。

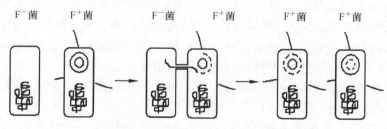

图 6-3-6 接合时 F 质粒的转移与复制

F 质粒进入受体菌后，少数情况下可整合到受体菌的染色体中，与染色体一起复制，有可能引发宿主染色体发生有效高频率地转移，称为高频重组菌株（high frequency recombinant，Hfr）。当 Hfr 株与 F$^-$菌接合时，F 质粒的起始转移位点 oriT 的一条 DNA 链断开，引导染色体 DNA 通过性菌毛接合桥进入 F$^-$菌，F 质粒跟着染色体 DNA 最后进入受体菌。由于 37℃时雄性菌基因组完全进入雌性菌需要的时间长（约需 100min），且细菌间的接合桥并不稳定，接合作用可随时自发解离或受外界因素影响而中断。故在 Hfr 转移中，可有不同长度的供体菌染色体片段进入 F$^-$菌细胞内进行重组。但 F$^-$菌获得 F 质粒的机会很少，故接合结束后，受体菌往往仍然是 F$^-$。F 质粒在 Hfr 中的整合作用是可逆的，有时会从染色体上脱离下来，终止其 Hfr 状态。从染色体上脱离的 F 质粒有时可带有染色体上几个邻近的基因，这种质粒称为 F' 质粒。经接合方式转移后，除可使受体菌获得性菌毛外，还可获得染色体基因决定的性状。如 F' 质粒可携带染色体上编码乳糖酶基因的 Lac 操纵子（lac operon），当该质粒转移后，可使原来不发酵乳糖的受体菌获得发酵乳糖的新性状。

F^+、Hfr、F' 三种菌都有性菌毛，均为雄性菌，可通过接合方式进行基因转移。

（2）R 质粒的接合：1959 年日本学者将具有多重耐药的大肠埃希菌与药物敏感的志贺菌混合培养，发现多重耐药性可由大肠埃希菌传递给志贺菌，证实 R 质粒可通过接合传递。许多细菌的耐药性与 R 质粒有关，尤其是多重耐药性。从健康人分离的大肠埃希菌的 30%～50% 有 R 质粒，致病性大肠埃希菌约 90% 有 R 质粒。

R 质粒由耐药传递因子（resistance transfer factor，RTF）和耐药决定子（resistance determinant，r 决定子）组成（彩图 6-3-7），这两部分可以单独存在，也可结合在一起，但单独存在时不能发生质粒的接合性传递。RTF 可编码性菌毛样结构，使 R 质粒通过接合转移；r 决定子能产生对抗菌药物的耐药性，一个 r 决定子可携带多个耐药基因，可由几个转座子相邻连接排列，如 Tn9、Tn4、Tn5。RTF 与 r 决定子之间结合与分离是因为两端均有 IS，每个 Tn 两端也均有 IS，可自由结合，所以携带耐药质粒的细菌可同时对多种抗菌药物耐药。R 质粒通过接合方式可以在同一种属细菌间或不同菌属间传递，这在革兰氏阴性菌中更为突出。R 质粒还可诱导非接合性耐药质粒传递，因而使细菌耐药性迅速传播，耐药菌株不断增加。R 质粒在革兰氏阳性菌（如链球菌属、梭杆菌属）中也被发现，供体菌和受体菌的接合有赖于前者表面的黏附因子。受体菌分泌信息素，导致供体菌表达黏附素，引起二者聚集，形成交合聚集体，完成 R 质粒的转移。

非接合性质粒分子质量较小，无编码转移体系所需要的基因，因而不能单独接合传递，但如果在同一细胞内存在接合性质粒（如 F 或 R 质粒），非接合性质粒就会被诱导传递。

3. 转导（transduction） 以温和噬菌体为载体，将供体菌的 DNA 片段转移到受体菌内，使受体菌获得新的性状。根据转导基因片段的性质和范围，可分为普遍性转导和局限性转导。

（1）普遍性转导（generalized transduction）：温和噬菌体进入溶菌周期时，前噬菌体从细菌染色体上脱离并进行生物合成，产生大量子代噬菌体的 DNA 和结构蛋白等，噬菌体 DNA 与衣壳蛋白组装时发生组装错误，误将细菌的 DNA 片段装入噬菌体的头部，成为一个转导噬菌体，发生率为 $10^{-7}～10^{-5}$。释放的转导噬菌体能以正常方式感染另一宿主菌，并将其头部的染色体注入受体菌内，同时将错误包装的供体菌的 DNA 片段转移到受体菌内，导致受体菌变异。因被包装的 DNA 可以是供体菌染色体上的任何部分，故称为普遍性转导。普遍性转导也能转导质粒，金黄色葡萄球菌中 R 质粒的转导在医学上具有重要意义。噬菌体的宿主特异性决定了普遍性转导仅能发生在同种细菌内。

根据转导后 DNA 是否整合重组，普遍性转导分为完全转导（complete transduction）和流产转导（abortive transduction）。如果转导来的供体菌 DNA 片段与受体菌染色体整合，并随染色体传代，成为稳定的转导子，称为完全转导；如供体菌 DNA 片段不能重组到受体菌染色体上，由于它本身不具有独立复制功能，随着细菌分裂，供体菌 DNA 片段只能沿着单个细菌传递下去，称为流产转导（图 6-3-8）。

（2）局限性转导（restricted transduction）：温和噬菌体在进入溶菌周期时，前噬菌体从细菌染色体上脱离时发生偏差交换，导致子代噬菌体的基因组内携带了前噬菌体两侧的部分基因。感染另一宿主菌时，子代噬菌体又将供体菌的遗传物质传递到受体菌体内。由于它只能

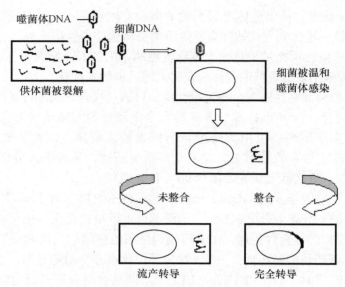

图 6-3-8　普遍性转导模式图

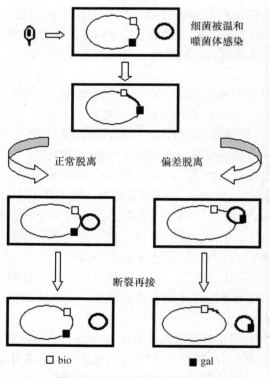

□ bio　　　　■ gal

图 6-3-9　局限性转导模式图

转导前噬菌体两旁的基因，故称为局限性转导或特异性转导（specialized transduction）。如 λ 噬菌体感染大肠埃希菌 K12 后，噬菌体 DNA 整合在大肠埃希菌染色体上半乳糖基因（gal）和生物素基因（bio）之间。当进入溶菌周期时，噬菌体 DNA 从细菌染色体上分离，将有 10^{-6} 概率发生偏差分离，即噬菌体将其本身 DNA 上的一段留在细菌染色体上，却带走了噬菌体 DNA 两侧的 gal 或 bio 基因，形成缺陷噬菌体，感染宿主菌后可将供体菌的基因转导并整合到受体菌中，使受体菌获得新的遗传性状（图 6-3-9）。

4. 溶原性转换（lysogenic conversion）　是指溶原性细菌因整合了前噬菌体而获得新的遗传性状。溶原性转换可使某些细菌发生毒力或抗原性变异。如无毒的白喉棒状杆菌感染 β- 棒状杆菌噬菌体后，由于噬菌体携带编码毒素的 tox 基因，使其获得产生白喉毒素的能力。C 型和 D 型肉毒梭菌产生肉毒毒素，产气荚膜梭菌产生 α 毒素，A 群链球菌产生致热外毒素，金黄色葡萄球菌产生溶菌素等均是溶原性转换的结果，且沙门菌、志贺菌等抗原结构和血清型的改变也与溶原性转换有关。

5. 原生质体融合（protoplast fusion）　原生质体融合是在实验室将两种细菌经溶菌酶或青霉素等处理失去细胞壁成为原生质体后，在融合剂聚乙二醇作用下促使两种原生质体融合的过程。融合后的双倍体细胞可以短期生存。在此期间，染色体之间可以发生基因的交换和重组，获得多种不同表型的重组融合体。原生质体融合使一些原来不具备基因转移条件的细菌实现基因的转移和重组。原生质体融合在自然状况下很难发生。

三、细菌遗传变异的意义和应用

（一）在疾病诊断、治疗和预防中的应用

1. 病原学诊断　细菌在形态、结构、染色性、生化特性、抗原性等诸多方面均可发生变异，导致不典型性状，常给鉴定工作带来困难。因而，临床细菌学检查不仅要熟悉细菌的典型特性，还要充分了解细菌的变异现象和规律，只有这样才能去伪存真，做出正确诊断。

2. 临床治疗　细菌的耐药性变异是临床细菌性感染面临的重要问题之一，不仅临床分离的细菌中耐药株日益增多，而且对多种抗生素耐药的多重耐药菌株也相继被发现，并且有些耐药株因同时携带有编码毒力的基因，致病性增强。这些变异的后果给疾病的治疗带来很大的困难。为提高抗菌药物的疗效，防止耐药菌株扩散，治疗时可通过检测临床分离株的耐药基因，选择临床用药，提高疗效。

3. 传染病预防　以毒力减弱但保留免疫原性的菌株制成的减毒活疫苗，已成功用于某些传染病的预防。现在临床上使用的减毒活疫苗很多，如预防结核病的卡介苗（BCG）、预防炭疽病的减毒疫苗、预防布鲁菌和鼠疫耶尔森菌的减毒活疫苗等。

（二）在测定致癌物质中的应用

诱变剂可以诱导细菌发生基因突变。这些诱变剂作用于机体后可导致机体基因突变，是细胞恶性转化的重要原因。这些诱变剂可能就是致癌物质。Ames 试验的原理就是利用细菌的致突变试验检测致癌物质。选用鼠伤寒沙门菌的组氨酸营养缺陷型（his^-）菌株作为试验菌，该菌株在组氨酸缺乏的培养基上不能生长，发生突变成为 his^+ 菌后，则能够生长。以待检物为诱导剂，通过计算培养基上的菌落数比较有待检物诱导的试验平板和无诱导物诱导的对照平板。如果发现突变率提高，则证明诱导菌落生长的待检物有致癌的可能。

（三）在流行病学研究中的应用

利用分子生物学方法追踪病原微生物的来源、进化、变异等在流行病学研究中有重要意义。通过检测、比较、分析病原生物核酸序列的同源性，确定某一感染暴发疫情中流行菌株或相关基因的来源，或调查各种耐药细菌的播散情况，已广泛应用于分子流行病学研究。

（四）在基因工程中的应用

基因工程（genetic engineering）是根据遗传变异中细菌可因基因转移和重组而获得新性状的原理设计的。基因工程的主要步骤是：①从供体（病毒、细菌或其他生物细胞）的 DNA 上分离出目的基因片段；②将目的基因连接到合适的载体（质粒或噬菌体）上形成重组 DNA 分子；③通过载体将目的基因转移到工程菌（受体菌）内并进行筛选；④随着筛选出的工程菌的生长繁殖，表达大量的目的基因产物。目前基因工程已能使工程菌大量生产胰岛素、干扰素、多种生长激素、IL-2、乙型肝炎疫苗等生物制品，有效地解决了某些天然药物合成和纯化困难大、生产难、成本高的问题。此外，利用基因工程的方法，以正常基因代替异常基

因进行基因缺陷性疾病治疗等探索性项目也已逐渐开展。

CRISPR/Cas 系统是细菌抗噬菌体和质粒的适应性免疫机制，其核心是通过一段来源于外源 DNA 的序列片段，特异性与靶 DNA 互补结合，引导 CRISPR/Cas 系统编码的核酸酶，将目标 DNA 切断。近年研究发现 CRISPR/Cas 系统的核酸酶（尤其是 Cas9）可以在真核细胞中发挥同样作用，它被广泛应用于动物和人类细胞的基因沉默和基因编辑，例如制备特定基因敲除（knockout）的细胞系、特定基因敲除的动物模型等。自 2013 年以来，基于 CRISPR/Cas 系统原理建立的 CRISPR/Cas9 技术作为一种新型基因编辑工具，在基因工程领域具有巨大的应用潜能。

思 考 题

1．细菌有哪些变异现象？
2．细菌菌株间遗传物质的转移与重组有哪些方式？
3．细菌为什么能产生耐药性？
4．简述 CRISPR/Cas 系统的组成及其生物学意义。

（钟照华）

第四节　细菌的致病性与机体的抗感染免疫

一、医学微生态学

微生态学（microecology）是生态学的分支学科，是研究微生物在细胞或分子水平上与其宿主（环境）相互关系的综合性学科。医学微生态学是研究寄居在人体体表和与外界相通腔道的微生物之间、微生物与人体之间以及微生物、人体与外界环境相互作用的学科。医学微生态学的研究对象主要是机体内的正常微生物群和条件致病菌。

（一）正常微生物群及其生理意义

正常微生物群（normal microflora）是指寄居在正常人体的体表以及和外界相通的腔道表面的微生物群，在机体免疫力正常的情况下对机体不致病，因此构成了机体的正常微生物群。由于对这些微生物中有关细菌的研究最多且临床意义重要，因此又称其为正常菌群（normal flora）。

正常微生物群种类繁多，包括细菌、放线菌、螺旋体、病毒、真菌等。其中有的往往伴随人的终生，称为常住菌群（resident flora），如肠道中的大肠埃希菌；有的是来源于外环境的非致病菌和潜在致病菌，只是暂时寄生在皮肤、黏膜上，称为暂住菌群（transient flora），可寄生数小时、数天或数月。

人体不同部位的正常微生物群的种类和数量差别很大。一个健康成年人全身定植的正常微生物总数高达 1×10^{14} 个，是人体自身细胞总数的近十倍，因此，可以认为，人体是宿主和微生物群的共生系统。正常微生物群主要分布于体表以及和外界相通的腔道表面，如消化道、呼吸道上段、泌尿生殖道前端、外耳道等，在局部形成了微生态系。正常机体的组织内、血液和淋巴循环系统一般是无菌的，偶尔有正常菌群少量侵入血流和组织器官，可被机体内的吞噬细胞吞噬、清除。人体不同部位常见的正常微生物群见表 6-4-1。

表 6-4-1 人体不同部位常见的正常微生物群

部位	主要正常微生物群种类
皮肤	葡萄球菌、类白喉棒状杆菌、铜绿假单胞菌、丙酸杆菌、白假丝酵母菌、非致病性分枝杆菌、大肠埃希菌等
口腔	葡萄球菌、甲型和丙型链球菌、肺炎链球菌、非致病性奈瑟菌、乳杆菌、类白喉棒状杆菌、放线菌、螺旋体、白假丝酵母菌、梭杆菌等
鼻咽腔	葡萄球菌、甲型和丙型链球菌、肺炎链球菌、类白喉棒状杆菌、非致病性奈瑟菌、流感嗜血杆菌、类杆菌、卡他布兰汉菌等
外耳道	葡萄球菌、类白喉棒状杆菌、铜绿假单胞菌、非致病性分枝杆菌等
眼结膜	葡萄球菌、干燥棒状杆菌、非致病性奈瑟菌等
胃	一般无菌
肠道	大肠埃希菌、产气肠杆菌、变形杆菌、双歧杆菌、乳杆菌、铜绿假单胞菌、葡萄球菌、肠球菌、类杆菌、产气荚膜梭菌、破伤风细菌、真杆菌、白假丝酵母菌、韦荣球菌等
尿道	葡萄球菌、类白喉棒状杆菌、非致病性分枝杆菌、大肠埃希菌、白假丝酵母菌等
阴道	乳杆菌、大肠埃希菌、类白喉棒状杆菌、白假丝酵母菌、丙酸杆菌等

正常微生物群是机体微生态组成和平衡的关键因素，具有重要的生理意义。

1. 生物拮抗（antagonism）作用 在正常机体内的特定部位，正常微生物群的种类和数量相对稳定和平衡。它们可通过生物拮抗作用在机体局部发挥抗感染作用。生物拮抗一方面使得正常微生物群内部各菌之间相互拮抗，维持微生态平衡；另一方面，可抵抗外来致病菌的感染。生物拮抗发生的机制是：①营养竞争作用：在机体内局部环境中含有的营养物质种类和数量是比较恒定的，而且不同细菌所含酶类不同，对营养物质的利用能力不同，正常微生物群通过营养争夺，相互拮抗，同时拮抗侵入的致病菌；②生物屏障作用：正常微生物群在一定条件下可在定居部位的表面形成肉眼看不见的微菌落（microcolony）和由微菌落及细菌分泌物组成的细菌生物膜（biofilm），通过屏障作用和占位性保护作用阻止外来致病菌的定植；③化学屏障作用：正常微生物群产生的生物酶、活性肽以及代谢产物等，能阻止或杀死病原菌在体内定植，如肠道中的大肠埃希菌可产生大肠菌素，可以抑制或杀死与其有近缘关系的志贺菌的生长，阴道中的乳杆菌分解糖原产生酸，使阴道内 pH 为 3.8～4.4，可抑制其他微生物及阴道毛滴虫的繁殖。

2. 营养作用 正常微生物群在新陈代谢过程中可以合成一些重要的营养物质，参与宿主的物质代谢，包括氮的利用、糖的代谢及维生素的合成等。如肠道中的脆弱类杆菌、大肠埃希菌、乳杆菌和双歧杆菌等能合成 B 族维生素、维生素 C、维生素 K、烟酸、叶酸等供宿主利用。

3. 免疫作用 正常微生物群含有抗原性物质，可以刺激机体的免疫系统产生免疫应答。一方面促进了宿主免疫器官的发育成熟；另一方面，刺激产生的免疫效应分子可以抑制正常微生物群的增殖和危害，也可对具有交叉抗原组分的致病菌有一定程度的抑制或杀灭作用。如肠道中的双歧杆菌刺激机体产生的 sIgA 以及激活肠道固有层中的 $CD4^+T$，释放 IFN-γ，激活巨噬细胞，阻断与其有共同抗原的肠道寄生菌对肠道黏膜上皮细胞的穿透作用，杀伤某些细菌、病毒。

4. 抗衰老作用 正常菌群中的双歧杆菌、乳杆菌及肠球菌等可产生超氧化物歧化酶（superoxide dismutase，SOD），能够清除人体细胞代谢产生的活性氧 O^{2-}，防止机体的组织细胞被氧化而损伤，发挥抗衰老作用。

5. 抗肿瘤作用　正常菌群通过激活巨噬细胞产生的多种酶类分解转化某些致癌物质或致癌前物质（如降解亚硝酸胺为仲胺和亚硝酸盐并排出体外）等发挥抗肿瘤作用。实验证实，将等量亚硝氨基胍分别滴注无菌大鼠和普通大鼠结肠内，更易诱发前者组织的癌变，提示肠内正常菌群有抑制肿瘤作用。

（二）微生态的平衡与失调

微生态平衡（micro-eubiosis）是指在长期进化过程中，正常微生物群与其宿主在共同环境影响下形成的相互依赖、相互制约的生理性动态平衡。微生态系统始终处于动态变化之中，其平衡与失调的影响因素来自宿主、正常微生物群及环境三个方面。

1. 宿主　宿主是微生态平衡中的重要因素，人体内的正常微生物群随年龄、不同的发育阶段及宿主的免疫状态等变化而变化。正常机体的免疫功能可以抑制正常微生物群的大量增殖，当机体免疫力降低时，其中的某种或某些菌株可引起机体感染。肠道中正常微生物群在婴儿、青少年、成人及老年不同年龄阶段存在有规律的波动。健康婴幼儿肠道中，双歧杆菌约占肠道菌群的98%；成年后，这类菌数量减少，代之以其他菌群；进入老年后，产生 H_2S 和吲哚的芽胞杆菌增多。在机体生理状态改变时，微生态群可发生变化，如妊娠7~9个月时，口腔厌氧菌明显增加。

2. 正常微生物群　维持机体微生态平衡，对正常微生物群有定位、定性和定量的要求。①定位（location）要求：人体内正常的微生物群必须在特定的位置才有可能是常住菌群。一旦发生寄居部位改变，进入非正常部位，成为暂住菌群，就有可能给机体致病。如大肠埃希菌在肠道中为正常菌群，但如果进入腹腔即可引起腹膜炎。②定性（quality）要求：在某一生态环境中，正常微生物群的种类是相对稳定的，可有细菌、真菌、病毒，甚至原虫。③定量（quantity）要求：在微生态平衡中，正常微生物群的总数以及各群间的数目和比例是相对平衡的。数目较多的菌群为优势菌（predominant bacteria），是决定微生态的核心。如在肠道中，厌氧菌占优势，其减少甚至消失时会导致肠道微生态平衡的破坏。

3. 环境　外界环境的改变可以影响宿主的生理功能，破坏宿主与正常微生物群之间的微生态平衡。如外伤、辐射、手术、化疗等均可导致微生态失衡。

在微生态平衡中，宿主、正常微生物群及环境三方面相互作用。当三方面因素发生改变时，有可能引发微生态失衡（micro-dysbiosis），使正常微生物群之间以及正常微生物群与宿主之间的微生态平衡由生理性组合变成病理性组合状态，包括微生物群之间的失调、微生物与宿主的失调以及微生物与宿主统一体与外环境的失调。滥用抗生素后导致菌群失调、手术外伤导致的定位转移、各种因素导致的机体免疫功能降低等均可引起微生态失衡。

从微生态平衡到失调的过程中，微生物与宿主间的关系也在不断发生改变，微生态平衡时为"共生"关系，相互有利，宿主表现为健康状态；微生态失衡时，可变为"抗生"关系，正常微生物群内菌群比例失调，严重时可导致疾病发生；严重微生态失衡时，宿主与菌群间可变为"偏生"关系，导致严重疾病发生。当发生"抗生"或"偏生"时，正常菌群均变为条件致病菌。

（三）机会致病菌

正常微生物群寄居在人体合适的部位，在机体免疫力正常的情况下对机体不致病，但在特定的条件下可致机体感染，称为机会致病菌（opportunistic pathogen）或条件致病菌

（conditioned pathogen）。

1. 机会致病菌致病的条件

（1）定位转移（translocation）：又称为异位寄生，是指正常微生物群由于各种原因由正常寄居部位进入异常部位或本来无菌的位置，由此可引发机体感染。如大肠埃希菌在肠道中为正常微生物群，但由于各种原因从肠道进入泌尿道、腹腔、胆囊、阑尾或血液等可引发尿道炎、腹膜炎、胆囊炎、阑尾炎甚至败血症。

（2）免疫功能低下：由于药物或疾病的原因，如应用大剂量肾上腺糖皮质激素、抗肿瘤药物、放射治疗等，或病毒感染，如 HIV 感染，造成宿主免疫功能降低甚至缺陷，使一些正常微生物群中的微生物如铜绿假单胞菌、大肠埃希菌、非结核分枝杆菌、白假丝酵母菌等在寄居原位穿透黏膜等屏障，进入组织或血液，出现各种病症，严重时可导致败血症而死亡。

（3）菌群失调（flora disequilibrium）：由于各种原因使宿主某部位正常微生物群各菌间的数目和比例发生变化，造成微生态失衡称为菌群失调。如长期使用某种广谱抗菌药物后，杀死了正常微生物群中的敏感菌，耐药菌乘机大量生长繁殖，使宿主某部位正常微生物群各菌间的数目和比例发生较大幅度的变化，引发菌群失调。轻度的菌群失调是可逆的，引起菌群失调的原因去除后，多可恢复。严重的菌群失调可导致机体产生新的感染，称为菌群失调症（dysbacteriosis）或菌群交替症（microbial selection and substitution）或二重感染（superinfection）。引起二重感染的微生物多为耐药菌，常见的有金黄色葡萄球菌、某些革兰氏阴性杆菌和白假丝酵母菌。临床表现为假膜性肠炎、肺炎、鹅口疮、尿路感染或败血症等。

机会致病菌致病具备以下特点：来自于正常微生物群，因此毒力较弱或无明显毒力；常有耐药性甚至多重耐药性；条件致病菌的种类在不断地变化。

2. 常见的机会致病菌　常见的机会致病菌以细菌为主，也可见真菌。

（1）G⁻杆菌：常见的包括大肠埃希菌、克雷伯菌属、铜绿假单胞菌、变形杆菌属、肠杆菌属、沙雷菌属等。

（2）G⁺球菌：多为凝固酶阴性的葡萄球菌，也可为金黄色葡萄球菌等。

（3）真菌：以白假丝酵母菌最多见，其次为新生隐球菌，也可见曲霉菌和毛霉菌等。

二、细菌的致病性

病原微生物通过感染机体引起机体组织损伤致病。感染（infection）是指病原微生物突破机体的防御机能，在宿主体内定居、生长繁殖，释放毒性物质等，引起不同程度的组织病理损伤的过程。能造成宿主感染致病的细菌称为致病菌或病原菌（pathogenic bacterium, pathogen）；病原微生物引起宿主疾病的能力称为致病性或病原性（pathogenicity）。细菌的致病性大多有种属特异性，有的仅对人致病，如伤寒沙门菌可引起肠热症；有的只能引起动物疾病，有的可以引起人和动物感染，称为人畜共患病原微生物，如鼠疫耶尔森菌可引起啮齿类动物和人的鼠疫。人体内的正常微生物群一般不致病，但在一定条件下可成为条件致病菌。引起感染的细菌既可来自宿主体外，也可来自宿主体内。来自宿主体外有毒力的微生物通过一定的传播方式从一宿主体到另一宿主体或从自然界进入机体引起感染的过程称为传染。由宿主体内正常微生物群引起的感染称为机会感染（opportunistic infection）。

病原微生物致病性的强弱程度称为毒力（virulence）。毒力常用半数致死量（median lethal dose，LD_{50}）或半数感染量（median infective dose，ID_{50}）来判断，即在规定时间内，通过指定的感染途径，能使一定体重或年龄的某种实验动物半数死亡或感染需要的最小细菌数或毒素量。

病原菌侵入机体后能否造成感染，与其毒力强弱、侵入宿主的菌量、侵入的部位有关，同时还与宿主的免疫力强弱密切相关。

（一）细菌的毒力

毒力是细菌致病性强弱的关键因素，由细菌基因、噬菌体控制。细菌的毒力由侵袭力和毒素构成。

1. 侵袭力（invasiveness） 是指致病菌突破宿主的防御机制，侵入机体并在体内定植、繁殖和扩散的能力。细菌发挥侵袭力的物质基础包括菌体表面的结构、细菌产生的与组织侵袭相关的酶类和其他物质。在病原菌感染机体的过程中，侵袭力协助致病菌经历黏附定植、侵袭、扩散等阶段，随后细菌通过释放毒素和酶类等造成机体的病理损伤。

（1）黏附（adhesion）和定植（colonization）：正常机体内的黏膜表面存在许多清除病原微生物的机制，如呼吸道黏膜上皮细胞表面有可摆动的纤毛，肠道不停地蠕动，尿道黏膜有尿液的不断冲洗，可将侵入呼吸道、消化道、泌尿道等部位的病原菌清除。因此，黏附定植是绝大多数细菌感染过程的起点，细菌在局部黏附定植后，才有可能繁殖扩散，直至形成感染。细菌黏附宿主靶细胞的能力由黏附素（adhesin）介导，通过与靶细胞表面的受体（receptor）结合，帮助细菌黏附定植。黏附素是细菌细胞表面的蛋白质、多糖、糖脂、磷壁酸等，通常包括菌毛和非菌毛黏附素。G⁻菌的菌毛受体一般是糖类成分，如沙门菌、志贺菌、克雷伯菌等为 D- 甘露糖，霍乱弧菌为岩藻糖和甘露糖。A 族链球菌的受体是蛋白和糖蛋白。

1）菌毛：许多 G⁻菌具有普通菌毛，可与宿主细胞表面的受体结合，使细菌吸附、定植于宿主细胞表面。如大肠埃希菌、志贺菌、霍乱弧菌、脑膜炎奈瑟菌、淋病奈瑟菌等均有菌毛。如大肠埃希菌的黏附素包括定居因子抗原（colonization factor antigen，CFA）、P 菌毛（pyelonephritis-associated pili）、聚集黏附菌毛（aggregative adherence fimbriae）、束形成菌毛（bundle forming pili，Bpf）等。细菌编码产生菌毛蛋白的基因存在于染色体或质粒中。失去菌毛可使上述致病菌的致病性减弱甚至消失。

2）非菌毛黏附素：可见于 G⁺菌和 G⁻菌，种类很多。G⁺菌如链球菌细胞壁上的脂磷壁酸（LTA）可黏附于咽喉部黏膜细胞，有荚膜的细菌利用荚膜多糖相互吸附有助于微菌落（microcolony）或生物膜（biofilm）形成。近年来发现了许多其他黏附素，包括糖萼、纤维粘连蛋白结合蛋白（fibronectin-binding protein）、纤维蛋白原结合蛋白（fibrinogen-binding protein）、胶原黏附素（collagen adhesin）等。G⁻菌的外膜蛋白（outer membrance protein，OMP）、支原体的顶端结构、幽门螺杆菌的鞭毛等亦具有黏附作用。这些黏附因子通过与机体细胞表面的受体相互作用介导黏附作用的发生，有利于细菌在有流动性的体液环境中定植黏膜表面或向其他部位进一步扩散。

细菌黏附与定植的机制复杂，包括细菌和宿主细胞之间的静电吸引和疏水作用、阳离子桥联和黏附素（配体）- 受体的相互作用等。其中起关键作用的是配体 - 受体的结合（图 6-4-1A 和 B）。配体与受体结合的特异性决定了许多细菌的感染具有组织选择性，病原菌必须侵入到合适的部位方可致病。

（2）侵袭与扩散：细菌黏附定植后，通过产生侵袭性因素、抵抗吞噬、侵袭性酶等多种方式逃避机体的免疫防御功能，进行侵袭与扩散，造成感染。

1）侵袭素（invasin）：细菌的侵袭作用由侵袭基因（invasive gene，*inv* 基因）控制，如肠侵袭型大肠埃希菌和痢疾志贺菌的侵袭基因存在于 140MDa 的大质粒中。*inv* 基因编码产生的蛋白质为侵袭素，多存在于细菌表面，介导细菌侵入上皮细胞。如福氏志贺菌可产生 IpaB、IpaC、IpaD 等侵袭素，帮助细菌侵入并扩散至邻近的上皮细胞。脑膜炎奈瑟菌可通过产生的 28kDa 外膜蛋白 Opc 结合血管内皮细胞，帮助其穿过血管壁到达中枢神经系统。

2）荚膜及微荚膜：荚膜和微荚膜均具有抗吞噬和抵抗体液中抗菌物质（如补体）对细菌的损伤作用。荚膜和微荚膜可影响抗体、补体的调理作用，吞噬细胞表面的补体受体可因荚膜多糖的空间位阻难以与补体 C3b 结合而失去调理作用。荚膜的存在阻止了抗 O 抗原的抗体与 O 抗原的结合，进而干扰细胞吞噬作用。链球菌的 M 蛋白、大肠埃希菌的 K 抗

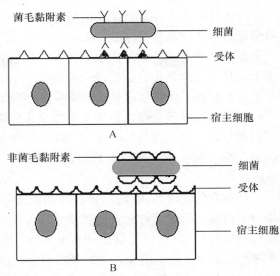

图 6-4-1　黏附素与受体的相互作用
A. 菌毛黏附素的黏附作用；B. 非菌毛黏附素的黏附作用

原、伤寒沙门菌的 Vi 抗原均是微荚膜，与致病性关系密切。在感染初期，具有荚膜或微荚膜的病原菌能抵抗吞噬并突破宿主的防御功能，迅速繁殖或扩散。实验表明，有荚膜的肺炎链球菌的毒力明显强于无荚膜的肺炎链球菌。

3）侵袭性酶类：许多细菌可释放具有侵袭性的胞外酶，协助病原菌抗吞噬并扩散，如金黄色葡萄球菌可产生凝固酶，使纤维蛋白原变为纤维蛋白，包裹在细菌表面而抗吞噬。A 群链球菌产生的透明质酸酶、链激酶和链道酶分别能降解细胞间质的透明质酸、溶解纤维蛋白、液化脓液中黏稠的 DNA，有利于细菌的扩散。淋病奈瑟菌、脑膜炎奈瑟菌、流感嗜血杆菌等可产生 IgA 酶，分解黏膜局部的 sIgA，破坏机体黏膜局部的抗感染能力。产气荚膜梭菌产生的卵磷脂酶等多种酶可分解细胞膜表面的卵磷脂等成分，造成组织坏死和细菌扩散。

4）微菌落和细菌生物膜：某些细菌在一定条件下可在宿主体内形成微菌落（microcolony）和由微菌落组成的生物膜（biofilm）。微菌落为肉眼看不见的一个细菌集落或克隆。细菌生物膜是由一种或多种细菌微菌落和它们自身产生的细胞外基质附着在有生命或无生命的物体表面而形成的高度组织化的多细胞结构。细菌生物膜主要通过胞外多糖使细菌彼此黏附，并黏附于支持物表面。除胞外多糖外，其他黏附素也参与细菌生物膜的形成。医疗手段植入人体内的各种人工材料如中心静脉导管、人工心脏瓣膜、导尿管、关节替代物、子宫节育环、隐形眼镜等往往可成为细菌生物膜形成的支持物。细菌生物膜的形成有助于细菌生长过程中黏附定植和适应生存环境；协助细菌附着在某些支持物表面，克服液态流的冲击；细菌生物膜较单个或混悬的菌细胞更易于抵抗宿主免疫细胞和免疫分子包括吞噬细胞、抗体、补体和抗菌药物的杀灭作用；有助于细菌间快速传递毒力和耐药基因。微菌落和细菌生物膜的形成是某些难治性慢性感染（如慢性前列腺炎）和某些毒力较弱的条件致病菌引起医源性感染的重要原因。从生物膜脱离的细菌还可扩散到别的部位，在一定条件下引起感染。

2. 毒素（toxin）是指细菌在生长繁殖过程中产生或细菌崩解时释放的毒性物质，是许多致病菌毒力的重要组成成分。按毒素来源、性质和毒性等不同，可分为外毒素（exotoxin）和内毒素（endotoxin）两类。

（1）外毒素：外毒素主要由 G^+ 菌（如厌氧芽胞梭菌、炭疽芽胞杆菌、白喉棒状杆菌、A 群链球菌、金黄色葡萄球菌等）和某些 G^- 菌（如痢疾志贺菌、鼠疫耶尔森菌、霍乱弧菌、肠产毒型大肠埃希菌、铜绿假单胞菌等）在新陈代谢过程中产生的毒性蛋白质组成。大多数外毒素是活菌在菌体内合成后分泌至菌体外的，也有个别细菌产生的外毒素存在于菌体内，待细菌死亡裂解后才释放出来，如痢疾志贺菌和肠产毒型大肠埃希菌的外毒素属此类。

外毒素化学成分是蛋白质，可以由染色体、质粒或噬菌体的基因编码，稳定性差，多数不耐热且易被蛋白酶分解破坏。如破伤风痉挛毒素 60℃ 加热 20min 可被破坏，也可被肠道中的蛋白酶破坏。但少数外毒素如葡萄球菌肠毒素能耐 100℃ 30min，肉毒毒素对酸和蛋白酶有抵抗力。

外毒素的毒性作用强且对机体的组织器官具有选择作用，引起特殊的临床表现。如肉毒毒素是目前已知的毒性最强的物质，1mg 纯化的肉毒毒素能杀死 2 亿只小白鼠，对人的致死量仅为 0.1μg，其毒性比氰化钾高 1 万倍。肉毒毒素经消化道吸收入血后，可选择性地作用于神经 - 肌肉接头，阻止乙酰胆碱的释放，使患者出现全身肌肉弛缓性麻痹的表现。外毒素的分子结构由 A、B 两个亚单位按照 1：1 或 1：5 的比例组合而成。A 亚单位是外毒素的毒性部分，决定其毒性效应。B 亚单位一般无毒，可与宿主靶细胞表面的特殊受体结合，介导 A 亚单位进入靶细胞。外毒素分子的完整性是致病的必要条件，A、B 亚单位分开后无毒性作用。B 亚单位的受体特异性决定了外毒素对组织器官作用的选择性。

根据作用部位和机制不同，不同细菌产生的外毒素可分成神经毒素（neurotoxin）、细胞毒素（cytotoxin）和肠毒素（enterotoxin）三大类。神经毒素主要通过抑制神经元释放神经介质，引起神经传导功能异常，导致神经持续兴奋和骨骼肌痉挛或肌肉麻痹。细胞毒素通过作用于靶细胞的某种酶或细胞器，致使细胞功能异常而死亡，引起相应组织器官炎症和坏死等。肠毒素主要作用于肠上皮细胞，引起肠道功能紊乱。常见外毒素的种类和作用机制见表 6-4-2。

表 6-4-2　常见外毒素的种类和作用机制

外毒素	产生菌	所致疾病	致病机制
神经毒素			
破伤风痉挛毒素	破伤风梭菌	破伤风	阻断上下调节神经元间抑制性神经递质（γ 氨基丁酸和甘氨酸）的释放和传递
肉毒毒素	肉毒梭菌	肉毒中毒	抑制胆碱能运动神经释放乙酰胆碱
细胞毒素			
白喉毒素	白喉棒状杆菌	白喉	通过 ADP 核糖基化作用灭活 EF_2，阻止细胞蛋白质合成
致热外毒素	A 群链球菌	猩红热	破坏毛细血管内皮细胞。具有超抗原作用，诱导大量 IL-1 和 IL-2 的释放
百日咳毒素	百日咳鲍特菌	百日咳	通过 ADP 核糖基化作用激活腺苷环化酶；具有免疫致敏作用
中毒性休克综合征毒素 1	葡萄球菌	中毒性休克综合征	增强对内毒素作用的敏感性；具有超抗原作用，诱导大量 IL-1 和 IL-2 的释放
表皮剥脱毒素	葡萄球菌	烫伤样皮肤综合征	毒素作为蛋白酶，分解皮肤细胞间桥小体核心糖蛋白
肠毒素			
肠毒素	霍乱弧菌	霍乱	激活肠黏膜腺苷环化酶，增高细胞内 cAMP 水平
肠毒素	产毒型大肠埃希菌	腹泻	不耐热肠毒素激活肠黏膜腺苷环化酶，提高细胞内 cAMP 水平；耐热肠毒素提高细胞内 cGMP

续表

外毒素	产生菌	所致疾病	致病机制
肠毒素	产气荚膜梭菌	食物中毒	整段肠毒素肽链嵌入细胞膜，破坏膜离子运输功能，改变膜的通透性
肠毒素	葡萄球菌	食物中毒	作用于呕吐中枢；具有超抗原作用
毒素 A、B	艰难梭菌	假膜性肠炎	趋化中性粒细胞浸润回肠壁，释放淋巴因子，导致液体大量分泌和肠壁出血性坏死

外毒素大多数具有良好的免疫原性，刺激机体产生抗体，抗外毒素的抗体称为抗毒素（antitoxin），可中和外毒素的毒性。外毒素用 0.3%～0.4% 甲醛处理后，破坏了 A 亚单位部分，失去了毒性作用，但仍保留了 B 亚单位的免疫原性，制备成为类毒素（toxoid），可用于人工主动免疫，预防相应外毒素所致的疾病。如破伤风类毒素、白喉类毒素等。

许多细菌和支原体产生的蛋白毒素具有超抗原（superantigen）活性，有强烈致病作用，如金黄色葡萄球菌产生的肠毒素、毒性休克综合征毒素 1，A 群链球菌产生的致热外毒素等，能够激活大量的 T 细胞克隆，释放 IL-2、IFN-γ、TNF-β 等细胞因子，引发炎症反应和组织损伤。

（2）内毒素：是 G⁻菌细胞壁外膜中的脂多糖（LPS）组分。内毒素的相对分子质量大于10 万，其分子结构由 O 特异性多糖、核心多糖和脂质 A 三部分组成，内毒素的活性存在于脂质 A 部分。只有在 G⁻菌死亡裂解或用人工方法破坏菌体，LPS 游离出来后，内毒素才可发挥毒素作用。螺旋体、衣原体、支原体、立克次氏体也有类似的 LPS，有内毒素样活性。内毒素对理化作用稳定，耐热，100℃加热 1h 不被破坏，需加热至 160℃ 2～4h 或用强碱、强酸或强氧化剂加温煮沸 30min 才被灭活。内毒素的毒性较弱，致病需要的量相对较大，且对组织无选择性。不同 G⁻菌的脂质 A 高度保守，结构基本相似，因此各种内毒素的致病机制相似，毒性作用类同。

1）发热作用：内毒素为外源性致热原（exogenous pyrogen），极微量（1～5ng/kg）即可引起人体体温上升。其机制是内毒素作用于单核 - 巨噬细胞等，使之释放 IL-1、IL-6 和 TNF-α 等内源性致热原（endogenous pyrogen），作用于机体下丘脑体温调节中枢，促使体温升高发热。

2）白细胞反应：内毒素进入机体后，激活补体产生 C3a、C5a 等趋化因子，使白细胞移动并黏附聚集至组织毛细血管壁，血循环中的白细胞数骤减。1～2h 后，LPS 刺激骨髓释放中性粒细胞进入血流，使白细胞数量显著增加。但伤寒沙门菌内毒素始终使血循环中的白细胞总数减少，机制尚不清楚。

3）内毒素血症与内毒素休克：当血液或病灶中的细菌释放大量内毒素入血或输入被大量内毒素污染的液体时，可导致内毒素血症（endotoxemia）。内毒素作用于巨噬细胞、中性粒细胞、内皮细胞、血小板、补体系统、凝血系统等，诱生大量的生物活性物质，导致血管收缩和舒张功能紊乱而造成微循环障碍，表现为微循环衰竭和低血压、重要组织器官的毛细血管灌注不足、缺氧、酸中毒等。严重时则出现以微循环衰竭和低血压为特征的内毒素休克。高浓度的内毒素可直接激活补体旁路途径，活化凝血系统，还可通过损伤血管内皮细胞间接活化凝血系统，亦可通过激活血小板和白细胞使其释放凝血介质，加重血液凝固，引起皮肤的出血和渗血，严重时出现弥散性血管内凝血（disseminated intravascular coagulation，DIC）。

内毒素造成机体损伤的机制尚不十分清楚。20世纪早期，美国细菌学家乔治·施瓦茨曼（Gregory Shwartzman）将 G⁻菌培养物上清液和杀死的菌体注入家兔皮内，18～24h 后再以同样的注射物进行静脉注射，约 10h 后第一次注射处局部皮肤出血坏死。若两次均为静脉途径，10h 后出现全身广泛出血、坏死病变，以肾皮质最为明显，动物死亡，类似于人类严重 G⁻菌感染中常出现的 DIC，此动物实验反应称为施瓦茨曼现象。因两次注射间隔时间短，故该现象不是抗原与抗体结合的免疫反应所致，而是内毒素所致的病理生理反应。

脂质 A 是内毒素的主要毒性组分，LPS 首先在血流中与 LPS 结合蛋白（lipopolysaccharide binding protein，LBP）结合，然后与单核-巨噬细胞表面的膜分子 CD14 结合，形成 LPS-LBP-CD14 复合物，该复合物与血管内皮细胞和吞噬细胞的模式识别受体 TLR4（Toll-like receptor 4）相互作用，通过激活细胞内的信号通路而导致核因子-κB（NF-κB）等核转录因子的活化，从而诱导巨噬细胞产生和释放 TNF-α、IL-1、IL-6 等细胞因子、急性期蛋白、活性氧等。同时 LPS 能经旁路途径激活补体，产生过量的 C3a、C5a 片段和 MAC 等，发挥趋化作用、过敏毒素样作用及膜攻击作用，引起各组织器官以及全身性多种病理生理反应。

4）免疫调节作用：小量内毒素可激活 B 细胞产生抗体，激活巨噬细胞和 NK 细胞，诱导干扰素等多种细胞因子，增强机体免疫力。

内毒素的免疫原性弱，为 TI 抗原，可刺激机体产生相应抗体，但中和作用较弱，不能制备成类毒素。

细菌产生的外毒素与内毒素的主要区别见表 6-4-3。

表 6-4-3　外毒素与内毒素的主要区别

特性	外毒素	内毒素
来源	G⁺菌和部分 G⁻菌	G⁻菌
释放方式	活菌分泌，少数为细菌崩解后释出	细胞壁组分，细菌裂解后释出
化学成分	蛋白质	脂多糖
稳定性	60～80℃，30min 被破坏	160℃，2～4h 才被破坏
毒性作用	强，对组织器官有选择性毒害效应，引起特殊临床表现	较弱，各菌的毒性效应大致相同，引起发热、白细胞增多、微循环障碍、休克、DIC 等
抗原性	强，刺激机体产生抗毒素；0.3% 甲醛处理脱毒后形成类毒素	弱，刺激机体产生的抗体保护作用弱；0.3% 甲醛处理后不形成类毒素

（二）细菌侵入的数量

成功的感染所需致病菌的数量一方面与致病菌毒力强弱有关，另一方面取决于宿主免疫力的高低。一般是细菌毒力越强，引起感染所需的菌量越小，反之则菌量越大。如志贺菌的侵袭力强，自愿口服者口服 10～150 个细菌即可引起典型的细菌性痢疾；而毒力弱的某些引起食物中毒的沙门菌，常需摄入数亿个菌才可引起急性胃肠炎。

（三）细菌侵入的部位

许多致病菌需要特定的微环境才能够黏附、定植、生长繁殖，因此只有当其侵入合适的部位方可感染致病。如志贺菌必须经口进入才能致病，破伤风梭菌的芽胞进入厌氧环境的伤口才能出芽和生长繁殖，产生外毒素致病；也有一些致病菌可多部位多途径感染机体，如结核分枝杆菌、金黄色葡萄球菌等。

三、机体的抗菌免疫

(一) 模式识别受体与模式识别

模式识别受体 (pattern recognition receptor, PRR) 是一类主要表达于固有免疫细胞表面、非克隆性分布、可识别一种或多种病原体相关分子模式 (pathogen-associated molecular pattern, PAMP) 的识别分子。

模式识别受体是固有免疫中免疫受体的代表,由有限数量的胚系基因编码,进化上十分保守,也表明此类受体对生物体的生存极为重要。其与病原生物表面的病原体相关分子模式 (PAMP) 的相互识别和作用是启动固有免疫应答的关键。

和适应性免疫中淋巴细胞受体相比较,PRR 有四个特点:除了全部由胚系基因编码外,另外三个特点是:组成性地表达、引起快速应答和能够识别各种病原体。

PRR 的主要生物学功能:活化补体,发挥调理、吞噬作用,启动细胞活化和炎性信号转导;诱导凋亡等。

(二) 胞外菌感染的免疫

胞外菌 (extracellular bacteria) 是指寄居在宿主细胞外的组织间隙和血液、淋巴液、组织液等体液中的致病菌。多数致病菌属胞外菌,机体的固有免疫和获得性免疫在抗胞外菌免疫中共同发挥作用。

1. **固有免疫的抗胞外菌作用** 完整的皮肤黏膜可以阻挡许多致病菌的侵入,分泌杀菌物质抑制或杀死致病菌。补体旁路途径被 G^- 菌 LPS 激活发挥溶菌作用,体液中的溶菌酶、防御素等均有杀菌作用。机体内的中性粒细胞和单核细胞是机体杀灭和清除胞外菌的主要力量。吞噬细胞可以直接吞噬侵入机体的胞外菌,体液中的特异性 IgG 及 C3b 有调理吞噬作用。多数胞外菌被吞噬细胞吞噬后经氧依赖杀菌系统和非氧依赖杀菌系统的作用而被杀灭。

2. **获得性免疫的抗胞外菌作用** 胞外菌感染机体后可刺激机体产生抗菌抗体和抗毒素抗体,包括血液中的 IgG、IgM 以及黏膜局部的 sIgA,发挥体液免疫作用。致敏的 $CD4^+$ T 细胞辅助体液免疫的发生。

(1) 中和外毒素:机体内产生的抗毒素与外毒素的 B 亚单位结合后,可阻止外毒素吸附于敏感细胞,中和其毒性作用。

(2) 激活补体发挥溶菌作用:IgM、IgG 与病原菌结合形成的免疫复合物可经经典途径激活补体,最后形成膜攻击复合物 (membrane attack complex, MAC),导致细菌溶解。

(3) 调理吞噬:体液中的 IgG 通过吞噬细胞表面的 Fc 受体与中性粒细胞、巨噬细胞结合发挥调理吞噬作用。补体系统活化后产生的 C3b 和 iC3b 分别与吞噬细胞上的 CR1 和 CR3 结合而促进吞噬。

(4) 阻挡致病菌黏附:经黏膜面感染机体的许多病原微生物可刺激机体产生 sIgA,释放和分布于黏膜面。sIgA 与黏膜表面相应的病原菌结合后,可阻挡病原菌在黏膜上皮细胞表面的黏附与定植。

(5) 细胞免疫的作用:$CD4^+$ Th2 细胞可辅助 B 细胞产生抗体;同时,可产生多种细胞因子,吸引和活化吞噬细胞,增强杀伤能力。

（三）胞内菌感染的免疫

胞内菌（intracellular bacteria）指侵入机体后寄生于细胞内的细菌。胞内菌分两类：①兼性胞内菌（facultative intracellular bacteria）：这类菌在细胞内和体外适宜条件下均可生长繁殖。如结核分枝杆菌、麻风分枝杆菌、伤寒沙门菌、布鲁菌、嗜肺军团菌、产单核细胞李斯特菌等。②专性胞内菌（obligate intracellular bacteria）：这类菌只能在活细胞内生存和繁殖，主要包括立克次氏体和衣原体。

胞内菌主要通过免疫病理损伤而致病，多以肉芽肿病变为特征。机体的抗胞内菌免疫主要依靠特异性的细胞免疫。当胞内菌释放至胞外时，抗体可发挥辅助抗菌作用。

1. 固有免疫的抗胞内菌作用　完整的皮肤黏膜可发挥抗胞内菌侵入的作用。当吞噬细胞被 $CD4^+Th1$ 释放的细胞因子（$TNF-\beta$、$IFN-\gamma$ 等）激活后，活化的单核 - 巨噬细胞产生活性氧 O^-、活性氮 NO^- 能力增强，使之有效杀伤吞噬的胞内菌。中性粒细胞和 NK 细胞也参与抗胞内菌免疫。

2. 细胞免疫作用　细胞免疫是机体抗胞内菌免疫的主要机制。$CD4^+$ Th1 细胞可产生多种细胞因子（IL-2、$TNF-\beta$、$IFN-\gamma$ 等），其中 $IFN-\gamma$ 是巨噬细胞强激活剂，可增强其吞噬杀菌能力，引起迟发型超敏反应，有利于对胞内菌的清除。IL-2 能够活化和促进 $CD8^+$ CTL 增殖分化为效应 CTL。效应 CTL 能释放穿孔素（perforin），造成胞内菌感染的靶细胞溶解，释放颗粒酶（granzyme），激活半胱天冬氨酸蛋白酶（caspase），或表达 Fas 配体并与靶细胞上的 Fas 受体结合，诱导胞内菌感染的靶细胞凋亡，释放出病原菌，再经抗体或补体调理吞噬，被吞噬细胞吞噬消灭。

3. 体液免疫的作用　体液中的抗体可清除释放至胞外的细菌。黏膜表面的 sIgA 可干扰胞内菌对黏膜上皮细胞的黏附，阻止其侵入机体。

四、细菌感染的发生与发展

（一）感染的来源

1. 外源性感染（exogenous infection）　是指病原体来自体外所致的感染。常见的传染源包括：

（1）患者：大多数感染是通过人与人之间传播的，因此患者是重要的感染源。患者从疾病潜伏期到恢复期都可能将致病菌传播给其他人。医院感染的病原菌大多经医护人员的手引发患者交叉感染。

（2）带菌者：多为恢复期的传染病患者或携带有某些致病菌但未出现临床症状的健康人，病原菌在体内将存留一段时间，而且不断向外界排出致病菌，由于没有临床症状，往往被人忽视，因此是重要的传染源。脑膜炎奈瑟菌、白喉棒状杆菌常存在于健康带菌者中，伤寒沙门菌、志贺菌、霍乱弧菌等可存在于恢复期带菌者体内。

（3）患病和带菌动物：有些病原菌是人畜共患病原菌，患病和带菌动物体内的致病菌也可传播给人类。例如鼠疫耶尔森菌、炭疽芽胞杆菌、布鲁菌、牛分枝杆菌以及引起食物中毒的沙门菌等。

2. 内源性感染（endogenous infection）　是指患者自身体内的正常微生物群因微生态失衡成为条件致病菌或少数潜伏于体内的致病菌（如结核分枝杆菌）活化所致的感染。目前，内源性感染有逐渐增多的趋势。

（二）传播方式与途径

1. 传播方式

（1）水平传播：许多致病菌可经由呼吸道、消化道、泌尿生殖道、创伤、节肢动物叮咬等多个途径造成机体感染。

（2）垂直传播：有些致病菌可经过产道感染新生儿。如患有淋病的母亲在分娩时，产道的淋病奈瑟菌可感染新生儿引发脓漏眼。

2. 传播途径

（1）呼吸道：呼吸道传染病的病原体存在于呼吸道黏膜表面的黏液中或纤毛上皮细胞的碎片里，当患者呼气、咳嗽、打喷嚏时，可从鼻咽部喷出大量含有病原体的黏液飞沫，在空气中悬浮。飞沫传播的范围仅限于患者或携带者周围的密切接触者。流行性脑脊髓膜炎、流行性感冒、百日咳等均可经此方式传播。含有病原体的分泌物干燥后成为尘埃，尘埃飞扬也造成呼吸道传播。凡耐干燥的病原体，皆可经此方式传播，如结核杆菌、炭疽芽胞等。经空气传播的传染病大多有季节性升高的特点，一般多见于冬春季。

（2）消化道：易感人群饮用致病菌污染的水之后而引起的感染，经饮水传播的疾病有霍乱、伤寒、细菌性痢疾等。摄入致病菌污染的食物引起消化道感染，有两种情况：一种是食物本身含有病原体；另一种是食物在外界环境被污染。

（3）泌尿生殖道：一般通过性接触引起感染，如成人淋病、梅毒等。

（4）创伤：某些细菌的芽胞可以长期在土壤中生存，如破伤风梭菌、产气荚膜梭菌、炭疽芽胞杆菌等，若遇皮肤破损，可以经土壤引起伤口感染。

（5）注射、输血：一类是指易感者在接受治疗、预防或检验（检查）措施时，由于所用器械、针筒、针头、针刺针、采血器污染而引起的传播，血液、血制品、药品或生物制品受污染也可以引起血液传播。

（6）节肢动物媒介：指经节肢动物叮咬吸血或机械携带而传播的传染病。经吸血节肢动物传播的疾病为数极多，其中包括鼠疫、恙虫病、莱姆病等。

（7）垂直传播：这种传播是指致病菌由孕妇至胎儿两代之间的传播。经胎盘传播的有风疹、乙型肝炎、腮腺炎、麻疹、水痘、巨细胞病毒感染及虫媒病毒感染、梅毒等病。如孕妇在怀孕早期患风疹往往使胎儿遭受危害，使胎儿发生畸形、先天性白内障。病原体经孕妇阴道通过子宫颈口到达绒毛膜或胎盘引起胎儿感染，称为上行性传播。如葡萄球菌、链球菌、大肠埃希菌、肺炎球菌及白色念珠菌等。胎儿从无菌的羊膜腔穿出而暴露于母亲严重污染的产道内，胎儿的皮肤、呼吸道、肠道均存在受病原体感染的机会。如孕妇产道存在淋球菌、结膜炎包涵体及疱疹病毒等疾病的病原体时，则有可能导致相应的感染。

（8）多途径传播：有些病原菌可以通过多种途径传播，如结核分枝杆菌常常通过呼吸道传播，也可以通过消化道、皮肤引起感染。

（三）感染的类型

感染是致病菌的致病作用和机体的抗菌免疫力相互作用的复杂过程。根据二者力量的对比，可出现隐性感染（inapparent infection）、潜伏感染（latent infection）、显性感染（apparent infection）和带菌状态（carrier state）等不同的感染类型。

1. 隐性感染　当机体的抗感染免疫力较强，侵入的病菌数量少且毒力较弱，病原菌侵入后对机体损害较轻，不出现或出现不明显的临床症状，机体常可获得适应性免疫力，称为隐性感染或亚临床感染（subclinical infection）。在传染病流行中，隐性感染者一般占大多数，约占人群的 90% 或更多。

2. 潜伏感染　病原菌侵入机体造成初次感染后，潜伏在病灶内或某些特殊组织中，一般不出现在血液、分泌物或排泄物中，与机体的免疫力形成平衡状态，一旦机体免疫力下降，潜伏的致病菌大量繁殖，造成组织损伤，出现临床症状。如结核分枝杆菌可潜伏在钙化灶内，在机体免疫力降低时引起结核病复发。由病毒引发的潜伏感染多见，如单纯疱疹病毒和水痘 - 带状疱疹病毒均可引起潜伏感染。

3. 显性感染　当机体抗感染的免疫力较弱，侵入的致病菌数量较多且毒力较强，病原菌造成机体组织不同程度的病理损害，并出现一定的临床症状和体征，称为显性感染。显性感染按照病程的长短和病情的缓急，临床上可分为急性和慢性感染。

（1）急性感染（acute infection）：发作突然，病程短，一般是数日至数周。病愈后致病菌从机体内消失。如脑膜炎奈瑟菌、霍乱弧菌、A 群链球菌等感染。

（2）慢性感染（chronic infection）：病程缓慢，常持续数月至数年，可反复发作，多见于胞内菌引起的感染。例如结核分枝杆菌等的感染。

按感染的部位及性质不同，显性感染可分为局部感染和全身感染。

（1）局部感染（local infection）：致病菌侵入宿主体后，局限在一定部位生长繁殖，引起局部病变。例如化脓性球菌所致的疖、痈等。

（2）全身感染（generalized infection）：多见于胞外菌引发的急性感染，致病菌或其毒性代谢产物通过血液或淋巴循环向全身播散引起全身性症状。常见的有下列几种情况：

1）毒血症（toxemia）：致病菌侵入机体并在局部生长繁殖，不进入血循环，但其产生的外毒素入血，并经血流到达易感的组织和细胞，引起特殊的毒性症状。如白喉棒状杆菌、破伤风梭菌等的感染。

2）内毒素血症（endotoxemia）：G⁻菌侵入血流，并在其中大量繁殖、崩解后释放出大量内毒素；也可由病灶内大量 G⁻菌死亡后释放的内毒素入血或误输入大量含有内毒素的液体所致。在严重 G⁻菌感染时，常发生内毒素血症，轻则仅有发热和不适，重则导致休克和 DIC。

3）菌血症（bacteremia）：致病菌由局部侵入血流，但未在血流中生长繁殖，只是短暂的一过性通过血液循环到达体内适宜部位后再进行繁殖而致病。例如肠热症早期发生两次菌血症。

4）败血症（septicemia）：致病菌侵入血流后，在其中大量繁殖并产生毒性产物，引起严重的全身性中毒症状，例如高热、皮肤和黏膜瘀斑、肝脾肿大等。G⁺菌和 G⁻菌均可引起败血症，如鼠疫耶尔森菌、炭疽芽胞杆菌等。

5）脓毒血症（pyemia）：化脓性细菌侵入血流后，在其中大量繁殖，并通过血流扩散至机体的其他组织或器官，产生新的化脓性病灶。如金黄色葡萄球菌引发的脓毒血症，常导致多发性肝脓肿、肺脓肿和肾脓肿等。

4. 带菌状态　机体经显性或隐性感染后，致病菌并未立即消失，而在体内继续留存一定时间，与机体免疫力处于相对平衡状态，并且不断向外界排出致病菌，称为带菌状态。处于带菌状态的人称为带菌者（carrier），处于带菌状态的动物称为带菌动物。如肠热症、细菌性痢疾等病后常可出现带菌状态。带菌者和带菌动物经常会间歇排出病原菌，是重要的传染源。

思 考 题

1．何为正常菌群？正常菌群是如何演变为机会致病菌并引起感染的？
2．何为外毒素和内毒素？试比较二者的特点。
3．描述感染的分类和各类感染的特点。

（宝福凯）

第五节 医 院 感 染

一、医院感染的概念

医院感染（nosocomial infection 或 hospital acquired infection）特指在医院获得，在住院患者或医院工作人员等特殊人群中发生的感染。这类感染不但严重危害患者生命与健康，而且可导致诊疗费用大幅上升。医院感染已成为当今世界医院面临的突出的公共卫生问题。据 WHO 报道，全世界医院感染率为 3%～20%，平均 9%。我国的医院感染率约为 4.6%，每年发生的病例约 500 万，耗费大量医疗费用。

相关的流行病学研究显示多数医院感染可以预防。原卫生部（现国家卫生健康委员会）为加强医院感染管理，于 2000 年和 2006 年先后制订了《医院感染管理规范（试行）》《医院感染管理办法》，对医院感染作了明确定义：住院患者在医院内获得的感染，既包括在住院期间发生的感染，也包括在住院时获得出院后发生的感染；但不包括入院前已开始或入院时已处于潜伏期的感染。医院工作人员在医院内获得的感染也属医院感染。同时，对一些特殊情形是否属医院感染做了进一步说明。

1．属于医院感染的情况 包括：①无明确潜伏期的感染，规定入院 48h 后发生的感染为医院感染；有明确潜伏期的感染，自入院时起超过平均潜伏期后发生的感染为医院感染；②本次感染直接与上次住院有关；③在原有感染基础上出现其他部位新的感染（脓毒血症迁徙灶除外），或在原感染已知病原体基础上又分离出新的病原体（排除污染和原来的混合感染）的感染；④新生儿在分娩过程中和产后获得的感染；⑤由于诊疗措施激活的潜在性感染，如疱疹病毒、结核分枝杆菌等的感染；⑥医务人员在医院工作期间获得的感染。

2．不属于医院感染的情况 包括：①皮肤黏膜开放性伤口只有细菌定植而无炎症表现；②由于创伤或非生物性因子刺激而产生的炎症反应；③新生儿经胎盘获得（出生后 48h 内发病）的感染，如单纯疱疹、弓形体病、水痘等；④患者原有的慢性感染在医院内急性发作。

二、医院感染的特点

1．感染的来源复杂 感染可分为内源性和外源性感染。据此可将医院感染分为内源性医院感染（endogenous nosocomial infection）和外源性医院感染（exogenous nosocomial infection）。

内源性医院感染是指患者在医院内由于某种原因使自身寄居的微生物大量繁殖而导致的感染，包括正常微生物群和潜伏的致病性微生物感染。外源性医院感染是指受到医院内非自身存在的微生物侵袭而发生的感染。常见的感染途径包括交叉感染、环境感染以及医源性感染。交叉感染（cross infection）是指医院内的各类人群之间通过手、咳嗽、交谈等方式直接接触或通过生活用品等间接接触而发生的感染。环境感染（environmental infection）是指通过污染的医护用品、诊疗设备以及空气中的气溶胶而获得的感染。医源性感染（Iatrogenic infection）是指在医院实施手术、治疗、诊断、预防等技术措施（如静脉内插管、导尿管、注射针剂、输血、吸入疗法、烧伤治疗等过程中），滥用抗生素以及应用免疫制剂等引起的感染。

2. 感染的发生与医院有时空关系　医院感染发生的地点必须在医院，多在住院期间或出院后不久发生，也有潜伏期长的。

3. 以机会致病菌感染多见，常有耐药性，治疗棘手　医院感染的病原微生物种类随所使用的抗菌药物种类与年代的不同而发生变迁。现在发现，引发医院感染的病原体以细菌多见，其中机会致病菌约占90%，多有天然或获得性耐药甚至多重耐药。另外还有病毒、真菌、支原体和原虫等。1997年，辛普森（Simpson）总结了医院感染常见的微生物种类（表6-5-1）。

表 6-5-1　医院感染常见的微生物种类

医院感染种类	常见的微生物种类
泌尿道感染	大肠埃希菌、克雷伯菌、沙雷菌、变形杆菌、铜绿假单胞菌、肠球菌、白假丝酵母菌等
呼吸道感染	流感嗜血杆菌、肺炎链球菌、金黄色葡萄球菌、肠杆菌科细菌、呼吸道病毒等
伤口和皮肤脓毒感染	金黄色葡萄球菌、大肠埃希菌、变形杆菌、厌氧菌、凝固酶阴性葡萄球菌等
胃肠道感染	沙门菌、宋内志贺菌、病毒等

4. 传播途径多样　医院感染以直接或间接接触为主，可经空气气溶胶、医源性媒介物（如血和血制品、医疗器械）、昆虫媒介等途径传播。

5. 感染的对象　包括一切在医院内活动的人群，包括患者、医院工作人员、陪护者和探视者等，但以老人、儿童及免疫力低下的人群为主。

三、医院感染常见原因及传播途径

（一）医院感染的常见原因

各种引起患者免疫功能减弱，易于病原体侵袭，以及暴露于病原时间延长的因素均可导致医院感染。常见原因包括：①所患疾病严重影响或损伤机体免疫功能者；②接受各种免疫抑制疗法者；③长期使用抗生素者；④接受各种损伤及介入性检查、诊断和治疗者；⑤老年、婴幼儿及营养不良者；⑥住院时间长者。

（二）医院感染的传播途径

1. 接触传播　此为医院感染最为常见的传播途径，包括患者直接接触传染源而发生的直接接触传播，以及患者接触被传染源污染的人或物品而引起的间接接触传播。医务人员的手卫生不规范导致的传播亦属此类。

2. 空气传播　病原体以空气为媒介的传播方式，各类可引起呼吸道感染的病原体，如细菌、真菌、病毒等均可通过此途径传播，防控难度大。空气传播亦可导致部分手术切口感染，手术时间长、术野大者易发生。

3. 血液传播　HIV、HBV 及 HCV 等病毒常通过此途径传播，以往多见于输血患者，随着血源筛查的日益严格，此类传播已少见。医务人员被锐器伤后发生的感染多属此类。疟原虫、弓形虫等病原也可通过血液传播。

4. 虫媒传播 由苍蝇、蚊子及其他昆虫介导的病原传播，包括病原在昆虫体内复制、繁殖后导致的生物传播，以及苍蝇等昆虫体表携带病原与易感者接触后导致的机械性传播。此类传播在国内较为少见。

5. 消化道传播 引起各类感染性腹泻的病原体均可通过食物经消化道传播。随着我国医疗卫生条件的改善，经此途径导致的医院感染已少见，但由艰难梭菌等病原菌导致的消化道感染逐渐增多。

四、医院感染的常见病原体

（一）病原体来源

根据来源不同，医院感染的病原体可分为外源性和内源性两类：

1. 内源性病原体 此类病原体源自患者自身，如患者因长期大量使用免疫抑制剂、广谱抗菌药物或接受侵袭性操作等因素导致机体防御能力下降及菌群紊乱，自身携带的细菌、真菌等微生物异常增殖或侵入异位组织导致感染。除菌群失调症外，此类病原菌对抗菌药物的耐药率相对较低。

2. 外源性病原体 此类病原体源自携带各类病原体的其他患者、医院工作人员、陪护家属、污染的医疗器械及血液制品，外源性病原菌对各类抗菌药物的耐药率相对较高，所致感染临床治疗较为困难，但通过严格的医院感染防控措施的制定与执行可有效防范其发生。

（二）各类医院感染常见病原体

1. 呼吸道感染常见病原体

医院获得的呼吸道感染为我国最常见医院感染，下呼吸道感染尤为多见，占各类医院感染构成比近50%。细菌、真菌及病毒等病原体均可引起此类感染，主要病原体包括鲍曼不动杆菌、克雷伯菌属、铜绿假单胞菌、肠杆菌属、大肠埃希菌和沙雷菌属等革兰氏阴性杆菌。金黄色葡萄球菌亦为医院获得性肺炎的重要病原，且以耐甲氧西林金黄色葡萄球菌感染多见。昏迷患者常因吸入含各类厌氧菌的口咽部分泌物，导致厌氧菌或厌氧菌与需氧菌混合感染。在免疫缺陷患者中曲霉、念珠菌属、卡氏肺孢子菌、非结核分枝杆菌及巨细胞病毒也是医院获得呼吸道感染的重要病原。病原菌主要由口咽部吸入或经气管套管漏入气管。传染性强的呼吸道病毒、细菌可通过空气传播导致感染。

2. 尿路感染常见病原体

医院获得性尿路感染在我国仅次于呼吸道感染。尿路感染的主要病原菌种类与社区获得性感染相似，包括大肠埃希菌、其他肠杆菌科细菌、铜绿假单胞菌等革兰氏阴性杆菌及葡萄球菌属、肠球菌属等革兰氏阳性球菌，长期接受抗细菌治疗及留置导尿患者真菌感染亦多见。由于病原菌既有内源性病原菌，又有来自医院环境的外源性病原菌，对各类抗菌药物的敏感性差异大。医院获得性尿路感染病原大多由留置导尿管或尿路器械检查等侵袭性操作带入，如病原菌沿集尿袋、引流管及导尿管进入膀胱，感染发生率随导尿管留置时间而增加。因此，减少各类泌尿系统侵袭性操作，严格执行消毒措施，可有效减少此类感染的发生。

3. 手术部位感染常见病原体

手术部位感染为外科最常见的医院感染。手术时间长、术中失血量大、术后留置各类引流管、长期卧床等均可增加手术部位感染的发生率。糖尿病及肥胖患者可增加手术部位感染的易感性。此类感染的常见病原菌包括金黄色葡萄球菌、凝固酶阴性葡萄球菌、肠球菌属等革兰氏阳性球菌，以及大肠埃希菌、肺炎克雷伯菌、铜绿假单胞菌、肠杆菌属等革兰氏阴性杆菌。部分手术感染可由脆弱类杆菌等厌氧菌以及真菌引起，各类厌氧菌在结肠、直肠及妇科手术后感染中较为常见。革兰氏阳性球菌的侵入通常通过接触传播引起，而革兰氏阴性杆菌则多由手术或患者自身肠道黏膜屏障受损所致的肠道内寄植菌异位引起。

　　4. 血流感染常见病原体

　　医院血流感染（blood stream infection，BSI）包括原发感染灶不明或由血液透析、静脉输液等血管侵袭性操作引起的原发血流感染，以及由泌尿系统、胆道、呼吸道等部位感染病原入血引起的继发血流感染两大类。血流感染的常见病原菌中，革兰氏阳性球菌约占60%，革兰氏阴性杆菌占27%，真菌则占8%。革兰氏阳性球菌包括凝固酶阴性葡萄球菌、金黄色葡萄球菌以及肠球菌属等，对甲氧西林耐药的葡萄球菌多见，对万古霉素耐药肠球菌亦已出现。各类凝固酶阴性葡萄球菌检出率虽高，但多为污染菌，应予鉴别。革兰氏阴性杆菌主要包括大肠埃希菌、肺炎克雷伯菌、肠杆菌属、铜绿假单胞菌等，多为多重耐药菌株。真菌以白假丝酵母菌多见，近年热带念珠菌、光滑念珠菌等对氟康唑敏感性低的非白假丝酵母菌逐渐增多。

　　5. 肠道感染常见病原体

　　医院获得性肠道感染以假膜性肠炎和胃肠炎多见。近年来由于各类广谱抗生素的广泛应用，抗生素相关腹泻增多。常见病原为艰难梭菌，其国外流行株由于毒素表达调控序列的变异，导致菌株产毒素能力增强，部分菌株还产生新的二元毒素，导致感染患者病死率升高。消化道手术后、尿毒症以及老年患者应用抗菌药物过程中易发生艰难梭菌感染，各种抗菌药物均可诱发此类感染，其中以克林霉素以及肠道药物浓度较高的β内酰胺类多见。

　　6. 中枢神经系统感染

　　中枢神经系统感染多见于颅脑手术及外伤后住院患者。常见病原菌包括大肠埃希菌、肺炎克雷伯菌等肠杆菌科细菌，以及鲍曼不动杆菌、铜绿假单胞菌非发酵糖革兰氏阴性杆菌等；如继发于手术切口感染或脑外伤者，以金黄色葡萄球菌及凝固酶阴性葡萄球菌多见，且多为甲氧西林耐药株；继发于脑脊液鼻漏者则以肺炎链球菌多见。

五、医院感染的检查

　　医院感染的检查主要针对临床有发热及其他感染表现的患者开展各类病原学检测。不同感染类型患者采集标本及所做检测各有侧重，应按国家卫生与计划生育委员会颁布的《医院感染诊断标准》开展相关检查。

　　（一）呼吸道感染的检查

　　患者出现发热，伴有咽痛、流涕等上呼吸道感染表现，或出现咳嗽、痰黏稠、肺部湿啰音等下呼吸道感染表现时，应及时采集呼吸道分泌物进行涂片或培养检测，痰或经纤维支气管镜采集的下呼吸道标本中分离到通常非呼吸道定植的细菌或其他特殊病原体，以及血培养或从并发胸腔积液者的胸液分离到病原体皆有诊断意义。免疫血清学、组织病理学检测结果亦为病原学诊断证据。

（二）尿路感染的检查

患者出现尿频、尿急、尿痛等尿路刺激症状，或有下腹压痛、肾区叩痛，伴或不伴发热，且尿常规白细胞数高于检测参考值，可临床诊断尿路感染。此类患者应留取标本进行尿培养。清洁中段尿或导尿留取尿液（非留置导尿）培养细菌菌落计数≥10^5CFU/ml；耻骨联合上膀胱穿刺留取尿液培养细菌菌落计数≥10^3CFU/ml；新鲜尿液标本经离心应用相差显微镜检查（1×400），在30个视野中有半数视野见到形态相似细菌者皆可作为尿路感染的病原学诊断依据。

（三）手术部位感染的检查

手术部位感染包括表浅手术切口感染、深部手术切口感染和器官（或腔隙）感染。表浅手术切口感染患者可出现切口局部红、肿、热、痛，或有脓性分泌物。深部手术切口感染表现为从深部切口引流出或穿刺抽到脓液，或再次手术探查、组织病理学检查、影像学检查发现涉及深部切口脓肿或其他感染证据。器官（或腔隙）感染表现为与手术有关的器官或腔隙引流或穿刺有脓液，或再次手术探查、组织病理学检查、影像学检查发现涉及器官（或腔隙）感染的证据。有上述表现者应采集分泌物、脓液或血标本进行培养，检出微生物可作为病原学诊断依据。密闭腔隙标本应注意检测厌氧菌。

（四）血流感染的检查

患者发热（>38℃）或低体温（<36℃），可伴有畏寒、寒战，并存在感染入侵门户或迁徙病灶；或有全身感染中毒症状而无明显感染灶；或有皮肤黏膜出血点、肝脾肿大、血液中性粒细胞增多伴核左移，且无其他原因可以解释者，可临床诊断原发性血流感染。患者静脉穿刺部位有脓性渗出液，或沿留置导管的皮下走行部位出现疼痛性弥散性红斑者，临床诊断导管相关感染。应从患者不同部位多次采集血标本进行培养，导管相关感染还应留取导管尖端进行培养，分离出有意义的病原微生物可作为病原学诊断依据。

（五）肠道感染的检查

患者出现急性腹泻，伴有粪常规镜检白细胞数≥10个/高倍视野；或伴发热、恶心、呕吐、腹痛等消化道症状，临床诊断为感染性腹泻。应采集患者粪便或肛拭子标本检测肠道病原体；或自粪便或血液中检出病原体的抗原或抗体，达到诊断标准。近期曾接受或正在接受抗菌药物治疗，出现腹泻，或大便性状改变如水样便、血便、黏液脓血便或见条索状伪膜，伴有发热、腹痛或腹部压痛、反跳痛，以及周围血白细胞升高者，临床诊断为抗生素相关腹泻。应采集患者大便进行病原菌或毒素检测。

（六）中枢神经系统检查

患者有发热、脑膜刺激征及脑脊液白细胞升高，或经抗菌药物治疗后，症状、体征消失，脑脊液恢复正常者可临床诊断为中枢神经系统感染。应采集患者脑脊液进行病原检测，脑脊液中培养出病原菌；或病原微生物免疫学检测阳性；或脑脊液涂片找到病原菌，这些均可作为病原学诊断依据。如临床诊断为颅内脓肿，常需行脓肿穿刺或组织活检，以检测病原体。

六、医院感染的防控

（一）建立完备的医院感染防治机构

住院床位总数在100张以上的医院均应遵照医院感染相关法律、法规设立医院感染管理委员会和独立的医院感染管理部门，制订符合所在医院特点的医院感染防治措施。持续开展医院感染发生率、暴发流行情况、病原体构成、医疗环境、抗菌药物使用率、细菌耐药性等监测；并开展医院感染知识的宣传、教育，以提高全体医务人员对医院感染的认知程度，增强其参与医院感染防治的自觉性和积极性。

（二）采取严格的医院感染预防措施

研究资料表明，尽管无法避免所有医院感染的发生，但采取有效的防治措施可减少约30%的医院感染。通过早期诊断并积极治疗感染患者，对高致病及高度耐药病原感染者采取恰当的隔离措施以控制感染源；严格执行无菌操作规程，尤其是医务人员手卫生管理，以切断传播途径；通过缩短患者住院时间，避免不必要的侵袭性操作，针对特殊人群合理使用术前抗菌药物，以减少易感因素，保护易感人群。通过这些措施减少医院感染的发生。

思 考 题

1. 哪些患者易发生医院感染？
2. 医院感染的常见类型及病原有哪些？
3. 医院感染的传播途径有哪些？

（徐晓刚）

第六节　细菌性感染的实验室诊断与防治

一、细菌性感染的实验室诊断

由各类细菌导致的感染性疾病，如未能针对病因进行有效治疗，常可危及患者生命。因此根据病史资料及临床表现推测患者存在细菌性感染时，应尽早采集合适的标本进行实验室检查，尽早获得病原试验及药物敏感试验等检测结果对感染性疾病的诊断和治疗具有重要的意义。

（一）标本采集和运送

针对不同的感染类型采集合适的标本，并用适当的方法及时、安全运送至实验室是细菌性感染实验室诊断的基本要求。采集标本时应遵循以下几项原则：

（1）标本采集应尽可能在疾病早期、急性期或患者入院的当天进行，尽可能在使用抗菌药物之前采集，已经使用了抗菌药物者需在标本分离培养时加入药物拮抗剂。标本必须新鲜，采集后尽快送检。

（2）用于血清抗体检测的标本需要采集急性期和恢复期双份血清，以便根据抗体滴度变化做出正确的病原学诊断。

（3）根据不同致病菌在患者体内的分布和排出途径采集足量的标本，如肺炎患者采集痰标本、腹泻患者采集粪便标本等。标本不宜过少，需满足实验室检查的需求。由于多数血流感染成人患者血液中病原菌浓度低于 1CFU/ml，为确保检出率，成人患者血培养标本的采集量不应低于 20ml。

（4）采集具有明显病变特征的标本。细菌性痢疾患者取其粪便标本的黏液和脓血部分，肺结核患者取干酪样痰液等。

（5）根据目的菌的不同特性选用不同的采集方法。厌氧菌、兼性厌氧菌、需氧菌以及细菌 L 型采集的方法不同。

（6）注意无菌操作，避免杂菌污染。采集局部病变标本时，不宜用消毒剂，必要时以无菌生理盐水冲洗，拭干后再取材。

所有标本在采集后最好在 2h 内送达实验室。运送过程中，对低温敏感的细菌标本（如脑膜炎奈瑟菌、淋病奈瑟菌等）需要保温，多数标本可冷藏保存和运送。用于细菌分离培养的标本保存时间不应超过 24h。标本采集及运送过程中必须注意生物安全，防止传播和自身感染。烈性传染病标本必须按规定包装，由专人运送。

（二）病原菌分离鉴定

从患者标本中检出致病菌是诊断许多细菌性感染的金标准。当标本运送至微生物实验室后，一般直接涂片镜检，在此基础上，选择合适的培养基进行分离培养，在获得纯培养细菌后，进行生化或血清学鉴定以及药物敏感试验，特殊病原菌必要时需做动物试验等。

1. 直接涂片镜检　观察细菌的形态及染色特性对于具有典型形态特征的病原菌具有重要的诊断价值，结合免疫荧光染色可明显提高阳性率和准确率，可用于快速诊断。标本涂片染色镜检可快速了解标本中有无细菌及大致的菌量，而且根据细菌的形态和染色特性有助于对病原菌的初步识别，为后续分离培养、生化鉴定提供依据。具有形态、排列和染色性特征的致病菌，直接涂片、染色后镜检有助于初步诊断。如患者"米泔水"样粪便滴片镜检见活菌呈"鱼群"样运动有助于诊断霍乱弧菌感染。在遇可疑白喉、气性坏疽等急性、危重感染病时，为避免贻误治疗，亦可根据患者临床表现和直接涂片镜检结果作出初步诊断，尽早给药进行针对性治疗。

镜检见形态、排列和染色性无明显特征的细菌，如源自脑脊液、胸水等无菌部位标本，镜检结果亦有意义。例如临床医生在未获任何病原学检测报告时，一些重症感染的经验治疗需选择万古霉素联合碳青霉烯类药物同时覆盖革兰氏阴性菌和革兰氏阳性菌。镜检见革兰氏阳性细菌，临床医生获知报告后经验治疗可选择针对革兰氏阳性菌的抗菌药物，而不需选择同时覆盖革兰氏阴性菌和革兰氏阳性菌的药物，可提高疗效，减少抗菌药物的过度使用，对临床治疗仍有重要价值。

2. 分离培养　根据临床资料及标本直接镜检获得的细菌形态学结果，选取培养基进行细菌分离培养。自有正常菌群定植部位采集的标本（如粪便）应接种至选择或鉴别培养基。标本多用分区画线法接种至琼脂平板培养基。标本中细菌经培养后可形成菌落，根据菌落形态识别出可疑菌落。必要时可做不同菌落的涂片镜检，并与原标本直接镜检的结果比较分析，筛选可疑病原。可疑菌落需进一步做生化和血清学鉴定。血液、脑脊液等标本通常需要在液体培养基中增菌后再转种琼脂平板培养基。

3. 生化鉴定　根据细菌的生化反应进行菌种鉴定是目前多数微生物实验室鉴定细菌的常

规方法。如许多肠道杆菌的形态、染色特性相近，不易区分，但它们的生化反应差别较大，故可利用含不同糖或氨基酸的培养基对细菌进行生化鉴定。目前已有多种快速、半自动或全自动的细菌生化鉴定仪器应用于临床分离菌的鉴定，提高了病原的鉴定效率。

4. 血清学鉴定　根据抗原抗体的结合具有特异性的原理，用已知的特异抗体与分离培养出的未知纯种细菌进行血清学鉴定，可以确定未知致病菌的种或型，如玻片凝集试验。

5. 动物试验　常用实验动物有小白鼠、豚鼠和家兔等。通过皮内、腹腔、肌肉、静脉和灌胃等途径接种，接种后观察动物的行为、体温、生存率、病原学及血清学等指标变化。动物试验不但可用于分离病原菌，也可用于测定细菌毒力（如测定 LD_{50} 或 ID_{50} ）及细菌毒素，如检测金黄色葡萄球菌产生的肠毒素、肉毒梭菌产生的肉毒毒素、白喉棒状杆菌产生的白喉毒素等；建立致病菌动物感染模型，研究细菌致病机制和抗菌药物疗效；制备免疫血清及进行疫苗研究等。但由于动物试验存在实验条件要求高，且致病菌对实验动物有敏感性要求等缺点。因此，一般不作为实验室的常规检测，仅在遇到疑难病例或在科学研究时选用。

（三）血清学诊断

病原菌感染人体后，可释放各类抗原物质，同时刺激机体免疫系统产生针对病原菌抗原的特异性抗体。抗体的效价或滴度（titer）常随病程的进展而升高。因此，通过免疫学方法检测某一已知病原菌的特异性抗原或抗体，可作为该病原菌感染的辅助诊断。因早期此类检测需采用患者或动物血清进行试验，故称为血清学诊断（serological diagnosis）。常用的方法包括玻片凝集试验、协同凝集试验、乳胶凝集试验、对流免疫电泳以及免疫标记技术（ELISA、免疫荧光标记以及放射免疫测定）等。

1. 细菌抗体检测　主要用于某些病程较长且病原菌抗原性较强的感染性疾病诊断。此外，人体血清抗体的出现可因致病菌感染或预防接种而产生，故正常人血清中亦可存在一定效价的某种抗体。因此，进行血清学抗体检测时，抗体效价必须明显高于正常人的水平或随病程递增才有诊断价值，通常需采集患者急性期和恢复期双份血清标本，当恢复期抗体效价比急性期升高4倍以上时方有诊断意义。血清抗体检测可用于临床某些细菌感染的辅助诊断，如检测肠热症的肥达试验、检测斑疹伤寒的外斐反应、检测梅毒的血清学试验，也可用于病原体感染的流行病学调查及疫苗的接种效果的检测等。由于血清中抗体效价可受多种因素影响，年老体弱者和免疫功能低下者、病原菌侵入人体时间较短等因素均可出现抗体效价升高不明显的现象，应该科学分析结果。

2. 细菌抗原检测　标本中特异性抗原的检出是某种细菌性感染的有力证据，尤其适用于一些常规培养困难的病原菌检测，如嗜肺军团菌的培养需特殊培养基，多数实验室未常规开展该菌的分离培养工作，采用抗原检测方法则可简便、快速地检测其特异性抗原，获得病原学诊断证据，因此抗原检测是细菌性感染快速诊断的常用方法。

（四）分子生物学诊断

分子生物学技术的飞速发展，为细菌检测提供了新的技术手段，使病原诊断更加快速、简便，此类方法尤其适用于那些常规培养难以生长或生长缓慢的细菌。目前，分子生物学技术在细菌检验中常用的领域包括：

1. 细菌的鉴定和诊断　通过核酸杂交或 16S rRNA 基因测序进行细菌鉴定，可提高菌种鉴定的准确率，弥补部分生化反应相似菌株常规方法难以鉴定的不足；采用分子生物学技术进行细菌性感染的病原诊断，可克服细菌培养条件、生长速度等因素对检测方法的限制，实现快速诊断。

由于上述方法只能检测已知病原菌的特定 DNA 序列，不能满足临床检测未知或新发病原的需求，临床应用受到一定限制，随着新一代测序技术的成熟与广泛应用，基于新一代测序及基因组序列分析的检测技术已开始应用于临床，此类方法理论上可检出标本中任何病原菌，包括无法常规培养的未知病原。

2. 细菌毒素基因或耐药基因检测　细菌的毒素及耐药性的产生大都由特定毒素基因或耐药基因的编码产物介导，根据这些基因设计探针或引物对待检菌进行核酸杂交或 PCR 检测，确定待检菌能否产生毒素或对某些特定抗菌药物是否有耐药性。

3. 细菌性感染的流行病学和医院感染调查　细菌性感染的流行，尤其暴发常需要快速明确病原及其传播模式，以利感染的防治。常用核酸杂交、PCR、基因芯片等病原检测技术，以及脉冲场凝胶电泳（PFGE）、多位点序列分型（MLST）等分子分型技术。这两类分子生物学方法的结合可快速明确病原的菌种及传播模式。

（五）药物敏感试验

临床标本中分离的细菌对抗菌药物的敏感性往往差异很大。通过药物敏感试验，可明确其对现有抗菌药物的敏感性，不但有助于临床选择恰当抗菌药物，提高疗效，而且可减少抗菌药物的不合理使用，减少耐药菌产生。常用方法有稀释法（琼脂稀释法和肉汤稀释法）、琼脂扩散法（纸片法）、E 试验、自动化仪器法以及联合药物敏感试验等。

常用药敏试验检测结果包括：最低抑菌浓度（minimal inhibitory concentration，MIC），即抑制细菌生长所需药物的最低浓度；最低杀菌浓度（minimal bactericidal concentration，MBC），即抗菌药能使受试菌最初的活菌总数减少 99.9% 或以上所需要的最低抗菌药浓度；以及抑菌圈直径。根据抗菌药抑制临床分离细菌生长所需要 MIC 结合抗菌药物常用剂量时人体内所能达到的血药浓度，相关研究机构制订细菌对各种抗菌药物敏感性的判断标准，我国采用美国临床实验室标准化研究所（Clinical and Laboratory Standards Institute，CLSI）制订的标准。

CLSI 采用三级划分制：敏感（S）、中介（I）、耐药（R）分别表示受试菌对抗菌药物的敏感性程度，某些特殊抗菌药物（如头孢吡肟）尚有剂量依赖性敏感（SDD）。S 表示采用抗菌药物常规剂量时。体内的血药浓度超过该药对受试细菌 MIC 的 5 倍以上，提示此药物常规剂量可有效治疗受试细菌所致感染。I 表示采用常规剂量时，血药浓度相当于或略高于受试细菌的 MIC，提示该菌所致感染治疗需用高剂量药物，或该菌感染位于体内抗菌药浓缩部位方能获得临床疗效。SDD 的意义与 I 相近。R 表示药物对受试细菌的 MIC 高于药物治疗剂量在血液或体液内能达到的药物浓度，或受试菌能产生水解抗菌药物的酶等特殊耐药机制，提示采用此药治疗受试菌感染通常不能获得临床疗效。

部分临床分离菌对各种抗菌药物不太敏感，常需采用两种或两种以上药物联合治疗。联合药敏试验结果可为药物选用提供参考。联合药敏试验应先进行单药的药敏试验，然后以接近二者的 MIC 的几个浓度进行两药的交叉联合测试，以评估药物敏感性。具体方法有肉汤稀释棋盘法、琼脂稀释棋盘法、单药纸片搭桥法、复合药物纸片法等。稀释法较为准确，通常用部分抑菌浓度指数（fractional inhibitory concentration index，FIC）作为联合药物敏感性试验结果的判断依据。纸片法相对简便，但结果有时不易判读。

二、细菌性感染的特异性预防

细菌性感染的防控应包括消灭传染源、切断传播途径和保护易感人群三个方面。消灭传染源包括彻底隔离和治疗感染者和带菌者，治疗或捕杀患病的动物和带菌动物。采取有效的消毒隔离措施，切断各类病原的传播途径。易感人群是指对某种病原生物缺乏适应性免疫力的人群总称。传染病预防的重要环节是选用人工主动免疫或人工被动免疫的方法，使机体产生针对某种病原体的适应性免疫力。此外，针对某些特定病原菌的易感者，也可选用抗菌药物进行预防。

1. 人工主动免疫　给机体注射抗原（包括各种疫苗或类毒素），刺激机体产生抗毒素或抗菌的特异性体液或 / 和细胞免疫力，预防某种特定病原菌的感染和致病作用。常用的生物制品包括灭活疫苗、减毒活疫苗、类毒素、亚单位疫苗、基因工程疫苗、多肽疫苗、核酸疫苗及治疗性疫苗等。

2. 人工被动免疫　被动地给机体注射免疫制剂，包括含有特异性抗体的动物免疫血清、纯化的特异性 IgG、活化的免疫细胞等，使机体立即获得适应性免疫的过程。主要用于某些传染病的应急性预防和治疗。如注射白喉和破伤风抗毒素紧急预防或治疗白喉和破伤风。在某些多重耐药菌（如铜绿假单胞菌）感染时，可考虑抗菌血清治疗。胎盘球蛋白主要用于丙种球蛋白缺乏症患者以及经长期化疗或放疗的肿瘤患者，以预防常见致病菌的感染。细胞因子在抗菌感染免疫中的应用不多，主要试用于一些病毒性疾病。

3. 抗菌药物预防　某些特定病原菌的易感者可采用抗菌药物进行感染的特异性预防。例如罹患镰刀状细胞贫血的婴幼儿对肺炎链球菌易感，可采用青霉素类口服制剂长期口服预防感染。孕妇妊娠后期（孕 35～37 周）阴道或肠道携带 B 群链球菌（group B streptococcus，GBS），新生儿易发生 GBS 感染，也可给予孕妇青霉素 G 或头孢唑啉静脉滴注，以预防新生儿 GBS 感染。与流行性脑脊髓膜炎患者有密切接触者可口服利福平或环丙沙星等抗菌药物，预防脑膜炎奈瑟菌感染。

三、细菌性感染的治疗

细菌性感染的治疗主要是根据感染细菌的种类和特点，选择敏感的抗菌药物进行治疗，常见的抗菌药物包括微生物合成的抗生素以及天然或人工化学合成的抗感染药物。抗感染药物的作用机制可分为 4 类：干扰细菌细胞壁合成；破坏细菌胞膜功能；抑制细菌蛋白质合成以及干扰细菌核酸代谢。此外，祖国医学中的许多中草药（如黄连、鱼腥草等）有一定的抗菌或抑菌作用。

（一）抗感染药物分类及主要抗菌机制

1. 干扰细菌细胞壁合成的药物　此类抗菌药物主要通过干扰细胞壁合成发挥抗菌作用，包括青霉素类、头孢菌素类、碳青霉烯类等 β 内酰胺类抗生素、糖肽类以及磷霉素。

（1）青霉素类：青霉素类抗生素根据抗菌活性可分为：①主要作用于革兰氏阳性细菌的药物，如青霉素 G、青霉素 V；②耐青霉素酶青霉素，如苯唑西林、氯唑西林等；③广谱青霉素，如氨苄青霉素、阿莫西林；④抗铜绿假单胞菌青霉素，如哌拉西林、美洛西林等。

（2）头孢菌素：根据抗菌活性及对 β 内酰胺酶的稳定性不同分为五代：第一代头孢菌素主要作用于革兰氏阳性球菌，仅对少数肠杆菌科细菌有抗菌作用，如头孢唑啉等；第二代头孢菌素对革兰氏阳性球菌作用与第一代品种相仿，对部分肠杆菌科细菌的抗菌活性优于前代，常用的有头孢呋辛等；第三代头孢菌素对肠杆菌科细菌有良好抗菌作用，常用药物有头孢噻肟、头孢哌酮和头孢他啶等，其中头孢哌酮和头孢他啶不同于上述其他头孢菌素，对铜绿假单胞菌亦有较好作用；第四代头孢菌素对肠杆菌科细菌和铜绿假单胞菌的作用与头孢他啶相仿，由于对 AmpC 酶稳定，对阴沟肠杆菌等的作用优于第三代头孢菌素，常用者为头孢吡肟；第五代头孢菌素保持了前几代头孢菌素相当的抗菌活性，对包括耐甲氧西林金黄色葡萄球菌（MRSA）在内的革兰氏阳性球菌亦有抗菌作用，已临床应用者有头孢洛林。各代头孢菌素类对肠球菌属大多无作用，仅我国自主研发的头孢硫脒体外有一定抗菌活性。

（3）碳青霉烯类：此类药物抗菌活性强，且对碳青霉烯酶以外的其他 β 内酰胺酶稳定。对多数革兰氏阳性菌、肠杆菌科细菌、铜绿假单胞菌等非发酵糖革兰氏阴性杆菌及厌氧菌均有良好抗菌作用，但对肠球菌仅有抑菌作用，对 MRSA 和嗜麦芽窄食单胞菌大多耐药。临床常用品种有亚胺培南、美罗培南、帕尼培南及厄他培南。厄他培南对不动杆菌属等不发酵糖革兰氏阴性杆菌的抗菌作用差。

（4）其他 β 内酰胺类

1）单环 β 内酰胺类：本类药物对细菌产生的广谱 β 内酰胺酶及部分金属酶稳定，但易为超广谱 β 内酰胺酶（ESBLs）水解失活。对需氧革兰氏阴性菌及铜绿假单胞菌有良好抗菌作用，但对需氧革兰氏阳性菌和厌氧菌无抗菌活性。目前仅有氨曲南应用于临床。

2）头孢霉素类：此类药物对多数细菌产生的 ESBLs 稳定，抗菌谱与抗菌活性与第二代头孢菌素相近，但对厌氧菌有良好抗菌活性。常用品种有头孢西丁、头孢美唑等。

3）氧头孢烯类：此类药物对多数细菌产生的 β 内酰胺酶亦稳定。抗菌谱与第三代头孢菌素相仿，且对厌氧菌有良好抗菌活性。临床应用品种有拉氧头孢和氟氧头孢。

4）β 内酰胺酶抑制剂及 β 内酰胺类 /β 内酰胺酶抑制剂复方：此类酶抑制剂对多数 β 内酰胺酶有抑制作用，与某些易被酶水解的青霉素类或头孢菌素类联合使用后，可恢复细菌对上述药物的敏感性。常用复方制剂有头孢哌酮 / 舒巴坦、哌拉西林 / 他唑巴坦等。此类酶抑制剂无或仅有微弱抗菌活性，但舒巴坦对鲍曼不动杆菌有抗菌活性。

（5）糖肽类：糖肽类抗生素静脉用药主要用于治疗 MRSA 等耐药革兰氏阳性球菌的重症感染。万古霉素口服治疗艰难梭菌引起的假膜性肠炎。常用品种有万古霉素、去甲万古霉素和替考拉宁。

（6）磷霉素：磷霉素为广谱抗生素，对多数需氧革兰氏阳性菌和革兰氏阴性菌有抗菌活性，对部分 MRSA、耐万古霉素肠球菌（VRE）及产 ESBLs 和碳青霉烯酶的肠杆菌科细菌也有抗菌活性。但铜绿假单胞菌和鲍曼不动杆菌对磷霉素的耐药率较高。

2. 破坏细菌细胞膜的功能 细菌细胞膜不但有选择性屏障作用，且具有多种酶系统，参与细菌代谢过程。通过破坏细胞膜功能发挥抗菌作用的抗生素包括多黏菌素类和环脂肽类抗生素。

（1）多黏菌素类：多黏菌素类的分子有两极性，亲水性端与细胞膜的蛋白质部分结合，亲脂性端与细胞膜内磷脂相结合，使细胞膜受损，导致细胞内成分外漏，细菌死亡。常用品种有多黏菌素 B 和多黏菌素 E。此类药物对铜绿假单胞菌等革兰氏阴性菌有高度抗菌活性，但其肾毒性、神经毒性明显。

（2）环脂肽类：环脂肽类抗生素通过干扰细胞膜对氨基酸的转运，阻断细菌细胞壁肽聚糖的合成，并通过破坏细菌的细胞膜，使其胞内容物外泄而发挥杀菌作用。对包括 MRSA、

VRE 在内的革兰氏阳性球菌有良好抗菌活性，但对革兰氏阴性菌无抗菌作用。临床应用品种有达托霉素。

3. 抑制细菌蛋白质的合成　细菌核糖体由 50S 和 30S 亚基组成，许多抗菌药物可与细菌核糖体结合，抑制蛋白质合成，导致细菌死亡。氨基糖苷类、噁唑烷酮类、大环内酯类、林可酰胺类、四环素类及氯霉素类抗菌药物均通过此机制发挥作用。

（1）氨基糖苷类：氨基糖苷类主要通过与核糖体 30S 亚基不可逆地结合发挥抗菌作用。临床常用抗生素有链霉素、卡那霉素、庆大霉素、妥布霉素、奈替米星、阿米卡星、异帕米星等。

（2）噁唑烷酮类抗菌药物：噁唑烷酮类抗菌药物通过与细菌 50S 核糖体亚基结合发挥抗菌作用。对葡萄球菌属、肠球菌属等革兰氏阳性球菌，包括 VRE 及 MRSA 有良好的抗菌作用，对厌氧菌、分枝杆菌亦有一定的抗菌作用，但对革兰氏阴性菌无效。常用品种有利奈唑胺。

（3）大环内酯类：大环内酯类抗生素通过与核糖体 50S 亚基结合而发挥抗菌作用。早先应用于临床的红霉素、乙酰螺旋霉素、交沙霉素等对链球菌属、甲氧西林敏感葡萄球菌属、淋病奈瑟菌有良好抗菌活性，对流感嗜血杆菌、军团菌属、肺炎支原体及肺炎衣原体亦有良好作用。大环内酯类新品种阿奇霉素、克拉霉素等对上述呼吸道病原的抗微生物活性增强。

（4）林可酰胺类：林可酰胺类抗生素作用机制与大环内酯类相似，目前临床应用的包括林可霉素及克林霉素，后者的体外抗菌活性优于林可霉素。此类抗生素对链球菌属、甲氧西林敏感葡萄球菌等革兰氏阳性球菌有良好抗菌活性，但肠球菌属对其耐药。对各种厌氧菌包括脆弱类杆菌有良好作用，但艰难梭菌大多对其耐药。

（5）四环素类：四环素类抗生素可与核糖体 30S 亚基结合发挥抗菌作用。本类药物对化脓性链球菌、肺炎链球菌、流感嗜血杆菌、卡他莫拉菌、甲氧西林敏感葡萄球菌、炭疽芽胞杆菌、李斯特菌、脑膜炎奈瑟菌等有抗菌作用。对衣原体属、支原体属亦有良好活性。常用品种包括金霉素、土霉素、多西环素和米诺环素。

（6）氯霉素：氯霉素通过与核糖体 50S 亚基结合发挥抗菌作用。对多数革兰氏阳性和阴性球菌及常见肠杆菌科细菌有良好抗菌活性，对立克次氏体属及多数厌氧菌亦有良好作用。本品可引起重度骨髓抑制及灰婴综合征等严重不良反应，目前临床应用少，可用于眼科局部用药。

4. 干扰细菌核酸的代谢

（1）喹诺酮类：喹诺酮类通过与 DNA 解旋酶（拓扑异构酶Ⅱ）和拓扑异构酶Ⅳ结合，阻碍 DNA 复制而发挥杀菌作用。临床常用药物有环丙沙星、左氧氟沙星、莫西沙星和吉米沙星等。由于国内大肠埃希菌对氟喹诺酮类耐药率高（50%～60%），因此临床应用时应依据其药敏结果。

（2）利福霉素：利福霉素类药物通过与细菌的 DNA 依赖的 RNA 聚合酶结合抑制其mRNA 合成发挥抗菌作用。临床应用药物有利福平、利福喷汀及利福布汀等。此类药物抗菌谱广，口服吸收好，但由于单独应用易诱导耐药，通常不用于普通细菌感染，目前大多作为抗结核及抗麻风联合疗法中的主要药物。

（3）甲氧苄胺嘧啶及磺胺类：甲氧苄胺嘧啶与二氢叶酸分子结构相似，能竞争抑制二氢叶酸还原酶，抑制四氢叶酸合成；磺胺药与对氨基苯甲酸的分子结构相似，二者可与二氢叶酸合成酶竞争结合，使二氢叶酸合成减少，进而影响核酸的合成，抑制细菌生长繁殖。因此，甲氧苄胺嘧啶与磺胺药合用有协同作用，临床常用品种有复方新诺明。对革兰氏阳性和阴性菌有广谱抗菌作用，但目前常见病原菌对该类药物耐药性高。

（4）硝基呋喃类：硝基呋喃类抗菌药物主要通过干扰细菌氧化还原酶，抑制 DNA 合成而发挥抗菌作用。临床应用品种包括供口服的呋喃妥因、呋喃唑酮和局部用呋喃西林。呋喃妥因主要用于敏感细菌所致尿路感染的防治。呋喃唑酮主要用于志贺菌属及沙门菌等所致肠道感染的治疗。呋喃西林仅局部应用于治疗创面、烧伤、皮肤等感染。

（5）硝基咪唑类：硝基咪唑类抗菌药物主要通过氧化、破坏细菌 DNA 而发挥杀菌作用。临床常用的有甲硝唑和替硝唑，对脆弱类杆菌等厌氧菌以及滴虫、阿米巴原虫有良好抗病原体活性，故临床主要用于各类厌氧菌及原虫感染的治疗。

（二）细菌性感染治疗

目前临床应用的各种抗菌药物作用机制及抗菌谱不同，临床上应根据感染细菌的类型、药物敏感性及患者的实际情况选择抗菌药物进行治疗。在临床应用抗菌药物时，应严格遵守《抗菌药物临床应用指导原则》。

1. 抗菌药物治疗性应用的基本原则

（1）临床诊断为细菌性感染者方有指征使用抗感染药

根据患者的症状、体征及实验室检查或影像学检查结果，临床初步诊断为细菌性感染者，以及经病原检查确诊为细菌性、支原体、衣原体等原核细胞型微生物所致的感染方有指征应用抗菌药物。缺乏原核细胞型微生物感染的证据者无指征应用抗菌药。

（2）尽早明确感染病原，根据病原种类及药物敏感试验结果选用抗感染药物。

临床初步诊断为细菌性感染者，应尽早明确感染病原菌，并获得药敏结果。在未获知病原菌及药敏结果前，可根据患者的发病情况、原发病灶等推测最可能的病原菌，并结合当地细菌耐药状况先给予经验治疗，获知细菌培养及药敏结果后，应调整经验治疗疗效不佳患者的治疗药物。

（3）按照药物的抗病原微生物特点及其体内过程、特点选择用药

不同抗菌药物的抗菌谱和抗菌活性以及药物在人体内的吸收、分布、代谢和排出过程各具特点，因此各类抗菌药物有不同的临床适应证。同一类抗菌药物的不同品种，其适应证亦不尽相同。临床医师应根据其特点，按临床适应证选用抗菌药物。

（4）按照患者的生理、病理情况以及免疫状态合理用药

老年人、新生儿、小儿、孕妇、哺乳期妇女等特殊生理情况，以及肾功能减退、肝功能减退、免疫功能低下或缺陷等病理情况，其抗感染药的选用不同于一般患者，需根据其特殊情况选用合适抗菌药物及治疗方案。

2. 抗感染药的临床应用

感染性疾病（如细菌性感染）进行抗菌治疗时，应根据病原菌、感染部位、感染严重程度和患者的生理、病理情况制订抗菌药治疗方案，包括抗菌药的选用品种、剂量、给药次数、给药途径、疗程以及联合用药。

（1）抗感染药治疗方案的制订

制订治疗方案应遵循下列原则：①品种选择：根据检出病原菌种类及细菌的药敏结果并结合患者的感染病情选用抗菌药。②给药剂量：按抗菌药物说明书推荐剂量范围给药。治疗重症感染及药物不易进入部位的感染，宜给予较大剂量；而治疗尿路感染时，由于多数药物尿药浓度远高于血药浓度，则可给予较小剂量。③给药途径：轻症感染可接受口服给药。重

症感染、全身性感染患者初始治疗应予静脉给药，以确保药效，病情好转能口服时应及早转为口服给药。除非感染部位药物无法进入，抗菌药物应尽量避免局部应用。④给药次数：应根据药代动力学和药效学相结合的原则给药。多数 β 内酰胺类药物以及克林霉素等为时间依赖性药物，且半衰期短者，应一日多次给药。氟喹诺酮类、氨基糖苷类等多为浓度依赖性药物，可一日给药一次。⑤疗程：抗菌药疗程因感染病原及部位不同而异，通常宜用药至体温正常、症状消退后 3～4 天，但对血流感染、感染性心内膜炎、布鲁菌病、骨髓炎等患者，为防止复发，应采用较长的疗程。

（2）抗感染药的联合应用

单一药物可有效治疗的感染，不需联合用药。下列情形为联合用药指征：①病原菌尚未明的严重感染，包括免疫缺陷者的严重感染；②单一抗菌药物不能控制的 2 种或 2 种以上病原菌感染；③单一抗菌药不能有效控制的感染性心内膜炎等重症感染；④需长程治疗，但病原菌易对某些抗菌药产生耐药性的感染，如结核病等。应选用有协同作用的药物联合治疗。联合用药通常采用 2 种药物联合，3 种及 3 种以上药物联合仅适用于个别情况，如结核病的治疗。此外，尽管联合用药可通过提高疗效，减少毒性较大药物的剂量，从而减少其毒性反应，但多种药物联合用药后药物不良反应亦可增多，用药期间应密切监测可能发生的各种不良反应。

思 考 题

1. 临床标本的采集需注意哪些事项？
2. 细菌药敏试验的常用方法有哪些？
3. 抗菌药物的作用机制有哪些？

（徐晓刚）

第七节　细菌耐药性

抗菌药物（antibacterial agents）是指具有杀菌或抑菌活性的抗生素和化学合成药物。前者包括放线菌、真菌、细菌等的合成代谢产物及经化学改造的半合成抗生素，后者为化学合成药。1935 年，磺胺类药首次应用于临床，1941 年青霉素投入临床使用，随后，科学家们研发了许多种抗菌药物（见本章第六节），使许多细菌感染者得以康复。然而，由于细菌的变异、抗菌药物的广泛应用和不恰当使用，临床细菌性感染的病原体种类、致病性和对抗菌药物的敏感性发生了变化。20 世纪 80 年代，随着耐甲氧西林金黄色葡萄球菌（methecillin resistant *Staphylococcus aureus*，MRSA）出现，万古霉素一度成了现在治疗MRSA 感染的唯一选择。革兰氏阴性杆菌耐药性更为严重，出现了许多对 2 类以上抗菌药物耐药的多重耐药（multiple-drug resistance，MDR）菌株，对大多数临床可用药物极度耐药（extensively drug resistance，XDR）和对所有药物泛耐药（pan-drug resistance，PDR）菌株已不少见。

据 WHO 统计，全世界约有 5000 万人携带耐药菌。在临床分离菌中，以屎肠球菌、金黄色葡萄球菌、肺炎克雷伯菌、鲍曼不动杆菌、铜绿假单胞菌及肠杆菌属为代表的 6 类细菌耐药性最为严重。医务工作者应充分认识细菌耐药性发生的机制，增强合理使用抗菌药物的意识，减少细菌耐药性的发生与发展。

一、细菌耐药的遗传特征

按照细菌耐药形成的遗传特征，耐药性形成可分为固有耐药（intrinsic drug resistance）和获得性耐药（acquired drug resistance）两种方式。

（一）固有耐药

固有耐药指细菌对某些抗菌药物的天然耐受性，故也称为天然耐药。固有耐药是始终如一的，具有种属特异性。固有耐药性的形成一方面可能与这些细菌天然缺乏抗菌药物作用的靶位，使抗菌药物无法发挥作用，如细菌的细胞膜缺乏固醇类物质，因此对抗真菌的药物二性霉素固有耐药。多数革兰氏阴性菌细胞壁肽聚糖层薄且有外膜保护，对万古霉素和甲氧西林往往有耐受性，肠球菌耐头孢菌素、厌氧菌耐氨基糖苷类、铜绿假单胞菌耐氨苄青霉素、链球菌属耐庆大霉素均属天然耐药。另一方面，细菌染色体上的耐药基因可能起源于细菌看家基因（house keeping gene），如糖激酶、蛋白激酶和乙酰转移酶基因，其编码产物可在长期进化中演变为灭活酶（如氨基糖苷类修饰酶等）而介导细菌特定药物的固有耐药。固有耐药具有一定的规律性，经推测可知。

（二）获得性耐药

获得性耐药是由于细菌 DNA 通过基因突变或耐药基因转移获得新的耐药表型，使正常情况下对抗菌药物敏感的细菌群体出现了耐药菌株，此亦为获得性耐药与固有耐药的本质区别。大多由质粒介导，但也可由染色体介导。

1. 基因突变　与药物作用有关的细菌染色体基因发生突变，可使细菌获得耐药性。耐药的自发突变频率通常为 $1\times10^{-10}\sim1\times10^{-7}$。细菌突变的机制见本章第三节细菌的遗传与变异。基因突变有可能造成编码的抗菌药物作用靶蛋白结构改变，产生耐药性；或产生一些灭活酶，使抗菌药物失活；或使多重耐药（multiple antibiotic resistance, *mar*）操纵子基因去阻遏，造成细菌外排泵表达上调，介导细菌对多类抗菌药物耐药。

由突变产生的耐药性是自发、随机发生的，与抗菌药物的使用无关，抗菌药物的使用只是杀死了敏感菌，把发生突变的耐药菌株从中筛选出来。突变株的耐药性可以稳定遗传。细菌基因突变后一般只对 1 种或 2 种相类似的药物耐药。如在结核病的治疗过程中，结核分枝杆菌可通过突变的方式产生耐药，细菌在治疗前就可通过突变产生对链霉素、利福平、异烟肼等单一抗痨药物的耐药性，但对 3 种药物同时耐药的概率极小，故治疗结核病时联合用药可减少耐药株出现的概率。

2. 基因转移　这是细菌耐药性迅速扩散的主要原因。主要通过携带耐药基因的质粒和转座子等的转移而造成耐药性的扩散。

（1）质粒介导的耐药性：耐药性质粒广泛存在于 G^+ 菌和 G^- 菌中，几乎所有致病菌均可有耐药质粒。携带耐药基因的质粒包括接合性和非接合性质粒，可以通过接合、转化、转导等方式在细菌间转移，使耐药性扩散，尤其在肠道菌中更为常见。

（2）转座子（Tn）介导的耐药性：Tn 携带耐药性基因，决定对抗菌药物的耐药性。转座基因的两侧多为插入序列及转座酶。当 Tn 插入某一基因时，可因带入新的耐药基因而使细菌获得耐药性。这种转移方式使耐药基因在质粒与质粒、质粒与染色体或染色体与噬菌体之间传递，致使耐药菌株不断增多。由于耐药性质粒中的 Tn 的转座，常可形成多个 Tn 的连接排列，使耐药基因数目增加，这是造成细菌多重耐药的主要原因。由转座子传递耐药性可见于对氨苄青霉素、链霉素、卡那霉素、四环素、氯霉素、红霉素、磺胺甲氧苄啶等耐药的细菌中。

（3）整合子（In）介导的耐药性：In 由 5'- 保守末端（5'-CS）、3'- 保守末端（3'-CS）及两者间含多种耐药基因盒的可变区组成，可通过特异性识别、捕获外源性耐药基因盒，介导多种抗菌药物耐药。In 位于 Tn、质粒、噬菌体或染色体上，其携带的耐药基因盒可在染色体及不同移动元件间移动，促进耐药基因快速转移。

二、细菌耐药产生的生化机制

当细菌通过染色体突变或质粒、转座子等介导获得耐药基因后，通过基因表达产生抗生素灭活酶或钝化酶、改变药物的作用靶位、改变细胞壁的屏障功能或胞膜的主动外排机制、改变代谢途径等多种机制，最终使细菌对一种或多种抗菌药物产生耐药性。

（一）产生抗生素灭活酶或钝化酶

耐药菌株通过合成降解抗生素的灭活酶或钝化酶（modified enzyme）作用于抗菌药物，改变其结构，使其抗菌活性丧失或减弱。与耐药有关的酶包括：

1. β 内酰胺酶（β-lactamase）　β 内酰胺酶可由细菌染色体或质粒携带基因编码。产生此酶的 G^+ 菌多见于葡萄球菌，常由质粒或 Tn 基因编码。几乎所有 G^- 杆菌染色体均可编码 β 内酰胺酶。β 内酰胺酶通过它们的活性位点 Ser-OH 破坏 β 内酰胺环，药物的抗菌活性丧失，使细菌产生耐药性。

β 内酰胺酶种类很多，已发现的达 1500 多种。按照阿姆勒（Amler）分子结构分类法，可分为以丝氨酸为酶活性位点的 A、C、D 类和以金属锌离子为活性位点的 B 类四大类。按照布什（Bush）功能分类法，依据酶分子结构、抑制性及水解底物特征分为四型，其中 Ⅰ 和 Ⅱ 型最常见，Ⅲ 和 Ⅳ 型少见。

青霉素酶（penicillinase）是最早发现的 β 内酰胺酶，属于布什分类 Ⅱa 型，由金黄色葡萄球菌和其他 G^+ 菌产生，可水解青霉素。广谱 β 内酰胺酶主要由 G^- 杆菌（肺炎克雷伯菌、大肠埃希菌）产生，属于布什分类 Ⅱb 型，包括 SHV-1、TEM-1、TEM-2 等酶，可以水解广谱青霉素类以及第一代和第二代头孢菌素，但不水解第三代头孢菌素，该酶可以被克拉维酸（clavulanic acid）抑制。超广谱 β 内酰胺酶（extended spectrum β-lactamases，ESBLs）多由质粒介导，属于布什分类 Ⅱbe 型，是 SHV、TEM 等型酶衍生物或其基因突变的产物，可水解青霉素类、头孢菌素类和单环类，但对头霉素和碳青霉烯类无作用。该酶可被克拉维酸等 β 内酰胺酶抑制剂抑制。头孢菌素酶 AmpC 常由肠道菌成员（除了沙门菌和克雷伯菌外）和铜绿假单胞菌的染色体编码产生，属布什分类 Ⅰ 型。AmpC 具有很强的可诱导性，在自然状态下，这些菌株很少产生该酶，经 β 内酰胺类抗生素（尤其是头孢西丁、亚胺培南和克拉维酸）诱导，细菌产生的酶比自然状况下高数百倍。该酶可水解头霉素（头孢西丁），邻氯西林可以抑制该酶活性。

β 内酰胺酶分类 Ⅲ 型的金属酶可水解除氨曲南以外的各种 β 内酰胺类药物，包括碳青霉烯类，且不能被 β 内酰胺酶抑制剂所抑制，其特点是在活性位点含锌离子，可为金属离子络合剂 EDTA 所抑制。该类酶主要存在于革兰氏阴性杆菌的染色体，也由质粒介导，近年备受关注的 NDM-1 即属此类。Ⅱf 型酶也可水解碳青霉烯类，可为他唑巴坦所抑制。其中 SME、

IMI-1、NMC-1 酶编码基因由染色体携带，KPC 及某些 GES 酶编码基因由质粒携带。近年携带这些耐药基因的多重耐药革兰氏阴性杆菌已在全球广泛传播。

2. 氨基糖苷类钝化酶（aminoglycoside-modified enzymes） 氨基糖苷类钝化酶有三类：①乙酰转移酶（AAC），可使游离氨基乙酰化；②磷酸转移酶（APH），可使游离羟基磷酸化；③核苷转移酶（AAD），可使游离羟基核苷化。细菌通过氨基乙酰化、羟基磷酸化和核苷化作用，使氨基糖苷类药物的分子结构发生改变，抗菌作用减弱。尤以 APH 介导的抗生素耐药性最高。

3. 氯霉素乙酰转移酶（chloramphenicol acetyl transferase，CAT） 该酶由某些金黄色葡萄球菌、表皮葡萄球菌、D 组链球菌和流感嗜血杆菌的质粒编码产生。氯霉素羟基被 CAT 乙酰化后，无法结合到核糖体 50S 亚基上发挥抗菌活性。

4. 红霉素和其他灭活酶 通过产生红霉素酯酶或通过 2- 磷酸转移酶催化的磷酸化反应破坏大环内酯类药物的酯环，导致肠杆菌对红霉素产生高度耐药性。

（二）药物作用靶位的改变

抗菌药物一般均有作用的靶位，细菌可通过改变药物作用靶位产生耐药性，常见的机制包括：①抗菌药物作用靶位变构，使抗菌药物难以与之结合；②增加靶位蛋白数量，使未结合的靶位蛋白仍能维持细菌的正常形态与功能；③产生与原靶位蛋白功能相似，但抗菌药物无法结合的新蛋白。

1. 青霉素结合蛋白（penicillin-binding proteins，PBPs）改变 PBPs 是细菌合成肽聚糖非常重要的酶。β 内酰胺类抗生素与其作用靶位 PBPs 结合后，可干扰肽聚糖的正常合成，导致细菌死亡。但某些细菌如肺炎链球菌、淋病奈瑟菌等能改变其 PBPs 的结构，使之与 β 内酰胺类抗生素的亲和力降低而导致耐药。MRSA 染色体携带 *mecA* 基因，编码一种与 β 内酰胺类抗生素亲和力极低的新 PBPs 即 PBP-2a，当 β 内酰胺类抗生素存在时，正常 PBPs 失活，但 PBP-2a 仍可替代其功能。因此，MRSA 表现为对所有 β 内酰胺类抗生素均耐药。

2. 核糖体改变 氨基糖苷类、大环内酯类、林可酰胺类、四环素类及利奈唑胺等抗菌药物主要通过与细菌核糖体的 30S 或 50S 亚基结合，阻止细菌蛋白质的合成而发挥抗菌作用。细菌可通过 16S rRNA、23S rRNA 以及核糖体蛋白编码基因变异，或获得可对 16S rRNA、23S rRNA 进行甲基化修饰的甲基化酶，导致核糖体构象改变，介导细菌对抗菌药物耐药。目前获得 16S rRNA 甲基化酶是细菌对氨基糖苷类高水平耐药的主要机制。

3. 靶位酶的改变 DNA 旋转酶是喹诺酮类药物的作用靶位，大肠埃希菌 *gyrA* 基因突变可引起酶结构改变，阻止喹诺酮类药物进入靶位导致耐药。大肠埃希菌、肺炎链球菌、脑膜炎奈瑟菌的二氢叶酸合成酶基因突变，编码与磺胺低亲和力的二氢叶酸合成酶，产生对磺胺类药物的耐药性。

（三）抗菌药物的渗透障碍和主动外排

1. 抗菌药物的渗透障碍 细菌外层的细胞壁和细胞膜结构对阻碍抗菌药物进入菌体有重要作用。由于细菌细胞壁和细胞膜通透性的改变，使抗菌药物不易进入细胞内而发挥抗菌作用。如分枝杆菌的细胞壁存在异常紧密的结构，通透性极低，对多种抗菌药物呈现天然耐药性。G⁻菌具有选择性的外膜屏障，孔蛋白通道对一些抗菌药物的进入具有阻碍作用，故对许多抗菌药物产生耐药；而 G⁺菌无外膜屏障，对许多疏水性抗菌药物（如 β 内酰胺类）更为敏感。通常情况下，细菌外膜亲水性的药物通道蛋白（即外膜蛋白）主要有 OmpF、OmpC 和 PhoE 等。外膜蛋白的减少或缺失可导致细菌耐药性的产生。如 OmpF 减少使大肠埃希菌对四环素耐药，铜绿假单胞菌因失去外膜蛋白 D_2 后对亚胺培南耐药。

2. 主动外排机制　某些细菌的外膜上有能量依赖性的药物主动外排系统，其能量来自 ATP 水解产生的自由能或质子驱动力，能对多种抗生素发生作用，是细菌对四环素、大环内酯类等抗生素耐药的主要机制。铜绿假单胞菌的主动外排系统包括 MexAB-OprM、MexCD-OprJ、MexEF-OprN、MexXY 等。大肠埃希菌和其他 G⁻菌染色体上有 *mar* 操纵子，调控大肠埃希菌的 AcrAB-TolC 外排系统。

（四）代谢途径或代谢状态改变

奈瑟菌属细菌和金黄色葡萄球菌可因染色体突变导致对氨基苯甲酸（PABA）增多，对磺胺产生耐药性。此外一些特殊代谢状态改变也可引起对抗菌药物耐受，如呈休眠状态、持留状态（persist）或营养缺陷细菌可耐受多种抗菌药物。

三、细菌耐药性的检测

（一）细菌耐药性的表型检测

可选用纸片扩散法、稀释法和 E 试验检测，并根据美国 CLSI 标准判断细菌对抗菌药物的耐药性。

（二）β 内酰胺酶检测

普通 β 内酰胺酶检测可选用头孢硝噻吩纸片法或碘淀粉测定法；检测 ESBLs 可采用双纸片法、三维试验法或 E 试验；碳青霉烯酶可采用 Carba NP 法检测。

（三）耐药基因检测

可选用 PCR、基因芯片等技术，测定细菌是否携带耐药基因。DNA 测序可分析耐药相关基因的变异位点。

四、细菌耐药性的控制策略

（一）合理使用抗菌药物

严格按照抗菌药物使用原则使用抗菌药物，避免滥用。

（二）严格执行消毒隔离制度

医源性传播是耐药菌在院内传播的重要机制，应严格执行消毒隔离制度和无菌操作技术，防止耐药菌的扩散。隔离耐药菌感染患者，对医生、护士和护工应定期检查带菌情况，防止交叉感染。

（三）加强药政管理

进一步加强和完善抗菌药物的使用管理。农牧业应尽量避免使用供临床应用的抗菌药物，避免将其作为动物生长促进剂或用于牲畜感染的治疗。

（四）研制新抗菌药物和质粒消除剂

1. 研制新的抗菌药物　针对细菌的耐药机制，有目的地改造现有抗菌药物，研制对耐药菌有活性的新型抗菌药物。如新一类甘氨酰环素类（glycylcycline）药物替加环素以及与PBP-2a 有强亲和力的 β 内酰胺类抗生素头孢罗膦等。

中药中有许多具有很好抗菌作用的单味药和复方，在临床应用中许多有明显效果。此外，防御素（defensin）、杀菌肽（cecropin）、爪蟾抗菌肽（magainin）、鲨胺（qualamine）等是来源于动物的抗微生物肽，具有广谱的抗菌活性。

2. 研制质粒消除剂　耐药性质粒在细菌耐药性的产生和传播方面有重要的作用。研发用于人体的质粒消除剂，或可防止细菌耐药性传播。

思　考　题

1. 细菌产生耐药的机制有哪些？
2. 细菌耐药性的控制策略有哪些？

（徐晓刚）

第七章　　　　　　　　　　　　球　菌

　　球菌（coccus）是细菌中的一个大类，种类繁多，大多数为非致病性球菌，少数对人类有致病作用，称为病原性球菌（pathogenic coccus）。主要引起化脓性炎症，故又称为化脓性球菌（pyogenic coccus）。根据革兰氏染色性的不同，分为革兰氏阳性和革兰氏阴性两类。革兰氏阳性菌有葡萄球菌、链球菌、肺炎链球菌等；革兰氏阴性菌有脑膜炎奈瑟菌、淋病奈瑟菌等。

第一节　葡萄球菌属

　　葡萄球菌属（*Staphylococcus*）是化脓性球菌中最常见的一类革兰氏阳性球菌，广泛分布于自然界及人和动物的皮肤或与外界相通的腔道中，大部分种类是不致病或致病力低的。对人致病的主要是金黄色葡萄球菌，它是引起多种组织器官化脓性炎症的常见细菌之一。医务人员的带菌率可高达 70% 以上，它是医院内交叉感染的重要传染源。此外，金黄色葡萄球菌耐药菌株高达 90% 以上，由该菌所致的败血症或脓毒血症仍占居首位。有的葡萄球菌菌株还可引起食物中毒、烫伤样皮肤综合征、毒性休克综合征等疾病。

一、生物学性状

（一）形态与染色

　　球形或椭圆形，直径 0.5～1.2μm，平均 0.8μm（彩图 7-1-1）。典型的葡萄球菌排列呈葡萄串状，无芽胞，无鞭毛。体外培养时一般不形成荚膜。衰老、死亡和被中性粒细胞吞噬后的菌体呈革兰氏染色阴性。

（二）培养特性

　　营养要求不高，需氧或兼性厌氧，最适生长温度为 37℃，pH 为 7.4～7.6，在肉汤培养基中经 37℃孵育 24h，呈均匀浑浊生长，管底稍有沉淀。在普通琼脂平板上孵育 24～48h 后，形成圆形、隆起、表面光滑、湿润、边缘整齐、不透明的菌落。直径在 2mm 左右。菌落因种不同而产生金黄色、白色或柠檬色等色素。在血琼脂平板上，有的菌株、菌落周围形成明显的全透明溶血环（β 溶血），溶血菌株大多有致病性。葡萄球菌耐盐性强，能在含有 10% 的 NaCl 培养基中生长。故可用高盐培养基分离细菌。

（三）生化反应

　　触酶阳性。多数菌株能分解葡萄糖、麦芽糖和蔗糖，产酸不产气。致病株能分解甘露醇。

（四）抗原构造

目前已发现的抗原在 30 种以上。

1. 葡萄球菌 A 蛋白（staphylococcal protein A，SPA） 是存在于菌细胞壁的一种表面蛋白。SPA 是一种单链多肽，与胞壁肽聚糖呈共价结合。90% 以上的金黄色葡萄球菌菌株有此抗原，所有人源菌株均有，但不同株间含量相差悬殊。有人推算 Cowan I 株每个菌表面可有 80 000 个 SPA 分子。SPA 可与人类 IgG_1、IgG_2 和 IgG_4 的 Fc 段非特异性结合，亦能同豚鼠、小鼠等多种哺乳动物的 IgG Fc 段结合；而 IgG 分子的 Fab 段仍能与相应抗原分子发生特异性结合。用含 SPA 的葡萄球菌作载体，结合特异性抗体后，可开展简易、快速的协同凝集试验（coagglutination），广泛应用于多种微生物抗原的检出。SPA 与 IgG 结合后的复合物具有抗吞噬、促细胞分裂、引起超敏反应、损伤血小板等多种生物学活性。

2. 多糖抗原 为型特异性半抗原，存在于细胞壁，并可以此分群，从金黄色葡萄球菌中可分离 A 群多糖抗原体，化学组成为磷壁酸中的 N- 乙酰葡糖胺核糖醇残基；表皮葡萄球菌则是 B 群多糖抗原，化学组成是磷壁酸中的 N- 乙酰葡糖胺甘油残基。

3. 荚膜抗原 具有黏附功能，宿主体内大多数金黄色葡萄球菌菌株的表面有荚膜多糖抗原的存在。表皮葡萄球菌仅个别菌株有此抗原。

（五）分类

根据 DNA 的相关性程度分类，葡萄球菌属可分为 45 种。若根据色素、生化反应等不同表型，葡萄球菌可分为金黄色葡萄球菌（*S.aureus*）、表皮葡萄球菌（*S.epidermidis*）和腐生葡萄球菌（*S. sarophyticus*）3 种。其中金黄色葡萄球菌多为致病菌，表皮葡萄球菌为正常菌群或机会致病菌，腐生葡萄球菌一般不致病。三种葡萄球菌的主要生物学性状见表 7-1-1。此外，根据有无凝固酶，也可将葡萄球菌分为凝固酶阳性菌株和凝固酶阴性菌株两大类。过去认为凝固酶阳性株有致病性，阴性株不致病；但近年来发现后者亦可致病，是医源性感染常见的细菌之一。

表 7-1-1 三种葡萄球菌的主要性状

性状	金黄色葡萄球菌	表皮葡萄球菌	腐生葡萄球菌
色素	金黄色	白色	白色或柠檬色
血浆凝固酶	+	−	−
α 溶血素	+	−	−
甘露醇	+	−	−
耐热核酸酶	+	−	−
A 蛋白	+	−	−
磷壁酸类型	核糖醇型	甘油型	二者兼有
噬菌体分型	多数能	不能	不能
致病性	强	弱或无	无

随着分子生物学技术的发展，出现了 DNA 分析的遗传学方法。传统的金黄色葡萄球菌的分析方法已逐步被 DNA 基因型方法取代，如染色体 DNA 的脉冲电泳分型法、随机引物 PCR 法等，其特异性比表型分类法更高。

（六）抵抗力

葡萄球菌的抵抗力强于其他无芽胞菌，可在干燥脓汁、痰液中存活 2～3 个月；60℃加热 1h 或 80℃加热 30min 才被杀死；2% 石炭酸中 15min 或 1% 升汞水中 10min 死亡。同其他革兰氏阳性菌一样，它对碱性染料敏感，例如 1:（100 000～200 000）的甲紫溶液可抑制其生长。近年来由于广泛应用抗生素，耐药菌株迅速增多，尤其是耐甲氧西林金黄色葡萄球菌（methicillin-resistant *S.aureus*，MRSA），已经成为医院感染最常见的致病菌。

二、致病性

（一）致病物质

金黄色葡萄球菌产生的毒素及酶较多，故其毒力强。表皮葡萄球菌则较弱，在特殊情况下可成为条件致病菌。

葡萄球菌的毒力因子包括：①酶：凝固酶、纤维蛋白溶酶、耐热核酸酶、透明质酸酶、脂酶等；②毒素：细胞毒素（α、β、γ、δ、杀白细胞素）、表皮剥脱毒素、毒性休克综合征毒素-1、肠毒素等；③其他：黏附素、荚膜、胞壁肽聚糖等。

1. 凝固酶（coagulase） 是能使含有枸橼酸钠或肝素抗凝剂的人或兔血浆发生凝固的酶类物质。致病株大多数能产生它，故凝固酶是鉴别葡萄球菌有无致病性的重要指标。

凝固酶有两种：一种是分泌至菌体外的蛋白质，称为游离凝固酶（free coagulase）。作用类似凝血酶原物质，被人或兔血浆中的协同因子（cofactor）激活为凝血酶样物质后，使液态的纤维蛋白原变成固态的纤维蛋白，从而使血浆凝固；另一种结合于菌体表面并不释放，称为结合凝固酶（bound coagulase）或凝聚因子（clumping factor）。该菌株的表面有纤维蛋白原受体，当菌混悬于人或兔血浆时，纤维蛋白原与菌受体交联而使细菌凝聚。游离凝固酶采用试管法检测，结合凝固酶则以玻片法测定。

凝固酶耐热，粗制品加热至 100℃后 30min 或高压灭菌后仍保持部分活性；但易被蛋白酶分解破坏。

凝固酶和葡萄球菌的致病性关系密切。凝固酶阳性株进入机体后，使周围血液或血浆中的纤维蛋白等沉积于菌体表面，阻碍体内吞噬细胞的吞噬；即使被吞噬，也不易被杀死。同时，凝固酶集聚在细菌四周，亦能保护病菌不受血清中杀菌物质的破坏。葡萄球菌引起的感染易于局限化和形成血栓，也与凝固酶的生成有关。凝固酶刺激机体产生的抗体具有一定的保护作用。

2. 葡萄球菌溶素（staphylolysin） 致病性葡萄球菌能产生多种溶素，它们是损伤细胞膜的毒素。按抗原性不同，可分为 α、β、γ、δ 等，对人类有致病作用的主要是 α 溶素。该毒素具有良好的抗原性，经甲醛液脱毒后可制成类毒素。

3. 杀白细胞素（leukocidin） 大多致病性葡萄球菌能产生杀白细胞素。杀白细胞素能损伤多种动物的中性粒细胞和巨噬细胞，其作用部位主要是细胞膜。先是细胞膜中三磷酸肌醇发生构型变化，膜穿孔后通透性增高，K^+丢失。表现为白细胞运动能力丧失，胞内颗粒排出，细胞死亡。杀白细胞素抗体对葡萄球菌感染起重要防御作用。

4. 肠毒素（enterotoxin） 约 1/3 以上临床分离的金黄色葡萄球菌可产生肠毒素。按抗原性和等电点不同，分为 A、B、C_1、C_2、C_3、D、E、G 和 H 9 个血清型，均能引起急性胃肠炎，即食物中毒。以 A、D 型多见，B、C 型次之。同一菌株能产生两型或两型以上的肠毒素，但常以一种类型的毒素为主。肠毒素耐热，100℃加热 30min 仍保持部分活性，能抵抗胃肠液中蛋白酶的水解作用。葡萄球菌肠毒素对人的中毒剂量报道不一，一般认为约 1mg/kg。其作用机制可能是该毒素到达中枢神经系统后刺激呕吐中枢而导致以呕吐为主要症状的食物中毒。此外它还具有超抗原作用。

5. **表皮剥脱毒素**（exfoliative toxin，exfoliatin）　也称表皮溶解毒素（epidemolytic toxin）。性质为蛋白质，可被脱毒因而称为类毒素，有两个血清型：A 型耐热，由噬菌体编码；B 型不耐热，由质粒编码。它能分解皮肤表层细胞，使表皮与真皮脱离，引起葡萄球菌烫伤样皮肤综合征（staphylococcal scalded skin syndrome，SSSS），又称剥脱性皮炎。

6. **毒性休克综合征毒素 -1**（toxic shock syndrome toxin 1，TSST-1）　主要由噬菌体 I 群金黄色葡萄球菌产生的一类蛋白质。TSST-1 可引起机体发热，增加对内毒素的敏感性，使毛细血管通透性增加。感染产毒菌株后可引起机体多个器官系统的功能紊乱或毒性休克综合征（TSS）。

7. **耐热核酸酶**（heat-stable nuclease）　致病性葡萄球菌能产生该酶。耐热，100℃加热 15min 或 60℃加热 2h 不被破坏；能较强地降解 DNA 和 RNA。目前临床上已将耐热核酸酶作为测定葡萄球菌有无致病性的重要指标之一。

8. **葡激酶**（staphylokinase）　可激活血浆中纤维蛋白酶原，使之成为纤维蛋白酶，导致血浆纤维蛋白的溶解，利于病菌的扩散。

9. **透明质酸酶**（hyaluronidase）　亦称扩散因子，能溶解细胞间质中的透明质酸，利于细菌的扩散。90% 以上的金黄色葡萄球菌能产生该酶。

（二）所致疾病

所致疾病分侵袭性和毒素性两种类型。

1. **侵袭性疾病**　主要引起化脓性炎症。葡萄球菌可通过多种途径侵入机体，导致皮肤或器官的感染，甚至败血症。

（1）局部感染：主要是由金黄色葡萄球菌引起的皮肤软组织感染，如疖、痈、毛囊炎、蜂窝组织炎、伤口化脓等。此外还可引起气管炎、肺炎、脓胸、中耳炎等器官感染。

（2）全身感染：如败血症、脓毒血症等，多由金黄色葡萄球菌引起，新生儿或少数免疫功能低下者可由表皮葡萄球菌引起。

2. **毒素性疾病**　由葡萄球菌产生的有关外毒素引起。

（1）食物中毒：进食含葡萄球菌肠毒素食物后 1～6h 出现症状，先有恶心、呕吐、上腹痛，继以腹泻。呕吐最为突出。大多数患者于 1～2 天内恢复。

（2）假膜性肠炎：正常人肠道内有少数金黄色葡萄球菌寄居。当脆弱类杆菌、大肠埃希菌等优势菌因抗菌药物的应用而被抑制或杀灭后，耐药的葡萄球菌趁机繁殖产生肠毒素，引起以腹泻为主的临床症状。其本质是一种菌群失调性肠炎，病理特点是肠黏膜被一层炎性假膜所覆盖，该假膜系由炎性渗出物、肠黏膜坏死块和细菌组成。现认为主要由艰难梭菌引起，葡萄球菌仅为伴随细菌。

（3）烫伤样皮肤综合征：由表皮剥脱毒素引起。开始皮肤有红斑，1～2 天表皮起皱，继而出现大疱，最后表皮上层脱落。

（4）毒性休克综合征：主要由 TSST-1 引起。主要表现为急性高热、低血压、猩红热样皮疹伴脱屑，严重时出现休克，病死率较高。

（三）凝固酶阴性葡萄球菌

过去认为凝固酶阴性的葡萄球菌（coagulase negative staphylococcus，CNS）不致病，但近年来的临床和实验室检测结果证实 CNS 已经成为医源性感染的常见病原菌，而且其耐药菌株也日益增多，给临床诊治造成困难，引起了临床微生物学工作者的关注。人类 CNS 感染中以表皮葡萄球菌的感染最为常见，该菌是人体正常菌群，从皮肤标本检出率达 85%~100%，鼻、口腔、咽喉约 90%。CNS 主要引起以下几种感染：

1. 泌尿系感染　为年轻妇女急性膀胱炎的主要致病菌，也是医源性感染的常见条件致病菌之一。

2. 细菌性心内膜炎　因心瓣膜修复术而感染，主要为表皮葡萄球菌。

3. 败血症　凝固酶阴性葡萄球菌引起的败血症仅次于大肠埃希菌和金黄色葡萄球菌，常见的是溶血葡萄球菌和人葡萄球菌。

三、免疫性

人类对葡萄球菌有一定的天然免疫力。只有当皮肤黏膜受伤后，或患有慢性消耗性疾病如结核病、糖尿病、肿瘤等以及其他病原体感染导致宿主免疫力降低时，才易引起葡萄球菌感染。患者恢复后，虽能获得一定的免疫力，但难以防止再次感染。

四、微生物学检查法

1. 标本采集　不同病型取不同标本。化脓性病灶取脓汁、渗出液；疑为败血症者取血液；脑膜炎患者取脑脊液；食物中毒则分别采集剩余食物、患者呕吐物和粪便等。

2. 直接涂片镜检　取标本涂片，革兰氏染色后镜检。一般根据细菌形态、排列和染色性可作出初步诊断。

3. 分离培养和鉴定　将标本接种至血琼脂平板，37℃孵育 18~24h 后，挑选可疑菌落，涂片，染色，镜检。血液标本需先经肉汤培养基增菌后，再接种血琼脂平板分离。致病性葡萄球菌的鉴定将产生凝固酶和耐热核酸酶、产生金黄色色素、有溶血性、发酵甘露醇等作为主要临床参考指标，虽然凝固酶阴性菌株也可能致病，但凝固酶阳性仍作为致病性葡萄球菌的判断标准之一，当然，最后判定时还应结合临床病症考虑。

4. 葡萄球菌肠毒素检查　取食物中毒患者的呕吐物、粪便或剩余食物作细菌分离培养和鉴定的同时，接种至肉汤培养基，孵育后取滤液注射至 6~8 周龄的幼猫腹腔。若在注射后 4h 内发生呕吐、腹泻、体温升高或死亡等现象者，提示有肠毒素存在的可能。近年来，采用免疫学方法检测葡萄球菌肠毒素较多，其中以 ELISA 法较为实用。ELISA 法可检出 ng 水平的肠毒素，且能在 30min 内完成。目前也可用特异的 DNA 基因探针杂交技术检测葡萄球菌是否为产肠毒素菌株。

5. 药敏试验　约 90% 的金黄色葡萄球菌会产生耐药性突变，对于临床分离的菌株，须做药敏试验。

五、防治原则

注意个人卫生和消毒隔离，以防止医院内或医源性感染。皮肤有创伤时应及时消毒处理，防止感染。皮肤有化脓性感染者，尤其是手部，未治愈前不宜从事食品制作或饮食服务行业。目前由于抗生素的广泛应用，耐药株日益增多。葡萄球菌耐青霉素 G 者高达 90% 以上，因此，临床治疗，必须根据药物敏感试验结果，选用敏感抗菌药物。对反复发作疖病的患者，可试用自身疫苗或用葡萄球菌外毒素制成的类毒素，有一定的疗效。

第二节 链球菌属

链球菌属（*Streptococcus*）细菌是化脓性球菌中的另一大类常见细菌，多为链状，个别种为成双排列的革兰氏阳性球菌。广泛分布于自然界、人及动物粪便和健康人鼻咽部，大多数种类不致病。链球菌属为很大的群体，目前常用的分类方法包括：

1. 根据血平板上的溶血现象分类

（1）甲型溶血性链球菌（α-hemolytic streptococcus）：菌落周围有 1～2mm 宽的草绿色溶血环。此草绿色物质可能是细菌产生的过氧化氢，它使血红蛋白变成正铁血红蛋白。它也称为草绿色链球菌（streptococcus viridans）。这类链球菌多为条件致病菌。

（2）乙型溶血性链球菌（β-hemolytic streptococcus）：菌落周围形成一个 2～4mm 宽、界限分明、完全透明的无色溶血环，也称为乙型溶血或 β 溶血，β 溶血环中的红细胞完全溶解，是由该菌产生溶血素所致。因而这类菌亦称为溶血性链球菌。这类链球菌致病力强。

（3）丙型链球菌（γ-streptococcus）：不产生溶血素，菌落周围无溶血环，因而亦称为不溶血性链球菌（*Streptococcus non-hemolyticus*）。一般不致病，常存在于乳类和粪便中。

2. 根据抗原结构的分类

按链球菌细胞壁中多糖抗原的不同，可分成 A-H、L-V，共 20 群。对人致病的链球菌菌株，90% 左右属 A 群，B、C、D、G 群偶见。同群链球菌间，因表面蛋白质抗原不同，又分若干型。例如 A 群根据其 M 抗原不同，可分成约 80 个型；B 群分 4 个型，C 群分 13 个型等。链球菌的群别与溶血性间无平行关系，但对人类致病的 A 群链球菌多数呈现乙型溶血。此外根据对氧的需要分需氧、兼性厌氧、厌氧性链球菌。对人类致病的主要是前两类。厌氧性链球菌是口腔、消化道、泌尿生殖道的正常菌群，为条件致病菌。

链球菌感染可引起的人类疾病主要有各种化脓性炎症、猩红热、丹毒、新生儿败血症、细菌性心内膜炎以及风湿热、急性肾小球肾炎等超敏反应性疾病。

一、A 群链球菌

（一）生物学性状

1. 形态与染色 球形或椭圆形，直径 0.6～1.0μm。呈链状排列，长短不一（彩图 7-2-1）。无芽胞，无鞭毛。链的长短与菌种和生长环境有关，液体培养基中形成的链状排列常比取材于固体培养基上者长。临床标本中，以成双或短链状多见。多数菌株在培养早期（2～4h）形成透明质酸的荚膜，随着培养时间的延长，因菌自身产生的透明质酸酶而使荚膜消失，细胞壁外有菌毛样结构，含型特异性的 M 蛋白。

自病灶新分离株为革兰氏染色阳性，培养日久的老龄菌或被中性粒细胞吞噬后，可转呈革兰氏阴性。

2. 培养特性 大多兼性厌氧，少数菌株专性厌氧。营养要求较高，普通培养基上生长不良，需补充血液、血清、葡萄糖等。最适生长温度为 37℃，最适 pH 为 7.4～7.6。在血清肉汤中易形成长链，管底呈絮状沉淀。在血琼脂平板上，形成灰白色、表面光滑、边缘整齐、直径 0.5～0.75mm 的细小菌落。多数 A 群链球菌菌落周围形成完全透亮的 β 溶血环。

3. 生化反应　分解葡萄糖，产酸不产气。对乳糖、甘露醇、水杨苷、山梨醇的分解，随不同菌株而异。触酶试验阴性，可与葡萄球菌鉴别。一般不分解菊糖，不被胆汁溶解，这两种特性可用来鉴别甲型溶血性链球菌和肺炎链球菌。

4. 抗原构造　链球菌的抗原构造较复杂，主要有 3 种：

（1）蛋白质抗原：或称表面抗原。具有型特异性，位于多糖抗原外层。A 群链球菌有 M、T、R 和 S 不同性质的蛋白质抗原，与致病性有关的是 M 蛋白。T 蛋白是第 2 种流行病学标记蛋白，此蛋白结构、功能还不清楚。

（2）多糖抗原：或称 C 抗原，是细胞壁的多糖组分。该抗原的特异性是链球菌分群的物质基础。

（3）核蛋白抗原：或称 P 抗原。无特异性，各种链球菌均相同，并与葡萄球菌有交叉。

5. 抵抗力　抵抗力不强，60℃加热 30min 即被杀死。在干燥尘埃中可生存数月。对常用消毒剂敏感。乙型链球菌对青霉素、红霉素、四环素和磺胺等药都很敏感。

（二）致病性

1. 致病物质　A 群链球菌或溶血性链球菌是人类细菌感染常见的病原菌之一，有较强的侵袭力，可产生多种外毒素和胞外酶。

（1）链球菌溶素（streptolysin）：有溶解红细胞和破坏白细胞、血小板的作用。根据对 O_2 的稳定性，分为链球菌溶素 O（streptolysin O，SLO）和链球菌溶素 S（streptolysin S，SLS）两种。

1）SLO：绝大多数 A 群链球菌菌株和许多 C、G 群菌株能产生 SLO。SLO 为含有—SH 基的蛋白质，分子质量 50～70kDa。SLO 对 O_2 敏感，遇 O_2 时，—SH 基被氧化为—S—S—基，失去溶血活性。若加入亚硫酸钠或半胱氨酸等还原剂，溶血能力可恢复。SLO 与细胞膜上的胆固醇结合后，可使细胞膜出现微孔，导致细胞溶解。SLO 对红细胞溶解能力最强。对中性粒细胞、血小板、巨噬细胞、神经细胞等也有毒性作用。SLO 对心肌有急性毒性作用，引起心搏骤停。85%～90% 链球菌感染的患者，于感染后 2～3 周至病愈后数月到 1 年内可检出 SLO 抗体。风湿热患者中的血清 SLO 抗体显著增高，活动性病例升高更为显著，一般其临床效价在 1∶400 以上有意义。因此，测定 SLO 抗体含量，可作为链球菌新近感染指标之一，或风湿热及其活动性的辅助诊断。

2）SLS：为小分子糖肽，无抗原性，对氧不敏感，但对热和酸敏感。多数 A、C、G 群及有些其他群链球菌产生 SLS。链球菌在血琼脂平板上菌落周围的 β 溶血环是由 SLS 所致。SLS 溶解红细胞慢于 SLO。

（2）致热外毒素（pyrogenic exotoxin）：也称红疹毒素（erythrogenic toxin）或猩红热毒素（scarlet fever toxin），是人类猩红热的主要毒性物质。由 A 群链球菌溶原菌菌株产生。蛋白质性质，有 A、B、C 3 个血清型，较耐热，96℃加热 45min 才能完全灭活。致热外毒素对机体具有致热和细胞毒作用。抗原性强，具有超抗原作用。刺激机体产生抗毒素，抗毒素可中和外毒素的毒性作用。

（3）M 蛋白：是 A 群链球菌细胞壁中的蛋白质组分。含 M 蛋白的链球菌有抗吞噬和抵抗吞噬细胞内的杀菌作用。此外，M蛋白与心肌、肾小球基底膜有共同的抗原，可刺激机体产生特异性抗体，在特定条件下损害人类心血管等组织。M蛋白与相应抗体形成的免疫复合物可引起急性肾小球肾炎，故与某些超敏反应疾病有关。

（4）透明质酸酶：又名扩散因子。能分解细胞间质的透明质酸，使病菌易在组织中扩散，是致病性链球菌重要的侵袭性酶类之一。

（5）链激酶（streptokinase，SK）：亦称链球菌溶纤维蛋白酶（streptococcal fibrinolysin）。它能使血液中纤维蛋白酶原变成纤维蛋白酶，故可溶解血块或阻止血浆凝固，有利于病菌在组织中扩散。链激酶耐热，100℃加热50min仍保持活性。

（6）链道酶（streptodornase，SD）：亦称链球菌DNA酶（streptococcal deoxyribonuclease），能降解脓液中具有高度黏稠性的DNA，使脓液稀薄，促进病菌扩散。由于SD和SK能致敏T细胞，已将其制成试剂作皮肤试验，来测定受试者的细胞免疫功能，这项试验称为SK-SD皮试。此外，现已将SK、SD制成酶制剂，临床上用以液化脓性渗出液。

2. 所致疾病　A群链球菌引起的疾病约占人类链球菌感染的90%，其感染源为患者和带菌者。传播方式有空气飞沫传播、经皮肤伤口感染和经污染食品传播等途径。

（1）化脓性感染：属于化脓性感染的有淋巴管炎、淋巴结炎、蜂窝组织炎、痈、脓疱疮等局部皮肤和皮下组织感染；还有扁桃体炎、咽炎、咽峡炎、鼻窦炎、产褥感染、中耳炎、乳突炎等其他系统的感染。

（2）中毒性疾病：A群链球菌感染后，其产生的毒素可引发猩红热、链球菌毒素休克综合征。

（3）超敏反应性疾病：风湿热和急性肾小球肾炎往往于链球菌感染数日后发生，它们是由链球菌感染后引发的超敏反应性疾病。

（三）免疫性

A群链球菌感染后，血清中出现多种抗体。抗M蛋白抗体于链球菌感染数周至数月内可在患者血清中测出，一般存在1～2年。抗M蛋白抗体，可增强吞噬细胞的吞噬作用。链球菌因其型别多，各型间无交叉免疫力，故常可反复感染。患过猩红热后可产生同型的致热外毒素抗体，能建立牢固的同型抗毒素免疫。

（四）微生物学检查法

1. 标本采集　创伤性感染取脓汁，咽喉、鼻腔等病灶用棉拭，败血症采集血液等。风湿热患者可取血作链球菌溶血素O的抗体测定。

2. 直接涂片镜检　脓汁标本可直接涂片行革兰氏染色后镜检，发现典型的链状排列革兰氏阳性球菌时，可作出临床初步诊断。

3. 培养与鉴定　将脓汁或棉拭直接接种在血琼脂平板，37℃孵育24h后，如有β溶血菌落，应与葡萄球菌区别；α溶血菌落，要和肺炎链球菌鉴别。血液标本应先增菌后再在血平板上做分离培养。心内膜炎病例，因甲型溶血性链球菌生长缓慢，至少将孵育时间延长至3周才能判定结果。

4. 血清学试验　抗链球菌溶血素O试验（antistreptolysin O test，ASO test），简称抗O试验，常用于风湿热的辅助诊断。风湿热患者血清中抗O抗体比正常人显著增高，活动性风湿热患者一般超过400单位。

（五）防治原则

　　链球菌感染主要通过飞沫传播，应对患者和带菌者及时治疗，以减少传染源。此外，还应注意对空气、器械和敷料等消毒。对急性咽峡炎和扁桃体炎患者，尤其是儿童，须治疗彻底，以防止急性肾小球肾炎和风湿热的发生。治疗 A 群链球菌感染，青霉素 G 为首选药物。预防感冒，避免链球菌感染，对减少风湿热和肾小球肾炎等超敏反应性疾病的发生有较好效果。

二、肺炎链球菌

　　肺炎链球菌（*S.pneumoniae*），俗称肺炎球菌（pneumococcus），广泛分布于自然界，常寄居于正常人的鼻咽腔中，多数不致病或致病力弱，仅少数有致病性，是引起大叶性肺炎、中耳炎、鼻窦炎的常见病原菌。

（一）生物学性状

　　1. 形态与染色　革兰氏阳性球菌，菌体呈矛头状，多成双排列，宽端相对，尖端向外。在痰液、脓汁、肺组织病变中亦可呈单个或短链状。无鞭毛，无芽胞。在机体内或含血清的培养基中能形成荚膜，人工培养时荚膜可逐渐消失，荚膜需特殊染色才可见（图 7-2-2）。

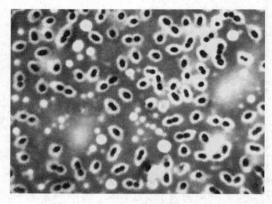

图 7-2-2　肺炎链球菌形态（×1000）

　　2. 培养特性　营养要求较高，在含有血液或血清的培养基中才能生长良好。兼性厌氧。最适温度为 37℃，最适 pH 为 7.4～7.8。在血平板上的菌落细小，灰白色，圆形略扁，半透明，有草绿色 α 溶血环，与甲型溶血性链球菌很相似。若孵育时间＞48h，肺炎链球菌产生足量的自溶酶，菌体渐溶解，菌落中央下陷呈脐状菌落。在血清肉汤中孵育，初期呈浑浊生长，稍久亦因菌自溶而使培养液渐变澄清。自溶酶是一种 L- 丙氨酸 -N- 乙酰胞壁酰胺酶，能切断肽聚糖上 L- 丙氨酸与 N- 乙酰胞壁酸间的连接键，从而破坏细胞壁，使菌溶解。自溶酶在细菌生长的稳定期被激活，也可被胆汁或胆盐等活性物质激活，从而促进培养物中的菌体溶解。

　　3. 生化反应　肺炎链球菌可分解葡萄糖、麦芽糖、乳糖、蔗糖等，产酸不产气。分解菊糖产酸、胆汁溶菌试验阳性，在鉴别肺炎链球菌与甲型溶血性链球菌时有重要价值。

　　4. 抗原构造与分型

　　（1）荚膜多糖抗原　存在于荚膜中，具有型特异性。通过凝集反应、沉淀反应或荚膜肿胀试验可将肺炎链球菌分为 90 个血清型，分别以 1、2、3、4……表示之，个别型还可分成不同的亚型。其中 1 型、2 型、3 型致病力强。某些肺炎链球菌血清型之间，或个别型与其他细菌间可有交叉反应。例如肺炎链球菌 3 型和 8 型间与大肠埃希菌 K87 抗原间，6 型、16 型、18 型、22 型与 N 群链球菌磷壁酸抗原间，10 型与克雷伯菌 K1、K2、K4 和 K8 间都有共同抗原存在。此外，肺炎链球菌 14 型与人类 A 型血型抗原亦有交叉反应。

　　（2）菌体抗原

　　1）C 多糖：是一种特异性多糖，存在于肺炎链球菌胞壁中的磷壁酸，为各型菌株所共有。与其他链球菌的群特异性 C 多糖结构类似，但抗原性不同。在 Ca^{2+} 存在时，肺炎链球菌 C 多糖可为血清中一种称为 C 反应蛋白（C reactive protein，CRP）的 β 球蛋白所沉淀。CRP 不是抗体，正常人血清中只含微量，急性炎症患者含量剧增，故用 C 多糖来测定 CRP，对活动性风湿热等诊断有一定意义。

2）M 蛋白：为型特异抗原，类似 A 群链球菌的 M 蛋白，但抗原性不同。肺炎链球菌 M 蛋白与菌毒力无关。

5. 抵抗力　对多数理化因素抵抗力较弱。对一般消毒剂敏感，在 3% 石炭酸或 0.1% 升汞溶液中 1～2min 即死亡，对肥皂也很敏感。有荚膜菌株抗干燥力较强，在干痰中可存活 1～2 月。对青霉素、红霉素、林可霉素等敏感。

（二）致病性

1. 致病物质　肺炎链球菌产生的致病物质包括荚膜、肺炎链球菌溶素 O（pneumolysin O）、脂磷壁酸和神经氨酸酶等。荚膜是肺炎链球菌的主要侵袭力。当有荚膜的光滑（S）型菌株失去荚膜成为粗糙（R）型时，其毒力减低或消失。肺炎链球菌溶素 O 对 O_2 敏感，能溶解红细胞。此外还能抑制淋巴细胞的增殖，抑制中性粒细胞趋化作用及其吞噬作用；脂磷壁酸存在于细胞壁表面，在黏附时起重要作用；神经氨酸酶在新分离株有，能分解细胞膜糖蛋白和糖脂的 N- 乙酰神经氨酸，可能与该菌能在鼻咽部和支气管黏膜上定植、繁殖和扩散有关。

2. 所致疾病　肺炎链球菌主要引起人类大叶性肺炎。肺炎后可继发胸膜炎、脓胸，也可引起中耳炎、乳突炎、副鼻窦炎、脑膜炎和败血症等。肺炎链球菌在正常人的口腔及鼻咽部经常存在，一般不致病，只形成带菌状态。当机体免疫力下降时才致病，尤其在呼吸道病毒感染后或婴幼儿、老年体弱者易发生肺炎链球菌性肺部感染。

（三）免疫性

肺炎链球菌感染后，可以形成较牢固的型适应性免疫，故同型病菌的二次感染少见。其免疫机制主要是产生荚膜多糖型特异抗体，这种抗体在发病后 5～6 天就可形成。抗体起调理作用，增强吞噬功能。

（四）微生物学检查法

1. 标本采集　根据病种，取痰液、脓汁、血液或脑脊液等。

2. 直接涂片镜检　痰、脓或脑脊液沉淀物，可做涂片，革兰氏染色后镜检。如发现典型的具有荚膜的革兰氏阳性双球菌存在，即可作初步诊断。

3. 分离培养与鉴定　痰或脓液直接划种于血琼脂平板上，37℃孵育 24h 后，挑取 α 溶血的可疑菌落作鉴定。血液或脑脊液须先经血清肉汤培养基增菌，然后再在血平板上分离培养。肺炎链球菌的鉴定，主要应与甲型溶血性链球菌鉴别。其中以胆汁溶菌试验、菊糖发酵和奥普托辛（optochin）试验最为常用。在上述试验中，肺炎链球菌均为阳性，而甲型溶血性链球菌为阴性。

4. 动物试验　小鼠对肺炎链球菌高度易感。将标本直接注入小鼠腹腔，发病死亡后取其心脏血或腹腔液涂片镜检。动物试验肺炎链球菌呈阳性，甲型溶血性链球菌呈阴性。

（五）防治原则

目前我国推广使用的肺炎链球菌疫苗为"多价肺炎链球菌荚膜疫苗"（纽莫法23），是目前较理想的荚膜多糖疫苗。免疫接种三周后可诱导机体产生多价抗体，并在体内维持有效浓度多年。在儿童、成人和慢性感染者中使用效果良好。可预防或减轻各型肺炎链球菌所致感染的85%～90%。治疗首选药物为青霉素，临床上已出现耐青霉素肺炎链球菌株。

三、其他链球菌

（一）B群链球菌

B群链球菌学名为无乳链球菌（*S. agalactiae*），能引起牛乳腺炎，危害畜牧业颇重，故早为兽医界关注。后发现该菌也能感染人类，尤其是新生儿，引起的败血症、脑膜炎、肺炎的死亡率极高，且可有神经系统后遗症、引起医学界重视。鉴于该菌引起的感染不只限于乳腺炎，其细胞壁中多糖物质又属于抗原构造分类中的B群，故目前一般采用B群链球菌（group B streptpcoccus，GBS）来代替无乳链球菌原名。

GBS正常寄居于阴道和直肠，带菌率达30%左右。健康人的鼻咽部也能分离到GBS。新生儿感染同母体带菌有密切关系，分娩时，胎儿经过带菌产道时受染；也可由医护人员呼吸道所带菌而引起。

新生儿GBS感染有两种类型：①早期发病的暴发性败血症，常见于1周内的婴儿，具有败血症的一般表现，伴呼吸窘迫。约1/3病儿有脑膜炎，亦称新生儿呼吸窘迫症或新生儿休克综合征。病情凶险，患儿1～2天死亡，死亡率高达50%～70%。此类感染主要来自带菌的产妇，GBS血清型可分为Ⅰ、Ⅱ或Ⅲ型。②晚期发病的化脓性脑膜炎，发病年龄1周～3个月，平均4周。呼吸道症状不多见，多伴有败血症。病死率约15%，但存活者有痴呆、脑积水等后遗症。此类感染一般系医院内感染，菌血清型主要是Ⅲ型。

（二）D群链球菌

D群链球菌主要有牛链球菌（*S. bovis*）和马肠链球菌（*S. equimus*）。

菌体形态为圆形或者椭圆形，成双或短链状排列。少数菌株有荚膜。和大多数链球菌不同，营养要求低，在普通琼脂平板培养的菌落较大，直径1～2mm。血平板上多数呈α溶血或不溶血。能在10℃或45℃，pH9.6或含6.5%NaCl肉汤培养基中生长，并能耐65℃ 30min。

D群链球菌正常寄居在皮肤、上呼吸道、消化道和泌尿生殖道。D群链球菌的肠球菌是医院内感染的重要病原菌，大多感染是由于这些正常菌群的侵袭，引起的感染有尿路感染、化脓性腹部感染、败血症、心内膜炎。患者多为老年人、中青年女性、衰弱或肿瘤患者，对D群链球菌也易感。败血症多继发于生殖泌尿道感染，皮肤、胆道、肠道等感染也可作为原发病灶。

近年来用DNA杂交研究发现，过去被划分为D群链球菌的肠球菌与链球菌同源程度低，故现已划分出肠球菌属（*E. terococcus*），包括18个种，与人类有关者为粪肠球菌（*E. faecalis*）和屎肠球菌（*E. faecium*）。

（三）甲型溶血性链球菌

甲型溶血性链球菌亦称草绿色链球菌，排列多成双或短链状。血平板上呈α溶血。常寄居于鼻咽、口腔、龈隙、消化道、女性生殖道，偶见于皮肤。对人类致病的有变异链球菌（*S. mutans*）、唾液链球菌（*S. salivarius*）、米勒链球菌（*S. milleri*）、轻型链球菌（*S. mitis*）和血链球菌（*S. sanguis*）5 个型。

甲型溶血性链球菌是感染性心内膜炎最常见的致病菌，也可成为脑、肝和腹腔内感染的病原菌。当拔牙或摘除扁桃体时，寄居在口腔、龈隙中的这类细菌可侵入血流引起菌血症。一般情况下，少量菌很快为肝、脾、淋巴结和骨髓中的吞噬细胞清除。但若心瓣膜有病损或人工瓣膜者，细菌可停留繁殖，引起亚急性细菌性心内膜炎。

龋齿是一种常见病，与变异链球菌关系密切。该菌系厌氧菌，该菌根据细胞壁多糖抗原，可分为 a、b、c、d、e、f、g 和 h 8 个血清型。从牙菌斑和龋齿病变中分离出的细菌以 c 型最多，约占 80%，该菌的葡糖基转移酶（glucosyl transferase，GTF）能分解蔗糖，使其产生高分子质量、黏性大的不溶性葡聚糖，借此将口腔中数量众多的菌群黏附于牙面菌斑。这些菌群，尤其是其中的乳杆菌能发酵多种糖类产生大量酸，使 pH 降达 4.5 左右，导致牙釉质及牙质脱钙，造成龋损。

第三节　奈瑟菌属

奈瑟菌属（*Neisseria*）是一群革兰氏阴性双球菌。对人致病的主要有脑膜炎奈瑟菌和淋病奈瑟菌。无鞭毛，无芽胞，有菌毛。需氧，具有氧化酶和触酶。

一、脑膜炎奈瑟菌

脑膜炎奈瑟菌（*N. meningitidis*）俗称脑膜炎球菌（meningococcus），是流行性脑脊膜炎（简称流脑）的病原菌。

（一）生物学性状

1. 形态与染色　肾形或豆形，革兰氏阴性双球菌，两菌接触面平坦或略向内陷，直径 $0.6\sim0.8\mu m$。人工培养后可成卵圆形或球状，排列较不规则，单个、成双或 4 个相连等。在孵育 24h 后的培养物中，常呈现衰退形态，菌体大小较不一致，着色亦深浅不匀。在患者脑脊液中，多位于中性粒细胞内，形态典型。新分离菌株大多有荚膜和菌毛，荚膜和菌毛与脑膜炎奈瑟菌侵袭力有关。

2. 培养特性　营养要求较高，必须在含有血清、血液等的培养基中才能生长。最常用的是经 80℃ 以上加温的血琼脂平板，由于血液经热变色似巧克力的，故名巧克力（色）培养基。专性需氧。初次分离培养应在 $5\%\sim10\%CO_2$ 环境中。最适生长温度为 37℃，低于 30℃ 不生长。最适 pH 为 $7.4\sim7.6$。37℃ 孵育 24h 后，形成直径 $1.0\sim1.5mm$ 的无色、圆形、光滑、透明、似露滴状的菌落。在血琼脂平板上不溶血。在血清肉汤中呈浑浊生长。产生自溶酶，人工培养物如不及时转种，超过 48h 常死亡。

3. 生化反应　大多数脑膜炎奈瑟菌分解葡萄糖和麦芽糖，产酸不产气，不分解其他糖类和蛋白质。

4. 抗原构造与分类　脑膜炎奈瑟菌主要有四种不同的抗原结构。

（1）荚膜多糖群特异性抗原：目前国外已分成 A、B、C、D、X、Y、Z、29E、W135 和 L 10 个血清群。我国建立了 H、I、K 三个新血清群，故总计 13 个血清群，其中以 C 群致病力最强。在我国流行的 95% 以上是 A 群，近年来发现 B 群，呈散发性。

（2）外膜蛋白型特异性抗原：根据菌外膜蛋白组分不同，脑膜炎奈瑟菌各血清群又可分为若干血清型和亚型。血清型和亚型在不同地域可以不同。

（3）脂寡糖抗原（lipooligosaccharide，LOS）：外膜的糖脂组分，类似 LPS，具内毒素活性，它是脑膜炎奈瑟菌的主要致病物质。

（4）核蛋白抗原：无特异性，与肺炎链球菌相同。

5. 抵抗力　对理化因素的抵抗力很弱。对干燥、热、寒冷等敏感。在室温中 3h 即死亡；55℃加热 5min 内被破坏。1% 石炭酸、75% 乙醇或 0.1% 新洁尔灭均可迅速使之死亡。对磺胺、青霉素、氯霉素等敏感。

（二）致病性

1. 致病物质　新分离的脑膜炎奈瑟菌具有荚膜和菌毛。荚膜有抗吞噬作用，菌毛可黏附咽部黏膜上皮细胞表面，以利于细菌进一步侵入。脑膜炎奈瑟菌的主要致病物质是内毒素。病原菌侵入机体繁殖后，因自溶或死亡而释放出内毒素。内毒素作用于小血管和毛细血管，引起坏死、出血，故出现皮肤瘀斑和微循环障碍。严重败血症时，因大量内毒素释放可造成 DIC 及中毒性休克。

2. 所致疾病　人类鼻咽部及上呼吸道黏膜表层是脑膜炎奈瑟菌适于生存的微环境。在非流行期间，成人鼻咽部带菌率为 5%～15%，一般不引起疾病。病菌主要经飞沫侵入人体的鼻咽部。因病菌毒力、数量和机体免疫力高低不同，流脑病情复杂多变，轻重不一。一般表现为 3 种临床类型，即普通型、暴发型和慢性败血症型。潜伏期 2～3 天，长者可达 10 天。普通型占 90% 左右。先有上呼吸道炎症，继而病菌从鼻咽部黏膜进入血流，到达脑脊髓膜，产生化脓性炎症。暴发型只见于少数患者，起病急剧凶险，若不及时抢救，常于 24h 内危及生命。慢性败血症不多见，病程可迁延数日。普通型和暴发型以儿童罹患多见。

（三）免疫性

血液中的单核细胞、中性粒细胞具有吞噬病菌作用。但对脑膜炎奈瑟菌以体液免疫为主。群特异性多糖抗体和型特异性外膜蛋白抗体在补体存在时能杀伤脑膜炎奈瑟菌和发挥免疫调理作用。

（四）微生物学检查法

1. 标本采集　取患者的脑脊液、血液，或刺破出血瘀斑取其渗出物。带菌者检查可取鼻咽拭。脑膜炎奈瑟菌对低温和干燥极敏感，故标本采取后应注意保暖、保湿并立即送检。接种的培养基宜预温，以免病菌死亡，影响检出率。最好是床边接种。

2. 直接涂片镜检　脑脊液经离心沉淀后，取沉淀物涂片，革兰氏染色或亚甲蓝染色后镜检，如在中性粒细胞内、外有革兰氏阴性双球菌，可作出初步诊断。出血瘀斑经碘酊、乙醇消毒病变皮肤，用无菌针头挑破出血瘀斑，挤出少量血液或组织液，制成印片，干燥后革兰氏染色。阳性率在 80% 左右。

3. 分离培养与鉴定　血液或脑脊液接种至血清肉汤培养基增菌后，再在巧克力（色）平板上培养。平板置于 37° 含 5% CO_2 的环境中孵育。挑取可疑菌落，涂片染色检查，并通过生化反应和玻片凝集试验鉴定。

4. 快速诊断法 脑膜炎奈瑟菌易自溶，患者脑脊液和血清中可有其可溶性抗原存在。应用血清学原理，可用已知群特异性抗体快速检测有无相应的抗原。

（1）对流免疫电泳：一般 1h 内即可得结果。本法较常规培养法敏感，特异性也高，且经治疗的患者也可用此来协助诊断。

（2）SPA 协同凝集试验：先用脑膜炎奈瑟菌 IgG 抗体标记 Cowan I 株葡萄球菌，然后加入待测血清或脑脊液，若标本中含有相应可溶性抗原，则可见葡萄球菌聚集在一起的凝集现象。

（五）防治原则

对儿童注射流脑荚膜多糖疫苗进行特异性预防，常用 A、C 二价或 A、C、Y 和 W135 四价混合多糖菌苗。注意隔离治疗流脑患者，控制传染源。流行期间儿童可口服磺胺药物等预防。

二、淋病奈瑟菌

淋病奈瑟菌（ *N. gonorrhoeae* ）俗称淋球菌（gonococcus，GC），主要引起人类泌尿生殖系统黏膜的急性或慢性化脓性炎症，统称为淋病，是危害性大的性传播疾病之一。

（一）生物学性状

1. 形态与染色 形态与脑膜炎奈瑟菌相似，直径 0.6 ～0.8μm。常成双排列，两菌接触面平坦。脓汁标本中，大多数淋病奈瑟菌常位于中性粒细胞内（彩图 7-3-1）。但慢性淋病患者的淋病奈瑟菌多分布在细胞外。无芽胞，无鞭毛，有荚膜和菌毛。革兰氏染色呈阴性。

2. 培养特性 专性需氧，初次分离培养时须供给 5%CO_2。营养要求高，巧克力（色）血琼脂平板是适宜培养基。最适生长温度为 35～36℃，低于 30℃或高于 38.5℃，生长停止。最适 pH 为 7.5。孵育 48h 后，形成凸起、圆形、灰白色、直径 0.5～1.0mm 的光滑型菌落。

3. 生化反应 只分解葡萄糖，产酸不产气，不分解其他糖类。氧化酶试验阳性。

4. 抗原构造与分类 淋病奈瑟菌的表层抗原至少可以分为三类。

（1）菌毛蛋白抗原：菌毛存在于有毒菌株，直径约 6nm。由不同菌株提取的菌毛，其抗原性不同。

（2）脂寡糖抗原：与其他革兰氏阴性菌的 LPS 相似，但易发生变异，抗脂寡糖抗体对淋病奈瑟菌再感染无保护作用，是淋病奈瑟菌重要致病物质。

（3）外膜蛋白抗原（outer membrane protein，OMP）：包括 PⅠ、PⅡ和 PⅢ。PⅠ为主要外膜蛋白，占淋病奈瑟菌外膜总质量的 60% 以上，是淋病奈瑟菌分型的主要物质基础，可分成 A、B、C、D、E、F、G、H、N、R、S、T、U、V、W 和 X 16 个不同血清型，有助于流行病学调查。不同血清型致病性有差异。

5. 抵抗力 淋病奈瑟菌对热、冷、干燥和消毒剂极度敏感，与脑膜炎奈瑟菌相似。

（二）致病性

1. 致病物质 淋病奈瑟菌进入尿道后，通过菌毛黏附到柱状上皮细胞表面，在局部形成小菌落后，再侵入细胞增殖。通过菌毛黏附人类尿道黏膜，不易被尿液冲去；抗吞噬作用明显，即使被吞噬，仍能寄生在吞噬细胞内。外膜蛋白 PⅠ可直接插入中性粒细胞膜上，严重破坏膜结构的完整性，导致膜损伤；PⅡ分子参与淋病奈瑟菌间以及细菌与一些宿主细胞间的黏附作用；PⅢ则可阻抑杀菌抗体的活性。淋病奈瑟菌 LOS 与补体、IgM 等共同作用下，在局部形成炎症反应。淋病奈瑟菌尚能产生 IgA1 蛋白酶，能破坏黏膜表面存在的特异性 IgA1 抗体，使细菌黏附在黏膜表面。

2. 所致疾病　人类是淋病奈瑟菌的唯一宿主。人类淋病主要通过性接触，污染的毛巾、衣裤、被褥等也起一定传播作用。淋病奈瑟菌侵入尿道和生殖道而感染，其潜伏期为 2～5 天。成人感染初期，一般引起男性前尿道炎、女性尿道炎与子宫颈炎。患者出现尿痛、尿频、尿道流脓、宫颈可见脓性分泌物等。如进一步扩散到生殖系统，引起慢性感染，如男性发生前列腺炎、精囊精索炎和附睾炎；女性出现前庭大腺炎和盆腔炎等，是导致不育的原因之一。女性无症状带菌者常见。患有淋病的孕妇，可引起胎儿宫内感染，导致流产、早产等；新生儿经过产道时可被淋病奈瑟菌感染，引起眼结膜炎，患儿眼部有大量分泌物，又称脓漏眼。

（三）免疫性

人类对淋病奈瑟菌的感染无天然抵抗力。多数患者可以自愈，并出现特异性 IgM、IgG 和分泌型 IgA 抗体，但免疫力不持久，再感染和慢性患者较普遍。

（四）微生物学检查法

1. 标本采集　用无菌棉拭蘸取泌尿生殖道脓性分泌物或子宫颈口分泌物。

2. 直接涂片镜检　将脓性分泌物涂片，革兰氏染色后镜检。如在中性粒细胞内、外发现有革兰氏阴性双球菌时，有诊断价值。

3. 分离培养与鉴定　淋病奈瑟菌抵抗力弱，标本采集后应注意保暖、保湿，立即送检接种。标本接种在预温的巧克力（色）血琼脂平板或塞耶 - 马丁（Thayer-Martin, T-M）培养基，最适培养温度为 35～36℃，在 5% CO_2 下孵育 36～48h，菌落涂片染色镜检呈现革兰氏阴性的双球菌，挑取可疑菌落进一步做氧化酶试验、糖发酵试验，或直接通过免疫荧光试验等确定。

（五）防治原则

淋病是一种性传播疾病，加强防止性病的宣传教育，防止不正当的两性关系，禁止卖淫嫖娼是防控淋病等性传播疾病的重要举措。目前尚无有效的疫苗供特异性预防。可用 1% 硝酸银或其他银盐溶液滴眼预防新生儿淋菌性眼炎的发生。

青霉素、博来霉素等可用于淋病的治疗。近年来耐药菌株不断增加，特别是多重耐药的淋病奈瑟菌给防治带来困难。为此，还应做药物敏感试验以指导合理选择药物，除了对淋病患者及时彻底治疗外，还应治疗淋病患者的性接触者。

思　考　题

1. 化脓性球菌的致病性如何？
2. 试述金黄色葡萄球菌的主要生物学特性及微生物学检查法。
3. 试述链球菌属的分类。

（何玉林）

第八章　肠道杆菌

肠道杆菌主要指肠杆菌科（Enterobacteriaceae）的一大群细菌，其生物学性状近似，均为革兰氏阴性杆菌，常寄居在人和动物的肠道内，也存在于土壤、水和腐物中。其中大多数是肠道的正常菌群，可以引起机会性感染，少数为病原菌。肠杆菌科细菌种类繁多，根据生化反应、抗原结构、核酸序列分析，目前至少有 30 个菌属，120 个以上菌种。与医学有关的主要包括埃希菌属、志贺菌属、沙门菌属等。肠杆菌科的细菌具有以下共同生物学特性：

1. 形态与结构　中等大小，平均（0.3～1.0）μm×（1～6）μm，两端钝圆，革兰氏阴性杆菌。无芽胞，多数有鞭毛和菌毛，少数有荚膜或包膜。

2. 培养特性　需氧或兼性厌氧菌，在普通培养基上生长良好，为中等大小的光滑型菌落。有些菌在血琼脂平板上出现 β 型溶血，在液体培养基中呈均匀浑浊生长。

3. 生化反应　生化反应活泼，分解多种糖类和蛋白质，形成不同代谢产物，常用以区分不同菌属和菌种。乳糖发酵试验在初步鉴别肠道致病菌和非致病菌时有重要意义。沙门菌和志贺菌一般不分解乳糖，大肠埃希菌、产气肠杆菌和肺炎克雷伯菌能分解乳糖。因此沙门 - 志贺菌属琼脂培养基（SS 琼脂培养基）或麦康凯培养基（MAC）使用乳糖作为碳源，并加入 pH 指示剂，可根据菌落颜色鉴别致病菌。

4. 抗原构造　主要有菌体（O）抗原、鞭毛（H）抗原和荚膜（K）或包膜抗原三种。其他尚有菌毛抗原。

5. 抵抗力　对理化因素抵抗力不强，60℃加热 30min 即死亡。胆盐、煌绿等对大肠埃希菌等非致病性肠杆菌科细菌有选择性抑制作用，可制备选择性培养基，以分离肠道致病菌。

6. 变异　肠杆菌科细菌易出现变异菌株。除自发突变外，更因细菌间的密切接触，可以通过转导、接合、转化等基因转移和重组方式，使受体菌获得新的性状而变异。最常见的是耐药性变异。

第一节　埃希菌属

埃希菌属（Escherichia）有 6 个种，其中大肠埃希菌（E. coli）是最常见的一个菌种。多数不致病，为人和动物肠道中的常居菌，在一定条件下可引起肠道外感染。某些血清型的致病性强，引起腹泻等，统称致病性大肠埃希菌。

大肠埃希菌在环境卫生和食品卫生学中，常用作被粪便污染的检测指标。在分子生物学和基因工程研究中，大肠埃希菌是重要的工程菌。

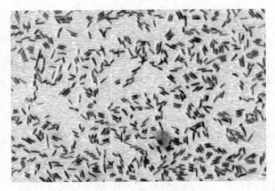

图 8-1-1　大肠埃希菌形态

一、生物学性状

（一）形态与染色

革兰氏染色阴性杆菌，大小（0.4～0.7）μm×（1～3）μm（图 8-1-1）。多数菌株周身有鞭毛。有普通菌毛和性菌毛。肠外感染菌株常有多糖包膜（微荚膜）。S 型菌株在普通琼脂平板37℃培养 24h 后，形成直径 2～3mm 的圆形凸起灰白色菌落。有些菌株在血琼脂平板上呈 β 溶血。

（二）培养特性

在普通培养基上生长良好。在伊红亚甲蓝（EMB）平板上，因发酵乳糖产酸，使伊红和亚甲蓝结合，菌落呈蓝紫色，有金属光泽。在 MAC 和 SS 平板上，因分解乳糖产生酸，菌落呈粉红色。在液体培养基中呈浑浊生长。

（三）生化反应

能发酵葡萄糖、乳糖等多种糖类，产酸并产气。吲哚、甲基红、VP、枸橼酸盐（IMViC）试验结果为"＋＋－－"。在克氏双糖管中，斜面和底层均产酸、产气，硫化氢试验阴性，动力阳性。

（四）抗原结构

大肠埃希菌抗原主要有 O、H 和 K 三种。O 抗原＞170 种，是血清学分型的基础；H 抗原＞56 种；K 抗原在 100 种以上。根据耐热性不同，K 抗原又分 L、A、B 三种。大肠埃希菌血清型按 O∶K∶H 顺序排列，例如 O111∶K58（B4）∶H2。

二、致病性

（一）致病物质

1. 侵袭力

（1）荚膜：能抗吞噬，并有抵抗抗体和补体的作用。

（2）黏附素（adhesin）：大肠埃希菌依靠黏附素特异性地黏附于宿主肠壁和泌尿道，以免被肠蠕动和尿液清除。主要由菌毛黏附素构成，包括定居因子抗原（colonization factor antigen，CFA）、Ⅰ型菌毛（其受体含 D-甘露糖）、P 菌毛等。其中 P 菌毛能使大肠埃希菌黏附于泌尿道上皮细胞，引起泌尿道感染。

2. 毒素　包括肠毒素、志贺毒素、内毒素和溶血素 A 等。肠毒素是肠产毒性大肠埃希菌在生长繁殖过程中释放的外毒素，分为耐热和不耐热两种。

（二）所致疾病

1. 肠道外感染　正常情况下，大肠埃希菌在肠道内不致病，当移位于肠外组织或器官时，可引起肠道外感染。病变以化脓性炎症为主。肠道外感染中，以泌尿系统感染最为常见，引起尿道炎、膀胱炎、肾盂肾炎。大肠埃希菌的某些血清型易于引起泌尿系统感染，如尿道致病性大肠埃希菌（uropathogenic *E. coli*）。其黏附素中 P 菌毛能黏附于泌尿道上皮细胞，抵抗尿液的冲刷。溶血素 HlyA 能溶解红细胞和其他组织细胞，引起细胞因子释放和诱发炎症反应。

大肠埃希菌亦可引起腹膜炎、阑尾炎、手术创口感染等。在婴儿、老年人或免疫功能低下者中，可引起败血症。在新生儿中，大肠埃希菌脑膜炎并不少见。

2. **肠道内感染** 某些血清型可引起人类腹泻。根据其致病机制不同，主要分五种类型。

（1）肠产毒性大肠埃希菌（enterotoxigenic *E. coli*，ETEC）：引起婴幼儿和旅游者腹泻，出现轻度水泻，也可呈严重的霍乱样症状。腹泻常为自限性，一般 2～3 天即愈。致病因素主要是肠毒素。ETEC 的肠毒素有不耐热和耐热两种，均由质粒介导。不耐热肠毒素（heat labile enterotoxin，LT）对热不稳定，65℃加热 30min 可被破坏，分子质量大，有免疫原性。由 α、β 两个亚单位组成，α 亚单位又分成 α_1 和 α_2，其中 α_1 是毒素的活性部分。β 亚单位与小肠黏膜上皮细胞膜表面的 GM1 神经节苷脂受体结合后，α 亚单位穿过细胞膜与腺苷酸环化酶作用，使胞内 ATP 转化为 cAMP。当 cAMP 增加后，促进氯离子和碳酸氢根离子的分泌，大量水和电解质分泌至肠腔，导致腹泻。LT 一般不引起肠黏膜的炎症或组织病变。LT 与霍乱肠毒素两者间的氨基酸组成同源性达 75% 左右，它们的抗原性高度交叉，两者 β 亚单位的肠黏膜结合受体都是同一个 GM1 神经节苷脂受体。耐热肠毒素（heat stable enterotoxin，ST）对热稳定，100℃加热 20min 仍不被破坏，分子质量小，免疫原性弱。ST 可激活小肠上皮细胞内的鸟苷酸环化酶，使胞内 cGMP 增加，抑制钠离子的吸收，并导致肠黏膜细胞功能紊乱，使肠腔积液而引起腹泻。ST 与霍乱毒素无共同的抗原关系。ETEC 的部分菌株只产生一种肠毒素，有些还可产生 Vero 毒素。

（2）肠侵袭性大肠埃希菌（enteroinvasive *E. coli*，EIEC）：不产生肠毒素，能侵袭结肠黏膜上皮细胞并在其中生长繁殖，最后杀死感染细胞。主要侵犯较大儿童和成人。所致疾病很像细菌性痢疾，腹泻呈脓血便，有里急后重，故曾称志贺样大肠埃希菌（shigelloid *E. coli*）。多数 EIEC 菌株无鞭毛，动力阴性，生化反应和抗原结构均近似痢疾志贺菌，容易被误诊为志贺菌。

（3）肠致病性大肠埃希菌（enteropathogenic *E. coli*，EPEC）：是婴幼儿腹泻的主要病原菌，有高度传染性，严重者可致死，成人少见。不产生肠毒素。病菌在十二指肠、空肠和回肠上段黏膜表面大量繁殖，黏附于微绒毛，导致刷状缘被破坏、微绒毛萎缩、上皮细胞排列紊乱和功能受损，造成严重腹泻。

（4）肠出血性大肠埃希菌（enterohemorrhagic *E. coli*，EHEC）：1982 年首先在美国发现，其主要血清型为 O157：H7。可产生志贺样毒素（Shiga-like toxin，SLT）。因 SLT 能使 Hela 细胞和 Vero 细胞变性坏死，故又称之为 Vero 毒素。感染后引起肠黏膜水肿、出血和肠细胞水肿、坏死，引起急性出血性肠炎，症状轻重不一，可为轻度水泻，也可为剧烈腹痛的血便。部分患者毒素可破坏肾上皮细胞，并发溶血性尿毒综合征（hemolytic uremic syndrome，HUS），出现急性肾功能衰竭、血小板减少和溶血性贫血等临床表现，死亡率达 10% 左右。

（5）肠集聚性大肠埃希菌（enteroaggregative *E. coli*，EAEC）：引起婴儿持续性腹泻，脱水，偶有血便。细菌不侵袭细胞，在肠上皮细胞表面聚集，形成砖状排列。感染导致微绒毛变短、单核细胞浸润和出血，产生肠集聚耐热毒素（enteroaggregative heat-stable toxin，

EAST），具有致病作用。

三、微生物学检查法

1. 标本采集　大肠埃希菌可引起肠外和肠道内感染，应根据不同感染部位采集标本。肠外感染采取中段尿、血液、脓液、脑脊液等；腹泻则取粪便。

2. 分离培养与鉴定

（1）肠外感染

1）涂片染色检查：除血液标本外，均需作涂片染色检查。脓、痰、分泌物可直接涂片，革兰氏染色后镜检。尿液和其他液体先低速离心，再取沉淀物作涂片。

2）分离培养：血液接种肉汤增菌，待生长后再移种血琼脂平板。体液标本的离心沉淀物和其他标本直接划线分离，于血琼脂平板37℃孵育18～24h后观察菌落形态。

3）鉴定：初步鉴定根据IMViC试验，最后鉴定靠系列生化反应。尿路感染尚需细菌计数，每毫升≥10万才有诊断意义。

（2）肠内感染：将粪便标本接种于鉴别培养基，挑选可疑菌落并鉴定为大肠埃希菌后，再分别检测不同类型致腹泻大肠埃希菌的肠毒素、毒力因子和血清型等特征。

四、防治原则

肠外感染特别是泌尿系大肠埃希菌感染主要与个人卫生、机体抵抗力降低以及医疗操作因素等密切相关，应加强预防。在ETEC的免疫预防研究中，发现其菌毛抗原在自然感染和人工主动免疫中是关键抗原之一。在家畜中，用菌毛疫苗防治新生畜崽腹泻已获得成功。治疗大肠埃希菌感染时应注意耐药性问题。治疗可选用庆大霉素、丁胺卡那霉素等。

第二节　志贺菌属

志贺菌属（*Shigella*）是人类细菌性痢疾最为常见的病原菌，通称痢疾杆菌（dysentery bacterium），包括A、B、C、D四个群，分别称为痢疾志贺菌（*S. dysenteriae*）、福氏志贺菌（*S. flexneri*）、鲍氏志贺菌（*S. boydii*）和宋内志贺菌（*S. sonnei*），共44个血清型。我国以B群和D群流行为主。

一、生物学性状

（一）形态与染色

大小为（0.5～2）μm×（0.7～3）μm的革兰氏阴性杆菌。无芽胞，无鞭毛。有菌毛。

（二）培养特性

营养要求不高，在普通琼脂平板上生长形成中等大小、半透明的光滑型菌落。志贺菌属中的宋内志贺菌常出现扁平的粗糙型菌落。

（三）生化反应

分解葡萄糖，产酸不产气。除宋内志贺菌个别菌株可迟缓发酵乳糖（一般需3～4天）外，均不分解乳糖。IMViC试验为"－＋－－"，不产生H_2S，不分解尿素。

（四）抗原结构与分类

志贺菌属细菌有 O 和 K 两种抗原，无 H 抗原。K 抗原在细菌分类上无意义。O 抗原是分类的依据，分群特异抗原和型特异抗原，借以将志贺菌属分为 4 群、40 余个血清型（包括亚型）。

A 群：即痢疾志贺菌。有 10 个血清型，其中 8 型尚可分 3 个亚型。

B 群：即福氏志贺菌。有 13 个血清型（包括变型和亚型），各型间有交叉反应。

C 群：即鲍氏志贺菌。有 18 个血清型。

D 群：即宋内志贺菌。抗原单一，只有一个血清型。宋内志贺菌有 I 相和 II 相两个交叉变异相。I 相呈 S 型菌落，对小鼠有致病力，多自急性期感染患者标本中分离获得。II 相为 R 型菌落，对小鼠不致病，常从慢性患者或带菌者体内检出。I 相抗原受控于一个 140MD 的大质粒。若质粒丢失，I 相抗原不能合成，细菌则从有毒的 I 相转变为无毒的 II 相。

（五）变异性

志贺菌属的抗原结构、生化反应、毒力及药物敏感性均易发生变异，给临床的细菌鉴定和治疗带来一定困难。

二、致病性和免疫性

（一）致病物质

主要包括侵袭力和内毒素，有的菌株尚可产生外毒素。

1. 侵袭力　志贺菌有菌毛，能黏附于回肠末端和结肠黏膜的上皮细胞，继而穿入上皮细胞内生长繁殖，一般在黏膜固有层内繁殖形成感染灶，引起炎症反应。细菌侵入血流罕见。志贺菌的侵袭力受质粒（140MD）控制。这个大质粒一旦丢失，有毒株就成无毒株。

2. 内毒素　志贺菌所有菌株都有强烈的内毒素。内毒素作用于肠黏膜，使其通透性增高，进一步促进对内毒素的吸收。刺激 IL-1、IL-8、TNF-α 等炎性细胞因子产生，引起发热、神志障碍，甚至中毒性休克等一系列症状。内毒素可破坏肠黏膜，形成炎症、溃疡、坏死和出血，出现典型的黏液脓血便。内毒素尚能作用于肠壁自主神经系统，使肠功能发生紊乱，肠蠕动失调和痉挛，尤其是直肠括约肌痉挛，出现腹痛、里急后重等症状。

3. 外毒素　A 群志贺菌 1 型和 2 型能产生一种外毒素称为志贺毒素（shiga toxin，Stx）。Stx 与 EHEC 产生的毒素相同，能引起 Vero 细胞病变，故亦称 Vero 毒素（vero toxin，VT）。毒素作用使肠上皮细胞受损，少部分患者可引起肾小球内皮细胞损伤。Stx 具有 3 种生物学活性：①肠毒素性。具有类似大肠埃希菌、霍乱弧菌肠毒素的作用，这可解释疾病早期出现的水样腹泻。②细胞毒性。对人肝细胞、HeLa 细胞、绿猴 Vero 细胞均有毒性，以 HeLa 细胞最为敏感。③神经毒性。注射家兔或小鼠，引起动物麻痹、死亡。

（二）所致疾病

志贺菌引起细菌性痢疾。传染源是患者和带菌者，无动物宿主。主要通过粪 - 口传播。人类对志贺菌较易感，少至 200 个细菌就可致病。

1. 急性细菌性痢疾　常有发热、腹痛、里急后重等症状，并有脓血黏液便。若及时治疗，预后良好。

2. 急性中毒性痢疾　以小儿为多见，主要表现为全身中毒症状。内毒素致使微血管痉挛、缺血和缺氧，导致弥散性血管内凝血、多器官功能衰竭、脑水肿，死亡率高。而消化道症状不明显。

3. 慢性细菌性痢疾　病程在两个月以上者属慢性。通常因起病时症状不典型或急性细菌性痢疾治疗不彻底所致。

（三）免疫性

志贺菌感染局限于肠黏膜层，一般不入血，故其抗感染免疫主要是消化道黏膜表面的sIgA。病后免疫期短，也不巩固，可能与志贺菌型别多，细菌感染限于肠壁局部有关。

三、微生物学检查法

1. 标本采集　取材应挑取粪便的脓血或黏液部分。若不能及时送检，宜将标本保存于30%甘油盐水缓冲液或专门运送培养基内。中毒性痢疾患者可取肛拭子。

2. 分离培养与鉴定　标本接种于 SS 等肠道鉴别或选择培养基上，37℃孵育 18～24h。挑取无色半透明可疑菌落，作生化反应和血清学试验，以确定其菌群（种）和菌型。

3. 快速诊断法

（1）免疫荧光菌球法：将标本接种于含有荧光素标记的志贺菌免疫血清液体培养基中，37℃孵育 4～8h。若标本中有相应型别的志贺菌存在，则生长繁殖后与荧光抗体凝集成小球，在荧光显微镜下易被检出。

（2）协同凝集试验：以志贺菌 IgG 抗体与葡萄球菌 Cowan I 株结合成为试剂，用来检测患者粪便中有无志贺菌可溶性抗原。该方法简便，有临床实用性。

（3）分子生物学方法：用 PCR 技术、基因探针等技术检测 140MD 大质粒等。

四、防治原则

细菌性痢疾是人类常见和多发肠道传染病。控制传染源、切断传播途径和保护易感人群对预防痢疾有重要意义。免疫预防一直是人们研究的方向。鉴于志贺菌的免疫防御机制主要是分泌至肠黏膜表面的sIgA。因此，现致力于活疫苗的研究。例如链霉素依赖株（streptomycin dependent strain，Sd）活疫苗是一种变异株，环境中有链霉素时始能生长繁殖。将其制成活疫苗给志愿者口服后，因正常人体内不存在链霉素，该 Sd 株不能生长繁殖，但也不立即死亡，尚可一定程度地侵袭志愿者肠黏膜而激发局部免疫应答，产生 sIgA。同时，血清中的 IgM、IgG 特异抗体也增多。志贺菌易产生多重耐药菌株，用药前应作药敏试验，以提高疗效。

第三节　沙门菌属

沙门菌属（*Salmonella*）是一群寄生在人类和动物肠道中，生化反应、抗原结构和 DNA 同源性等相似的革兰氏阴性杆菌。沙门菌属细菌的血清型在 2000 种以上，但对人致病的只是少数，例如引起肠热症的伤寒、副伤寒沙门菌。其他对动物致病，有些沙门菌偶尔可传染给人，引起食物中毒或败血症，如鼠伤寒沙门菌、肠炎沙门菌、鸭沙门菌等。

一、生物学性状

（一）形态与染色

大小为（0.6～1.0）μm×（2～4）μm 的革兰氏阴性杆菌。除极少数沙门菌外，周身有鞭毛。一般无荚膜，无芽胞。

（二）培养特性

营养要求不高，在普通琼脂平板上形成中等大小、无色半透明的 S 型菌落，在 SS 肠道鉴别培养基上因不分解乳糖，形成与志贺菌相似的无色菌落，易与大肠埃希菌的有色菌落区别。

（三）生化反应

不发酵乳糖或蔗糖。对葡萄糖、麦芽糖和甘露糖发酵，除伤寒沙门菌不产气外，其他沙门菌均产酸、产气。生化反应对沙门菌属的种和亚种鉴定有重要意义，主要沙门菌的生化特性见表 8-3-1。

表 8-3-1　主要沙门菌的生化特性

菌名	葡萄糖	乳糖	甘露醇	H$_2$S	靛基质	VP	甲基红	枸橼酸盐	动力
甲型副伤寒沙门菌	⊕	−	⊕	−/+	−	−	+	+	+
肖氏沙门菌	⊕	−	⊕	+++	−	−	+	+	+
鼠伤寒沙门菌	⊕	−	⊕	+++	−	−	+	+	+
希氏沙门菌	⊕	−	⊕	+	−	−	+	+	+
猪霍乱沙门菌	⊕	−	⊕	+/−−	−	−	+	+	+
伤寒沙门菌	+	−	+	−/+	−	−	+	−	+
肠炎沙门菌	⊕	−	⊕	+++	−	−	+	+	+

注：＋阳性或产酸；⊕产酸、产气；－阴性。

（四）抗原构造

沙门菌属细菌的抗原主要有 O 和 H 两种抗原。少数菌株中尚有一种表面抗原，功能上与大肠埃希菌的 K 抗原类同，因一般认为它与毒力有关，故称 Vi 抗原。沙门菌 O 抗原至少有58 种，以阿拉伯数字顺序排列，现已排至 67。每个沙门菌的血清型含一种或多种 O 抗原。凡含有相同 O 抗原组分的归为一个组，据此可将沙门菌属分成 A-Z、O51-O63、O65-O67 共 42 个组。引起人类疾病的沙门菌大多数在 A-E 组。O 抗原为多糖抗原，刺激机体产生 IgM 型抗体。

沙门菌 H 抗原为蛋白质，分第 Ⅰ 相和第 Ⅱ 相两种。第 Ⅰ 相特异性高，又称特异相，以 a、b、c……表示；第 Ⅱ 相特异性低，可为多种沙门菌共有，故亦称非特异相，以 1、2、3……表示。一个菌株同时有第 Ⅰ 相和第 Ⅱ 相 H 抗原的称双相菌，仅有一相者为单相菌。每一组沙门菌根据 H 抗原不同，可进一步将组内沙门菌分成不同菌型。H 抗原主要刺激机体产生 IgG 型抗体。

新分离的伤寒沙门菌和希氏沙门菌有 Vi 抗原。Vi 抗原理化性质不稳定，经 60℃加热、石炭酸处理或传代培养后易消失。Vi 抗原免疫原性弱。Vi 抗原存在于细菌表面，可阻止 O 抗原与其相应抗体的凝集反应。

二、致病性与免疫性

（一）致病物质

沙门菌产生内毒素，并有一定的侵袭力，个别菌尚能产生肠毒素。

1. **侵袭力**　沙门菌有毒株能侵袭小肠黏膜。细菌经小肠淋巴滤泡上皮之间的 M 细胞转运进入机体。其机制是细菌先黏附至 M 细胞表面，引发细胞肌动蛋白重排、内在化，细菌存在于吞噬泡，吞噬泡转送未降解的细菌并释放至上皮下区，细菌被固有层中的巨噬细胞吞噬，但不被杀死，并能在巨噬细胞内生长繁殖。随后巨噬细胞将细菌带至其他部位。

2. **内毒素**　沙门菌死亡后释放出的内毒素，可引起宿主体温升高、大剂量时导致中毒症状和休克。这些与内毒素经补体替代途径激活产生 C3a、C5a 等，以及诱发免疫细胞分泌 TNF-α、IL-1、IFN-γ 等细胞因子有关。

3. **肠毒素**　部分沙门菌（如鼠伤寒沙门菌等）可产生肠毒素，其性质类似 ETEC 产生的肠毒素，引起胃肠炎。

（二）所致疾病

可引起伤寒、副伤寒和急性胃肠炎等疾病。传染源是患者和带菌者。此外，有不少沙门菌是人畜共患病的病原菌，动物宿主范围很广，感染动物或其产品都可引起沙门菌病。人类沙门菌感染有 4 种类型：

1. **肠热症**　包括伤寒沙门菌引起的伤寒，以及甲型副伤寒沙门菌、肖氏沙门菌、希氏沙门菌引起的副伤寒。伤寒和副伤寒的致病机制和临床症状基本相似，只是副伤寒的病情较轻，病程较短。沙门菌是胞内寄生菌。伤寒沙门菌经消化道传播，如未被胃酸杀死则抵达小肠上部，通过菌毛吸附于小肠黏膜表面而后经 M 细胞穿入黏膜上皮细胞或组织间隙，到达肠壁固有层集合淋巴结内，被巨噬细胞吞噬并在其中生长繁殖。部分细菌通过淋巴液到达肠系膜淋巴结大量繁殖后，经胸导管进入血流引起第一次菌血症。患者出现发热、不适、全身疼痛等前驱症状。细菌随血流进入肝、脾、肾、胆囊等器官并在其中繁殖后，再次入血造成第二次菌血症。此时症状明显，持续高热，出现相对缓脉，肝脾肿大，全身中毒症状显著，皮肤出现玫瑰疹，外周血白细胞明显下降。胆囊中的细菌通过胆汁进入肠道，一部分随粪便排出体外，另一部分再次侵入肠壁淋巴组织，使已致敏的组织发生超敏反应，导致局部坏死和溃疡，严重的出现肠出血或肠穿孔并发症。肾脏中的病菌可随尿排出。以上病变在疾病的第 2~3 周出现。若无并发症，自第 4 周后病情好转。

2. **急性胃肠炎（食物中毒）**　是最常见的沙门菌感染。由摄入大量鼠伤寒沙门菌、猪霍乱沙门菌、肠炎沙门菌等引起。潜伏期 6~24h，起病急，主要症状为发热、恶心、呕吐、腹痛、水样泻，偶有黏液或脓性腹泻。严重者伴迅速脱水，可导致休克、肾功能衰竭而死亡，这种情况大多发生在婴儿、老人和身体衰弱者身上。一般沙门菌胃肠炎多在 2~3 天自愈。

3. **败血症**　多见于儿童和免疫力低下的成人。症状严重，有高热、寒战、厌食和贫血等。败血症因病原菌侵入血循环引起，因而细菌可随血流转移并导致脑膜炎、骨髓炎、胆囊炎、心内膜炎等发生，血培养常呈阳性。

4. **无症状带菌者**　有 1%~5% 伤寒或副伤寒患者，在症状消失后 1 年仍可在其粪便中检出相应沙门菌。这些细菌留在胆囊中，成为人类伤寒和副伤寒病原菌的储存场所和重要传染源。

（三）免疫性

肠热症沙门菌侵入宿主之后，主要在细胞内生长繁殖，因而要彻底杀灭这类胞内寄生菌，适应性细胞免疫是主要防御机制。在致病过程中，沙门菌亦可有存在于血流和细胞外的阶段，故适应性体液抗体也有辅助杀菌作用。伤寒、副伤寒的免疫，以细胞免疫为主，且病后可获得牢固免疫力，很少再感染。胃肠炎的恢复与肠道局部生成的 sIgA 有关。

三、微生物学检查法

1. **标本采集**　肠热症因病程不同采取不同的标本。第 1 周取外周血，第 2 周起取粪便和尿液；全程可取骨髓。肠炎取粪便或呕吐物和可疑食物。败血症者取血液，慢性者取胆汁。

2. **分离培养和鉴定**　血液和骨髓液需要增菌，然后再划线接种于血琼脂平板；粪便和经离心的尿沉淀物等直接接种于肠道鉴别培养基或 SS 选择培养基。37℃孵育 24h 后，挑取可疑菌落接种至双糖或三糖铁培养基。若疑为沙门菌，再继续做系列生化反应试验，并用沙门菌多价抗血清做玻片凝集试验予以确定。分子生物学技术也可用于沙门菌感染中。基因探针可检出标本中的伤寒沙门菌量至少需 1000 个，而 PCR 法只需 10 个伤寒沙门菌就可检出。

3. **血清学诊断**　肠热症由伤寒沙门菌和甲型副伤寒沙门菌、肖氏沙门菌、希氏沙门菌所引起，病程长。因目前普遍使用抗生素，肠热症的症状常不典型，临床标本阳性分离率低，故血清学试验仍有其协助诊断意义。

用于肠热症的血清学试验为肥达（Widal）试验，用已知伤寒沙门菌 O 抗原和 H 抗原，以及甲型副伤寒沙门菌、肖氏沙门菌、希氏沙门菌 H 抗原的诊断菌液与受检血清做试管或微孔板半定量凝集试验。测定受检血清中有无相应抗体及其效价。肥达试验结果的解释必须结合临床表现、病程、病史以及地区流行病学情况。

（1）正常值：人群因沙门菌隐性感染或预防接种，血清中可有一定量的有关抗体，且其效价随地区而有差异。一般是伤寒沙门菌 O 凝集效价≥1：80，H 凝集效价≥1：160，引起副伤寒的沙门菌 H 凝集效价≥1：80 时才有诊断价值。

（2）动态观察：有时单次效价增高不能定论，可在病程中逐周复查。若效价逐次递增或恢复期效价比初次效价≥4 倍者具有诊断意义。

（3）O 抗体与 H 抗体的诊断意义：患伤寒或副伤寒后，O 抗体与 H 抗体在体内的消长情况不同。IgM 类 O 抗体出现较早，持续约半年，消退后不易受非伤寒沙门菌等病原体的非特异刺激而重现。IgG 类 H 抗体则出现较晚，持续时间长达数年，消失后易受非特异性抗原刺激而能短暂地重新出现。因此，O 抗体、H 抗体凝集效价均超过正常值，则肠热症的可能性大；如两者均低，患病可能性小；若 O 抗体不高，H 抗体高，有可能是疾病晚期、既往病史、预防接种或非特异性回忆反应；如 O 抗体高，H 抗体不高，则可能是感染早期或与伤寒沙门菌 O 抗原有交叉反应的其他沙门菌（如肠炎沙门菌）感染。有少数病例，在整个病程中，肥达试验始终在正常范围内。可能是早期使用抗生素治疗，或患者免疫功能低下等所致。

（4）伤寒带菌者的检出：标本采取可疑者粪便、肛拭子、胆汁或尿液，但细菌检出率不高。

一般可选用血清学方法检测可疑者 Vi 抗体效价，若≥1∶10 时，再反复取粪便等标本进行分离培养，以确定是否为伤寒带菌者。

四、防治原则

沙门菌经消化道传播，因此加强食品卫生管理和公共卫生环境管理，免疫预防提高人群免疫力尤为重要。疫苗的研究是预防沙门菌病感染的一个重要方面，包括伤寒 Vi 荚膜多糖疫苗和口服减毒活疫苗。伤寒沙门菌 Ty21a 活疫苗是尿苷二磷酸半乳糖 -4- 差向异构酶缺失株（*gal E* 突变株）。由于酶的缺陷，在半乳糖存在时虽能合成有免疫原性的细胞壁 LPS，但同时因半乳糖中间产物的堆积，阻碍代谢过程的完成，致使细菌生长停顿并渐趋死亡。这就是 Ty21a 菌在接种者体内能够短期生存并诱发免疫应答的原因。Ty21a 活疫苗使用安全，副反应小，接种者有显著免疫防护作用，有效期至少 3 年。

第四节　其他菌属

一、克雷伯菌属

克雷伯菌属（*klebsiella*）有 5 个种，对人致病的主要有肺炎克雷伯菌（*K. pneumoniae*）。大小为（0.5～0.8）μm×（1～2）μm，革兰氏阴性杆菌。多数有菌毛，无芽胞和鞭毛。有较厚的荚膜。营养要求不高，在普通培养基上生长的菌落大，呈黏液状，相互融合，以接种环挑之易拉成丝，此特征有助于鉴别。肺炎克雷伯菌存在于人类肠道、呼吸道以及水和谷物。当机体免疫力降低或长期大量使用抗生素导致菌群失调时引起感染。常见有肺炎、支气管炎、泌尿道和创伤感染，有时可引起严重的败血症、脑膜炎、腹膜炎等。目前是除大肠埃希菌外的医源性感染最重要机会致病菌。

二、变形杆菌属

变形杆菌属（*Proteus*）包括普通变形杆菌（*P. vulgaris*）、奇异变形杆菌（*P. mirabilis*）、产黏变形杆菌（*P. myxofaciens*）和潘氏变形杆菌（*P. permeri*）4 个种。革兰氏染色阴性。大小为（0.4～0.6）μm×（1～3）μm。有明显多形性，可为球状或丝状。无荚膜，幼龄培养物中有周身鞭毛，运动活泼，有菌毛，可黏附在植物和真菌细胞表面。营养要求不高。在固体培养基上呈扩散性生长，形成以菌接种部位为中心的厚薄交替、同心圆型的层层波状菌苔，称为迁徙生长现象（swarming growth phenomenon），菌落平铺在培养基表面，其原因不明。若在培养基中加入 0.1% 石炭酸、0.4% 硼酸或 4% 乙醇，或将琼脂浓度增加至 5%，则抑制鞭毛生长，迁徙现象消失，形成一般的菌落。能迅速分解尿素是本菌属的一个重要特征。个别菌株发酵乳糖。

变形杆菌属根据菌体抗原分群，再以鞭毛抗原分型，现至少有 100 多个血清型。普通变形杆菌 X_{19}、X_2 和 X_k 菌株含有的菌体 O 抗原，可与斑疹伤寒立克次氏体和恙虫病立克次氏体的部分抗原发生交叉反应，故可用以代替立克次氏体作为抗原与患者血清进行凝集反应，此称为外斐反应（Weil-Felix reaction），以辅助诊断有关立克次氏体感染。

变形杆菌在自然界分布很广，存在于土壤、污水和垃圾中，人和动物的肠道也经常存在。在肠道中一般不致病。

奇异变形杆菌和普通变形杆菌是仅次于大肠埃希菌引起泌尿道感染的主要病原菌。其尿素酶可分解尿素产氨。目前国内学者认为，肾结石和膀胱结石的形成可能与变形杆菌感染有关。有的菌株尚可引起脑膜炎、腹膜炎、败血症和食物中毒等。潘氏变形杆菌偶尔可从临床标本中分离到，是引起医院感染的病原菌。

思 考 题

1. 试述肠道杆菌的共同特性。
2. 试述大肠埃希菌、志贺菌属和沙门菌属细菌的致病性。

（祝秉东）

第九章　　　　螺　形　菌

螺形菌（spiral bacterium）是菌体弯曲的细菌的总称。与人类感染关系密切的螺形菌主要包括弧菌属、螺杆菌属和弯曲菌属的细菌。

第一节　弧　菌　属

弧菌属（*Vibrio*）是一群菌体短小且弯曲成弧形的革兰氏阴性菌。它与肠杆菌科细菌的主要不同点是氧化酶试验阳性（麦契尼可夫弧菌除外）和有一根位于菌体一端的单鞭毛。弧菌属细菌广泛分布于自然界，以水中最多。目前有 119 个种，其中至少有 12 个种与人类感染有关，尤以霍乱弧菌和副溶血性弧菌最为重要。

一、霍乱弧菌

霍乱弧菌（*V. cholerae*）是人类霍乱（cholera）的病原体。霍乱是一种急性烈性消化道传染病，一旦出现流行，在人群中扩散极为迅速。自 1817 年以来，已发生过 7 次世界性霍乱大流行。1883 年，在第五次霍乱大流行期间，科赫（Koch）从患者粪便中分离出古典生物型霍乱弧菌，古典生物型霍乱弧菌引发前六次霍乱大流行。1905 年，从埃及西奈半岛 El Tor 检疫站分离出 El Tor 生物型，该型引发从 1961 年开始的第 7 次霍乱大流行。1992 年，印度和孟加拉国一些城市出现霍乱流行，分离获得新的流行株 O139 群，这是首次由非 O1 群霍乱弧菌引起的流行。

（一）生物学性状

1. **形态与染色**　霍乱弧菌菌体大小为（1.5～3.0）μm×（0.5～0.8）μm。从患者中新分离出的细菌形态典型，呈弧形或逗点状（彩图 9-1-1）。但经人工培养后，细菌常呈杆状而不易与肠道杆菌区分。革兰氏染色阴性。在菌体一端有一根单鞭毛。若取患者米泔水样粪便或培养物直接涂片染色镜检，可见细菌相互衔接，平行排列如"鱼群"状。米泔水样粪便悬滴观察，可见细菌运动极为活泼，呈流星样穿梭。有菌毛，无芽胞，有些菌株（包括 O139）有荚膜。

2. **培养特性与生化反应**　兼性厌氧，营养要求不高。生长繁殖的温度范围大（18～37℃），故可在外环境中生存。耐碱不耐酸，在 pH8.8～9.0 的碱性蛋白胨水或碱性琼脂平板上生长良好，因其他细菌在此 pH 中不易生长，故初次分离霍乱弧菌常用碱性蛋白胨水增菌。在碱性琼脂平板上，菌落直径约为 2mm，圆形，光滑，透明。分离霍乱弧菌常用硫代硫酸盐 - 柠檬酸盐 - 胆盐 - 蔗糖（thiosulfate citrate bile salts sucrose agar，TCBS）琼脂培养基，霍乱弧菌因可分解蔗糖形成黄色菌落。霍乱弧菌可在无盐环境中生长，而其他致病性弧菌则不能。

霍乱弧菌触酶和氧化酶试验阳性；能发酵葡萄糖、蔗糖和甘露醇等，产酸不产气；不分解阿拉伯糖；能还原硝酸盐，吲哚试验阳性。

3. **抗原构造与分型** 霍乱弧菌有 O 抗原和 H 抗原。O 抗原耐热，100℃加热 2h 不被破坏，特异性较高；H 抗原不耐热，100℃加热 2h 即被破坏，特异性较低，为弧菌属所共有。根据 O 抗原不同，现已有 200 个以上血清群，其中 O1 群和 O139 群引起霍乱，其余的血清群分布于地表水中，可引起人类胃肠炎等疾病，但从未引起霍乱流行。

根据生化反应和其他生物学特性差异，O1 群霍乱弧菌可分为古典生物型（classical biotype）和 El Tor 生物型（El Tor biotype）两个生物型。两个生物型的生物学特性差异见表 9-1-1。

表 9-1-1 古典生物型与 El Tor 生物型的区别

型别	VP 试验	多黏菌素 B 抑制试验	第Ⅳ组噬菌体裂解试验	羊红细胞溶血试验	鸡红细胞凝集试验
古典生物型	−	+	+	−	−（+）
El Tor 生物型	+（−）	−（+）	−（+）	+（−）	+

注：括号内为少数菌株可出现的结果。

O1 群霍乱弧菌菌体抗原由 3 种抗原因子 A、B、C 组成，根据 3 种抗原因子的组成特点，将 O1 群霍乱弧菌分为小川型（Ogawa）、稻叶型（Inaba）和彦岛型（Hikojima）3 个血清型（表 9-1-2）。

表 9-1-2 霍乱弧菌 O1 群血清型

血清型 / 抗原组分	O1 群多克隆抗体	O1 群单克隆抗体			出现频率	造成流行
		A	B	C		
小川型 /AB	+	+	+	−	常见	是
稻叶型 /AC	+	+	−	+	常见	是
彦岛型 /ABC	+	+	+	+	极少见	未知

注："+"凝集；"−"不凝集。

O139 群在抗原性方面与 O1 群之间无交叉。在遗传性方面，如核糖型、限制性酶切电泳图谱、外膜蛋白、毒性基因等则与 O1 群的流行株相似。序列分析发现 O139 群失去了 O1 群的 O 抗原基因，出现了一个约 36kb 的新基因，编码与 O1 群不同的脂多糖抗原和荚膜多糖抗原，但与 O22 和 O155 等群可产生抗原性交叉。

4. **抵抗力** El Tor 生物型和其他非 O1 群霍乱弧菌在外环境中的生存力较古典生物型强，在河水、井水及海水中可存活 1～3 周，有时还可越冬。本菌不耐酸，在正常胃酸中仅能存活 4min。55℃湿热 15min，100℃煮沸 1～2min，0.5×10^{-6}（0.5ppm）氯 15min 能杀死霍乱弧菌。以 1：4 比例加漂白粉处理患者排泄物或呕吐物，处理 1h 可达到消毒目的。

（二）致病性

1. **致病物质** 霍乱毒素（cholera toxin，CT）是霍乱弧菌产生的主要致病物质。产生霍乱毒素的霍乱弧菌基因组含有生物型特异性霍乱毒素噬菌体 CTXΦ 基因组，另外，毒素共调节菌毛 A（toxin coregulated pilus A，TcpA）、HapA、趋化蛋白（chemotaxis protein）、鞭毛等因素与细菌定植于肠黏膜有关。前噬菌体同时也携带副霍乱肠毒素（accessory cholera

enterotoxin，*ace*）、紧密连接毒素（zonula occludens toxin，*zot*）、趋化性蛋白（chemotaxis proteins，*cep*）等毒力基因。在 O1 群和 O139 群中发现了多拷贝的上述毒力基因。

（1）霍乱毒素：是目前已知的致泻毒素中最为强烈的毒素，由前噬菌体 CTXΦ 携带的 *ctxA* 和 *ctxB* 编码，是肠毒素的典型代表。霍乱毒素的结构和特性与 ETEC 产生的不耐热肠毒素非常相似，由一个 A 亚单位（分子质量为 28kDa）和 5 个相同的 B 亚单位（每个亚单位分子质量为 11.6kDa）构成的一个不耐热多聚体蛋白。B 亚单位可与小肠黏膜上皮细胞的 GM_1 神经节苷脂受体结合，霍乱毒素被内吞并通过逆行转运途径转运至内质网，在内质网内，A 亚单位裂解为 A_1 和 A_2 多肽链，A1 从 B 五聚体上分离进入细胞质，迅速与细胞膜内的腺苷酸环化酶的 Gsα 结合。A1 作为腺苷二磷酸核糖基转移酶可使 NAD（辅酶 I）上的腺苷二磷酸核糖转移到 G 蛋白上，激活腺苷酸环化酶，使细胞内 ATP 转变为 cAMP。刺激肠黏膜隐窝细胞主动分泌 Cl^- 和 HCO_3^-，抑制肠绒毛细胞对 Na^+ 的摄入，导致肠腔渗透压增加，大量水分由细胞进入肠腔，引起严重的腹泻与呕吐。

（2）黏附相关因素：霍乱弧菌活泼的鞭毛运动有助于细菌穿过肠黏膜表面黏液层而接近肠壁上皮细胞。细菌的菌毛 TcpA 是细菌定居于小肠所必需的因子，只有黏附定居后方可致病。趋化性蛋白 Cep 也可介导黏附作用。

（3）其他因素：副霍乱肠毒素 Ace 能够增加肠黏膜细胞液体的分泌；紧密连接毒素 Zot 可以松弛小肠黏膜上皮的紧密连接，增加小肠的通透性。*hap* 基因编码的血凝素-蛋白酶有助于细菌从死亡细胞上解离。

O139 群除具有上述 O1 群的致病物质和相关基因外，还存在多糖荚膜和特殊 LPS 毒性决定簇，其功能是抵抗血清中杀菌物质并能黏附到小肠黏膜上。

2. **所致疾病** 霍乱弧菌是我国法定的甲类传染病霍乱的病原体。人是霍乱弧菌唯一的易感者。在地方性流行区，患者和无症状感染者是重要传染源。主要通过细菌污染的水源或未煮熟的食物如海产品、蔬菜等经口摄入，公用水源污染是霍乱暴发流行的重要因素。对于胃酸水平正常的个体，霍乱弧菌感染的细菌数量大于 10^8 个，因此，人与人之间的直接传播不常见。自然因素（如地震、泥石流等）、社会的经济发展状况、教育程度和医疗卫生水平等均影响霍乱的流行。人群感染霍乱弧菌后，大多数表现为无症状或自限性腹泻，仅有少部分出现剧烈的致死性腹泻。

病菌到达小肠后，黏附于肠黏膜表面并迅速繁殖，不侵入肠上皮细胞和肠腺，细菌在繁殖过程中产生肠毒素致病。霍乱弧菌古典生物型所致疾病较 El tor 生物型严重。典型病例一般在食入细菌后 2～3 天突然出现剧烈腹泻和呕吐，最严重时每小时失水量可高达 1L，腹泻物多为米泔水样。由于大量水分和电解质丢失而导致脱水，出现代谢性酸中毒、低碱血症和低容量性休克以及心律不齐和肾功能衰竭，如未经处理治疗，患者死亡率高达 60%，但若及时给患者补充液体及电解质，死亡率可小于 1%。O139 群霍乱弧菌感染比 O1 群严重，表现为严重脱水和高死亡率，成人病例所占比例较高，大于 70%，而 O1 群霍乱弧菌流行高峰期，儿童病例约占 60%。病愈后一些患者可短期带菌，一般不超过 2 周。病菌主要存在于胆囊中。

非 O1 群和 O139 群霍乱弧菌可引起轻度水样腹泻、败血症等。败血症多见于患有肝脏疾病或造血系统恶性肿瘤的患者。

（三）免疫性

感染霍乱弧菌后机体可获得牢固的免疫力，再感染者少见。患者发病数月后，血液和肠腔中可出现保护性的抗肠毒素抗体及抗菌抗体，抗肠毒素抗体主要针对霍乱毒素 B 亚单位，抗菌抗体主要针对 O 抗原。肠腔中的 SIgA 可凝集黏膜表面的病菌，使其失去动力；可与菌毛等黏附因子结合，阻止霍乱弧菌黏附至肠黏膜上皮细胞；可与霍乱肠毒素 B 亚单位结合，阻断肠毒素与小肠上皮细胞受体作用。霍乱弧菌引起的肠道局部黏膜免疫是霍乱保护性免疫的基础。O1 群和 O139 群两个流行株之间无交叉保护作用。

（四）微生物学检查法

霍乱是甲类传染病，对首例患者的病原学诊断应快速、准确，并及时报告疫情。

1. 标本　患者的粪便、肛拭子或呕吐物。流行病学调查还包括水样。霍乱弧菌不耐酸和干燥。为避免因粪便发酵产酸而使病菌死亡，标本应及时培养或放入 Cary-Blair 保存液中运输；霍乱弧菌不适宜在甘油盐水缓冲液中保存。

2. 直接镜检　革兰氏染色阴性弧菌，悬滴法观察细菌呈穿梭样运动有助于诊断。在腹泻的早期阶段，标本中的菌量大，显微镜观察可以提供快速假定诊断；病程进展后，粪便中的细菌被稀释，镜检的意义减小。

3. 分离培养和鉴定　将标本首先接种至碱性蛋白胨水增菌，37℃孵育 6～8h 后直接镜检并作分离培养。目前常用的选择培养基为 TCBS，霍乱弧菌生长后形成黄色菌落。挑选可疑菌落进行生化反应及与 O1 群多价和单价血清做玻片凝集反应试验。目前还需与 O139 群抗血清做凝集反应试验。鉴定 O1 群古典生物型和 El tor 生物型依据表 9-1-1 提供的生化试验。

（五）防治原则

改善社区环境，加强水源管理；培养良好个人卫生习惯，不生食贝壳类海产品等是预防霍乱弧菌感染和流行的重要措施。一旦发现可疑患者，应及时进行隔离治疗，并对患者的排泄物和呕吐物进行消毒处理，防止污染水源及食品。

肠道局部免疫对预防霍乱起主要作用。目前霍乱疫苗的研制主要集中在口服菌苗方向上，包括减毒活疫苗 CVD 103HgR、重组霍乱毒素 B 亚单位 - 全菌（O1 群 El Tor 和古典生物型）疫苗和灭活霍乱弧菌全菌疫苗（O1 群 El Tor 和古典生物型、O139 群）等。这些疫苗有短期的保护作用。

治疗霍乱的关键是及时补充液体和电解质，预防大量失水导致的低血容量性休克和酸中毒；使用抗生素可加速细菌的清除，减少外毒素的产生。用于霍乱治疗的抗菌药物有多西环素、红霉素、阿奇霉素、环丙沙星、呋喃唑酮、氯霉素和磺胺甲噁唑等。因为对大环内酯类的耐药较少见，因此阿奇霉素是治疗儿童和成人霍乱时的首选抗菌药物；多西环素和环丙沙星为替代药物；对氟喹诺酮类的耐药较为普遍。

二、副溶血性弧菌

副溶血性弧菌（*V. parahemolyticus*）最初于 1950 年在日本一次暴发性食物中毒事件中分离发现。该菌为嗜盐菌，广泛分布于海水、海河交接处，可存在于海产品中。根据菌体 O 抗原不同，现已有 13 个血清群。人食用污染了副溶血性弧菌的海产品后可引起食物中毒和急性腹泻，尤以日本、东南亚、美国及我国台北地区多见，也是我国大陆沿海地区食物中毒中最常见的一种病原菌。

（一）生物学特性

呈弧形、杆状或卵圆状。可形成端鞭毛和侧鞭毛。该菌具有嗜盐性（halophilic），在含3.5%NaCl的培养基中最易生长，无盐则不能生长，但当NaCl浓度高于8%时也不能生长。在适宜条件下，繁殖一代仅需8～12min；在TCBS培养基上可形成蓝绿色的光滑型菌落。在普通血平板（含羊、兔或马等血液）上不溶血或只产生α溶血。95%以上从腹泻患者体内分离出的菌株在含高盐（7%）、人O型血或兔血及以D-甘露醇作为碳源的我妻（Wagatsuma）琼脂平板上可产生β溶血，称为神奈川现象（Kanagawa phenomenon，KP）。来自海产品及海水的菌株仅1%KP阳性。KP结果是鉴定副溶血性弧菌毒力强弱的重要依据。

副溶血性弧菌具有O抗原和K抗原，据此可进行分群和分型。当前流行的菌株以O3：K6、O4：K68和部分O1群为主。

副溶血性弧菌存活力强，在海水中可存活47天；不耐热，90℃加热1min即被杀死；不耐酸，在1%醋酸或50%食醋中1min被杀死。

（二）致病性

1. 致病物质

（1）侵袭力：包括Ⅲ型分泌系统（T3SS）、基因组岛（genomic islands，GIs）、黏附因子、细菌生物膜、鞭毛等。T3SS有助于细菌将毒性蛋白注入宿主细胞内。GIs与细菌的致病及环境适应有关。

（2）毒素：可产生耐热直接溶血素（thermostable direct hemolysin，TDH），也称为神奈川溶血素，该毒素为肠毒素，通过增加肠黏膜上皮细胞内的钙而引起氯离子的分泌，引发腹泻。动物实验表明还具有细胞毒和心脏毒两种作用。部分菌株可产生耐热相关溶血素（thermostable related hemolysin，TRH），具有与TDH类似的生物学活性，是KP阴性菌株重要的致病物质。

2. 所致疾病 人类副溶血性弧菌引发的食物中毒主要由误食被细菌污染的海产品（包括螃蟹、贝类、牡蛎、虾等）或咸菜、肉类等引起，因餐具或砧板生熟食不分污染本菌后也可引起。伤口接触到有菌的海水可形成感染。

经口感染的副溶血性弧菌主要引起食物中毒和腹泻，该病可常年发生，潜伏期5～72h，平均24h，可从自限性腹泻至中度霍乱样病症，有腹痛、腹泻、呕吐和低热，粪便多为水样，少数为血水样，患者恢复较快，病后免疫力不强，可重复感染。经伤口感染可引发蜂窝组织炎，严重感染或免疫力低下者可引发败血症。

（三）微生物学检查法

采集患者粪便、肛拭子或剩余食物，接种于3%NaCl的碱性蛋白胨水增菌后转种TCBS培养基，挑选蓝绿色光滑型菌落，进一步做嗜盐性试验与生化反应（氧化酶试验等），最后用诊断血清进行鉴定。用基因探针杂交及PCR快速诊断，可直接从原始食物标本或腹泻标本中检测 tdh 和 trh 基因。

（四）防治原则

加强海产品的管理。副溶血性弧菌引发的腹泻大多数为自限性的，一般不用抗菌药物治疗。严重病例需输液和补充电解质。严重胃肠炎、伤口感染和败血症患者需使用抗菌药物治疗，可选用强力霉素、米诺环素、第三代头孢菌素等。

第二节 螺杆菌属

澳大利亚学者马歇尔（Marshall）和沃伦（Warren）1983年在慢性B型胃窦炎患者体内分离出革兰氏阴性螺旋状杆菌。该细菌最初划归弯曲菌属，命名为幽门弯曲菌。1989年确定了螺杆菌属（Helicobacter），遂更名为幽门螺杆菌（H. pylori）。目前，与人类疾病关系密切的螺杆菌包括定植在胃黏膜的螺杆菌和定植在肠道的肠肝螺杆菌（enterohepatic helicobacter），前者包括幽门螺杆菌，后者包括cinaedi螺杆菌和fennelliae螺杆菌。

幽门螺杆菌是引起胃炎和消化性溃疡的重要致病因子，而且与胃腺癌和胃黏膜相关淋巴组织（gastric mucosa–associated lymphoid tissue，MALT）淋巴瘤的发生关系密切，已被WHO确认为Ⅰ类致癌因子。为了表彰马歇尔和沃伦发现了幽门螺杆菌在胃炎和消化性溃疡中的作用，2005年的诺贝尔生理学或医学奖授予了这两位科学家。H. cinaedi和H. fennelliae可引起胃肠炎和菌血症。本节仅介绍幽门螺杆菌。

一、生物学特性

1. 形态与染色 菌体细长，弯曲呈螺形、S形或海鸥状，大小为（0.3～1.0）μm×（2.0～5.0）μm。革兰氏染色阴性。在胃黏膜上皮细胞表面常呈典型的螺旋状或弧形。传代培养后可变成杆状或球形。菌体一端或两端可有多根带鞘鞭毛，运动活泼。无芽胞和荚膜。

2. 培养特性 微需氧菌，最适宜的气体环境为5%O_2、10%CO_2和85%N_2。最适生长温度为37℃，生长时还需一定湿度（相对湿度98%）。营养要求高，常用哥伦比亚琼脂、脑心浸液琼脂、布氏琼脂等，需加入血液或血清。生长较缓慢，培养3～5天可见圆形、光滑、无色半透明、针尖大小的菌落。

3. 生化反应 不分解糖类，可产生大量的尿素酶，快速尿素酶试验强阳性，是鉴定该菌的主要依据之一。氧化酶和触酶试验均阳性。

4. 抵抗力 较弱，室温下在自来水中可存活6h左右。对酸敏感，pH降至3.5以下时活力明显减弱，但与其他细菌相比有一定的抗酸性。尿素酶对幽门螺杆菌可起到抗酸保护作用。生理浓度的胆盐可抑制其生长，对阿莫西林、克拉霉素、甲硝唑等药物敏感，但易产生耐药性。

二、致病性

（一）致病物质

幽门螺杆菌可产生多种致病物质，包括与侵袭有关的因素和毒素。

1. 与侵袭有关的因素

（1）抗酸因素：幽门螺杆菌有端鞭毛，运动活泼，进入胃内后，鞭毛的运动功能使其迅速离开酸性的胃液，侵入胃黏膜表面的黏液和腺腔，并通过黏附因素黏附在胃黏膜上皮细胞表面。幽门螺杆菌可产生大量高活性的尿素酶，分解尿素产生氨，在细菌周围形成"氨云"，保护细菌免受胃酸的杀灭。

（2）黏附因素：幽门螺杆菌可通过产生的多种黏附因素与胃黏膜上皮细胞黏附，包括血型抗原结合性黏附素（blood-group antigen-binding adhesion，BabA），介导细菌对宿主细胞表面的 Lewis[b] 血型抗原分子的黏附；唾液酸黏附素（sialic acid-binding adhesin，SabA），幽门螺杆菌的感染使得人胃黏膜上皮产生 sialy-lewis X，它是 SabA 的受体，可以介导黏附。另外，幽门螺杆菌黏附素 A（*Helicobacter pylori* adhesin A，HpaA）、中性粒细胞激活蛋白（neutrophil- activating protein，NAP）、黏附相关蛋白 alpA、alpB 等也与黏附相关。

2. 毒素

（1）空泡毒素（vacuolating cytotoxin，VacA）：所有的菌株携带 *vacA* 基因。VacA 可引起靶细胞空泡化，与致病有关。VacA 同时可引起细胞凋亡、干扰抗原提呈、抑制 T 淋巴细胞增殖等。

（2）细胞毒素相关基因 A（cytotoxin associated gene A，*cagA*）和 *cag* 致病岛（cag pathogenicity island，cag PAI）：*cag PAI* 为 40kb 的 DNA 片段，含有 31 个基因，其中有许多编码IV型分泌系统的成分，可将细菌产物（包括 CagA 和肽聚糖组分）注入真核细胞中。在西方国家分离的幽门螺杆菌菌株大约有 60% 携带 *cag PAI*，而几乎所有分离的东亚菌株均为 *cag PAI* 阳性。携带 *cag PAI* 的菌株毒力强。*cagA* 基因位于 *cag PAI* 的 C 端。CagA 的分子质量为 120~170kD，经IV型分泌系统进入胃黏膜上皮细胞后，通过磷酸化激活一系列细胞信号传导通路。诱导上皮细胞产生细胞因子 IL-8、IL-1β、TNF-α 等，吸引炎症细胞，导致胃黏膜造成炎症损伤。CagA 还可破坏细胞间的连接，使细胞失去极性，破坏细胞骨架，影响细胞增殖，分化和凋亡等。在西方人群中分离的菌株和东亚地区流行菌株的 CagA 有差别，主要是 CagA 的谷氨酸 - 脯氨酸 - 异亮氨酸 - 酪氨酸 - 丙氨酸（Glu-Pro-Ile-Tyr-Ala，EPIYA）基序有一定的差异，西方株主要由 EPIYA-A、-B、-C 组成，东亚株主要由 EPIYA-A、-B、-D 组成，东亚株的毒力往往更强。

（3）脂多糖：幽门螺杆菌的脂多糖具有黏附作用；同时具有内毒素样的活性，可以与细胞编码的 TLR4 结合，促进炎性因子的释放；LPS 还可诱导细胞凋亡。

（二）所致疾病

幽门螺杆菌主要寄生于人类，感染后如不经过严格的根除治疗，将持续存在。幽门螺杆菌可能主要经粪 - 口传播，同时可发生医源性传播。人群幽门螺杆菌的感染和当地经济发展状况、医疗卫生条件相关。发展中国家的人群感染率高，严重的可达 70%~90%，主要在 10 岁以前获得感染。发达国家如美国的感染率低于 40%。在我国，不同地域人群的幽门螺杆菌感染率也存在较大差异。

幽门螺杆菌感染后，可产生 VacA、CagA、LPS 等，直接造成胃黏膜的损伤；也可吸引白细胞聚集，通过释放炎症介质造成炎症反应以及免疫病理反应损伤；幽门螺杆菌可刺激胃黏膜细胞释放自由基，造成细胞膜和 DNA 的损伤。幽门螺杆菌感染时，胃内亚硝胺、亚硝基化合物增多，一氧化氮的合成可致 DNA 亚硝化脱氨作用，从而有可能使细胞发生突变，诱发胃癌。

已经确认，幽门螺杆菌感染是引发胃炎、胃和十二指肠溃疡的关键致病因素，同时与胃腺癌和胃 MALT 淋巴瘤的发生关系密切。

三、免疫性

感染幽门螺杆菌后，可形成持续性感染。在患者血液和胃液中能检出特异性 IgG、IgM 和 IgA 抗体；亦可产生多种细胞因子，如 IL-8、IL-6、IFN-γ、IL-1、TNF-α 等，细胞因子参与幽门螺杆菌感染后的炎症损伤。幽门螺杆菌可形成持续性感染，表明适应性免疫清除细菌的作用有限。

四、微生物学检查法

幽门螺杆菌感染的检查包括病原学检查、依赖尿素酶的检查和免疫学检查。

1. 病原学检查　通过胃镜或手术采集胃黏膜标本。标本固定后可选用瓦辛-斯太雷（Warthin-Starry）银染色、HE 染色、吉姆萨染色后观察。新鲜标本可接种含选择剂（万古霉素、多黏菌素、两性霉素、甲氧苄啶）的哥伦比亚血琼脂平板，在微需氧条件下进行培养，培养后挑选可疑菌落，通过革兰氏染色、尿素酶试验和氧化酶试验进行鉴定。

2. 依赖尿素酶的检查　胃黏膜胃镜活检组织可选用快速尿素酶试验进行鉴定。CO_2 呼气试验在临床广泛应用，患者通过服用 ^{13}C 或 ^{14}C 标记的尿素，一定时间后检测其呼气中的 ^{13}C 或 ^{14}C 的量判断其是否有幽门螺杆菌感染。

3. 免疫学检查　选用 ELISA 法检测受检者血清中的抗体，主要用于流行病学调查。抗体阳性只能确定为既往感染，现症感染必须结合其他实验结果综合判断。检测粪便中的抗原也可用于诊断幽门螺杆菌感染，判断抗菌治疗的效果。

目前，PCR 扩增主要用于幽门螺杆菌的科学研究。

五、防治原则

目前，我国已自主研发成功口服重组幽门螺杆菌疫苗，已获国家一类新药证书，可望应用于幽门螺杆菌感染的预防。

幽门螺杆菌的治疗需要采用联合方案，常用方案为铋剂和（或）质子泵抑制剂（如奥美拉唑）＋两种抗菌药物的三或四联方案。抗菌药物组合包括阿莫西林＋克拉霉素、阿莫西林＋左氧氟沙星、阿莫西林＋呋喃唑酮、四环素＋甲硝唑或呋喃唑酮。疗程为 10 至 14 天。目前幽门螺杆菌对克拉霉素、甲硝唑等已经出现较高的耐药性。

第三节　弯 曲 菌 属

弯曲菌属（*Campylobacter*）是一类呈逗点状或 S 形的革兰氏阴性菌。目前已经发现 33 个种和 14 个亚种。在感染人类中较常见的包括空肠弯曲菌（*C. jejuni*）、大肠弯曲菌（*C. coli*）、胎儿弯曲菌（*C. fetus*）和乌普萨拉弯曲菌（*C. upsaliensis*）。其中大肠弯曲菌和乌普萨拉弯曲菌可引起人类的胃肠炎和肠外感染；胎儿弯曲菌可引起全身血液感染、胃肠炎、脑膜脑炎等。空肠弯曲菌的感染最为常见。

一、生物学特性

菌体细小，直径 $0.2\sim0.5\mu m$，可通过 $0.45\mu m$ 的滤器。呈弧形、螺旋形、S 形或海鸥状。运动活泼，一端或两端有单鞭毛。无芽胞，革兰氏染色阴性。细胞壁中含有脂低聚糖（lipooligosaccharides）。

该菌为微需氧菌，需在 $5\%O_2$、$10\%CO_2$ 和 $85\%N_2$ 的环境中生长。可在 $36\sim37$℃生长，但最适温度为 42℃。营养要求高，用含血清的培养基培养后，在同一培养基上可出现两种菌落：一种为灰白、湿润、扁平边缘不整的蔓延生长的菌落；另一种为半透明、圆形、凸起、有光泽的细小菌落。不发酵糖类，触酶和氧化酶试验阳性，马尿酸盐水解试验阳性。有 O 抗原、热不稳定抗原和 H 抗原。

抵抗力较弱。培养物放置冰箱中很快死亡，56℃加热 5min 即被杀死。干燥环境中仅存活 3h，培养物放室温可存活 2～24 周。

二、致病性与免疫性

空肠弯曲菌可产生黏附素、细胞毒性酶和肠毒素，但这些致病物质在疾病发生中的作用尚未确定。目前可以肯定的是感染与摄入的细菌数量相关，经口食入至少 10^4 个细菌才有可能致病。胃酸可以杀死空肠弯曲菌，各种减少胃酸的因素均可促进该菌的感染。宿主的免疫状况影响疾病的严重程度。

空肠弯曲菌为动物源性病原菌，细菌可以来自于感染的禽类、牛、羊等。误食了带有该菌的食物、饮水、牛奶，或与动物直接接触可被感染。细菌感染后可造成空肠、回肠和结肠黏膜组织的损伤，黏膜表面出现充血、水肿和溃疡，肠上皮腺窝中出现脓肿，固有层有嗜中性粒细胞、单核细胞和嗜酸性粒细胞浸润。临床表现为痉挛性腹痛、腹泻、血便或果酱样便，量多；伴头痛、不适、发热等症状。腹泻通常为自限性的，病程 5～8 天。肠外感染可引发菌血症。

空肠弯曲菌和乌普萨拉弯曲菌感染可引发自身免疫性疾病，最主要的空肠弯曲菌菌株为 O19 型。可引发吉兰 - 巴雷综合征（Guillain-Barré syndrome）或反应性关节炎（reactive arthritis），与细菌表面抗原脂低聚糖与人体组织引发的交叉反应有关。

机体感染空肠弯曲菌后可产生特异性抗体，能通过调理作用和活化补体等作用增强吞噬细胞的吞噬作用和补体的溶菌作用，从而杀灭细菌。

三、微生物学检查法

可用粪便标本涂片和镜检，查找革兰氏阴性弧形或海鸥状弯曲菌，有助于诊断，但因菌体细小不易观察。分离培养可直接用选择培养基，于 42℃和 37℃微需氧环境下培养，可见两种类型的菌落。鉴定需做氧化酶试验和触酶试验等生化反应试验。也可选用免疫学方法检测标本中的抗原，或通过 PCR 法直接检测病原菌的 DNA。血清抗体的检测可用于流行病学调查。

四、防治原则

目前尚无特异性疫苗。预防主要是注意饮水和食品卫生，加强人、畜、禽类的粪便管理。空肠弯曲菌腹泻往往为自限性的，严重患者可选用抗菌药物治疗，包括红霉素、阿奇霉素、氨基糖苷类、氟喹诺酮类等。

思 考 题

1. 试述霍乱弧菌的生物学特征和致病性。
2. 神奈川现象可用于鉴定何种细菌？该细菌的致病特征如何？
3. 幽门螺杆菌的形态和培养特征如何？与哪些人类疾病有关？如何进行检验？
4. 试述空肠弯曲菌的形态特征和致病性。

（韩 俭）

第十章　厌氧性细菌

厌氧性细菌（anaerobic bacteria），简称厌氧菌，是一大群不能以分子氧为终末电子受体，必须在低氧分压或无氧环境下才能生长繁殖的细菌。该类细菌缺乏完善的呼吸酶系统，通过发酵或厌氧呼吸进行能量代谢，分子氧的存在不仅不能被菌体利用，反而会抑制其生长，甚至导致细菌的死亡。

根据能否形成芽胞，可将厌氧性细菌分为两大类：梭菌属和无芽胞厌氧菌。临床常见的梭菌属细菌包括破伤风梭菌、产气荚膜梭菌、肉毒梭菌及艰难梭菌，主要引起外源性感染。无芽胞厌氧菌包括多个菌属的革兰氏染色阳性、阴性的球菌和杆菌，大多为人体正常菌群成员，主要引起内源性感染。

近年来，研究发现临床上由厌氧性细菌导致的感染也很常见，随着厌氧培养技术的应用，厌氧性细菌在临床标本中的检出率呈上升趋势。

第一节　梭　菌　属

梭菌属（*Clostridium*）细菌是一群大多严格厌氧、能形成芽胞、革兰氏染色阳性的杆菌。因该属细菌多数形成直径较菌体为宽的芽胞，使菌体膨大呈梭状，故名梭菌。该属细菌目前约有 200 余种，主要分布于土壤、人和其他动物肠道，多数为腐生菌，少数为致病菌。细菌芽胞对热、干燥和常用化学消毒剂均有强大的抵抗力。在适宜条件下，芽胞发芽形成繁殖体，产生毒性强烈的外毒素，引起破伤风、气性坏疽和肉毒中毒等严重疾病。此外，该属细菌还可引起皮肤、软组织感染和抗生素相关性腹泻及假膜性肠炎。

一、破伤风梭菌

破伤风梭菌（*C. tetani*）是破伤风的病原菌，引起外源性感染。当机体外伤创口被污染或分娩时使用不洁器械剪断脐带等，破伤风梭菌或其芽胞均可侵入创伤口生长繁殖，产生毒素，引起破伤风（tetani）。由于新法接生及免疫接种的推行，破伤风发病率已明显下降，但每年世界范围内仍约有 100 万破伤风病例发生，以发展中国家多见。破伤风死亡率为 30%～50%，其中约半数死亡病例为新生儿，在发展中国家，新生儿破伤风死亡率高达 90%。

（一）生物学性状

菌体细长，长 2～18μm，宽 0.5～1.7μm。周身有鞭毛，无荚膜。芽胞呈圆形，位于菌体顶端，直径大于菌体宽度，使细菌呈鼓槌状（彩图 10-1-1），此为该菌典型特征。革兰氏染色阳性，但培养 48h 后，尤其当形成芽胞时易转变为阴性。

严格厌氧生长，营养要求不高，常用庖肉培养基培养。培养后，肉汤浑浊，肉渣部分微发黑，可生成少量气体，培养物有腐败性恶臭。37℃血琼脂平板培养48h后，可呈薄膜状迁徙生长，形成不规则菌落，菌落周边疏松似羽毛状，边缘不整齐，伴β溶血。

生化反应不活泼，一般不发酵糖类，也不分解蛋白质。

破伤风梭菌繁殖体抵抗力与普通细菌相似，但芽胞抵抗力很强，能耐煮沸15～90min，在土壤和尘埃中可存活数十年。

（二）致病性与免疫性

1. 感染条件　破伤风梭菌或其芽胞由伤口侵入机体后，在侵入局部生长繁殖并引起破伤风。一般破伤风梭菌在浅表性伤口不易生长繁殖，伤口局部的微厌氧环境是其感染的重要条件。伤口窄而深（如刺伤），有泥土或异物污染，坏死组织多，局部组织缺血、缺氧；同时伴有需氧菌或兼性厌氧菌的混合感染，均易形成厌氧微环境，有利于破伤风梭菌的生长繁殖。该菌侵袭力不强，仅在局部繁殖，其致病作用完全有赖于病菌所产生的毒素。

2. 致病物质　破伤风梭菌能产生两种外毒素：一种是对氧敏感的破伤风溶血毒素（tetanolysin），其在破伤风发病中的作用尚不清楚；另一种为破伤风痉挛毒素（tetanospasmin），由质粒编码，是引起破伤风的主要致病物质。

破伤风痉挛毒素毒性极强，毒性仅次于肉毒毒素，小鼠腹腔注射的半数致死量（LD_{50}）为0.015ng，1mg纯化毒素能杀死2000万只小鼠，对人的致死量小于1μg。其化学性质为蛋白质，不耐热，65℃加热30min即被破坏，亦可被肠道中的蛋白酶所破坏。破伤风痉挛毒素经0.3%～0.4%甲醛作用后毒性消失，但仍保留免疫原性，成为破伤风类毒素，用于预防接种。

3. 致病机制　破伤风痉挛毒素属神经毒素，对脊髓前角神经细胞和脑干神经细胞具有高度亲和力，毒素分子主要经局部神经细胞扩散，也可经淋巴及血液循环到达中枢神经系统而致病。

细菌最初合成的破伤风痉挛毒素为一条分子质量约150kDa的多肽，释出菌体时被细菌蛋白酶裂解为一条轻链（A链，分子质量约50kDa）和一条重链（B链，分子质量约100kDa），轻链与重链间由二硫键相连。其中轻链为毒性部分，重链具有结合神经细胞和转运毒素分子的作用。毒素分子通过重链羧基端识别神经肌肉接点处运动神经元细胞膜上的神经节苷脂受体并与之结合，经细胞内吞作用进入细胞，形成酸性小泡。小泡从外周神经末梢沿神经轴突逆行向上，到达脊髓前角运动神经元胞体，通过跨突触运动（trans-synaptic movement），小泡进入传入神经末梢，进而进入中枢神经系统。然后通过重链氨基端的介导产生膜转位使轻链进入胞质。轻链为一种锌内肽酶（zinc endopeptidase），可裂解储存有抑制性神经介质（γ-氨基丁酸、甘氨酸）的突触小泡上膜蛋白特异性肽键，使突触小泡膜蛋白发生改变，从而阻止抑制性神经介质的释放，致使屈肌、伸肌同时强烈收缩，骨骼肌呈强直痉挛。

4. 所致疾病　破伤风多见于创伤口感染以及分娩时脐带结扎污染，新生儿破伤风（也称七日风、脐带风）尤为常见。潜伏期可从几天至几周，一般为7～14天，与原发感染部位距中枢神经系统的远近有关。破伤风典型症状包括咀嚼肌痉挛所致的牙关紧闭、苦笑面容；持续性背部肌肉痉挛形成的角弓反张。严重者可因膈肌持续性痉挛引起呼吸困难、呼吸衰竭而死亡。因自主神经系统功能紊乱，可出现心律不齐、血压波动以及因大量出汗造成的脱水。

5. 免疫性　破伤风免疫属于典型的抗毒素免疫，主要由抗毒素（特异性抗体）发挥对毒素的中和作用。感染后细菌所释放的微量毒素即可引起疾病，但不足以引起免疫应答；且毒素与神经组织结合迅速而牢固，亦不能有效地刺激免疫系统。因此，破伤风病后不易产生有效的免疫力。机体适应性免疫力的获得主要依靠人工免疫产生。

（三）微生物学检查法

微生物学检查对破伤风早期诊断意义不大，一般不做。临床诊断主要结合创伤史以及破伤风的特有体征。必要时可取病灶分泌物或坏死组织涂片染色镜检以及进行厌氧培养，并以厌氧培养物滤液进行小鼠动物试验，以确定是否有毒素产生。

（四）防治原则

防止机体创伤处厌氧微环境的形成是预防破伤风的重要措施。特异性人工免疫可有效预防破伤风的发生。

1. **一般性预防**　及时、正确地对伤口进行清创、扩创处理，并以 3% 过氧化氢溶液或 1：4000 高锰酸钾溶液冲洗伤口，可防止伤口厌氧微环境的形成。

2. **人工主动免疫**　目前我国常规采用百白破（白喉类毒素、百日咳菌苗、破伤风类毒素）疫苗（diphtheria-pertussis-tetanus vaccine，DPT）对 3～6 个月的儿童进行免疫，可同时获得对这三种常见病的适应性免疫力。免疫程序为婴儿出生后第 3、4、5 月连续免疫 3 次，2 岁、7 岁时各加强免疫一次，以建立基础免疫。之后如存在可能引发破伤风的外伤，立即再接种一次，可使血清抗毒素滴度在几天内迅速达到有效保护水平。另外，初次免疫后，每 10 年加强免疫一次，可有效地预防破伤风的发生。对易受外伤人群使用破伤风类毒素进行人工主动免疫，可有效地预防破伤风的发生。

3. **人工被动免疫**　紧急预防及特异性治疗可使用破伤风抗毒素（tetanus antitoxin，TAT）。对伤口污染严重而又未进行过基础免疫者，在对伤口进行处理后，应立即肌内注射 TAT 1500～3000 单位，以紧急预防破伤风的发生。对已发病者应早期、足量使用 TAT，因一旦毒素与神经细胞膜表面受体结合，TAT 将无法发挥中和毒素的毒性作用。使用剂量一般为 10 万～20 万单位，包括静脉滴注、肌内注射和伤口局部注射。TAT 使用前应进行皮肤过敏试验以防超敏反应的发生。若皮肤试验阳性，可采用脱敏疗法。应用人源破伤风免疫球蛋白（human tetanus immunoglobulin，HTIG）代替 TAT 用于治疗，可缩短病程、缓解病情和减少超敏反应的发生。

4. **抗菌药物的使用**　大剂量青霉素或甲硝唑可有效抑制破伤风梭菌在病灶局部的生长繁殖，同时对病灶混合感染的细菌也有抑制作用。

二、产气荚膜梭菌

产气荚膜梭菌（*C. perfringens*）广泛分布于土壤、人及其他动物肠道中。既能产生毒性强烈的外毒素，又具有多种侵袭性酶类，侵袭力很强，是气性坏疽最常见的病原体。该菌某些型别也可引起食物中毒和坏死性肠炎。

（一）生物学性状

1. **形态与染色**　产气荚膜梭菌为两端几乎平切的革兰氏阳性粗大杆菌，宽 0.6～2.4μm，长 3～19μm。芽胞呈椭圆形，位于菌体中央或次极端，不大于菌体。无鞭毛。在体内可形成

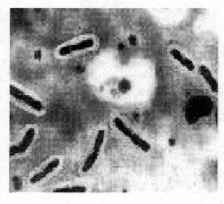

图 10-1-2　产气荚膜梭菌形态

明显的荚膜（图 10-1-2）。

2. 培养特性　产气荚膜梭菌厌氧生长，但厌氧要求并不十分严格。该菌生长繁殖极快，20～50℃均能生长，在其最适生长温度 42℃时，代时仅为 8～10min。

血琼脂平板 24h 培养，菌落直径 2～4mm，圆形、扁平，半透明，边缘整齐，偶尔可见粗糙型菌落。在血琼脂平板上，多数菌株形成双层溶血环，内环是由 θ 毒素引起的完全溶血环，外环是由 α 毒素引起的不完全溶血环。在蛋黄琼脂平板上，菌落周围可出现乳白色浑浊圈，是因菌体产生卵磷脂酶（α 毒素）分解卵磷脂所致，该浑浊圈可被 α 毒素抗血清抑制，称为纳格勒（Nagler）反应。

该菌代谢十分活跃，可分解多种常见糖类，产酸、产气。在庖肉培养基中可分解肉渣中糖类而产生大量气体。在牛奶培养基中分解乳糖产酸，使培养基中酪蛋白凝固；同时产生大量气体（H_2 和 CO_2），可将凝固的酪蛋白冲成蜂窝状，将液面封固用凡士林层上推，甚至冲走试管口棉塞，气势凶猛，称"汹涌发酵"（stormy fermentation）现象。纳格勒反应和汹涌发酵现象为本菌显著特征。

3. 分型　产气荚膜梭菌能产生多种外毒素，据其 4 种主要毒素（α、β、ε、ι）抗原性的不同，可将其分为 A、B、C、D、E 5 个血清型。对人致病的主要为 A 型和 C 型。A 型最常见，引起气性坏疽以及食物中毒，C 型引起坏死性肠炎。

（二）致病性

1. 致病物质　产气荚膜梭菌致病物质包括荚膜、外毒素和侵袭性酶类。该菌能产生 12 种外毒素（表 10-1-1），有些外毒素为胞外酶，赋予菌体很强的侵袭力。根据毒素对小鼠致死程度的不同，分为主要毒素和次要毒素，其中 α、β、ε 和 ι 四种毒素为主要毒素，其余为次要毒素（肠毒素除外）。

表 10-1-1　产气荚膜梭菌产生的毒素和酶类

毒素 / 酶类	生物学活性	菌株型别				
		A	B	C	D	E
主要毒素						
α 毒素	卵磷脂酶，增加血管通透性，产生溶血和坏死作用	+	+	+	+	+
β 毒素	组织坏死作用，引起人和动物坏死性肠炎	−	+	+	−	−
ε 毒素	毒素前体，经胰蛋白酶活化后增加胃肠壁通透性	−	+	−	+	−
ι 毒素	坏死作用，增加血管通透性	−	−	−	−	+
次要毒素						
δ 毒素	溶血素，溶解红细胞	−	±	+	−	−
θ 毒素	溶血素，具有溶血、坏死、杀白细胞等活性	±	+	+	+	+
κ 毒素	胶原酶，分解皮下组织和肌肉组织胶原纤维，使组织坏死、溶解	+	+	+	+	+
λ 毒素	蛋白酶	−	+	−	+	+

毒素/酶类	生物学活性	菌株型别				
		A	B	C	D	E
μ毒素	透明质酸酶	±	+	±	±	±
ν毒素	DNA酶	±	+	+	±	±
神经氨酸酶	改变神经节苷脂受体；促进毛细血管血栓形成	+	+		+	+
其他						
肠毒素	增加肠黏膜细胞通透性，引起腹泻；具有超抗原活性	+	nt	+	+	nt

注：+大多菌株产生；±某些菌株产生；−不产生；nt未研究。

在四种主要毒素中，α毒素毒性最强，各型菌均能产生，以A型的产毒量最大。α毒素又称卵磷脂酶，能分解细胞膜上磷脂和蛋白质的复合物，破坏细胞膜，使红细胞、白细胞、血小板和血管内皮细胞等受损，引起溶血，使血管内皮受损，使血管通透性增高而致水肿、出血、局部组织坏死，使肝脏、心功能受损，在气性坏疽的形成中起主要作用。α毒素还可使微循环中血小板凝聚而形成血栓，导致局部组织缺血，引起组织坏死。

肠毒素由A型菌株和少数C及D型菌株产生，为不耐热的蛋白质，100℃瞬时即被灭活。毒素主要作用于回肠，其次为空肠，毒素分子插入细胞膜，使细胞膜离子运输功能受损，胞膜通透性改变，影响离子的交换和水分吸收，使水和电解质大量进入腹腔，引起腹泻。近年来发现该肠毒素还具有超抗原活性。

2. 所致疾病

（1）气性坏疽（gas gangrene）：产气荚膜梭菌是引起气性坏疽的主要病原菌，60%～80%由A型引起。此外，诺维梭菌、败毒梭菌、溶组织梭菌等其他梭菌也能引起气性坏疽。致病条件与破伤风梭菌相似。气性坏疽是严重的创伤感染性疾病，好发于四肢，以局部组织坏死、气肿、水肿、恶臭及全身中毒为特征，多见于战伤，也见于地震等自然灾害、工伤、车祸等所致大面积创伤的感染。

气性坏疽潜伏期短，一般仅为8～48h。病菌在体内除产生多种毒素和侵袭性酶外，体内形成荚膜和繁殖周期短等特点，使疾病迅速发展，病情险恶，若不及时治疗，死亡率可高达40%～100%。产气荚膜梭菌产生的卵磷脂酶、胶原酶、透明质酸酶、DNA酶等对机体组织具有分解破坏作用，使病菌易穿过肌肉结缔组织间隙，侵入四周正常组织，发酵肌肉和组织中的糖类，产生大量气体，造成气肿，影响血液供应；同时血管通透性增加，浆液渗出，局部水肿，进而挤压软组织和血管，加重组织缺血，造成组织坏死，特别是肌肉组织丰满部位，如大腿和臀部。严重病例表现为局部组织肿胀剧痛，水气夹杂，触摸有捻发感，最后产生大块组织坏死，并产生恶臭；病菌产生的毒素和组织坏死的毒性产物被吸收入血，引起毒血症、休克，甚至死亡。此外，产气荚膜梭菌也可经肠穿孔或子宫破裂进入腹腔或盆腔引起感染，还可由侵入部位转移至内脏，成为转移性气性坏疽，多见于产后感染。

（2）食物中毒：主要由A型菌株引起，致病物质为肠毒素。多见于欧美国家，仅次于沙门菌食物中毒，但国内报道较少。产气荚膜梭菌食物中毒因食入污染的食物（主要为肉类食品）而引起。潜伏期约10h，主要表现为腹痛、腹胀、水样腹泻，恶心呕吐少见，一般无发热。通常1～2天后自愈，严重者亦可致死。

（3）坏死性肠炎：主要由 C 型菌株引起，致病物质为 β 毒素，该毒素能引起肠道运动神经麻痹和坏死。以儿童为多见，常见于食入大量被该菌污染且烹调不当的猪肉引起。一般潜伏期约 24h，起病急，剧烈腹痛、腹泻，肠黏膜出血性坏死伴血便。可并发肠梗阻和肠穿孔，死亡率高达 40%。

（三）微生物学检查法

主要针对气性坏疽。因气性坏疽进展很快，后果严重，早期快速诊断便于开展早期治疗以减少组织坏死和截肢率、死亡率。

1. 直接涂片镜检　对快速诊断具有很高价值。从深部创口取材涂片，染色镜检，如发现革兰氏阳性大杆菌，并伴有其他杂菌和少量形态不规则白细胞可初步诊断。

2. 分离培养　取坏死组织制成悬液，接种血琼脂平板或疱肉培养基，厌氧培养，取培养物涂片染色镜检并进行生化反应鉴定。

3. 动物试验　必要时可取细菌培养液 0.5～1ml 静脉注射小鼠，10min 后处死，37℃条件下放置 5～8h，如动物躯体膨胀并有恶臭，解剖可见脏器内有大量气泡，尤以肝脏最明显，称"泡沫肝"。取内脏、血或腹腔渗出液涂片镜检及分离培养均可发现产气荚膜梭菌。

4. 食物中毒诊断　疑为产气荚膜梭菌性食物中毒，应取剩余食物或粪便进行细菌学检查。若发病后一日内检出产气荚膜梭菌菌量大于 10^5CFU/g 食物或 10^6CFU/g 粪便，即可确诊。亦可使用 ELISA 等方法直接检测肠毒素。

（四）防治原则

预防气性坏疽的关键是尽早对伤口彻底清创，以消除厌氧微环境。对疑有气性坏疽伤口，可用 3% 过氧化氢或 1∶1000 高锰酸钾溶液冲洗、湿敷。局部感染伤口应尽早进行扩创，切除感染和坏死组织，必要时截肢以防止病变扩散。早期可使用多价抗毒素血清，同时使用大剂量青霉素等抗生素以杀灭病原菌和其他细菌。高压氧舱治疗可使手术清理扩创时易于区分受累组织，终止毒素产生，控制病情的发展。

三、肉毒梭菌

肉毒梭菌（ C. botulinum ）为腐物寄生菌，在自然界广泛分布，土壤中常可检出其芽胞。在厌氧环境下能产生毒性极强的肉毒毒素，最常见疾病为肉毒中毒和婴儿肉毒病，也可经创伤感染引起机体中毒。

（一）生物学特性

肉毒梭菌为革兰氏阳性粗大杆菌，长 4～6μm，宽 0.9～1.2μm。散在或呈双排列，有时可见短链状。芽胞呈椭圆形，位于次极端，直径大于菌体，使菌体呈网球拍或汤匙状。有周鞭毛，无荚膜。

严格厌氧生长，可在普通琼脂平板上生长。血琼脂平板培养 48h 可形成直径 3～5mm 的、灰白色、边缘不齐、表面粗糙如毛玻璃状菌落，并伴有 β 溶血。在卵黄培养基上，因产生脂肪酶而使菌落周围出现浑浊圈。在疱肉培养基中，可消化肉渣，使之变黑并伴有腐败恶臭。

根据遗传特性，肉毒梭菌可分为四组：Ⅰ、Ⅱ组可引起人类疾病，以Ⅰ组多见；Ⅰ组肉毒梭菌对蛋白质有较强的分解能力，其形成的芽胞对热的抵抗力强；Ⅱ组分解糖类能力强，不分解蛋白质，芽胞对热的抵抗力不及Ⅰ组；Ⅲ组主要引起鸟类肉毒病；Ⅳ组一般不引起肉毒病。

（二）致病性

1. 致病物质　肉毒梭菌主要依靠其外毒素——肉毒毒素致病。肉毒毒素毒性极强，是目前已知毒性最强的生物毒素，其毒性比氰化钾强1万倍，小鼠经腹腔注射的LD_{50}为0.00625ng。1mg纯结晶的肉毒毒素能杀死2亿只小鼠，对人的致死量约为0.1μg。肉毒毒素不耐热，80～90℃加热5～10min、煮沸1min即可被破坏，但对胃酸及消化酶类有较强抵抗力，食入后不被胃肠消化液破坏，经胃肠道吸收后致病。根据抗原性不同，肉毒毒素分为A、B、C1、C2、D、E、F和G共八种型别，大多数菌株只能产生一种型别的毒素，各型毒素毒性只能被同型抗毒素中和。引起人类疾病的有A、B、E、F型，以A、B型为常见，国内报道大多为A型。

肉毒毒素属神经毒素，进入机体后作用于脑及周围神经末梢的神经肌肉接头处，阻止乙酰胆碱的释放，影响神经冲动的传递，导致肌肉出现弛缓性麻痹。

2. 所致疾病　根据肉毒梭菌致病途径不同，所致疾病包括食物中毒、婴儿肉毒病和创伤肉毒中毒三种，主要为前者，后两者少见。

（1）食物中毒：即肉毒毒素食物中毒，简称肉毒中毒，因食入含有肉毒毒素的食物引起，而非肉毒梭菌感染致病。食品在制作过程中被肉毒梭菌芽胞污染，又未彻底灭菌，芽胞在厌氧环境中发芽形成繁殖体产生肉毒毒素，食入毒素后发病。肉毒中毒是细菌性食物中毒中最严重的一种，死亡率可达30%～60%。

肉毒中毒在我国十几个省、区均有发现，新疆地区较多。引起肉毒中毒的食品，各国各地区因饮食习惯不同而不完全相同，国外以肉类罐头、火腿、腊肠等肉类食品为主。国内据新疆统计，以家庭自制的发酵豆制品（如臭豆腐、豆瓣酱、面酱、豆豉等）为主，其次为肉类及罐头食品。

肉毒中毒临床表现与其他食物中毒不同，主要表现为神经肌肉麻痹，而胃肠道症状少见。潜伏期数小时至数天，一般为1～5天。患者先有乏力、头晕、头痛等不典型症状，继而出现复视、斜视、眼睑下垂等眼肌麻痹症状；而后出现吞咽、咀嚼困难、口干、口齿不清等咽部肌肉麻痹症状；进而膈肌麻痹、呼吸困难，直至呼吸衰竭死亡。患者病程中神志清，无发热，四肢麻痹少见。

（2）婴儿肉毒病：多见于6个月内的婴儿，因其肠道内缺乏拮抗肉毒梭菌的正常菌群且肠道局部免疫功能不完善，食入被肉毒梭菌芽胞污染的食品（如蜂蜜、乳制品等）后，芽胞发芽、繁殖，产生的毒素被吸收而致病。症状与肉毒毒素食物中毒类似，早期症状为便秘，吸乳无力，啼哭无力。进而出现颈软不能抬头、吞咽困难、眼睑下垂、全身肌张力减退等神经肌肉麻痹症状，严重者可因呼吸肌麻痹而死亡。

（3）创伤肉毒中毒：肉毒梭菌的芽胞污染伤口后，如果局部具备厌氧微环境，芽胞发芽形成繁殖体产生毒素，毒素被吸收后致病。

（三）微生物学检查法

主要是检测肉毒毒素。食物中毒可取粪便、剩余食物；婴儿肉毒病取粪便；创伤肉毒中毒可取坏死组织及渗出液分离培养肉毒梭菌，同时检测食物、粪便、患者血清或培养物中的毒素活性。将可疑检样（剩余食物、粪便、伤口渗出物等固体待检物需悬浮离心取上清液）注射动物进行试验以检测毒素活性。

（四）防治原则

预防主要为加强食品卫生管理和监督，定期抽样检查。食品食用前充分加热处理即可破坏毒素。治疗应尽早注射 A、B、E 三型多价抗毒素，同时加强护理及对症治疗。应特别注意维持患者呼吸功能以降低死亡率。

四、艰难梭菌

艰难梭菌（*C. difficile*）是人类和动物肠道正常菌群成员，因严格厌氧生长，难以分离培养而得名。该菌是近年来临床抗生素相关性腹泻（antibiotic-associated diarrhea）和假膜性肠炎（pseudomembranous colitis）的重要病原菌，引起内源性感染。

艰难梭菌为革兰氏阳性粗大杆菌，长 3.0～16.9μm，宽 0.5～1.9μm，无荚膜，某些菌株具有周鞭毛。芽胞位于菌体次极端，呈卵圆形，在外环境中可存活数周至数月。该菌对氧十分敏感，常规厌氧培养不易生长，可用环丝氨酸-头孢西丁-果糖琼脂（cycloserine-cefoxitin-fructose-agar，CCFA）选择性培养基进行分离培养。

艰难梭菌主要产生 A、B 两种毒素：A 为肠毒素，能趋化中性粒细胞浸润肠壁，释放细胞因子，导致液体大量分泌和出血性坏死；毒素 B 为细胞毒素，能使细胞肌动蛋白解聚，损伤细胞骨架，致细胞团缩坏死，直接损伤肠壁细胞。

作为正常菌群成员，当长期或不规范使用氨苄青霉素、头孢菌素、红霉素、克林霉素等抗生素以及抗肿瘤化疗制剂导致菌群失调时，肠道中的乳杆菌、双歧杆菌、肠球菌等对艰难梭菌的拮抗作用受到抑制，耐药的艰难梭菌可大量繁殖产生毒素而致病。症状一般出现在抗生素治疗 5～10 天后，表现为水样腹泻，称为抗生素感染性腹泻。部分患者可出现血水样腹泻并排出假膜，伴有发热、白细胞增多等全身中毒表现，称为假膜性肠炎，严重者可危及生命。

规范使用抗生素，维护肠道菌群的生态平衡是预防该菌感染的重要措施。及时停用相关抗生素，改用该菌敏感的万古霉素或甲硝唑是治疗的主要措施。

第二节　无芽胞厌氧菌

无芽胞厌氧菌包括一大群专性厌氧、无芽胞的菌属，包括革兰氏阳性、阴性的球菌和杆菌，是一大类寄生于人和动物体内的正常菌群。在人体正常菌群中，无芽胞厌氧菌占据绝对优势，是其他非厌氧菌（需氧和兼性厌氧菌）的 10～1000 倍，由其引起的感染在临床上十分常见，感染率高达 90% 以上，作为机会致病菌，可引起多种疾病。

一、主要种类

无芽胞厌氧菌现有 30 多个菌属，200 余菌种，其中与人类疾病相关的主要有 10 个菌属（表 10-2-1）。

表 10-2-1　与人类疾病相关的主要无芽胞厌氧菌

革兰氏阴性杆菌	革兰氏阴性球菌	革兰氏阳性杆菌	革兰氏阳性球菌
拟杆菌属（*Bacteriodes*）	韦荣菌属（*Veillonella*）	丙酸杆菌属（*Propionibacterium*）	消化链球菌属（*Peptostreptococcus*）
普雷沃菌属（*Prevotella*）		双歧杆菌属（*Bifidobacterium*）	
紫单胞菌属（*Porphyromonas*）		真杆菌属（*Eubacterium*）	
梭杆菌属（*Fusobacterium*）		放线菌属（*Actinomyces*）	

（一）革兰氏阴性厌氧杆菌

有 8 个菌属，其中类杆菌属中的脆弱类杆菌（*B. fragilis*）最为重要，约占临床厌氧菌分离株的 25%，占类杆菌的 50%。菌体两端圆而浓染，具有荚膜。主要引起腹腔脓肿、败血症等。

（二）革兰氏阴性厌氧球菌

有 3 个菌属，其中韦荣菌属最重要。直径 0.3～0.5μm，成对、成簇或短链状排列。它是咽喉部主要厌氧菌，但在临床厌氧菌分离标本中，分离率小于 1%，且为混合感染菌之一。

（三）革兰氏阳性厌氧球菌

有 5 个菌属。其中有临床意义的是消化链球菌属，主要寄居于阴道。在临床厌氧菌分离株中，占 20%～35%，仅次于脆弱类杆菌，居第二位，大多为混合感染。厌氧菌菌血症仅 1% 由革兰氏阳性球菌引起，主要为本菌属，常因女性生殖道感染而引起。本菌属细菌生长缓慢，培养需 5～7 天。

（四）革兰氏阳性厌氧杆菌

有 6 个菌属。在临床厌氧菌分离株中，约占 22%，其中约 57% 为丙酸杆菌，约 23% 为真杆菌。

1. 丙酸杆菌　皮肤正常菌群，小杆菌，常呈链状或成簇排列，无鞭毛，能发酵糖类产生丙酸。能在普通培养基上生长，时间需 2～5 天。与人类疾病有关的有 3 个菌种，痤疮丙酸杆菌（*P. acnes*）最为常见。

2. 双歧杆菌属　菌体呈多形态，有分枝，无动力，严格厌氧，耐酸。目前发现共有 35 个菌种。双歧杆菌在婴儿、成人肠道菌群中占很高比例，在婴儿尤为突出。双歧杆菌在肠道中具有维持肠道微生态平衡、拮抗外源性致病菌感染、促进营养物质代谢、抗衰老以及抗肿瘤等作用。该菌属只有齿双歧杆菌（*B. dentium*）与龋齿和牙周炎有关。

3. 真杆菌属　单一形态或多形态，动力不定，严格厌氧，生化反应活泼，生长缓慢，常需培养 7 天。目前有 45 个种，是肠道重要的正常菌群成员。17 个种与感染有关，但都出现在混合感染中，最常见的为迟钝真杆菌（*E. lentum*）。

二、致病性

（一）致病条件

本类细菌是寄生于皮肤和黏膜上的正常菌群成员，在一定条件下可引起内源性感染。其致病条件除寄居部位改变、机体免疫力下降、菌群失调外，组织局部厌氧微环境的形成是其致病的重要条件，如组织坏死、局部血供障碍、伴有需氧菌或兼性厌氧菌的混合感染等。

（二）细菌毒力

无芽胞厌氧菌成为致病菌后，其毒力主要表现在以下几方面：①改变其对氧的耐受性，如类杆菌属很多菌种能产生 SOD，以适应新的致病生态环境；②与混合感染的需氧菌或兼性厌氧菌协同作用，表现在氧气的利用、营养的互补和降低对抗菌药物的敏感性等方面；③通过菌毛、荚膜等表面结构黏附和侵入上皮细胞和各种组织；④产生多种毒素、胞外酶和可溶性代谢物，如脆弱类杆菌某些菌株产生的肠毒素、胶原酶、蛋白酶、纤溶酶、溶血素、DNA 酶、透明质酸酶等；革兰氏阴性厌氧杆菌也可产生内毒素，但毒性较弱。

（三）感染特征

①内源性感染，感染部位可遍及全身；②无特定病型，大多为化脓性感染，形成局部脓肿或组织坏死，也可侵入血流形成败血症；③分泌物或脓液黏稠，呈乳白色、粉红色、血色或棕黑色，伴有恶臭，有时有气体产生；④使用氨基糖苷类抗生素（链霉素、卡那霉素、庆大霉素等）治疗无效；⑤分泌物直接涂片可见细菌，但采用普通培养法无细菌生长。

（四）所致疾病

1. 败血症　由于抗厌氧菌抗生素的广泛运用，目前败血症中厌氧菌培养率较低，仅约5%，多数为脆弱类杆菌，其次为革兰氏阳性厌氧球菌。引起败血症的病原主要来自胃肠道和女性生殖道。病死率为 15%～35%。

2. 中枢神经系统感染　最常见的为脑脓肿，主要继发于中耳炎、乳突炎、鼻窦炎等邻近组织感染，亦可经直接扩散和转移而形成。分离的细菌种类与原发病灶有关，革兰氏阴性厌氧杆菌最为常见，主要为普雷沃菌属、卟啉单胞菌属和消化链球菌属细菌。

3. 口腔感染　大多为牙源性感染，主要包括三大类：齿槽脓肿和下颌骨髓炎，急性坏死性溃疡性齿龈炎（樊尚咽峡炎，又名奋森咽峡炎），约 30% 的牙周病。主要由厌氧革兰氏阴性杆菌引起，核梭杆菌（*F. nucleatum*）和普雷沃菌属占主导地位。

4. 呼吸道感染　厌氧菌可感染上下呼吸道的任何部位，引起扁桃体周围蜂窝组织炎、吸入性肺炎、坏死性肺炎、肺脓肿和脓胸等。呼吸道感染中分离最多的厌氧菌为普雷沃菌属、坏死梭杆菌（*F. necrophorum*）、核梭杆菌、消化链球菌和脆弱类杆菌等。

5. 腹腔感染　因手术、创伤、穿孔及其他异常引起的腹膜炎、腹腔脓肿等感染主要与无芽胞厌氧菌有关。阑尾、肠道相关感染主要由脆弱类杆菌引起。

6. 女性生殖道和盆腔感染　手术或其他并发症引起的一系列女性生殖道严重感染中，如盆腔脓肿、输卵管脓肿、卵巢脓肿、子宫内膜炎、脓毒性流产等，无芽胞厌氧菌是主要的病原体。最常见的厌氧菌为消化链球菌属、普雷沃菌属和紫单胞菌等。

7. 其他　无芽胞厌氧菌尚可引起皮肤和软组织感染、心内膜炎等。

三、微生物学检查法

正确的标本采集与送检对厌氧菌的成功培养至关重要，临床在进行厌氧菌培养前应与实验室联系，以便提前做好接种培养的准备。无芽胞厌氧菌大多是人体正常菌群，标本应从感染中心处采集，注意无菌操作，避免杂菌的污染。厌氧菌对氧敏感，标本应尽量避免接触空气，采集后应立刻放入特制的厌氧标本瓶中并迅速送检。

除血液标本外，各种标本均应进行染色镜检，观察细菌的形态特征和染色性，并估计标本中大致的菌量。

临床厌氧菌的分离培养比较困难，除需厌氧环境外，尚需选择适宜的培养基进行培养。进行厌氧菌培养的标本应立即接种至新鲜并且预还原的培养基。最常用的培养基是以牛心脑浸液为基础的血琼脂平板。接种最好在厌氧环境中进行。接种后置于 37℃ 厌氧培养 2～3 天，如无菌生长，继续培养至 1 周。对于疑似菌落应转接两个血琼脂平板，分别置于有氧和无氧环境中进行耐氧试验，在两种环境中都能生长者为兼性厌氧菌，只能在厌氧环境中生长者为专性厌氧菌。获得纯培养后，通过生化反应进行鉴定。

此外，利用气液相色谱检测细菌代谢终末产物能对厌氧菌迅速做出鉴定。需氧菌和兼性厌氧菌只能产生乙酸，而检出其他短链脂肪酸，如丁酸、丙酸则提示为厌氧菌。核酸杂交、PCR 等分子生物学方法可对一些重要的无芽胞厌氧菌做出迅速和特异性诊断。

四、防治原则

引起临床感染的无芽胞厌氧菌主要来源于机体正常菌群，因此感染的预防应从维持机体正常生态平衡方面入手，如增强机体免疫力，避免菌群失调的发生，防止局部厌氧微环境的形成等。

正确选用抗菌药物是治疗的关键，临床上大多无芽胞厌氧菌包括脆弱类杆菌对氯霉素、亚胺培南、哌拉西林、羧噻吩青霉素、甲硝唑、替硝唑等抗菌药物敏感，可用于临床感染的治疗。但当前临床耐药菌株日益增多，应对分离菌株进行抗菌药物敏感性试验以指导临床正确选用抗菌药物。

思　考　题

1．破伤风梭菌的致病条件有哪些？如何预防和治疗破伤风？
2．试比较肉毒毒素与破伤风痉挛毒素的致病机制。
3．简述无芽胞厌氧菌的致病条件和临床疾病。临床上应如何预防无芽胞厌氧菌的感染？

（杜宝中）

第十一章　动物源性细菌

　　人畜共患病（zoonosis）是指在脊椎动物和人类之间自然传播的、由共同病原体引起的、流行病学上有关联的一类疾病（传染病），主要发生在畜牧区或自然疫源地。引起人畜共患病的病原菌称为动物源性细菌。该类细菌通常以家畜或野生动物为储存宿主，人类经直接接触病畜或其污染物及媒介动物叮咬等途径感染。动物源性细菌主要包括布鲁菌属、耶尔森菌属、芽胞杆菌属以及弗朗西丝菌属和巴斯德菌属中的细菌。

第一节　布鲁菌属

　　布鲁菌属（*Brucella*）细菌是人类、家畜和其他动物布鲁菌病（简称布病）的病原体，1887 年由英国医师戴维·布鲁斯（David Bruce）首先分离而得名。布鲁菌属目前包括 6 个生物种 19 个生物型，其中对人类致病的主要是羊布鲁菌（*B. melitensis*）、猪布鲁菌（*B. suis*）、牛布鲁菌（*B. abortus*）和犬布鲁菌（*B. canis*）四个生物种，鼠布鲁菌（*B. neotomae*）和绵羊布鲁菌（*B. ovis*）仅引起动物的布鲁菌病。在我国流行的布鲁菌主要为羊、牛、猪布鲁菌三种，以羊布鲁菌最常见，其次为牛布鲁菌。21 世纪以来，布鲁菌病流行呈明显回升趋势，全球每年新增病例超过 50 万例，2004—2014 年间我国共报告人布鲁菌病 346 682 例，发病前五位的省区依次为内蒙古、山西、黑龙江、吉林和河北。

一、生物学性状

（一）形态与染色

　　布鲁菌为革兰氏阴性短小杆菌，长 0.5～1.5μm，宽 0.4～0.8μm，菌体两端钝圆，呈球杆状。不形成芽胞，无鞭毛，光滑型菌株存在微荚膜（图 11-1-1）。

（二）培养特性

　　布鲁菌专性需氧生长，但牛布鲁菌在初次分离时需 5%～10%CO_2 气体环境。营养要求较高，培养基中加入血液、血清或肝浸液，或加入硫胺素、烟酸和生长素等可促进其生长。最适生长温度为 35～37℃，最适 pH 为 6.6～6.8。该菌生长缓慢，尤其是初次分离培

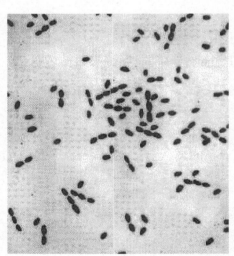

图 11-1-1　羊布鲁菌形态

养，培养一周左右可形成微小、无色透明、略凸起的 S 型菌落，经人工传代培养后转变成 R 型菌落。布鲁菌在血平板上不产生溶血，在液体培养基中可形成轻度浑浊并有沉淀。

（三）生化反应

大多布鲁菌脲酶和 H_2S 试验阳性。根据 H_2S 的产生情况和在含碱性染料培养基中的生长情况，可鉴别羊、牛、猪三种布鲁菌。

（四）抗原构造与分型

布鲁菌抗原结构较为复杂，目前临床用于诊断的主要为牛布鲁菌抗原（*B. abortus* antigen，A 抗原）和羊布鲁菌抗原（*B. melitensis* antigen，M 抗原）。所有布鲁菌均含有 A 和 M 抗原，但它们在不同布鲁菌中含量不同，牛布鲁菌含 A 抗原多，A：M = 20：1；羊布鲁菌含 M 抗原多，A：M＝1：20；猪布鲁菌 A：M＝2：1。用抗 A 与抗 M 血清进行凝集试验可鉴别三种布鲁菌（表 11-1-1）。根据布鲁菌培养、生化反应及血清学反应的不同，可进一步区分不同的生物型。

表 11-1-1　三种布鲁菌的主要生物学特性与鉴别

菌种	需要 CO_2	脲酶试验	产生 H_2S	含染料培养基中生长		凝集试验	
				复红（1：5万）	硫堇（1：2万）	抗 A 血清	抗 M 血清
羊布鲁菌	－	+/－	－	＋	＋	－	＋
牛布鲁菌	＋	＋	＋	＋	－	＋	－
猪布鲁菌	－	＋	+/－	－	＋	＋	＋

（五）抵抗力

布鲁菌在外界环境中抵抗力较强，在水体、土壤、毛皮、病畜的脏器和分泌物、肉及乳制品中可生存数周至数月。对湿热、紫外线和常用消毒剂均较敏感，如 60℃湿热、日光直接照射（10～20min）以及 3% 甲酚皂、0.2% 漂白粉、0.1% 苯扎溴铵等作用数分钟均可杀灭布鲁菌。牛奶中的布鲁菌可采用巴氏消毒法进行灭菌。布鲁菌对利福平、多西环素、链霉素等抗生素敏感。

二、致病性与免疫性

（一）致病物质

布鲁菌的主要致病物质为内毒素，微荚膜与侵袭性酶类（透明质酸酶、过氧化氢酶、超氧化物歧化酶等）使布鲁菌有较强的侵袭力，它能突破皮肤、黏膜屏障进入机体，在机体脏器吞噬细胞内大量繁殖并扩散入血。布鲁菌的胞内寄生与其内毒素和某些侵袭性酶类（如过氧化氢酶、超氧化物歧化酶）的作用相关。另外，布鲁菌的致病过程也与其感染引起的Ⅳ型和Ⅲ型超敏反应有关。

（二）所致疾病

羊、牛、猪等家畜是布鲁菌的主要宿主。由于动物宿主腺体组织和生殖器官，尤其是孕期动物的胎盘、绒毛膜和羊水中富含赤藓醇（erythritol），该物质为布鲁菌的生长因子，因此孕期家畜易感染布鲁菌而引起母畜流产。病畜还可表现为乳腺炎、子宫炎、睾丸炎和附睾炎等。人感染布鲁菌不引起流产，可能与人类胎盘组织中不含赤藓醇有关。

人类对布鲁菌易感，主要通过接触病畜及其分泌物和排泄物如羊水、乳汁、尿、粪便等或接触被污染的畜产品，经皮肤、眼结膜、消化道、呼吸道黏膜等不同途径感染。人布鲁菌病与职业有密切关系，畜牧兽医工作人员、屠宰工人、皮毛加工人员以及农牧民的发病率明显高于一般人群。

布鲁菌侵入机体后经 1～6 周的潜伏期发病。此期细菌被中性粒细胞和巨噬细胞吞噬成为胞内寄生菌，随淋巴液进入局部淋巴结生长繁殖形成感染灶。当病灶中细菌繁殖达一定数量，突破淋巴结而侵入血流，引起菌血症。此时由于内毒素的致热作用，患者体温升高。随后细菌进入肝、脾、骨髓和淋巴结等脏器的吞噬细胞内繁殖，患者发热亦逐渐消退。细菌在细胞内繁殖到一定程度再度入血，又出现菌血症而致体温升高。如此反复，使患者的热型呈波浪状，故布鲁菌病也称为波浪热（undulant fever）。病程一般持续数周至数月，感染易转为慢性，反复发作，在全身各处引起迁徙性病变，伴发热、出汗、乏力、肌痛、关节痛和体重减轻等，约 70% 患者出现肝、脾肿大。

（三）免疫性

布鲁菌为胞内寄生菌，机体感染后产生的免疫力以细胞免疫为主，各菌种及生物型之间存在交叉免疫。病后机体可产生 IgM 和 IgG 型抗体，发挥免疫调理作用。过去认为当机体内有布鲁菌存在时，对再次感染有较强免疫力，但近来认为随着病程的延续及机体免疫力的不断增强，病菌不断被消灭，最终可变为无菌免疫。此外，细胞免疫与 Ⅳ 型超敏反应所导致的免疫保护与病理损害，在疾病的慢性与反复发作病程中往往交织存在。

三、微生物学检查法

1. 标本采集   血液是最常用的标本，急性期血培养细菌检出率可达 70%。慢性期可取骨髓或淋巴结、肝脏活检标本。病畜则可取子宫分泌物、羊水，流产动物的肝、脾、骨髓等可作为分离培养的标本。

2. 分离培养与鉴定   标本接种双相肝浸液培养基（液相为肝浸液的琼脂斜面）置 37℃、5%～10% CO_2 孵箱中培养。菌落大多在 4～7 天形成，若 30 天仍无菌生长可报告为培养阴性。若有菌生长，可根据涂片染色镜检、对 CO_2 的需求、H_2S 的产生、染料抑菌试验、血清凝集试验等进行菌种鉴定并确定型别。

3. 血清学试验   检测患者血清中的特异性抗体是诊断布鲁菌病最常用的方法，特别是对慢性期患者，包括凝集试验、补体结合试验、抗球蛋白试验（Coomb 试验）、ELISA 等。

4. 皮肤试验   可用于慢性布鲁菌病及既往感染的诊断。取布鲁菌素（brucellin）或布鲁菌蛋白提取物 0.1ml 进行皮内注射，24～48h 后观察结果。局部红肿浸润直径1～2cm 者为弱阳性，2～3cm 者为阳性，3～6cm 者为强阳性。若红肿在 4～6h 内消退者为假阳性。

四、防治原则

控制和消灭家畜布鲁菌病、切断传播途径和免疫接种是三项主要的预防措施。预防接种以畜群为主，疫区人群也应接种减毒活疫苗，保护期为一年。急性期和亚急性期患者治疗以抗生素为主，WHO 推荐的治疗方案为利福平与多西环素或利福平与四环素联用。慢性患者除继续用抗生素治疗外，应采用综合疗法增强机体免疫力以提高治愈率。

第二节　耶尔森菌属

耶尔森菌属（*Yersinia*）是一类革兰氏阴性小杆菌，属于肠杆菌科，啮齿类动物为其主要自然宿主。该属现已知有 13 个种和亚种，其中鼠疫耶尔森菌、小肠结肠炎耶尔森菌与假结核耶尔森菌对人类致病。本属细菌通常先引起啮齿动物、家畜和鸟类等动物感染，人类通过接触感染动物、被节肢动物叮咬或食入污染食物等途径感染。

一、鼠疫耶尔森菌

鼠疫耶尔森菌（*Y. pestis*）俗称鼠疫杆菌，是鼠疫的病原菌。鼠疫是一种主要在啮齿类动物间传播的自然疫源烈性传染病，是我国法定甲类传染病之一。人类历史上曾发生过三次世界性鼠疫大流行（公元 6～8 世纪、14～17 世纪和 19 世纪末～20 世纪初），死亡人数过亿。每次大流行的菌种代谢特点均存在差异，据此分别命名为古典型、中世纪型和东方型三种生物型。人类鼠疫是因直接接触、剥食染疫的动物（如旱獭、绵羊等）或被疫鼠的鼠蚤叮咬而感染。1994 年印度曾发生鼠疫的暴发流行，病死率高达 10%～30%。目前我国有 12 种类型鼠疫自然疫源地，分布于 10 个省区。近年来我国某些地区仍有散发病例出现，发病最多的为滇西黄胸鼠疫源地和青藏高原喜马拉雅旱獭疫源地。

（一）生物学性状

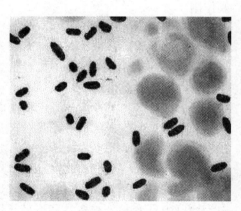

图 11-2-1　鼠疫耶尔森菌形态

1. 形态与染色　为革兰氏阴性短小杆菌。长 1～2μm，宽 0.5～0.8μm，两端钝圆，呈卵圆形，两极浓染。一般单个散在分布，偶尔成双或呈短链状（图 11-2-1）。有荚膜，无鞭毛，无芽胞。在不同检材或培养标本中，形态存在差异，用死于鼠疫的尸体或动物新鲜内脏印片或涂片，形态典型，菌体可位于吞噬细胞内；在化脓或溃疡性病灶及腐败材料中，菌体常膨大呈球形且着色不佳；在陈旧培养物或高盐（3% NaCl）培养基上常呈多形性，可见球形、球杆状、棒状和哑铃状等，亦可见着色极浅的细菌轮廓，称菌影（ghost）。

2. 培养特性　兼性厌氧，最适生长温度为 27～30℃，最适 pH 为 6.9～7.2。在普通培养基上能生长，但生长较缓慢。在含血液或组织液的培养基上生长，24～48h 形成细小、黏稠的 R 型菌落。在肉汤培养基中开始呈浑浊生长，24h 后表现为絮状沉淀生长，48h 后逐渐形成菌膜，稍加摇动，菌膜呈"钟乳石"状下沉，此特征有一定鉴别意义。

3. 抗原结构　鼠疫耶尔森菌的抗原结构复杂，至少有 18 种抗原，重要的有 F1、V/W、外膜蛋白和 MT 四种抗原（图 11-2-2）。

（1）F1（fraction 1）抗原：由 pMT1 质粒编码，构成鼠疫耶尔森菌的荚膜抗原。F1 抗原是一种糖蛋白，不耐热，100℃加热 15min 失去活性。其合成受生长温度的影响，37℃时 F1 抗原合成明显增加。具有抗吞噬的作用，是该菌重要的毒力因子。F1 抗原的免疫原性强，特异性高，其相应抗体具有免疫保护作用。

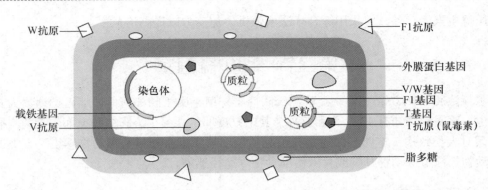

图 11-2-2　鼠疫耶尔森菌毒力有关抗原的编码基因模式图

（2）V/W 抗原：由 pCD1 质粒编码。W 抗原位于菌体表面，是一种脂蛋白；V 抗原存在于细胞质中，为可溶性蛋白，两者总是共同存在，是该菌的重要毒力因子。V/W 抗原具有抗吞噬、促进细菌在宿主细胞内存活以及形成局部肉芽肿等作用。另外，V 抗原可抑制 IFN-γ 和 TNF 的产生，从而抑制机体免疫反应。

（3）外膜蛋白（Yersinia outer membrane proteins，Yop）：目前已知的 Yop 编码基因均位于 pCD1 质粒上。细菌在宿主体内 37℃及 Ca^{2+} 存在条件下合成 Yop。该菌约有 11 种 Yop，这些蛋白具有促使细菌在宿主体内扩散、抵抗吞噬、细胞毒等作用，在细菌致病过程中发挥重要作用。

（4）鼠毒素（murine toxin，MT）：由 pMT1 质粒编码，为可溶性蛋白，是细菌产生的外毒素，菌体溶解后释放，对鼠类有剧烈毒性，主要作用于心血管系统，引起毒血症、休克等，对人致病作用尚不清楚。MT 具有良好的免疫原性，用甲醛处理可使其脱毒制成类毒素，用于免疫动物制备抗毒素。

（5）内毒素：其性质与肠道杆菌内毒素相似，可致机体发热、DIC 和休克等。

4. 抵抗力　鼠疫耶尔森菌对理化因素抵抗力较弱。70～80℃湿热 10min 或 100℃湿热 1min 死亡，5% 甲酚皂或 5% 石炭酸 20min 内可将痰液中病菌杀死，但在自然环境中的痰液中能存活 36 天，在蚤粪和土壤中能存活一年左右。

5. 变异性　鼠疫耶尔森菌除形态极易发生变异外，其生化特性、毒力、耐药性和抗原结构等均可出现变异。与多数肠道菌不同，野生菌株的菌落为 R 型，毒力强，经人工传代培养后菌落逐渐变为 S 型，其毒力也随之减弱。

（二）致病性与免疫性

1. 致病物质　鼠疫耶尔森菌的毒力极强，少数细菌即可使人致病，其致病物质主要包括 F1 抗原、V/W 抗原、Yop 及内毒素等毒力因子。鼠毒素主要对鼠类具有致病作用。

2. 所致疾病　鼠疫是自然疫源性烈性传染病。啮齿类动物（野鼠、家鼠、黄鼠、旱獭等 200 多种）是鼠疫耶尔森菌的储存宿主，鼠蚤是其主要传播媒介。一般先在鼠类间发病和流行，通过鼠蚤的叮咬而传染人类，尤其当大批病鼠死亡后，失去宿主的鼠蚤转向人群，引起人间鼠疫。人类患鼠疫后则通过人蚤或呼吸道等途径在人群间流行。鼠疫的临床常见疾病类型为腺鼠疫、肺鼠疫和败血症型鼠疫。

（1）腺鼠疫：最常见，多发生在流行初期，表现为严重的急性淋巴结炎。鼠疫耶尔森菌侵入人体后，被吞噬细胞吞噬，在细胞内生长繁殖，并沿淋巴流到达局部淋巴结，引起出血坏死性淋巴结炎。好发部位依次为腹股沟、腋下、颈部和颌下淋巴结，多为单侧。淋巴结肿大与皮下组织粘连，触之坚硬，疼痛剧烈。

（2）肺鼠疫：分为原发性和继发性肺鼠疫两种类型，前者由吸入染菌气溶胶引发，后者则是由腺型或败血症型鼠疫蔓延所致。全身中毒症状显著，患者表现为高热寒战、咳嗽、胸痛、咯血、呼吸困难、全身衰竭，多于2～4天内死亡。患者死亡后皮肤常呈黑紫色，故有"黑死病"之称。

（3）败血症型鼠疫：也称暴发型鼠疫，可分为原发和继发感染。原发者少见，多因患者抵抗力差、病原菌毒力强、侵入数量大所致；继发者则为重型腺鼠疫及肺鼠疫病原菌侵入血流引起。该型鼠疫是最为凶险的鼠疫临床类型，死亡率极高，若未及时抢救，患者多于24h内死亡。

3. 免疫性　鼠疫病后机体可获得牢固免疫力，再次感染者罕见。病原菌的消灭主要依靠吞噬细胞的吞噬作用、机体针对 F1 抗原及 V/W 抗原相应抗体的免疫调理和中和毒素等作用，持久的免疫主要靠细胞免疫作用。

（三）微生物学检查法

鼠疫为我国法定甲类烈性传染病，传染性极强，标本的采集及送检应特别注意生物安全防护，标本的检测应在指定的具有严密防护措施的生物安全实验室内进行，并严格依照操作规程检测。

1. 标本采集　对疑似鼠疫患者，应在服用抗生素前按不同病型分别采取淋巴结穿刺液、痰液、血液等。人或动物尸体取肝、脾、肺、肿大淋巴结和心血等。陈旧尸体取骨髓。

2. 直接涂片镜检　除血液标本外，一般均需涂片或印片进行革兰氏或亚甲蓝染色镜检。在不同标本中，菌体大小、形态差异显著，应加以注意。免疫荧光试验可用于快速诊断。

3. 分离培养与鉴定　将检材接种于血琼脂平板或 0.025% 亚硫酸钠琼脂平板等，根据菌落特征，挑取可疑菌落进行涂片染色镜检、噬菌体裂解试验、生化试验、血清凝集试验等，做进一步鉴定。

4. 免疫学检测　可检测鼠疫耶尔森菌的多种抗原或抗体，主要是检测 F1 抗原及抗体。常用的方法有间接血凝试验、反向血凝试验、ELISA、SPA 协同凝集试验、胶体金试验等。

5. 分子生物学试验　用 PCR 技术或 DNA 探针杂交检测鼠疫耶尔森菌特异性核酸，有助于鼠疫的快速诊断。

（四）防治原则

预防人间鼠疫的关键是有效控制动物鼠疫，应加强疫区的鼠疫监测工作，密切注意动物鼠疫的流行动态，以防止人间鼠疫的发生。灭鼠、灭蚤是切断鼠疫传播环节、消灭疫源的根本措施。此外，鼠疫耶尔森菌是可能用于恐怖袭击的生物战剂之一，应加强国境、海关检疫工作。对疫区人群及从事检疫和研究的人员可定期进行预防接种以增强机体免疫力。我国目前采用 EV 无毒株活菌苗，多经皮下、皮内注射或皮上划痕进行接种，免疫力可维持8～10个月。

鼠疫患者如治疗不及时，极易死亡，早期诊断并使用足量抗菌药物治疗是降低病死率的关键。因此，鼠疫确诊以及疑似病例均应早期足量使用抗菌药物治疗，以降低病死率。氨基糖苷类、磺胺类及四环素等抗菌药物均有效。

二、小肠结肠炎耶尔森菌

小肠结肠炎耶尔森菌（*Y. enterocolitica*）是引起人类严重的小肠结肠炎、败血症等疾病的病原菌。本菌天然寄居在多种动物体内，如鼠、兔、牛、羊、猪、犬等，通过污染食物（牛奶、肉类等）和水，经粪-口途径或接触染疫动物而感染。

（一）生物学性状

1. 形态与染色   革兰氏阴性小杆菌，偶见两极浓染，（1.0~2.0）μm×（0.5~1.0）μm，呈球杆状。不形成芽胞和荚膜，25℃培养时有周身鞭毛，37℃培养时则很少或无鞭毛。

2. 培养特性   兼性厌氧，最适生长温度为25℃，但耐低温，在4℃时能生长。最适pH7.6。营养要求不高，在普通琼脂培养基上生长良好。某些菌株在血琼脂平板上可出现溶血环，在肠道菌选择培养基（如SS琼脂、麦康凯琼脂）上培养48h形成不发酵乳糖的无色半透明、扁平小菌落。

3. 抗原构造与分型   目前已知本菌有34种O抗原和20种H抗原，根据菌体O和H抗原可将本菌分为17个血清群、50多个血清型，但其中仅几种血清型与致病有关，且致病型别各地区存在差异。有毒菌株大都具有V/W抗原。

（二）致病性

1. 致病物质   致病作用与本菌侵袭力、肠毒素及O抗原有关。侵袭素可介导病菌与细胞表面受体结合并被细胞摄入。V/W抗原具有抗吞噬作用。耐热性肠毒素与大肠埃希菌耐热肠毒素相似。某些菌株的O抗原与人体组织间存在共同抗原，可刺激机体产生自身抗体，与自身免疫性疾病的形成有关。

2. 所致疾病   本菌为人畜共患病病原菌，人类通过食用污染的食物和水而受染，潜伏期3~7天，临床表现以小肠、结肠炎为多见。临床上可出现发热、腹泻（黏液或水样便），易与细菌性痢疾混淆。根据病变位置与发病机制不同，所致疾病可分为四型：①胃肠炎（或小肠结肠炎）型，多见于3岁以下婴幼儿，以腹痛、腹泻和发热为主要症状。病程3~4天，常呈自限性。②回肠末端炎、阑尾炎和肠系膜淋巴结炎型，多发生于儿童和青年，临床表现为急腹症。③结节性红斑与关节炎型，为自身免疫性疾病，多见于成年人，常表现为关节疼痛但关节不肿胀。④败血症型，非常少见，可见于艾滋病、肿瘤及糖尿病等患者。

（三）微生物学检查法与防治原则

根据不同病型采集粪便、血液和剩余食物等，根据该菌嗜冷特性，将标本置pH 7.4~7.8的磷酸盐缓冲液中4℃增菌2~3周，再以耶尔森菌专用选择培养基置25℃培养24~48h，挑取可疑菌落进行鉴定。主要鉴定依据为25℃培养时动力阳性、嗜冷性、脲酶阳性、H_2S阴性及血清学鉴定等。

本菌所致肠道感染常呈自限性，一般不需特殊治疗。对于败血症等肠道外感染可选用氨基糖苷类、广谱头孢菌素、氟喹诺酮类及磺胺等抗菌药物进行治疗。

三、假结核耶尔森菌

假结核耶尔森菌（*Y. pseudotuberculosis*）存在于多种动物的肠道中，人类感染较少，主要通过食用患病动物污染的食物而感染。由于该菌在感染动物的脏器中形成粟粒状结核结节,在人感染部位形成结核样肉芽肿,故称假结核耶尔森菌。

本菌具多形性,菌体呈球状或短杆状,革兰氏阴性。无荚膜,无芽胞,在病变组织中;菌体两端浓染。需氧或兼性厌氧,最适生长温度为 25℃且出现动力,37℃培养动力消失。引起的疾病与小肠结肠炎耶尔森菌相似。根据耐热的菌体 O 抗原不同,分为 15 个血清型(O1~O15)和 6 个血清亚型(O1、O2、O3 分别分为 a、b、c 亚型;O4 和 O5 分别分为 a、b 亚型),引起人类感染的主要是 O1 血清型。有毒菌株大部分具有 V/W 抗原。

人类主要通过食用污染的食物而感染,临床表现多为胃肠炎、肠系膜淋巴结肉芽肿、回肠末端炎等,后者的症状与阑尾炎相似,多发生于 5~15 岁的学龄儿童,并易发展为败血症。少数表现为高热、紫癜,并伴有肝、脾大,类似肠伤寒的症状。可发生结节性红斑等自身免疫性疾病。

临床取粪便、血液等标本进行微生物学检查。多采用肠道选择鉴别培养基进行分离培养,25℃培养 48h 后,根据生化反应及动力等做出初步判断,最后采用血清学试验进行鉴定。

多数感染者无症状,且可自愈,对有明显症状的患者,可用广谱抗生素进行治疗。

第三节　芽胞杆菌属

芽胞杆菌属(*Bacillus*)是一群需氧或兼性厌氧,能形成芽胞的革兰氏阳性大杆菌。目前已发现有 200 余种。本属主要致病菌为炭疽芽胞杆菌,引起动物和人类炭疽病;蜡样芽胞杆菌可产生肠毒素引起食物中毒;其他大多为腐生菌,一般不致病,某些菌种在机体免疫力低下时偶尔可引起人类感染,如枯草芽胞杆菌可引起结膜炎、虹膜炎及全眼炎等。本属细菌主要以芽胞形式存在于土壤、水和尘埃中,是实验室以及生产车间中的常见污染菌。

一、炭疽芽胞杆菌

炭疽芽胞杆菌(*B. anthracis*)是动物和人类炭疽病(anthrax)的病原菌,由科赫(Koch)于 1877 年发现,是人类历史上第一个被发现和确认的病原菌。炭疽病是人畜共患的急性传染病,牛与羊等食草动物发病率最高,人可通过摄食或接触患病动物及畜产品而感染。炭疽芽胞杆菌具有致病力强、动物宿主广泛、传播方式多样以及芽胞抵抗力极强等特点,是一种重要的生物战剂。我国炭疽病例多为散发,主要集中于西北及西南地区,其中新疆、内蒙古、甘肃、贵州、广西、四川、云南、西藏、青海等省区病例约占全国病例的 90% 以上。

(一)生物学性状

1. 形态与染色　本菌是致病菌中最大的杆菌,(5~10)μm×(1~3)μm,革兰氏染色阳性,菌体两端平齐,无鞭毛。取自患者或病畜新鲜标本直接涂片时,常呈单个或短链,经培养后则呈竹节状长链。在氧气充足、温度适宜环境中易于形成芽胞,芽胞位于菌体中央,呈椭圆形。有毒菌株在人和动物体内或含血清的培养基中可形成荚膜(图 11-3-1)。

2. 培养特性　需氧或兼性厌氧生长,最适生长温度为 30~35℃,营养要求不高。普通琼脂平板上培养 24h,形成灰白色粗糙型菌落,边缘不整齐,低倍镜下观察边缘呈卷发状。在血琼脂平板上不溶血。有毒菌株在含 $NaHCO_3$ 的血琼脂平板上,置 5% CO_2 孵箱 37℃孵育 24~48h 可产生荚膜,形成黏液型菌落,用接种针挑取时呈黏丝状,而无毒株仍呈粗糙型菌落。

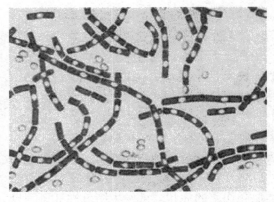

图 11-3-1　炭疽芽胞杆菌形态

在含微量（0.05～0.5U/ml）青霉素的培养基上，菌体形态变成大而均匀的圆球形，呈串珠状排列，称为青霉素串珠试验，对本菌有鉴别意义，其他需氧芽胞杆菌无此现象。它在肉汤培养基中因形成长链而呈絮状沉淀生长。

3. 抗原结构　炭疽芽胞杆菌抗原分为结构抗原（包括荚膜、菌体和芽胞抗原等）和炭疽毒素复合物两类。

（1）荚膜多肽抗原：由 pOX2 质粒编码，由 D- 谷氨酸多肽构成，具有抗吞噬作用，与毒力有关。特异性抗体可用于荚膜肿胀试验，对鉴定本菌有一定意义。

（2）菌体多糖抗原：由 N- 乙酰葡萄糖胺、D- 半乳糖构成，与毒力无关。此抗原耐热，虽经长时间煮沸仍可与相应抗体发生沉淀反应，称阿斯柯利（Ascoli）沉淀反应，但特异性不高，与其他需氧芽胞杆菌、14 型肺炎球菌多糖抗原、人类 A 血型抗原之间存在交叉反应，故现已很少使用。

（3）芽胞抗原：由芽胞的外膜、皮质等成分组成，具有免疫原性和血清学诊断价值。

（4）炭疽毒素复合物：为细菌产生的外毒素，是本菌重要毒力因子，具有免疫原性，用其免疫实验动物，可产生针对炭疽芽胞杆菌感染的保护作用。

4. 抵抗力　本菌繁殖体抵抗力与一般细菌相似，但其芽胞抵抗力很强，煮沸 10min 或干热 140℃需 3h 才能将其杀灭，在动物皮毛中可存活数年至 20 年，在污染草场可存活数年至数十年。炭疽芽胞对化学消毒剂的抵抗力也很强，如 5% 石炭酸需 5 天才能杀灭它。对氧化剂、烷化剂较敏感，1∶2500 碘液 10min、3%H$_2$O$_2$1h、0.5% 过氧乙酸 10min 即可将其杀灭，环氧乙烷、多聚甲醛熏蒸可杀灭消毒空间内的炭疽芽胞杆菌芽胞。本菌对青霉素、红霉素等抗生素均敏感。

（二）致病性与免疫性

1. 致病物质　炭疽芽胞杆菌产生的主要致病物质为荚膜和炭疽毒素，分别由 pOX2、pOX1 质粒编码。若该两种质粒丢失，细菌将失去形成荚膜和产生炭疽毒素的能力而成为弱毒或无毒株。

（1）荚膜：具有抗吞噬作用，有利于细菌在宿主体内的繁殖与扩散，是细菌的重要侵袭因子。

（2）炭疽毒素：是造成感染者发病和死亡的主要原因。炭疽毒素是由保护性抗原（protective antigen，PA）、水肿因子（edema factor，EF）和致死因子（lethal factor，LF）三种蛋白质组成的复合物，属于 A-B 型毒素分子结构模式。PA 是结合亚单位，介导毒素分子与靶细胞表面受体结合并介导 EF 和 LF 进入靶细胞，因其可刺激机体产生保护性抗体而称为保护性抗原；EF 和 LF 为毒素分子的毒性亚单位。EF 具有腺苷酸环化酶活性，可使微血管内皮细胞内的 cAMP 浓度升高，增加血管通透性而致水肿；LF 具有锌内肽酶活性，可降解细胞的多种丝裂原活化的蛋白激酶 K（mitogen activated protein kinase，MAPK），抑制 MAPKs 信号转导通路，最终导致细胞裂解死亡。三者单独均不能发挥毒性作用，只有与 PA 结合形成水肿毒素和致死毒素后才能产生炭疽病的典型中毒症状。炭疽毒素可致微血管内皮细胞损伤，使血管通透性增加，组织水肿，有效循环血量不足，血液呈高凝状态，出现休克、DIC而导致死亡。另外，炭疽毒素可抑制和麻痹呼吸中枢引起呼吸衰竭而导致死亡。

2. 所致疾病　炭疽芽胞杆菌主要引起食草动物（牛、羊、马等）的炭疽病，也可经多种途径感染人体，引起人类炭疽病。

（1）皮肤炭疽：是最常见的感染类型，约占人类炭疽病病例的 95% 以上，因接触患病动物或受染毛皮而引起。细菌或芽胞由皮肤微小伤口侵入，经一天左右局部皮肤出现小疖，继而周围形成水疱、脓疮，最后出现坏死、溃疡并形成特有的黑色焦痂，故名炭疽。病变多见于面、颈、肩、手和脚等裸露部位的皮肤，轻症者 2～3 周可治愈。

（2）肠炭疽：因食入未煮熟的病畜肉类、奶或被污染食物，出现连续性呕吐、肠麻痹及血便，但以全身中毒症状为主，一般 2～3 天死于毒血症。

（3）肺炭疽：也称吸入性炭疽，是因吸入炭疽芽胞而引起的肺部感染，多见于皮毛加工从业者。病初似普通感冒，而后很快出现全身中毒症状而死亡。

上述三种感染类型，细菌均可侵入局部淋巴结，进入血流，引起败血症，偶尔可引起炭疽性脑膜炎，死亡率极高。

3. 免疫性　炭疽病后机体可获得牢固免疫力。一般认为机体免疫力与机体针对保护性抗原产生的保护性抗体及吞噬细胞吞噬功能的增强有关。荚膜多肽抗原与菌体多糖抗原的相应抗体对机体无保护作用。

（三）微生物学检查法

炭疽病是一种烈性传染病，在标本的采集、送检以及检测过程中应注意个人和环境的保护。

1. 标本的采集　根据炭疽病型采集不同标本。人类皮肤炭疽取水泡、脓疱内容物或血液；肠炭疽取粪便、血液及畜肉等；肺炭疽取痰、胸腔渗出液及血液等；脑膜炎炭疽取脑脊液。炭疽动物尸体严禁室外剖检，以防形成芽胞污染牧场及环境，一般在无菌条件下割取舌尖或耳尖组织送检。

2. 直接涂片镜检　取标本涂片进行革兰氏染色，发现有荚膜的呈竹节状排列的革兰氏阳性大杆菌，或用特异性荧光抗体染色镜检，结合临床症状可作出初步诊断。

3. 分离培养与鉴定　检材（血液标本需先行增菌）接种于 NaHCO₃ 血琼脂平板，35℃培养 18～24h 后观察菌落特征，可用青霉素串珠试验、噬菌体裂解试验等进行鉴定。此外，也可用免疫荧光法检查患者的荚膜抗体，用 ELISA 检查保护性抗体。必要时可进行动物试验。本菌与其他需氧芽胞杆菌的鉴别见表 11-3-1。

表 11-3-1　炭疽芽胞杆菌与其他需氧芽胞杆菌的鉴别

生物学性状	炭疽芽胞杆菌	其他需氧芽胞杆菌
荚膜	+	−
动力	−	+
血琼脂平板	不溶血或微溶血	多为迅速而明显溶血
NaHCO₃ 琼脂平板	黏液型菌落（有毒株）	粗糙型菌落
青霉素串珠试验	+	−
噬菌体裂解试验	+	−
动物致病力试验	+	−

（四）防治原则

预防人类炭疽的关键是有效控制动物炭疽。病畜应严格隔离或处死，杜绝在无防护条件下现场剖检取材，死畜严禁剥皮或煮食，对于病畜尸体需焚毁或使用生石灰 2m 以下深埋。对可疑污染的动物皮毛、用具等必须彻底灭菌处理。对易感染家畜应进行预防接种。

特异性预防可用炭疽减毒活疫苗，皮上划痕接种，免疫力可持续一年。接种对象为皮革及毛纺工人、疫区牧民、牲畜屠宰人员、兽医等。治疗首选青霉素，也可选用其他广谱抗生素。

二、蜡样芽胞杆菌

蜡样芽胞杆菌（*B. cereus*）广泛分布于土壤、水、尘埃等自然环境中，正常成人粪便带菌率约为 14.5%。常见污染食品为淀粉类食品、乳和乳制品等。本菌常引起人类食物中毒，近年发现本菌也可引起多种肠道外感染。

（一）生物学性状

本菌为革兰氏阳性大杆菌，两端钝圆，（3～5）μm×（1～2）μm，有周鞭毛，无荚膜。生长 6h 后即可形成椭圆形芽胞，位于菌体中央或次极端。需氧或兼性厌氧，在普通琼脂平板上生长良好，菌落较大，灰白色，表面粗糙似融蜡状，因此而得名。

（二）致病性

1. 致病物质 蜡样芽胞杆菌在生长过程中产生多种酶和胞外毒性物质，在引起食物中毒时，腹泻毒素和呕吐毒素起主要作用，两者均属于肠毒素。

（1）腹泻毒素：由多组分蛋白质构成，有抗原性，不耐热，对胰蛋白酶敏感，具有导致实验动物肠袢积液、坏死、血管通透性改变作用。目前认为其作用机制与大肠埃希菌不耐热肠毒素相似。

（2）呕吐毒素：是某些菌株在芽胞形成时产生的小分子多肽。无抗原性，对热、酸、碱稳定，对胃蛋白酶、胰蛋白酶具有抗性，可引起实验动物呕吐。作用机制尚不清楚。

2. 所致疾病 本菌引起食物中毒，多发生在夏、秋季，因食入被大量蜡样芽胞杆菌污染的食物（含菌量大于 10^6CFU/g）而发病。食物中毒分两种类型：①呕吐型：由耐热的呕吐毒素引起，于进餐后 1～6h 发病，主要表现为恶心、呕吐，仅有少数伴腹泻。类似于葡萄球菌性食物中毒，病程平均不超过 10h。②腹泻型：由不耐热的腹泻毒素引起，进食后发生胃肠炎症状，主要为腹痛、腹泻和里急后重，偶尔有呕吐和发热。

此外，该菌有时也是外伤后眼部感染的病原菌，可引起严重的角膜炎、眼内炎和全眼球炎，可致失明。在免疫功能低下或应用免疫抑制剂患者中还可引起心内膜炎、菌血症和脑膜炎等。

（三）微生物学检查法

发生食物中毒时，取可疑食物或收集粪便及呕吐物进行检验。除进行分离培养外，须作活菌计数，因暴露于空气中的食物在一定程度上会受本菌污染，故不能因分离出该菌就认为其是引起食物中毒的病原菌。根据形态、染色性、菌落特征及生化反应、血清学试验和噬菌体分型进行鉴定。毒素检测有赖于动物试验。

（四）防治原则

预防措施主要是加强食品的卫生管理，治疗可选用红霉素、庆大霉素等。

思 考 题

1. 常见动物源性细菌包括哪些？分别引起哪些人畜共患病？
2. "波浪热"是如何形成的？如何筛查布鲁菌感染？
3. 简述鼠疫耶尔森菌、炭疽芽胞杆菌的主要生物学特征、致病物质及感染途径。

（杜宝中）

第十二章

分枝杆菌属

分枝杆菌属（*Mycobacterium*）是一类细长略弯曲的杆菌，可有分枝生长。分枝杆菌属包括 50 多种，很多是腐生菌。其中，结核分枝杆菌（*M. tuberculosis*）和牛型分枝杆菌（*M. bovis*）引起人类和牛等动物的结核病；麻风分枝杆菌（*M. leprae*）可引起麻风病；除结核分枝杆菌复合群（包括结核分枝杆菌、牛型分枝杆菌、非洲分枝杆菌、田鼠分枝杆菌等）及麻风分枝杆菌外，其他类型分枝杆菌称为非结核分枝杆菌（nontuberculosis mycobacteria，NTM），多为机会致病菌。

第一节 结核分枝杆菌

结核分枝杆菌是结核病的主要病原体。结核病在我国俗称"痨病"，也被称为"白色瘟疫"。科赫 1876 年首次发现结核病的病原体是结核分枝杆菌，为结核病防治奠定了基础。20 世纪中叶结核疫苗 BCG 和抗结核药物相继发明和应用，使得结核病的防治水平明显提高。然而 20 世纪 80 年代后，由于结核病防治管理不当和耐药结核播散等原因，结核病死灰复燃，成为目前世界上最为严重的传染病之一。据世界卫生组织估计，全世界三分之一人口感染结核分枝杆菌，每年新发结核病 800 万～900 万。我国每年结核病发病人数为 100 万左右，发病率和死亡率位于各类传染病前列，且西部和农村地区的发病率较高。

一、生物学性状

1. 形态与染色 结核分枝杆菌呈细长棒状，大小约 $0.4\mu m \times 3\mu m$，无芽胞和鞭毛。菌体含有大量的分枝菌酸，染色不易着色，然而一旦加温或延长染色时间，着色后可以抵抗盐酸乙醇的脱色作用，所以又称抗酸杆菌。常用齐 - 尼（Ziehl-Neelsen）抗酸染色法染色，标本经 5% 石炭酸复红加温染色后，3% 盐酸乙醇可使除分枝杆菌以外的其他细菌快速脱色，结核分枝杆菌被染成红色。抗酸染色特性与结核分枝杆菌细胞壁完整的蜡质外膜和大量的分枝菌酸有关。结核分枝杆菌在体内抗菌免疫作用下或药物治疗后可变异为 L 型，抗酸性减弱，菌体呈颗粒状和丝状等不同的形态。

2. 培养及生化特性 结核分枝杆菌为专性需氧菌，培养最适温度为 35～37℃，营养要求高且生长缓慢，分裂一代约需 18h。临床上结核分枝杆菌分离培养常用罗氏（Lowenstein）固体培养基，含有生长所需的盐类、蛋黄、马铃薯粉、甘油等营养物质。培养基中加入孔雀绿等抗菌物质可抑制污染的细菌和霉菌生长。标本接种后，一般需 2～6 周的时间，可见菌落生长。菌落呈乳白色或米黄色，不透明，表面呈颗粒、结节或菜花状。

其他培养基如 Middlebrook 7H10 及 7H11 固体培养基、Middlebrook 7H9 液体培养基和苏

通（Sauton）培养基等可供选择使用。分枝杆菌在 7H9 培养基中常成团状或块状生长，加入吐温可使细菌分散生长。在苏通液体培养基中，细菌呈菌膜生长。

结核分枝杆菌不发酵糖类。大多结核分枝杆菌触酶试验阳性，而热触酶试验阴性。热触酶试验方法是将结核分枝杆菌悬液 68℃水浴加热 20min，再加 H_2O_2，产生气泡为阳性。非结核分枝杆菌两种触酶试验均为阳性，以此作为鉴别诊断的依据之一。

3. 抵抗力　分枝杆菌由于细胞壁含有大量的脂质，对化学刺激的抵抗作用比其他细菌强。一些对普通细菌有抑菌作用的色素（如孔雀绿）、抗生素（如青霉素）不影响结核分枝杆菌生长，可以加入培养基中抑制杂菌生长。酸和碱不会破坏结核分枝杆菌的生长，因此常用 2%～4%NaOH 等溶液处理标本以杀灭杂菌。此外，结核分枝杆菌对干燥具有强抵抗力，可以在干燥的痰中存活很长时间。

结核分枝杆菌对酒精、湿热和紫外线较为敏感。如 75% 乙醇数分钟、65℃液体加热 30min、日光与紫外线照射均可杀死结核分枝杆菌。

4. 变异性　结核分枝杆菌可在菌落、形态、色素、毒力、耐药性、最适生长温度等方面发生变异。

卡尔梅特（Calmette）和介朗（Guérin）将牛型分枝杆菌有毒株在甘油、胆汁和马铃薯的培养基中经过 13 年 200～235 次传代培养，得到了减毒的牛型分枝杆菌菌株——卡介苗（Bacille Calmette-Guérin，BCG）。此外，在体外培养过程中，结核分枝杆菌标准株 H37Rv 毒力丢失，转变为无毒菌株 H37Ra。BCG 和 H37Ra 是结核分枝杆菌毒力变异的典型代表。

在长期药物治疗中，结核分枝杆菌较易产生耐药性。结核耐药变异主要由基因突变引起，例如异烟肼耐药与过氧化氢酶-过氧化物酶编码基因 katG 和烯酰基还原酶编码基因 inhA 突变有关，利福平耐药性的产生与编码 RNA 聚合酶 β 亚单位的 rpoB 基因突变有关。

二、致病性与免疫性

结核分枝杆菌不含内毒素，也不产生外毒素和侵袭性酶类，其致病性主要与菌体成分、代谢产物引起机体免疫病理损伤有关。结核分枝杆菌和牛型分枝杆菌对人和牛等动物都具有致病性。人以结核分枝杆菌感染为主，而牛以牛型分枝杆菌感染为主。

1. 致病物质　主要是结核分枝杆菌的菌体成分，多来源于细胞壁。结核分枝杆菌细胞壁由蜡质复合体、分枝菌酸、蛋白质、肽聚糖和独特的糖脂等组分构成（图 12-1-1）。

（1）脂质（lipid）　结核分枝杆菌细胞壁所含脂质约占细胞壁干重的 60%，这与细菌毒力和生物学特性密切相关。脂质成分复杂，主要包括分枝菌酸、蜡质和磷脂，它们大多与蛋白质或多糖结合成复合物存在于细胞壁中。与毒力有关的主要成分有：①索状因子（cord factor）：它是分枝菌酸与海藻糖结合的糖脂，使结核分枝杆菌在液体培养基中呈索状蜿蜒生长。索状因子与结核分枝杆菌的毒力密切相关，具有破坏线粒体膜、影响细胞呼吸、抑制淋巴细胞迁移以及引起慢性肉芽肿等作用。②磷脂（phosphatide）：能刺激单核细胞增生，使病灶形成结核结节及干酪样坏死。③蜡质 D（Wax-D）：它是分枝菌酸与肽糖脂的复合物，能引起迟发型超敏反应，还具有免疫佐剂活性。④硫酸脑苷脂（sulfatide）：能够抑制吞噬细胞中吞噬体与溶酶体的融合，使结核分枝杆菌在吞噬细胞内能长期潜伏存在。

（2）蛋白质　分枝杆菌含有能够引起细胞免疫反应的蛋白质，是结核菌素的主要构成成分。结核分枝杆菌早期分泌性抗原 ESAT-6 和培养滤液蛋白 CFP-10 在 BCG 中缺失，用于免疫诊断，可鉴别结核分枝杆菌感染和 BCG 免疫接种。

脂阿拉伯甘露聚糖
（LAM）

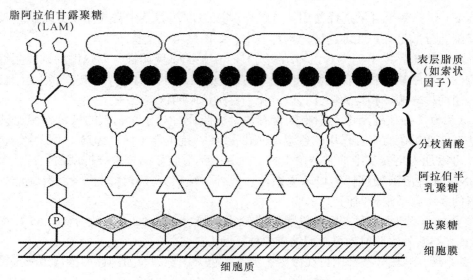

表层脂质
（如索状
因子）

分枝菌酸

阿拉伯半
乳聚糖

肽聚糖

细胞膜

细胞质

图 12-1-1　结核分枝杆菌细胞壁结构模式图

（3）多糖　分枝杆菌含有多种不同的多糖，主要有阿拉伯半乳聚糖（arabinogalactan）、阿拉伯甘露聚糖（arabinnomannan）等。其中结核分枝杆菌脂阿拉伯甘露聚糖（lipoarabinomannan，LAM）被甘露寡糖修饰后，形成带甘露聚糖帽的脂阿拉伯甘露聚糖（mannose-capped lipoarabinomannan，ManLAM），可以和巨噬细胞表面甘露糖受体、DC-SIGN 等多个受体结合，与结核分枝杆菌内吞、抑制吞噬溶酶体形成及抑制炎症反应等有关。

2. 所致疾病　传染源主要是排菌的肺结核患者。结核分枝杆菌经呼吸道引起肺结核，也可经消化道等其他途径进入机体，侵犯机体多种组织器官，引起相应部位的结核。

（1）肺部感染：直径 1～5μm 的飞沫或尘埃中的结核分枝杆菌可被吸入并到达肺泡。肺结核可分为原发感染与原发后感染两大类：

1）原发感染：结核分枝杆菌初次感染在肺内形成病灶，称为原发性肺结核，多发生于儿童。初次感染时，机体缺乏对结核分枝杆菌的适应性免疫，结核分枝杆菌在巨噬细胞内大量繁殖，导致巨噬细胞裂解，产生较强的炎症反应，引起肺泡渗出性炎症，形成原发病灶。原发病灶内的结核分枝杆菌常沿淋巴管扩散到肺门淋巴结，引起肺门淋巴结肿大。原发灶、淋巴管炎和肿大的肺门淋巴结称为原发综合征。随着适应性免疫的建立，原发感染大多经纤维化和钙化而自愈，但细菌可潜伏存在于钙化灶，成为结核复发、内源性感染的来源。原发感染由于机体尚未建立有效的免疫防护，个别患者结核分枝杆菌可经淋巴和血流扩散至全身，引起严重的粟粒性结核或结核性脑膜炎。

2）原发后感染：由潜伏感染的结核分枝杆菌复发引起，也可由外源性结核分枝杆菌再次入侵引起。原发后感染时，机体已经建立特异性细胞免疫，因此病灶多局限，以慢性肉芽肿性炎症为主，局部淋巴结只被轻微累及或不累及，也不易全身播散。但肺部干酪样坏死组织可液化形成开放性肺结核，具有传染性。成人肺结核多为原发后感染。

（2）肺外感染：结核分枝杆菌在宿主体内通过支气管、胃肠道的淋巴管和血流播散到肺外组织，引起脑、肾、骨、关节等组织的结核。食入含菌的牛奶或含菌的痰液被咽入消化道可引起肠结核。结核分枝杆菌也可感染破损的皮肤引起皮肤结核。肺外结核细菌 L 型检出率高，应引起重视。

3. 免疫性　机体抵抗结核感染的主要机制包括天然免疫和Th1型细胞免疫。结核分枝杆菌进入机体后首先被巨噬细胞和树突状细胞识别和吞噬。巨噬细胞生成一氧化氮、抗菌肽和溶菌酶等杀菌物质以消灭入侵的结核分枝杆菌。同时，树突状细胞递呈抗原给$CD4^+$、$CD8^+$、$\gamma\delta^+$ T细胞和CD1限制的T细胞，激活细胞免疫应答。被激活的T细胞分泌IFN-γ、TNF-α等细胞因子激活巨噬细胞。$CD8^+$和$\gamma\delta^+$ T细胞还会释放穿孔素、颗粒酶等淋巴毒性颗粒物质，直接杀伤感染了结核分枝杆菌的靶细胞和结核分枝杆菌。机体可产生针对结核分枝杆菌不同成分的抗体。通过血清学实验可以检测到抗体的存在，但抗体与机体的免疫保护可能没有明确的关系。

4. 超敏反应　伴随机体细胞免疫建立，结核分枝杆菌再次感染时，机体会发生迟发型超敏反应，又称科赫现象。以豚鼠实验为例，初次给豚鼠皮下注射一定量的结核分枝杆菌，10～14天后出现局部红肿、溃疡，且长期不愈合，细菌大量繁殖，并向淋巴组织和全身扩散。4～6周后再次皮下注射同样剂量的结核分枝杆菌，2～3天局部即出现红肿、溃疡并坏死，不久即结痂愈合；局部淋巴结不肿大，无全身播散。科赫现象说明再次感染时机体对结核分枝杆菌已经产生了一定的免疫力，使病灶局限、表浅而易愈合。同时又产生了超敏反应，表现为迅速发生炎症反应和形成溃疡。

5. 结核菌素试验（tuberculin skin test，TST）　用结核菌素（tuberculin）来测定机体能否引起皮肤迟发型超敏反应，以判断机体对结核分枝杆菌有无适应性免疫反应。

（1）结核菌素试剂：有两种：一种为旧结核菌素（old tuberculin，OT），由含有结核分枝杆菌的甘油肉汤培养物经加热过滤制成；另一种为纯蛋白衍生物（purified protein derivative，PPD），是OT经三氯醋酸沉淀后的纯化物。

（2）方法：目前采用PPD法。前臂皮内注射PPD 5单位，48～72h后，红肿硬结超过5mm者为阳性，≥15mm为强阳性，小于5mm为阴性。

（3）结果分析：结核菌素试验阳性表明机体已感染过结核分枝杆菌或BCG接种成功，对结核分枝杆菌有适应性免疫力和迟发型超敏反应，不说明机体正患活动性结核病。阴性反应可见于未感染过结核分枝杆菌或未接种过BCG者，也可见于感染初期或严重的结核病患者，以及艾滋病等细胞免疫功能低下者。在中国结核菌素试验受BCG接种及分枝杆菌潜伏感染等影响较大，目前主要应用于接种BCG后免疫效果测定。

三、微生物学检查法

1. 标本采集　根据感染部位不同选取不同标本，如痰、尿、粪、脑脊液、胸水、腹水、血液及病变部位的分泌物等。

2. 集菌　如果标本菌含量少，可先用离心沉淀法集菌以提高检测的阳性率。

3. 染色镜检　标本直接涂片或集菌后涂片，用抗酸染色后镜检，如发现抗酸阳性细菌，结合临床症状可作出诊断。为了提高镜检阳性率，还可经金胺O染色后用荧光显微镜观察，镜下结核分枝杆菌呈黄绿色荧光。

4. 细菌分离培养与鉴定　结核分枝杆菌可以在固体和液体培养基中培养。对于污染有其他细菌的标本（如痰液），应使用含有抑制杂菌生长的选择培养基。细菌在培养箱中37℃静置培养（含有5%～10%CO_2更好），3～4周后观察菌落特征，经抗酸染色进行鉴定。阴性结果需培养8周以上，才能作出判断。在固体培养基上，细菌的菌落形态和产生的色素有助于把结核分枝杆菌和非结核分枝杆菌区分开。进一步和非结核分枝杆菌区分可以通过热触酶试验等生化反应、气相色谱和分子生物学技术鉴定。

5. 动物试验　豚鼠对结核分枝杆菌敏感，可用于致病性和毒力检测。但由于结核分枝杆菌为高致病性微生物，动物试验需要在生物安全三级以上实验室中进行。

6. 结核菌素试验　参见前一部分。

7. γ干扰素释放试验（IGRA）　IGRA利用结核分枝杆菌而非牛型分枝杆菌BCG株系表达的抗原刺激外周血单核细胞产生IFN-γ。检测结果在血样采集后12～18h得出，报告结果分为阳性、阴性和不确定。大型临床研究显示，在高质量实验室中不确定结果的发生率仅为2%～4%，因此获得有意义结果的概率均超过96%。

IGRA具有多种优势：患者无须返回获取检测结果，并且实验室质量控制可确保获得有意义的结果。IGRA的主要操作局限为其费用远高于TST。此外，IGRA尚不能有效区分活动性结核和结核分枝杆菌潜伏感染，这限制了它的应用。

因为具有高敏感性和高特异性，并且不受BCG和大多数非致病分枝杆菌的影响，IGRA在结核诊断中的作用正在被越来越多的临床实验所证实，尤其对于像中国这样普遍接种BCG的结核高负担国家，具有重要意义。

8. 细菌核酸检测　PCR等基因检测方法可用于结核病的早期和快速诊断，也可用于耐药相关基因突变的检测。

四、防治原则

1. 预防接种　新生婴儿接种BCG可以有效预防儿童粟粒性结核和结核性脑膜炎等严重结核病的发生，还可以减少人体受结核分枝杆菌感染的风险。然而，BCG对成人肺结核的保护效率在不同地区差异很大，在0%～80%之间。新型结核疫苗如亚单位疫苗正在研究中。

2. 治疗　抗结核一线药物有异烟肼、利福平、乙胺丁醇、吡嗪酰胺和链霉素等。抗结核药物治疗坚持早期、足量、联合、全程的原则。多种抗结核药物联合使用可以对不同生长状态的细菌起杀灭作用，有助于缩短药物治疗疗程和减少耐药性的发生。

第二节　麻风分枝杆菌

麻风分枝杆菌（*M. Leprae*）是麻风（leprosy）的病原菌。麻风是一种慢性传染病，流行广泛，世界各地均有报道，多见于贫困地区。目前全世界约有1000万人患麻风病，其中非洲约400万，印度约380万，我国约2000例。

一、生物学性状

麻风分枝杆菌形态染色与结核分枝杆菌相似，细长略弯曲，常呈束状排列，抗酸染色阳性。麻风分枝杆菌为胞内寄生菌，某些感染细胞内可见大量麻风分枝杆菌存在，胞质呈泡沫状，称为泡沫细胞或麻风细胞，这是与结核分枝杆菌感染区别的主要特征之一。

麻风分枝杆菌目前尚不能在体外经人工培养基培养，可在小鼠足垫组织内传代培养。

二、致病性

麻风的传染源主要是患者，麻风分枝杆菌可经患者鼻、口、咽喉黏膜分泌物、皮疹渗出液、乳汁、精液和阴道分泌液等排出体外，主要通过呼吸道、破损的皮肤黏膜和密切接触等方式传播，多见于家庭内传播。

人对麻风分枝杆菌有较强的抵抗力，以细胞免疫为主。幼儿对麻风分枝杆菌感染较为敏感，隐性感染多见。感染后潜伏期长，平均 2～5 年，长者可达数十年。麻风分枝杆菌入侵机体后可经末梢神经、淋巴、血行扩散至全身。

麻风病根据其临床表现、机体的免疫状态和病理变化等特征可分为瘤型和结核样型。介于两型之间的少数患者又再分为两类，即界限类与未定类。瘤型麻风病传染性强且病情严重，该型患者细胞免疫缺陷而体液免疫正常。病菌主要侵犯皮肤、黏膜，严重时累及神经、眼及内脏，病理镜检可见大量麻风细胞和肉芽肿。常在皮肤或黏膜下发生自身抗体与破损组织抗原免疫复合物沉积，形成红斑或结节，称为麻风结节（leproma）。面部的结节可融合呈"狮面容"，这是麻风的典型病征。结核样型麻风病细胞免疫正常，主要侵犯皮肤和外周神经，很少入侵内脏。病灶内麻风分枝杆菌极少，传染性小。界限类兼有瘤型和结核样型的特点，可向两型转化；未定类为麻风病的前期病变，多转化为结核样型。

三、微生物学检查法

主要取标本涂片染色镜检。瘤型和界限类在细胞内找到抗酸染色阳性杆菌有诊断意义，结核样型则很难找到抗酸阳性细菌。取病变组织进行麻风分枝杆菌 DNA 的 PCR 检测，可获得较高的敏感性和特异性。

四、防治原则

预防主要依靠早期发现和早期隔离患者，对密切接触者做定期检查。目前尚无特异性疫苗。由于麻风分枝杆菌和结核分枝杆菌有共同抗原，BCG 免疫有一定预防效果。药物治疗主要有砜类、利福平、氯苯吩嗪及丙硫乙烟胺等。为了减少耐药性，WHO 建议联合用药。

第三节　非结核分枝杆菌

除结核分枝杆菌复合群（包括结核分枝杆菌、牛型分枝杆菌、非洲分枝杆菌、田鼠分枝杆菌等）及麻风分枝杆菌外，其他类型分枝杆菌称为非结核分枝杆菌（nontuberculous mycobacteria）。非结核分枝杆菌多存在于自然界、水及土壤等环境中，所以也称为环境分枝杆菌（environmental mycobacteria），为条件致病菌，可引起人类结核样病变，需要注意和结核感染鉴别诊断。我国非结核分枝杆菌致病占结核样病变的 3%～5%。

根据菌落色素和生长速度，非结核分枝杆菌可分为光产色菌、暗产色菌、不产色菌和快速生长菌四组。前三组细菌生长缓慢，形成菌落需 2～3 周。第四组在 1 周内可发育，称为迅速发育组。

光产色菌菌落光滑，在暗处呈奶油色，光照 1h 后呈橘黄色。其中堪萨斯分枝杆菌（*M. Kansas*）可引起人类肺结核样病变。

暗产色菌在暗处呈橘黄色，长时间光照下呈赤橙色。瘰疬分枝杆菌（*M. scrofulaceum*）常引起儿童颈部淋巴结炎。

不产色菌不产生色素，其中的鸟 - 胞内分枝杆菌（*M. avium-intracellulare*）是艾滋病患者常见的机会致病菌，多引起肺组织和肾脏结核样病变，且容易发生播散。

　　快速生长菌发育迅速，25～42℃中均可生长，分离培养5～7天即可见到菌落。其中偶发分枝杆菌（*M. fortuitum*）和龟分枝杆菌（*M. chelonei*）感染可引起皮肤创伤后脓肿；溃疡分枝杆菌（*M. ulcerans*）能产生色素，可引起人类无痛性坏死溃疡；耻垢分枝杆菌（*M. smegmatis*）常存在于阴部，不致病。

思　考　题

1. 试述结核分枝杆菌和麻风分枝杆菌的致病性。
2. 试述结核分枝杆菌的生物学特性。

（祝秉东）

第十三章　其他致病性细菌

第一节　假单胞菌属

假单胞菌属（*Pseudomonas*）是一类革兰氏阴性，无芽胞，有荚膜、鞭毛和菌毛，需氧，直或微弯的杆菌。分布广泛，种类繁多，到目前为止已超过 200 种，与人类关系较大的有铜绿假单胞菌、荧光假单胞菌和类鼻疽假单胞菌等，主要是机会性致病菌，常引起医院内获得性感染。本节仅介绍铜绿假单胞菌。

铜绿假单胞菌（*P. aeruginosa*）广泛分布于自然界，是一种常见的条件致病菌。由于在生长过程中产生绿色水溶性色素，感染后使脓汁或敷料出现绿色而得名。

一、生物学特性

1. 形态与染色　革兰氏染色阴性，直或微弯杆菌，大小为（0.5~1.0）μm×（1.5~3.0）μm。无芽胞，有荚膜，单端有 1~3 根鞭毛，运动活泼。临床分离的菌株常有菌毛。

2. 培养特性　专性需氧，在普通培养基上生长良好。最适生长温度为 35℃，在 4℃不生长而在 42℃可生长是铜绿假单胞菌的一个特点。菌落大小不一，扁平湿润，边缘不齐，产生带荧光的水溶性色素（青脓素与绿脓素）而使培养基呈亮绿色。在血琼脂平板上产生透明的溶血环。在液体培养基中呈浑浊生长，常在其表面形成菌膜。

3. 生化反应　分解葡萄糖，产酸不产气，但不分解甘露醇、麦芽糖、蔗糖和乳糖。分解尿素，氧化酶阳性，不形成吲哚。

4. 抗原组成　有 O 抗原和 H 抗原。O 抗原包括内毒素脂多糖和原内毒素蛋白（original endotoxin protein，OEP）两种成分。OEP 是一种高分子抗原，具有强免疫原性，其抗体不仅对同一血清型细菌有特异性保护作用，且对不同血清型的细菌也有共同保护作用。OEP 广泛存在于一些革兰氏阴性细菌中，包括其他种类的假单胞菌、大肠埃希菌、肺炎克雷伯菌和霍乱弧菌等。

5. 抵抗力　假单胞菌抵抗力比其他革兰氏阴性菌强，耐许多化学消毒剂与抗生素，56℃加热 1h 方可杀死假单胞菌。

二、致病性

主要致病物质是内毒素，此外尚有菌毛、荚膜、胞外酶和外毒素等多种致病因子（表 13-1-1）。

表 13-1-1　铜绿假单胞菌的致病物质

致病物质	生物学作用	致病物质	生物学作用
菌体结构		**蛋白分解酶**	分解蛋白质，损伤多种细胞、组织
菌毛	对宿主细胞具有黏附作用	胞外酶 S	是人类肺部感染的重要因子
荚膜多糖	抗吞噬作用	弹性蛋白酶	损伤血管，抑制中性粒细胞功能
毒素		碱性蛋白酶	损伤组织、抗补体、灭活 IgG、抑制
内毒素	致发热、休克、DIC 等		中性粒细胞功能
外毒素 A	抑制蛋白质合成	磷酸酯酶 C	组织损伤
细胞溶解毒素	有杀白细胞素、溶素等，能损伤细胞、组织		

铜绿假单胞菌分布广泛，水、空气、土壤、医院环境中都存在此菌，同时它也是人体的正常菌群。本菌的感染多见于皮肤黏膜受损部位，如烧伤、创伤等，也见于长期化疗或使用免疫抑制剂的患者。在医源性感染中，由本菌引起者约占 10%。在某些特殊病房中，如烧伤和肿瘤病房、各种导管和内镜的治疗与检查室内，本菌感染率可高达 30%。

铜绿假单胞菌几乎可感染人体的任何组织和部位，经常引起手术切口、烧伤组织感染，表现为局部化脓性炎症。也可引起中耳炎、角膜炎、尿道炎、胃肠炎、心内膜炎、脓胸以及菌血症、败血症等。本菌还可引起婴儿严重的流行性腹泻。

三、免疫性

中性粒细胞的吞噬作用在抗铜绿假单胞菌感染中起重要作用。感染后产生的特异性抗体，尤其黏膜表面 sIgA，有一定的抗感染作用。

四、微生物学检查法

按疾病和检查目的分别采集不同的标本：①炎症分泌物、脓液、血液、脑脊液等；②医院病区或手术室的物品、医疗器材等。

将标本接种于血琼脂平板，培养后根据菌落特征、色素及生化反应等鉴定。血清学、绿脓菌素及噬菌体分型可供流行病学、医院内感染追踪调查等使用。

五、防治原则

铜绿假单胞菌可由各种途径传播，主要是通过污染医疗器具及带菌医护人员引起的医源性感染，应对医院感染予以重视。已研制出多种铜绿假单胞菌疫苗，其中以 OEP 疫苗具有不受菌型限制、保护范围广、毒性低等优点。铜绿假单胞菌对多种常用抗生素有天然抗药性，最好根据药敏试验结果选择用药。治疗时可选用庆大霉素、多黏菌素等。

第二节　嗜血杆菌属

嗜血杆菌属（*Haemophilus*）是一类革兰氏阴性小杆菌，常呈球杆状或多形态。无鞭毛，无芽胞。生长需求较高，人工培养时需新鲜血液才能生长，故名。新鲜血液中含有该菌所需的生长因子 X 和 V，X 因子是一种高铁血红素（hematin），V 因子是辅酶 I 或 II（NAD 或 NADP）。根据对 X 因子和 V 因子的需求不同，将本属分为 17 个种。对人致病的有流感嗜血杆菌、埃及嗜血杆菌、杜克嗜血杆菌等。本节仅介绍流感嗜血杆菌。

流感嗜血杆菌（*H. influenzae*）于 1892 年由波兰细菌学家拜菲尔（Pfeiffer）首先从流行性感冒患者鼻咽部分离出，当时被误认为是流感的病原菌。直至 1933 年流感病毒分离成功，才确定了流感的真正病原，而流感嗜血杆菌只是在流感流行时，引起呼吸道继发感染的病原菌。流感嗜血杆菌是小儿急性脑膜炎的主要病原菌，也可引起鼻咽炎、中耳炎等化脓性疾病。

一、生物学特性

革兰氏阴性小杆菌，大小为（0.3～0.4）μm×（1.0～1.5）μm。在急性感染标本中多为短小杆菌，在恢复期病灶或长期人工传代培养中常呈球杆状、长杆状和丝状等。有毒株在营养丰富的培养基上生长出现明显荚膜，在陈旧培养基上荚膜消失。多数菌株有菌毛，但无鞭毛和芽胞。

需氧或兼性厌氧。最适生长温度为 35～37℃。生长需要 X 和 V 因子。X 因子是血红素及其衍生物，耐热，120℃加热 30min 不被破坏，是细菌合成过氧化物酶、细胞色素氧化酶等呼吸酶的辅基；V 因子是辅酶Ⅰ或Ⅱ，耐热性差，120℃加热 15min 即被破坏，在细菌呼吸中起递氢体作用。但血液中的 V 因子通常处于被抑制状态，80～90℃加热 10min 破坏红细胞膜上的不耐热抑制物，释放 V 因子，故流感嗜血杆菌在巧克力色血平板上生长较佳，35℃培养 24～48h 后可见直径 0.5～1.0mm 的菌落，呈灰白色，圆形，光滑。有荚膜菌株的菌落呈轻度黏稠。当流感嗜血杆菌与金黄色葡萄球菌在血平板上共同培养时，由于后者能合成较多的 V 因子，故在金黄色葡萄球菌菌落周围生长的流感嗜血杆菌的菌落较大，离金黄色葡萄球菌菌落越远的越小，此称为卫星现象（satellite phenomenon）。

流感嗜血杆菌有两种主要抗原：①荚膜多糖抗原：具有型特异性。据此可将流感嗜血杆菌分为 a～f 6 个血清型，其中 b 型致病力最强，也是引起儿童感染最常见的菌型。流感嗜血杆菌与肺炎链球菌的荚膜多糖有部分共同抗原，如 b 型与肺炎链球菌 15 型 A、35 型 B、6 型和 29 型之间有交叉反应。②菌体抗原：主要指外膜蛋白抗原，可用于流感嗜血杆菌亚型的区分和流行病学调查。

流感嗜血杆菌抵抗力弱，50～55℃加热 30min 可被杀死。对一般消毒剂敏感。在干燥痰中生存时间不超过 48h。对青霉素和氯霉素易产生耐药性，其耐药性由 R 质粒决定。

二、致病性

（一）致病物质

主要有荚膜、菌毛、内毒素和 IgA 蛋白酶等。荚膜是主要的毒力因子，具有抗吞噬作用；菌毛具有黏附与定植于细胞的作用；内毒素为缺少特异性 O 侧链的 LPS，又称脂寡糖（lipooligosaccharide，LOS），致病作用尚不清楚；IgA 蛋白酶能水解破坏 sIgA，降低黏膜局部免疫力。无荚膜菌株为上呼吸道正常菌群。

（二）所致疾病

呼吸道流感嗜血杆菌检出率可达人群的 50%，但有荚膜的 b 型菌株定植者不多。所致疾病分为原发性与继发性感染两类。原发性（外源性）感染多为有荚膜的 b 型菌株引起的急性化脓性感染，如脑膜炎、鼻咽炎、咽喉会厌炎、关节炎、心包炎等，以小儿多见。继发性（内源性）感染大多由无荚膜菌株引起，常继发于流行性感冒、麻疹、百日咳、结核病等。临床类型有慢性支气管炎、中耳炎、鼻窦炎等，多见于成年人。

三、免疫性

抗流感嗜血杆菌的免疫以体液免疫为主，抗荚膜多糖抗体能增强吞噬作用，并能活化补体产生溶菌作用，抗外膜蛋白抗体可促进补体介导的吞噬作用。

四、微生物学检查法

根据不同临床症状采集标本，如痰液、脑脊液、鼻咽分泌物、血液和脓液等。脑脊液和脓汁标本直接涂片镜检结合临床症状，可作初步诊断。脑脊液离心沉淀物中发现可疑菌时，亦可同时用型特异血清进行荚膜肿胀试验，阳性即可确诊。

分离培养可将标本接种于巧克力色血培养基或含脑心浸液的血琼脂平板上，35℃培养24～48h，根据菌落形态、卫星现象、生化反应、荚膜肿胀试验等进行鉴定。

五、防治原则

预防采用 b 型流感嗜血杆菌的荚膜多糖疫苗，对 1.5～2.0 岁以上儿童有较好的免疫效果，1 年内保护率达 90% 以上。治疗可选用广谱抗生素或磺胺类药物。一般对新的头孢菌素类药物敏感。晚期脑膜炎会出现硬脑膜下积液，需要外科引流。

第三节　鲍特菌属

鲍特菌属（*Bordetella*）是一类革兰氏阴性小杆菌，包括百日咳鲍特菌、副百日咳鲍特菌、支气管败血鲍特菌和鸟鲍特菌等，前三种亲缘关系很接近。百日咳鲍特菌是百日咳的病原菌，人是唯一宿主，副百日咳鲍特菌可引起急性呼吸道感染，其他鲍特菌只感染动物。本节仅介绍百日咳鲍特菌（*B. pertussis*）。

一、生物学特性

革兰氏阴性短小杆状或椭圆形菌，大小为（0.5～1.5）μm×（0.2～0.5）μm。无芽胞，无鞭毛，有毒菌株有荚膜和菌毛。

需氧，营养要求高，初次分离培养需用含甘油、马铃薯、血液的鲍 - 金（Bordet-Gengou）培养基。35～37℃培养 3～5 天后形成细小、光滑、隆起、有珠光色泽的菌落，周围有不明显的溶血环。生化反应较弱，不发酵糖类。

具有 O 抗原和 K 抗原。K 抗原是该菌的表面成分，又称凝集原，包括凝集因子 1～6。凝集因子 1 为 I 相菌共同抗原，是种特异性抗原。根据含有凝集因子 1、2、3 的不同，将该菌分为 4 个血清型。了解流行的百日咳鲍特菌血清型，对疫苗研制具有重要意义。

抵抗力较弱，日光照射 1h，60℃加热 15min 即死亡。对一般消毒剂和多种抗生素敏感。

二、致病性

（一）致病物质

包括荚膜、菌毛、内毒素及毒性因子。

1. 毒性因子　主要有以下 6 种毒性因子，它们的表达均受毒性基因控制。

（1）百日咳毒素：为外毒素，是百日咳的主要毒力因子，与细菌附着纤毛上皮细胞及引起阵发性咳嗽有关。相应抗体对机体有保护作用。

（2）腺苷酸环化酶毒素（adenylcyclase toxin）：可致吞噬细胞内 cAMP 水平提高而抑制巨噬细胞的氧化活性，抑制中性粒细胞的趋化、吞噬及杀伤作用，抑制 NK 细胞的溶细胞作用。

（3）丝状血凝素：促进细菌对纤毛上皮细胞的黏附。

（4）气管细胞毒素：对气管纤毛上皮细胞有特殊亲和力，低浓度时抑制纤毛的摆动，高浓度时使纤毛细胞坏死脱落。

（5）皮肤坏死毒素：不耐热，能引起外周血管收缩，致局部组织缺血、坏死等。

（6）溶血素：溶解破坏血细胞等。

2. 内毒素　百日咳鲍特菌产生的内毒素能使机体对组胺过敏，与感染时呼吸道分泌物增加有关。

（二）所致疾病

百日咳鲍特菌是百日咳的病原菌，传染源主要是早期患者和带菌者。通过飞沫传播，儿童易感。潜伏期为 7～14 天。细菌一般不侵入血液，主要造成局部组织损伤。病原菌首先附着于纤毛上皮细胞，在局部繁殖，并产生毒素，引起局部炎症、坏死，上皮细胞纤毛运动受到抑制或破坏，黏稠分泌物增多而不能及时排出，导致剧烈咳嗽。

临床病程分为三期：①卡他期：类似普通感冒，如低热、咳嗽、打喷嚏等，此期维持 1～2 周，传染性最强；②痉咳期：出现阵发性剧咳，由于支气管痉挛可伴有吸气吼声（鸡鸣样吼声）、呕吐、呼吸困难、发绀等症状，这种剧烈的阵咳每日可出现 10～20 次，一般持续 1～6 周；③恢复期：阵咳逐渐减轻，完全恢复需数周到数月。由于整个病程较长，故名百日咳。若治疗不及时，少数患者可继发肺炎链球菌、金黄色葡萄球菌等感染，出现肺炎、中耳炎、出血及中枢神经系统症状。

三、免疫性

病后有较持久的免疫力，再次感染者少见。机体感染百日咳鲍特菌后能出现多种特异性抗体，有一定保护作用。黏膜局部 sIgA 具有抑制病菌黏附气管上皮细胞的作用。由于新生儿对百日咳也易感，提示母体血清 IgG 抗体未能提供对新生儿的保护，故认为抗百日咳感染的免疫主要是局部黏膜免疫。

四、微生物学检查法

微生物学检查以分离百日咳鲍特菌为主。卡他期用拭子法取鼻咽分泌物或咳碟法接种于鲍-金培养基分离培养，出现典型菌落时，经涂片染色镜检、生化反应，或与 I 相免疫血清做凝集试验进行鉴定。

五、防治原则

对患者应早发现、早隔离，隔离期为自发病起 7 周。对易感人群接种疫苗。我国选用百日咳鲍特菌死菌疫苗与白喉、破伤风的类毒素混合，制成百白破疫苗进行人工主动免疫，效果较好。治疗首选红霉素、氨苄青霉素，也可选用其他广谱抗生素。

第四节　军团菌属

1976年，美国费城举行全美退伍军人会议期间暴发流行了一种严重肺炎，导致34人死亡，此病被命名为军团病（Legionellosis）。从死者肺组织分离到一种新的细菌，命名为军团菌。军团菌属（*Legionella*）现已发现39个种61个血清型，代表种为嗜肺军团菌（*L. pneumophila*）。

一、生物学特性

革兰氏阴性杆菌，大小为（0.5～1.0）μm×（2.0～5.0）μm，有鞭毛、菌毛和微荚膜，无芽胞。革兰氏染色不易着色，多用迪特维尔（Dieterle）镀银法和吉姆萨染色，分别染成黑褐色和红色。

专性需氧，通入2.5%～5% CO_2能促进生长，最适温度35℃。营养要求特殊，初次分离需用含L-半胱氨酸和铁盐的F-G培养基（Feely-Gorman medium）或缓冲的活性炭酵母提取物琼脂（buffer-carbo-yeast extract agar, BCYE）培养基，培养3～5天形成1～2mm的灰白色、湿润的圆形凸起菌落，有特殊臭味。如在F-G琼脂培养基中生长，紫外线照射下发出黄色荧光；若在BCYE培养基中加入0.01%溴甲酚紫，则呈现浅绿色菌落。不分解糖和尿素，过氧化氢酶试验阳性，β内酰胺酶阳性。

主要有菌体（O）抗原和鞭毛（H）抗原。根据O抗原将本菌分为14个血清型。我国主要流行1型和6型。该菌的外膜蛋白具有良好的免疫原性，能刺激机体产生免疫应答。

在自然界可长期存活，喜好生存于水源附近，如空调的冷凝管道、淋喷头、呼吸机等处。对热和消毒剂均敏感，1%（*V/V*）来苏水数分钟可杀死。

二、致病性

嗜肺军团菌是兼性胞内寄生菌（facultative intracellular parasite），致病物质可能是微荚膜、菌毛、毒素和多种酶类。菌体被吞噬细胞吞噬后，可通过磷酸酶、核酸酶和细胞毒素抑制溶酶体与吞噬泡融合，故不被杀死，反可在吞噬细胞内寄生导致细胞死亡。

嗜肺军团菌经空气传播，尤其是通过污染的中央空调、冷却塔水或呼吸机传播，是医院内感染的重要病原体，主要易感人群是中老年、吸烟者、慢性病患者和免疫抑制剂使用者。该菌所致疾病为军团病，临床表现有三种类型：①流感样型（轻症型）：表现为全身倦怠、肌肉酸痛、头痛、咳嗽等症状，预后良好；②肺炎型（重症型）：表现为急性发热、寒战、肺炎、胸痛，如不及时治疗，最终出现呼吸衰竭，死亡率可达15%以上；③肺外感染型：是细菌菌血症波及全身多器官如脑、肾、肝、脾等的继发性感染。

三、免疫性

嗜肺军团菌是胞内寄生菌，细胞免疫在抗菌感染过程中起重要作用。由细胞因子活化的单核细胞，可抑制胞内细菌的生长繁殖。抗体及补体则能促进中性粒细胞对胞外细菌的吞噬和杀菌作用。

四、微生物学检查法

取痰、气管吸引物和肺活检组织，进行涂片染色镜检或做分离培养。免疫荧光可检测患者血清中嗜肺军团菌特异性 IgM 和 IgG，患者双份血清检测 IgG，抗体效价升高 4 倍或以上具有诊断意义。PCR 可用于细菌核酸的快速诊断。

五、防治原则

应注意加强水源管理，尤其是室内空调系统及饮水的卫生管理。目前尚无有效疫苗。治疗首选红霉素，不敏感时可选用利福平、氯霉素等。

第五节　棒状杆菌属

棒状杆菌属（*Corynebacterium*）是一群革兰氏阳性、菌体一端或两端膨大呈棒状的杆菌。菌体染色不均匀，出现节段染色和异染颗粒。排列不规则，呈栅栏状。无荚膜，无鞭毛，不形成芽胞。此属细菌种类较多，包括有白喉棒状杆菌（*C. diphtheriae*）、类白喉棒状杆菌（*C. pseudodiphtheriticum*）、干燥棒状杆菌（*C. xerosis*）等。其中大多数为条件致病菌，引起人类致病的主要是白喉棒状杆菌。本节只介绍白喉棒状杆菌。

一、生物学性状

1. 形态与染色　菌体细长略带弯曲，一端或两端膨大成棒状，排列不规则，常呈 L、V、Y 型或呈栅栏状。革兰氏染色阳性，用亚甲蓝或奈氏染色后可见菌体内存在异染颗粒。颗粒的主要成分是核糖核酸和多偏磷酸盐，可能是细菌储存的养料。异染颗粒是白喉棒状杆菌在形态上的主要特征，在鉴定时有重要意义（图 13-5-1）。

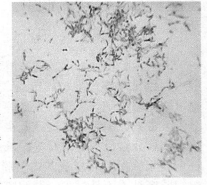

图 13-5-1　白喉棒状杆菌异染颗粒（×1000）

2. 培养特性与生化反应　需氧或兼性厌氧。最适生长温度为 34～37℃。在含有凝固血清的吕氏培养基（Loffler medium）上生长迅速，12～18h 即能长成细小、灰白色、湿润、圆形隆起的菌落。镜检菌体形态典型，异染颗粒明显。本菌能分解葡萄糖、麦芽糖产酸，有的菌株能分解淀粉和糖原。在含有 0.03%～0.04% 亚碲酸钾的血琼脂平板上生长时，白喉棒状杆菌能吸收亚碲酸钾，并使其还原为元素碲，故菌落呈黑色。同时，亚碲酸钾又能抑制标本中的杂菌生长，可作为棒状杆菌的选择鉴别培养基。根据菌落的形态、对亚碲酸钾的还原能力以及生化反应，可将本菌分为 3 种类型：重型（gravis）、轻型（mitis）和中间型（intermedius）。三型均能使人致病，疾病的轻重程度与型别没有明显关系，我国以轻型较为多见。

3. 变异　白喉棒状杆菌的形态、菌落和毒力均可发生变异。当无毒的白喉棒状杆菌感染 β- 棒状杆菌噬菌体发生溶原性转换成为溶原性细菌时，即可产生白喉毒素。

4. 抵抗力　对热抵抗力不强，60℃加热 10min 或煮沸即被杀死。对干燥、寒冷及日光的耐受性比其他无芽胞菌强。对一般消毒剂敏感，在 1% 的石炭酸中 1min 死亡，对青霉素及常用的广谱抗生素敏感。

二、致病性与免疫性

（一）致病物质

白喉棒状杆菌侵入机体，仅在鼻、咽、喉等局部生长，产生的白喉毒素入血引起临床症状。

因此，白喉毒素是它的主要致病物质。此外，还有索状因子和 K 抗原。

1. 白喉毒素（diphtherotoxin） 当 β- 棒状杆菌噬菌体感染无毒的白喉棒状杆菌时，其编码外毒素的 *tox* 基因与宿主菌染色体整合，使无毒的白喉棒状杆菌成为有毒的白喉棒状杆菌而产生白喉毒素。白喉毒素是一种毒性强、抗原性强的蛋白质，相对分子质量为 62 000，由 A 和 B 两条肽链经二硫键连接组成，经胰酶处理后二者可解离。A 链相对分子质量为 24 000，性质稳定，耐高热（100℃），耐蛋白酶，在 pH2～12 条件下稳定。A 链为毒性单位，其作用是抑制易感细胞蛋白质的合成。B 链相对分子质量为 38 000，性质不稳定，在上述条件下可被迅速破坏。B 链是结合单位，本身无毒性。当 B 片段吸附至敏感细胞受体上时，A 片段即被活化进入细胞内，A 片段具有毒性，通过对细胞蛋白质合成中所必需的延伸因子 -2（elongation factor 2，EF-2）的灭活，阻断细胞蛋白质的合成，引起组织坏死和病变。

2. 索状因子（cord factor） 白喉索状因子是细菌表面的一种毒性糖脂，即海藻糖 -6-6′ 双分枝菌酸。能破坏细胞的线粒体，影响细胞的呼吸与磷酸化。

3. K 抗原 是细胞壁外面的一种不耐热糖蛋白，具有抗吞噬作用。白喉棒状杆菌 K 抗原有利于细菌在黏膜表面定植。

（二）所致疾病

人对白喉棒状杆菌普遍易感，尤以儿童为甚。白喉棒状杆菌存在于患者及带菌者的鼻咽腔中，经飞沫或污染物品传播，引起白喉。此菌最常侵犯的部位是咽喉、气管和鼻腔黏膜，也可侵犯眼结膜、阴道等处黏膜，甚至皮肤创口。细菌感染机体后，在鼻咽部黏膜上繁殖并分泌外毒素，引起局部炎症及全身中毒症状。细菌和外毒素可使局部黏膜上皮细胞产生炎性渗出和坏死性反应。血管渗出液中含有纤维蛋白，可将炎性细胞、黏膜坏死组织和白喉棒状杆菌凝聚在一起，形成灰白色膜状物，称为假膜（pseudomembrane）。假膜在咽部与黏膜下组织紧密粘连不易拭去。若假膜扩展至气管、支气管的黏膜，由于其上有纤毛，使假膜容易脱落而引起呼吸道阻塞，成为白喉早期致死的主要原因。白喉棒状杆菌一般不侵入血流，只是外毒素入血（毒血症），并与易感的组织细胞结合，引起各种临床症状，如心肌炎、软腭麻痹、声嘶、肾上腺功能障碍等。约 2/3 患者的心肌受损，心肌细胞内蛋白质转换率降低，多在发病后 2～3 周产生，成为白喉晚期致死的主要原因。

（三）免疫性

白喉的免疫主要依靠抗毒素中和外毒素。抗毒素的作用是阻止白喉毒素 B 链与敏感细胞结合，使 A 链不能进入细胞内发挥毒性作用。患病后、隐性感染和预防接种等均可获得免疫力。新生儿经胎盘从母体获得抗毒素，以后这种被动免疫逐渐消失，故 5 岁内儿童最易感。由于近年来计划免疫对婴幼儿及学龄前儿童普遍进行疫苗接种，白喉的发病率已大幅降低。

三、微生物学检查法

白喉的实验室诊断包括病原菌的分离和毒力鉴定两部分。

（一）病原菌的分离鉴定

1. 标本采集 用鼻咽拭子或从病变部位的假膜边缘取材，迅速送检。

2. 直接涂片镜检 涂片固定后，用碱性亚甲蓝染色，镜下观察如有典型形态的含异染颗粒的白喉棒状杆菌，结合临床可作初步诊断。

3. 分离培养 将咽拭子直接接种血清琼脂平板及亚碲酸钾平板培养基上，经37℃培养6～8h后，取菌落涂片、染色后镜检。在18～24h后，观察两种平板上的菌落性状有助于做出判断。

（二）毒力鉴定

毒力鉴定是鉴别产毒白喉棒状杆菌与其他棒状杆菌的重要试验。

1. 体外法 又称伊勒克（Elek）平板毒力试验。将待检菌和对照产毒菌用平行划线法接种。平板中垂直铺一条浸有白喉抗毒素的滤纸片。温箱孵育24～48h，若待检菌能产生相应外毒素，则在滤纸条和长出的菌苔交界处出现白色沉淀线。此为毒力试验阳性。无毒菌株则不产生沉淀线。

2. 体内法 将待检菌的48h培养液2ml皮下注射于对照组和实验组豚鼠，其中对照组豚鼠在试验前12h由腹腔注射白喉抗毒素500U。若2～4天实验组动物死亡，而对照组动物存活，表明待检菌能产生白喉毒素。

四、防治原则

（一）人工主动免疫

注射白喉类毒素是预防白喉的重要措施，可显著降低白喉的发病率和死亡率。目前我国应用白喉类毒素、百日咳菌苗及破伤风类毒素混合制剂（百白破疫苗，DPT）进行人工主动免疫，效果良好。出生3个月以上即可接种DPT，共接种3次，间隔4～6周。2岁和7岁时各加强1次。免疫力可维持3～5年。接种对象为8岁以下的易感儿童。

（二）人工被动免疫

对密切接触白喉患者的易感儿童需肌内注射1000～2000U白喉抗毒素进行紧急预防，应注射白喉类毒素以延长免疫力。对白喉患者应早期、足量注射白喉抗毒素，以中和体内的白喉毒素。

（三）抗菌药物治疗

在注射抗毒素血清的同时还应进行抗菌治疗，主要用青霉素、红霉素等，不仅能抑制白喉棒状杆菌生长，还能预防继发感染。

思 考 题

简述铜绿假单胞菌、流感嗜血杆菌、百日咳鲍特菌、嗜肺军团菌和白喉棒状杆菌的主要生物学特性和致病性。

（何玉林）

第十四章　放　线　菌

放线菌（*Actinomycetes*）是一大类单细胞、呈分枝状生长的原核细胞型微生物，因其菌落生长呈放射状，故名放线菌。放线菌具有菌丝和孢子，在固体培养基上的生长状态虽和真菌相似，但其结构和化学组成与细菌相同，属于细菌域原核生物界放线菌门的一类具有分枝状菌丝体的细菌。

放线菌广泛分布于自然界，大多数不致病，但与人类关系极为密切。在迄今已报道的近万种抗生素中，约80%是由放线菌产生的。除此之外，放线菌还能产生各种酶制剂、维生素及氨基酸等，具有广泛的应用前景。少数对人致病的放线菌主要集中在放线菌属和诺卡菌属。放线菌属为人体正常菌群，可引起内源性感染；诺卡菌属广泛分布于土壤中，为腐物寄生菌，可引起外源性感染。放线菌属和诺卡菌属的主要生物学特性比较见表14-0-1。

表 14-0-1　放线菌属和诺卡菌属的主要生物学特性

特征	放线菌属	诺卡菌属
分布	人和动物的口腔、上呼吸道、胃肠道和泌尿生殖道	广泛分布于土壤等自然环境中
抗酸性	非抗酸性丝状菌	弱抗酸性丝状菌
培养特性	厌氧或微需氧 35～37℃生长，20～25℃不生长	专性需氧 37℃或20～25℃均生长
感染性	内源性感染	外源性感染
代表菌种	衣氏放线菌、牛型放线菌、龋齿放线菌	星形诺卡菌、巴西诺卡菌

第一节　放线菌属

放线菌属（*Actinomyces*）正常寄居在人和动物口腔、上呼吸道、胃肠道和泌尿生殖道。致病的有衣氏放线菌（*A. israelii*）、牛放线菌（*A. bovis*）、内氏放线菌（*A. naeslundii*）、黏液放线菌（*A. viscous*）和龋齿放线菌（*A. odontolyticus*）等。其中对人致病性较强的主要为衣氏放线菌。牛放线菌主要引起牛（或猪）的放线菌病。放线菌属主要引起内源性感染，一般不在人之间及人与动物间传播。

一、生物学性状

本属放线菌为革兰氏阳性、无荚膜、无鞭毛、无芽胞的非抗酸性丝状菌。常以裂殖方式繁殖，形成分枝状无隔菌丝，不形成气生菌丝，菌丝直径0.5～0.8μm，有时菌丝断裂形成链球或链杆状（图14-1-1）。

放线菌培养比较困难，厌氧或微需氧。初次分离时通入5% CO_2 可促进其生长，在血琼脂平板上37℃培养4～6天可长出灰白或淡黄色、圆形、表面粗糙的微小菌落，不溶血，显微镜下观察可见菌落由长短不一的蛛网状菌丝构成。在葡萄糖肉汤培养基中培养3～6天，可见培养基底部形成灰白色球形小颗粒沉淀物。能发酵葡萄糖，产酸不产气，触酶试验阴性。衣氏放线菌能还原硝酸盐和分解木糖，不分解淀粉，而牛型放线菌则相反，以此来鉴别衣氏放线菌和牛型放线菌。

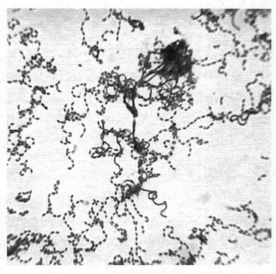

图 14-1-1　放线菌形态

在患者病灶组织和瘘管流出的脓样物质中，可找到肉眼可见的黄色硫黄状小颗粒，称为硫黄样颗粒（sulfur granule），是放线菌在组织中形成的菌落。将硫黄样颗粒制成压片或组织切片，在显微镜下可见颗粒呈菊花状，核心部分由分枝的菌丝交织组成，呈革兰氏阳性，周围的长菌丝排列呈放线状，菌丝末端有胶质样物质组成的鞘包围，且膨大呈棒状，呈革兰氏阴性。病理标本经苏木精-伊红染色，中央部分呈紫色，末端膨大部分呈红色。

二、致病性与免疫性

放线菌大多存在于正常人口腔等与外界相通的腔道，属正常菌群。在机体抵抗力减弱、口腔卫生不良、拔牙或外伤时引起内源性感染，导致软组织的化脓性炎症。若无继发感染大多呈慢性无痛性过程，并常伴有多发性瘘管形成，排出硫黄样颗粒是其特征，称为放线菌病。

根据感染途径和部位，临床分为面颈部、胸部、腹部、盆腔和中枢神经系统等感染。最常见的为面颈部感染，约占患者的60%。大多近期有口腔炎、拔牙史或下颌骨骨折史；临床表现为面颈部肿胀，不断产生新结节、多发性脓肿和形成瘘管。病原体可沿导管进入唾液腺和泪腺，或直接蔓延至眼眶和其他部位。若累及颅骨可引起脑膜炎和脑脓肿。胸部感染常有吸入史，也可由颈面部感染通过血行传播。开始在肺部形成病灶，症状和体征似肺结核。损害大多广泛连续蔓延，可扩展到心包、心肌，并能穿破胸膜和胸壁，在体表形成多发性瘘管，排出脓液。腹部感染常由吞咽含病原性的唾液、腹壁外伤或阑尾穿孔引起，可触及腹部包块与腹壁粘连，有便血与排便困难，疑为结肠癌。行手术切除后，包块切面可见多个散在的硫黄样颗粒。盆腔感染大多继发于腹部感染，宫内组织见脓团块，内有硫黄样颗粒。原发性皮肤放线菌病常由外伤或昆虫叮咬引起，先出现皮下结节，然后结节软化破溃形成瘘管或瘘道。中枢神经系统感染常继发于其他病灶。

内氏放线菌和黏液放线菌还与龋齿和牙周炎有关。将从人口腔分离出的内氏和黏液放线菌接种于无菌大鼠口腔内，可导致龋齿的发生。因这两种放线菌能产生一种黏性很强的多糖物质6-脱氧太洛糖（6-deoxytalose），该糖可将口腔中放线菌和其他细菌黏附在牙釉质表面形成菌斑和生物膜。细菌分解食物中的糖类产酸，酸化和腐蚀牙釉质形成龋齿，其他细菌可进一步引起齿龈炎和牙周炎。

放线菌病患者血清中可检测到多种抗体，但这些抗体无免疫保护作用，诊断价值不大。

机体对放线菌的免疫主要靠细胞免疫。

三、微生物学检查法

从脓汁、痰液和组织切片中寻找硫黄样颗粒是诊断放线菌病最主要和简单的方法。将可疑颗粒制成压片，革兰氏染色，在显微镜下观察是否有放射状排列的菌丝，形似菊花状。必要时可做厌氧培养，观察菌落特征，挑取少量可疑菌落涂片，通过革兰氏染色和镜检进行鉴定，也可进一步作抗酸染色以区别放线菌属和诺卡菌属。

四、防治原则

注意口腔卫生、早日治疗牙病是预防放线菌病的主要方法。对患者的脓肿和瘘管应及时进行外科清创处理，同时应用大剂量抗生素长期治疗（6～12个月），首选青霉素，亦可用克林霉素、红霉素或林可霉素等治疗。

第二节　诺卡菌属

诺卡菌属（Nocardia）细胞壁含分枝菌酸，广泛分布于土壤，不属于人体正常菌群，多由创伤或经呼吸道引起外源性感染。对人致病的主要有星形诺卡菌（N. asteroides）、巴西诺卡菌（N. brasiliensis）和鼻疽诺卡菌（N. farcinica）等。在我国最常见的为星形诺卡菌。

一、生物学性状

诺卡菌属形态与放线菌属相似，但菌丝末端不膨大。革兰氏染色阳性。部分诺卡菌具有弱抗酸性，仅用1%盐酸乙醇延长脱色时间即可变为抗酸阴性，据此可与结核分枝杆菌相鉴别。

诺卡菌属为专性需氧菌。营养要求不高，在普通培养基或沙保培养基上，22℃或37℃均生长良好，能形成气生菌丝。但繁殖速度慢，一般需1周以上始见菌落。菌落表面干燥或呈蜡样，颜色为白色、红色或橙色不等，视不同菌株而定。诺卡菌在液体培养基中形成菌膜，浮于液面，液体澄清。

二、致病性与免疫性

星形诺卡菌主要经呼吸道或创口侵入机体，引起化脓性感染，尤其是免疫力低下的感染者，如AIDS患者、肿瘤患者以及长期使用免疫抑制剂的人，此菌常侵入肺部，主要引起肺炎、肺脓肿，表现与肺结核和肺真菌病类似。星形诺卡菌易通过血行播散，约1/3患者引起脑膜炎与脑脓肿。若该菌经皮肤创伤感染，可侵入皮下组织引起慢性化脓性肉芽肿和形成瘘管，在病变组织或从瘘管流出的脓液中可见黄、红或黑色小颗粒，即诺卡菌的菌落。巴西诺卡菌也可侵入皮下组织引起慢性化脓性肉芽肿，表现为肿胀、脓肿及多发性瘘管。因好发部位在腿部和足，故称为足分枝菌病（mycetoma）。

三、微生物学检查法

在脓汁、痰液和组织切片等标本中寻找黄色或黑色颗粒状的诺卡菌属菌落。将标本涂片或制成压片，可见革兰氏阳性、部分抗酸性分枝菌丝。若见散在的抗酸性杆菌，应与结核分枝杆菌相鉴别。分离可用沙保培养基或脑心浸液琼脂平板。分离菌株进一步通过生化反应鉴定。需注意，诺卡菌入侵肺部后，由于巨噬细胞等免疫因素的作用可使之变为 L 型。因此，常需反复检查才能证实。

四、防治原则

目前尚无特异方法预防诺卡菌属的感染。对诺卡菌感染形成的脓肿和瘘管等主要采取手术清创，切除坏死组织。对各种感染可选用磺胺药治疗，有时还可加用环丝氨酸。一般治疗时间不少于 6 周。

思 考 题

1. 何谓硫黄样颗粒？其对诊断放线菌病有何意义？
2. 放线菌与诺卡菌有哪些主要区别？

（周海霞）

第十五章　　　支 原 体

支原体（mycoplasma）是一类缺乏细胞壁、呈高度多形态、可通过细菌滤器、能在无生命培养基中生长繁殖的最小的原核细胞型微生物。

第一节　概　　述

1898 年诺卡德（Nocard）等首先从患有胸膜炎的牛胸腔积液中分离出该病原体。由于它们能形成有分支的长丝，故 1967 年被正式命名为支原体。在分类学上，支原体隶属于柔膜体纲（Mollicutes）支原体目（Mycoplasmatales）支原体科（Mycoplasmataceae）。支原体科包括支原体属（*Mycoplasma*）和脲原体属（*Ureaplasma*）2 个属，其中支原体属有 132 个种，脲原体属有 7 个种。从人体中分离出的支原体有 16 种，其中对人致病的支原体主要有肺炎支原体（*M. pneumoniae*）、生殖支原体（*M. genitalium*）、人型支原体（*M. hominis*）、嗜精子支原体（*M. spermatophilum*）；条件致病的支原体主要有解脲脲原体（*U. urealyticum*）和穿透支原体（*M. penetrans*）。

一、生物学性状

（一）形态与结构

支原体呈高度多形性，如球形、球杆状、棒状、分枝丝状或念珠状等，大小一般为 0.2～0.5μm，可通过滤菌器。革兰氏染色阴性，但不易着色，常用吉姆萨染色法将其染成淡紫色。

支原体无细胞壁。电镜下观察，其细胞膜厚 7.5～10nm，由三层结构组成，内外两层主要是蛋白质和糖类，中间层为脂质。脂质层中胆固醇含量较多，约占 36%，对保护细胞膜的完整性有一定作用。凡能作用于胆固醇的物质（如两性霉素 B、皂素、洋地黄苷等）均可引起支原体膜的破坏而导致其死亡。肺炎支原体和生殖支原体细胞膜上有一种特殊的棒状顶端结构，能使支原体黏附在宿主上皮细胞表面，这与支原体在呼吸道和泌尿道黏膜上的定植和致病性有关。支原体的基因组为环状双链 DNA，分子质量小，仅为大肠埃希菌的五分之一。

（二）培养特性

支原体营养要求比一般细菌高，除基础营养物质外，还需加入 10%～20% 人或动物血清以提供支原体生长所需的胆固醇和长链脂肪酸，并可稳定其细胞膜。大多数支原体微需氧或兼性厌氧，初次分离培养尚需添加 10% 的酵母浸膏，置于 5%CO_2 条件下生长更好。最适 pH 为 7.8～8.0，pH 低于 7.0 易死亡，但解脲脲原体最适 pH 为 5.5～6.5。最适温度为 36～37℃。

支原体繁殖方式多样，主要以二分裂方式繁殖，还可通过断裂、分枝、出芽等方式繁殖。在增殖过程中，因胞膜分裂滞后于核酸复制而形成多核丝状体。由于其基因组小，代谢能力有限，故繁殖速度较慢，3～4h 分裂一代。在琼脂含量较少的固体培养基上培养2～7天，出现直径为 10～600μm 的典型的"荷包蛋"样菌落：镜下观察菌落呈圆形，中心部分较厚，如同蛋黄，向下长入培养基；周边为一层薄的透明颗粒区，形同蛋清。肺炎支原体菌落较大，直径为 100～150μm；而解脲脲原体菌落较小，仅为 10～40μm。在液体培养基中，支原体增殖量不超过 10^6～10^7/ml，故肉眼观液体清亮，不浑浊。

（三）生化反应

根据支原体利用葡萄糖、精氨酸、尿素及吸附细胞的能力，可鉴别支原体（表 15-1-1）。

表 15-1-1　人类主要支原体的生化反应

名称	葡萄糖	精氨酸	尿素	吸附细胞
肺炎支原体	+	−	−	红细胞
生殖支原体	+	−	−	红细胞
人型支原体	−	+	−	−
嗜精子支原体	−	+	−	−
穿透支原体	+	+	−	红细胞、CD_4^+ T 细胞
解脲脲原体	−	−	+	红细胞*

* 仅血清3型。

（四）抗原结构

支原体细胞膜上的抗原结构由糖脂和蛋白质组成。各种支原体都有其特异的表面抗原结构，很少有交叉反应，在鉴定支原体时有重要意义。补体结合试验可检测糖脂类抗原，ELISA 试验可检测蛋白类抗原。例如肺炎支原体 P1 膜蛋白是其主要的型特异性抗原，能刺激机体产生持久的高效抗体，特异性强；解脲脲原体除糖脂和蛋白质抗原外，还有脲酶抗原，后者具有种特异性，可与其他支原体相区别。应用支原体的血清抗体来鉴定支原体的常用方法有两种：生长抑制试验（growth inhibition test，GIT）和代谢抑制试验（metabolic inhibition test，MIT），其敏感性与特异性均高。这两种方法可将支原体分成若干血清型。

（五）抵抗力

支原体对热的抵抗力与一般细菌相似，56℃加热 30min 死亡。耐冷，4℃放置能保存3天，−70℃或液氮可长期冻存。支原体对干燥敏感。对作用于细胞壁的抗菌药物如青霉素类不敏感，但对作用于其核糖体，干扰蛋白质合成的抗生素如多西环素、红霉素、螺旋霉素、链霉素等敏感。

（六）支原体与 L 型细菌的区别

支原体和 L 型细菌均无细胞壁，两者生物学性状相似，但也有一些差异性，其主要的差别在于 L 型细菌除去诱导因素后易返祖为原来的细菌，而支原体在遗传上与细菌无关，是一类独立的微生物，两者比较的结果见表 15-1-2。

表 15-1-2　支原体与 L 型细菌生物学性状的比较

性状	支原体	L 型细菌
来源	自然界、人与动物	细菌经诱导形成
形态与大小	高度多形态，0.2～0.5μm	高度多形态，0.6～1.0μm
细胞壁缺失的原因	遗传	青霉素、溶菌酶和胆汁等作用所致，去除条件可恢复
细胞膜	含高浓度固醇	不含固醇
液体培养	浑浊度很低	有一定浑浊度
菌落	油煎蛋状，菌落较小，0.1～0.3mm	油煎蛋状，菌落稍大，0.5～1.0mm
致病性	原发性非典型性肺炎、泌尿生殖道感染和条件致病	引起慢性感染，如骨髓炎、尿路感染和心内膜炎等

二、致病性

支原体广泛存在于自然界、人和动物体内，大多数不致病。对人致病的主要有肺炎支原体，引起原发性非典型性肺炎；溶脲脲原体、穿透支原体等可致泌尿生殖系统感染和不育症。支原体致病主要通过以下机制引起宿主细胞损伤：①黏附因子的黏附作用：肺炎支原体、生殖支原体及穿透支原体通过其顶端结构黏附在宿主细胞表面，是支原体致病的首要因素。溶脲脲原体可附着于精子表面，使其不易与卵子结合；②支原体的代谢及代谢产物对宿主细胞的毒害作用：支原体黏附在宿主细胞表面后伸出微管插入胞内吸取营养、损伤细胞膜，继而释放出神经毒素、核酸酶、过氧化氢、磷脂酶 C 等有毒的代谢产物引起细胞溶解；溶脲脲原体有尿素酶可水解尿素，释放出大量氨，不仅对细胞有毒害作用，而且可促使结石形成；③免疫损伤：肺炎支原体与人类心、肺、脑和肾等组织细胞有共同抗原，感染机体后可产生抗自身组织的抗体，引起多种合并症，如心肌炎、心包炎、脑炎、肾炎等肺外疾病；溶脲脲原体与人精子细胞膜有共同抗原，可因免疫损伤而致不育。穿透支原体能黏附并侵入 CD_4^+ T 淋巴细胞引起免疫损伤。由于各种支原体感染机体的部位不同，因而所致疾病不同（表 15-1-3）。

表 15-1-3　人类主要支原体的感染部位及所致疾病

支原体	感染部位	所致疾病
肺炎支原体	呼吸道	非典型肺炎、支气管炎、肺外症状（皮疹、心血管和神经系统症状）
生殖支原体	泌尿生殖道	尿道炎、阴道炎等泌尿生殖道感染、不育
人型支原体	泌尿生殖道	尿道炎、盆腔炎等泌尿生殖道感染、新生儿肺炎
嗜精子支原体	泌尿生殖道	不孕、不育
穿透支原体	泌尿生殖道	机会感染，协同 HIV 致病，多见于 AIDS
解脲脲原体	泌尿生殖道	非淋菌性尿道炎、尿路结石等

三、免疫性

在支原体感染中，体液免疫和细胞免疫均发挥一定作用。血清抗体 IgG 和 IgM 可通过调理作用增强吞噬细胞对支原体的吞噬、杀伤能力。sIgA 在局部黏膜阻止支原体感染中起重要作用。特异性 CD_4^+ Th1 细胞分泌的细胞因子 IL-2、TNF-α、IFN-γ 和 GM-CSF 等活化巨噬细胞清除支原体感染。免疫细胞在清除支原体感染的同时，释放的抗体及大量细胞因子也可引起自身组织的损伤。

第二节 主要病原性支原体

一、肺炎支原体

肺炎支原体（*M. pneumoniae*）是人类支原体肺炎的病原体，占非细菌性肺炎的 50% 左右，是引起呼吸道感染的常见病原。

（一）生物学性状

肺炎支原体形态主要呈短细丝状，长 0.2～0.5μm，一端有呈球形的特殊结构，典型形态类似酒瓶状。革兰氏染色阴性，但不易着色，常用吉姆萨染色法将其染成淡紫色。初次分离培养应在培养基中加入足量血清和新鲜酵母浸液，一般 10 天左右长出"荷包蛋"样菌落。肺炎支原体能发酵葡萄糖，能产生过氧化氢，不能利用精氨酸和尿素，对青霉素、亚甲基蓝、乙酸铊不敏感。

（二）致病性

肺炎支原体的致病首先通过其顶端结构中的 P1 膜蛋白黏附在宿主呼吸道上皮细胞表面，并伸出微管插入胞内吸取营养、损伤细胞膜，继而释放出核酸酶、过氧化氢等代谢产物引起细胞的溶解、上皮细胞的肿胀与坏死。

肺炎支原体主要经飞沫传播，潜伏期 2～3 周，一年四季均可发生，但秋冬季发病率最高，以儿童及青少年多见。肺炎支原体感染后可引起支原体肺炎，病理改变以间质性肺炎为主，有时并发支气管肺炎，称为原发性非典型性肺炎（primary atypical pneumonia）。临床症状较轻，主要有发热（39℃）、头痛、刺激性咳嗽、咽痛、胸痛和肌肉痛等。为自限性疾病，一般经 5～10 天后症状消失，但由于局部炎症导致的咳嗽可持续 1 月之久，并可引起支气管壁肥厚。有些儿童合并肺外其他系统病变，如心血管系统、血液系统、泌尿系统、消化系统症状和皮疹等，因此越来越受到人们的关注。

肺炎支原体的致病性也和超敏反应有关。肺炎支原体可作为超抗原，刺激炎症细胞释放大量细胞因子（如 TNF-α、IL-1 和 IL-6）引起组织损伤。肺炎支原体与人类心、肺、脑和肾等组织细胞有共同抗原，可引起 II 型超敏反应。肺炎支原体抗原与相应 IgG 形成免疫复合物可引起 III 型超敏反应。机体被感染后引起的多种肺外并发症，如脑膜炎、神经根炎、溶血性贫血及皮肤斑丘疹等，与肺炎支原体感染后形成的免疫复合物和自身抗体的出现有关。

（三）免疫性

肺炎支原体感染后的免疫以体液免疫为主，细胞免疫也发挥一定作用。血清特异性 IgG、IgM 不能阻断感染者向体外排出病原体，呼吸道黏膜局部的 sIgA 对再感染有一定防御作用。

（四）微生物学检查法

在临床上，肺炎支原体性肺炎与其他类型的肺炎相似，需进行病原分离或用免疫学检测等方法鉴别诊断。一般可采集患者的痰或咽拭子、血清等标本。

1. 分离培养 用咽拭子取患者咽部分泌物或痰液标本，接种于含血清或酵母浸膏的琼脂培养基中。37℃培养 1～2 周，挑选可疑菌落，通过生化试验以及特异性抗血清生长抑制试验、代谢抑制试验等方法进行鉴定。因分离培养阳性率不高，且需要时间长，不宜作为常规临床快速诊断方法。

2. 血清学检查

（1）ELISA：用 170kDa 的 P1 蛋白和 43kDa 多肽检测相应抗体。此法敏感性和特异性高，快速经济，为目前诊断肺炎支原体感染的可靠方法。

（2）补体结合试验：是诊断肺炎支原体感染常用的血清学方法。取患者血清与支原体脂质抗原作补体结合试验，恢复期较急性期血清抗体效价增高 4 倍以上或单份血清抗体效价≥1：64～1：128 时具有诊断价值。

（3）冷凝集试验：有 1/3～3/4 患者的血清可与人 O 型血红细胞在 4℃时有非特异性凝集，而在 37℃时凝集消失，患病一周时达到高峰。此方法简便，有一定的诊断价值，但一些呼吸道病毒感染时也可出现冷凝集现象，应予以鉴别。

3. 快速诊断　目前临床诊断倾向于特异核酸和抗原检测。

（1）PCR 法检测患者痰标本中的肺炎支原体核酸，此法快速，敏感性高，特异性强，但检测时应注意无菌操作，避免污染。

（2）用单克隆抗体检测患者痰液或支气管洗液中肺炎支原体 30kDa 的 P30 蛋白或 170kDa 的 P1 蛋白，3h 可完成试验，特异性高，敏感性为 $10^4CFU/\mu l$ 标本。

（五）防治原则

目前多选用罗红霉素、螺旋霉素、阿奇霉素等抗生素治疗，可减轻症状，缩短病程。肺炎支原体疫苗在人群中的免疫预防效果尚不能肯定，有待继续研究。

二、解脲脲原体

解脲脲原体（*U. urealyticum*）也称溶脲脲原体，是人类泌尿生殖道常见的寄生菌之一，在特定条件下可致病，引起泌尿生殖道感染。

（一）生物学性状

解脲脲原体形态主要呈球形，直径 50～300nm，单个或成双排列。革兰氏染色阴性，但不易着色，常用吉姆萨染色法将其染成紫蓝色。解脲脲原体营养要求较高，需要供给胆固醇和酵母。固体培养基置于 37℃含 95% N_2 和 5% CO_2 的条件下培养 48h 后长出 15～50μm 的"油煎蛋"样小菌落，需放大 200 倍才能观察到，故称 T 株。最适 pH 为 5.5～6.5。能水解尿素产氨，不分解葡萄糖和精氨酸。

（二）致病性和免疫性

解脲脲原体为条件致病菌，主要传播途径为性接触传播和母婴传播，是性传播疾病的病原体之一，可引起非淋球菌性尿道炎（nongonococcal urethritis, NGU）、盆腔感染、输卵管炎、不孕症、尿路结石等。在非淋球菌性尿道炎中，解脲脲原体的感染占 30%～40%，仅次于衣原体（占 50%）的感染。

解脲脲原体的致病机制可能与其侵袭性酶和毒性产物有关。解脲脲原体吸附宿主细胞后，可产生磷脂酶，分解细胞膜中的磷脂，并从细胞膜获取脂类和胆固醇作为养料，导致宿主细胞损伤；尿素酶分解尿素产氨，对细胞有毒性作用；产生的 IgA 蛋白酶降解黏膜局部的 sIgA，破坏了泌尿生殖道黏膜抗感染免疫功能。解脲脲原体多寄生在男性尿道、阴茎包皮和女性阴道。若上行感染，可引起男性前列腺炎或附睾炎和女性阴道炎、宫颈炎。孕妇感染可导致流产、早产、死胎，或在分娩时致新生儿呼吸道和中枢神经系统感染。解脲脲原体引起不孕症的原因可能是：①解脲脲原体吸附于精子表面，阻碍精子运动；②产生神经氨酸酶样物质，干扰卵子与精子结合；③解脲脲原体与精子有共同抗原，解脲脲原体感染后刺激机体产生的抗体对精子造成损伤。

机体对正常寄生的解脲脲原体难以产生适应性免疫。在感染急性期，大多数患者血清 IgM 升高，sIgA 对再感染有一定防御作用。

（三）微生物学检查法

解脲脲原体可采用以下方法检查：

1. 分离培养　将标本接种在含有尿素、酚红和血清的液体培养基中。培养基中加入青霉素能抑制某些杂菌生长。解脲脲原体具有尿素酶，可分解尿素产氨，使培养基 pH 值增高，酚红指示剂由黄变红，但培养液澄清，表示阳性。在固体培养基上，用低倍镜观察是否有微小的荷包蛋样或颗粒状菌落生长。

2. 免疫斑点试验　可用于检测解脲脲原体抗原或鉴定培养物。

3. 分子生物学检测　可应用 PCR 技术或核酸探针检测尿素酶基因。

（四）防治原则

加强性卫生知识的宣传教育，控制传染源。感染者可用红霉素、四环素、强力霉素（多西环素）等治疗。

三、生殖支原体

生殖支原体（*M. genitalium*）形态为烧瓶状，长 0.6～0.7μm，顶宽 0.06～0.08μm，底宽 0.3～0.4μm，有一明显的颈部，宽约 7nm。能发酵葡萄糖，不分解精氨酸和尿素。在普通支原体培养基中不生长，需在不含乙酸铊的 SP-4 培养基中培养，但生长缓慢，菌落呈典型"油煎蛋"样。

生殖支原体能通过性接触传播，黏附在人泌尿生殖道上皮细胞，引起尿道炎、宫颈炎、子宫内膜炎和盆腔炎，与男性不育有关。

四、人型支原体

人型支原体（*M. hominis*）形态与解脲脲原体相似，为球杆状。能分解精氨酸，不分解葡萄糖和尿素。最适 pH 为 7.2～7.4。在液体培养基中因分解精氨酸产氨，pH 增至 7.8 以上而死亡。在固体培养基中可形成 200～300μm 的较大菌落，呈典型"油煎蛋"样。对乙酸铊和红霉素不敏感，对四环素和林可霉素敏感。

人型支原体主要寄居于生殖道，通过性接触传播，在男性可引起附睾炎，在女性主要引起盆腔炎、产褥热、宫颈炎等，还可引起新生儿肺炎、脑炎及脑脓肿。

五、穿透支原体

穿透支原体（*M. penetrans*）形态为杆状或长烧瓶状，大小（0.2～0.4）μm×（0.8～2.0）μm。

一端的尖形结构和肺炎支原体相似，因其具有吸附、穿入宿主细胞的作用而得名。穿透支原体为条件致病性支原体。在 SP-4 培养基中生长较慢，形成典型"油煎蛋"样菌落。能发酵葡萄糖和精氨酸，不分解尿素。

　　AIDS 患者和无症状 HIV 感染者穿透支原体感染率较高，免疫缺陷增加了机体对穿透支原体的易感性，而穿透支原体的感染又可能促进 HIV 的复制，是加速 AIDS 进程的一个协同因子。

思 考 题

1．何谓支原体？其生物学特性如何？对人致病的支原体主要有哪些？
2．与人类疾病相关的病原性支原体如何致病？

（周海霞）

第十六章 立克次氏体

立克次氏体（rickettsia）是一类体积微小，以节肢动物为传播媒介，严格细胞内寄生的原核细胞型微生物。这类微生物首先被美国病理学家霍华德·泰勒·立克次（Howard Taylor Ricketts）发现，后因他在研究斑点热时不幸感染而牺牲，为纪念其贡献，故以其名字命名。

立克次氏体具有以下共同特点：①大小介于细菌和病毒之间，光镜下常为球杆状，革兰氏染色阴性；②含有 DNA 和 RNA；③专性活细胞内寄生，以二分裂方式繁殖；④大多是人畜共患病的病原体；⑤与节肢动物关系密切，寄生在吸血节肢动物体内，使其成为寄生宿主，或为储存宿主，或同时为传播媒介；⑥对多种抗生素敏感，但磺胺类药物不仅无抑制作用，反而能刺激其增殖。

在细菌分类学上，所有立克次氏体均归属立克次氏体目，立克次氏体目包括立克次氏体科与无形体科等。对人类致病的立克次氏体包括下面几个属：立克次氏体属（*Rickettsia*）、东方体属（*Orientia*）、埃立克体属（*Ehrlichia*）、无形体属（*Anaplasma*）。但随着分子分类学的发展，柯克斯体属和巴通体属目前已经不属于立克次氏体目。立克次氏体引起的感染大多数是自然疫源性疾病，且人和动物都可感染，亦称人畜共患病。我国除斑疹伤寒、恙虫病外，已证明有无形体病、斑点热疫源地存在。

第一节 概　述

一、生物学性状

（一）形态与染色

立克次氏体形态多样，以球杆状或杆状为主，大小为（0.3～0.6）μm×（0.8～2.0）μm。个体最大者为斑点热群，为 0.6μm×1.2μm。在感染细胞内，立克次氏体常聚集成致密团块状，但也可成单或成双排列。不同立克次氏体在细胞内的分布不同，如普氏立克次氏体常散在于胞质中，恙虫病立克次氏体在近核胞质旁，而斑点热群立克次氏体则在胞质和核内均可发现。

革兰氏染色阴性，但一般着色不明显，因此常用吉姆能茨法（Giemnez）、吉姆萨法（Giemsa）或麦基阿韦洛（Macchiavello）法染色，其中以吉姆能茨法最好。该法着染后，除恙虫病立克次氏体呈暗红色外，其他立克次氏体均呈鲜红色，吉姆萨法染色呈紫色或蓝色，麦基阿韦洛法染色呈红色。

（二）结构

立克次氏体在结构上与革兰氏阴性杆菌非常相似。有细胞壁和细胞膜，其最外层为由多糖组成的黏液层，在黏液层内侧为由脂多糖或多糖组成的微荚膜，这些表层结构具有黏附宿主细胞及抗吞噬作用。细胞壁由外膜、肽聚糖及蛋白质和脂质多糖构成（恙虫病东方体除外），其脂质含量比一般细菌高得多。细胞膜为脂质双分子层，含大量磷脂。细胞质内有核糖体（由 30S 和 50S 两个亚基组成）。双股 DNA 构成的核质位于菌体中央。

（三）培养特性

绝大多数立克次氏体为专性活细胞内寄生，只有在活细胞内才能生长，以二分裂方式繁殖，繁殖一代需 6～10h。常用的培养方法有动物接种、鸡胚接种及细胞培养。多种病原性立克次氏体在豚鼠、小鼠等动物体内生长繁殖良好。鸡胚卵黄囊常用于立克次氏体的传代。目前常用鸡成纤维细胞、L929 细胞和 Vero 单层细胞培养立克次氏体。

（四）抗原构造

立克次氏体有两类抗原：一类为群特异性可溶性抗原，耐热，与细胞壁表面的脂多糖成分有关；另一类为种特异性抗原，不耐热，与细胞壁外膜蛋白有关。

斑疹伤寒群立克次氏体和恙虫病东方体与普通变形杆菌的部分 X 菌株的 O 抗原有共同抗原，因而临床上可用变形杆菌的 OX_{19}、OX_2 和 OX_K 抗原代替立克次氏体抗原与患者血清进行定量非特异性凝集反应，称外斐反应（Weil-Felix reaction），以检测人或动物血清中的相应抗体，作为某些立克次氏体病的辅助诊断（表 16-1-1）。

表 16-1-1　主要立克次氏体与普通变形杆菌菌株抗原交叉现象

立克次氏体	普通变形杆菌菌株		
	OX_{19}	OX_2	OX_K
普氏立克次氏体	+++	+	－
莫氏立克次氏体	+++	+	－
恙虫病东方体	－	－	+++

（五）抵抗力

除贝纳柯克斯体外，立克次氏体对理化因素的抵抗力与细菌繁殖体相似，56℃加热 30min 死亡。对低温及干燥的抵抗力强，在干燥虱粪中能存活数月。对一般消毒剂敏感，对四环素、多西环素和氯霉素敏感。磺胺类药物不仅不能抑制反而促进立克次氏体的生长、繁殖。

二、致病性与免疫性

（一）传播媒介与方式

立克次氏体感染的传播媒介是节肢动物，如虱、蚤、蜱、螨等。虱、蚤含大量病原体的粪便在叮咬处因患者搔抓皮肤经伤口侵入人体；蜱、螨传播则是通过节肢动物唾液中的立克次氏体由叮咬处伤口直接侵入体内。啮齿类动物常为立克次氏体的寄生宿主和储存宿主。

（二）致病物质及所致疾病

立克次氏体的致病物质已证实的有两种：一种为内毒素，由脂多糖组成，具有与肠道杆菌内毒素相似的多种生物学活性；另一种为磷脂酶 A，可溶解宿主细胞膜或吞噬体膜，有利于立克次氏体穿入宿主细胞内生长繁殖。此外立克次氏体表面黏液层结构有利于黏附到宿主细胞表面，并具有抗吞噬作用，增强了其对易感细胞的侵袭力。不同的立克次氏体所引起的疾病各不相同，主要包括斑疹伤寒、恙虫病、Q 热、埃立克体病等，统称为立克次氏体病。

常见的立克次氏体、所致疾病和流行环节等见表 16-1-2。

表 16-1-2　主要病原性立克次氏体的比较

病原体（所致疾病）	传染源	媒介昆虫	主要临床表现	免疫力
普氏立克次氏体（流行性斑疹伤寒）	人	人体虱	发热、头痛、皮疹与神经系统、心血管系统损伤	持久
莫氏立克次氏体（地方性斑疹伤寒）	鼠等	鼠蚤、鼠虱	发热、头痛、皮疹	持久
恙虫病东方体（恙虫病）	鼠等	恙螨	局部黑色焦痂、发热、头痛、皮疹、内脏损伤	持久

（三）致病机制

立克次氏体侵入宿主机体后，首先进入局部淋巴组织或小血管内皮细胞内，即经过吸附细胞膜上受体而被吞入胞内，再由磷脂酶 A 溶解吞噬体膜的甘油酸而进入胞质，随后分裂繁殖，导致细胞肿胀、中毒，出现血管炎症，管腔堵塞而形成血栓、组织坏死，进入血流产生第一次菌血症，立克次氏体随血流扩散到全身小血管，在内皮细胞内增殖后，再次释放入血引起第二次菌血症。立克次氏体还能直接破坏血管内皮细胞，导致血管通透性增加、血容量下降和水肿。导致患者出现皮疹和脏器功能紊乱。另外，血管活性物质的激活可加剧血管扩张，导致血压降低、休克、DIC 等。发病后期由于免疫复合物等的参与加重病理变化及临床症状。严重者可因心、肾功能衰竭而死亡。

（四）免疫性

立克次氏体是严格细胞内寄生的病原体，故机体抗感染免疫以细胞免疫为主，体液免疫为辅。感染后产生的群和种特异性抗体有中和毒性物质和促进吞噬细胞吞噬的作用。特异性细胞因子有增强巨噬细胞杀灭胞内立克次氏体的作用。病后一般能获得较强的免疫力。

三、微生物学检查法

（一）分离培养

在立克次氏体感染的急性发热期，患者血液中可有较多的病原体。除恙虫病东方体用小白鼠分离外，其他均可接种雄性豚鼠腹腔，接种后若豚鼠体温超过40℃，同时有阴囊红肿，表示可能有立克次氏体感染，应进一步将分离株接种于鸡胚或细胞培养，用免疫荧光试验等加以鉴定。

（二）免疫学试验

外斐反应抗体效价≥1∶160 有意义。如晚期血清抗体效价高于早期效价 4 倍以上也有诊断价值，但要注意变形杆菌所致的尿路感染、钩体感染、布鲁菌病等造成的假阳性反应，应结合临床症状，排除外斐反应假阳性。

其他免疫学试验包括间接凝集试验、免疫荧光技术和 ELISA 法等也可用于检测血清中特异性抗体。

（三）分子生物学检测

可用 PCR 或核酸探针检测。

四、防治原则

灭虱、灭蚤、灭蜱、灭螨及灭鼠，注意个人卫生，加强自身防护是预防立克次氏体病的重要措施。增强机体免疫力，提高细胞免疫功能。特异性预防采用接种灭活的鼠肺疫苗和鸡胚疫苗等，具有一定的成效，免疫力可持续一年。

氯霉素、多西环素和四环素类抗生素对各种立克次氏体效果均很好，能明显缩短病程，大幅度降低病死率。禁用磺胺类药物。

第二节　主要病原性立克次氏体

一、普氏立克次氏体

普氏立克次氏体（*R. prowazekii*）是流行性斑疹伤寒（epidemic typhus）的病原体。患者是唯一的传染源，主要传播媒介是体虱。传播方式为虱 - 人 - 虱（图 16-2-1），故又称虱传斑疹伤寒。

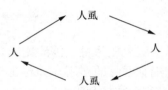

图 16-2-1　流行性斑疹伤寒传播方式

人虱叮咬患者吸血时，血液中的普氏立克次氏体进入人虱的消化道，侵入肠上皮细胞内增殖，增殖后破坏肠上皮细胞并返回肠腔中，随粪便排出。当感染普氏立克次氏体的人虱叮咬人时，普氏立克次氏体随虱粪排泄在皮肤上，由于搔抓，立克次氏体从皮肤破损处侵入人体内而致病。含立克次氏体的干虱粪也可经呼吸道或眼结膜感染人。人感染立克次氏体后，经 10～14 天潜伏期，急骤发病，主要表现为高热（39～40℃）、头痛、肌肉痛等，4～5 天出现皮疹，有的伴有神经系统、心血管系统或其他实质脏器损害症状。病后免疫力持久，并与莫氏立克次氏体的感染有交叉免疫。

二、莫氏立克次氏体

莫氏立克次氏体（*R. moseri*）又称斑疹伤寒立克次氏体，是地方性斑疹伤寒（endemic typhus）的病原体。啮齿类动物是莫氏立克次氏体的主要传染源和储存宿主，通过鼠蚤和鼠虱在鼠间传播。莫氏立克次氏体在鼠蚤的肠上皮细胞中增殖，并可随蚤粪排出。当携带莫氏立克次氏体的鼠蚤叮咬人时，蚤粪中的立克次氏体经人体破损皮肤而感染，故又称鼠型斑疹伤寒。此外，人体感染后还可通过人虱在人群中传播（图 16-2-2）。地方性斑疹伤寒发病缓慢，症状较轻，病程较短。皮疹持续时间短，很少累及中枢神经系统。病后免疫力持久，并与流行性斑疹伤寒有交叉免疫。

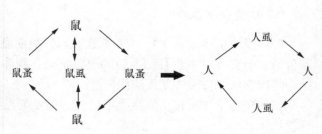

图 16-2-2　地方性斑疹伤寒传播方式

三、恙虫病东方体

恙虫病东方体（*O. tsutsugamushi*）是恙虫病（tsutsugamushi disease），又称为丛林斑疹伤寒（scrub typhus）的病原体。恙虫病是一种自然疫源性疾病，病原体天然寄生于恙螨体内并可经卵传代。恙螨是恙虫病东方体的寄生宿主、储存宿主和传播媒介。主要在啮齿类动物间传播，野鼠和家鼠是主要传染源。恙螨幼虫需吸取人或动物的淋巴液或血液才能完成从幼虫到稚虫的发育过程，经此环节造成恙虫病东方体的传播（图 16-2-3）。人被携带恙虫病东方体的恙螨叮咬可感染得病，叮咬部位出现溃疡，周围红晕，上盖黑色痂皮（焦痂），为恙虫病特征表现之一。另外，本病还可有皮疹、神经系统、心血管系统以及肝、脾、肺等脏器损害症状。病死率随毒株不同而有很大差异。病后患者对同型同株东方体有持久免疫力。

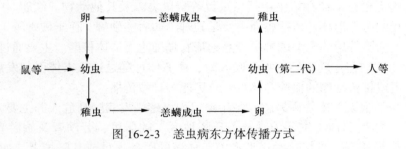

图 16-2-3　恙虫病东方体传播方式

四、埃立克体

埃立克体是人畜共患的新发现传染病——埃立克体病（Ehrlichiosis）的病原体，由蜱叮咬传播，主要表现为发热、血小板和白细胞减少。人埃立克体病包括腺热埃立克体病［赛尼次（Sennetsu）热］、人单核细胞埃立克体病（human monocytic ehrlichiosis，HME）。1986 年在美国阿肯色州发现了一种新的立克次氏体病，1991 年从患者血液中分离出病原体，命名为查菲埃立克体（*Ehrlichia chaffeensis*）。埃立克体目前已发现 10 余种。这种革兰氏阴性多型微生物的发育过程包括原体、初体和桑葚期。可以在原始单核细胞培养基或连续细胞层上培养，不能在鸡胚或不含细胞的培养基内生长。病原体主要侵犯人巨噬细胞和单核细胞，在其吞噬小泡内增殖，聚集成堆，形成桑葚状的包涵体。此病流行于美国中、西部。一次调查发现我国云南军犬及人群中抗查菲埃立克体抗体阳性率可达 5%～6%，提示我国可能也有埃立克体自然感染存在。

多种哺乳动物包括啮齿类、鹿、犬、马等为埃立克体的储存宿主和传染源。主要经硬蜱叮咬传播。患者经蜱叮咬后 1～2 周发病，埃立克体侵入体内，通过血循环和淋巴管扩散，侵入单核巨噬细胞系统和淋巴细胞，使肾、脑膜、脾等实质器官的血管周围形成由浆细胞组成的血管套，从而引起全身器官病变。本病可能是一种免疫病理性疾病，犬的淋巴结受侵袭后，释放一种细胞表面活性因子，可攻击自身单核细胞；病犬血清可以在体外抑制血小板游走，因此血小板减少也与单核细胞毒作用有关。

起病急，高热、乏力、全身不适和肌肉酸痛、头痛，伴有恶心、呕吐、腹泻等症状。严重病例可伴有内脏器官的损害。少数患者可因发生多脏器功能衰竭及弥漫性血管内凝血（DIC）而死亡。

五、嗜吞噬细胞无形体

嗜吞噬细胞无形体（*Anaplasma phagocytophilum*）是人粒细胞无形体病（human granulocytic anaplasmosis，HGA）的病原体，属于无形体属（*Anaplasma*）。HGA 可能呈世界性分布，1995 年由古德曼（Goodman）等从患者的血标本分离到。我国于 2006 年 11 月首次在安徽省发现 HGA 病例并随后分离出嗜吞噬细胞无形体。HGA 是以发热伴白细胞、血小板减少和多脏器功能损伤为主要临床表现，经蜱传播的重要自然疫源性疾病。

嗜吞噬细胞无形体呈球状、卵圆形等多形性，革兰氏染色阴性，主要寄生在粒细胞的胞质空泡内，以膜包裹的包涵体形式繁殖。用吉姆萨染色，嗜吞噬细胞无形体包涵体在胞质内染成紫色，呈桑葚状。嗜吞噬细胞无形体为专性细胞内寄生菌，缺乏经典糖代谢途径，依赖宿主酶系统进行代谢及生长繁殖，主要侵染人中性粒细胞。

嗜吞噬细胞无形体的储存宿主包括白足鼠等野鼠类以及其他动物。红鹿、牛、山羊均可持续感染嗜吞噬细胞无形体。传播媒介主要是硬蜱（如肩突硬蜱、篦子硬蜱等）。我国曾在黑龙江、内蒙古及新疆等地的全沟硬蜱中检测到嗜吞噬细胞无形体核酸。主要通过蜱叮咬传播。蜱叮咬携带病原体的宿主动物后，再叮咬人时，病原体可随之进入人体引起发病。另外，直接接触危重患者或带菌动物的血液等体液，有可能会导致传播。

人对嗜吞噬细胞无形体普遍易感，各年龄组均可感染发病。高危人群主要为接触蜱等传播媒介的人群，如疫源地（主要为森林、丘陵地区）的居民、劳动者及旅游者等。与无形体病危重患者密切接触、直接接触患者血液等体液的医务人员或其陪护者，如不注意防护，也有感染的可能。该病全年均有发病，多集中在当地蜱活动较为活跃的月份，发病高峰为5～10 月。

病理改变包括多脏器周围血管淋巴组织炎症浸润、坏死性肝炎、脾及淋巴结单核吞噬系统增生等，主要与免疫损伤有关。嗜吞噬细胞无形体感染中性粒细胞后，可影响宿主细胞基因转录、细胞凋亡，细胞因子产生紊乱，吞噬功能出现缺陷，进而造成免疫病理损伤。

该病潜伏期一般为 7～14 天。急性起病，表现为持续性高热，可高达 40℃以上、全身不适、乏力、头痛、肌肉酸痛，以及恶心、呕吐、厌食、腹泻等。部分患者伴有咳嗽、咽痛。少数患者可有浅表淋巴结肿大及皮疹。可伴有心、肝、肾等多脏器功能损害。重症患者可有间质性肺炎、肺水肿、急性呼吸窘迫综合征。少数患者出现严重血小板减少及凝血功能异常，有出血表现，可因呼吸衰竭、急性肾衰竭等多脏器功能衰竭以及 DIC 而死亡。老年患者、免疫缺陷患者及进行激素治疗者感染后病情多较危重。

思 考 题

1. 立克次氏体生物学特点有哪些？
2. 主要致病性立克次氏体有哪些？描述其各自致病的主要特点。

（宝福凯）

第十七章　衣　原　体

衣原体（*Chlamydia*）是一类严格在真核细胞内寄生，有独特发育周期，能通过细菌滤器的原核细胞型微生物。

衣原体的共同特征是：①革兰氏阴性，呈圆形或椭圆形；②具有细胞壁，其组成与革兰氏阴性菌相似；③有独特的发育周期，以二分裂方式繁殖；④含有 DNA 和 RNA 两种核酸；⑤有核糖体和较复杂的酶类，能进行多种代谢，但缺乏供代谢所需的能量来源，必须利用宿主细胞的三磷酸盐和中间代谢产物作为能量来源，因而具有严格的细胞内寄生性；⑥对多种抗生素敏感。

根据 16S rRNA 和 23S rRNA 进化树同源性分析，衣原体科分为衣原体属和嗜衣原体属 2 个属，衣原体属（*Chlamydia*）又分为 3 个种，包括沙眼衣原体（*C. trachomatis*）、鼠衣原体（*C. muridarum*）和猪衣原体（*C. suis*）；嗜衣原体属（*Chlamydophila*）分为 6 个种，包括肺炎嗜衣原体（*C. pneumoniae*）、鹦鹉热嗜衣原体（*C. psittaci*）、流产嗜衣原体（*C. abortus*）、猫嗜衣原体（*C. felis*）、兽类嗜衣原体（*C. pecorum*）和豚鼠嗜衣原体（*C. caviae*）。对人致病的衣原体主要有 4 个种（表 17-0-1），其中沙眼衣原体最为常见。

表 17-0-1　四种衣原体的生物学特性比较

性状	沙眼衣原体	肺炎嗜衣原体	鹦鹉热嗜衣原体	兽类嗜衣原体
自然宿主	人、小鼠	人	鸟类、低等哺乳类	牛、羊
原体形态	圆形、椭圆形	梨形	圆形、椭圆形	圆形
包涵体糖原	+	—	—	—
血清型	19	1（TWAR 株）	不明	3
同种 DNA 同源性	> 90%	> 90%	14%~95%	88%~100%
异种 DNA 同源性	<10%	<10%	<10%	<12%
对磺胺的敏感性	敏感	不敏感	不敏感	不敏感

注：TWAR：Taiwan, acute respiratory。

衣原体广泛寄生于人类、哺乳动物及禽类，仅少数能致病，引起人类沙眼、泌尿生殖道感染和呼吸系统感染等疾病。

第一节　概　　述

一、生物学性状

（一）发育周期与形态染色

衣原体在宿主细胞内生长繁殖，具有独特的发育周期（图 17-1-1）。镜检可观察到原体

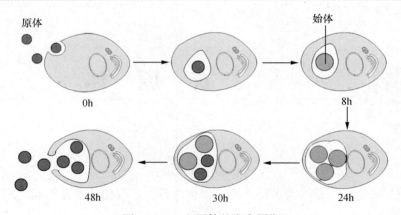

图 17-1-1　衣原体的发育周期

原体吸附于细胞，并被吞入，8h 后发育成始体并增殖；30h 后始体开始分化为原体；48h 后细胞破裂释放原体。

（elementary body，EB）和始体（initial body，IB）两种不同的形态结构。

1. 原体　呈圆形、椭圆形或梨形，直径 0.2～0.4μm，中央有致密核质，有细胞壁，是发育成熟的衣原体，吉姆萨染色呈紫红色，麦基阿韦洛染色呈红色，是衣原体在细胞外的存在形式，较稳定，无繁殖能力，但具有感染性。原体通过肝硫素吸附于宿主细胞表面，吞饮进入细胞内，细胞膜在原体外形成空泡（即包涵体），原体在空泡内发育、增殖为始体。

2. 始体　又称网状体（reticulate body，RB），直径 0.5～1.0μm，圆形或椭圆形，中央核质分散呈网状结构，无细胞壁，吉姆萨和麦基阿韦洛染色均呈蓝色，是衣原体在宿主细胞内的繁殖型，无感染性，在细胞外不能存活。代谢活跃，以二分裂方式繁殖，在空泡内增殖成许多子代原体。成熟的子代原体从宿主细胞破胞释放，再感染新的易感细胞，开始新的发育周期。原体与始体的性状比较见表 17-1-1。

表 17-1-1　原体与始体的性状比较

性状	原体	始体
大小 /μm	0.2～0.4	0.5～1.0
形态	圆形、椭圆形或梨形	圆形或椭圆形
细胞壁	有	无
繁殖能力	无	代谢活跃，以二分裂方式繁殖
感染性	强感染性（有细胞毒性）	无感染性（无细胞毒性）
胞外稳定性	强	弱

（二）培养特性

衣原体为专性细胞内寄生，用 6～8 天龄鸡胚卵黄囊或传代细胞均可培养。35℃培养 48～72h 后可在细胞内查到包涵体、原体和始体颗粒。常采用的培养方法有鸡胚培养、细胞培养和小鼠培养。常用的细胞株为 HeLa 细胞和 McCoy 细胞等。

（三）抗原构造与分类

衣原体抗原有属特异性、种特异性和型特异性抗原三种：属特异性抗原位于细胞壁，化学性质为脂多糖，可用补体结合试验和免疫荧光法检测；种特异性抗原位于主要外膜蛋白

（major outer membrane protein，MOMP）上，可用补体结合试验和中和试验检测；型特异性抗原也存在于 MOMP 上，是由 MOMP 氨基酸可变区序列决定的，可用单克隆抗体做微量免疫荧光试验检测。

（四）抵抗力

衣原体耐冷不耐热，55～60℃仅能存活 5～10min，在－70℃可保存数年。常用消毒剂可杀灭衣原体，如 75% 乙醇一分钟即可灭活衣原体。衣原体对大环内酯类和四环素类抗生素敏感。

二、致病性

不同种类的衣原体由于 MOMP 等的差异，其嗜组织性和致病性也不同。如沙眼衣原体和肺炎嗜衣原体只引起人类患病；大多数鹦鹉热嗜衣原体和兽类嗜衣原体只引起动物患病，但鹦鹉热嗜衣原体部分菌株可同时引起人的肺炎，属于人畜共患病原体。衣原体致病主要通过以下机制引起宿主细胞损伤：①内毒素样物质：衣原体能产生类似于革兰氏阴性菌内毒素的毒性物质，抑制宿主细胞代谢，直接破坏宿主细胞；②衣原体 MOMP：能阻止单核细胞溶酶体与吞噬体结合，有利于衣原体在吞噬体内生长繁殖并破坏宿主细胞；而且 MOMP 的表位容易发生变异，在体内可逃避特异性抗体的中和作用而继续感染细胞；③衣原体Ⅲ型分泌系统：主要通过分泌效应蛋白或直接把毒性蛋白注入宿主细胞而发挥致病作用。另外，衣原体热休克蛋白刺激机体巨噬细胞产生 TNF-α、IL-1 和 IL-6 等炎性细胞因子，介导炎症发生和瘢痕形成，损害宿主细胞，引起相关病变。衣原体感染机体的部位不同，其所致疾病类型也不同（表 17-1-2）。

表 17-1-2　人类致病性衣原体的感染部位及所致疾病

衣原体	感染部位	所致疾病
肺炎嗜衣原体	呼吸道	咽炎、肺炎等呼吸道感染
沙眼衣原体	眼、泌尿生殖道、呼吸道	沙眼、包涵体结膜炎和尿道炎、阴道炎等泌尿生殖道感染、不育、婴幼儿肺炎
鹦鹉热嗜衣原体	呼吸道、泌尿生殖道	肺炎、尿道炎、盆腔炎等泌尿生殖道感染

三、免疫性

在衣原体感染中，体液免疫和细胞免疫均发挥一定作用，但以细胞免疫为主。感染后产生的免疫力不强且短暂，常造成反复感染、持续性感染或隐性感染。此外，还可引起免疫病理损伤，主要由迟发型超敏反应引起，如性病淋巴肉芽肿等。

第二节　主要致病性衣原体

一、沙眼衣原体

沙眼衣原体不仅可致眼部感染，而且还可引起泌尿生殖道感染、性病淋巴肉芽肿。根据侵袭力和引起人类疾病部位的不同，沙眼衣原体分为三个生物型：沙眼生物型（*biovar trachoma*）、生殖生物型（*biovar genital*）和性病淋巴肉芽肿生物型（*biovar lymphogranuloma venereum*，LGV）。

（一）生物学性状

沙眼衣原体形态呈圆形或椭圆形，原体直径约 0.3μm，中央有致密核质，吉姆萨染色呈紫红色。始体直径 0.5～1.0μm，核质分散，吉姆萨染色呈深蓝或暗紫色。沙眼衣原体可在宿主细胞胞质内形成包涵体，吉姆萨染色可将包涵体染成深紫色，因含有糖原可被碘液染成棕褐色。目前常用鸡胚卵黄囊接种及 McCoy、HeLa、BHK21 细胞培养沙眼衣原体。对热、常用消毒剂抵抗力均较弱，对低温抵抗力强。对红霉素等大环内酯类和强力霉素等抗生素敏感。

根据三个生物型 MOMP 表位的差异，将沙眼衣原体分为 19 个血清型，其中沙眼生物型包括 A、B、Ba、C，生殖生物型包括 D、Da、E、F、G、H、I、Ia、J、Ja、K，性病淋巴肉芽肿生物型包括 L1、L2、L2a 和 L3 等。

（二）致病性

1. 沙眼　由沙眼生物型 A、B、Ba 和 C 血清型引起。主要通过眼 - 眼或眼 - 手 - 眼途径进行传播。沙眼衣原体感染眼结膜上皮细胞后，在其中增殖并在细胞质内形成包涵体，引起局部炎症。沙眼的早期症状为流泪并有黏液脓性分泌物、结膜充血及滤泡增生。后期出现结膜瘢痕、眼睑内翻、倒睫以及角膜血管翳引起的角膜损害，影响视力或致盲。

2. 包涵体结膜炎　由沙眼亚种 B、Ba、D、Da、E、F、G、H、I、Ia、J 及 K 血清型引起。包括婴儿结膜炎和成人结膜炎两种，前者系婴儿经产道感染，引起急性化脓性结膜炎（包涵体脓漏眼），不侵犯角膜，能自愈。后者可通过性接触经手传染至眼；也可通过污染的游泳池水感染，引起滤泡性结膜炎，其分泌物内含大量衣原体。病变类似沙眼，但不出现角膜血管翳，不形成结膜瘢痕，一般经数周或数月痊愈。

3. 泌尿生殖道感染　由生殖生物型 D～K 血清型引起，经性接触传播。男性感染多表现为非淋菌性尿道炎（50%～60% 系沙眼衣原体所致）、附睾炎、前列腺炎等。在女性可引起尿道炎、宫颈炎、输卵管炎、盆腔炎等。沙眼衣原体常与淋病奈瑟菌混合感染，在淋病感染者中，沙眼衣原体分离阳性率较高。

4. 沙眼衣原体肺炎　由生殖生物型 D～K 血清型感染引起，多见于婴幼儿。

5. 性病淋巴肉芽肿　由性病淋巴肉芽肿生物型引起，通过性接触传播，主要侵犯淋巴组织，引起多种临床症状。在男性侵犯腹股沟淋巴结，引起化脓性淋巴结炎和慢性淋巴肉芽肿，常形成瘘管。在女性侵犯会阴、肛门和直肠，可形成肠皮肤瘘管；也可引起会阴 - 肛门 - 直肠狭窄和梗阻。

（三）免疫性

沙眼衣原体为胞内寄生的病原体，以细胞免疫为主，体液免疫有一定作用。主要由 MOMP 活化的 CD_4^+ T 细胞释放细胞因子以抑制细胞内衣原体包涵体的发展。特异性中和抗体可以抑制沙眼衣原体吸附于宿主细胞。沙眼衣原体感染过程中出现的Ⅳ型超敏反应造成的免疫病理损伤可能与其产生的热休克蛋白有关。由于沙眼衣原体型别多，MOMP 易变异，故病后免疫力不强，常造成反复感染、持续性感染或隐性感染。

（四）微生物学检查

对急性期沙眼或包涵体结膜炎患者，以临床诊断为主。实验室检查可取眼结膜刮片或眼穹窿部及眼结膜分泌物做涂片镜检；对泌尿生殖道感染者，由于临床症状不一定典型，因而实验室检查很重要，可采用泌尿生殖道拭子或宫颈刮片，少数取精液或其他病灶部位活检标本，也可以用初段尿离心后涂片。LGV 患者采集淋巴结脓肿、脓液、生殖器溃疡或直肠组织标本。若要进行沙眼衣原体培养，应注意标本的保存并及时接种到培养细胞中。衣原体标本的运送常用含抗生素的蔗糖磷酸盐运送培养基。若标本在 2h 内接种，检出阳性率最高；若在 24h 内接种，标本可暂时保存在 4℃备用。不能及时检测的标本可置－70℃冰箱或液氮保存。

1. 直接涂片镜检　采用吉姆萨、碘液或荧光抗体染色镜检，检查上皮细胞内有无包涵体。

2. 分离培养与鉴定　采用感染组织的刮取物或分泌物，接种鸡胚卵黄囊或传代细胞，35℃培养48～72h。鉴定可用 IFA 或 ELISA 法检测培养物中的衣原体。

3. 快速诊断　目前临床诊断倾向于抗原和特异核酸检测，具有快速、敏感、特异等优点。

1）抗原检测：用单克隆抗体通过 ELISA 法从临床标本中检测沙眼衣原体 LPS 和 MOMP 抗原。

2）核酸检测：以特异性引物通过 PCR 检测沙眼衣原体 DNA。

（五）防治原则

沙眼衣原体的预防重在注意个人卫生，不使用公共毛巾、浴巾和脸盆，避免直接或间接的接触传染。泌尿生殖道衣原体感染的预防应广泛开展性病知识宣传，提倡健康性行为，积极治愈患者和带菌者。对高危人群开展普查和监控，防止感染扩散。治疗药物可选用罗红霉素、多西环素、诺氟沙星、磺胺等。目前尚无有效的沙眼衣原体疫苗。

二、肺炎嗜衣原体

肺炎嗜衣原体是嗜衣原体属中的一个新种，只有 TWAR 一个血清型。1965 年，自一名我国台湾小学生眼结膜分离到一株衣原体 TW-183（Taiwan-183）；1983 年，自美国西雅图一位急性呼吸道感染者咽部分离到另一株衣原体 AR-39（acute respiratory-39），因两株衣原体的血清型完全相同，为同一菌株，命名为 TWAR。

（一）生物学特性

TWAR 原体平均直径为 0.38μm，在电镜下呈梨形，并有清晰的周浆间隙。TWAR 株与鹦鹉热嗜衣原体、沙眼衣原体的 DNA 同源性＜10%，而不同来源的 TWAR 株都具有 94% 以上的 DNA 同源性，其限制性内切酶的图谱相同。其单克隆抗体与沙眼衣原体及鹦鹉热嗜衣原体无交叉反应。TWAR 株用 HEp-2 和 HL 细胞系较易分离和传代，但第一代细胞很少能形成包涵体。

（二）致病性与免疫性

人类是肺炎嗜衣原体唯一的宿主。其感染是人与人之间经飞沫或呼吸道分泌物传播。潜伏期平均 30 天左右，起病缓慢。肺炎嗜衣原体是呼吸道疾病重要的病原体，主要引起青少年急性呼吸道感染，可引起肺炎、支气管炎、咽炎和鼻窦炎等。临床常表现有咽痛、声音嘶哑等症状，还可引起心包炎、心肌炎和心内膜炎。此外，急性心肌梗死、慢性冠心病、支气管哮喘和慢性阻塞性肺疾病与肺炎嗜衣原体的感染有关。

机体感染肺炎嗜衣原体后以细胞免疫为主，以体液免疫为辅，但免疫力不持久，可重复感染。

（三）微生物学检查法

1. **标本采集**　通常取咽拭子标本或支气管肺泡灌洗液。标本最好用膜式滤菌器除去杂质，不加抗生素进行细胞培养。

2. **分离与培养**　痰液和咽拭子均先涂片，用 HeLa 细胞和 HEp-2 细胞 35℃培养 48～72h，再以免疫酶标法或直接免疫荧光法检测肺炎嗜衣原体的存在。

3. **抗体测定**　目前诊断 TWAR 感染较敏感的方法是用微量免疫荧光试验检测血清中的抗体。分别检测 TWAR 的特异性 IgM 和 IgG 抗体，有助于区别近期感染和既往感染，凡双份血清抗体滴度增高 4 倍或以上，或单份血清 IgM 抗体滴度≥1∶16，或 IgG 抗体滴度≥1∶512，可确定为急性感染。

4. **分子生物学检测**　采用限制性内切酶 *Pst* I 对 TWAR DNA 酶切后，可以获得一 474bp 的 DNA 片段，这是其他两种衣原体没有的 DNA 片段。采用 PCR 技术可以进行 TWAR 特异性核酸片段的检测。

（四）防治原则

目前尚无有效疫苗进行特异性预防。主要是隔离患者，避免直接接触感染人群，加强个人防护。治疗药物可选用罗红霉素、多西环素、诺氟沙星等。

三、鹦鹉热嗜衣原体

鹦鹉热是由鹦鹉热嗜衣原体引起的一种自然疫源性疾病。主要在鸟类及家禽中传播，引起动物肺炎、关节炎、流产和毒血症等多种疾病，也可感染人类引起非典型性肺炎等。

（一）生物学特性

鹦鹉热嗜衣原体原体直径为 0.2～0.5μm，呈球形或卵圆形。原体在宿主细胞空泡中增殖，形成不含糖原、碘染色阴性的包涵体。鹦鹉热嗜衣原体有 8 个血清型，每个血清型感染均表现出一定的宿主特异性。鹦鹉热嗜衣原体在 6～8 日龄鸡胚卵黄囊中生长良好。易感动物为小鼠。

（二）致病性与免疫性

人类主要经呼吸道吸入以气溶胶形式悬浮在空气中的家禽或病鸟粪便、分泌物而感染，也可经破损的皮肤、黏膜或眼结膜感染。临床表现多为非典型性肺炎，以发热、头痛、干咳、间质性肺炎为主要症状，可并发心肌炎。机体感染鹦鹉热嗜衣原体后以细胞免疫为主，特异性中和抗体可抑制鹦鹉热嗜衣原体在体内的增殖。同时，由 MOMP 活化的 CD_4^+ T 与 CD_8^+ T 淋巴细胞，对清除细胞内鹦鹉热嗜衣原体和抵抗再次感染具有重要作用。

（三）微生物学检查法

病原学检查是确诊的重要方法。通常取患者血液、痰液或咽拭子标本直接涂片染色观察包涵体。如必要可接种于小鼠腹腔、鸡胚卵黄囊、FL 细胞等培养后进行病原体分离，再经吉姆萨或麦基阿韦洛（Macchiavello）染色观察原体或始体。

血清抗体检测常用 CF 和 ELISA 法。凡双份血清 CF 抗体效价增高 4 倍或以上，或单份血清 IgM 抗体滴度≥1∶64，可确定为急性感染。也可采用 ELISA、PCR 技术快速诊断，检测标本中鹦鹉热嗜衣原体的抗原和特异性核酸。

（四）防治原则

严格控制传染源，对饲养的禽类和鸟类加强管理，避免鹦鹉热嗜衣原体的传播和流行。从事禽类加工和运输的人员应注意加强防护，对进口的禽类和鸟类应加强检疫。疾病确诊后，应及早使用大环内酯类或喹诺酮类抗生素彻底治疗。

思 考 题

1．何谓衣原体？对人致病的衣原体主要有哪些？
2．沙眼衣原体、肺炎嗜衣原体有哪些主要生物学特性？它们如何使机体致病？

（周海霞）

第十八章 螺 旋 体

螺旋体（spirochete）是一类细长、柔软、弯曲呈螺旋状、运动活泼的原核细胞型微生物。其生物学特征包括：具有与细菌相似的细胞壁，内含脂多糖和胞壁酸，以二分裂方式繁殖，无定型核（属原核型细胞），对抗生素敏感；菌体柔软，胞壁与胞膜之间绕有弹性轴丝，借助轴丝的屈曲和收缩能活泼运动，易被胆汁或胆盐溶解。

螺旋体广泛分布在自然界和动物体内，种类繁多。根据螺旋的数目、大小和规则程度及两螺旋间的距离分为2个科8个属，其中对人有致病性的有3个属：

1. 疏螺旋体属（*Borrelia*） 有3～10个稀疏而不规则的螺旋，其中对人致病的有伯氏疏螺旋体、回归热螺旋体及奋森疏螺旋体，前两者分别引起莱姆病、回归热，后者常与梭形杆菌共生，共同引起咽峡炎、溃疡性口腔炎等。

2. 密螺旋体属（*Treponema*） 有8～14个较细密而规则的螺旋，两端尖细。对人致病的主要是梅毒螺旋体、雅司螺旋体、品他螺旋体，前者引起性传播疾病梅毒，后两者通过接触传播，但不是性病。

3. 钩端螺旋体属（*Leptospira*） 螺旋数目较多，螺旋较密，比密螺旋体更细密且规则，菌体一端或两端弯曲呈钩状，故名钩端螺旋体。其中问号钩端螺旋体引起人及动物的钩端螺旋体病。三个属螺旋体的生物学特性见表18-0-1。

表 18-0-1 病原性螺旋体的特性

特性	钩端螺旋体	密螺旋体	疏螺旋体
外形	螺旋细密，两端呈钩状	螺旋细密，两端尖直	螺旋稀疏，旋幅不一，呈波浪状
常用染色法	镀银法	镀银法	镀银法或吉姆萨法
体外培养	28～30℃，pH6.8～7.5，3～4天	不佳	28～30℃，pH6.8～7.5，12～14天
需氧特性	需氧	厌氧	微需氧
抵抗力	中性水中能活20天以上，酸性水土中很快死亡	自然环境下不能存活	室温下存活6天以上
储存宿主	野生鼠类、猪、家畜、人	人	虱、蜱、人、动物
传播方式或媒介	接触疫水	性传播、血液传播	硬蜱、体虱
所致疾病	钩端螺旋体病	梅毒、雅司等	莱姆病、回归热

第一节 钩端螺旋体属

钩端螺旋体属可分为问号钩端螺旋体（*L. interrogans*）和双曲钩端螺旋体（*L. biflexa*）两个种，前者对人致病，后者为腐生性螺旋体，对人不致病。致病性钩端螺旋体引起人及动物的钩端螺旋体病（leptospirosis），简称钩体病，是在世界各地广泛流行的一种人畜共患病，我国绝大多数地区都有不同程度的流行，尤以南方各省最为严重，对人民健康危害较大，是我国重点防治的传染病之一。

一、生物学性状

（一）形态与染色

钩端螺旋体菌体纤细，长短不一，大小为（6～20）μm×（0.1～0.2）μm，具有细密而规则的螺旋，菌体一端或两端弯曲呈钩状，常为 C、S 等形状。活菌运动活跃，在暗视野显微镜下可观察其形态和运动方式。革兰氏染色阴性，但不易着色。常用丰塔纳（Fontana）镀银染色法，菌体被染成棕褐色（图 18-1-1）。

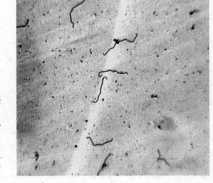

图 18-1-1　钩端螺旋体形态

电镜下钩端螺旋体为圆柱状结构，最外层是鞘膜，由脂多糖和蛋白质组成，其内为胞壁，再内为浆膜，在胞壁与浆膜之间有一根由两条轴丝扭成的中轴，位于菌体一侧。钩端螺旋体是以整个圆柱形菌体缠绕中轴而成，其胞壁成分与革兰氏阴性杆菌相似。

（二）培养特性

钩端螺旋体可用人工培养基培养，最适温度 28～30℃，pH7.2～7.5，专性需氧，营养要求不高，常用柯索夫（Korthof）培养基（含 10% 兔血清、蛋白胨、磷酸盐缓冲液）培养，兔血清除促进钩端螺旋体生长外，尚能中和其代谢过程中产生的毒性物质。钩端螺旋体生长缓慢，28℃孵育 1～2 月后，液体培养基呈半透明云雾状浑浊生长。在固体培养基上形成透明、不规则的扁平细小菌落（直径<2mm）。

（三）抗原构造与分型

钩端螺旋体的抗原组成主要有属特异性蛋白抗原（genus - specific protein antigen，GP - Ag）、群特异性抗原（serogroup - specific antigen）和型特异性抗原（serovar - specific protein antigen）。属特异性抗原化学成分为蛋白质，可用于钩端螺旋体病的诊断，也可用于钩端螺旋体科的分类；群特异性抗原系菌体的脂质多糖复合物，存在于菌体内部，借此抗原可进行分群；型特异性抗原为多糖蛋白复合物，位于菌体表面，具有型特异性。目前全世界已发现的问号钩端螺旋体有 25 个血清群 273 个血清型。其中在我国至少存在 19 个血清群 74 个血清型。我国目前使用的问号钩端螺旋体参考菌株有 14 群 15 型（表 18-1-1）。

表 18-1-1　我国主要钩端螺旋体血清群（型）参考菌株

钩端螺旋体血清群	钩端螺旋体血清型	株
黄疸出血（L. icterohaemrrhagiae）	赖（L. lai）	Lai
爪哇（L. javanica）	爪哇（L. javanica）	M10
犬（L. canicola）	犬（L. canicola）	Lin
拜伦（L. ballum）	拜伦亚型（L. ballum）	Pishu
致热（L. pyrogenes）	致热（L. pyrogenes）	4
秋季热（L. autumnalis）	秋季热亚型（L. autumnalis）	Lin4

钩端螺旋体血清群	钩端螺旋体血清型	株
澳洲（L. australis）	澳洲（L. australis）	65-9
波摩那（L. pomona）	波摩那（L. pomona）	Luo
流感伤寒（L. grippotyphosa）	临海（L. linhai）	Lin6
七日热（L. hebdomadis）	七日热（L. hebdomadis）	P7
赛罗（L. sejroe）	巴尔干（L. baleanica）	Zuang
赛罗（L. sejroe）	溶血（L. hemolyticus）	H18
巴达维亚（L. bataviae）	巴叶赞（L. baidjan）	L37
塔拉索夫（L. tarasovi）	塔拉索夫（L. tarasovi）	65-52
曼耗（L. manhos）	清水（原曼耗2型）（L. cingshui）	L105

（四）抵抗力

钩端螺旋体对理化因素的抵抗力较其他致病性螺旋体强，在水或湿土中可存活数周至数月，这在本菌的传播上有重要意义。对干燥、热、日光直射的抵抗力均较弱，56℃加热10min即可杀死，60℃只需1min即可杀死。对常用消毒剂如0.5%来苏水、0.1%石炭酸、1%漂白粉等敏感，10～30min可杀死。对青霉素、金霉素等抗生素敏感。

二、致病性

（一）致病物质

钩端螺旋体具有类似细菌外毒素和内毒素的致病物质。

1. 内毒素样物质（endotoxin-like substance）　细胞壁中含有的类似脂多糖物质，引起的病理变化与典型的革兰氏阴性菌内毒素相似，只是毒性较低。这种内毒素样物质在结构上缺乏2-酮基-3-脱氧辛酸，不含3-羟基豆蔻酸，这可能是其毒性较内毒素毒性低的原因。

2. 溶血素（hemolysin）　能破坏红细胞膜而溶血，当注入小羊体内时，可使小羊出现贫血、出血、坏死、肝大与黄疸、血尿等。不耐热，56℃经30min失活。对氧稳定，可被胰蛋白酶破坏。有人认为溶血素的本质是鞘磷脂酶C。

3. 细胞毒性因子（cytotoxic effect，CTF）　在钩端螺旋体感染患者急性期血浆中存在一种细胞毒性因子，将之注入小鼠，可出现肌肉痉挛，小鼠因呼吸困难而死亡。症状与接种了钩端螺旋体的金地鼠临死前的症状相同。钩端螺旋体无毒株不产生细胞毒性因子。

4. 细胞致病作用（cytopathic effect，CPE）物质　56℃加热30min可破坏钩端螺旋体。钩端螺旋体对胰蛋白酶敏感。将其注射入家兔可形成红斑和水肿。

5. 黏附素　致病性钩端螺旋体以其菌体一端或两端黏附于细胞外基质（extracellular matrix，ECM），侵入细胞，或诱导细胞凋亡或坏死。

（二）所致疾病

钩端螺旋体病是一种人畜共患病，在野生动物和家畜中广泛流行。钩端螺旋体在肾小管中生长繁殖，从尿中排出。肾长期带菌的鼠和猪是钩端螺旋体的重要储存宿主和传染源。猪、鼠的尿污染的水源、稻田、小溪、塘水等称为疫水，人在田间劳动、防洪、捕鱼时接触疫水，由于钩端螺旋体有较强的侵袭力，能穿过正常或破损的皮肤和黏膜，侵入人体。进食被病鼠排泄物污染的食物或饮水时，钩端螺旋体可经消化道黏膜进入人体，也可经胎盘感染胎儿引起流产。此外，钩端螺旋体还可经吸血昆虫传播。

人群对钩端螺旋体普遍易感，但发病率高低与接触疫水的机会和机体免疫力有关。以农民、支农外来人员、饲养员及农村青少年发病率较高。钩端螺旋体病主要在多雨、鼠类等动物活动频繁的夏、秋季节流行，这时节环境被钩端螺旋体污染严重，加上农忙，人们与疫水接触机会多。

钩端螺旋体通过皮肤黏膜侵入机体，约在局部经 7～10 天潜伏期，然后进入血流大量繁殖，引起早期钩端螺旋体血症。在此期间，由于钩端螺旋体及其释放的毒性产物作用，出现发热、恶寒、全身酸痛、头痛、结膜充血、腓肠肌痛等症状。钩端螺旋体在血中约存在一个月左右后，侵入肝、脾、肾、肺、心、淋巴结和中枢神经系统等组织器官，引起相关脏器和组织的损害和体征。由于钩端螺旋体的菌型、毒力、数量以及机体免疫力强弱不同，病程发展和症状轻重差异很大，临床上常见以下几种类型：

1. 流感伤寒型　是早期钩端螺旋体血症的症状，临床表现如流感，症状较轻，一般内脏损害也较轻。

2. 黄疸出血型　除发热、恶寒、全身酸痛外，还有出血、黄疸及肝、肾损害症状。出血可能与毛细血管损害有关，即钩端螺旋体毒性物质损伤血管内皮细胞，使毛细血管通透性增高，导致全身器官，主要是肝、脾、肾点状出血或瘀斑，表现为便血及肝细胞损伤，出现黄疸。

3. 肺出血型　有出血性肺炎症状，如胸闷、咳嗽、咯血、发绀等，病情凶险，患者常死于大咯血，死亡率高。

此外，尚有脑膜脑炎型、肾功能衰竭型、胃肠炎型等，均表现相应器官损害的症状。部分患者还可能出现恢复期并发症，如眼葡萄膜炎、脑动脉炎、失明、瘫痪等，可能与超敏反应有关。

三、免疫性

感染早期机体可通过非适应性免疫杀灭钩端螺旋体，但作用不强。钩端螺旋体隐性感染或病后可获得对同型的钩端螺旋体的牢固免疫力。以体液免疫为主，细胞免疫作用不大。感染 1～2 周后血中可出现特异性抗体，具有阻断黏附、调理吞噬细胞吞噬钩端螺旋体的作用。特异性抗体出现后可迅速清除血中钩端螺旋体，一般 7～10 天可清除器官中的钩端螺旋体。但肾脏中的钩端螺旋体受抗体影响较小，故尿中可较长时间（数周至数年）排菌，甚至成为带菌者。

四、微生物学检查法

（一）病原学检查

发病一周内取血液，第二周以后取尿，有脑膜炎型症状者取脑脊液进行检查。

1. 直接镜检　将标本差速离心集菌后作暗视野显微镜检查，或用丰塔纳（Fontana）镀银法染色镜检。另外，还可用免疫荧光法或免疫酶染色法检查。

2. 分离培养与鉴定　将标本接种于柯索夫（Korthof）培养基，28℃培养 2～4 周。若是阳性标本，培养液呈轻度浑浊，然后再用暗视野显微镜检查有无钩端螺旋体存在。若有，则用已知诊断血清鉴定其血清群和血清型。若连续观察培养标本至 4 个月仍无生长者，才能报告为阴性。

3. **动物试验** 是分离钩端螺旋体的敏感方法，尤其适用于有杂菌污染的标本。将标本接种于幼龄豚鼠或金地鼠腹腔。接种 1 周后取其心血检查并作分离培养。动物病死后解剖，可见皮下、肺部等有大小不等的出血斑，肝、脾等脏器中有大量的钩端螺旋体存在。

4. **分子生物学方法** 用 PCR 法或特异 DNA 探针杂交法检测标本中的钩端螺旋体，其特异性、敏感性均优于培养法，且可快速得出结果。

（二）免疫学检查

取病程早、晚期双份血清，一般在病初及发病第 3～4 周各采血一次，进行下列试验。有脑膜刺激症状者取脑脊液检测特异抗体。

1. **显微镜凝集试验** 它是目前常用的方法。用标准菌株或当地常见菌株作抗原，分别与患者不同稀释度的血清混合，在 37℃ 作用 1h，然后滴片作暗视野显微镜检查。若待检血清中有某型抗体存在，则在同型抗原孔中可见钩端螺旋体凝集成团，形如小蜘蛛，一般患者凝集效价在 1：400 以上或晚期血清比早期血清效价增高 4 倍以上有诊断意义。本试验特异性和敏感性均较高。

2. **间接凝集试验** 将钩端螺旋体属特异性抗原吸附于乳胶或活性炭微粒等载体上，这些抗原致敏的颗粒与患者血清中相应的抗体作用，出现肉眼可见的凝集块。单份血清标本炭凝集试验效价 >1：8、乳胶凝集效价 >1：2 时可判为阳性；双份血清标本效价呈 4 倍以上增长则更有诊断价值。此法敏感性差，但快速简便，适于基层医疗单位作钩端螺旋体病的辅助诊断。

五、防治原则

钩端螺旋体病的预防措施主要是消灭传染源，做好防鼠、灭鼠工作，加强病畜管理；保护好水源，避免或减少与疫水接触；对流行区的居民、矿工、饲养员及外来易感人员接种多价全细胞死疫苗。钩端螺旋体外膜疫苗正在研制中。治疗首选青霉素，对青霉素过敏者可用庆大霉素或强力霉素。部分患者用青霉素治疗后会出现赫氏反应，表现为寒战、高热、低血压、抽搐、甚至休克，呼吸、心跳暂停，这与钩端螺旋体被青霉素杀灭后释放的大量毒性物质有关。

第二节 密螺旋体属

对人致病的密螺旋体有苍白密螺旋体（*T. pallidun*）和品他密螺旋体（*T. carateum*）两个种。苍白密螺旋体又分 3 个亚种：苍白亚种（subsp. *pallidun*）、地方亚种（subsp. *endemicum*）和极细亚种（subsp. *pertenum*），其中苍白亚种又称梅毒螺旋体。苍白密螺旋体 3 个亚种分别引起人类梅毒、地方性梅毒和雅司。品他密螺旋体引起人类品他病。除梅毒是性病外，其他 3 种不是性病，梅毒是性传播疾病中危害性较严重的一种。

一、生物学特性

（一）形态与染色

梅毒螺旋体细长，大小为（5～15）μm×（0.1～0.2）μm，形似细密的弹簧，螺旋弯曲规则，平均 8～14 个，两端尖直。电镜显示梅毒螺旋体的结构复杂，从外向内分为：外膜（主要由蛋白质、糖及类脂组成）、轴丝（主要由蛋白质组成）、圆柱形菌体（包括细胞壁、细胞膜及胞质内容物）。革兰氏染色阴性，但不易着色，一般用丰塔纳镀银染色法，菌体被染成棕褐色（图 18-2-1）。新鲜标本可在暗视野显微镜下直接观察其形态和运动。

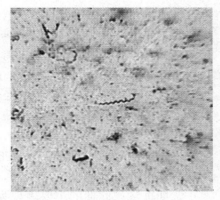

图 18-2-1 梅毒螺旋体形态

（二）基因组与主要抗原

梅毒螺旋体基因组很小且保守，梅毒螺旋体尼克尔斯（Nichols）株染色体基因组为一个 1 138 006 bp 的环状 DNA，不含转座元件，缺乏几个与独立生存相关的完整代谢通路，因此体外培养十分困难。

梅毒螺旋体 Tp0136 是包括 Tp0133、Tp0134、Tp0462 及 Tp0463 蛋白在内的旁系同源基因家族中的一员，为周质蛋白，主要通过与宿主细胞外基质中的糖蛋白纤连蛋白和层粘连蛋白的结合达到黏附宿主细胞的目的。梅毒螺旋体重复蛋白（Tpr）家族是由 12 个重复蛋白组成的与梅毒致病有关的因子。Tp0965 为一个膜融合蛋白，包含 320 个氨基酸，相对分子质量约为 35 400。重组蛋白 Tp0965 在梅毒患者血清中显示出良好的免疫反应性。

（三）培养特性

体外人工培养尚未成功。尼克尔斯有毒株能通过接种家兔睾丸或眼前房保持其繁殖和毒力，但繁殖缓慢，约 30h 繁殖一代，在 3%～4% 氧气环境中生长最适宜；若在加有多种氨基酸的兔睾丸组织碎片中培养，则失去致病力，该菌株称为雷特（Reiter）株。目前，尼克尔斯株和雷特株已作为梅毒诊断抗原。

（四）抵抗力

梅素螺旋体抵抗力极弱，对温度、干燥均特别敏感。50℃加热 5min 或离体干燥 2h 即死亡。4℃放置 3 天可死亡，故血库 4℃冰箱储存 3 天以上的血液无传染梅毒的危险。对化学消毒剂敏感，在 1%～2% 石炭酸中数分钟死亡，对青霉素、四环素、砷剂等敏感。

二、致病性与免疫性

（一）致病物质

目前尚未证明梅毒螺旋体具有内毒素或分泌外毒素，但其具有很强的侵袭力，如其产生的外膜蛋白具有黏附宿主细胞的作用；其产生的透明质酸酶有利于螺旋体的扩散；其表面具有的荚膜样物质能保护螺旋体免受环境中不良因素的损伤；此外，膜蛋白所致免疫病理损伤在致病中也发挥一定作用。

（二）所致疾病

人是梅毒的唯一传染源，由于感染方式不同可分先天性梅毒和后天性梅毒。前者是患梅毒的孕妇经胎盘传染给胎儿的；后者是出生后感染的，其中 95% 是由性活动直接感染，少数通过输血等间接途径感染。

先天性梅毒又称胎传梅毒。梅毒螺旋体经胎盘进入胎儿血循环，引起胎儿全身感染，螺旋体在胎儿内脏（肝、脾、肺及肾上腺）及组织中大量繁殖，造成流产或死胎；或出生活的梅毒儿，出现马鞍鼻、锯齿形牙、间质性角膜炎、先天性耳聋等症状。

后天获得性梅毒依其特点和经过可分为三期：

初期梅毒：梅毒螺旋体侵入皮肤黏膜约三周后，在侵入局部出现无痛性硬结及溃疡，称硬下疳。下疳多发生于外生殖器，其溃疡渗出物含有大量梅毒螺旋体，传染性极强。一般 4～8 周后，下疳常可自然愈合。进入血液中的梅毒螺旋体潜伏于体内，2～3 个月无症状的潜伏期后进入第二期。

二期梅毒：此期的主要表现为全身皮肤黏膜出现梅毒疹，全身淋巴结肿大，有时亦累及骨、关节、眼及其他器官。在梅毒疹及淋巴结中有大量螺旋体。不经治疗症状一般可在 3 周～3 个月后自然消退；部分病例经潜伏 3～12 个月后可再发作。二期梅毒因治疗不当，经过 5 年或更久的反复发作，而进入三期。一期梅毒和二期梅毒又称早期梅毒，传染性强，但组织器官损伤较小。

三期梅毒：又称晚期梅毒，主要表现为皮肤黏膜的溃疡性损害或内脏器官的肉芽肿样病变（梅毒瘤），严重者在经过 10～15 年后引起心血管及中枢神经系统损害，导致动脉瘤、脊髓痨及全身麻痹等。此期病灶中的螺旋体不易找到，传染性小，病程长，但破坏性大，可危及生命。

（三）免疫性

梅毒的免疫是有菌免疫（也称传染性免疫），梅毒螺旋体感染者对再感染有免疫力，一旦梅毒螺旋体被清除，免疫力消失。以细胞免疫为主，体液免疫有一定的辅助防御作用。中性粒细胞和巨噬细胞对梅毒螺旋体有吞噬和杀灭作用，当特异性抗体和补体存在时，其吞噬功能增强。感染梅毒螺旋体后，患者体内产生两种类型的抗体：一类是抗梅毒螺旋体抗体，在补体参与下能杀死或溶解螺旋体，对吞噬细胞也有调理作用；另一类是抗心肌磷脂抗体，即反应素，该抗体无免疫防御作用，仅用于梅毒血清学诊断。此外，梅毒患者体内常出现淋巴细胞抗体、类风湿因子、冷凝集素等自身抗体，提示可能存在自身免疫损伤。

三、微生物学检查法

（一）病原学检查

初期梅毒取硬下疳渗出液，二期梅毒取梅毒疹渗出液或局部淋巴结抽出液，直接在暗视野显微镜下观察，如查见有运动活泼的密螺旋体即可诊断。也可用直接免疫荧光或 ELISA 法检查。

收集病灶组织标本，用 PCR 法检测螺旋体 DNA，具有较高的敏感性和特异性。

（二）免疫学检查

有非梅毒螺旋体抗原试验和梅毒螺旋体抗原试验两类。

1. 非螺旋体抗原试验　是用正常牛心肌的心磷脂（cardiolipin）作为抗原，检测患者血清中的反应素（抗脂质抗体）。国际上常用性病研究实验室（venereal disease research

laboratory，VDRL）的玻片试验法，该法是一种简单的玻片沉淀试验，试剂及对照已标准化。另外，还可用快速血浆反应素（rapid plasma reagin，RPR）试验，其抗原是 VDRL 抗原的改良，敏感性和特异性与 VDRL 相似。反应素在第一期梅毒病变出现后 1～2 周就可测出，第二期阳性率几乎达 100%，第三期阳性率较低。本试验所用抗原是非特异的，检测抗体时应排除假阳性反应，结合病史、临床表现及多次的试验结果进行分析。VDRL 和 RPR 两种试验适用于大量初筛时使用。

2. 螺旋体抗原试验　抗原为梅毒螺旋体，以检测血清中的特异性抗体，该试验特异性高，可用作梅毒证实试验。

（1）荧光密螺旋体抗体吸收试验（fluorescent treponemal antibody absorption，FTA-ABS）：为间接荧光抗体法，其敏感性及特异性均高，常用于梅毒的早期诊断。

（2）梅毒螺旋体制动试验（TPI）：用来检测血清中是否存在抑制螺旋体活动的特异性抗体。用活梅毒螺旋体（尼克尔斯株）加患者新鲜血清，35℃培养 16h，同法作正常血清对照，然后用暗视野显微镜观察活动的螺旋体数目，如试验标本中活动的螺旋体数目小于或等于对照血清标本内的 40%，即为阳性。本试验虽特异性高，但由于很难得到活螺旋体，故很少用于临床诊断。

（3）梅毒螺旋体血凝试验（TPHA）：是一种间接凝集试验，其滴度在 1∶80 以上为阳性。

四、防治原则

梅毒是一种性病，预防的主要措施是加强性卫生宣传教育和社会管理，目前尚无疫苗预防。对患者应早诊、早治，现多采用青霉素治疗 3 个月～1 年，以血清中抗体阴转为治愈指标。

第三节　疏螺旋体属

一、伯氏疏螺旋体

伯氏疏螺旋体（*B. burgdoferi*）是莱姆病的病原体。该病于 1977 年在美国康涅狄格州莱姆镇（Lyme Town）首先发现，故称莱姆病（Lyme disease）。1982 年微生物学家伯格多夫（Burgdorfer）等自硬蜱体内分离并由巴伯（Barbour）从患者分离培养证实。迄今，我国已在 20 多个省区分离到伯氏疏螺旋体。

（一）生物学性状

伯氏疏螺旋体细长，大小为（0.2～0.3）μm×（10～40）μm。外膜和其下面的结构疏松结合，其中有 6～8 根轴丝。革兰氏染色阴性，但不易着色。吉姆萨染色呈淡紫色。镀银染色呈棕褐色。伯氏疏螺旋体在暗视野显微镜下呈现活泼运动。

营养要求高，常用含牛或兔血清的 BSK 培养基（Barbour- Stoenner-Kelly medium）进行分离培养。微需氧，5%～10%CO_2 能促进其生长。最适生长温度 35℃。生长缓慢，分裂繁殖一代约需 12h，一般培养 2～3 周。可用暗视野显微镜定时观察液体培养基有无螺旋体生长。在 1% 软琼脂固体培养基中呈细小、边缘整齐的小菌落。

根据 DNA 同源性分析结果，发现引起莱姆病的疏螺旋体至少有 3 个种：①伯氏疏螺旋体，主要分布于美国和欧洲；②伽氏疏螺旋体（*B. garinii*），主要分布于欧洲和日本；③埃氏疏螺旋体（*B. afelii*），主要分布于欧洲和日本。

有的学者根据不同菌株在基因组上存有的异质性，将伯氏疏螺旋体分为3个基因种（genospecies）：①基因种Ⅰ（代表株为 *B. burgdorferi* sensu stricto，B31）；②基因种Ⅱ（代表株为 *B. garinii* sp. Nov，20047）；③基因种Ⅲ（代表株为 Vs461）。

伯氏疏螺旋体有数十种蛋白抗原，其中 40kDa 的鞭毛蛋白是重要的免疫原，基础膜蛋白 BmpA 有较强的免疫原性和致病性，外膜蛋白抗原（OspA 和 OspB 等）由质粒 DNA 编码，为种特异性抗原。

不耐热，室温下可存活 1 个月。在液体培养基中需避光存放。对青霉素类抗生素敏感。

（二）致病性与免疫性

1. 感染方式　莱姆病是一种自然疫源性传染病。储存宿主是野生和驯养的哺乳动物，其中以啮齿类的白足鼠和偶蹄类的鹿较为重要。主要传播媒介是硬蜱，在脊椎动物间传播。人进入自然疫源地被蜱叮咬才可能被感染。

2. 致病物质　伯氏疏螺旋体的致病机制尚不清楚，可能与下列因素有关。

（1）侵袭力：伯氏疏螺旋体能黏附和侵入成纤维细胞及人脐带静脉内皮细胞，并在胞质内生存。此黏附作用可被特异性多价免疫血清或外膜蛋白 OspB 的单克隆抗体所抑制，但这种表面存在的黏附素的性质和侵入细胞的机制尚未完全确定。

（2）外膜蛋白 OspA 的抗吞噬作用：实验发现，伯氏疏螺旋体的临床分离株对小鼠毒力较强，在人工培养基中多次传代后毒力明显下降，易被小鼠吞噬细胞吞噬。与此同时，外膜蛋白 OspA 也逐渐消失，故推测 OspA 与抗吞噬作用有关。

（3）内毒素样物质（endotoxin-like substance）：伯氏疏螺旋体细胞壁中含有的类似脂多糖物质与革兰氏阴性菌内毒素的生物学作用相似。

（4）病理性免疫反应：临床上约 1/3 患者有高效价的抗核抗体，约 1/4 患者的类风湿因子检测结果阳性。部分晚期患者血清中的 IgM 可与人神经轴突结合，伯氏疏螺旋体的一种分子质量为 41kDa 蛋白质的单克隆抗体也可与人神经轴突结合，提示存在共同抗原。根据上述研究结果，推断病理性免疫反应参与了致病过程。

3. 所致疾病　伯氏疏螺旋体是莱姆病的病原体。该病多发生在野外工作者和旅游者中。人被蜱叮咬后，伯氏疏螺旋体进入皮肤，在局部生长繁殖，经 3～30 天潜伏期，在叮咬部位可出现一个或数个慢性游走性红斑（erythema chronicum migrans，ECM）。开始时为红色斑疹或丘疹，随后逐渐扩大形成一片圆形皮损，外缘有鲜红边界，中央呈退行性变，似一红环；也可在皮损内形成数个环状红圈，形似枪靶。皮损逐渐扩大，直径可达 5～50cm。一般经 2～3 周，皮损自行消退，偶留有瘢痕和色素沉着。螺旋体经血液或淋巴扩散至全身许多器官。莱姆病的临床表现复杂多样，一般分早、中、晚三期。早期以慢性游走性红斑为特征，伴发热、头痛、肌痛、关节痛等流感样症状；中期以心脏和神经系统症状为主；晚期以关节炎和精神症状为主。重者同时出现皮肤、神经系统、关节、心脏等多脏器损害。任何一个系统的受累均可呈暂时性、再发和慢性化特点。未经治疗的莱姆病患者，约 80% 可发展至晚期。

4. 免疫性　伯氏疏螺旋体感染后可产生特异性抗体。体内清除感染的伯氏疏螺旋体主要依赖于特异性体液免疫。对细胞介导的免疫保护作用尚有疑义。伯氏疏螺旋体在宿主体内，能有效地诱导巨噬细胞等产生 IL-1、IL-6 和 TNF 等细胞因子；亦能活化补体替代途径，释放 C3a、C5a 等炎性介质。这些细胞因子和炎性介质既能造成机体的损伤，也可发挥免疫防御作用。

（三）微生物学检查法

1. 病原学检查 取患者皮肤、滑膜、淋巴结等制成切片后，用镀银染色法检查，此法快速、简便，但检出率较低；或将待检标本用 pH7.2 的 PBS 制成悬液加入 BSK 培养基中培养 2～3 周，若为阳性，再以特异性标准血清进行鉴定。由于直接分离培养阳性率低，较少应用。

2. 免疫学检查 血清中抗伯氏疏螺旋体的抗体检出及其动态变化是诊断莱姆病的重要依据。常用 ELISA 法检测特异性抗体 IgM 和 IgG。在游走性红斑出现后 2～4 周，可测出患者血清中 IgM 抗体，6～8 周达高峰；IgG 抗体在发病 4～6 个月出现并持续至疾病晚期。IgM 抗体的靶抗原是鞭毛抗原，IgG 抗体的靶抗原是外膜蛋白抗原，这些抗原与其他螺旋体有共同抗原，而且不同菌株所携带抗原也有差异。因此，应用血清学检查诊断莱姆病时，应结合临床资料判定。

3. 核酸检测 用 PCR 技术检测临床标本中伯氏疏螺旋体 49kb 的质粒 DNA，该方法快速、敏感并具特异性。

（四）防治原则

疫区工作人员和旅游者应加强个人防护，避免被蜱叮咬。用于家犬的灭活疫苗已经问世，用于人类的亚单位疫苗曾经上市销售，后来因为销量不佳和其他因素退出市场，目前无人用疫苗可用。莱姆病治疗主要是早期、长疗程、足量使用抗生素。根据临床表现和病程不同而采用不同抗生素及给药方式。早期莱姆病患者口服多西环素、阿莫西林或红霉素，晚期患者用青霉素联合头孢曲松钠等静脉滴注。

二、回归热螺旋体

回归热螺旋体是以节肢动物为媒介引起人类回归热（relapsing fever）的病原体。根据回归热传播媒介的不同，可分为两类：一为虱传回归热，或称流行性回归热，其病原体为回归热疏螺旋体（*B. recurrentis*）；另一为蜱传回归热，或称地方性回归热，其病原体多至 15 种，例如杜通疏螺旋体（*B. duttonii*）、赫姆斯疏螺旋体（*B. hermsii*）等。我国流行的回归热主要是虱传型。

（一）生物学性状

回归热螺旋体大小为（8～18）μm×（0.3～0.6）μm，螺旋稀疏不规则呈波状，运动活泼，易被各种染料着色。革兰氏染色阴性，吉姆萨染色呈紫色。人工培养常用 BSK-Ⅱ培养基。必要时可用小白鼠进行接种。在鸡胚绒毛尿囊膜中易生长，并可导致鸡胚死亡。抵抗力较强，室温下可存活 6 天，0℃时至少可存活 100 天，对砷剂、青霉素、四环素敏感。

（二）致病性与免疫性

1. 感染方式 流行性回归热主要通过人体虱在人类中传播。病原体存在于虱体腔内，不随唾液或虱粪排出，亦不经虱卵传给后代。人的感染是在虱叮咬时因抓痒将虱压碎，使其体腔内螺旋体通过抓伤的皮肤而侵入人体。

地方性回归热主要通过软蜱传播，储存宿主是啮齿类动物。螺旋体在蜱的体腔、唾液和粪便内均可存在，且经卵传代。故蜱叮咬人时，螺旋体可直接从皮肤创口注入人体内。

2. **所致疾病** 螺旋体进入人体后，经 1 周左右潜伏期，便在血液中大量出现。此时患者突然高热（39～40℃）、头痛，并有肝脾肿大等症状。发热持续 1 周左右骤退，同时血中螺旋体消失。间歇 1～2 周后，再次发热，血中也再次出现螺旋体，数日后又退热，血中螺旋体再次消失。如此反复发作与缓解可达 3～10 次，故名回归热。病情随发作次数增多而逐渐减轻。蜱传回归热的病程和临床表现与虱传型回归热相似，只是病程较短、症状较轻。

3. **免疫性** 回归热的免疫以体液免疫为主。本病的周期性发热与缓解交替现象是机体免疫与螺旋体抗原变异相互作用的结果。当病原体侵入体内引起发热时，机体逐渐产生抗体；随着抗体水平增加，螺旋体被消灭，体温恢复正常；但少数抗原性发生变异的螺旋体潜伏于脏器中继续繁殖，当增至相当数量时，再次进入血流引起发热。如此反复，直至螺旋体抗原的变异不能超越适应性免疫反应的作用范围时，方能消灭全部螺旋体而使疾病痊愈。病后免疫力并不持久，一般 2～6 个月，最长达 2～5 年。

（三）微生物学检查法

1. **检查螺旋体** 取患者发热期的血液 2～3 滴制成涂片，直接用暗视野显微镜检查或经吉姆萨染色法染色后镜检。如见形似卷发状，长为红细胞 2～5 倍的疏螺旋体，即可诊断。如未查到螺旋体，可取血 1～2ml 接种幼龄小白鼠腹腔，1～3 天后取尾静脉血镜检，可查到大量螺旋体。接种豚鼠可区分虱型、蜱型回归热螺旋体。豚鼠对蜱型回归热螺旋体易感，而对虱型有抵抗力。

2. **分子诊断** 用 PCR 技术检测标本中的螺旋体 DNA 有较高的特异性和敏感性，可以进行早期诊断。

（四）防治原则

预防本病主要是灭虱，防止蜱叮咬。治疗用青霉素、头孢菌素等。

三、奋森螺旋体

奋森疏螺旋体（*Borrelia vincenti*）的形态与回归热疏螺旋体相似。正常情况下，与梭形梭杆菌寄居在人类口腔牙龈部，一般不致病。当机体抵抗力降低时，二者大量繁殖，协同引起樊尚咽峡炎、齿龈炎及口腔坏疽等。

微生物学检查法可取局部病变材料，直接涂片，革兰氏染色镜检，可观察到混合感染的革兰氏阴性螺旋体和梭杆菌。

思 考 题

1. 钩端螺旋体是怎么致病的？钩体病可以分为几个型？各型有什么特点？
2. 梅毒螺旋体是怎么致病的？梅毒可以分为几个期？各期有什么特点？
3. 简述莱姆病的诊断和防控方法。

（宝福凯）

第三篇
真核细胞型微生物

真核细胞型微生物（eukaryotic microbe）具有完整的细胞结构，细胞核典型，有核膜和核仁；细胞器完善，包括内质网、线粒体、高尔基复合体、核糖体等，繁殖方式多样。真菌属于此类微生物。

第十九章

真菌学概论

真菌（fungus）是一类不含叶绿素，无根、茎、叶分化，具有典型细胞核和完善细胞器的真核细胞型微生物。真菌广泛分布于自然界，种类繁多，有 10 余万种。许多真菌对人类有益，广泛应用于医药工业、食品工业和农业生产等。引起人类疾病的真菌约 300 余种，包括致病性真菌、条件致病性真菌、产毒真菌以及致癌真菌。近年来真菌感染明显上升，这与滥用抗生素引起菌群失调和应用激素、抗肿瘤药物导致机体免疫功能低下有关，应引起注意。

与医学有关的真菌有四个亚门：①接合菌亚门（Zygomycotina），为无隔多核菌丝体，绝大多数属机会致病性真菌，如毛霉菌属、根霉菌属等。②子囊菌亚门（Ascomycotina），具有子囊和子囊孢子，如酵母菌属、芽生菌属、小孢子菌属及组织胞浆菌属等。③担子菌亚门（Basidiomycotina），具有担子和担孢子，如食用菌蘑菇、银耳、灵芝、马勃以及致病性新生隐球菌等。④半知菌亚门（Deutermycotina），对此类菌生活史了解不完全，未发现其有性阶段，故称之为半知菌。在医学上有重要意义的真菌绝大部分属于半知菌亚门，如球孢子菌属和假丝酵母菌属。最新的真菌分类是将真菌界分为 4 个门，即接合菌门（Zygomycota）、担子菌门（Basidiomycota）、子囊菌门（Ascomycota）和壶菌门（Chytridiomycota），而将原半知菌亚门中的真菌划分到前 3 个门中。

第一节　真菌的生物学特性

真菌比细菌大几倍至几十倍，结构比细菌复杂。细胞壁不含肽聚糖，主要由多糖（75%）与蛋白质（25%）组成。多糖主要为几丁质的微细纤维，缺乏肽聚糖，故真菌不受青霉素或头孢菌素的作用。真菌的细胞膜与细菌的区别在于真菌含固醇而细菌无。

一、形态与结构

真菌按形态和结构分为单细胞真菌和多细胞真菌两类，大部分真菌为多细胞真菌。单细胞真菌也称为酵母菌（yeast），由孢子构成，呈圆形或卵圆形，对人致病的主要有新生隐球菌和白假丝酵母。多细胞真菌由菌丝和孢子组成，菌丝交织成团，称为丝状菌（filamentous fungus），又称霉菌（mold）。有些真菌可因环境条件的改变而发生两种形态互变，称为双相型真菌（dimorphic fungus），如球孢子菌、组织胞浆菌、芽生菌和孢子丝菌等。这些真菌在体内或在含有动物蛋白的培养基上 37℃培养时呈酵母菌型，在普通培养基上 25℃培养时则呈丝状菌。双相型转换与某些真菌致病性有关。

1. 单细胞真菌　孢子呈圆形或卵圆形，以出芽方式繁殖。包括酵母型真菌和类酵母型真菌两种。

（1）酵母型真菌：由母细胞以芽生方式繁殖，芽生孢子成熟后和母细胞脱离成为独立的个体，不形成假菌丝。新生隐球菌属此类。

（2）类酵母型真菌：也是以芽生方式繁殖，但芽体可以延长并与母细胞未脱离形成假菌丝，白假丝酵母菌属此类。是否形成假菌丝是酵母型真菌与类酵母型真菌的主要区别。

2. 多细胞真菌　由菌丝和孢子组成。各种丝状菌长出的菌丝和孢子形态不同，是鉴别真菌的重要标志。

（1）菌丝（hypha）：真菌在环境适宜情况下由孢子长出芽管，逐渐延长呈丝状，称为菌丝。菌丝又可长出许多分枝，交织成团称为菌丝体（mycelium）。

菌丝根据功能可分为营养菌丝和气生菌丝。营养菌丝是指伸入培养基或从被寄生的组织中汲取养料的那部分菌丝。气生菌丝则是向空气中生长，其中可长出孢子的气生菌丝称为生殖菌丝。

菌丝根据有无横隔分为有隔菌丝（septate hypha）和无隔菌丝（nonseptate hypha）。有隔菌丝内能形成横隔，即隔膜（septum），将一条菌丝分成几个细胞，隔膜中有小孔，允许胞质流通。大多数致病性真菌如皮肤癣菌、组织胞浆菌和曲霉菌为有隔菌丝。无隔菌丝无横隔，整条菌丝由一个多核细胞组成。

菌丝可有多种形态，如螺旋状、球拍状、结节状、鹿角状和梳状等。不同种类的真菌可有不同形态的菌丝，故菌丝形态有助于鉴别多细胞真菌。

（2）孢子（spore）：是真菌的繁殖结构，由生殖菌丝产生。一条菌丝可形成多个孢子，环境适宜时孢子发芽长出芽管，发育为菌丝体。真菌的孢子与细菌的芽胞不同，其抵抗力不强，60～70℃加热短时间即可死亡。孢子也是真菌鉴定和分类的主要依据。

真菌孢子分为有性孢子和无性孢子两种。有性孢子是由同一菌体或不同菌体上的2个细胞融合并经减数分裂而形成的。无性孢子是由菌丝上的细胞直接分化或出芽生成的，不发生细胞融合。病原性真菌大多形成无性孢子。无性孢子根据形态分为3种：

1）分生孢子（conidium）：由生殖菌丝末端的细胞分裂或收缩形成，也可在菌丝侧面出芽形成。按其形态和结构又可分为大分生孢子和小分生孢子两种。大分生孢子（macroconidium）体积较大，由多个细胞组成，常呈梭状、棍棒状或梨状。其大小、细胞数和颜色是鉴定真菌的重要依据。小分生孢子（microconidium）较小，一个孢子仅由一个细胞组成。大多数真菌都能产生小分生孢子，其诊断价值不大（图19-1-1）。

2）叶状孢子（thallospore）：由菌丝内细胞直接形成，包括以下三种类型：①芽生孢子（blastospore），由菌丝体细胞出芽生成，常见于假丝酵母菌与隐球菌。一般芽生孢子

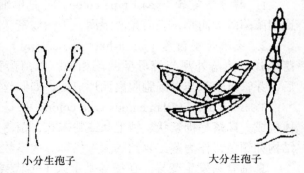

小分生孢子　　　　　　大分生孢子

图 19-1-1　分生孢子形态模式图

长到一定大小即与母体脱离，若不脱离则形成假菌丝。②厚膜孢子（chlamydospore），菌丝内胞质浓缩，胞壁增厚，在不利环境中形成，使真菌抵抗力增强。当环境有利时，厚膜孢子又可出芽繁殖。③关节孢子（arthrospore），菌丝细胞壁变厚，从隔膜处断裂，形成长方形的节段，呈链状排列（图19-1-2），多见于陈旧培养物中。

3）孢子囊孢子（sporangiospore）：菌丝末端膨大形成孢子囊，内含许多孢子，孢子成熟则破囊而出，如毛霉菌、根霉菌等（图19-1-3）。

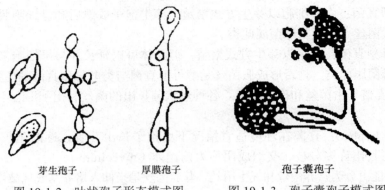

芽生孢子　　　　　　厚膜孢子　　　　　　孢子囊孢子

图 19-1-2　叶状孢子形态模式图　　　　图 19-1-3　孢子囊孢子模式图

二、培养特性

真菌对营养要求不高，在一般培养基上均可生长，故容易培养。培养真菌最适宜的酸碱度是 pH4.0～6.0。浅部感染真菌的最适生长温度为 22～28℃，但某些深部感染真菌在 37℃ 生长最好。培养真菌需要较高的湿度与氧。

实验室培养真菌常用沙保（Sabouraud）培养基。此培养基成分简单，主要含有蛋白胨、葡萄糖、氯化钠和琼脂，pH 为 5.5。由于不同培养基上形成的真菌菌落形态差别很大，故鉴定真菌以沙保培养基上形成的菌落形态为准。

在沙保培养基上，大多数致病性真菌生长缓慢，常需 1～4 周；但腐生性真菌在此培养基上生长迅速。故分离真菌时常在此培养基中加一定量的放线菌酮和氯霉素，前者用以抑制污染真菌生长，后者用以抑制细菌生长。有些真菌，如白假丝酵母菌、组织胞质菌、新生隐球菌等加放线菌酮即不能生长，宜用无抗生素的血琼脂平板，待其生长后移种沙保培养基，并同时做玻片小培养以观察其自然状态下的形态结构。

在沙保培养基上，真菌可形成三类菌落：

1. 酵母型菌落（yeast type colony）　是单细胞真菌的菌落形式之一，类似细菌菌落，但比细菌菌落大而厚，表面光滑湿润，柔软致密。如新生隐球菌的菌落。

2. 类酵母型菌落（yeast-like type colony）　又称酵母样菌落，也是单细胞真菌的一种菌落形式。菌落外观与酵母型菌落相似，但菌落背面可见假菌丝。假菌丝是真菌在出芽繁殖后，芽管延长未与母细胞脱离而形成的。如假丝酵母菌的菌落。

3. 丝状菌落（filamentous type colony）　是多细胞真菌的菌落形式。由许多疏松的菌丝体构成。菌落呈棉絮状、绒毛状或粉末状，菌落正背两面呈现不同的颜色。丝状菌落的形态、结构和颜色常作为鉴定真菌的参考指标。大多数丝状真菌形成此类菌落。

真菌容易发生变异。在培养基上人工传代或培养时间过久，其形态、培养特性甚至毒力都可发生改变。

三、抵抗力

真菌对干燥、阳光、紫外线及一般消毒剂均有较强的抵抗力。实验证明，在距丝状真菌与假丝酵母菌 1m 处照射紫外线，需 30min 才能杀死真菌。真菌不耐热，60℃ 加热 1h 菌丝和孢子均被杀死。真菌对 2% 石炭酸、2.5% 碘酊、0.1% 升汞和 10% 甲醛溶液较敏感。真菌对常用于抗细菌感染的抗生素均不敏感，但灰黄霉素、制霉菌素、二性霉素 B、克霉素、酮康唑、伊曲康唑等对多种真菌有抑制作用。

第二节　真菌的致病性及免疫性

一、真菌的致病性

致病性真菌和机会致病性真菌引起的疾病统称为真菌病。真菌病一般呈慢性过程，持续几个月甚至几年。引起机体感染的真菌需要具备一定的毒力，如白假丝酵母菌、烟曲霉菌、黄曲霉菌的细胞壁糖蛋白有内毒素样活性，能引起组织炎症反应和休克，烟曲霉菌和黄曲霉菌还能致多种器官出血和坏死。白假丝酵母菌具有黏附人体细胞的能力，随着其芽管的形成，黏附力加强。二相型真菌（如荚膜组织胞质菌、皮炎芽生菌等）进入机体后必须先转换成酵母型，在巨噬细胞中不被杀灭反而扩散。新生隐球菌的荚膜有抗吞噬作用。不同的真菌可通过下列几种形式致病：

1. 致病性真菌感染　这类真菌感染属于外源性感染，由其侵入机体而致病。根据感染部位可分为深部和浅部致病性真菌感染。深部致病性真菌能够侵犯深部组织和内脏器官，感染后症状多不明显，并有自愈倾向，如荚膜组织胞质菌、粗球孢子菌所致的感染。浅部致病性真菌可感染皮肤、黏膜或皮下组织，多有传染性，如皮肤癣菌。

致病性真菌可引起皮肤、皮下和全身性真菌感染，其致病机制尚未完全明了。如皮肤及角层癣菌感染是由于这些真菌有嗜角质性，其中部分菌可产生脂酶和角蛋白酶，分解细胞的脂质和角蛋白作为真菌生长的营养物质，通过其在局部繁殖后的机械刺激和代谢产物的作用，引起局部炎症和病变。深部感染真菌可在吞噬细胞内繁殖，抑制机体的免疫反应，引起组织慢性肉芽肿和形成组织坏死溃疡。

2. 机会致病性真菌感染　机会致病性真菌多属于非致病的腐生性真菌和寄居于人体的正常菌群，其感染多发生在机体免疫力降低时，常见于接受放疗或化疗的肿瘤患者、免疫抑制剂使用者、AIDS 患者及糖尿病患者等。这些患者继发机会致病性真菌感染后，给治疗带来很大的困难。机会致病性真菌在我国最常见的是白假丝酵母菌，其次是新生隐球菌，以及卡氏肺孢菌、曲霉菌及毛霉菌等。

3. 真菌超敏反应性疾病　由真菌引起的超敏反应是临床上常见的超敏反应性疾病。这些真菌本身可能不具致病性，但由于他们污染空气和环境，可导致超敏反应的发生，所以呼吸道是其主要的侵入门户。可引起超敏反应的真菌有曲霉菌、青霉菌、镰刀菌、交链孢菌和着色真菌等，常引起哮喘、过敏性鼻炎、荨麻疹及接触性皮炎等疾病。

4. 真菌毒素中毒　某些真菌污染粮食和油料作物以及发酵的食品后产生真菌毒素（mycotoxins），人食入后导致急性或慢性中毒；或者直接食用有毒真菌（如毒蘑菇等）引起中毒症状，称为真菌中毒症（mycotoxicosis）。

（1）真菌毒素的产生：少数菌种或个别菌株可产生真菌毒素，且产毒菌株与所产生的毒素间缺乏严格的专一性，一种真菌可产生几种毒素，而几种真菌也可产生同一种毒素。真菌毒素的产生受多种因素影响，除菌种或菌株的差异外，其主要的影响因素是其存在的天然基质，如黄曲霉菌和黄曲霉毒素多见于玉米和花生中，镰刀菌及其毒素多见于小麦和玉米中；而青霉菌及其毒素多见于大米中等。此外，食品基质中的水分含量、环境条件的温度和湿度以及通气状况等，也都影响真菌毒素的产生。

（2）真菌毒素的分类：根据真菌毒素作用的靶器官，可将其分为肝脏毒、肾脏毒、神经毒、造血器官毒及过敏性皮炎毒等。此外，也可根据毒素的产生菌来分类，如黄曲霉毒素、赭曲霉毒素等。

（3）真菌毒素的毒性：真菌的毒素具有多种毒性，进入机体后可致病。如我国东北地区食用的"臭米面"，它是由玉米等粮食经水浸泡后磨面制成，由于水浸泡后粮食霉变，人食用后即引起中毒。又如长江流域等地因产毒的镰刀菌引起粮食作物赤霉病变，人食入后引起肝、肾、心肌、脑等重要器官的病变。还有河北、河南的霉甘蔗中毒，主要由节菱孢菌属（Arthrinium）等产生的3-硝基丙酸引起，脑是其主要的靶器官，可引起抽搐、昏迷，死亡率达20%左右。另外，食入有毒的蘑菇也可引起急性真菌中毒，这也是应该注意的。

真菌中毒与一般的细菌性感染不同，因为真菌是在污染的粮食或食品中产生毒素，容易受到环境条件的影响，所以有明显的地区性和季节性，但不具传染性，也不引起流行。通过多次搓洗污染的粮食可以减少毒素，从而减低其毒性，可起到一定的预防作用。

5. 真菌毒素与肿瘤　随着对真菌代谢产物研究的深入，发现有些真菌毒素与肿瘤的发生有关。如赭曲霉产生的黄褐毒素可诱发肝脏肿瘤，镰刀菌产生的T-2毒素可诱发实验大鼠胃癌、胰腺癌、垂体瘤和脑肿瘤等，青霉菌产生的灰黄霉素可诱发大鼠的肝癌，展青霉素可引起肉瘤。在所有真菌毒素中，黄曲霉毒素 B_1 的致癌作用最强，如果饲料中含 0.015×10^{-6}（ppm）黄曲霉毒素 B_1，喂养大鼠后即可诱发原发性肝癌。表19-2-1列举多种可引起实验动物恶性肿瘤的真菌毒素。

表 19-2-1　致恶性肿瘤的真菌毒素

毒素名称	作用部位及其肿瘤	敏感动物	产生菌
黄曲霉毒素 B_1	肝、肾、肺（癌）	大鼠	黄曲霉菌、寄生曲霉菌
黄曲霉毒素 G_1	肝、肾、肺（癌）	大鼠	黄曲霉菌、寄生曲霉菌
杂色曲霉毒素	肝（癌）、皮下组织（肉瘤）	大鼠	杂色曲霉菌、构巢曲霉菌
灰黄霉素	肝（癌）	小鼠	灰黄青霉菌、黑青霉菌
赭曲霉毒素	肾、肝（癌）	小鼠	赭曲霉菌、硫色曲霉菌
麦角碱	耳（神经纤维瘤）	大鼠	麦角菌
T-2 毒素	胃肠（腺癌）	大鼠	三线镰刀菌
展青霉素	皮下组织（肉瘤）	大鼠	展青霉菌
白地霉培养物	前胃（乳头瘤）	小鼠	白地霉菌

二、机体的抗真菌免疫

机体对真菌具有较强的免疫功能。免疫功能正常者一般不易发生深部真菌感染。机体的抗真菌免疫功能包括天然免疫和适应性免疫两个方面。

1. 天然免疫

（1）皮肤黏膜屏障作用：健康的皮肤黏膜能阻挡真菌对机体的侵袭。一旦皮肤黏膜破损、受伤，真菌即可入侵。皮脂腺分泌的不饱和脂肪酸具有杀灭真菌作用，儿童的皮脂腺发育不完善，头皮分泌的不饱和脂肪酸较成人少，因而儿童易患头癣。成人掌跖部缺乏皮脂腺，且手、足出汗多，促进真菌生长，故成人易患手足癣。寄生于机体的正常菌群可拮抗人体内的白假丝酵母菌等真菌的大量繁殖，如长期使用广谱抗生素，菌群间的拮抗关系被破坏，白假丝酵母菌等则能大量繁殖而导致疾病。

（2）吞噬作用：巨噬细胞和中性粒细胞具有吞噬真菌的能力，吞噬细胞被真菌活化后，释放的 H_2O_2、次氯酸和防御素能杀灭白假丝酵母菌、烟曲霉菌等真菌。但有些真菌可在吞噬细胞内繁殖，刺激组织增生，引起细胞浸润，形成肉芽肿；也可随吞噬细胞扩散到深部组织器官，引起感染。

（3）正常体液中的抗真菌物质：除补体等免疫分子外，体液中还存在一些抗真菌物质。例如，促吞噬肽（tuftsin）能结合到中性粒细胞膜上，增强其杀灭真菌的活性，并具有趋化作用；淋巴细胞合成的转铁蛋白可扩散至皮肤角质层，具有抑制真菌和细菌的作用。

2. 适应性免疫

（1）细胞免疫：在特异性抗真菌免疫过程中，细胞免疫起主导作用。细胞免疫功能受损或低下者，易发生严重的真菌感染。如 AIDS 患者易发生念珠菌、隐球菌、组织胞质菌、球孢子菌的感染。患恶性肿瘤或长期应用免疫抑制剂导致细胞免疫功能低下的人也易并发深部真菌感染。这表明细胞免疫似乎可控制大部分真菌感染。特异性细胞免疫的抗真菌机制可能与活化的 $CD8^+$ T 细胞对真菌的直接杀伤作用以及 T 淋巴细胞所释放的 IFN-γ、IL-2 等细胞因子参与抗真菌感染作用等多种因素有关。

此外，某些机体感染真菌后可发生迟发型超敏反应，如癣菌疹就是由真菌感染引起的皮肤迟发型超敏反应。因此，对某些真菌感染可用真菌菌体的某些成分作抗原，给患者做皮肤试验，用于某些真菌病的辅助诊断或流行病学调查。

（2）体液免疫：真菌是完全抗原，深部真菌感染机体能产生相应的抗体。体液免疫对部分真菌感染有一定保护作用。抗体与真菌特异性结合后，能促进吞噬细胞对真菌进行吞噬，并可阻止真菌与宿主细胞、组织的黏附，从而降低其致病作用。检测特异性抗体对某些深部真菌感染有辅助诊断价值。对浅部真菌感染，机体产生的抗体水平较低，且易出现交叉反应，无应用价值。

真菌感染后一般不能获得牢固免疫力。

第三节　真菌感染的诊断及防治

一、真菌感染的微生物学检查法

各种真菌的形态结构有其一定的特征性，一般可以通过直接镜检和分离培养进行鉴定，但具体方法因标本种类和检查目的而异。

1. 标本　浅部感染真菌可取病变部位的皮屑、毛发、指（趾）甲屑等标本。深部感染真菌的检查可根据不同病变部位取痰、血液、脑脊液等标本。标本避免久置，尽快检查，防止污染，必要时置冰箱暂时保存。

2. 直接镜检　将皮屑、毛发、指（趾）甲屑等标本置玻片上，滴加 10% KOH 少许，以盖玻片覆盖，微微加温，使被检组织中的角质软化后在低倍或高倍镜下观察，若见菌丝或孢子即可初步诊断为癣病，但一般不能确定其菌种。疑为假丝酵母菌感染则取材涂片，行革兰氏染色，若发现有大小、着色不匀的革兰氏阳性圆形或卵圆形孢子，还有芽生孢子和假菌丝，即可初步诊断为假丝酵母菌感染。疑为隐球菌感染时，取脑脊液标本离心后的沉淀物做墨汁负染色后镜检，若发现有肥厚荚膜的圆形孢子即可确诊。

3. **分离培养** 分离培养常用于直接镜检不能确定或需要鉴定感染真菌的种类时。一般采用沙保琼脂培养基。有时为防止细菌或真菌污染，在沙保琼脂内可加入氯霉素或放线菌酮。隐球菌对这两种药物敏感，应避免使用。如无沙保琼脂，可采用血琼脂或其他指定的培养基。

皮肤、毛发、甲屑标本用 70% 乙醇或 2% 石炭酸浸泡 2~3min 杀死杂菌，用无菌盐水洗净后接种于含放线菌酮和氯霉素的沙保培养基上，25~28℃培养数日至数周，观察菌落特征。必要时做真菌小培养，即在无菌玻片上放置一小块沙保琼脂培养基，在培养基边缘接种待检真菌，盖上盖玻片后置温箱培养约 1 周，于镜下观察菌丝、孢子特征，作出鉴定。

4. **显色鉴别培养** 不同的真菌可产生不同的酶，分解底物后的产物不同，因此，制备显色鉴别培养基，利用真菌的不同生化反应使其生长后菌落显示不同的颜色的特点进行分离、计数和鉴定，确定主要致病性真菌。该方法快速、准确，目前临床上主要用于白假丝酵母菌的检测。

5. **血清学试验** 主要检测真菌抗原或机体感染后产生的抗体，以辅助诊断深部真菌感染。如可用 ELISA 法检查患者血清中白假丝酵母菌甘露聚糖抗原和新生隐球菌荚膜多糖抗原。

6. **核酸检测** 真菌 DNA 中 G+C 含量测定可用于真菌的分类和鉴定。分子生物学技术如随机扩增多肽 DNA（RAPD）、PCR 限制性酶切片段长度多态性分析（PCR-RFLP）等技术已经应用于真菌感染的诊断。

7. **真菌毒素的检测** 由于真菌的毒素可引起中毒甚至具有致癌作用，因此对真菌毒素尤其是食品中真菌毒素的检测具有重要意义。目前检测黄曲霉毒素多用薄层层析法和高效液相色谱法以及一些免疫学的方法（如 ELISA 和 RIA 等）。现大多数国家都制定了食品中黄曲霉毒素的最高限量，我国将黄曲霉毒素最高允许量定为：玉米、花生及其制品为 20pg/kg，食用油为 10μg/kg，婴儿代乳食品则不得检出。

二、真菌感染的防治原则

由于真菌表面抗原性弱，目前尚无有效的疫苗可预防，故强调一般性预防。如皮肤癣菌感染的预防主要是注意皮肤卫生，保持鞋袜干燥，避免直接或间接与患者接触。浅部真菌感染的治疗以外用药为主，可选用特比萘芬喷剂或乳膏、酮康唑软膏、咪康唑霜或 0.5% 碘伏。若疗效不佳可内服抗真菌药物。

深部真菌感染的预防主要是去除各种诱因，提高机体免疫力。对免疫抑制剂使用者、肿瘤和糖尿病患者、HIV 感染者应注意预防真菌感染。治疗药物有二性霉素 B、制霉菌素、咪康唑（miconazole）、酮康唑（ketoconazole）、氟康唑（fluconazole）和伊曲康唑（itraconazole）等。20 世纪 90 年代以来主要使用氟康唑和伊曲康唑，对表皮癣菌与深部真菌均有疗效。二性霉素 B 由于有效剂量与中毒剂量极为接近，毒副反应较大，限制了其临床应用。

预防真菌性食物中毒，应严禁销售和食用霉变食品，加强市场管理及卫生宣传教育。

思 考 题

1. 简述真菌的形态结构和培养特性。
2. 简述真菌的致病性。

（陈　锋）

第二十章　常见病原性真菌

第一节　浅表感染真菌

浅表感染真菌也称为皮肤感染真菌，对角质蛋白有亲嗜性，主要侵犯角质蛋白丰富的浅表组织（包括表皮角质层、毛发和甲板），引起癣症（tinea），通常不侵犯皮下等深部组织和内脏器官，也不侵入血流引起全身感染。目前公认的对人类有致病作用的浅表感染真菌有数十种，可分为皮肤癣菌和角层癣菌两大类。

一、皮肤癣菌

皮肤癣菌（dermatophytes）感染是人类最常见的真菌感染。皮肤癣菌又称皮肤丝状菌，由于其嗜角质蛋白的特性，它只侵犯角化的表皮、毛发和指（趾）甲，引起体癣、股癣、手足癣、头癣、甲癣等皮肤癣病。在所有皮肤癣病中，手足癣的发病率最高。对人致病的皮肤癣菌分为表皮癣菌属（*Epidermophyton*）、毛癣菌属（*Trichophyton*）和小孢子菌属（*Microsporum*）三个属，共30余种（见表20-1-1）。

表 20-1-1　癣菌的种类及侵犯部位

属名	大分生孢子	小分生孢子	菌丝体	种数	侵犯部位		
					皮肤	指甲	毛发
毛癣菌	细长棒状	聚集呈葡萄状	+	21	+	+	+
表皮癣菌	棒状	−	+	1	+	+	−
小孢子癣菌	梭形	卵圆形	+	15	+	−	+

1. 生物学性状

（1）表皮癣菌属：在沙保固体培养基上，该菌菌落开始如蜡状，上盖一层菌丝；继而呈短绒毛状或粉末状，颜色渐变为淡黄绿色。长时间培养菌落可出现不规则皱褶。镜下菌丝较细，有隔，呈球拍状和结节状；可见棒状大分生孢子，无小分生孢子。在陈旧培养基上可形成厚膜孢子。

（2）毛癣菌属：在沙保固体培养基上，各种毛癣菌的菌落形态和色泽不同，同一种毛癣菌的不同菌株也常有差异。菌落可呈绒毛状、粉末状、颗粒状及脑回状等，颜色可呈白色、奶油色、黄色、橙黄色、红色或紫色等。镜下可见壁薄、细长呈棒状的大分生孢子及侧生、散在或聚集呈葡萄状的小分生孢子。

（3）小孢子菌属：在沙保固体培养基上，菌落多呈绒毛状或粉末状，表面较粗糙。菌落颜色可呈灰色、棕黄色、橘红色等。镜下可见梭形、壁厚的大分生孢子，小分生孢子则呈卵圆形，沿菌丝侧壁产生，菌丝有隔，呈梳状和球拍状。

2. 致病性　表皮癣菌属中只有絮状表皮癣菌（*E. floccosum*）对人有致病性。毛癣菌属有13种对人有致病性，在我国较常见的有红色毛癣菌（*T. rubrum*）、须毛癣菌

（*T. mentagrophytes*）等。小孢子菌属有 15 种，其中奥杜盎小孢子菌（*M. audouinii*）、石膏样小孢子菌（*M. gypseum*）、犬小孢子菌（*M. canis*）等多见。

癣菌主要由孢子散播传染，常由于接触患癣的患者、患病动物（狗、猫、牛、马等）或其污染物而感染。皮肤癣菌的孢子可黏附于皮肤角质层细胞上，在一定条件下发芽形成菌丝，穿过角质层；分泌多种蛋白酶、脂酶和核酸酶等。皮肤癣菌在组织中的增殖及其代谢产物可引起癣病的病理学变化。

在临床上同一种癣症可由数种不同癣菌引起，而同一种癣菌因侵害部位不同，又可引起不同的癣症（见表 20-1-2）。三个癣菌属均可感染皮肤，引起体癣、股癣和手足癣等；毛癣菌属和小孢子癣菌属还可侵犯毛发，使毛发失去光泽，易折断，也可破坏毛囊产生脓性分泌物，引起头癣、须癣等；絮状表皮癣菌和毛癣菌属可侵犯指（趾）甲，使其增厚变形，失去光泽，引起甲癣（俗称灰指甲）。近年来，由于猫、犬等宠物与人类接触越发密切，皮肤癣菌病尤其是头癣的发病率急剧增加。

表 20-1-2　癣菌与癣病的关系

病名	癣菌
发癣	铁锈色毛癣菌、堇色毛癣菌、断发毛癣菌、石膏样毛癣菌、奥杜盎小孢子癣菌
须癣	红色毛癣菌、堇色毛癣菌、须毛癣菌、犬小孢子癣菌
体癣	红色毛癣菌、铁锈色毛癣菌、堇色毛癣菌、小孢子癣菌属
股癣	絮状表皮癣菌、红色毛癣菌、须毛癣菌、犬小孢子癣菌
脚癣	絮状表皮癣菌、红色毛癣菌、须毛癣菌
黄癣	许兰毛癣菌、堇色毛癣菌、石膏样小孢子癣菌
甲癣	絮状表皮癣菌、红色毛癣菌
叠癣	同心性毛癣菌

3. 微生物学检查法　取病变部位的皮屑、甲屑或毛发，用 10%KOH 处理并在火焰上微加热后镜检，如在标本中查到菌丝或孢子即可初步诊断；也可接种到沙保固体培养基上分离培养，根据菌落特征、菌丝和孢子的特点鉴定菌种。

二、角层癣菌

角层癣菌指只寄生于人体皮肤的最表层（角质层）和毛干上的真菌，因不接触组织细胞，一般不引起组织炎症反应。常见的病原性角层癣菌主要有糠粃马拉色菌（*Malassezia furfur*）和何德毛结节菌（*Piedraia hortai*）。

糠粃马拉色菌可引起皮肤出现黄褐色的花斑癣，俗称"汗斑"，好发于青壮年的颈部、躯干以及婴幼儿的颜面等部位，夏季多见，一般只影响美观，不影响健康。该菌有嗜脂性特点，分离培养可在培养基中加入少许芝麻油或橄榄油等，培养后形成类酵母型菌落。

何德毛结节菌主要侵犯头发，在毛干上形成坚硬的砂粒状结节，黏在发干上，故又称砂毛。标本镜检可见厚膜孢子、孢囊孢子和分枝的菌丝。

第二节　皮下组织感染真菌

引起皮下组织感染的真菌主要为着色真菌和孢子丝菌，多由外伤侵入皮下引起感染。感染一般局限于局部，但也可经淋巴管或血行缓慢扩散到周围组织，甚至脏器。

一、着色真菌

着色真菌是一类在分类上相近，引起相似疾病症状的真菌总称。多为腐生菌，常存在于植物、土壤中。对人致病的主要有卡氏枝孢霉（*Cladosporium carrionii*）、裴氏丰萨卡菌（*Fonsecaea pedrosoi*）、紧密丰萨卡菌（*Fonsecaea compacta*）和疣状瓶霉（*Phialophora verrucosa*）等。这类真菌生长缓慢，菌落多为棕褐色，表面有短绒毛状菌丝。镜下可见棕色、有隔菌丝和棕色分生孢子，在菌丝侧面或顶端形成花瓶型、剑顶型、树枝型等不同类型的分生孢子梗，在分生孢子梗上形成棕色、圆形或卵圆形的小分生孢子。

着色真菌多因外伤侵入机体，多发生于颜面、下肢、臀部等暴露部位。病灶处皮肤境界鲜明，呈黑色或暗红色，故称之为着色真菌病（chromomycosis）。感染早期皮肤伤处出现丘疹、结节，结节可融合呈疣状或菜花状。随着病情的进展，原发病灶结疤愈合，在周围又产生新病灶。日久疤痕增多，若影响淋巴回流，可形成肢体象皮肿。免疫功能低下者可侵犯中枢神经系统或经血行扩散，侵犯脑组织和内脏。

微生物学检查可取皮屑或脓液经 10%KOH 微加热后直接压片镜检。必要时行真菌分离培养，根据分生孢子的形态鉴定不同的着色真菌。

二、申克孢子丝菌

申克孢子丝菌（*Sporothrix schenckii*）是孢子丝菌中唯一的病原菌。该菌广泛分布于自然界，可从土壤、朽木、植物表面分离出来。该菌为双相型真菌，在沙保培养基上 25℃培养 3～5 天，形成灰褐色、有皱褶菌落。镜下菌丝细长，有隔和分枝；由菌丝分化出短小的分生孢子梗，上着生梨状小分生孢子。在含胱氨酸的血平板上 37℃培养，形成酵母型菌落，镜下可见呈球形、卵圆形的菌细胞。

人类感染该菌主要是通过被带菌的植物刺伤或破损的皮肤接触了带菌的土壤、植物等引起。申克孢子丝菌侵入皮下组织、淋巴管，形成结节性或溃疡性病变。病变常沿淋巴管分布，使淋巴管出现链状硬结，称为孢子丝菌性下疳。本菌也可经呼吸道侵入机体，随后经血行扩散到其他部位引起深部感染。孢子丝菌病多发生于从事农业劳动的人群，农艺师多见。此病在我国大部分地区都有报道，东北地区多见。

微生物学检查除直接镜检和分离培养外，还可取患者血清与申克孢子丝菌抗原做试管凝集试验，若效价在 1∶320 以上有诊断意义。

第三节　深部感染真菌

深部感染真菌是指可侵犯机体深部组织、内脏，甚至引起全身感染的真菌，包括机会致病性真菌和地方流行性真菌两类。

一、机会致病性真菌

机会致病性真菌多为宿主正常菌群成员，机体免疫力降低是其主要致病条件。主要包括假丝酵母菌属、隐球菌属、曲霉属和肺孢子菌属等。近年深部真菌感染逐渐增多，其中机会致病性真菌占了很大部分。

（一）白假丝酵母菌

白假丝酵母菌（*Candida albicans*）又称白色念珠菌，在分类上属假丝酵母菌属（*Candida*）。该菌属中 81 个种，其中仅有 10 种对人有致病性，尤以白假丝酵母菌最为常见，占 75% 左右。

1. 生物学性状

（1）形态与结构：白假丝酵母菌为单细胞真菌，菌体呈圆形或卵圆形，直径 3～6μm。革兰氏染色阳性，以出芽方式繁殖。在组织内可形成芽管和假菌丝。

（2）培养特性：在沙保培养基、普通琼脂和血琼脂上生长良好。在沙保固体培养基上 37℃或室温培养 2～3 天可形成乳白色类酵母型菌落，表面光滑、质地细腻；培养稍久，颜色变深，质地变硬或有皱褶。在血清中 37℃孵育 1～3h 可形成芽生孢子和芽管。在含 1% 吐温 -80 的玉米粉琼脂中可形成丰富的假菌丝，假菌丝的中间或顶端有厚膜孢子。

2. 致病性　白假丝酵母菌正常寄生于人的皮肤、口腔、上呼吸道、肠道、阴道等处。当机体免疫功能下降或菌群失调时，可引起各种假丝酵母菌病。

白假丝酵母菌的致病机制与多种因素有关。其细胞壁多糖有黏附作用；芽管或假菌丝可直接插入宿主细胞膜促进黏附，可产生多种有毒性的酶如水解酶、酸性蛋白酶等。在体内可形成生物膜，能有效地抵御机体免疫力和抗真菌药物，诱导抗真菌药物的耐药性。所致疾病主要有下列几种：

（1）皮肤、黏膜感染：皮肤感染好发于皮肤潮湿、有皱褶的部位，如腋窝、腹股沟、乳房下、肛门周围、会阴部及指（趾）间等。可引起湿疹样白假丝酵母菌病、指（趾）间糜烂、甲沟炎、肛门周围瘙痒及湿疹等。黏膜感染好发于口腔、阴道等处黏膜，引起鹅口疮、口角糜烂、外阴与阴道炎等，鹅口疮最为多见。

（2）内脏感染：可引起呼吸系统感染，如支气管炎、肺炎，可引起泌尿系统感染，如膀胱炎、肾盂肾炎，可引起消化道感染，如食管炎、肠炎，也可引起败血症。

（3）中枢神经系统感染：可引起脑膜炎、脑膜脑炎、脑脓肿等。

3. 微生物学检查法

（1）直接镜检：阴道分泌物、痰、脓汁等标本可直接涂片，革兰氏染色后镜检。皮屑等标本先用 10%KOH 处理后再镜检。观察到出芽的圆形或卵圆形酵母菌及假菌丝方可诊断。

（2）分离培养与鉴定：将标本接种到沙保固体培养基上，分离出可疑菌后，再用芽管形成试验、厚膜孢子形成试验或生化反应等方法进行鉴定。

从某些正常标本中也可检出白假丝酵母菌，判断结果时应结合临床表现等综合分析。

4. 防治原则　目前对假丝酵母菌病的高危人群尚未建立有效预防措施。皮肤黏膜的白假丝酵母菌病可局部涂抹制霉菌素、甲紫、氟康唑等进行治疗；深部白假丝酵母菌病的治疗可选用两性霉素 B、氟康唑等。

（二）新生隐球菌

新生隐球菌（*Cryptococcus neoformans*）又称新型隐球菌，在分类上属隐球菌属（*Cryptococcus*）。新生隐球菌广泛分布于自然界，尤其鸽粪中较多，从正常人的体表、口腔和粪便中有时也可分离到。新生隐球菌是隐球菌属唯一的致病菌。

1. 生物学性状

（1）形态与结构：新生隐球菌为单细胞真菌，孢子呈球形，直径 4～12μm，外周有一层较厚的荚膜。本菌以芽生方式繁殖，一个菌体可同时产生一个或多个芽生孢子，芽颈较细。不形成假菌丝（图20-3-1）。

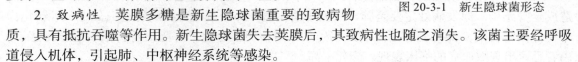

（2）培养特性：在室温及37℃均能生长。在沙保固体培养基上培养数天后可形成酵母型菌落，菌落开始为白色，光滑，湿润，继续培养则逐渐变为黄色、黄棕色。新生隐球菌能产生尿素酶，具有鉴别意义。

（3）分型：根据其荚膜多糖抗原性的不同，可把新生隐球菌分为A、B、C、D四个血清型。临床分离的菌株多为A型（约70%），有时也可分离到D型。

图20-3-1　新生隐球菌形态

2. 致病性　荚膜多糖是新生隐球菌重要的致病物质，具有抵抗吞噬等作用。新生隐球菌失去荚膜后，其致病性也随之消失。该菌主要经呼吸道侵入机体，引起肺、中枢神经系统等感染。

（1）肺隐球菌病：肺部感染一般预后良好。

（2）中枢神经系统隐球菌病：从肺部可以播散到其他部位，如皮肤、黏膜、淋巴结、内脏等。最易侵犯的是中枢神经系统，引起慢性脑膜炎，临床表现类似结核性脑膜炎，病死率较高。

3. 微生物学检查法

（1）直接镜检：采集痰、脓液或脑脊液离心沉淀物等标本，做印度墨汁负染色后镜检。若见球形菌体，外周有肥厚荚膜，即可初步诊断。

（2）分离培养与鉴定：将标本接种于沙保固体培养基，37℃培养2～5天后，可形成典型的隐球菌菌落。镜检可见圆形菌体，无假菌丝。尿素酶试验阳性。

（3）抗原检测：可用ELISA、乳胶凝集试验等方法检测标本中新生隐球菌的荚膜多糖抗原以辅助诊断。

4. 防治原则　控制鸽子数量，及时对鸽粪进行消毒处理，可控制此病的发生。治疗肺部和皮肤感染，可使用5-氟胞嘧啶、氟康唑、酮康唑等抗真菌药物。治疗隐球菌性脑膜炎可使用两性霉素B、氟康唑等，必要时作鞘内注射。

（三）曲霉菌属

曲霉菌属（*Aspergillus*）真菌在自然界分布非常广泛，种类较多，其中10余种能引起人类感染，最常见的为烟曲霉菌（*A. fumigatus*）。曲霉菌除可引起感染性疾病外，还可引起超敏反应性疾病和曲霉菌毒素中毒。

1. 生物学性状

（1）形态与结构：曲霉菌的基本结构是菌丝和分生孢子头。菌丝有隔和分枝。菌丝接触培养基的部分分化成具有厚壁的足细胞，由此向上长出直立的分生孢子梗，孢子梗顶端膨大成半球形或椭圆形顶囊，从顶囊上辐射状长出一层或两层杆状小梗，小梗顶端形成一串球形或卵圆形的分生孢子，呈黄色、黑色等颜色。顶囊、小梗和分生孢子链形成一个菊花状结构，称为分生孢子头。

（2）培养特性：在室温、37℃甚至45℃均能生长。在沙保固体培养基上形成绒毛状或絮状菌落。菌落开始为白色，随着孢子的产生，不同菌种可呈现不同的颜色。

2. 致病性　曲霉菌能侵犯机体的许多部位，引起所侵犯部位的曲霉菌病。其致病作用与曲霉菌产生的毒素、某些酶类和机械刺激有关。

（1）呼吸系统曲霉菌病：有三种类型：①真菌球型肺曲霉菌病：多在肺部有空腔（结核性肺空洞、支气管扩张等）的基础上发生。曲霉菌侵入腔内并大量繁殖，菌丝交织在一起形成团块，称为菌球，菌球可逐渐扩大。也有少部分患者是原发性的。②肺炎型曲霉菌病：多在白血病等血液疾患、恶性肿瘤的晚期和长期应用免疫抑制剂等之后发生。曲霉菌在肺实质内繁殖，引起坏死性肺炎，也可形成脓疡或空洞。患者出现发热、咳嗽、咳痰、胸痛、血痰及咯血等症状。曲霉菌还可随血行扩散到全身，引起全身性曲霉菌病。③过敏性支气管肺曲霉菌病：是曲霉菌引起的 I 型或 III 型超敏反应。患者哮喘反复发作，有时伴有微热，痰中常带有褐色物质（含有菌体成分）。

（2）全身性（系统性）曲霉菌病：多见于某些严重疾病的晚期，由于机体抵抗力下降而造成全身感染。原发病灶主要是肺，少见于消化道。肺炎型曲霉菌病约有三分之一可转化为全身性曲霉菌病。曲霉菌在原发病灶繁殖后，可侵犯血管壁，并随血行扩散引起全身感染。患者迅速出现败血症的临床表现，病死率高。

（3）曲霉毒素中毒：曲霉菌常污染粮食和饲料，有些曲霉菌在其中繁殖后能产生毒素，人或动物食入含有毒素的食物后，可引起急性或慢性中毒，主要损伤肝、肾和神经等组织。有些曲霉毒素具有致癌作用，如黄曲霉毒素与肝癌的发生有密切关系。

3. 防治原则　目前无有效预防措施。治疗多选用两性霉素 B、5- 氟胞嘧啶、氟康唑等药物。

（四）毛霉菌属

毛霉菌属（*Mucor*）广泛分布于自然界，对蛋白质分解能力较强，是引起粮食和食品霉变的重要真菌，在机体免疫功能低下时可引起毛霉菌病。

毛霉的菌丝粗大，无隔，从菌丝直接长出孢子囊梗，孢子囊梗顶端着生球形或近球形的孢子囊，孢子囊内有大量孢子囊孢子。毛霉菌在沙保固体培养基上生长较快，形成松散棉花状菌落。菌落开始为灰白色，形成孢子后转为灰褐色。

毛霉菌病多发生于白血病、重症糖尿病等免疫功能低下的患者。本菌侵袭力强，可破坏血管和淋巴管，并进入血液中繁殖，导致血管栓塞或出血。临床上常见的毛霉菌病有：①全身性毛霉菌病：毛霉菌主要经呼吸道侵入机体，先在肺部繁殖形成病灶，然后经血管或淋巴管扩散引起全身感染。②鼻脑毛霉菌病：毛霉菌侵入鼻腔，在鼻旁窦等部位繁殖，引起副鼻窦炎或眼眶蜂窝组织炎，真菌可破坏附近动脉血管壁进入血流，随血液循环进入脑组织形成病灶。毛霉菌病发病急，病情进展快，病死率极高。患者生前很难确诊。

对毛霉菌病目前无特异性预防措施。可尽早使用两性霉素 B 治疗。

（五）肺孢子菌属

肺孢子菌（*Pneumocystis carinii*）又称肺囊菌，曾认为是原虫，称之为卡氏肺孢子虫，现已确定属于真菌。其生活史分滋养体和孢子囊等阶段。滋养体呈多态形，大小为 2～5μm，多为单核，偶见双核；在合适条件下逐渐发育成熟为孢子囊，孢子囊呈圆形或椭圆形，直径为 4～6μm，内含 8 个球状、卵圆或梭状的孢子，孢子囊成熟后释放出孢子，孢子再逐渐发育成滋养体。

肺孢子菌在自然界分布广泛，经呼吸道吸入肺内，多为隐性感染。当机体免疫功能低下时引起间质性肺炎，称为肺孢子菌肺炎（*pneumocystis carinii pneumonia*，PCP）。病情进展迅速，重症患者可在2~6周内因窒息死亡。还可以引起中耳炎、结肠炎和肝炎等。肺孢子菌感染多见于营养不良和身体虚弱的儿童、各种原因导致的免疫低下或缺陷的患者，美国90%的AIDS患者并发本病。

肺孢子菌对多种抗真菌药物不敏感，治疗其感染可用复方新诺明或羟乙磺酸戊烷胺。

二、地方流行性真菌

这类真菌存在于土壤、空气、植物、水中，通过呼吸道或伤口侵入机体引起外源性感染。这类真菌主要包括荚膜组织胞浆菌（*Histoplasma capsulatum*）、粗球孢子菌（*Coccidioides immitis*）和皮炎芽生菌（*Blastomyces dermatitides*）等。这些致病性真菌均为双相型真菌，主要在南、北美洲等某些局部地区流行，我国较为少见。

1. 荚膜组织胞浆菌　可引起荚膜组织胞浆菌病。本菌多经呼吸道侵入机体，引起肺部感染，多数患者可自愈，少数患者能扩散到全身。全世界约30多个国家报告过本病，以美国、中美洲、南美洲较多。

2. 粗球孢子菌　本菌所致的粗球孢子菌病多流行于美国的西南部、墨西哥和中南美洲等地。多由呼吸道吸入粗球孢子菌的孢子所致。除可引起原发性的肺部感染外，少数患者还可扩散到全身，侵犯皮肤、皮下组织、骨、关节、肝、脾等部位。全身感染，死亡率较高。

3. 皮炎芽生菌　该菌主要分布于北美的密西西比河东岸，可能是土壤和木材的腐生菌。皮炎芽生菌所致的皮炎芽生菌病是一种慢性感染性疾病，以化脓或肉芽肿性病变为其特征，好发于肺和皮肤，也可扩散至全身。

思　考　题

1. 皮肤癣菌为何可引起皮肤癣病？
2. 简述白假丝酵母菌的致病性。
3. 简述新生隐球菌的形态结构特点及致病性。

（陈　锋）

第四篇
非细胞型微生物

　　非细胞型微生物（acellular microbe）体积微小，缺乏细胞的基本结构，核心部分只含有一种类型的核酸（DNA 或 RNA），无产生能量的酶系统，只能在活细胞内以复制方式增殖。病毒属于此类微生物。

第二十一章

病毒学概论

病毒（virus）是一类非细胞型微生物，其特点是：①形体微小，需电子显微镜放大才能观察到；②结构简单，无完整的细胞结构，基因组只有一种类型核酸（DNA 或 RNA）；③严格的细胞内寄生性，只能在一定种类的活细胞中以复制方式增殖；④对抗生素不敏感，但对干扰素敏感。病毒与其他微生物的特征比较参见表 21-0-1。

表 21-0-1　病毒与其他微生物的特征比较

特性	病毒	细菌	支原体	立克次氏体	衣原体	真菌
通过细菌滤器（0.45μm）	+	−	+	−	+	−
结构	非细胞	原核细胞	原核细胞	原核细胞	原核细胞	真核细胞
细胞壁	−	+	−	+	+	+
核酸类型	DNA 或 RNA	DNA＋RNA	DNA＋RNA	DNA＋RNA	DNA＋RNA	DNA＋RNA
在人工培养基上生长	−	+	−	−	−	+
增殖方式	复制	二分裂	二分裂	二分裂	二分裂	有性或无性
抗生素敏感性	−	+	+	+	+	+
干扰素敏感性	+	−	−	−	−	−

病毒分为动物病毒、植物病毒和细菌病毒（噬菌体）。动物病毒是引起人类疾病的重要病原。人类的传染病约 75% 是由病毒引起。病毒性疾病不仅传染性强，而且流行广，有的病情严重、病死率高或病后留有后遗症。例如流感、病毒性肝炎、艾滋病等可造成世界性大流行，而狂犬病、病毒性脑炎、出血热等疾病死亡率极高，许多病毒还与恶性肿瘤、自身免疫病等疾病的发生密切相关。病毒感染的治疗药物有限，因此，病毒性疾病是当前医学主要面临的感染性疾病。

第一节　病毒的生物学特性

一、病毒形态与结构

具有一定形态结构和感染性的完整病毒颗粒称为病毒体（virion），是病毒在细胞外的典型结构形式。

（一）病毒的大小和形态

病毒的大小即病毒体的大小，测量单位是纳米（nanometer，nm，即 $10^{-3}\mu m$）。各种病毒的大小相差悬殊，直径一般介于 20～300nm 之间。最小的病毒是小 RNA 病毒和微小 DNA 病毒，直径为 20～30nm。最大的病毒是痘病毒（poxvirus），直径约为 300nm，在普通光学显微镜下勉强可见。

病毒形态各异（图 21-1-1）。绝大多数动物病毒呈球形或近似球形，也有丝状（丝状病毒）、子弹状（狂犬病病毒）、砖形（痘病毒）等形态。植物病毒多呈杆状或丝状。噬菌体多呈蝌蚪状。无包膜病毒形态相似，呈球形，有包膜病毒的形态呈多形性，如流感病毒在电子显微镜下可呈球形、丝状和杆状。

（二）病毒的结构及化学组成

病毒的形态和结构是病毒分类的依据，也是病毒蛋白功能的基础。病毒在形态和大小方面虽有很大差异，但其结构却有共同之处。病毒的结构可分为基本结构和辅助结构。基本结构包括病毒的核心（viral core）和衣壳（capsid）两

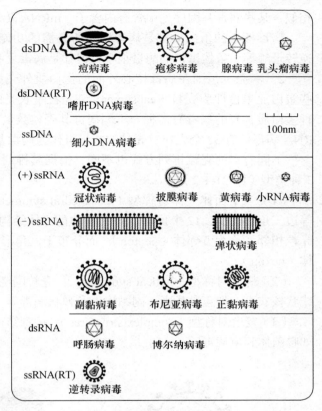

图 21-1-1 病毒的大小与形态模式图

部分，二者构成核衣壳（nucleocapsid）。辅助结构主要是包膜（envelope）或刺突等。病毒体外带有包膜的病毒称为包膜病毒（enveloped virus），无包膜病毒称为裸露病毒（naked virus），其核衣壳就是病毒体。

1. 病毒核心　位于病毒体内部，由基因组和少量病毒基因编码的蛋白组成。病毒的基因组仅由一种类型核酸即 DNA 或 RNA 组成，核酸携带病毒的全部遗传信息，决定了病毒的感染、增殖、遗传、变异等生物学性状。

不同病毒的核酸形式差异很大，可以是线状（linear）、环状（circular）、单链（single-stranded, ss）、双链（double-stranded, ds）、分节段（segmented）和不分节段（nonsegmented）等形式，是病毒分类的主要依据之一。在动物病毒中，DNA 病毒的基因组大多是双链 DNA，只有细小 DNA 病毒是负链单链 DNA（－ssDNA）。在动物病毒中，RNA 病毒的基因组大多是单链，仅呼肠病毒为分节段双链 RNA。单链 RNA 有正链（＋ssRNA）与负链（－ssRNA）之分。＋ssRNA 可起 mRNA 作用，直接用于翻译蛋白，如小 RNA 病毒科和披摸病毒科病毒等。－ssRNA 基因组（如弹状病毒科和正黏病毒科病毒等）是无义链，需先合成具有 mRNA 功能的互补链。

病毒核酸大小不一，DNA 病毒基因组大小从 3.2kb（嗜肝 DNA 病毒科）到 375kb（痘病毒）不等，RNA 病毒基因组大小从 7kb（小 RNA 病毒和星形病毒）到 30kb（冠状病毒）不等。如果平均 1kb 为一个基因，小病毒可能仅含 3～4 个基因，大病毒则可有数百个基因。由于病毒核酸大小有限，病毒必须高效利用这些序列，有些片段能重复利用以编码不同的病毒蛋白质。病毒基因的转录与翻译均在宿主细胞内进行，因此其基因组成与真核细胞基因组

相似，某些病毒基因序列中含有内含子，mRNA 转录后需加工和剪接步骤，不同于细菌。

病毒核心的蛋白质都是病毒增殖所必需的功能蛋白，例如病毒的 DNA 或 RNA 聚合酶、逆转录酶等。虽然携带的酶量很小，但却是病毒复制起始所必需的。

2. 衣壳　包围在病毒核心外面的蛋白质外壳。衣壳由许多蛋白质亚单位堆砌而成，这些蛋白亚单位即为壳粒（capsomere）。壳粒是衣壳的形态学亚单位。有的病毒的壳粒只有一种蛋白质，有的病毒有多种。不同病毒其壳粒数量也不相同，如腺病毒有 252 个壳粒，而小 RNA 病毒仅有 32 个壳粒，壳粒的数量可作为病毒鉴别及分类的依据之一。

不同病毒的壳粒排列方式也不同，根据其排列方式，可以将病毒衣壳的几何结构归纳为 3 种类型（图 21-1-2）：

（1）二十面体立体对称型（icosahedral symmetry）：病毒核酸聚集成团，壳粒构成 20 个等边三角形的面、12 个顶角、30 个棱边的立体结构，如腺病毒。每个顶角的壳粒周围有 5 个壳粒相邻，称为五邻体（penton），而分布于三角形面的壳粒周围有 6 个壳粒相邻，称为六邻体（hexon）。

（2）螺旋对称型（helical symmetry）：壳粒围绕螺旋状盘旋的病毒核酸链对称排列，构成线状核衣壳。如正黏病毒、副黏病毒及弹状病毒等。

（3）复合对称型（complex structures）：病毒结构复杂，既有立体对称又有螺旋对称形式，如噬菌体和痘病毒。

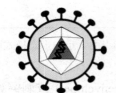

二十面体对称型病毒（疱疹病毒）　螺旋对称型病毒（狂犬病病毒）　复合对称型病毒（噬菌体）

图 21-1-2　病毒衣壳二十面体立体对称型、螺旋对称型和复合对称型模式图

衣壳的主要功能是：①保护病毒核酸免遭环境中核酸酶和其他理化因素（如紫外线、射线等）的破坏。②参与感染过程。病毒感染的第一步是特异性地吸附于细胞表面，无包膜病毒依靠衣壳吸附于细胞表面。③具有免疫原性。衣壳蛋白具有良好的免疫原性，当病毒进入机体后，能引起特异性体液免疫和细胞免疫，有免疫防御作用，有时也引起免疫病理损伤。

3. 包膜（envelope）　位于核衣壳外的双层膜结构，部分病毒有此结构。包膜主要成分是蛋白质、多糖和脂类，常以糖蛋白或脂蛋白形式存在。蛋白质由病毒基因编码合成。多糖和脂类是病毒"出芽"（budding）释放过程中，从宿主细胞膜、核膜或空泡膜等穿过时获得的。

包膜表面常有不同形状的突起，称为包膜子粒（peplomer）或刺突（spike），赋予病毒一些特殊功能。例如，流感病毒包膜上有血凝素（hemagglutinin，HA）和神经氨酸酶（neurominidase，NA）两种刺突。HA 对呼吸道上皮细胞和红细胞有特殊的亲和力；NA 能破坏易感细胞表面受体，便于病毒从细胞内释放。

乙醚、氯仿和胆汁等脂溶剂可溶解包膜的脂质，从而灭活病毒，故有包膜病毒对脂溶剂敏感，而无包膜病毒可以耐乙醚，据此可鉴定病毒有无包膜。有包膜病毒（如呼吸道病毒）

一般不能经消化道感染。

包膜的主要功能是：①维护病毒体结构的完整性；②病毒包膜与宿主细胞膜脂类成分同源，彼此易于亲和及融合，因此包膜与病毒穿入细胞有关；③包膜糖蛋白或脂蛋白均具有免疫原性，其抗体可以封闭病毒表面蛋白，抑制病毒与宿主细胞的吸附，从而阻断病毒的感染。根据包膜抗原性，还可以进行血清学分型，如甲型流感病毒根据包膜血凝素（HA）抗原性不同可划分亚型。

4. 其他辅助结构 如腺病毒在二十面体的各个顶角上有触须样纤维（antennal fiber），亦称纤维刺突或纤突，能凝集某些动物红细胞并毒害宿主细胞。

（三）病毒形态学研究方法

1. 电子显微镜检查法 透射电镜（transmission electron microscope，TEM）一般用于观察病毒内部结构及其在细胞内增殖状态；扫描电镜（scanning electron microscope，SEM）用于测量病毒大小、观察表面形态和结构。

2. X-射线晶体衍射法（X-ray crystallography） 根据 X 线衍射图谱，用数学方式来研究病毒的形态和结构对称性、病毒蛋白亚单位和基因组核酸分子结构。因标本需结晶处理，故仅用于无包膜病毒的研究。

3. 超过滤法（ultrafiltration） 用不同孔径的微孔滤膜过滤病毒悬液，将获得的滤液接种于组织细胞、实验动物或鸡胚，或用血凝试验来测定病毒是否通过滤膜，从而估计病毒的大小。

4. 超速离心法（ultracentrifugation） 病毒大小不同，其沉降速度也不同。可用超速离心法测得病毒的沉降系数（S），借以衡量病毒的大小。

5. 磁共振（magnetic resonance，MR）技术 MR 技术目前用于确定病毒蛋白和核酸的三维空间构象。

二、病毒的增殖

病毒不具有完整的生物合成酶系统，只有进入活的宿主细胞内，由宿主细胞提供合成病毒核酸与蛋白质的原料、能量、必要的酶等，病毒才能增殖。病毒增殖的方式是复制（replication），即以病毒核酸为模板，在 DNA 或 RNA 聚合酶及其他必要因素作用下，合成子代病毒的核酸和蛋白质，装配成完整病毒颗粒并释放至细胞外。病毒复制一般可分为吸附、穿入、脱壳、生物合成、装配与释放 5 个阶段，称为复制周期（replication cycle）。病毒经过复制产生大量子代病毒的同时，宿主细胞的生物合成受到不同程度的抑制或破坏。

（一）病毒复制周期

1. 吸附（attachment/adsorption） 吸附于宿主细胞表面是病毒感染的第一步。吸附主要靠病毒体表面蛋白与易感细胞表面特异性受体相结合。不同细胞表面有不同受体，决定了病毒的不同组织嗜性和感染宿主的范围。

有包膜病毒多通过包膜糖蛋白与细胞受体结合，如流感病毒 HA 与细胞表面受体唾液酸结合；人类免疫缺陷病病毒（HIV）包膜糖蛋白 gp120 的受体是人 Th 细胞表面 CD4 分子；EB 病毒则能与 B 细胞 CD21 受体结合。常见病毒的宿主细胞受体见表 21-1-1。无受体细胞不能被病毒吸附，也不会发生感染。细胞含受体数不尽相同，最敏感细胞可含 10 万个受体。

吸附过程可在几分钟到几十分钟内完成。

表 21-1-1　常见病毒的宿主细胞受体

病毒	病毒吸附蛋白	细胞表面受体
脊髓灰质炎病毒	VP1～VP3	Ig 超家族成员
鼻病毒	VP1～VP3	黏附因子（ICAM-I）
柯萨奇病毒 A 组	VP1～VP3	连接素成员
SARS 冠状病毒	Spike	血管紧张素转换酶 2（ACE2）
甲型流感病毒	HA	唾液酸
麻疹病毒	HA	CD46
单纯疱疹病毒	gB、gC、gD	硫酸乙酰肝素聚糖及 FGF 受体
EB 病毒	gp350	CD21
人巨细胞病毒	CD13 样分子	MHC-I 类抗原的 β_2m
人类疱疹病毒 6	gH、gL	CD46
人类免疫缺陷病毒	gp120	CD4、CCR5、CXCR4
狂犬病病毒	gG	乙酰胆碱受体（横纹肌细胞）
呼肠病毒	δ_1 蛋白	β- 肾上腺素受体

2. 穿入（penetration）　病毒与细胞表面结合后，可通过吞饮、融合、直接穿入等方式进入细胞。吞饮类似吞噬泡，细胞膜内陷将病毒包进细胞质形成吞饮泡，无包膜病毒多以此方式进入易感细胞；融合是多数有包膜病毒的穿入方式，病毒包膜和细胞膜融合，将病毒核衣壳释放至细胞质；直接穿入是指少数无包膜病毒吸附时蛋白衣壳的某些多肽成分和结构发生改变，从而直接穿入细胞的过程。

3. 脱壳（uncoating）　脱去衣壳后病毒核酸才能进行复制和转录。脱壳与穿入几乎是同步或稍后发生。多数病毒穿入细胞后，在细胞溶酶体酶的作用下脱去衣壳。痘病毒脱壳过程复杂，分为两步，先由溶酶体酶作用脱去外壳蛋白，再经病毒编码产生的脱壳酶脱去内层衣壳，方能使核酸完全释放出来。

4. 生物合成（biosynthesis）　病毒脱壳后，核酸释放到细胞内，即进入生物合成阶段。病毒生物合成包括核酸复制和蛋白质合成。病毒核酸在细胞内复制的部位因核酸类型而异。除痘病毒外，DNA 病毒都在细胞核内复制；除正黏病毒和逆转录病毒外，RNA 病毒均在细胞质内复制。

生物合成阶段用电镜在细胞内找不到完整病毒，血清学方法也测不到病毒抗原，称为隐蔽期（eclipse period）。不同病毒隐蔽期长短不一，如脊髓灰质炎病毒为 3～4h，而腺病毒为 16～18h。

根据病毒核酸类型、基因组转录 mRNA 及合成蛋白方式不同，病毒分为 7 种类型：双链 DNA 病毒、单链 DNA 病毒、单正链 RNA 病毒、单负链 RNA 病毒、双链 RNA 病毒、逆转录病毒、嗜肝 DNA 病毒。

（1）双链 DNA 病毒：dsDNA 病毒复制过程可分为早期和晚期两个阶段（图 21-1-3）。早期阶段是利用宿主细胞核内依赖 DNA 的 RNA 聚合酶转录早期 mRNA，再由胞质内的核糖体翻译出早期蛋白。早期蛋白主要是非结构蛋白，包括 DNA 聚合酶、脱氧胸腺嘧啶激酶及调控细胞生物合成的多种酶类，用于子代 DNA 的复制。DNA 复制为半保留复制形式，即在解链酶作用下亲代 DNA 的双链解开为正、负两个单链，再分别以这两条单链为模板，利用早期合成的 DNA 多聚酶，复制出子代 DNA。晚期阶段以子代 DNA 分子为模板，转录晚期 mRNA，继而在细胞质核糖体上翻译出病毒结构蛋白（主要是衣壳蛋白）。

（2）单链 DNA 病毒：ssDNA 病毒种类少，微小 DNA 病毒属于此类。该类病毒基因组可以是正链，也可以是负链。生物合成时，先以亲代 DNA 为模板，合成其互补链，与亲代 DNA 链共价形成复制中间型 dsDNA，然后解链，以新合成的互

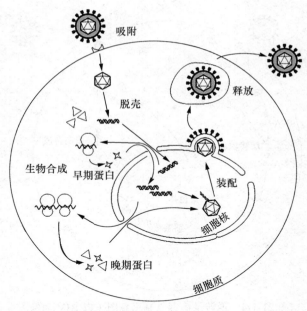

图 21-1-3　dsDNA 病毒复制周期示意图（以 HSV 为例）

补链为模板，半保留复制出子代 ssDNA，同时转录 mRNA 并翻译合成病毒蛋白质。

（3）单正链 RNA 病毒：小 RNA 病毒、黄病毒和某些出血热病毒等的基因组是＋ssRNA，具有 mRNA 功能，可直接附着于宿主细胞的核糖体上翻译早期蛋白。生物合成时，首先翻译出一个大分子多聚蛋白前体，在细胞或病毒编码的蛋白酶作用下，多聚蛋白被切割成各个功能蛋白及结构蛋白，包括 RNA 聚合酶。＋ssRNA 在 RNA 聚合酶作用下，转录出与亲代互补的－ssRNA，形成复制中间型 dsRNA，以－ssRNA 为模板复制子代＋ssRNA，子代＋ssRNA 可以继续翻译病毒蛋白。

（4）单负链 RNA 病毒：大多数有包膜病毒属于－ssRNA 病毒，如流感病毒、狂犬病毒等。这类病毒含有依赖 RNA 的 RNA 聚合酶，使病毒进入细胞后能启动病毒的核酸转录和蛋白翻译。在生物合成过程中，－ssRNA 首先转录出互补＋ssRNA，形成复制中间体 dsRNA，继而以其中＋ssRNA 为模板复制出子代－ssRNA，同时＋ssRNA 起 mRNA 作用，翻译出子代病毒结构蛋白和非结构蛋白。

（5）双链 RNA 病毒：dsRNA 病毒基因组通常是分节段的，如轮状病毒、呼肠病毒等。dsRNA 病毒在自身 RNA 多聚酶的作用下，以其原负链为模板转录出＋ssRNA（mRNA），部分用于翻译早期蛋白或晚期蛋白，部分作为模板复制出－ssRNA，与＋ssRNA 共价聚合，构成子代 RNA。

（6）逆转录病毒：人类免疫缺陷病毒和人类嗜 T 淋巴细胞病毒（HTLV）均属于逆转录病毒。此类病毒自身携带有逆转录酶，且其基因组特殊，是由两条相同的＋ssRNA 构成的双体结构，均不具有 mRNA 功能。其生物合成过程要经历核酸逆转录和整合两个独特步骤，不同于其他＋ss RNA 病毒。首先以病毒 RNA 为模板，在逆转录酶的作用下合成 cDNA，构成 RNA：DNA 中间体。中间体中的 RNA 链由 RNase H 降解，DNA 链进入细胞核内，在 DNA 多聚酶作用下复制成 dsDNA。dsDNA 整合至宿主细胞染色体 DNA 中，成为前病毒（provirus），并可随宿主细胞的分裂存在于子代细胞内。前病毒可以像细胞其他基因一样转录，在细胞核内

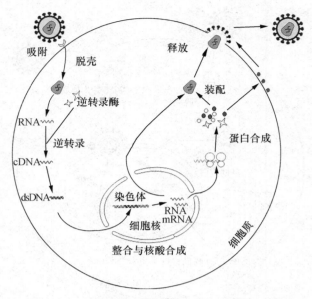

图 21-1-4　逆转录病毒复制示意图（以 HIV 为例）

产生子代病毒 RNA 和 mRNA。mRNA 在胞质核糖体上翻译出子代病毒的结构蛋白和非结构蛋白（图 21-1-4）。

（7）嗜肝 DNA 病毒：乙型肝炎病毒（HBV）属于此类，其基因组为不完全闭合 dsDNA，病毒 DNA 进入细胞核后，在 HBV 编码的 DNA 聚合酶作用下，补齐正链缺口，形成共价闭合环状 DNA（covalently-closed circular DNA，cccDNA）。其复制有逆转录过程。逆转录过程发生在病毒转录之后，在装配好的病毒衣壳中，以前病毒 DNA 转录的 RNA 为模板进行逆转录，形成 RNA：DNA 中间体，然后 RNA 水解，再以－ssDNA 为模板合成部分互补的＋ssDNA，形成不完全双链环状 DNA。

5. 装配与释放（assembly and release）　病毒生物合成之后，子代病毒核酸、衣壳蛋白在细胞质或细胞核装配形成病毒颗粒。不同种类的病毒在细胞内装配的部位也不同。除痘病毒外，DNA 病毒均在细胞核内装配；绝大多数 RNA 病毒与痘病毒则在细胞质内装配。

无包膜病毒先形成空心衣壳，病毒核酸从衣壳裂隙间进入壳内形成核衣壳，即装配为成熟的病毒体。二十面体立体对称型衣壳的形态形成不依附于病毒核酸，可以形成不带有病毒基因组的空壳病毒。螺旋对称型病毒的衣壳蛋白必须依附于病毒核酸，因此不形成空壳病毒。有包膜病毒在核衣壳外再加一层包膜，才成为完整的病毒体。

无包膜病毒依靠细胞的裂解而释放到细胞外。包膜病毒靠出芽方式释放到细胞外。生物合成阶段产生的包膜糖蛋白嵌到细胞膜上，病毒从聚集包膜糖蛋白的细胞膜部位出芽，获得带有病毒蛋白的细胞膜作为自身包膜而释放出去。出芽通常发生于细胞膜，但有的病毒出芽位于核膜。出芽主要有两种方式（图 21-1-5）。

病毒复制周期的长短与病毒种类有关，如小 RNA 病毒复制周期为 6～8h，正黏病毒为15～30h，疱疹病毒需要 40h 以上。每个细胞产生子代病毒的数量也因病毒和宿主细胞不同而异，多者可产生 10 万个病毒。

（二）病毒的异常增殖

病毒在宿主细胞内增殖是病毒与细胞相互作用的过程，并不是所有感染都能产生子代病毒。当细胞不提供病毒增殖所需要的条件和物质或者病毒基因组发生突变和缺陷时，病毒不能完成复制过程，就会发生病毒的异常增殖，形成顿挫感染。缺陷病毒也可形成异常增殖。如果两种病毒同时感染同一细胞，会发生病毒间的干扰现象。

1. 顿挫感染（abortive infection）　病毒进入宿主细胞后，如细胞不能为病毒增殖提供所需要的酶、能量及必要成分，则不能合成子代病毒的成分；或者虽能合成部分或全部病毒成分，但不能装配和释放，称为顿挫感染。不能为病毒增殖提供条件的细胞，称为非容纳细胞（nonpermissive cell）。能为病毒复制提供条件，并产生子代病毒的细胞称为容纳细胞（permissive cell）。

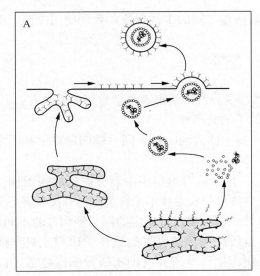
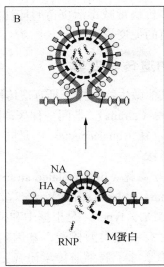

图 21-1-5　包膜病毒出芽的机制

A. 以 Sindbis 病毒出芽释放为例。病毒结构蛋白由单一 mRNA 编码，翻译为大前体蛋白，前体蛋白经蛋白酶切割为成熟的结构蛋白，与子代核酸组成病毒衣壳，然后在嵌有病毒包膜蛋白的细胞膜处出芽释放。

B. 以流感病毒的出芽释放为例。流感病毒的核衣壳蛋白（nucleocapsid protein，NP）、基质蛋白（matrix protein，M）和糖蛋白（HA、NA）是由不同的 mRNA 合成。糖蛋白合成后到达细胞表面。病毒的 RNA 片段、NP、RNA 聚合酶蛋白结合，构成 RNP 片段，然后 RNP 片段与 M 蛋白一起在细胞膜处一边装配病毒，一边出芽，在出芽的细胞膜处，细胞的镶嵌蛋白被病毒蛋白排除出去，最后形成一个完整的子代病毒释放出去。

2. **缺陷病毒**（defective virus）　是指基因组有缺陷的病毒。缺陷病毒因基因组不完整或基因发生突变而不能正常复制增殖。当与其他病毒共同感染细胞时，若其他病毒能为缺陷病毒提供所需要的条件，缺陷病毒则又能完成正常增殖而产生完整的子代病毒，将这种有辅助作用的病毒称为辅助病毒（helper virus）。

腺病毒伴随病毒（adeno-associated virus）是一种缺陷病毒，必须和腺病毒共同感染时才能复制。丁型肝炎病毒（hepatitis D virus，HDV）也是缺陷病毒，只有和乙型肝炎病毒（hepatitis B virus，HBV）共感染时才能复制。这类缺陷病毒没有同种正常毒株，辅助病毒与其也没有亲缘关系。

缺失突变株（deletion mutant）具有正常病毒的衣壳和包膜，只是基因组发生了缺失突变，感染时需要同种正常毒株为其提供必需的成分。但与同种正常病毒共感染时，缺失突变株会干扰正常毒株的复制，故称为缺陷干扰颗粒（defective interfering particle，DIP），与病毒的持续感染发生有关。

伪病毒（pseudovirion）是缺陷病毒的另一形式，它不含有病毒基因组，而是在病毒复制时，衣壳将宿主细胞 DNA 片段或其他来源的 DNA 片段包装进去。伪病毒在电镜下和正常病毒颗粒一样，但不能复制。伪病毒可以将宿主细胞的核酸转移到其他细胞。

3. **干扰现象**（interference）　当两种病毒感染同一细胞时，可发生一种病毒抑制另一种病毒增殖的现象，称为病毒的干扰现象。干扰现象不仅可发生在不同种病毒之间，也可在同种不同型或不同株病毒之间发生。发生干扰的主要机制是：①一种病毒诱导细胞产生的干扰素（interferon，IFN）抑制另一种病毒的增殖；②病毒破坏了宿主细胞表面受体或改变了宿主细胞代谢途径，影响另一种病毒的复制过程；③DIP 所引起的干扰。

　　在使用多价病毒减毒活疫苗时应注意病毒之间的干扰现象，合理使用疫苗，避免由于干扰而影响疫苗的免疫效果。

三、病毒的遗传与变异

　　病毒和其他微生物一样，具有遗传性和变异性。病毒遗传学常用的概念有：

　　1. 病毒株（strain）　是同一种病毒的不同分离株。

　　2. 病毒准株（quasispecies）　是同一宿主体内同一种、同一株病毒群中基因发生某些变异的个体病毒株。

　　3. 野毒分离株（field-isolated strain）　是指从自然宿主中新分离到的病毒株，也称原始分离株（primary-isolated strain），经实验室传代的病毒株不能称为野毒分离株或原始分离株。

　　4. 病毒型别（type）　是根据中和抗体进行免疫反应确定的同一种病毒的不同血清型。

　　病毒仅含有一种类型核酸，基因组也较简单，是良好的遗传学研究工具。许多生物学和遗传学理论来源于病毒遗传学研究。病毒遗传学研究有助于研发病毒疫苗。1798年，爱德华·詹纳（Edward Jenner）利用牛痘接种预防天花；1884年，路易斯·巴斯德（Louis Pasteur）研制狂犬病疫苗，都是利用病毒变异实现的。病毒的变异机制如下：

（一）基因突变

　　病毒基因组中的碱基序列由于置换、缺失或插入而发生改变。病毒基因复制时可发生自发突变，其自发突变率为$10^{-8} \sim 10^{-6}$。可以人为用物理因素（如紫外线或 γ 射线）或化学因素（如亚硝基胍、5-氟尿嘧啶或5-溴脱氧尿苷）诱发突变，以提高突变率。由基因突变产生的病毒表型性状改变的毒株称为突变株（mutant）。突变株可呈多种表型，如病毒空斑的大小、病毒颗粒形态、抗原性、宿主范围、营养要求、细胞病变以及致病性均可发生改变。在医学上有重要意义的突变株有以下几种：

　　1. 条件致死性突变株（conditional-lethal mutant）　是指在某种条件下能够增殖，而在另一种条件下不能增殖的病毒株。温度敏感突变株（temperature-sensitive mutant，ts）就是典型的条件致死性突变株。ts突变株在容许温度（28～35℃）可增殖，而在非容许温度（37～40℃）后则不能增殖，原因是ts株的基因编码的蛋白质或酶在较高温下失去功能。ts突变株具有毒力减弱而免疫原性不变的特点，是生产疫苗的理想毒株，但ts突变株容易回复突变，因此在制备疫苗时须多次诱变后方可获得稳定的突变株。脊髓灰质炎病毒减毒活疫苗就是ts株。

　　2. 宿主范围突变株（host-range mutant，hr）　病毒基因组改变影响了对宿主细胞的感染范围，能感染野生型病毒株所不能感染的细胞。狂犬病疫苗就是宿主范围突变株。

　　3. 耐药突变株（drug-resistant mutant）　常因编码病毒酶基因的改变而降低了靶酶对药物的亲和力或作用，从而使病毒对药物不敏感而能继续增殖。

　　4. 缺损干扰突变株（detective interference mutant，DIM）　即DIP。多数病毒可自然发生DIM，尤其是在高滴度复制传代时更容易出现，与某些慢性疾病的发病机制有关。

（二）基因重组与重配

　　两个或更多的病毒颗粒感染同一细胞时，它们的基因组可发生多种形式的相互作用，但常发生于具近缘关系的病毒之间。如两病毒的基因组发生交换，产生具有两个亲代病毒特性的子代病毒，并可继续增殖，此过程称为基因重组（gene recombination）（图21-1-6）。子代

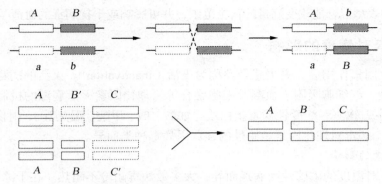

图 21-1-6　病毒的基因重组模式图

重组病毒（recombinant）可以稳定遗传。

病毒发生基因重组的频率因种类不同而差异甚大。基因组分节段的病毒容易发生基因重组，不同毒株间的基因片段可以发生交换，使子代基因组发生改变，这种重组称为基因重配（reassortment），如流行性感冒病毒。基因组不分节段的病毒基因重组的概率较低。重组不仅可发生于两种活病毒之间，也可发生于活病毒与灭活病毒之间，甚至可发生于两种灭活病毒之间。

在某些病毒感染细胞的过程中，病毒基因组或某一片段可以插入宿主染色体 DNA 中，这种病毒基因组与细胞基因组的重组称为整合（integration）。逆转录病毒、许多致肿瘤病毒均有整合特性。整合可引起宿主细胞基因组的改变，经常导致细胞发生恶性转化。

（三）病毒基因产物的相互作用

两种病毒感染同一细胞时，除可发生基因重组外，还可发生病毒基因产物的相互作用，包括互补作用、表型混合与核壳转移等，导致子代病毒的表型变异。

1. 互补作用（complementation）　是指两种病毒同时感染细胞时，通过基因产物的相互作用，产生一种或两种感染性子代病毒。互补作用可发生在两缺陷病毒间，也可发生于感染性病毒与缺陷性病毒或灭活病毒之间。这是因为一种病毒能提供另一种缺陷病毒所需的基因产物，如病毒衣壳、包膜或酶类。

2. 表型混合和核壳转移（phenotypic mixing）　当两种病毒感染同一细胞时，其中一种病毒的基因组可能被装配到另一病毒的衣壳中，或者一种病毒衣壳或包膜嵌有另一病毒的蛋白分子，这两种情况都是表型与基因型不相符，称之为表型混合（图 21-1-7）。当一种病毒的基因组错误地装配进另一种病毒衣壳时，也称为表型隐蔽（phenotypic masking）或者核壳转移（transcapsidation）。表型混合不能产生稳定遗传，子代病毒会回复为原表型。

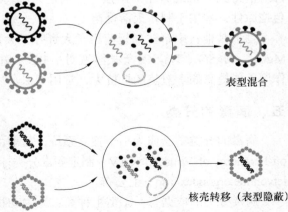

表型混合

核壳转移（表型隐蔽）

图 21-1-7　表型混合和核壳转移模式图

在病毒学研究中获得新表型病毒株时，应通过传代来确定病毒新性状的稳定性，以区分是重组体还是表型混合。在临床上，要注意病毒衣壳和包膜的表型混合能改变病毒的宿主范围，并可影响或干扰病毒的血清学诊断结果。

四、理化因素对病毒的影响

病毒受理化因素作用后，失去感染性称为灭活（inactivation）。灭活的病毒仍能保留其他特性，如抗原性、红细胞吸附、血凝及细胞融合等。理化因素灭活病毒的机制是破坏病毒的包膜（如脂溶剂或冻融等）、变性病毒蛋白质（如酸、碱、甲醛、温热等）、损伤病毒核酸（变性剂、射线等）。病毒对理化因素敏感性的强弱因病毒种类而异。

1. 物理因素的影响

（1）温度：对温度的敏感性因病毒而异，大多数病毒耐冷不耐热。在干冰温度（−70℃）或液氮温度（−196℃）条件下，病毒感染性可保持数月至数年，因此实验室常用低温冷冻保存病毒株。但反复冻融会使病毒失活，包膜病毒对反复冻融尤其敏感。多数病毒通过60℃加热30min或100℃加热数秒钟可被灭活，但HBV需100℃加热10min才能灭活；有包膜的病毒比无包膜病毒更不耐热。

（2）酸碱度：多数病毒在pH 5～9时稳定。所有病毒都不耐碱，有些病毒可以耐受酸性环境，例如肠道病毒在pH 3～5时稳定，但鼻病毒在酸性环境迅速被灭活。可以利用对pH的稳定性来鉴别病毒。

（3）射线：X线、γ射线或紫外线均能以不同机制使病毒灭活。射线可使核苷酸链发生致死性断裂；紫外线能使病毒基因核苷酸结构发生改变，形成胸腺核苷与尿核苷双聚体，从而抑制病毒DNA或RNA的复制。但有些病毒，如脊髓灰质炎病毒经紫外线灭活后，再用可见光照射，因除去双聚体而复活，称为光复活（photoreactivation），故不宜使用紫外线来制备灭活疫苗。

2. 化学因素的影响

（1）脂溶剂：乙醚、氯仿、去氧胆酸盐、阴离子去污剂等脂溶剂均可溶解包膜脂质，使包膜病毒失去吸附能力而被灭活，因此，包膜病毒（如流感病毒、流行性乙型脑炎病毒等）对脂溶剂敏感。脂溶剂对无包膜病毒几乎没有作用。可用耐乙醚试验鉴别病毒有无包膜。

（2）消毒剂：病毒对化学消毒剂的敏感性也因病毒种类而异。强酸、强碱、次亚氯酸盐、过氧乙酸、戊二醛、甲醛、氧化剂、卤素及其化合物等化学消毒剂均对病毒有灭活作用。病毒对消毒剂的抵抗力比细菌强，特别是无包膜的病毒。甲醛虽能使病毒灭活但病毒仍能保持免疫原性，常用于制备灭活疫苗。

（3）其他：中草药如板蓝根、大青叶、大黄等对某些病毒有一定的抑制作用。高浓度的$MgCl_2$、$MgSO_4$、Na_2SO_4等盐溶液对小RNA病毒科、疱疹病毒科和正黏病毒科等病毒有稳定作用，能提高病毒对热的抵抗力，常用于保存病毒减毒活疫苗制品。

五、病毒的分类

病毒的分类学已成为一个独立系统，目前由国际病毒分类委员会（International Committee on Taxonomy of Viruses，ICTV）制定病毒分类标准和方法，并定期修订，在其官方网站（http://ictvonline.org/index. asp）上公布。

病毒分类的依据有：①宿主种类：分为动物病毒、植物病毒和细菌病毒（噬菌体）；②病毒基因组特点：核酸的类型（DNA或RNA）；基因组大小（kb）；单链还是双链；线状还是环状；分节段否（节段数目和大小）；有意义链还是无意义链，或者双义链（ambisense）；核酸占病毒体总量的百分比及G＋C含量等；③病毒体形态学：包括形态大小和结构；核衣壳的对称型、衣壳壳粒数目及核衣壳直径；有无包膜和包膜蛋白刺突；④抗原性；⑤病毒在细胞中的增殖部位、复制方式及生长特性；⑥致病特性：包括自然宿主范围、传播方式及传播媒介、流行病学特征、组织亲嗜性、致病性及病理学特点等。

根据分类原则，病毒按科（family）（包括亚科 subfamily）、属（genus）、种（species）依次分类。病毒科名用 -viridae 后缀表示。在同一病毒科内，根据病毒的理化性状和血清学差异再划分为属（genus），后缀以 -virus 即为病毒属名，不同病毒科划分属的依据也不同。根据血清学和生物学特征不同，属内又分为若干种。例如人类免疫缺陷病毒（human immunodeficiency virus）是逆转录病毒科（Retroviridae）中慢病毒属（Lentivirus）的一种。

根据 ICTV2011 年出版的《病毒分类：国际病毒分类委员会第九次报告》及 2014 年对该报告的修订，已确定归类的有 7 个病毒目、103 个病毒科、22 个病毒亚科、455 个病毒属、2827 个病毒种。目前尚有 77 个病毒科无法归属已知的病毒目中。将感染人和动物的重要病毒科列于表 21-1-2。

表 21-1-2 感染人和动物的病毒分类

核酸	衣壳对称型	包膜	病毒大小 /nm	基因组大小 /kb	核酸结构	病毒科	主要病毒
DNA	20 面体	无	18～26	5.6	ss	细小病毒科	细小病毒 B19
			40	5.2	ds 环状	多瘤病毒科	SV40
			55	6.8～8.4	ds	乳头瘤病毒科	人乳头瘤病毒
			80～110	36～38	ds	腺病毒科	腺病毒
		有	40～48	3.2	ds 环状	嗜肝 DNA 病毒科	HBV
			150～200	124～240	ds	疱疹病毒科	单纯疱疹病毒、水痘 - 带状疱疹病毒、巨细胞病毒、EB 病毒
	复合结构	复杂的外壳	230～400	130～375	ds	痘病毒科	天花病毒、痘苗病毒、传染性软疣病毒
RNA	20 面体	无	28～30	7.2～8.4	ss	小 RNA 病毒科	肠道病毒、鼻病毒
			28～30	7.2～7.9	ss	星状病毒科	星状病毒
			27～38	7.4～7.7	ss	杯状病毒科	戊型肝炎病毒
			60～80	16～27	ds 分段	呼肠病毒科	呼肠病毒、轮状病毒
		有	50～70	7.9～11.8	ss	披膜病毒科	风疹病毒
	复合结构或不清楚	有	40～60	9.5～12.5	ss	黄病毒科	流乙脑炎病毒、森林脑炎病毒、登革热病毒
			50～300	10～14	ss 分段	沙粒病毒科	拉沙病毒
			120～160	27～32	ss	冠状病毒科	冠状病毒
			80～100	7～11	ss 二倍体	逆转录病毒科	人类免疫缺陷病毒、人类嗜 T 细胞病毒
	螺旋	有	80～120	10～13.6	ss 分段	正黏病毒科	流感病毒
			80～120	11～21	ss 分段	布尼雅病毒科	汉坦病毒、新疆出血热病毒
			80～125	8.5～10.5	ss	博尔纳病毒科	博尔纳病毒
			75～180	13～16	ss	弹状病毒科	狂犬病毒、水泡性口炎病毒
			150～300	16～20	ss	副黏病毒科	麻疹病毒、呼吸道合胞病毒、腮腺炎病毒、副流感病毒
			80～1000	19.1	ss	丝状病毒科	马堡病毒、埃博拉病毒

ss：单链（single-stranded）；ds：双链（double-stranded）。

ICTV 把比病毒更小，且在结构、化学组成及复制过程不同于常规病毒的传染因子，称为亚病毒（subvirus），包括类病毒、卫星病毒和朊粒，是一些非常规病毒的致病因子。

（1）类病毒（viroid）：是很小的具有感染性的 RNA 分子。类病毒仅由 200～400 个核苷酸组成，为单链 RNA，有二级结构，无包膜或衣壳，不含蛋白质。在细胞核内复制。目前发现的类病毒均为植物病毒。

（2）卫星病毒（satellite virus）：是由 500～2000 个核苷酸构成的单链 RNA。卫星病毒可分为两类：一类可编码自身的衣壳蛋白；另一类为卫星病毒 RNA 分子，需利用辅助病毒的蛋白衣壳，曾经被称为拟病毒（virusoid）。复制时常干扰辅助病毒的增殖。

（3）朊粒（prion）：是一种具有传染性的不带有核酸的蛋白质因子，引起动物和人类中枢神经系统慢性退行性病变。具体内容请见朊粒章节。

思 考 题

1. 简述病毒的结构及化学组成。
2. 病毒的复制周期包括哪几个阶段？

（王 燕）

第二节 病毒的致病性

病毒感染（viral infection）是指病毒侵入机体并在细胞中增殖的过程。病毒感染的实质是病毒与机体、病毒与易感细胞相互作用的过程。如果病毒感染导致细胞和组织的损伤，则表现为病毒性疾病（viral disease），病毒性疾病与病毒感染是两个相关但又不同的概念。病毒感染是否引起疾病，取决于病毒致病性和宿主免疫力两方面因素。

病毒致病性是指某病毒感染特定宿主并引起疾病的能力。病毒毒力指的是病毒致病性的强弱，即引起宿主症状和病理变化的强弱，是量的概念。例如，流感病毒可感染人群，具有致病性，但流感病毒流行株的毒力要强于减毒疫苗株，前者引起疾病，后者并不引起疾病。

一、病毒的传播

1. 传染源 病毒感染的传染源包括感染者、带毒动物、污染物品。病毒感染者包括患者和病毒携带者（viral carrier），后者因为没有临床症状而常常被忽视，是重要的传染源。感染病毒的动物可能是病毒的扩增宿主，也可能是传播媒介，后者是虫媒病毒感染中十分重要的环节。被病毒污染的物品是医源性传播的主要来源，血液、血制品和器械等消毒不严格均可造成病毒感染。

2. 入侵途径 病毒侵入机体的途径是指病毒接触机体并入侵宿主的部位（如经呼吸道、消化道、泌尿生殖道等），由病毒固有的生物学特性所决定。一种病毒可通过多种途径感染机体，而不同病毒可经同一途径侵入机体，但通常每种病毒都有相对固定的主要感染途径。

机体与外界相通的皮肤、口腔、鼻腔及泌尿生殖道等都是病毒入侵机体的门户，所以病毒主要通过皮肤和黏膜（呼吸道、消化道或泌尿生殖道）传播。但在特定条件下，病毒可直接进入血液循环感染机体，如输血、注射、器官移植和昆虫叮咬等。人类病毒的感染途径及方式如表 21-2-1 所示。

表 21-2-1　人类病毒的感染途径和传播方式

感染途径	传播方式与媒介	病毒种类
呼吸道	空气、飞沫、痰、唾液或皮屑	正黏病毒（流感病毒）、副黏病毒、鼻病毒、水痘病毒和腺病毒等
消化道	污染的水或食物	脊髓灰质炎病毒、柯萨奇病毒、埃可病毒、轮状病毒、HAV 及 HEV
眼及泌尿生殖道	接触（直接或间接）、游泳池、性接触	HIV、HSV-1、HSV-2、CMV、HPV、腺病毒及肠道病毒 70 型
破损皮肤	吸血昆虫、狂犬	脑炎病毒、狂犬病病毒等
血液	输血、注射、器官移植	HIV、HBV、HCV、CMV
经胎盘或产道	宫内、分娩产道、哺乳	风疹病毒、HIV、HBV、CMV 等

3. 传播方式　流行病学把病毒传播分为水平传播和垂直传播两种方式。

（1）水平传播（horizontal transmission）：指病毒在人群中不同个体之间的传播（包括由媒介、动物参与的传播）。主要通过呼吸道、消化道、皮肤黏膜和血液等途径进入人体，产生水平感染（horizontal infection）。水平传播的病毒感染率高，可迅速繁殖并在体内播散。

（2）垂直传播（vertical transmission）：指病毒从母体经胎盘、产道或哺乳传播给子代的传播方式。垂直传播发生于胎儿期、分娩过程和出生后的哺乳期。有十多种病毒可引起垂直感染，以 HBV、巨细胞病毒（CMV）、HIV 和风疹病毒为多见。垂直感染可致死胎、流产、早产或先天畸形，子代也可没有任何症状或成为病毒携带者。

4. 体内播散方式　病毒侵入机体后，有些病毒（如流感病毒、腮腺炎病毒）只在入侵部位感染细胞、增殖并产生病变，称为局部感染（local infection）或表面感染（superficial infection）。当机体防御能力降低或病毒毒力过强时，有些病毒可由入侵部位经血流或神经系统向全身或远离入侵部位播散，造成全身感染（systemic infection）。病毒由局部向全身播散的方式有：①局部直接播散：通过细胞与细胞接触或者通过分泌液感染附近细胞而播散，如流感病毒。②血液播散：有些病毒在感染过程中需要经过两次病毒血症才能播散至全身。如麻疹病毒、脊髓灰质炎病毒等。病毒首先在入侵局部组织及淋巴结增殖，随后进入静脉引起第一次病毒血症。如果机体尚无特异性抗体，病毒到达肝、脾细胞进一步增殖，释放大量病毒经动脉入血，引起第二次病毒血症并播散全身到达靶器官，造成典型感染并出现相应的临床症状。③神经系统播散：有些病毒（如单纯疱疹病毒、狂犬病病毒）感染神经元并向中枢神经系统或全身播散。

二、病毒感染类型

机体感染病毒后，可表现出不同的临床类型。根据有无临床症状，可分为隐性感染和显性感染。

（一）隐性感染（inapparent infection）

病毒进入机体后，不引起临床症状的感染称为隐性病毒感染，又称为亚临床感染（subclinical infection）。原因可能与病毒的种类不同、毒力较弱和机体免疫力较强等因素有关。病毒隐性感染十分常见，因为没有明显的临床症状而未被觉察。脊髓灰质炎病毒和流行性乙型脑炎病毒的大多数感染都是隐性感染，发病率大约只占感染者的 0.1%。隐性感染之后机体建立对该病毒的适应性免疫力，其作用相当于主动免疫接种。但是，隐性感染者可成为病毒携带者，向外界播散病毒，是重要的传染源。

（二）显性感染（apparent infection）

病毒进入机体，到达靶细胞后大量增殖，使细胞损伤，导致机体出现了临床症状的感染。根据症状出现早晚和持续时间长短，显性感染又分为急性病毒感染和持续性病毒感染。

1. 急性病毒感染（acute viral infection）病毒感染机体后，经过短暂的潜伏期出现急性症状，病程持续数日或数周之后病毒被清除，症状消失，机体获得适应性免疫，此为急性病毒感染，又称为病原消灭型感染。如流感病毒、甲型肝炎病毒等只引起急性病毒感染。

2. 持续性病毒感染（persistent viral infection）许多病毒感染机体后可在体内持续存在数月、数年甚至数十年。持续感染不仅造成机体的长期损伤，而且是重要的传染源，是病毒感染的主要危害类型。

病毒持续感染的原因有多方面：①机体免疫力低下，无力清除病毒；②病毒处于受保护部位（如中枢神经系统、免疫细胞等），逃避宿主免疫作用；③病毒基因组整合在宿主细胞染色体上，与细胞长期共存；④病毒抗原性弱，或者病毒中和抗原编码基因频繁突变，机体难以产生有效免疫应答予以清除；⑤有些病毒产生 DIP，干扰病毒的正常增殖，也可形成持续性感染。

由于病毒的生物学特性和感染特性的不同，病毒持续感染的表现形式也不同，可归类为三种方式：慢性感染、潜伏感染、慢发病毒感染（图 21-2-1）。

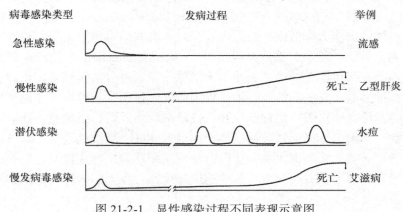

图 21-2-1　显性感染过程不同表现示意图

（1）慢性感染（chronic infection）：经显性或隐性感染后，病毒不能被清除，持续存在于血液或组织中，病程长达数月或数十年。感染者临床症状轻微或为无症状病毒携带者，也有患者病情反复、临床症状迁延不愈。HBV、CMV、EBV 等感染常表现为慢性感染。

（2）潜伏感染（latent infection）：某些病毒进入机体造成显性或隐性感染之后，长期潜伏于特定组织或细胞内，不表现临床症状，在某些条件下病毒可被激活，反复出现临床症状。如单纯疱疹病毒（HSV）感染是典型的潜伏感染，HSV 原发感染之后潜伏于三叉神经节或骶神经节，每当机体劳累或免疫功能低下时，潜伏的 HSV 被激活后，沿感觉神经到达皮肤，引起唇疱疹或生殖器疱疹。

（3）慢发病毒感染（slow virus infection）：某些病毒进入机体后要经历几年甚至数十年的潜伏期，一旦出现症状，表现为进行性加重，直至死亡，此类感染称为慢发病毒感染。如 HIV 引起的 AIDS、麻疹缺陷病毒引起的亚急性硬化性全脑炎（subacute sclerosing panencephalitis，SSPE）、朊粒感染等均属慢发病毒感染。

三、病毒的致病机制

病毒侵入机体后，首先进入易感细胞中并增殖，进而对宿主产生致病作用。病毒的致病作用是从入侵细胞开始，然后扩散到更多细胞，最终造成组织器官的损伤、功能障碍。可见，病毒致病作用表现在细胞和机体两个水平（图 21-2-2）。

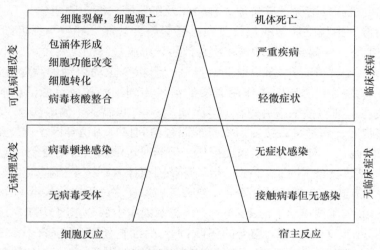

图 21-2-2　急性病毒感染时细胞和宿主的反应

（一）病毒感染对宿主细胞的致病作用

病毒感染造成细胞损伤的原因包括病毒复制对细胞的直接损伤和机体免疫清除病毒的同时损伤宿主细胞造成的免疫病理损伤。

细胞被病毒感染后，由于病毒和宿主细胞相互作用的结果不同，其表现形式也多种多样，主要包括溶细胞型感染、稳定状态感染、细胞凋亡、病毒基因的整合、细胞增殖与转化及包涵体的形成。

1. 溶细胞型感染（cytolytic infection）　病毒在宿主细胞内增殖后大量释放子代病毒，造成细胞破裂死亡，又称为病毒的杀细胞效应（cytocidal effect）。产生溶细胞型感染的主要是无包膜、杀伤性强的病毒，如脊髓灰质炎病毒、腺病毒等，临床表现为急性感染。用病毒攻击体外培养的细胞，可见细胞出现肿胀、变圆、聚集、融合、裂解或脱落等现象，称病毒的致细胞病变效应（cytopathic effect，CPE），一般体外 CPE 的产生与体内溶细胞型感染作用相一致。

溶细胞型感染的主要机制有：①阻断细胞核酸和蛋白质合成：由病毒编码的早期蛋白（酶类），通过各种途径抑制、阻断细胞核酸的复制、转录和蛋白质合成。例如，小 RNA 病毒的 2A 蛋白具有蛋白酶活性，可以破坏宿主细胞蛋白翻译的起始因子 eIF-4G 的 N 末端，使得细胞的 mRNA 不能与起始因子复合物结合，导致宿主细胞蛋白质翻译终止；②细胞溶酶体结构和通透性的改变：病毒感染除造成宿主细胞的细胞骨架、细胞器的损伤，还引起溶酶体膜通透性增加或破坏，溶酶体中的酶类可致细胞自溶，产生溶细胞型感染；③病毒抗原嵌入细胞膜，导致细胞融合，或引起免疫损伤；④病毒蛋白对细胞的毒性作用，例如腺病毒表面的蛋白纤维突起对细胞有毒性作用；⑤病毒感染对细胞器的损伤，包括细胞核、内质网、线粒体等，使细胞出现肿胀、团缩等改变。

2. **稳定状态感染（steady state infection）**　许多有包膜病毒在宿主细胞内增殖过程中，对细胞代谢、溶酶体膜影响不大，由于其以出芽方式释放病毒，其过程缓慢，病变较轻，短时间不会引起细胞溶解和死亡，称为病毒的稳定状态感染。但是稳定状态是暂时的，因为：①病毒编码的包膜蛋白大量嵌入细胞膜，破坏了细胞膜的稳定性；②包膜蛋白对机体而言是新抗原，机体免疫机制要清除这些抗原，也会殃及细胞膜；③包膜蛋白具有一定的生物学活性，例如麻疹病毒、副流感病毒的包膜蛋白具有膜融合功能，导致与邻近细胞融合。因此，稳定状态感染的细胞，经病毒长期增殖多次释放后，细胞最终仍要死亡。

3. **细胞凋亡（apoptosis）**　细胞根据自身基因组指令主动启动的程序性死亡即为凋亡。在一定条件下，细胞受到诱导因子作用激发的信号传到细胞核内，激活细胞凋亡基因，从而导致细胞膜鼓泡、细胞核浓缩并可出现凋亡小体。有些病毒（如腺病毒、人乳头瘤病毒、HIV 等）感染细胞后，病毒可直接或由病毒编码蛋白间接作为诱导因子诱发细胞凋亡。病毒感染诱导宿主细胞凋亡，对宿主产生病理损伤，但同时也限制病毒的复制和增殖。

4. **病毒基因组的整合（integration）**　指病毒基因组插入到宿主细胞染色体 DNA 中。病毒基因组整合有两种方式：①全基因组整合：逆转录病毒复制过程中前病毒 DNA 要整合到细胞染色体 DNA 上；②失常式整合（aberration）：病毒基因组中部分基因或 DNA 片段随机整合到细胞 DNA 上，多见于 DNA 病毒。整合的病毒 DNA 随细胞分裂而带入子代细胞。病毒基因组的整合会造成宿主细胞基因组的损伤，如整合处细胞基因的失活、附近基因的激活等。

5. **细胞的增殖与转化**　有少数病毒感染细胞后不但不抑制宿主细胞 DNA 的合成，反而促进细胞 DNA 的合成，如体外细胞培养证实，SV40 病毒可促进细胞增殖，并使细胞形态发生变化，失去细胞间接触性抑制而成堆生长，这些细胞生物学行为的改变，称为细胞转化（cell transformation）。人类病毒中的 HSV、CMV、EBV、HPV 和腺病毒中的某些型别均能转化体外培养细胞，这种细胞转化能力与病毒的致瘤潜能有密切联系，部分转化细胞在动物实验中可以变成肿瘤细胞。另外，如人内源性逆转录病毒（human endogenous retrovirus, HERV）K 家族编码的蛋白可以通过与抑癌基因 *PLZF* 编码的蛋白质相互作用，使其丧失对原癌基因 *c-myc* 的转录抑制作用，从而促进细胞转化和成瘤。病毒转化细胞多具有旺盛的生长力，易于连续传代，细胞表面可出现新抗原，且多数细胞染色体中整合有病毒 DNA。

6. **包涵体（inclusion body）形成**　细胞被病毒感染后，在细胞质或细胞核内出现光镜下可见的圆形或椭圆形斑块，称为包涵体。病毒包涵体由病毒颗粒或未装配的病毒成分组成，也可以是病毒增殖留下的细胞反应痕迹。包涵体可破坏细胞的正常结构和功能，有时引起细胞死亡。

（二）病毒感染对机体的致病作用

1. **病毒对组织器官的损伤**　病毒侵入机体感染细胞具有一定的选择性，即病毒只能感染某些种类的细胞并能在其中繁殖产生子代病毒，称为病毒的组织亲嗜性（tropism）。其物质基础主要是该组织器官的细胞有病毒特异受体，并且是该病毒的容纳细胞。例如，流感病毒和鼻病毒对呼吸道黏膜有亲嗜性，狂犬病病毒对神经组织有亲嗜性，肝炎病毒对肝脏组织有亲嗜性，人乳头瘤病毒对上皮细胞有亲嗜性。病毒的组织器官亲嗜性造成了对特定组织器官的损伤，也是形成临床上不同系统疾病的原因。

病毒感染细胞造成细胞结构和功能损伤，大量细胞损伤积累即为组织和器官损伤，超出剩余正常细胞的代偿，就会出现功能障碍。病毒感染可造成组织器官炎性反应。与细菌性感染不同，病毒感染的炎性细胞主要是单核细胞。

2. 病毒对免疫系统的致病作用　病毒感染可对机体的免疫系统产生影响，包括：①病毒感染引起免疫抑制：许多病毒的感染会引起机体免疫应答降低或暂时性免疫抑制。如麻疹患儿的结核菌素试验常表现为弱阳性或阴性。这种免疫抑制可加重和持续病毒性疾病。免疫抑制的原因可能与病毒直接侵犯免疫细胞有关，病毒入侵免疫细胞后，不仅影响机体免疫功能，使病毒难以清除，而且病毒在这些细胞中受到保护，可逃避抗体、补体等作用，并随免疫细胞播散至全身；②病毒杀伤免疫活性细胞：HIV 侵犯 CD4+细胞，包括 Th 细胞和巨噬细胞。HIV 通过多种机制破坏 CD4+细胞，使其数量逐渐减少，最终导致机体免疫功能低下和获得性免疫缺陷综合征（AIDS）；③病毒感染导致免疫系统功能紊乱：病毒感染细胞后可能造成免疫系统不能正确识别"非己物质"，细胞蛋白结构改变后把隐蔽的抗原表位暴露出来，导致机体对自身细胞蛋白产生免疫应答，造成自身免疫病。

3. 免疫病理损伤　病毒具有很强的抗原性，感染细胞后还会暴露细胞自身抗原，从而诱发机体的免疫应答，产生免疫病理损伤而导致疾病。机体免疫应答所产生的超敏反应和炎症反应是主要的病理反应。

（1）体液免疫病理作用：有包膜病毒将包膜蛋白嵌入细胞膜，当特异性抗体与这些包膜蛋白结合后，在补体参与下破坏包膜蛋白的同时也造成细胞膜的损伤。例如，登革病毒在体内与相应抗体在红细胞和血小板表面结合，激活补体，导致血细胞和血小板破坏，出现出血和休克综合征。有些病毒抗原与相应抗体结合形成免疫复合物，可长期存在于血液中。当这种免疫复合物沉积在某些组织器官的膜表面时，激活补体并引起Ⅲ型超敏反应，造成局部损伤和炎症。如沉积在肾小球的基底膜上造成肾小球基底膜损伤，沉积在关节滑膜上导致关节炎等。

（2）细胞免疫病理作用：细胞免疫抗病毒感染的同时，特异性细胞毒性 T 细胞（cytotoxic T lymphocyte，CTL）也对宿主细胞造成损伤。病毒蛋白与宿主细胞蛋白之间可能存在共同抗原性而导致自身免疫应答。对七百多种病毒的蛋白进行序列分析和单克隆抗体分析表明，约 4% 的病毒蛋白与宿主蛋白有共同抗原决定簇。例如，麻疹病毒引起的脑炎及 HBV 引起的慢性肝炎就有自身免疫性疾病的病理损伤因素。总之，在病毒感染早期，病毒所致细胞损伤、活性及毒性物质的释放等能引起机体的炎症反应，使机体产生全身症状。感染后期由于免疫复合物的产生、补体的活化、CD4+ T 细胞介导的复杂反应和感染细胞溶解等又引起机体局部组织器官严重损伤和炎症。由于某些病毒可引起免疫病理损伤，因此，临床上应慎用免疫功能增强剂治疗这类疾病。

思 考 题

1. 病毒持续感染包括哪三种类型？
2. 试述病毒的致病机制。

（王 燕）

第三节　机体的抗病毒免疫

机体抗病毒免疫包括固有免疫和适应性免疫，亦称为天然免疫和适应性免疫。前者指适应性免疫力产生之前，机体对病毒初次感染的天然抵抗力，主要为单核吞噬细胞、自然杀伤细胞及干扰素等的作用；后者指体液免疫和细胞免疫的抗病毒作用。

一、固有免疫的抗病毒作用

机体固有免疫中的屏障结构、吞噬细胞和补体等非适应性免疫机制在抗病毒感染中均发挥作用，其中干扰素和自然杀伤细胞起重要作用。

1. 干扰素　干扰素（interferon，IFN）是由病毒或其他 IFN 诱导剂诱导人或动物细胞产生的一类糖蛋白，它具有抗病毒、抑制肿瘤及免疫调节等多种生物活性。干扰素分子质量小，对热相对稳定，4℃可较长时间保存，−20℃可长期保存，56℃被灭活，可被蛋白酶破坏。

（1）IFN 的诱导产生（简称诱生）：病毒及其他细胞内繁殖的微生物、细菌内毒素、原虫及人工合成的 dsRNA 等均可诱导细胞产生 IFN，其中以病毒和人工合成的 dsRNA 诱导产生能力最强。受 IFN 诱生剂作用的巨噬细胞、淋巴细胞及体细胞均可产生 IFN。

（2）种类：人 IFN 可分三个型（Ⅰ型、Ⅱ型和Ⅲ型）。Ⅰ型 IFN 有两种，即 IFN-α 和 IFN-β。IFN-α 主要由人白细胞产生，IFN-β 主要由人成纤维细胞产生。Ⅰ型 IFN 的抗病毒作用较免疫调节作用强。Ⅱ型 IFN 是 IFN-γ，由 T 细胞产生，主要发挥免疫调节和抑制肿瘤的作用。Ⅲ型 IFN 是一类新型干扰素，包括 IFN-λ1（IL-29）、IFN-λ2（IL-28a）和 IFN-λ3（IL-28b），具有类似干扰素的抗病毒活性且能诱导干扰素相关基因的表达。

（3）生物学活性特点：①具有广谱抗病毒活性，但只具有抑制病毒的作用而无杀灭病毒的能力；②抗病毒作用有相对的种属特异性，一般在同种细胞中的活性高于异种细胞；③不同病毒对 IFN 的敏感性有差异，IFN 对 DNA 病毒和 RNA 病毒都有作用，RNA 病毒的披膜病毒、DNA 病毒的痘苗病毒对 IFN 很敏感，而 DNA 病毒的单纯疱疹病毒则不甚敏感；④除了具有抑制病毒作用外，还具有调节免疫和抑制肿瘤的作用。

（4）抗病毒机制：IFN 不能直接杀伤病毒，而是作用于邻近细胞受体，触发该细胞的信号系统，启动一系列级联反应，诱导细胞产生抗病毒蛋白（antiviral protein，AVP），包括 2′，5′ 腺苷合成酶、蛋白激酶 R（protein kinase R，PKR）。IFN 通过 2′，5′ 腺苷合成酶途径和 PKR 途径发挥抗病毒作用。2′，5′ 腺苷合成酶途径可以降解病毒 mRNA，由于细胞 mRNA 没有该酶的识别位点，故对细胞蛋白质翻译没有影响。PKR 途径由 PKR 磷酸化 eIF-2，使 eIF-2 不能再被循环用于蛋白质翻译起始，二者最终都是抑制病毒蛋白的合成，使病毒终止复制（图 21-3-1）。

2. NK 细胞　NK 细胞是存在于人外周血和淋巴组织中的一类淋巴细胞，具有杀伤病毒感染的靶细胞和肿瘤细胞的作用。NK 细胞没有特异性抗原识别受体，其杀伤作用不受 MHC 限制，也不依赖于特异性抗体，相反，MHC-Ⅰ类分子的表达可抑制 NK 细胞的杀伤作用。

病毒感染早期产生的 IFN 可以活化 NK 细胞，提高 NK 细胞的杀伤作用，以后由于 IFN 使靶细胞表面的 MHC-Ⅰ类分子表达增高，NK 细胞杀伤作用降低，改由 CTL 发挥杀伤作用。因此病毒感染早期以 NK 细胞的杀伤作用为主，感染后第 3 天时达高峰，以后主要由 CTL 发挥杀伤作用。NK 细胞的作用迅速，但其作用强度不如 CTL。NK 细胞的杀伤作用与其释放的

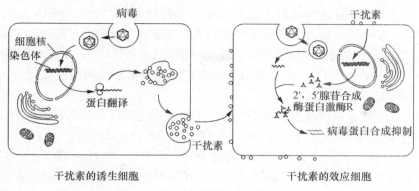

图 21-3-1　IFN 的诱生和作用示意图

细胞毒性物质及细胞因子有关：①穿孔素：可溶解病毒感染的细胞；②丝氨酸酯酶：从穿孔素在靶细胞上形成的孔洞进入细胞，通过激活核酸内切酶，使细胞 DNA 断裂，引起细胞凋亡；③肿瘤坏死因子（TNF-α 和 TNF-β）：改变靶细胞溶酶体的稳定性，使多种水解酶外漏，导致细胞死亡。

二、适应性免疫的抗病毒作用

病毒抗原一般具有较强的免疫原性，可诱导机体产生体液免疫和细胞免疫。不同来源的病毒抗原，进入机体后，抗原提呈细胞（antigen presenting cell，APC）对其提呈方式不同，包括 MHC-Ⅱ 限制性抗原提呈途径（MHC class Ⅱ antigen presentation pathway）和 MHC-Ⅰ 限制性抗原提呈途径（MHC class Ⅰ antigen presentation pathway）。前者又称为外源性抗原递呈途径，主要是细胞外的游离病毒、抗原 - 抗体复合物被单核吞噬细胞吞噬处理后，通过 MHC-Ⅱ 类分子限制性的抗原提呈方式，被 CD4[+] T 细胞识别，启动体液免疫应答。后者又称为内源性抗原提呈途径，主要指病毒在细胞内复制或增殖过程中，所合成的蛋白质经胞质溶胶及内质网中的多种外肽酶依次修剪，被选择的特异肽段与 MHC-Ⅰ 类分子结合，由 CD8[+]T 细胞识别，启动 CTL 为主的细胞免疫应答。

1. 体液免疫　病毒的活细胞内寄生性决定了体液免疫在抗病毒免疫中的局限性，即体液免疫主要作用于细胞外游离的病毒。病毒感染后，机体能产生针对病毒多种抗原成分的特异性抗体，包括 IgM、IgG 和 sIgA。其中 IgM 抗体在病毒感染后的 2～3 天即可出现，持续时间短，约 1 周后 IgG 抗体的滴度则明显高于 IgM，且可持续几个月甚至几年之久。IgG 是唯一可以通过胎盘的抗体，在新生儿抗感染中有重要作用。sIgA 抗体主要位于黏膜局部。

机体内有些特异性抗体能够与病毒吸附蛋白结合，从而阻断病毒感染。这种能与病毒结合，阻止病毒吸附和穿入易感细胞，导致病毒丧失感染力的抗体称为中和抗体（neutralizing antibody）。例如，流感病毒血凝素诱导的抗体，可以中和流感病毒吸附到呼吸道黏膜细胞，阻止病毒进入细胞内复制。中和抗体具有免疫保护作用，是机体灭活游离病毒的主要抗体。

病毒颗粒内部抗原（如核蛋白、聚合酶等）诱生的抗体，或不参与吸附和穿入的病毒表面抗原所诱生的抗体，不能中和病毒的感染性，统称为非中和抗体，没有保护作用。如抗流感病毒神经氨酸酶的抗体，不能阻止病毒吸附、穿入敏感细胞，但可与病毒表面神经氨酸酶结合，使病毒易被吞噬清除。

抗体的抗病毒作用机制包括：①中和作用：中和抗体和病毒表面抗原结合，导致病毒表面蛋白质构型的改变，阻止其吸附于敏感细胞；②调理作用：病毒表面抗原与相应抗体结合，增强吞噬细胞的清除能力；③激活补体作用：病毒表面抗原和相应的抗体结合激活补体，导致有包膜的病毒裂解；④抗体依赖的细胞介导的细胞毒作用（antibody-dependent cell-mediated cytotoxicity，ADCC）：感染细胞表面表达的病毒抗原与相应抗体结合，通过 ADCC 作用使靶细胞溶解。

2. 细胞免疫　病毒一旦进入宿主细胞后，抗体则不能直接发挥抗病毒作用。对细胞内病毒的清除，主要依赖于 CTL 和 Th 细胞在病毒感染的局部发挥作用。

（1）CTL 的作用：清除细胞内寄生的病毒主要依靠 CTL。CTL 一般于诱生后第 7 天左右开始发挥杀伤作用。CTL 活化后，释放穿孔素和丝氨酸酯酶，通过细胞裂解和细胞凋亡直接杀伤病毒感染的靶细胞。当病毒仅在靶细胞中复制并未装配完整子病毒之前，CTL 已可识别并杀伤表面有病毒抗原的靶细胞。所以，CTL 具有阻断病毒复制的作用。靶细胞被破坏后释放出病毒，在抗体配合下，由吞噬细胞清除。

（2）细胞因子：细胞毒效应细胞（CTL、NK 及活化的巨噬细胞）与靶细胞结合后，通过释放出的细胞毒性物质杀伤病毒感染的靶细胞。活化的 Th 细胞释放的 IL-2 促使 T 细胞、NK 细胞、单核巨噬细胞在病毒感染的部位大量聚集，释放 IFN-γ、TNF-α，诱导邻近细胞建立抗病毒状态。

思　考　题

1. 简述干扰素的概念及其抗病毒机制。
2. 机体的抗病毒免疫包括哪些？

（王　燕）

第四节　病毒感染的检测方法及防治原则

一、病毒感染的检测方法

病毒感染的检测方法包括分离与鉴定、形态学观察、血清学检测、蛋白（抗原）检测、核酸检测等技术（图 21-4-1）。由于病毒是传染性病原，存在实验室感染和泄漏的危险。因此，病毒学检测应严格遵守国家有关实验室生物安全的法规，必须在 BSL-2 级或以上级别生物安全实验室进行。对新现或未明病原微生物的检查必须在 BSL-3 或 4 级生物安全实验室内进行。

（一）标本的采集、运送和处理

病毒标本采集遵循以下原则：①早期取材。标本采集的越早，病毒检出率越高，且尽量选择感染部位或病变明显部位进行标本采集。②无菌操作并正确处理含菌标本。标本采集时尽量避免外界污染；因病毒对抗生素不敏感，对可能含菌的标本可以使用适量的抗生素处理以防止杂菌生长。③血清学诊断。应采集发病早期和恢复期双份血清标本。④低温保存与及时送检。病毒在室温中易失去活性，标本采集后应立即送往病毒实验室检测。如需运送，以 4℃条件为宜；不能立即送检的标本，应在 -70℃条件下保存；血清标本在 -20℃条件下保存。⑤病毒检测标本扔弃前必须经过灭活处理。

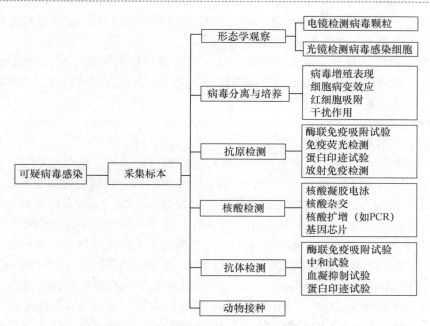

图 21-4-1 病毒感染的实验室诊断方法

（二）病毒的分离与鉴定

病毒分离与鉴定是病毒病原学诊断的金标准。病毒的分离鉴定实验受很多因素限制，极少用于临床诊断，主要应用于病毒学研究和流行病学调查。但是当疑似新现病毒（emerging virus）感染流行发生时可应用于临床诊断。例如 2002 年暴发的重症急性呼吸综合征（severe acute respiratory syndrome，SARS），在病变最严重的肺部可以检出多种病原，最终靠病毒分离和动物试验证实其病原是 SARS 冠状病毒（SARS-CoV）。

1. 病毒的分离培养 病毒具有严格的细胞内寄生性和组织亲嗜性，所以应根据不同的病毒选用敏感细胞、一定胚龄的鸡胚或敏感动物进行病毒的分离培养和鉴定，方法包括细胞培养、鸡胚培养和动物接种。

（1）细胞培养：是分离病毒最常用的方法。根据病毒的细胞亲嗜性，选择适当的细胞。常用的细胞有：①原代培养细胞（primary cultural cell），由新鲜组织制备的单层细胞，如猴肾或人胚肾细胞等。病毒对原代细胞最敏感，但一般只能传 2～3 代，且来源困难；②二倍体细胞（diploid cell），在传代过程中染色体保持二倍体性质，可有限传 50 代左右，便于实验室使用，可用于病毒疫苗的扩增；③传代细胞系（continuous cell line），如 HeLa、Hep-2 等细胞系，可以无限传代，便于实验室保存，对病毒的感染性稳定，应用广泛。但传代细胞系多为肿瘤细胞，不能用于病毒疫苗的制备。

标本接种后，溶细胞型病毒可使细胞出现病变效应（cytopathic effect，CPE），稳定感染病毒的细胞不出现明显 CPE，但被感染的细胞膜表面会出现病毒的表达蛋白等标志物，如血凝素、神经氨酸酶、病毒特异性抗原等，可用红细胞吸附或免疫学方法检测有无病毒的增殖。当 CPE 或检测试验结果均为阴性，可能因标本中病毒含量较低，需盲传 3 代，若仍未见 CPE 或检测结果仍为阴性即可确定标本中无病毒存在。

（2）鸡胚培养：9～14 日龄的鸡胚常用于病毒分离培养。由于细胞培养技术普遍应用，鸡胚接种已经少用，但仍然是分离流感病毒最敏感和特异的方法。病毒增殖可依据空斑形成、血凝试验和血凝抑制试验等方法判定。

（3）动物接种：是最原始的分离病毒方法，已逐渐被细胞培养代替。目前狂犬病病毒、乙型脑炎病毒的分离鉴定仍采用小白鼠脑内接种。此外，新现病原流行时，动物接种仍是最有效的病原诊断方法。

2. 病毒的鉴定

（1）病毒在培养细胞中增殖的鉴定

1）细胞病变（cytopathy）：大多数病毒在敏感细胞内增殖后，会引起 CPE。CPE 可表现为细胞内颗粒增多、圆缩、聚集、融合，有的会形成包涵体，最后出现细胞溶解、脱落、融合、死亡。无包膜病毒通常导致溶细胞型感染，可表现出 CPE，多数有包膜病毒通过出芽释放，表现为稳定状态感染，没有明显 CPE，仅少数有包膜病毒可引起明显 CPE。

CPE 特点因病毒种类而异。如副黏病毒、疱疹病毒等引起细胞融合；腺病毒引起细胞圆缩；呼吸道合胞病毒引起细胞融合，形成多核巨细胞。根据 CPE 特点可初步判断病毒的种类。

2）红细胞吸附（hemadsorption）：许多包膜病毒的包膜蛋白具有吸附红细胞的特性，称为血凝素（hemagglutinin，HA），如正黏病毒、副黏病毒等。这些病毒在细胞内复制，病毒编码的血凝素会镶嵌于感染的细胞膜上，使感染细胞与红细胞结合，称之为红细胞吸附现象。借此可判断正黏病毒和副黏病毒在培养细胞中的增殖。

3）病毒干扰作用（interference）：有些病毒感染细胞后不产生明显的 CPE，但是可干扰其后感染同一细胞的另一种病毒的正常增殖，从而阻止后者产生 CPE。例如，风疹病毒在感染猴肾细胞后不产生 CPE，而埃可病毒 11 型在猴肾细胞有明显 CPE。如果细胞中有风疹病毒复制，风疹病毒可以抑制随后接种的埃可病毒 11 型的 CPE 的出现，从而间接检测风疹病毒的感染。由于此法缺乏特异性，现已少用。

（2）病毒数量与感染性的测定：病毒颗粒的数量可在电镜下计数获得。预先在标本中混入已知数量的参照颗粒，计算二者比率，即可知道病毒的颗粒数。这种方法不能区分活病毒与灭活病毒，实际工作中少用。

病毒定量是指对有感染性的病毒数量的确定。常用方法包括：

1）50% 组织细胞感染量（50% tissue culture infectious dose，$TCID_{50}$）测定：将待测病毒液作 10 倍比稀释，分别接种单层细胞，经培养后观察 CPE 等指标，以能感染 50% 细胞的最高稀释度的病毒量为终点，经统计学处理计算 $TCID_{50}$。该法以 CPE 来判断病毒的感染性和毒力，可以粗略定量活病毒的数量。

2）空斑形成试验（plaque formation）：是精确定量有感染性病毒数量的方法，常用于病毒学研究。将适当稀释浓度的待检病毒液接种于敏感的单层细胞中，经一定时间培养后，在细胞上方覆盖一层融化尚未凝固的琼脂后继续培养，可见单个病毒的增殖使周围感染的细胞溶解脱落，形成肉眼可见的空斑（plaque）。每一个空斑是由一个病毒增殖所致，计数培养皿中空斑数即可推算出样品中活病毒的数量。通常以每毫升病毒液的空斑形成单位（plaque forming unit，PFU），即 PFU/ml 表示。

3）中和试验（neutralization test，NT）：将已知的抗某种病毒血清与待测病毒悬液混合，适当温度下作用一定时间后接种敏感细胞，培养后观察 CPE 或红细胞吸附现象是否消失，判断该血清中的特异性抗体是否中和相应病毒的感染性。此法是比较可靠的病毒检测方法。如用不同浓度的抗血清进行中和试验，能完全中和病毒的抗血清效价，可间接反映样本中的病毒量。

4）红细胞凝集试验（hemagglutination test）：又称血凝试验，可用于定量检测含有血凝素的病毒。含有血凝素的病毒接种鸡胚或感染细胞后，病毒增殖并释放至细胞外，收集病毒培养物（液体），加入动物红细胞后如果出现红细胞凝集，说明有病毒增殖。将病毒悬液作不同稀释，以出现血凝反应的最高稀释度作为血凝效价，可对病毒含量进行半定量检测。

5）感染复数（multiplicity of infection，MOI）测定：指实验时单个细胞能吸附病毒的平均数。原用于计算细菌学实验中感染单一细菌细胞的噬菌体的平均数，现已普遍用于病毒感染性的定量。

（三）病毒感染的快速诊断

采用病毒形态学观察、病毒组分（抗原或核酸）检测以及特异性 IgM 抗体检测等技术可进行病毒感染的快速诊断。

1. 形态学检查

（1）电子显微镜检查：对含有高浓度的病毒颗粒（$\geqslant 10^7$ 病毒颗粒 /ml）的样品，可直接用电镜进行观察。病毒含量少的样品需要先用特异性抗体聚集病毒颗粒，用免疫电镜法（immunoelectromicroscopy，IEM）进行观察，以提高检出率。

（2）光学显微镜检查：光学显微镜最高放大 1000 倍，不能用于直接观察病毒颗粒，但可以观察病毒感染细胞的 CPE，如包涵体、多核巨细胞等。例如，狂犬病病毒感染后可在脑部海马回的神经细胞质中形成嗜酸性包涵体，称为内基小体（Negri body），可辅助诊断狂犬病。

2. 病毒抗原检测 常用酶联免疫吸附试验、免疫荧光测定、蛋白印迹（Western blot，WB）、放射免疫测定等技术，直接检测标本中的病毒抗原进行早期诊断。放射免疫测定因为有放射性污染，逐渐被非放射性标记物（如地高辛、辣根过氧化物酶等）取代。这些技术操作简便，特异性强，敏感性高，可检测到 pg（10^{-12}g）～ng（10^{-9}g）级的微量的抗原或半抗原。

3. 病毒核酸检测 大多数病毒的基因组都已克隆和测序。核酸检测具有极高的敏感性和特异性，是目前临床病原学检测的主要手段之一。常用的核酸检测方法包括核酸电泳、核酸杂交、PCR、基因芯片、基因测序等技术。

4. 病毒抗体检测 病毒特异性 IgM 的出现或升高表示病毒的早期感染，检测特异性IgM 可进行早期诊断。如孕妇羊水中查到某病毒 IgM 型特异抗体，说明发生了该病毒的宫内感染；HBV 核心抗体 IgM 阳性可作为急性 HBV 感染的指标。但感染早期机体产生 IgM 有明显的个体差异。

IgG 出现迟，但在体内存在时间长。因此，单份血清特异性 IgG 效价的升高不能区分既往感染和正在感染，很难作为一个辅助诊断的指标。需慎重决定某些病毒感染的诊断。例如：逆转录病毒 HIV、HTLV 感染后在机体持续存在，特异性 IgG 阳性即为感染者（HIV 疫苗试验者除外），具有诊断意义。但是由于 HIV、HTLV 与其他逆转录病毒有交叉抗原，抗体检测结果需经蛋白质印迹试验确认。

二、病毒感染的防治原则

（一）病毒感染的预防措施

抗病毒药物数量有限，治疗效果也不理想，人工免疫是预防病毒感染、控制群体流行的主要措施。

1. 人工主动免疫　病毒疫苗通过刺激机体免疫系统产生适应性免疫力，是预防病毒性传染病的最重要、最有效的手段。利用生物工程和分子生物学技术发展新型抗病毒疫苗是病毒学研究的重大课题。病毒疫苗的种类有：

（1）减毒活疫苗（attenuated vaccine）：是通过自然界或人工突变培育筛选出的致病性减弱或丧失的病毒突变株，例如宿主范围突变株（hr）、温度敏感突变株（ts）等。如脊髓灰质炎疫苗为减毒活疫苗。

（2）灭活疫苗（inactivated vaccine）：利用理化方法，将具有毒力的病毒灭活后制备而成。灭活疫苗稳定、安全性好，但免疫效果不如减毒活疫苗。通常将毒力不能减弱、极端危险或者可能致癌的病毒株制备灭活疫苗，如常用的乙型脑炎疫苗、狂犬病疫苗等。

（3）亚单位疫苗（subunit vaccine）：是指利用化学或物理方法提取的病毒中的有效免疫原成分制备而成。例如流感病毒的血凝素、HBV 的表面抗原。亚单位疫苗渐渐被基因工程疫苗所取代。

（4）合成肽疫苗（synthetic peptide vaccine）：是根据病毒保护性抗原的氨基酸序列用化学方法合成的多肽。可能由于其分子质量太小，合成肽疫苗免疫原性弱，需要与载体蛋白偶联以增强免疫原性。

（5）基因工程疫苗（gene engineered vaccine）：利用基因工程技术制备的病毒疫苗。主要有：①基因工程亚单位疫苗（gene engineered subunit vaccine）：克隆病毒编码中和抗原的基因，并在体外大量表达，再经纯化制成。现已应用于人群免疫接种的只有乙型肝炎基因工程亚单位疫苗。②基因工程载体疫苗（gene engineered vectored vaccine）：是利用某些无致病性的或去除毒力基因后的微生物作为载体，将病毒的保护性抗原基因片段插入到载体微生物基因组中，再将能表达保护性抗原的微生物制备成疫苗。常用的微生物载体有痘苗病毒、腺病毒、伤寒沙门菌 Ty21a、卡介苗等。③基因缺失活疫苗（gene deleted live vaccine）：是利用基因工程技术去除与病毒毒力有关的基因片段而构建成的活疫苗。④核酸疫苗（nucleic acid vaccine）：是将编码病毒保护性抗原的基因片段与质粒重组，再将重组质粒注射入机体。该质粒能利用宿主细胞的转录、翻译系统持续表达该抗原，进而诱导体液免疫并实现 MHC-Ⅰ限制性抗原提呈途径，有效诱导细胞免疫应答。⑤遗传重组疫苗（genetic recombinant vaccine）：是通过共同感染细胞的强、弱病毒株之间进行基因片段的交换而获得的减毒活疫苗。流感病毒、汉坦病毒和轮状病毒等基因组为分节段 RNA，可基因重配制备成遗传重组减毒活疫苗。

（6）核酸疫苗（nucleic acid vaccine）：目前研究较多的是 DNA 疫苗，是把编码病毒有效免疫原的基因克隆到真核表达载体上，再将重组质粒 DNA 接种到宿主体内，使重组 DNA 疫苗核酸得以表达，产生的病毒抗原刺激机体产生体液免疫和细胞免疫。现已被应用于多种病毒疫苗的研究中。

现已列入我国计划免疫的病毒疫苗有脊髓灰质炎减毒活疫苗、麻疹疫苗、乙型脑炎疫苗、乙型肝炎疫苗等。其他疫苗如狂犬病疫苗、流感疫苗等可供高危人群选用。

2. 人工被动免疫　常用制剂包括适应性免疫球蛋白、丙种球蛋白等。

适应性免疫球蛋白是从某种病毒感染者的血清中提取、纯化后制备的免疫球蛋白，可紧急预防相应的病毒感染。乙型肝炎免疫球蛋白（hepatitis B immunoglobulin，HBIG）是最常用的适应性免疫球蛋白，针头、手术刀误伤或 HBV 阳性孕妇分娩时可用 HBIG 紧急预防 HBV 的感染。丙种球蛋白包括胎盘丙种球蛋白和人血清丙种球蛋白，分别是从正常产妇胎盘和人血清提取，含多种病毒的相应抗体，对常见的病毒感染（麻疹、甲型肝炎、脊髓灰质炎等）都有紧急预防的作用。

（二）病毒感染的治疗

抗病毒药物（antiviral drug）包括化学药物、基因药物和天然药物。与抗菌药物相比，抗病毒药物的种类和疗效均有很大差距。病毒是严格细胞内寄生微生物，病毒复制与人类细胞的生物合成过程相似，难以找到抗病毒药物所需的选择毒性（selective toxicity），致使抗病毒药物研发进展缓慢。尽管如此，抗病毒药物的研发仍然取得了巨大成就，抗逆转录病毒药物已经可以将 HIV 感染控制到 PCR 检测不到血清中 HIV 核酸的水平。

1. 抗病毒化学药物　目前主要的抗病毒化学药物的作用靶点见表 21-4-1。

表 21-4-1　抗病毒化学药物作用的靶位点

作用靶点	药物
复制早期（穿入或脱壳）	金刚烷胺、甲基金刚烷胺
核酸合成	无环鸟苷、丙氧鸟苷、脱氧鸟苷、阿糖腺苷、碘苷、3-氟胸腺嘧啶、甲酸磷霉素、叠氮胸苷（AZT）、双脱氧肌苷（ddI）、双脱氧胞苷（ddC）、双脱氢双脱氧胸苷（d4T）、拉米夫定、阿德福韦、耐夫拉平、得拉夫定、病毒唑
病毒蛋白酶	赛科纳瓦、英迪纳瓦、瑞托纳瓦、耐菲纳瓦
蛋白质合成	干扰素、fomiversin
病毒释放	zanamivir、oseltamivir

（1）阻断病毒脱壳：金刚烷胺（amantadine）可以阻止甲型流感病毒的脱壳，但对乙型和丙型流感病毒无效。

（2）阻断病毒核酸合成：这些药物按化学结构可分为三类——核苷类似物（nucleoside analogue）、核苷酸类似物（nucleotide analogue）和非核苷类似物。大部分抗病毒药物都是核苷类似物。核苷类似物的抗病毒机制是：

1）掺入子代病毒 DNA：核苷类似物被细胞编码的磷酸激酶作用后，掺入子代病毒DNA，造成子代病毒基因组缺陷。

2）抑制病毒聚合酶：核苷类似物被病毒编码的激酶磷酸化后，竞争病毒 DNA 聚合酶，干扰病毒核酸转录。以无环鸟苷（acyclovir，ACV）为例，无环鸟苷摄入细胞后，疱疹病毒编码的胸苷激酶（TK）将无环鸟苷转化成一磷酸无环鸟苷（ACV-MP），之后细胞磷酸激酶将它进一步转化成三磷酸无环鸟苷（ACV-TP），由于 ACV-TP 在化学结构上与鸟苷相似，在DNA 合成时 ACV-TP 被掺入 DNA 链里，但无环鸟苷没有 3′ 端羟基，掺入后 DNA 链不能延伸，导致 DNA 合成终止。

3）抑制逆转录酶：核苷类似物被细胞激酶磷酸化后，结构与核苷酸相似，可作为底物类似物竞争逆转录酶，并被掺入到新合成 DNA 链中。由于不是正常核苷酸，造成 DNA 链延伸终止。如叠氮胸苷（AZT）、拉米夫定（lamivudine）等。

非核苷类似物的作用机制是抑制病毒 DNA 聚合酶或逆转录酶。例如，甲酸磷霉素（foscarnet）可抑制疱疹病毒 DNA 聚合酶。耐夫拉平（nevirapine）、得拉维定（delavirdine）等可抑制逆转录酶，这些药物结合至逆转录酶的活性部位，导致逆转录酶蛋白构象改变。

（3）抑制病毒蛋白酶：一些病毒编码前体蛋白，经蛋白酶切割为成熟的结构和功能蛋白，如小 RNA 病毒、逆转录病毒。赛科纳瓦（saquinavir）等通过肽键与 HIV 蛋白酶结合而抑制该酶活性，阻断 HIV 前体蛋白的成熟。

（4）阻断病毒蛋白质合成：IFN 刺激细胞产生 2′，5′腺苷合成酶、蛋白激酶 R，阻碍病毒蛋白翻译。

（5）阻断病毒释放：流感病毒依靠神经氨酸酶水解 N-乙酰神经氨酸脱离宿主细胞膜。神经氨酸酶抑制剂，如扎那米韦（zanamivir）、奥司他韦（oseltamivir）等可以抑制流感病毒释放和扩散。

2. 天然药物　从中草药中筛选出有抗病毒作用的天然药物 200 余种，如黄芪、板蓝根、大青叶、贯众、蟛蜞菊等。天然药物的作用机制大多不清楚，多数研究认为是通过调整或增强机体免疫功能发挥抗病毒作用。

3. 病毒的耐药性　和细菌耐药类似，病毒也有耐药问题，其中以 HIV 最为瞩目。由于 HIV 的逆转录酶转录的保真性低，导致基因频繁突变，其蛋白酶也频繁变异。临床上蛋白酶抑制剂不能单独用于 HIV 感染治疗，否则很快就出现耐药毒株。蛋白酶抑制剂一定要与逆转录酶抑制剂、核苷类似物、非核苷类似物等药物联合使用，构成高效抗逆转录病毒治疗方案（highly active antiretroviral therapy，HAART），即所谓"鸡尾酒疗法"，以避免耐药毒株被筛选放大。

4. 抗病毒基因治疗　反义寡核苷酸（antisense oligonucleotide，asON）、RNA 干扰（RNAi）、核酶（ribozyme）等均有抗病毒的研究报道。fomiversin 是唯一已应用于临床的反义核酸类药物，用于巨细胞病毒性视网膜炎的局部治疗。

5. 抗病毒免疫治疗　可应用治疗性疫苗和治疗性抗体等免疫治疗病毒感染。治疗性疫苗是一种以治疗为目的的新型疫苗，主要有 DNA 疫苗和抗原抗体复合物疫苗。已被应用的有人类免疫缺陷病毒、肝炎病毒等治疗性疫苗。国外有研究者将乙肝疫苗（HBsAg）与其抗体（HBsAb）及其编码基因一起制成疫苗，用于治疗慢性肝炎及病毒携带者。

治疗性抗体可以通过中和病毒、杀伤感染细胞及调节免疫等机制达到治疗目的。我国应用针对乙型脑炎病毒包膜抗原的单克隆抗体有效治疗乙型脑炎患者。鼠源单克隆抗体在体内存留时间短，并可能引起超敏反应，现致力于研制人源单克隆抗体，或重组表达人源抗病毒单克隆抗体。

思　考　题

1. 病毒在培养细胞中增殖的鉴定指标有哪些？
2. 简述抗病毒化学药物的作用靶点。

（王　燕）

第二十二章 呼吸道病毒

呼吸道病毒是指一类主要以呼吸道为侵入门户，并侵犯呼吸道黏膜上皮细胞，在呼吸道黏膜上皮细胞中增殖，引起呼吸道或其他组织器官病变的病毒。包括正黏病毒科中的流感病毒、副黏病毒科中的副流感病毒、呼吸道合胞病毒、麻疹病毒、腮腺炎病毒、小 RNA 病毒科的鼻病毒、冠状病毒科的冠状病毒、SARS 冠状病毒以及其他病毒科中一些病毒，如腺病毒、风疹病毒和呼肠病毒的某些血清型等。90% 以上的急性呼吸道感染由病毒引起。呼吸道病毒主要经飞沫传播，传染性强，所致疾病潜伏期短，可出现各种呼吸道症状，并且易于继发细菌性感染。主要呼吸道病毒及其所致疾病见表 22-0-1。

表 22-0-1　常见呼吸道病毒及其引起的主要疾病

科	种	引起的主要疾病
正黏病毒	甲、乙、丙型流感病毒	流行性感冒
副黏病毒	副流感病毒（1～4 型）	普通感冒、支气管炎等
	麻疹病毒	麻疹、亚急性硬化性全脑炎
	腮腺炎病毒	流行性腮腺炎
	呼吸道合胞病毒（A、B 型）	婴儿支气管炎、支气管肺炎
披膜病毒	风疹病毒	小儿风疹、先天性风疹综合征
小 RNA 病毒	鼻病毒	急性上呼吸道感染、普通感冒
冠状病毒	SARS 冠状病毒	严重急性呼吸综合征（SARS）
	MERS 冠状病毒	中东呼吸综合征（MERS）
	其他冠状病毒	普通感冒及上呼吸道感染
腺病毒	腺病毒（1～41 型，主要为 3，4，7，14，21 型）	普通感冒，婴幼儿肺炎、支气管炎等
呼肠病毒科	呼肠病毒	轻度上呼吸道感染

第一节　正　黏　病　毒

正黏病毒科（Orthomyxoviridae）病毒是对人或某些动物红细胞表面的黏蛋白有亲和性，有包膜，具有分节段 RNA 基因组的一类病毒。根据 2011 年国际病毒分类委员会第九次报告，该科有甲型、乙型、丙型和丁型四个流感病毒属（*Alpha influenzavirus*，*Beta influenzavirus*，*Delta influenzavirus*，*Gamma influenzavirus*）和三个非流感病毒属（*Thogotovirus*、*Isavirus* 和 *Quaranjavirus*）。主要代表为流行性感冒病毒（influenza virus），简称流感病毒，包括人流感病毒和动物流感病毒，人流感病毒分为甲（A）、乙（B）、丙（C）三型，是流行性感冒（简称流感）的病原体。甲型流感病毒是引起人类流感流行最重要的病原体，于 1933 年由史密斯（Smith）等人分离成功，抗原易发生变异，曾引起多次世界性大流行。在 1918—

1919 年的世界大流行中，当时世界人口（20 亿）的 50% 被感染，死亡人数至少有 2000 万。乙型流感病毒于 1940 年由弗兰士（Frances）等人分离获得，只对人类致病且致病性较低，常局部暴发流行；丙型流感病毒 1949 年才得以成功分离，主要侵犯婴幼儿或只引起人类轻微的上呼吸道感染，很少流行。

一、生物学性状

（一）形态与结构

流感病毒主要为球形（图 22-1-1），直径 80～120nm。新分离株有时呈丝状，长短不一。病毒体的结构从内向外依次为核心（核衣壳）、包膜及包膜表面的刺突（图 22-1-2）。

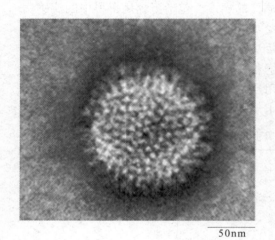

50nm

图 22-1-1 甲型流感病毒形态

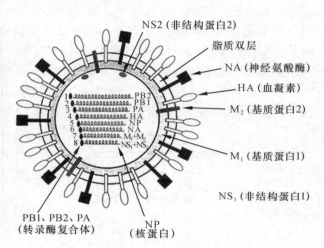

图 22-1-2 流感病毒结构模式图

1. **核心** 流感病毒核酸为分节段的单负链 RNA（－ssRNA）。甲型、乙型流感病毒基因分 8 个片段，基因组总长度为 13 600 个核苷酸，片段长度范围为 890～2340bp，每一个片段编码不同蛋白质（表 22-1-1）。这一特点使病毒在复制中易发生基因重组重配，导致新病毒株的出现。

核蛋白（nucleoprotein，NP）是病毒的结构蛋白之一，为可溶性抗原，抗原性稳定，但其抗体无中和病毒能力。NP 与每个 RNA 片段结合，除了与 NP 结合外，每个 RNA 片段还结合了 3 个多聚酶蛋白亚基 PA、PB1 和 PB2。这 3 个亚基共同组成了与病毒核酸复制和转录有关的依赖 RNA 的 RNA 多聚酶。丙型流感病毒缺乏合成神经氨酸酶的 NA 基因片段，只有 7 个片段。

表 22-1-1 甲型流感病毒基因片段及功能

基因片段	核苷酸数目	多肽	功能
1	2341	PB2	RNA 聚合酶亚基，识别、结合宿主细胞 RNA "帽"
2	2341	PB1	RNA 聚合酶亚基，转录起始
3	2233	PA	功能不详，与 PB1 和 PB2 共同构成 RNA 聚合酶
4	1778	HA	血凝素；识别吸附靶细胞受体，中和抗体作用蛋白
5	1565	NP	核蛋白，参与构成核衣壳；可溶性抗原；有型特异性

续表

基因片段	核苷酸数目	多肽	功能
6	1413	NA	神经氨酸酶，水解唾液酸，促进病毒释放
7	1027	M1	基质蛋白，与包膜和 NP 共同促进病毒组装
		M2	膜蛋白，离子通道，促进脱壳，是金刚烷胺的靶位，同时还参与病毒装配
8	890	NS1	非结构蛋白，抑制宿主蛋白质合成
		NS2	非结构蛋白，功能不详

2. 包膜 流感病毒包膜有两层结构，由内层基质蛋白（matrix protein，MP）和外层脂蛋白（Lipoprotein，LP）组成，在维持病毒形态与感染性方面起重要作用。MP 免疫原性稳定，亦具有型特异性，但其抗体不具有中和病毒的能力。其中 M1 蛋白是病毒重要的结构蛋白，它的存在增加了包膜的硬度和厚度，并可促进病毒装配，M1 与核蛋白（NP）共同决定病毒的型特异性。M2 是离子通道型嵌膜蛋白，促进脱壳，参与病毒复制，近年证明该蛋白与病毒粒子出芽有关。包膜外层为来自宿主细胞的脂质双层膜，LP 也主要来源于宿主细胞膜。

甲型和乙型流感病毒包膜上镶嵌有两种由病毒基因编码的糖蛋白刺突：血凝素（hemagglutinin，HA）和神经氨酸酶（neuraminidase，NA），均以疏水末端插入脂质双层膜中，两者数量之比为 4：1～5：1，每个病毒体平均 HA 和 NA 的总数约为 500。它们是划分流感病毒亚型的依据，免疫原性极易变异。

（1）HA：占病毒蛋白的 25%，与病毒吸附和穿入宿主细胞有关。呈柱状，三条糖蛋白链以非共价键连接成三聚体，每个单体的原始肽链 HA0 由 HA1 和 HA2 通过精氨酸和二硫键连接而成，在细胞蛋白酶水解作用下裂解精氨酸而活化，形成二硫键连接的 HA1 和 HA2 两个亚单位后，病毒才具有感染性。HA1 可与宿主上皮细胞表面寡聚糖末端的唾液酸受体结合，与病毒感染时的吸附有关；HA2 疏水端具有膜融合活性，参与病毒穿入细胞膜以及核衣壳的释放。HA 能与人、鸡、豚鼠等多种红细胞表面 N-乙酰神经氨酸（唾液酸）受体结合引起红细胞凝集（简称血凝）。HA 具有免疫原性，其诱导的相应抗体称为血凝抑制抗体，能抑制血凝现象和中和病毒感染性，为保护性抗体。

（2）NA：由四个亚单位组成的四聚体糖蛋白，呈蘑菇状，头部含有酶活性中心和四个抗原位点。NA 可水解宿主细胞表面糖蛋白末端 N-神经氨酸与相邻糖基的联结链，使其断裂，利于成熟病毒的释放；NA 也可破坏细胞膜上病毒特异性受体，使病毒从感染细胞膜上解离，利于病毒的扩散；NA 具有免疫原性，易发生变异，其相应抗体能抑制酶的水解作用，但不能中和病毒的感染性。

（二）分型、命名与变异

根据 NP 和 MP 蛋白免疫原性的不同，可将流感病毒分为甲（A）、乙（B）、丙（C）三型。甲型又可根据 HA 和 NA 免疫原性不同，再区分为若干亚型。目前从禽类已鉴定出 16 个 HA 亚型（H1～H16）、9 个 NA 亚型（N1～N9）。近一个世纪，在人间流行的主要是 H1、H2、H3 和 N1、N2 等几种抗原构成的亚型。1997 年以来发现的 H5N1、H7N2、H7N7、H9N2 等型禽流感病毒也可以感染人；乙型流感病毒可发生变异，但未划分亚型；丙型流感病毒尚未发现抗原变异和新亚型。

根据 1980 年 WHO 公布的流感病毒命名法，一个新分离株完整的命名应包括型别/宿主

（人则省略）/ 分离地点 / 病毒株 / 序号 / 分离年代（HA 与 NA 亚型号），如 A/HongKong/1/68（H3N2）。

甲型流感病毒的 HA 和 NA 易发生变异，HA 变得更快。流感病毒抗原变异有两种形式：①抗原漂移（antigenic drift）。其变异幅度小，HA、NA 氨基酸的变异率小于 1%，属量变，即亚型内变异，由基因突变造成，并与人群选择力有关，抗原漂移是流感病毒变异的预兆。抗原漂移会导致流感病毒每 2～5 年出现一个新的变异株，引起甲型流感周期性的局部中、小型流行。②抗原转换（antigenic shift）。变异幅度大，HA 氨基酸的变异率为 20%～50%，属质变，是病毒表面抗原结构中的一种或两种发生变异，导致新亚型的出现，如 H1N2 变成 H2N2，主要是由于基因重配（gene reassortment）引起的。由于人群对新亚型缺乏免疫力，每次新亚型出现都可引起流感大流行甚至世界性的暴发流行。随后该亚型进入抗原漂移阶段，直至新亚型出现才终止流行。

（三）培养特性

流感病毒可在鸡胚和培养细胞中增殖。初次分离接种鸡胚羊膜腔阳性率较高，传代适应后可移种于尿囊腔。细胞培养一般可用原代猴肾细胞（PMK）或狗肾传代细胞（MDCK）。病毒在鸡胚和细胞中均不引起明显的病变，需用红细胞凝集试验或红细胞吸附试验以及免疫学方法证实病毒的存在。人流感病毒能感染多种动物，但只有雪貂的表现类似人类流感，连续传代后，病毒的致病力可提高。

（四）抵抗力

流感病毒的抵抗力较弱，不耐热，56℃加热 30min 被灭活，0～4℃能存活数周，−70℃以下或冷冻干燥后可长期保存，室温下传染性很快消失；对干燥、紫外线、乙醚、甲醛、乳酸等敏感。

二、致病性与免疫性

甲型流感病毒可感染人及禽、猪、马等动物；乙型流感病毒只感染人类；丙型流感病毒在人和猪中都有流行。传染源主要为患者、隐性感染者以及被感染的动物。主要经飞沫在人与人之间直接传播，也可通过密切接触而感染。冬天为流行季节，传染性强。临床特征为呼吸道症状较轻但发热与乏力等全身症状较重，最严重者可致病毒性肺炎，但 50% 感染者无症状。病毒在呼吸道上皮细胞内增殖，引起细胞空泡变性，丧失纤毛，最终坏死脱落。

潜伏期 1～4 天，突然发病，有畏寒、发热、头疼、肌痛、厌食、乏力、鼻塞、流涕、咽痛和咳嗽等症状。热度可高达 38～40℃，持续 1～5 天，平均 3 天。病毒仅在局部增殖，一般不入血，但可释放内毒素样物质入血，引起全身中毒症状。全身症状与病毒感染刺激机体产生的 IFN 等细胞因子的作用相关。小儿体温比成人高，可发生抽搐或谵妄，呕吐、腹痛、腹泻较常见。年老体弱、免疫或心肺功能不全者和婴幼儿在感染后 5～10 天，易发生细菌性继发感染，特别是肺炎，常危及生命。

流感患者排毒后 1 天就可在呼吸道分泌物中检出 IFN。IFN 对疾病的恢复起一定作用，但维持时间短。流感病毒感染可引起针对 HA、NA、NP、Ml 的病毒特异性细胞和体液免疫。特异性的 CD4$^+$和 CD8$^+$T 细胞可产生广泛的亚型间交叉免疫，有利于病毒的清除和疾病的恢复；特异性抗体中只有抗 -HA 为中和抗体，包括 IgG、IgM 和 sIgA。局部中和抗体 sIgA 和血清中和抗体在预防感染和阻止疾病发生中有重要作用。血清抗 -HA 中和抗体可持续几十年，对同型病毒有牢固免疫力；对型内变异株的交叉免疫可持续 4～7 年，但亚型间无交叉免疫。抗 NA 抗体无中和病毒作用，但具有减轻病情、阻止病毒传播的作用。

三、微生物学检查法

在流感暴发流行时，根据典型症状即可作出临床诊断。实验室检查主要用于鉴别诊断和分型，特别是监测新变异株的出现、预测流行趋势和提出疫苗预防建议。

1. 病毒分离　急性期（发病 3 天内）患者咽漱液或鼻咽拭子经抗生素处理后，接种于鸡胚羊膜腔内及尿囊腔中，33～35℃孵育 2～4 日，取羊水、尿囊液做血凝试验，检查有无病毒增殖。若结果为阴性，需在鸡胚中盲传三代后再试验。若血凝试验为阳性，可用已知流感病毒各型特异性抗体与新分离病毒进行血凝抑制试验，鉴定型别。甲、乙型流感病毒可在狗肾细胞系、A549F 肺癌细胞系和原代猴肾细胞系等多种细胞系中增殖。

2. 血清学诊断　取患者急性期（发病 3 日内）和恢复期（发病 2～4 周）双份血清，如恢复期抗体效价较急性期增高 4 倍或以上，即有诊断价值。血清学试验包括亚型和株特异的血凝抑制试验和中和试验、型特异的补体结合试验和抗原特异确定的酶免疫测定。血凝抑制试验在流感病毒血清学诊断中最为常用。

3. 免疫荧光法或酶免疫测定法　直接从患者呼吸道分泌物、脱落细胞中检测抗原，可快速诊断。

4. 病毒核酸和分型测定　用核酸杂交、PCR 或序列分析检测病毒核酸和进行分型测定。

四、防治原则

及时发现、隔离和治疗流感患者能有效减少发病和传播。流行期间应尽量避免人群聚集，公共场所每 100m³ 空间可用 2～4ml 乳酸加 10 倍水混匀，加热熏蒸，无乳酸时用食醋亦可，能灭活空气中的流感病毒。

免疫接种是预防流感最有效的方法，但必须与当前流行株的型别基本相同。目前使用的流感疫苗主要有灭活死疫苗和低温减毒活疫苗两种，每种疫苗均为三价疫苗（甲型 2 个亚型和 1 个乙型）。亚单位疫苗及 DNA 疫苗正在研制中。

流感尚无特效疗法，主要是对症治疗和预防继发性细菌感染。盐酸金刚烷胺及其衍生物甲基金刚烷胺可用于预防甲型流感，其作用机制主要是抑制病毒的穿入和脱壳。利巴韦林（ribavirin）是一种核苷类似物，通过抑制病毒核酸合成及细胞代谢发挥作用，是广谱抗病毒药物，对甲型和乙型流感病毒均有效。神经氨酸酶抑制剂是另一类针对正黏病毒的抗病毒药物，主要有扎那米韦（zanamivir）和奥司他韦（oseltamivir）。这两种药物也可用于严重流行期间的预防性给药或阻断病毒的传播。早期用药和联合用药在抗病毒、缓解临床症状及阻断传播方面均有更好的效果。

IFN-α 局部气雾吸入、滴鼻也有一定疗效。此外，板蓝根、大青叶、贯众、满山香、连翘、黄芩、黄芪等中草药和桑菊饮、银翘散、玉屏风散等中药复方对流感均有一定的防治作用。

五、感染人的禽流感病毒

（一）H5N1

1997 年 H5N1 禽流感病毒在香港大流行，病毒感染 18 人，造成 6 人死亡，并进而使多地发生人感染 H5N1。多数人 H5N1 病例通过直接接触 H5N1 病毒污染物而受到感染，气溶胶传播是 H5N1 传播扩散的另一个重要途径。

H5N1/97 毒株的 HA 基因来源于 1996 年从广东省的鹅身上分离的 H5N1 毒株（Gs/Gd），其前体为 A/Go/Gd/1/96 H5N1，高剂量毒株感染可导致鹅 50% 死亡，对鸡、火鸡、鹌鹑等都是高致病性的。鹌鹑对该亚型病毒易感，是 H5N1/97 病毒的原始宿主。

H5N1 病毒的聚合酶，尤其是 PB2 蛋白是病毒适应宿主的主要成分。H5N1 病毒 PB2 第627 号位点可能决定了病毒在哺乳动物细胞中的复制能力，从临床患者中分离的 H5N1 病毒 RNA 复制酶蛋白 PB2 的 627 位突变为赖氨酸。

（二）H7N9

2013 年 3 月首次在上海发现 H7N9。编码病毒 HA 的基因与鸭群中分离得到禽流感病毒株 A/duck/Zhejiang/12/2011/（H7N3）高度同源，编码病毒 NA 的基因则与韩国迁徙野鸟中发现病毒株 A/wild bird/Korea/A14/2011（H7N9）高度同源，其余 6 个片段（PB2、PB1、PA、NP、M 及 NS）来自至少两种不同的 H9N2 病毒，且均可以从鸡中分离得到。

研究发现该病毒在禽类中属低致病性病毒，病毒具备在哺乳动物之间发生飞沫传播的能力，并可能通过密切接触发生有限人传人。人感染 H7N9 型禽流感的潜伏期一般在 7 天以内，轻症或早期患者表现为流感样症状，后可迅速进展，表现为高热、重症肺炎、呼吸困难，部分患者可出现横纹肌溶解症、急性肾损伤、肝功能障碍以及脑病，严重者可出现急性呼吸窘迫综合征、多器官功能衰竭综合征，甚至死亡。

第二节　副黏病毒

副黏病毒科（Paramyxoviridae）病毒是一类引起婴幼儿和儿童呼吸道感染的常见病原体。与正黏病毒相比较，副黏病毒体积较大，直径为 150～300nm，形态多样；核酸为一条完整的单负链 RNA，不分节段，不发生基因重配，不易发生变异，抗原性较稳定；包膜易与宿主细胞膜融合，引起感染细胞与未感染细胞融合，产生多核巨细胞。副黏病毒科病毒主要包括麻疹病毒、腮腺炎病毒、人副流感病毒、人呼吸道合胞病毒、亨德拉病毒和尼帕病毒等。

一、麻疹病毒

麻疹病毒（measles virus）是麻疹的病原体。麻疹是一种传染性很强的急性传染病，儿童患者多见，但任何年龄阶段的易感人群均可感染，临床上以发热、上呼吸道卡他症状、结膜炎、口腔黏膜斑及全身斑丘疹为特征，无并发症者预后良好，可因并发症的发生导致死亡。疫苗前时代，全世界每年大约有 1.3 亿儿童患病，700 万～800 万儿童死亡。使用疫苗尤其是开展计划免疫后，发病率大幅下降。在天花消灭以后，WHO 已将麻疹列为计划消灭的传染病之一。

（一）生物学性状

1. 形态与结构　麻疹病毒的形态呈球形、丝状等多种形态；球形直径为 120～250nm。其结构由内向外分为核衣壳和外面的包膜两部分，核心为－ssRNA，不分节段，核衣壳呈螺旋对称。基因组全长约 160kp，基因组有 N、P、M、F、H、L 6 个基因，分别编码核蛋白、磷酸化蛋白、M 蛋白、融合蛋白、血凝素蛋白和依赖 RNA 的 RNA 聚合酶 6 个结构和功能蛋白，不易发生重组。

包膜结构与流感病毒相似，包膜上也有两种糖蛋白刺突：一种为血凝素（HA）蛋白，能凝集猴、狒狒等动物的红细胞；另一种为溶血素（hemolysin，HL）蛋白，具有溶解红细胞及引起细胞融合的活性，可引起多核巨细胞病变（彩图 22-2-1），并在其核内或细胞质内出现嗜酸性包涵体。麻疹病毒无神经氨酸酶，CD46 为麻疹病毒受体。HA 和 HL 为中和抗原，可诱导中和抗体的产生。麻疹病毒抗原性稳定，只有一个血清型。但 20 世纪 80 年代以来，各国都有关于麻疹病毒免疫原性变异的报道。核苷酸序列分析表明，麻疹病毒存在基因漂移现象。

2. 培养特性　除灵长类动物外，一般动物都不易感。可在多种原代细胞（人胚肾、猴肾等）、传代细胞（Vero、HeLa 等）和二倍体细胞（人胚肺）中增殖，出现细胞病变，形成多核巨细胞。在胞质及胞核内均可见嗜酸性包涵体，这种现象也可发生于患者的鼻黏膜等组织细胞中。

3. 抵抗力　病毒对外界环境的抵抗力较弱，56℃加热 30min 可灭活，对紫外线、脂溶剂（乙醚、氯仿等）及其他化学消毒剂均敏感，但耐低温。

（二）致病性与免疫性

人是麻疹病毒唯一的自然宿主。急性期患者为主要传染源，出疹前 6 天至出疹后 3 天传染性最强，通过飞沫直接感染易感人群，或通过鼻腔分泌物污染玩具、用具等感染易感人群，能使 90% 以上的易感者发病。发病高峰在冬春季。广泛接种疫苗前，学龄前儿童最多，0～4 岁占 78%～86%；接种麻疹疫苗后，大年龄发病增多及未到免疫接种年龄的婴儿发病增多。潜伏期 10～14 天，凡表面有 CD46 的组织细胞均可为麻疹病毒感染的靶细胞，病毒先在呼吸道上皮细胞内增殖，然后进入血流，出现第 1 次病毒血症，病毒随血流侵入全身淋巴组织和单核吞噬细胞系统，在其细胞内增殖后，再次入血形成第 2 次病毒血症，此时出现发热，眼结膜皮肤、呼吸道、消化道、泌尿道、小血管及鼻咽黏膜等均有病毒增殖，并出现病变（多核巨细胞核内和胞质内形成嗜酸性包涵体等），也有少数病例病毒侵犯中枢神经系统。临床表现除高热、畏光外，还有流泪、结膜充血、流涕、咳嗽，此时患者传染性最强。发病 2 天后，口颊黏膜出现柯氏斑（Koplik spots），为周围绕有红晕的灰白色小点，对临床早期诊断有一定意义。随后 1～2 天，全身皮肤相继出现特征性红色斑丘疹，自耳后、面颊及颈部开始蔓延，遍及躯干、四肢及全身其他部位。出疹期病情最严重。4～7 天后皮疹逐渐消退，可有脱屑及色素沉着。麻疹一般可自愈。但抵抗力低下的患者，如护理不当，易继发细菌性感染，引起支气管炎、中耳炎、肺炎。最常见的并发症为肺炎，占麻疹死亡率的 60%。最严重的并发症为脑炎，发病率为 0.5%～1.0%，病死率为 5%～30%。

感染麻疹病毒，除出现典型皮疹外，在麻疹病愈后一周左右，尚有大约 0.1% 的患者发生脑脊髓炎，为一种迟发型超敏反应性疾病，典型的病理学改变为脱髓鞘、淋巴细胞浸润，死亡率达 15%。此外。大约有百万分之一患者在其恢复数年后（平均约 7 年），出现亚急性硬化性全脑炎（subacute sclerosing panencephalitis，SSPE）。SSPE 是麻疹病毒引起的累及中枢神经系统的迟发并发症，患者大脑功能发生渐进性衰退，表现为反应迟钝、精神异常、运动障碍，病程 6～9 个月，最后导致昏迷死亡。SSPE 患者血液和脑脊液中有异常高水平的麻疹病毒抗体，从死者脑神经细胞及胶质细胞内可检出麻疹病毒核酸和抗原，电镜发现有病毒核衣壳，但无完整病毒体。现认为患者脑组织中麻疹病毒为缺陷病毒，特别是M基因突变，主要是U→C的转换，不能合成M蛋白，从而难以装配出完整病毒体。但有较强的神经毒力。

麻疹自然感染后可获得终身免疫，包括体液免疫和细胞免疫，产生的抗H抗体和抗F抗体都具有中和病毒的作用，分别阻止病毒吸附于易感细胞及阻断病毒的细胞间扩散，细胞免疫起主要作用，如免疫球蛋白缺陷的人患麻疹能够痊愈，并且抵抗再感染；而T细胞缺陷者会产生麻疹持续感染，导致死亡。麻疹的恢复也有赖于细胞免疫。但细胞免疫也是引起麻疹出疹、麻疹后脑炎的原因。此外，麻疹感染（包括接种麻疹减毒活疫苗）还可引起暂时性免疫抑制，如Ⅳ型超敏反应、OT试验的阴转和对新抗原免疫应答的减弱。6个月内的婴儿从母体获得IgG抗体，故不易感染麻疹病毒。但随着年龄增长，抗体逐渐消失，易感性也随之增加，这也是麻疹多见于6个月至5岁婴幼儿的原因。

（三）微生物学检查法

麻疹临床症状典型，一般无需作微生物学检查即可确诊。对轻症和不典型病例需做微生物学检查，实验室诊断可采用病毒分离鉴定、血清学检查以及快速诊断方法。

1. 病毒分离与鉴定　发病早期取咽拭子、血液或漱口液，经抗生素处理后，接种于原代人胚肾或传代细胞系中培养。1周左右可出现典型CPE，形成多核巨细胞及嗜酸性包涵体。用已知免疫血清进行中和试验可确定病毒的存在。

2. 血清学诊断　取患者急性期和恢复期双份血清，进行血凝抑制试验、CF试验，抗体滴度增加4倍以上即可辅助临床诊断。此外，也可用ELISA法检测抗体。

3. 快速诊断法　用荧光标记抗体检查患者卡他期咽洗液中的黏膜脱落细胞有无麻疹病毒的抗原，数小时内可获结果。

此外，亦可进行核酸杂交和PCR。

（四）防治原则

预防麻疹的主要措施是对儿童进行人工主动免疫。鸡胚细胞麻疹病毒减毒活疫苗是当前最有效疫苗之一，我国于1965年研制成功。接种麻疹减毒活疫苗是我国计划免疫项目之一。初次免疫我国定在8月龄，接种后，抗体阳转率达90%以上，但免疫力仅维持10～15年，因此7岁时必须进行再次免疫。目前已将预防麻疹病毒、腮腺炎病毒、风疹病毒的疫苗组成了三联疫苗（MMR）。对接触麻疹的易感者，可紧急用丙种球蛋白或胎盘球蛋白进行人工被动免疫。

麻疹的治疗措施包括：控制高热；保持室内湿度；及时补液；注意饮食营养；儿童应补充维生素A；注意并发症。

二、腮腺炎病毒

腮腺炎病毒（mumps virus）是流行性腮腺炎的病原体。在世界各地均有流行，是儿童多发的一种常见呼吸道传染病。

（一）生物学性状

病毒颗粒为球形，直径100～200nm，核酸为单负链RNA，共编码7种蛋白质，即核壳蛋白（NP）、磷酸化蛋白（P）、基质蛋白（M）、融合蛋白（F）、膜相关蛋白（SH）、血凝素/

神经氨酸酶（HN）和 L 蛋白（L）。衣壳呈螺旋对称。有包膜，其包膜刺突包括具有血凝素-神经氨酸酶活性的 HN 蛋白和具有融合细胞活性的融合因子 F。NP 蛋白为可溶性抗原，其相应抗体可用补体结合试验检查，故亦称补体结合抗原。核心为单股 RNA。抗原性稳定，只有一个血清型。

腮腺炎病毒易在鸡胚羊膜腔和猴肾细胞培养中增殖形成多核巨细胞，但细胞病变不明显，常用豚鼠红细胞进行血吸附试验证实病毒增殖。人是腮腺炎病毒唯一的自然宿主，但是实验条件下病毒可感染灵长类及其他动物。

腮腺炎病毒在 4℃可存活数日，−70℃下可存活很久，56℃加热 30min 被灭活，紫外线、乙醚、甲醛、脂溶剂等都可杀死病毒。

（二）致病性与免疫性

人是腮腺炎病毒唯一的宿主。传染源是患者和病毒携带者，传染性强，出现症状前 2～3 天及症状消失后 9 天仍有传染性。病毒通过飞沫传播或唾液污染用具或玩具在人与人之间直接接触传播，引发流行性腮腺炎。学龄儿童为易感人群，多感染 5～15 岁的青少年。

流行性腮腺炎好发于冬春季节，潜伏期 2～3 周，最初病毒侵入呼吸道上皮细胞和面部局部淋巴结内增殖后，进入血流引起病毒血症，病毒随血流可到达一侧或两侧腮腺组织或其他器官（如睾丸、卵巢等）。主要症状为腮腺肿大、疼痛、发热等，若无合并感染持续 1～2 周自愈。常见并发症包括中枢感染（无菌性脑膜炎及脑炎）、耳聋、睾丸炎、卵巢炎及乳腺炎，青春期感染者，20% 男性易合并睾丸炎，女性易合并卵巢炎，还可见获得性神经性耳聋。病后或隐性感染后，可获得牢固免疫力。被动免疫可从母体获得，因此 6 个月以内婴儿患腮腺炎者罕见。

（三）微生物学检查法

典型病例不需要实验室检查即可作出诊断；不典型病例，可取患者唾液、尿液或脑脊液进行病毒分离。腮腺炎病毒易在鸡胚羊膜腔、鸡胚细胞或猴肾细胞内增殖。血清学诊断包括检测病毒特异性的 IgM 或 IgG；血凝抑制试验、ELISA 和免疫荧光可检测病毒抗原或抗体；也可采用 RT-PCR 或核酸序列测定方法检测病毒基因片段。

（四）防治原则

及时隔离患者。疫苗接种是有效的预防措施。目前使用减毒活疫苗，可产生长期免疫效果，也可用麻疹-腮腺-风疹三联疫苗（MMR）。目前尚无有效治疗药物。该病流行期间可注射丙种球蛋白，它有防止发病或减轻症状的作用。

三、呼吸道合胞病毒

呼吸道合胞病毒（respiratory syncytial virus，RSV）与鼠的肺炎病毒共同组成肺病毒属。它是引起婴幼儿（尤其是 1 岁以下）严重呼吸道感染的重要病原因子，其典型表现是细支气管炎和细支气管肺炎，大约 60% 急性婴幼儿喘息性细支气管或肺炎是 RSV 引起的，但在较大儿童和成人中主要引起上呼吸道感染，表现为鼻炎、咽炎及感冒。

病毒体呈球形，直径为 120～200nm，核酸为线性单负链 RNA，不分节段，病毒有 10 个基因片段，分别编码 10 个蛋白，即融合蛋白（F）、黏附蛋白（G）、小疏水蛋白（SH）3 种跨膜蛋白；2 种基质蛋白 M1 和 M2；3 种与病毒 RNA 相结合形成核衣壳的蛋白 N、P 和 L；2 种非结构蛋白 NS1 和 NS2。有包膜，包膜上有 F 和 G 两种糖蛋白刺突：F 蛋白是一种融合蛋白，经细胞蛋白酶裂解为 F1 和 F2 后具有生物学活性，能使病毒包膜与宿主细胞膜融合形成多核巨细胞；G 蛋白是一种吸附性蛋白，可与细胞表面的受体结合，介导病毒进入宿主细胞内。

目前发现 RSV 只有一个血清型，能在原代人胚肾细胞、猴肾细胞、人胚肺二倍体细胞以及 HeLa、HEP-2、AS49 等传代细胞内增殖，形成多核巨细胞和胞质内嗜酸性包涵体。在 HEP-2 细胞内可形成空斑。RSV 对理化因素抵抗力较弱，对热、酸和胆汁敏感，冰冻融化易被灭活。

人和黑猩猩是 RSV 自然宿主。RSV 传染性较强，流行于冬季和早春，经飞沫传播，也可经污染的手和物体表面传播，每年冬季均有流行，人群普遍易感。RSV 也是医院内交叉感染主要病原之一。RSV 病毒开始在鼻咽上皮细胞中增殖，进而扩散至下呼吸道，病毒感染局限于呼吸道，不产生病毒血症。病毒侵入呼吸道上皮细胞内增殖，引起细胞融合。支气管和细支气管坏死物与黏液、纤维蛋白等聚集在一起，很易阻塞婴幼儿狭窄的气道，导致严重的细支气管炎和肺炎，严重时造成死亡。病毒致病机制还与婴幼儿呼吸道组织学特性、免疫功能发育未完善及免疫病理有关。一般 6 月龄以上儿童病变较轻，成人多为再次感染，症状较轻。RSV 的致病机制目前尚不清楚，主要是免疫病理造成细胞损伤，细胞因子在病毒所致的呼吸道炎症中起了重要的作用。RSV 引起的严重婴幼儿呼吸道感染可能与 I 型超敏反应有关。

呼吸道 sIgA 是防止 RSV 再感染的主要因素。感染后免疫力不持久，不能阻止再次感染的发生。

RSV 感染确诊依赖病毒分离，RSV 未发现带毒者，通过病毒分离培养检测多核巨细胞和胞质内嗜酸性包涵体即可确诊，但需时较长。目前常采用免疫酶技术、放射免疫技术以及免疫荧光技术等直接检测感染细胞内或鼻咽分泌物中特异性抗原，也可用 RT-PCR 技术检查咽脱落上皮细胞内的 RSV 核酸。

目前缺乏特效的药物治疗 RSV 感染。主要是对症治疗，用肾上腺素缓解喘息症状，IFN 滴鼻可减轻和缩短病程。三氮唑核苷多采用咽喉局部喷雾给药。至今未有安全有效的疫苗预防 RSV。

四、副流感病毒

副流感病毒（parainfluenza virus）是引起轻型流感样症状的呼吸道病毒，但在婴幼儿也可引起严重的下呼吸道感染，占儿科住院患者的 9%～30%，是仅次于呼吸道合胞病毒引起下呼吸道感染的病原体。

病毒呈球形，直径 125～250nm。核酸为单负链 RNA，不分节段，核蛋白呈螺旋对称，包膜上有两种刺突：一种是 HN 蛋白，具有 HA 和 NA 作用；另一种是 F 蛋白，具有使细胞融合及溶解红细胞的作用。根据抗原结构的不同，可将人副流感病毒分为 4 个型。

病毒通过直接接触或飞沫传播，潜伏期为 2～6 天。初次感染多发生在 5 岁以下，病毒在被感染者上呼吸道黏膜上皮细胞内增殖，引起感冒样症状。病毒可感染任何年龄组的人，引起上呼吸道炎症，若感染婴幼儿及儿童，可导致严重的呼吸道疾病，约有 25% 的病例病毒可扩散到下呼吸道，引起细支气管炎和肺炎，2%～3% 可引起严重的急性喉、气管、支气管炎。

副流感病毒感染不引起病毒血症，病后免疫力不稳固，保护性免疫包括细胞免疫和

sIgA，自然感染产生的 sIgA 对再感染有保护作用，但几个月内即消失。易再感染。

副流感病毒感染的实验室诊断通常是把患者含漱液或咽拭子接种于原代猴肾细胞进行病毒分离，根据融合细胞的存在情况和红细胞吸附试验结果，证实病毒是否增殖。也可用免疫荧光抗体检查病毒抗原。尚无理想的防治措施，目前主要采用对症治疗。

第三节　冠状病毒

冠状病毒（coronavirus）属于冠状病毒科（Coronaviridae）冠状病毒属（*Coronavirus*）。引起人类普通呼吸道感染的有甲型冠状病毒属的 HCoV-229E、HCoV-NL63 以及乙型冠状病毒属的 HCoV-OC43、HCoV-HKU1。严重急性呼吸综合征冠状病毒（severe acute respiratory syndrome coronavirus，SARS-CoV）和中东呼吸综合征冠状病毒（middle east respiratory syndrome coronavirus，MERS-CoV）也是乙型冠状病毒。丙型冠状病毒主要感染禽类，不引起人类疾病。

一、生物学特性

冠状病毒呈多形性，以球形为主，直径 80～160nm，有包膜，其包膜表面有向四周伸出的突起，形如花冠（图 22-3-1）。核心为螺旋状排列的核衣壳，核酸为单正链 RNA，核蛋白（N）结合于 RNA 上，是核衣壳蛋白，在病毒转录、复制和成熟中起作用。病毒核酸为＋ssRNA，具有 27 000～30 000bp，是自然界中已知的最大的稳定的 RNA。冠状病毒的 RNA 基因组具有 5′ 帽子和 3′ 的 poly（A）结构，与真正的 mRNA 结构极为相似，具有感染性。编码蛋白除 RNA 聚合酶外，主要结构蛋白是 N 蛋白、刺突蛋白（S）、膜蛋白（M）、包膜蛋白（E）等蛋白。部分病毒株还有血凝素乙酰酯酶 HE 蛋白（haemagglutinin-acetylesterase）。S 蛋白是病毒主要抗原，与细胞受体血管紧张素转化酶 2（angiotensin-converting enzyme 2，ACE2）结合，使细胞发生融合，是 SARS 冠状病毒侵染细胞的关键蛋白；M 蛋白为跨膜蛋白，参与包膜形成（图 22-3-2）。

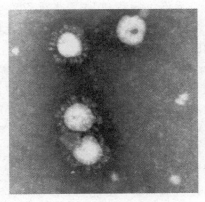

图 22-3-1　冠状病毒的形态（电镜）

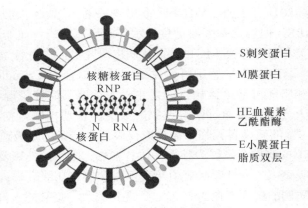

图 22-3-2　冠状病毒的结构模式图

病毒对理化因素的耐受力较差，37℃数小时便丧失感染性，对乙醚、氯仿等脂溶剂、碘伏、过氧乙酸及紫外线敏感。戊二醛可使冠状病毒失去活性。

二、致病性与免疫性

（一）普通冠状病毒

冠状病毒引起 10%～30% 的普通感冒，其重要性仅次于鼻病毒，居第二位。各年龄组均可发病，导致普通感冒和咽喉炎，以婴幼儿为主。冬季为流行高峰，飞沫传播，疾病的潜伏期短，平均为 3 天，病程一般 6～7 天。病毒侵犯上呼吸道，引起轻型感染，但可使原有呼吸道感染急性加重，甚至引起肺炎。该病多为自限性疾病。病后免疫力不强，持续时间不超过一年，再感染仍可发生。冠状病毒还与人类腹泻和胃肠炎有关。

（二）SARS-CoV

SARS-CoV 感染可引发严重急性呼吸综合征（severe acute respiratory syndrome，SARS）。传染源主要是 SARS 患者和潜伏期带毒者，发病前后传染性最强。以飞沫传播为主，同时可以通过接触患者呼吸道分泌物经口、鼻、眼传播，不排除经粪 - 口等其他途径传播。各年龄段普遍易感。有家庭和医院聚集现象。

潜伏期为 2～10 天，一般为 4～5 天。SARS 临床以发热为首发症状，体温高于 38℃，可伴有头痛乏力、关节痛等，继而出现干咳、胸闷气短等症状。肺部 X 线片出现明显双侧（或单侧）阴影。严重者肺部病变进展快，同时出现呼吸困难和低氧血症，进而有的患者产生严重肺渗出，出现呼吸窘迫，肺部严重损害可能与免疫病理机制有关，常伴有过敏性血管炎、出现休克、DIC、心律失常等症状，此种患者传染性极强且死亡率高。如原有糖尿病、冠心病、肺气肿等基础病的老年患者死亡率可达 40%～50%。

机体感染 SARS 冠状病毒后，可产生抗该病毒的特异性抗体，一般感染 10 天后血清中出现 IgM，15 天后出现 IgG。有人用恢复期血清治疗患者取得一定疗效，说明特异性抗体有中和保护作用。同时也有细胞免疫反应。

（三）MERS-CoV

2012 年 9 月，WHO 通报出现一种新型冠状病毒的感染，病程进展及严重程度类似SARS，但病毒基因组信息显示与乙型冠状病毒属的 C 组密切相关。2013 年 5 月，国际病毒分类命名委员会（ICTV）冠状病毒研究组正式命名为 MERS-CoV。

MERS-CoV 感染可引发中东呼吸综合征（middle east respiratory syndrome，MERS）。蝙蝠和骆驼可能是该病毒的宿主，人类感染的传染源可能是骆驼。患者可以作为传染源，人与人之间主要通过医院或家庭成员的密切接触传播。MERS-CoV 感染的潜伏期大约 10 天，28.6% 的感染者无临床症状或仅表现为轻微的呼吸道症状，无发热、畏寒和肺炎表现。约有50% 的病例会发展为肺炎，伴有发热、咳嗽、气短及呼吸困难，并在此基础上，迅速发展为呼吸衰竭、急性呼吸窘迫综合征或多器官功能衰竭，特别是肾功能衰竭，甚至危及生命。报告病例的病死率在 36% 左右，老年人、免疫缺陷人群和慢性病患者（如癌症、慢性肺部疾病和糖尿病患者）在感染病毒后更易出现严重症状。

三、微生物学检查法

一般用鼻分泌物、痰液、咽漱液混合标本分离病毒。取双份血清做中和试验以及免疫荧光、

ELISA、胶体金免疫试验，进行血清学诊断。快速诊断可用荧光抗体技术和酶免疫技术检查病毒抗原，用 RT-PCR 技术检测病毒核酸。SARS-CoV 分离鉴定试验必须在 BSL-3 级实验室进行。

四、防治原则

目前尚无疫苗预防，也无特效治疗药物。对 SARS 的预防措施主要是隔离患者、切断传播途径和提高机体免疫力。SARS 临床实践证明，IFN-α 和皮质醇激素联合使用，广谱抗病毒药利巴韦林与病毒蛋白酶抑制剂如奈非那韦（nelfilnavir）或洛匹那韦（lopinavir）联合使用，也可提高抗冠状病毒效果。

第四节 腺 病 毒

腺病毒（adenovirus）是一群分布十分广泛，能侵犯呼吸道、眼结膜、淋巴组织、胃肠道和泌尿道的病原体，能引起急性咽炎、婴幼儿致死性肺炎、流行性角膜结膜炎、膀胱炎、胃肠炎等疾病。少数腺病毒可引起培养细胞的转化和实验动物的肿瘤。腺病毒科约有 100 个血清型。腺病毒还可作为基因载体应用于基因治疗。

一、生物学特性

病毒呈球形，直径 70～90nm，无包膜。核衣壳呈 20 面体立体对称，衣壳由 252 个壳粒组成（图 22-4-1）。衣壳上的纤维突起含有病毒吸附蛋白和型特异性抗原，并具有与大鼠或恒河猴红细胞凝集的能力，是病毒分型的依据之一。病毒基因组为双链 DNA。根据核酸序列的同源性和腺病毒纤突蛋白对各种红细胞凝集能力分类，将其分为 A～F 六个组，至少有 49 个血清型。

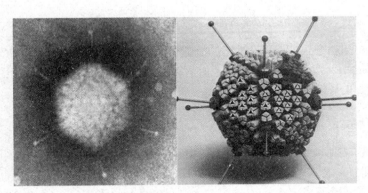

图 22-4-1　腺病毒（左侧：电镜照片，×500 000；右侧：示意图）

腺病毒对理化因素的抵抗力较强，耐酸，对脂溶剂（乙醚、氯仿）和胰酶不敏感。室温保持感染性 10 天以上，紫外线 30min 或 56℃加热 30min 可被灭活。0.25%SDS、0.5μg/ml 含氯消毒剂或 1：400～1：4000 福尔马林可迅速灭活感染性病毒。

二、致病性与免疫性

腺病毒主要通过呼吸道、眼结膜或胃肠道等感染婴幼儿、儿童和免疫力低下人群，并引起多种临床疾病。传染源是患者和无症状带毒者。病毒首先在呼吸道、消化道或眼结膜等组织的上皮细胞中增殖，造成组织损伤，感染一般比较局限，很少播散到局部淋巴结以外，可引起婴幼儿上呼吸道感染（1～7型）、急性咽炎（3、7型）、流行性角膜结膜炎（俗称红眼病，8、19、37型）及胃肠炎（40、41、42型）等，少数可引起病毒性原发性非典型性肺炎、腹泻、尿道炎、宫颈炎等。曾有人报道该病毒对婴幼儿抵抗力低下者可引起多器官受累。免疫缺陷的患者可产生更严重的腺病毒感染，如致死性肺炎、肝炎等。

少数腺病毒型别（Adl2，18型等）可致动物（小鼠、大鼠、地鼠）肿瘤或引起地鼠、大鼠胚细胞转化，这可能与Adl2ElA区可抑制MHC-I类抗原的表达，逃避免疫监视有关；同时E1A能与抑癌基因P53结合，阻断细胞凋亡，促进细胞转化，从而导致动物肿瘤。未发现该病毒对人有致癌作用。

腺病毒感染后机体可产生特异性中和抗体，对同型腺病毒有持久免疫力，健康人血清中有多种型别腺病毒的抗体。

三、微生物学检查法

可疑腺病毒感染腹泻者，可采用免疫电镜观察粪便标本中的腺病毒颗粒进行诊断。病毒分离取急性期患者咽拭、眼黏膜分泌物等，接种原代人胚肾细胞后传代Hela细胞进行分离和鉴定。血清学诊断取急性期和恢复期双份血清进行补体结合试验。可用PCR和DNA杂交检测病毒核酸。

四、防治原则

对腺病毒感染目前尚无理想的疫苗，也缺乏有效的治疗药物，对症治疗是现阶段治疗的常用方法。

第五节 风疹病毒

风疹病毒（rubella virus）是引起风疹的病原体，属披膜病毒科（Togaviridae）风疹病毒属，1962年首次分离成功。风疹病毒只有一个血清型。风疹是以皮疹及耳后淋巴结、枕下淋巴结肿大为特征的常见儿童传染病。风疹病毒是人类主要致畸病毒之一。

一、生物学特性

风疹病毒为不规则球形，直径约60nm，核衣壳为二十面体对称，基因组为单正链RNA，全长9.7kb，由两个大的基因组成，5′端ORF1编码两个非结构蛋白，3′端ORF2编码一个蛋白前体，蛋白酶切割后形成一个核衣壳蛋白（C）和两个包膜蛋白（E1蛋白具有血凝素活性，E2与受体结合）。衣壳外有包膜，包膜表面有6nm的微小刺突，包膜刺突有血凝活性，能凝集禽类和人类O型红细胞。

风疹病毒能在多种细胞内增殖，如非洲绿猴肾、人胚肾、人羊膜细胞，但不出现CPE，对兔肾细胞RK-13敏感，出现CPE，常用于分离培养病毒。

二、致病性和免疫性

人是风疹病毒唯一的自然宿主。病毒经呼吸道传播，人群对风疹病毒普遍易感，儿童是主要易感者，潜伏期2～3周，在局部淋巴结增殖后，进入血液，引起病毒血症，并播散全身。

临床表现为麻疹样出疹，但症状一般较轻，除发热等一般上呼吸道感染症状外，伴耳后和枕下淋巴结肿大，随之面部出现浅红色斑丘疹并迅速遍及全身。成人感染症状较严重，除出疹外，还有关节炎和关节疼痛、血小板减少、出疹后脑炎等。个别出现疹后脑炎和脑脊髓炎，但疾病大多预后良好。

风疹病毒可经垂直传播导致胎儿先天性感染。我国约 5% 育龄妇女在儿童期未感染过风疹病毒，仍为易感者。妊娠早期感染风疹病毒，病毒可通过胎盘进入胎儿体内，导致胎儿发生先天性风疹综合征（congenital rubella syndrome，CRS），引起胎儿畸形、死亡、流产或产后死亡。畸形主要表现为先天性心脏病、白内障和先天性耳聋三大主症，另外还可出现黄疸性肝炎、肝大、肺炎、脑膜脑炎等。孕妇在孕期 20 周内感染风疹病毒对胎儿危害最大，CRS 出现的频率在妊娠第 1、2、3、4 个月感染分别为 58%、35%、15% 和 7%。若感染发生在妊娠 8 个月后，婴儿出生时很少发生缺陷。

风疹病毒自然感染后和疫苗接种后均可获得持久免疫力，IgM 抗体病后维持时间较短，一般不超过 6 个月，而 IgG 抗体维持时间长，可终生存在。95% 以上的健康成人血清中均有保护性抗体，孕妇血清抗体有保护胎儿免受风疹病毒感染的作用。

三、微生物学检查法

对怀疑被风疹病毒感染的孕妇及胎儿，常用诊断方法为：用血清学方法检测母亲或胎儿血中风疹病毒特异性 IgM 抗体，阳性可认为是近期感染；检测胎儿绒毛膜中有无风疹病毒的特异性抗原；或取羊水进行病毒分离培养。

四、防治原则

风疹减毒活疫苗接种是预防风疹的有效措施，接种后免疫保护持续时间一般为 7～10 年，常与麻疹、腮腺炎组合成三联疫苗（MMR）使用，95% 的接种者可获得终生免疫。风疹病毒感染目前尚无有效的治疗方法。

第六节　其他呼吸道病毒

一、鼻病毒

鼻病毒（rhinovirus）属于小 RNA 病毒科（Picornaviridae）鼻病毒属（*rhinovirus*）。现发现有 114 种血清型，是引起普通感冒最重要的病原体。

病毒呈球形，直径 15～30nm，核酸为单正链 RNA，核衣壳呈二十面体立体对称，无包膜。病毒能在人胚肾、猴肾、人胚二倍体成纤维细胞及人胚气管内增殖。耐乙醚，不耐酸，pH3.0 时迅速被灭活，且不被 5- 碘 - 脱氧尿苷抑制，这些特性可作为鼻病毒与肠道病毒鉴别要点。

鼻病毒是普通感冒最重要的病原体，早秋和晚春是发病季节，在成人引起至少 50% 的上呼吸道感染；在婴幼儿和有慢性呼吸道疾患者，常导致支气管炎和支气管肺炎。在感染后 2～4 天内，鼻分泌物含大量病毒，传染性强。主要通过飞沫传播和经手接触传播。病毒经鼻、口、眼进入体内，主要在鼻咽腔中复制，大部分鼻病毒以细胞间黏附分子 -1（ICAM-1）为受体，少部分以低密度脂蛋白为受体。临床症状有流涕、鼻塞、喷嚏、头痛、咽部疼痛和咳嗽，体温不增高或略有增高。潜伏期为 2～4 天。自然病程为 1 周左右，具有自限性。

病后在鼻咽黏膜局部有 sIgA，对同型病毒有免疫力，但持续时间短。由于鼻病毒型别多和存在抗原漂移现象，鼻病毒的免疫非常短暂，再感染极为常见。

微生物学检查对临床诊断意义不大。目前对鼻病毒引起的普通感冒仍无有效预防措施和治疗方法。临床上局部使用干扰素滴鼻，配合抗胆碱能及抗炎药物治疗可降低鼻病毒的排毒水平。

二、呼肠病毒

呼肠病毒（reovirus）属于呼肠病毒科（Reoviridae）。呼肠病毒在自然界广泛分布，存在于动物和人体内。

呼肠病毒呈球形，20 面体立体对称，直径 60～80nm，有双层衣壳，基因组为 10 个片段的双股 RNA（dsRNA）病毒，无包膜。能凝集人 O 型红细胞。有 3 个血清型［呼肠病毒 1 型（T1L）、呼肠病毒 2 型（T2J）和呼肠病毒 3 型（T3D）］与人呼吸道感染相关。

病毒可经过呼吸道在人群中广泛传播，引起轻度发热、上呼吸道感染及腹泻等症状。在婴幼儿中曾发生过集体感染，以流涕、喉炎、中耳炎及腹泻为主要症状，T1L 感染新生儿，可导致胆道闭锁和中枢神经系统损害。一些产生融合蛋白的呼肠病毒在成人也可引发心肌炎和肺炎。

目前缺乏有效的防治手段。

（朱　帆）

第二十三章

肠道感染病毒

肠道感染病毒不是病毒分类学上的名称，而是指主要经过胃肠道感染和传播的一类病毒。根据这些病毒生物学特征和致病特点，可分为两大类：①肠道病毒（enterovirus）：是一群形态微小的 RNA 病毒，包括脊髓灰质炎病毒、柯萨奇病毒、埃可病毒、新型肠道病毒 71 型等，主要引起脊髓灰质炎、心肌炎、无菌性脑膜炎、手足口病、急性出血性结膜炎等肠道外感染性疾病；②急性胃肠炎病毒（acute gastroenteritis）：包括多个分属于不同病毒科中的病毒，例如轮状病毒（rotavirus）、杯状病毒（calicivirus）、星状病毒（astrovirus）和肠道腺病毒（enteric adenovirus）等，主要引起病毒性胃肠炎（viral gastroenteritis）等肠道内感染性疾病，表现为腹泻、呕吐等消化道症状。

第一节　肠道病毒属

小核糖核酸病毒科（Picornaviridae，亦称小 RNA 病毒科）病毒呈球形，无包膜，20 面体立体对称，因其形态微小（22～30nm），基因组为＋ssRNA，故得名。小 RNA 病毒科有 26 个属，致病的主要有肠道病毒属（*Enterovirus*）、口炎病毒属（*Aphthovirus*）、禽肝炎病毒属（*Avihepatovirus*）、心病毒属（*Cardiovirus*）、马鼻炎病毒属（*Erbovirus*）、肝病毒属（*Hepatovirus*）、嵴病毒属（*Kobuvirus*）、副埃可病毒属（*Parechovirus*）、肠道样病毒属（*Sapelovirus*）、捷申病毒属（*Teschovirus*）。其中对人致病的主要是肠道病毒属成员。

国际病毒命名委员会将小 RNA 病毒科肠道病毒属中与人类感染有关的病毒统称为人肠道病毒（human enterovirus，HEV），包括 A～D 四型，每个型包含不同的血清型，共计百余个血清型（表 23-1-1）。

表 23-1-1　人肠道病毒种类

属	型	代表种与血清型
肠道病毒属（*Enterovirus*）	人肠道病毒 A（HEV-A）	A 组柯萨奇病毒（CVA）2～8、10、12、14、16 肠道病毒（EV）71、76、89～91
	人肠道病毒 B（HEV-B）	A 组柯萨奇病毒（CVA）9、CVB1～6 埃可病毒（ECHO）1～7、9、11～21、24～27、29～33 肠道病毒（EV）69、73～75、77～88、93、98、100、101、106、107
	人肠道病毒 C（HEV-C）	A 组柯萨奇病毒（CVA）1、11、13、17、19～22、24 肠道病毒（EV）95、96、99、102、104、105、109 脊髓灰质炎病毒（PV）Ⅰ～Ⅲ 人类鼻病毒
	人肠道病毒 D（HEV-D）	肠道病毒（EV）68、70、94

一、肠道病毒共同特性

1. **基因组结构与编码蛋白**   肠道病毒属基因组长约 7.4kb，由 5′ 非编码区（5′-untranslated region，5′-UTR）、开放读码框、3′ 非编码区（3′-untranslated region，3′-UTR）三部分组成（图 23-1-1）。5′-UTR 含有内部核糖体进入位点（internal ribosome entry site，IRES），可以与核糖体 40S 亚基结合。3′-UTR 具有多聚腺苷酸 Poly（A）尾序列。因为小 RNA 病毒的基因组与 mRNA 功能相似，进入细胞后可直接用于蛋白质翻译，故具有感染性。将纯化的病毒 RNA 导入细胞即可引起感染并产生子代病毒。

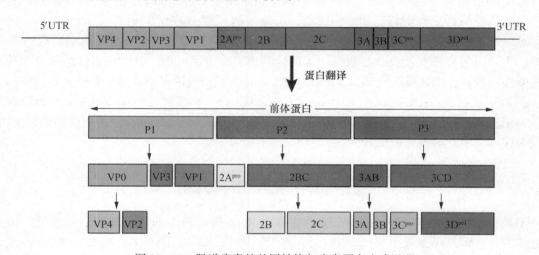

图 23-1-1   肠道病毒的基因结构与病毒蛋白生成过程

以柯萨奇病毒为例，其基因组为 7.4kb 的 +ssRNA，由 5′-UTR、单一开放读码框（ORF）和 3′-UTR 构成。ORF 编码一个大分子前体蛋白，长约 2200 个氨基酸，由 2A、3C 蛋白酶逐级切割，生成病毒的结构蛋白（VP1～VP4）和功能蛋白（2A、2B、2C、3A、3B、3C、3D）。

小 RNA 病毒有 3～4 个结构蛋白，肠道病毒属均有 4 个（VP1～VP4）组成壳粒的蛋白质，其中 VP1～VP3 位于衣壳表面，VP4 在衣壳内部。VP1 与病毒吸附宿主细胞有关，是病毒的主要中和抗原。VP4 与 RNA 相连接，与病毒基因组脱壳穿入和关闭宿主细胞蛋白质合成有关。

小 RNA 病毒有 7 个非结构蛋白（2A、2B、2C、3A、3B、3C、3D）。其中 3D 是依赖 RNA 的 RNA 聚合酶（3D^{pol}），负责子代病毒基因组 RNA 的转录。3B 又称为 VPg，可以共价键的形式结合于病毒基因组 RNA 5′ 端，在病毒 RNA 复制过程中充当引物，引导 RNA 转录复制。2A 和 3C 是两个半胱氨酸蛋白酶（cysteine protease）。小 RNA 病毒基因仅有一个开放读码框，编码一个大分子前体蛋白，由 2A 蛋白酶（2A^{pro}）将其切割为结构蛋白和调控蛋白两部分，3C 蛋白酶（3C^{pro}）随后在特定位点进一步切割，形成成熟的病毒结构蛋白和功能蛋白。因此，2A 和 3C 是病毒蛋白成熟所必需的关键酶。2A、3C 蛋白酶不仅可以切割病毒前体蛋白，还能切割细胞多种功能和结构蛋白。这也是病毒致病的重要机制之一。

2. **病毒复制**   小 RNA 病毒的复制周期在细胞质内完成。首先病毒体与细胞膜表面特异性受体结合，引起病毒体构型改变，释放病毒 RNA 进入细胞质。病毒 RNA 在胞质中指导合成子代病毒蛋白，转录合成子代病毒 RNA，装配和释放子代病毒，整个复制周期需 5～10h。

小RNA病毒复制过程中可选择性阻滞宿主蛋白合成，但病毒蛋白合成不受影响。其机制是病毒的2A、3C蛋白酶破坏了宿主细胞蛋白合成起始因子eIF4G和poly（A）结合蛋白PABP［poly（A）-binding protein］。细胞mRNA通常通过5′帽结构（cap）和3′端poly（A）尾募集核糖体和真核细胞蛋白诱导及延伸因子，进而进行蛋白质翻译，即帽依赖的翻译（cap-dependent translation）。但是eIF4G、PABP有2A和3C蛋白酶的切点，可被病毒蛋白酶破坏，因而使帽依赖翻译受到抑制，导致细胞蛋白质合成受阻。小RNA病毒基因组RNA没有5′帽结构，在5′端形成特定的内部核糖体进入位点（IRES），由IRES序列募集核糖体，进而指导蛋白质翻译，故称为IRES依赖的蛋白质翻译（IRES-dependent translation）。IRES依赖的蛋白质翻译不需要eIF4G和PABP参与，因此，小RNA病毒可选择性关闭细胞蛋白质合成但不影响病毒自身蛋白质合成。

多数小RNA病毒可以感染培养的细胞，例如柯萨奇病毒、肠道病毒71型可感染人宫颈癌细胞（HeLa细胞）和横纹肌肉瘤细胞（RD细胞），24h即可见明显的细胞病变，但甲型肝炎病毒在感染细胞时没有明显的细胞病变。

3. 致病性　肠道病毒属的病毒主要经粪-口途径传播。90%以上的肠道病毒感染为隐性感染，少数出现临床症状，健康病毒携带者不多见。

肠道病毒通过肠道感染进入机体，但其主要危害是损伤肠道外的重要器官，包括中枢神经系统（脑和脊髓）、心肌、胰腺、骨骼肌等，引起脊髓灰质炎、无菌性脑膜炎、脑膜脑炎、心肌炎、心周炎和手足口病等。由于肠道病毒型别众多，一种型别的病毒可致几种疾病或病征，而一种疾病或病征又可由不同型别病毒引起（表23-1-2）。

表23-1-2　主要肠道病毒种类及相关疾病

病毒种类	所致疾病
脊髓灰质炎病毒1~3型	麻痹（轻度肌无力到彻底瘫痪）、无菌性脑膜炎、原因不明发热
A组柯萨奇病毒（1~24型）	疱疹性咽峡炎、急性咽炎、无菌性脑膜炎、麻痹、皮疹、手足口病（A10和A16型引起）、婴幼儿的肺炎、普通感冒、肝炎、婴儿腹泻、急性出血性结膜炎（由A24变种引起）
B组柯萨奇病毒（1~6型）	胸膜痛、无菌性脑膜炎、麻痹（罕见）、婴幼儿全身性感染、脑膜脑炎、心肌炎、扩张型心肌病、心包炎、上呼吸道感染、肺炎、皮疹、肝炎、原因不明发热
埃可病毒（1~33型）	无菌性脑膜炎、麻痹、脑炎、共济失调、格林-巴利综合征（Guillain-Barre syndrome）、皮疹、呼吸道疾病、腹泻、心包炎、心肌炎、肝脏疾病
肠道病毒68~116型	肺炎、细支气管炎、急性出血性结膜炎（EV70引起）、麻痹（EV70、EV71引起）、脑膜脑炎（EV70、EV71引起）、手足口病（EV71引起，主要是重症病例）

4. 对环境因素的抵抗力　小RNA病毒无包膜，对理化因素的抵抗力较强，对乙醚和去污剂等不敏感。在胃肠道能耐受胃酸、蛋白酶、胆汁的作用，但鼻病毒不耐酸。

二、脊髓灰质炎病毒

脊髓灰质炎病毒（poliovirus，PV）仅感染人类，引起脊髓灰质炎（poliomyelitis）。该病多见于儿童，亦称小儿麻痹症（infantile paralysis）。公元前约1500—1300年，一块埃及浮雕上刻有单腿萎缩的年轻祭司画像，该体征与脊髓灰质炎后遗症相似，表明脊髓灰质炎疫情的流行至少有3000多年。1840年，德国雅各布·冯·海涅（Jacob von Heine）医生首次详细描述了该病，认为与脊髓受损有关。1909年，奥地利卡尔·兰德施泰纳（Karl

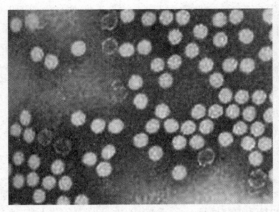

图 23-1-2　脊髓灰质炎病毒形态（×45 000）

Landsteiner）和欧文·波普（Erwin Popper）医生确认脊髓灰质炎病毒是导致脊髓灰质炎的病原体。1970 年，国际病毒命名委员会将该病毒归类为小 RNA 病毒科肠道病毒属。2005年，将脊髓灰质炎病毒归类为人肠道病毒 C 型（HEV-C）。

（一）生物学性状

脊髓灰质炎病毒具有典型的肠道病毒形态结构特点（图 23-1-2）。病毒体为直径 22～30nm 的球形颗粒，无包膜。基因组为＋ssRNA，与其他肠道病毒的同源性很高。用中和试验可将脊髓灰质炎病毒分为Ⅰ、Ⅱ、Ⅲ三个血清型，三型之间有 70% 以上的核苷酸序列相同，且不同的核苷酸序列均位于编码区内，故三型之间无交叉反应。

脊髓灰质炎病毒有较强抵抗力：在污水和粪便中可存活数月；在胃肠道能耐受胃酸、蛋白酶和胆汁的作用；在 pH3～9 时稳定；对热、去污剂均有一定抗性；在室温下可存活数日，但 50℃可使之迅速被灭活。

（二）致病性与免疫性

脊髓灰质炎病毒主要通过粪 - 口途径传播。患者和无症状携带者是传染源，85% 的病例由Ⅰ型脊髓灰质炎病毒所致。病毒感染后潜伏期一般为 7～14 天。

脊髓灰质炎病毒受体是细胞黏附分子 CD155，属于免疫球蛋白超家族成员。CD155 只在脊髓前角细胞、背根神经节细胞、运动神经元、骨骼肌细胞和淋巴细胞等表达，故决定了该病毒的感染范围较其他肠道病毒局限。

病毒首先在口咽、消化道局部黏膜和扁桃体、咽壁淋巴组织以及肠道集合淋巴结中增殖。此时若机体免疫力较强，产生足量特异性抗体，可及时将病毒清除；反之则形成隐性感染。若局部增殖后的病毒入血，可形成第 1 次病毒血症，感染全身淋巴组织和容纳细胞，再次增殖后入血，引起第 2 次病毒血症，此时特异性中和抗体若能终止病毒血症，则形成轻型感染，患者只表现上呼吸道及肠道症状，持续数日即可痊愈。如果病毒毒力强或者中和抗体产生少，少数受染者的病毒可突破血脑屏障，侵入中枢神经系统，引起麻痹等神经症状。脊髓灰质炎病毒受染者中 90%～95% 表现为隐性感染，5% 左右为轻型感染，只有 1%～2% 患者发生神经系统感染，引起非麻痹型或麻痹型脊髓灰质炎。其中约 0.1% 感染者出现弛缓性肢体麻痹（flaccid paralysis），以下肢麻痹多见，即典型的脊髓灰质炎症状，极少数患者可因延髓麻痹而死亡。

由于计划免疫的实施，目前野毒株感染病例已经少见，但由疫苗相关脊髓灰质炎病毒（vaccine-associated poliovirus，VAPV）和疫苗衍生脊髓灰质炎病毒（vaccine-derived poliovirus，VDPV）所致的病例在世界各地时有发生，主要见于免疫功能低下人群。

脊髓灰质炎病毒感染可刺激机体产生保护性抗体，包括咽喉及肠道黏膜表面的 sIgA 抗体和血清中和抗体，可以阻止病毒自肠道感染和经血液播散。血清中和抗体在病毒感染后第 2～6 周达高峰，对同型病毒有持久的免疫力。IgG 类抗体可以通过胎盘，对 6 个月以内婴儿具有保护作用。

（三）微生物学检查法

1. **病毒分离与鉴定** 采集患者血液、咽拭子和粪便标本，接种于猴肾原代和传代细胞、人胚肾细胞或传代细胞等，置 37℃ 培养，若出现细胞病变，用病毒特异性组合血清和单价血清进行中和试验鉴定型别。

2. **血清学诊断** 取发病早期和恢复期双份血清进行中和试验，若恢复期血清抗体滴度有 4 倍或 4 倍以上增高，则有诊断意义。

3. **快速诊断** 可用核酸杂交、PCR 等分子生物学方法检测病毒基因组，进行快速诊断。

（四）防治原则

通过接种脊髓灰质炎疫苗可特异性预防脊髓灰质炎的发生。各国已将脊髓灰质炎疫苗列入计划免疫。脊髓灰质炎是继天花之后人类将要在全球消灭的第二个传染病。

脊髓灰质炎疫苗包括灭活脊髓灰质炎疫苗（inactivated polio vaccine，IPV，Salk 苗）和口服减毒脊髓灰质炎活疫苗［live oral polio vaccine，OPV，萨宾（Sabin）苗］。目前世界上应用的 IPV 和 OPV 都是三价混合疫苗（triple IPV，TIPV；triple OPV，TOPV），接种后可获得对脊髓灰质炎病毒三个血清型的适应性免疫力，并且减少服用次数，避免漏服。

口服 OPV 类似自然感染，既可刺激机体产生中和抗体，又可产生 sIgA，免疫效果好，能够阻止野毒株在肠道增殖和人群中的流行。此外，疫苗株从粪便排出，可通过粪-口途径使接触者感染而形成间接免疫，扩大免疫范围。OPV 不耐热，保存、运输均需冷藏，特别是有毒力突变或返祖的危险，可能引起疫苗相关麻痹型脊髓灰质炎（vaccine associated paralytic poliomyelitis, VAPP）。

肌内注射 IPV，可诱导血清中和抗体产生，阻止病毒侵犯中枢神经系统，减少麻痹率。TIPV 接种后抗三个型别的抗体产生率为 99%～100%，但仅能诱导低水平的黏膜免疫。IPV 疫苗保存、运输方便，不会发生毒力返祖。

最新的免疫程序建议先使用 TIPV 免疫 2 次，然后再口服 TOPV 免疫，以排除 VAPP 发生的危险。

人工被动免疫可用于脊髓灰质炎的紧急预防。在脊髓灰质炎流行期间，对与患者有过密切接触的易感者可进行人工被动免疫，即给予 0.3～0.5mg/kg 的 10% 丙种球蛋白注射，以避免发病或减轻症状。

三、柯萨奇病毒与埃可病毒

柯萨奇病毒（Coxsackie virus，CV）包括 A、B 两组，其中 A 组有 1～22 和 24 血清型，B 组有 1～6 血清型。埃可病毒（enteric cytopathogenic human orphan virus，ECHO virus）是 1951 年脊髓灰质炎流行期间从患者粪便中分离获得的可引起细胞病变的病毒，当时不知其与人类疾病的关系，故亦称为人类肠道致细胞病变孤儿病毒，包括 1～9、11～27 和 29～33 型，其中第 10 型、第 28 型和第 34 型被重新分类为呼肠病毒 1 型（reovirus 1）、鼻病毒 1 型（rhinovirus 1）和柯萨奇病毒 A 组 24 型。

（一）生物学性状

柯萨奇病毒、埃可病毒的形态、结构、复制过程、抵抗力等生物学性状均与脊髓灰质炎病毒相似。

柯萨奇病毒可感染乳鼠致病，根据其对乳鼠的致病特点及对细胞敏感性的不同分为 A、B 两组，A 组可使乳鼠发生广泛性骨骼肌炎，导致迟缓性麻痹；B 组可引起乳鼠局灶性肌炎，导致痉挛性麻痹，常伴有心肌炎、脑炎和棕色脂肪坏死等。

（二）致病性与免疫性

柯萨奇病毒、埃可病毒的致病性与脊髓灰质炎病毒类似，只是柯萨奇病毒和埃可病毒型别多、分布广，而且它们的识别受体在组织器官中分布广泛，所以感染人类的机会更多，其所致疾病种类也较脊髓灰质炎病毒复杂多样。

患者与无症状携带者是传染源，主要通过粪 - 口途径传播，也可通过呼吸道或眼部黏膜感染。柯萨奇病毒和埃可病毒致病性的显著特点是：①病毒主要在肠道中感染增殖，却很少引起肠道疾病；②不同型别的病毒可引起相同的临床综合征，如散发性类脊髓灰质炎、脑炎、暴发性脑膜炎、皮疹、发热及轻型上呼吸道感染；③同一型别的病毒亦可引起几种不同的临床疾病。

1. 心肌炎（myocarditis）与扩张型心肌病（dilated cardiomyopathy）　B 组柯萨奇病毒是病毒性心肌炎常见的病原体，可引起成人及儿童的原发性心肌病，约占心脏病的 5%。其他肠道病毒，如 A 组柯萨奇病毒、埃可病毒也可引起心肌感染。

分子流行病学资料显示，在心肌炎和扩张型心肌病患者心肌组织中可检测到肠道病毒基因组 RNA；B 组柯萨奇病毒攻击的小鼠常发生心肌炎；肌养蛋白（dystrophin）是细胞骨架成分，肌养蛋白缺陷是家族性先天性扩张型心肌病的病因，而 B 组柯萨奇病毒的 2A 蛋白酶可以破坏肌养蛋白，表达 2A 蛋白酶的转基因小鼠心肌可见扩张型心肌病的病理特点。综上所述，目前认为 B 组柯萨奇病毒是心肌炎和扩张型心肌病的病因之一，但仍不清楚 B 组柯萨奇病毒为何能在心肌组织中持续感染。

2. 手足口病（hand-foot-mouth disease，HFMD）　主要由 A 组柯萨奇病毒 16 型（Coxsackievirus A16，CVA16）和肠道病毒 71 型（enterovirus 71，EV71）引起，好发于 6 个月至 5 岁儿童。临床表现主要是手、足皮肤和口腔黏膜出现水疱疹，有时可蔓延至臂部和腿部，部分病例因脑神经、心肌等感染而死亡。

3. 无菌性脑膜炎（aseptic meningitis）　由 B 组柯萨奇病毒和 A 组柯萨奇病毒 7、9 型以及埃可病毒引起。临床早期症状为发热、头痛、全身不适、呕吐和腹痛、轻度麻痹，1～2 天后出现颈强直、脑膜刺激征等。

4. 疱疹性咽峡炎（herpangina）　由 A 组柯萨奇病毒 2～6、8、10 型引起。典型症状是在软腭、悬雍垂周围出现水疱性溃疡损伤。

5. 婴儿全身感染性疾病　是一种非常严重的、多器官感染性疾病，包括心脏、肝脏和脑，由 B 组柯萨奇病毒经胎盘感染胎儿或护理不当造成接触性感染引起。埃可病毒某些型别也能引起。婴儿感染后常有嗜睡、吸乳困难和呕吐，伴有或不伴有发热等症状，进一步发展为心肌炎或心包炎，甚至死亡。

此外，柯萨奇病毒、埃可病毒还可引起呼吸道感染、胃肠道疾病、胸肌痛等疾病。B 组柯萨奇病毒感染小鼠可引起胰腺病变，还可能与 I 型糖尿病的发生有关。

柯萨奇病毒、埃可病毒感染后机体可产生特异性中和抗体，形成对同型病毒的持久免疫力。

（三）微生物学检查法与防治原则

柯萨奇病毒、埃可病毒型别多，临床表现多样，因此确定病因必须进行微生物学检查。标本可采集咽拭子、粪便和脑脊液等，通过接种猴肾细胞或乳鼠进行病毒分离；再用病毒特异性组合血清和单价血清进行中和试验来鉴定型别，或者根据乳鼠病理学损伤和免疫学分析进行病毒型别鉴定。另外，用 ELISA 法检测病毒抗体或 RT-PCR 法检测病毒核酸等可以辅助诊断。目前尚无有效的治疗药物和预防疫苗。

四、新型肠道病毒

新型肠道病毒是指 1969 年以后新分离并鉴定的肠道病毒。肠道病毒 68～116 型可引起多种人类疾病，如手足口病（EV71）、急性出血性结膜炎（EV70）、肺炎（EV68）和脑炎（EV70 和 EV71）等。

（一）肠道病毒 68、69、70 型

肠道病毒 68 型（EV68）是从呼吸道感染的儿童分离获得的，可引起小儿毛细支气管炎和肺炎。2014 年秋，北美出现 EV68 流行疫情，受到广泛关注。

肠道病毒 69 型（EV69）分离自健康儿童肠拭子标本，尚未发现对人类的致病性。

肠道病毒 70 型（EV70）是急性出血性结膜炎（acute hemorrhagic conjunctivitis）的病原体。该病毒具有肠道病毒的共性，不同之处是其不具有肠道嗜性，直接感染眼结膜。病毒复制的最适温度是 33～35℃。该病多发于夏秋季，人群普遍易感，常呈暴发流行。主要通过眼 - 手（污染物品）- 眼方式传播，起病急，潜伏期短，一般在数小时至 24h 内发病，临床特征为伴有结膜下出血的急性结膜炎，俗称"红眼病"，病程短，预后较好，极个别伴发神经系统症状。可用干扰素等抗病毒眼液治疗。

（二）肠道病毒 71 型

EV71 自 1969 年在美国加利福尼亚州病毒性脑炎患儿中发现后，世界范围内多次出现以 EV71 感染为主的手足口病流行。近年我国也出现手足口病疫情。流行病学调查显示主要由 CAV16 和 EV71 引起，其中重症致死病例主要由 EV71 感染造成。

1. 生物学性状

EV71 具有典型的肠道病毒形态和基因组结构。EV71 只感染一周龄左右的乳鼠，成年鼠对 EV71 不敏感。实验室常用 RD 细胞（横纹肌肉瘤细胞系）和 Vero 细胞（非洲绿猴肾细胞系）传代培养 EV71。EV71 在细胞上的受体尚不明确，已报道的 EV71 受体有 B 类清道夫受体组 Ⅱ（scavenger receptor class B member 2，SCARB2）、P- 选择素糖蛋白配体 -1（P-selectin glycoprotein ligand-1，PSGL-1）和唾液酸多聚糖。SCARB2 和 PSGL-1 也是 CVA16 的受体。EV71 和 CVA16 都能引起人类手足口病。

EV71 根据病毒衣壳蛋白 VP1 编码序列的差异，分为 A、B、C 三个基因型，各型之间至少存在 15% 核苷酸序列的差异。A 型仅有模式株（prototype）BrCr-CA-70，多流行于美国，B 型和 C 型又进一步分为 B1～B5 以及 C1～C5 亚型，在世界范围内广泛传播，我国流行的主要是 C4 亚型。

EV71 抵抗力较强，能够耐受胃酸、胆汁，室温下可存活数天。可抵抗有机溶剂（如乙醚和氯仿），还能抵抗 70% 乙醇和 5% 甲酚皂溶液等常见的消毒剂，但是对 56℃ 以上高温、氯化消毒、甲醛和紫外线的抵抗能力较差。

2. 致病性

患者和无症状携带者是 EV71 感染的传染源，经粪 - 口途径、呼吸道飞沫或直接接触传播。病毒侵入后先在淋巴组织中增殖后入血，形成第一次病毒血症，继而在靶器官和组织中繁殖，再次入血，导致第二次病毒血症，引起严重病变。

EV71 是引起人类中枢神经系统感染的重要病原体，以隐性感染多见，主要引起疱疹性咽峡炎、手足口病、无菌性脑炎、脑膜炎以及类脊髓灰质炎等多种疾病，严重感染可引起死亡。

手足口病是一种急性传染病，多见于 6 个月～5 岁以下的婴幼儿，突然发病，表现为发热，1～2 天后患儿手、足、臀部皮肤出现皮疹，伴有口腔黏膜溃疡。少数患者可并发无菌性脑膜炎、脑干脑炎、急性弛缓性麻痹和心肌炎等，病后可出现一过性或终生后遗症。重症患儿病情进展快，可因心肺功能衰竭及急性呼吸道水肿而死亡。手足口病为全球性传染病，无明显地域分布，可由 20 多种肠道病毒所致，包括柯萨奇病毒、埃可病毒和新型肠道病毒等，其中 EV71 和 CVA16 是最为常见的病原体。流行病学资料显示，手足口病中重症、危重症及死亡病例多由 EV71 感染引起，其中神经源性肺水肿（neurogenic pulmonary edema，NPE）是 EV71 感染所致的重要并发症和主要死因。手足口病已于 2008 年 5 月被原卫生部纳入法定丙类传染病。

3. 免疫性

体液免疫和细胞免疫均参与抗感染过程。病毒感染后可以形成 VP1 特异性的中和抗体，小于六个月的婴儿因携带有从母体获得的 IgG 型抗体，对 EV71 的感染有一定的免疫力。

4. 微生物学检查和防治原则

EV71 的病原学诊断方法包括：①病毒分离和鉴定：采集患者粪便或者疱疹液标本，用易感细胞分离鉴定病毒；②病毒核酸检测：采用 RT-PCR 等分子生物学技术检测病毒基因组，进行快速诊断；③血清学诊断：对已知病毒血清型，可用发病早期和恢复期双份血清进行中和试验，若血清抗体有 4 倍或 4 倍以上增长，则有诊断意义。亦可检测其 IgM 型抗体，进行近期感染的诊断。

我国自行研制的 EV71 疫苗已获得国家 I 类新药证书并完成临床 III 期试验。目前临床尚无特异的抗 EV71 药物。

第二节　轮　状　病　毒

轮状病毒（rotavirus）归类于呼肠病毒科（Reoviridae）轮状病毒属（*Rotavirus*），是 1973 年由澳大利亚学者比舍普（Bishop）首先在急性腹泻婴幼儿的十二指肠黏膜组织超薄切片中发现的。轮状病毒是人类腹泻的主要病原之一。1983 年我国病毒学家洪涛发现感染成人并导致群体腹泻的轮状病毒，称为成人腹泻轮状病毒（adult diarrhea rotavirus）。

一、生物学性状

轮状病毒颗粒为球形，具有二十面体立体对称的内、外双层衣壳，无包膜，外形似车轮状。电镜观察发现，轮状病毒颗粒在粪便和细胞培养中以三种形式存在（图 23-2-1）：光滑型（L 型）颗粒，直径 75nm 左右，表面光滑，有感染性；粗糙型（D 型）颗粒，约 55nm

大小，仅有内壳，失去其外壳，暴露出车轮状辐条，没有感染性；病毒核心颗粒，直径37～40nm，缺少基因组 RNA，无衣壳，没有感染性。

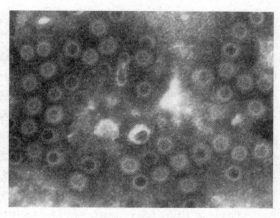

轮状病毒核酸为线性、分节段的双链 RNA，由 11 个基因片段组成，大小为18.55kb。这 11 个基因片段长度不一，在聚丙烯酰胺凝胶电泳中迁移率不同，形成了特征性的电泳图谱，据此可对轮状病毒进行基因分组。

病毒基因组编码 11 种病毒蛋白质，包括6 个结构蛋白（VP1、VP2、VP3、VP4、VP6、

图 23-2-1　轮状病毒颗粒（负染电镜照片，×100 800）

VP7）和 5 个非结构蛋白（NSP1～NSP5）。VP1、VP2 和 VP3 位于核心，分别在病毒基因组的转录和复制中发挥转录酶和复制酶的作用；VP4 和 VP7 位于外衣壳，均为中和抗原，具有型特异性，VP4 也是病毒的血凝素，与病毒吸附易感细胞有关；VP6 位于内衣壳，为组和亚组特异性抗原；NSP1～NSP5 则是在病毒复制中起作用的酶、调节蛋白等。

根据轮状病毒内衣壳 VP6 的抗原性不同，可分为 7 个组（A～G），根据外衣壳上 VP7 和VP4 的抗原性差异，可再将 A 组轮状病毒分成多个血清型。

轮状病毒可以在非洲绿猴肾细胞 MA-104 株中增殖与培养，但需要用胰蛋白酶进行预处理，使病毒 VP4 蛋白裂解成 VP5 和 VP8 蛋白，才能保证病毒的感染性。

轮状病毒的抵抗力较强，在粪便中可存活数天到数周，室温下其传染性可保持数月，56℃加热 30min 可被灭活。耐乙醚和氯仿，耐酸碱，在 pH 3.5～10 的环境中均保持感染性。95% 乙醇可破坏其外壳而灭活病毒，酚、甲醛、漂白粉等均有灭活作用。

二、致病性与免疫性

A 组轮状病毒感染最常见，呈世界性分布，主要引起 6 个月～2 岁婴幼儿腹泻，是发展中国家婴幼儿死亡的重要原因之一。发病有明显的季节性，多见于秋冬寒冷季节（12 月、1 月、2 月），临床称之为"秋季腹泻"，而热带地区季节性不明显。传染源是患者和无症状携带者，主要经粪 - 口途径传播。潜伏期 1～3 天，起病急，多先吐后泻，水样便，伴轻中度发热、脱水等。该病多为自限性，病程 1 周左右。少数因严重脱水、酸中毒而死亡。轮状病毒腹泻的发生机制是：①轮状病毒感染小肠绒毛顶端的细胞，破坏细胞的转运机制与绒毛结构，造成小肠吸收障碍；②病毒 NSP4 蛋白类似肠毒素的作用，直接激活细胞内信号通路，诱导小肠细胞过度分泌，引起腹泻。

B 组轮状病毒是引起成人腹泻的病原体，常由水源污染引起。人群普遍易感，但主要感染 15～45 岁的青壮年。潜伏期 2 天左右，以水样腹泻、腹痛、腹胀为主要症状，病死率低，常为自限性，可完全恢复。

C 组轮状病毒对人的致病性类似 A 组，常为散发，偶见暴发流行。

轮状病毒感染后机体很快产生型特异性 IgM、IgG 和 sIgA 抗体，尤其肠道局部 sIgA 的作用最为重要，对同型病毒感染具有持久免疫力。重复发病主要由不同血清型别感染以及婴幼儿免疫系统发育不够完善、sIgA 含量低造成。

三、微生物学检查与防治原则

轮状病毒感染的微生物学检查方法主要包括：①基因组检测：RT-PCR 技术可以从粪便样品中快速、敏感检出轮状病毒核酸。聚丙烯酰胺凝胶电泳常用来检测轮状病毒分节段的 dsRNA 基因组，根据不同 dsRNA 节段的迁移模式可以区分轮状病毒的组别，常用于分子流行病学调查。②病毒颗粒与抗原检测：轮状病毒免疫血清作用于粪便样本，免疫电镜观察病毒颗粒，是快速、准确的诊断方法，但受实验设备的限制。ELISA 和乳胶凝集试验可简便、快速、特异性检测粪便标本中的病毒抗原，常用于临床诊断。③病毒分离：轮状病毒需用旋转细胞管的方式来分离培养，常用细胞系是 MA104、Caco-2 等，常用胰酶消化处理样本以提高阳性率，但由于敏感性低、无明显细胞病变等原因，少用于临床诊断。

目前尚无特异性治疗手段，以对症治疗为主，及时补液，纠正酸中毒，有助于减少死亡率。预防以控制传染源和切断传播途径为主。临床试用的疫苗主要是减毒活疫苗，可以刺激机体产生抗体，预防感染和减轻再感染的症状。但由于轮状病毒活疫苗的使用可能与接种后 1～2 周内儿童出现肠套叠等有关，疫苗的使用受到限制。最近，WHO 推荐一种新的轮状病毒疫苗已经在美洲和非洲完成了临床试验，对 2～3 岁儿童有较好的预防作用，将用于在世界范围内控制轮状病毒腹泻。

第三节　诺如病毒

杯状病毒科（Caliciviridae）是一群有典型杯状形态的圆形、无包膜的 RNA 病毒。杯状病毒科根据其基因组特征分为四个属：诺如病毒属（*Norovirus*）、札幌病毒属（*Sapovirus*）、囊泡病毒属（*Vesivirus*）和兔病毒属（*Lagovirus*）。诺如病毒和札幌病毒能感染人类和动物，后两属仅感染动物。诺如病毒和札幌病毒主要引起成人和儿童的流行性、自限性急性胃肠炎，是除轮状病毒外造成腹泻的最主要的病原体。诺如病毒属的原型代表株称诺瓦克样病毒（Norwalk-like virus，NLV）和小圆结构病毒（small roundstructured virus，SRSV）。1968 年对美国俄亥俄州诺瓦克市一起胃肠炎暴发疫情的患者粪便进行检测时首次被发现而得名。

一、生物学性状

诺如病毒呈球形，直径 27～40nm，衣壳呈二十面体立体对称，无包膜，电镜下可见病毒表面有 32 个特征性的杯状凹陷。基因组为长约 7.5kb 的单股正链 RNA，有三个开放读码框架（ORF），其中 ORF1 编码 RNA 多聚酶等非结构蛋白，ORF2 和 ORF3 编码衣壳蛋白及其他结构蛋白。诺如病毒尚不能在传代细胞系中人工培养，亦无适宜的动物模型。

诺如病毒的分型主要采用基因分型方法，根据 ORF2 区（VP1）序列差异，分为 5 个基因群（gene group）：基因群 I（G I）～基因群 V（GV）。同一基因群的病毒可再分为不同的基因型（genotype），如 G II 基因群毒株还可分为 19 个基因型。同一基因群的毒株序列差异小于 45%，同一基因型的毒株序列差异小于 15%。G I、G II 两群可感染人类，其中 G II 群 4 型（G II.4）是最主要的人类感染型别。

诺如病毒抵抗力较强，耐酸，耐乙醚，在室温 pH2.7 环境下可存活 3h，20% 乙醚 4℃处理后可存活 18h，对热及多种消毒剂有一定抵抗力，如 60℃加热 30min 仍有感染性，可耐受普通饮用水中 3.75～6.25mg/L 的氯离子浓度（游离氯 0.5～1.0mg/L），10mg/L 的高浓度氯离子（处理污染水采用的氯离子浓度）可灭活诺如病毒。

二、致病性与免疫性

诺如病毒传染源为患者和隐性感染者。以粪 - 口途径传播为主，暴发流行多由污染的水源、食物引起，尤以生吃海产品最为常见。此外还可经人 - 人接触和呼吸道传播。感染对象主要是成人和学龄儿童，全年均可发生感染，冬季发病率更高。

诺如病毒感染所致的胃肠炎一般症状轻微，呈自限性。临床症状主要是呕吐和水样腹泻，有时伴有恶心、腹痛、寒战、发热等。潜伏期 1～2 天，症状通常持续 1～3 天，但在婴幼儿和老年患者中症状可持续 4～6 天，严重者可能因为脱水或吸入呕吐物等并发症而死亡。其致病机制是：诺如病毒感染引起空肠黏膜绒毛上皮细胞肿胀和萎缩，导致脂肪和碳水化合物的吸收障碍。

诺如病毒感染后可产生相应抗体。目前认为，抗体无明显的保护作用，尤其是长期免疫作用。约半数患者病后可获得对同株病毒的短期免疫力，而对其他毒株无交叉保护作用，所以极易出现反复感染。

三、微生物学检查法与防治原则

主要依据流行病学资料、临床表现和微生物学检查进行诊断。电镜和免疫电镜可直接从患者粪便和呕吐物中检测病毒颗粒；放射免疫法、生物素 - 亲和素免疫法和 ELISA 等可检测粪便中诺如病毒抗原和血清中 IgM 抗体；RT-PCR 能准确、灵敏地检测标本中的诺如病毒核酸，并可对病毒进行基因型研究，对流行病学调查具有重要意义。

提高个人卫生和食品安全措施是预防诺如病毒传播的主要措施。但诺如病毒感染性极强，即使采取了积极的预防措施，仍不能完全有效地预防其传播，必要时应隔离患者。

目前尚无有效的治疗药物与预防疫苗。由于症状轻且呈自限性，一般不需要住院治疗，患者可通过口服补液或静脉输液防止脱水。

第四节 其他肠道感染病毒

一、肠道腺病毒

腺病毒中大多数引起呼吸道感染，但腺病毒 F 组的 40 和 41 型能引起急性胃肠炎，故称为肠道腺病毒（enteric adenovirus，EAd），是 5 岁以下婴幼儿病毒性腹泻重要病原体之一。

肠道腺病毒的生物学性状、致病性和免疫性与其他腺病毒基本一致，但不能在常规分离腺病毒的细胞中增殖。世界各地均有婴幼儿腺病毒胃肠炎报告，经粪 - 口途径传播，主要侵犯婴幼儿。四季均可发病，41 型流行秋季多见，40 型以冬春季为主，多为散发，暴发流行少见。临床症状以腹泻为主，可伴有发热、呕吐、轻度脱水等，病程持续 1～2 周。

通过检查病毒抗原、核酸以及病毒分离和血清学检查可以辅助诊断肠道腺病毒感染。目前尚无有效的预防疫苗和治疗药物，主要采取对症治疗。

二、星状病毒

星状病毒科（Astroviridae）包括哺乳动物星状病毒属（*Mamastrovirus*）和禽星状病毒属

（*Avastrovirus*），主要引起哺乳类及鸟类腹泻。1975年在婴儿腹泻粪便中通过电镜首次发现星状病毒（astrovirus，AstV），1981年利用原代培养细胞成功分离该病毒。

星状病毒呈球形，直径28～30nm，无包膜。电镜下病毒颗粒呈特征性的星状结构，具有光滑和略微内凹的外壳和5、6个星状结构突起，故得名。病毒基因组为长6.17～7.72kb的单股正链RNA，两端为非编码区，中间有3个略有重叠的开放读码框（ORF1a、ORF1b、ORF2），编码3个结构蛋白和4个非结构蛋白。人类星状病毒（human astrovirus，HAstV）属于哺乳动物星状病毒，现有8个血清型。星状病毒可在某些培养细胞如结肠癌细胞（CaCo2）、人胚肾细胞中生长并产生细胞病变。

星状病毒感染呈世界性分布，一般为散发，也可见暴发流行。温带地区，冬季为流行季节。病毒以粪-口途径传播，易感者为2岁以下婴幼儿，隐性感染比例很高。此外，该病毒也是老年人及免疫功能缺陷者发生急性胃肠炎的主要病原体。感染后潜伏期1～3天，病程1～4天或更长。临床表现类似于轮状病毒胃肠炎，但症状较轻，主要有腹泻、呕吐、发热、腹痛等，表现为自限性，无须住院治疗。

星状病毒感染的免疫性特点尚不清楚。由于目前星状病毒感染的流行主要以儿童和老年人为主，推测成年人对病毒感染有抵抗力。

用电镜和酶免疫实验直接检查粪便标本中病毒，可以辅助诊断星状病毒引起的急性胃肠炎。尚无有效的治疗药物与预防疫苗。

思 考 题

1. 简述肠道病毒属的组成及其共性。
2. 简述脊髓灰质炎病毒的致病性。

（钟照华）

第二十四章

肝 炎 病 毒

　　肝炎病毒（hepatitis virus）是一大类主要感染肝细胞，并能引起病毒性肝炎的病原体的总称，主要导致肝脏炎症损伤和肝功能异常。主要包括甲型肝炎病毒（hepatitis A virus，HAV）、乙型肝炎病毒（hepatitis B virus，HBV）)、丙型肝炎病毒（hepatitis C virus，HCV）、丁型肝炎病毒（hepatitis D virus，HDV）以及戊型肝炎病毒（hepatitis E virus，HEV）。五种肝炎病毒的主要特性见表 24-0-1。

　　近年来还发现一些肝炎相关的病毒，如庚型肝炎病毒和 TT 病毒等。此外，还有一些病毒如巨细胞病毒、EB 病毒、单纯疱疹病毒、黄热病病毒、风疹病毒等也可引起肝脏炎症，但均未列入肝炎病毒范畴。

表 24-0-1　五种肝炎病毒的主要特性及其防治措施

病毒名称	HAV	HBV	HCV	HDV	HEV
分类	小 RNA 病毒科	嗜肝 DNA 病毒科	黄病毒科	缺陷病毒	杯状病毒科
形态与结构	球形，无包膜	球形，有包膜	球形，有包膜	球形，有包膜	球形，无包膜
大小 /nm	27～32	42	40～60	35～37	32～34
基因组	+ssRNA	dsDNA	+ssRNA	−ssRNA	+ssRNA
主要抗原	HAV Ag	HBsAg、HBcAg、HBeAg	HCV Ag	HDVAg、HBsAg	HEV Ag
传播途径	消化道	血源等	血源等	血源等	消化道
潜伏期	2～7 周	1～6 月	15～180 天	1～6 月	10～60 天
慢性感染	不形成	3%～10%	40%～70%	2%～7%	不形成
主要疾病	急性甲型肝炎	急、慢性乙型肝炎，重型肝炎，肝硬化	急、慢性丙型肝炎，重型肝炎，肝硬化	急、慢性丁型肝炎，重型肝炎，肝硬化	急性戊型肝炎
与肝癌相关	无	有	有	有	无
疫苗	甲型肝炎疫苗	乙型肝炎疫苗	无	乙型肝炎疫苗	无
治疗	以对症及支持治疗为主	抗病毒治疗	口服直接抗病毒药物疗法	抗病毒治疗	以对症及支持治疗为主

第一节　甲型肝炎病毒

　　甲型肝炎病毒（hepatitis A virus，HAV）是引起人甲型肝炎的病原体。1973 年芬斯通（Feinstone）应用免疫电镜技术首先从急性肝炎患者的粪便中检出 HAV 颗粒。1991 年国际病毒命名委员会第五次报告中将 HAV 分类为小 RNA 病毒科（Picornavirade）中的嗜肝 RNA 病毒属（*Hepatovirus*）。

一、生物学性状

（一）形态与结构

完整的 HAV 为球形颗粒，直径 27～32nm，在电镜下，病毒颗粒呈现为实心和空心两种颗粒，前者为成熟的完整病毒颗粒，具感染性，后者则是缺乏病毒核酸的空心衣壳。HAV 病毒衣壳由 60 个壳粒组成，呈 20 面立体对称，主要由 4 种衣壳蛋白组成，即 VP1、VP2、VP3、VP4，无包膜（图 24-1-1）。

病毒基因组为线状单股正链 RNA（+ssRNA），具有感染性，含 7470～7478 个核苷酸，按其结构及功能分为 5′末端非编码区（5′-noncoding region，5′ NCR）、编码区、3′末端非编码区（3′-noncoding region，3′NCR）。5′-NCR 长约 734kb，占基因组全长的 10%，内含一些与翻译有关的特殊序列，可以共价结合病毒基因组连接蛋白（virus genome-linked protein，VPg）。VPg 为一短肽，经修饰后作为引物参与病毒 RNA 的复制。5′NCR 与病毒的感染性（细胞嗜性）、RNA 复制和蛋白质翻译的调控有关。编码区只有一个开放读码框（ORF），包括了 P1、P2、P3 三个区域，P1 功能区主要编码一个大分子蛋白质，蛋白质由 VP1、VP2、VP3、VP4 四种多肽组成，其中 VP1、VP2、VP3 具有免疫原性，可诱生中和抗体，主要中和抗原决定簇位于 VP1，衣壳蛋白中 VP4 含量较少，其作用和功能尚不清楚；P2 和 P3 功能区则编码病毒 RNA 多聚酶、蛋白酶等非结构蛋白。基因组的 3′NCR 和多聚腺苷酸（poly A）尾巴相连，其功能尚不明确，可能与基因组的稳定性有关。

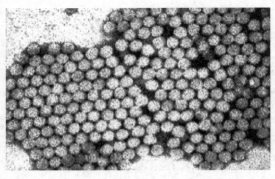

图 24-1-1　甲型肝炎病毒电镜图

HAV 的抗原性稳定，世界各地分离到的 HAV 属同一个血清型。根据 HAV 基因组序列同源性的差异，分为 7 个基因型，大多数流行的 HAV 毒株为 I 型，我国 HAV 流行株也多为 I 型。

（二）动物模型与细胞培养

易感动物有黑猩猩、南美洲猴、短尾猴、猕猴及狨猴等，经口或静脉注射后可出现急性肝炎，血清中出现 HAV 的特异性抗体，粪便中可检出病毒颗粒，可作为 HAV 的病原学研究、疫苗的免疫效果评价及药物筛选等常用的动物模型。

原代狨猴肝细胞、传代恒河猴胚肾细胞、非洲绿猴肾细胞、人胚肺二倍体细胞株及人肝癌细胞株等多种原代及传代细胞株均可用于 HAV 的分离培养，但 HAV 在体外细胞中增殖缓慢，并不影响细胞的大分子物质合成，也不引起 CPE。

（三）抵抗力

HAV 对理化因素有较强的抵抗力，可耐受乙醚和氯仿等有机溶剂，耐酸和热，在 60℃下处理 4h，不能使 HAV 失活；HAV 在 pH 3 的酸性环境中稳定；在淡水、海水、泥沙和毛蚶等水生贝类中可存活数天至数月；可在粪便、污水中存活数月，通过污染水源引起暴发流行。高压蒸气灭菌、100℃加热 5min、紫外线等可使之灭活。对紫外线、甲醛和氯敏感。

二、致病性与免疫性

（一）流行环节

传染源是患者和隐性感染者。无论临床型或亚临床感染，HAV 均随感染者的粪便排出体外。甲型肝炎的潜伏期平均 30 天（15～50 天），转氨酶升高前 1～2 周 HAV 即可从粪便排出，在起病前 2 周和起病后 1 周从粪便中排出 HAV 的数量最多，此时传染性最强。发病 2 周以后，随着肠道中抗 -HAV IgA 及血清中抗 -HAV IgM/IgG 的产生，粪便中不再排出病毒。

主要通过粪 - 口途径传播。通过污染食物（特别是牛奶、冷饮）、水源、海产品（毛蚶等）及食具等传播而引起暴发或散发性流行。如 1988 年春季我国上海曾发生因食用被 HAV 污染的毛蚶而暴发甲型肝炎流行，患者数达 30 余万，死亡 47 例。

HAV 感染人群以儿童、青少年多见，发病率随年龄的增长而递减，感染后大多表现为隐性感染，没有明显的症状和体征，但粪便中有病毒排出，因此，隐性感染者是重要的传染源。成年人 80% 以上血清中存在 HAV 抗体。

（二）致病机制

HAV 的临床感染引发急性黄疸型、无黄疸型和暴发型肝炎三种，但后者少见。一般不转变为慢性肝炎和慢性携带者。起病急，病程持续大约三个月，预后良好。临床表现为全身乏力、发热、食欲不振、恶心、呕吐、腹部不适或右上腹疼痛、肝脏和脾脏肿大等症状和体征。尿颜色变深，粪便颜色变浅。部分患者可出现黄疸，并伴有血清转氨酶升高。

HAV 随食物经口侵入人体，在口咽部、唾液腺中进行早期增殖，然后在肠黏膜、局部淋巴结中大量增殖，并进入血液形成病毒血症，病毒血症持续时间一般 1～2 周，在此期间存在经血液传播的可能性，但由于病毒血症持续时间较短，血中病毒滴度较低，因此临床上经血传播的甲型肝炎罕见。约 1 周后病毒到达靶器官肝脏，在肝细胞中增殖而致病。HAV 在肝细胞中复制后从肝细胞排到胆小管，经胆道进入肠道，随粪便排出。HAV 可引起明显的肝脏炎症和肝细胞损伤，但具体的致病机制尚不清楚。目前认为肝损伤的原因一方面可能是 HAV 直接诱导感染细胞的凋亡，另一方面与免疫病理反应有关，即宿主抗 HAV 感染的免疫反应，巨噬细胞、NK 细胞、CTL 及多种细胞因子如 IFNγ 等能特异性杀伤被 HAV 感染的靶细胞，从而引起肝损伤。

（三）免疫性

HAV 显性感染或隐性感染后，均可诱导机体产生持久的免疫力。感染早期血清中出现抗 -HAV IgM，发病后 1 周即为阳性，4～6 周时滴度可达高峰，维持两个月左右降至检测水平以下。在急性期后期或恢复期出现抗 -HAV IgG，可持续存在多年，对 HAV 的再感染有免疫保护作用（图 24-1-2）。

三、微生物学检查法

HAV 的微生物学检查以病原学和血清学检查为主。一般不做病毒的直接分离和培养。病原学检查选取潜伏期末或急性期早期患者的咽拭子或粪便标本，用 ELISA 法检测 HAV 抗原，

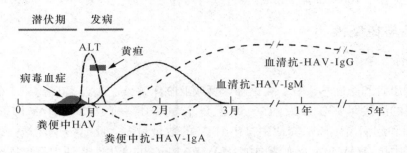

图 24-1-2　HAV 感染临床过程及抗体水平变化

用 RT-PCR 检测 HAV 核酸，用免疫电镜技术检测 HAV 颗粒等。血清学检查主要用 RIA 或 ELISA 测定患者血清中的抗 -HAV-IgM，不仅可作为 HAV 新近感染的诊断指标，而且也有助于病毒性肝炎的鉴别诊断。抗 -HAV IgG 检测主要用于流行病学调查。

四、防治原则

加强卫生宣教工作，加强食品卫生管理，防止水源被粪便污染，加强防疫投资，及时处理患者的排泄物、餐具、物品及衣物等，是预防甲型肝炎的主要环节。

目前尚无有效的抗病毒药物用于治疗，临床上以对症支持治疗为主。接种疫苗是最有效的特异性预防措施。已有甲型肝炎减毒活疫苗（H2 和 LA-1 株）和甲型肝炎灭活疫苗（HM175）两种疫苗。接种对象为学龄前儿童和学龄儿童及其他高危人群，一般需肌肉或皮下注射，免疫效果良好。加强注射可迅速激发机体的免疫回忆反应。甲型肝炎流行期，紧急预防可用丙种球蛋白。

第二节　乙型肝炎病毒

乙型肝炎病毒（hepatitis B virus，HBV）是乙型肝炎的病原体。1963 年布隆伯格（Blumberg）在多次输血的血友病患者血清中发现存在一种特异性抗体，该抗体能和澳洲土著人的血清起反应，并称之为"澳抗"。1968 年确定其与血清型肝炎高度相关，又称之为"肝炎相关抗原"。后来被命名为乙型肝炎表面抗原（hepatitis B surface antigen，HBsAg）。为此，布隆伯格荣获 1976 年诺贝尔生理学或医学奖。1970 年，戴恩（Dane）在肝炎患者血清中用电镜观测到 42nm、具有传染性的、完整的 HBV 颗粒，后被命名为戴恩颗粒。1983 年将 HBV 及与其分子结构、生物学特性相似的土拨鼠肝炎病毒（woodchuck hepatitis virus，WHV）、地松鼠肝炎病毒（ground squirrel hepatitis virus，GSHV）及鸭肝炎病毒（duck hepatitis virus，DHV）归纳起来独立命名为嗜肝 DNA 病毒科（Hepadnaviridae）正嗜肝 DNA 病毒属（*Orthohepadnavirus*）。

HBV 感染后可表现为重症肝炎、急性肝炎、慢性肝炎或无症状携带者，其中部分慢性肝炎可演变成肝硬化或原发性肝细胞癌。HBV 的感染已成为危害人类健康的重要疾病。估计全世界 HBV 携带者高达 3.5 亿。每年由急、慢性 HBV 感染而死亡的人数达 100 万。HBV 在亚洲广泛流行，我国是乙型肝炎的高流行区，超过 1.2 亿人携带该病毒。

一、生物学性状

（一）形态与结构

电镜检查 HBV 感染者血清，可见三种不同形态的 HBV 颗粒，即小球形颗粒、管形颗粒和大球形颗粒（图 24-2-1）。

1. 大球形颗粒　亦称为戴恩颗粒，是完整的 HBV 颗粒，直径为 42nm，具有双层结构。外层为病毒包膜，有 3 种包膜蛋白，包括小蛋白（small protein，S 蛋白）、中蛋白（middle protein，M 蛋白）和大蛋白（large protein，L 蛋白）。S 蛋白为 HBV 表面抗原（hepatitis B surface antigen，HBsAg）。M 蛋白含 HBsAg 及前 S2 抗原（PreS2 Ag）。L 蛋白含 HBsAg、前 S1 抗原（PreS1 Ag）和 PreS2 Ag。内部有 28nm 的病毒核心，即核衣壳，呈正二十面体立体对称，表面相当于衣壳，含有乙型肝炎核心抗原（Hepatitis B core antigen，HBcAg）。核心内部有不完全闭合的环状双链 DNA 和 DNA 多聚酶。

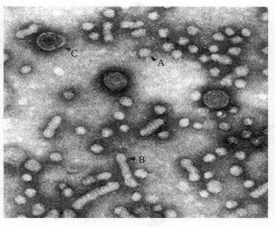

图 24-2-1　HBV 形态
A. 小球形颗粒；B. 管形颗粒；C. 大球形颗粒

2. 小球形颗粒　中空颗粒，在乙型肝炎患者血清中很常见，直径为 22nm，主要成分为 HBsAg。由过剩的衣壳蛋白装配而成，不含病毒 DNA 及 DNA 多聚酶，无感染性但具有抗原性。

3. 管形颗粒　小球形颗粒聚合而成，直径 22nm，长 100～500nm，成分与小球形颗粒相同，也不具有感染性，但有与 HBsAg 相同的抗原性（图 24-2-2）。

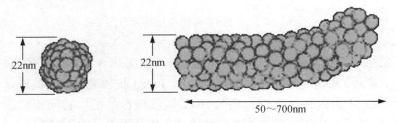

图 24-2-2　HBV 的小球形颗粒和管形颗粒

（二）HBV 基因组及其功能

HBV 基因组为一个不完全闭合环状双链 DNA。长链完整，为负链，长约 3.2kb，短链为正链，长度不等，约为长链的 50% 至 90%，缺失部分主要在 3′ 末端，长链和短链的 5′ 端位置固定，5′ 端有一段戴帽的寡核苷酸通过 250～300 个互补的碱基对相互配对，构成黏性末端，使 DNA 分子形成环状结构。这样长链和短链的 5′ 端均不能被多聚腺苷酸激酶磷酸化。现确认 HBV 负链 DNA 含有有 4 个 ORF，分别是 S、C、P 和 X 区（图 24-2-3），各 ORF

间相互重叠，其中 P 基因与 S 基因、PreS 基因重叠，X 基因与 P 基因间也有部分重叠。使得 HBV 基因组利用率高达 150%～200%，能以不同的启动子编码全部已知的 HBV 蛋白质。

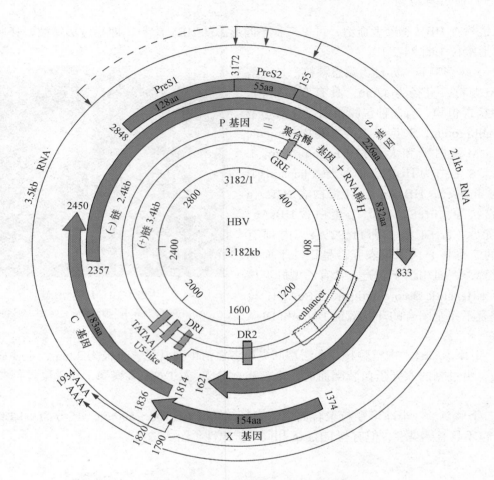

图 24-2-3　HBV 基因组结构示意图

1. S 区　S 区基因包括 S 基因、preS1 基因和 preS2 基因 3 段，均有各自的起始密码子，连续串联排列，编码 3 种分子质量不同的 HBsAg、PreS1 抗原和 PreS2 抗原。编码产物形成了 HBV 的 S 蛋白、M 蛋白和 L 蛋白，参与 HBV 病毒颗粒装配，共同装配成 HBV 的包膜。当 S 区的编码产物过量产生时，过剩的部分组装成小球形颗粒及管形颗粒。

2. C 区　C 区有 C 基因及前 C 基因（Pre-C），分别编码 HBcAg 和 HBeAg。该区在同一个读框内有两个起始密码子 AUG，pre-C 基因起始于 1814 位，位于 C 基因的上游，长约 87bp，与 C 基因共同编码 Pre-C 蛋白。Pre-C 蛋白是 HBeAg 的前体蛋白，经切割加工后形成 HBeAg 并分泌到血循环中。HBeAg 为非结构蛋白，一般不出现在 HBV 颗粒中。C 基因起始于第 1901 位，编码核心蛋白 HBcAg。

pre-C 区基因可发生点突变（出现终止密码子），结果是无法转译产生 HBeAg。这种突变对病毒而言，可以逃避机体针对 HBeAg 的免疫杀伤作用；对抗 HBV 治疗而言，血清中

HBeAg 由阳性转为阴性并不意味着 HBV 复制的停止及致病作用减弱。应注意监测血中的病毒 DNA。

3. X 区 X 区编码由 154 个氨基酸组成的 HBxAg，它是一种多功能的有重要调控作用的蛋白质，具有广泛的反式激活活性，其作用是通过反式激活的方式影响病毒基因组和宿主基因的转录。能促进病毒的复制。HBxAg 与肝癌的发生有密切关系。

4. P 区 P 区最长，与其他基因有重叠，主要编码 DNA 多聚酶（DNA pol.），该酶既具有 DNA 多聚酶的功能，也具有强大的逆转录酶活性，还具有 RNA 酶 H 的活性。该酶在 HBV 复制中起关键作用，但无 $3'$ 端校正功能，可能与其变异有关。研究 P 区基因的结构和功能，寻找抗 DNA 多聚酶的途径，可作为探索抗 HBV 治疗的新方法。

（三）抗原组成

1. HBsAg HBsAg 大量存在于感染者的血液中，是机体受 HBV 感染的标志，由 S 基因编码的 226 个氨基酸组成，是 p24 蛋白与 gp27 糖基化蛋白通过二硫键连接形成的二聚体糖蛋白。其中第 124～147 位氨基酸组成了抗原性很强的序列，称为 a 抗原决定簇；此外还有两组互相排斥的抗原表位（d/y 和 w/r）。这些抗原表位按不同组合形式，构成 HBsAg 的四种主要血清型，即 adr、adw、ayr、ayw。HBsAg 血清型的分布有明显的地区差异，并与种族有关，我国汉族以 adr 多见，中东地区和我国少数民族多为 ayw，欧美国家为 adw。各 HBV 亚型间有交叉抗原性。

HBsAg 具有 B 细胞表位和 T 细胞表位，可刺激机体产生抗 -HBs，为中和抗体，能与 HBV 表面结合，使其失去感染性，具有保护作用，血清中出现抗 -HBs 意味着机体已产生了免疫力。HBsAg 是制备疫苗的最主要成分。

Pre S1 及 Pre S2 抗原能与肝细胞表面受体结合，介导 HBV 吸附于肝细胞表面，促使 HBV 进入肝细胞，所以 Pre S1 及 Pre S2 与 HBV 的复制周期密切相关，其表达高低可作为判断病毒复制的重要指标。Pre S1 抗原和 Pre S2 抗原都有良好的免疫原性，抗 -Pre S2 出现于急性期患者的血清中，持续时间短，一般仅为 2～3 个月，抗 -Pre S1 持续时间较长。抗 -Pre S2 及抗 -Pre S1 能通过阻断 HBV 与肝细胞结合而起抗病毒作用。

2. HBcAg HBcAg 由 C 基因编码，为病毒的衣壳蛋白，也存在于感染的肝细胞核内、胞质内或胞膜上，一般在血循环中检测不到。HBcAg 与 HBV 的复制、装配有着密切关系。HBcAg 免疫原性强，能刺激机体产生抗 -HBc，无中和作用。检出高效价的抗 -HBc IgM 表示 HBV 在肝内处于增殖状态，在临床上，抗 -HBc IgM 是病毒复制的指标之一。抗 -HBc IgG 在血中存在时间长，不是保护性抗体，是既往感染的标记。HBcAg 具有 T 细胞表位，其诱生的免疫应答在宿主清除 HBV 的过程中起作用。感染的肝细胞表面存在 HBcAg，可被 CTL 细胞识别，在宿主清除 HBV 的免疫应答中起重要作用。

3. HBeAg 由 HBeAg 前体蛋白经蛋白酶降解形成，是可溶性蛋白，从受染细胞分泌入血，其消长与病毒颗粒及病毒 DNA 多聚酶的消长基本一致，可作为 HBV 复制及血液具有强感染性的指标。HBeAg 免疫原性强，可刺激机体产生抗 -HBe，该抗体可与受染肝细胞表面的 HBeAg 结合，通过补体介导的细胞毒作用破坏受染的肝细胞，在清除 HBV 的过程中可能起一定的作用。抗 -HBe 有一定的保护作用，抗 -HBe 的出现是预后良好的征象。但当 pre-C 区基因发生点突变时失去保护作用。

（四）病毒复制及生物合成

HBV 复制方式跟其他双链 DNA 病毒不同，存在一个从 RNA 中间体逆转录为 DNA（即 RNA→DNA）的过程，复制过程大致如下：

1. HBV 通过包膜的大蛋白与宿主肝细胞的受体钠离子／牛磺胆酸共转运多肽（Na^+／taurocholate cotransporting polypeptide，NTCP）特异性结合，并通过膜的融合进入肝细胞内，在胞质中脱去衣壳，病毒 DNA 进入细胞核内。

2. HBV DNA 进入细胞核后，在 HBV 编码的 DNA 多聚酶的催化下，以负链 DNA 为模板，延长修补正链 DNA 裂隙区，形成完整的共价闭合环状双链 DNA，继而形成超螺旋环状 DNA。

3. 以负链 DNA 为模板，在细胞 RNA 多聚酶的作用下，转录成 0.8kb、2.1kb、2.4kb 和 3.5kb 的 4 种 mRNA。0.8kb mRNA 编码 HBxAg；2.1kb mRNA 编码 Pre S2 和 HBsAg；2.4kb mRNA 编码 Pre S1、Pre S2 和 HBsAg；3.5kb mRNA 既可作为病毒的前基因组 RNA，同时又可编码 DNA 多聚酶、HBcAg 和 HBeAg 前体蛋白。

4. 4 种 mRNA 被转运至胞质中，翻译成 HBV 蛋白。病毒前基因组 RNA、DNA 聚合酶和 HBcAg 在胞质中装配成病毒核心颗粒。在核心颗粒内，在病毒 DNA 多聚酶的逆转录酶活性作用下，以前基因组 RNA 为模板，逆转录出全长的 HBV DNA 负链。同时前基因组 RNA 模板被病毒 RNA 酶 H 降解。

5. 以新合成的负链 DNA 为模板，复制互补的正链 HBV DNA。通常不等正链合成完毕，核心颗粒即被包装到包膜中，导致长短不一的正链形成，成熟的病毒颗粒即以芽生的方式释放到肝细胞外，子代病毒基因组常为不完整双链 DNA。

HBV DNA 还可整合于靶细胞的染色体中，整合区约有 50% 以上为负链的 5′- 末端区，整合的 S 基因可以转录并翻译出 HBsAg，故在部分 HBV 感染者中虽无病毒复制，但可长期产生 HBsAg。

（五）动物模型与细胞培养

黑猩猩对 HBV 易感，此外，嗜肝 DNA 病毒科的其他成员如鸭乙型肝炎病毒、土拨鼠肝炎病毒及地松鼠肝炎病毒等可在其相应的天然宿主中造成类似人类乙型肝炎的感染，因此也可用这些动物作为 HBV 的替代动物模型，其中鸭乙型肝炎病毒感染模型已在国内外广泛用于研究 HBV 基因突变、病毒受体以及抗病毒药物筛选等。

HBV 的体外培养还不成熟，有学者用 HBV DNA 转染肝癌细胞系（如 HepG2 细胞系）进行 HBV 扩增。在转染的细胞中，HBV 基因组与细胞 DNA 整合，并可长期稳定表达 HBsAg、HBcAg 并分泌 HBeAg，有些细胞株还可持续地产生戴恩颗粒，用于抗 HBV 药物的筛选、疫苗制备及 HBV 致病机制的研究等。自从 HBV 受体 NTCP 被发现后，有研究者用 NTCP 稳定转染的 HepG2 细胞系作为 HBV 体外感染的细胞模型，但仍然存在感染率与复制率均较低的问题。

（六）抵抗力

HBV 对理化因素抵抗力较强，对低温、干燥、紫外线、醚、氯仿、酚等均有抵抗性，对 70% 乙醇不敏感；HBV 在 30℃下 6 个月仍然可保持其传染性；含有 HBV 的污染性血液在干燥后1周仍然有传染性。高压蒸气灭菌、100℃加热10min、0.5%过氧乙酸、5%次氯酸钠、3%漂白粉液以及环氧乙烷均可灭活病毒，但仍可保持HBsAg的抗原性。

二、致病性与免疫性

（一）传染源

急、慢性乙肝患者及无症状携带者为传染源，不论在潜伏期、急性期或慢性活动期，血清都有传染性。其中无症状HBsAg携带者往往因无症状且携带时间长而易被忽视，危害更为严重。

（二）传播途径

主要包括经血液或血制品传播、密切接触传播和性接触传播及母婴传播。

1. 血液、血制品等传播　HBV在感染者血流中大量存在，可经血液或血制品（如丙种球蛋白等）传播，极少量污染血进入人体即可导致感染。亦可经注射、外科或牙科手术、使用未经严格消毒的医疗器械、侵入性诊疗操作和医务人员在工作中的意外暴露等医源性传播。此外，还可经皮肤黏膜的微小损伤传播，如修足、文身、扎耳环孔、共用剃须刀和牙刷等。

2. 密切接触传播和性接触传播　HBV感染呈明显的家庭聚集性。可通过日常生活密切接触（如共用剃刀、牙刷等）传播给家庭成员。从HBV感染者的精液和阴道分泌物中可检出HBV，且已被证实具有传染性。不安全的性行为、同性性行为（男）是HBV感染的高危因素。在我国，性传播不是我国HBV的主要传播方式，但在西方国家，HBV感染主要发生在性乱者和静脉药瘾者中，所以西方国家将乙型肝炎列为性传播疾病。

3. 母婴垂直传播　主要有三种方式：胎盘传播（产前宫内感染）、围产期传播（分娩时感染）和哺乳传播（产后水平传播）。一般而言，宫内感染发生率相对少见（<10%），新生儿出生时已呈HBsAg阳性。而围产期传播是主要途径之一，是指胎儿分娩经过产道时，通过婴儿微小的伤口受母体HBV感染。HBsAg和HBeAg双阳性母亲所生的婴儿，一年内HBsAg阳转率可达60%以上，说明围生期是HBV母婴传播的主要途径。此外，HBV也可通过哺乳传播。

（三）致病与免疫机制

HBV感染人体后，因机体免疫功能差异以及HBV毒力的不同，临床表现呈多样化。潜伏期为30～160天。

可表现为无症状HBV携带者以及急性肝炎、慢性肝炎及重型肝炎患者。HBV致病的详细机制尚未完全明了。一般认为，HBV感染肝细胞导致的直接损伤不是主要原因，而通过宿主的免疫应答引起肝细胞的损伤和破坏以及病毒与宿主细胞的相互作用是肝细胞损伤的主要原因。成年人感染HBV后多数表现为急性感染过程，而垂直感染或幼年期感染常表现为慢性感染。疾病的转归主要依赖于机体免疫反应的强弱。

1. 细胞免疫导致的免疫病理损伤　特异性CTL介导的免疫应答在彻底清除HBV的过程中起重要作用。清除机制主要包括：①活化的CTL通过识别肝细胞膜上的HLA-I类分子和病毒抗原而与之结合，继而分泌穿孔素（perforin）、淋巴毒素（lymphotoxin）等直接杀伤靶细胞；②特异性 T 细胞产生和分泌的多种细胞因子，活化 NK 细胞和单核 - 巨噬细胞，对受染靶细胞进行非特异性杀伤；③ HBV 感染的肝细胞表面可表达高水平的 Fas 抗原，CTL 通过识别肝细胞膜上的 Fas 抗原并与之结合而诱导肝细胞凋亡，直接破坏受感染的肝细胞以及通过非溶解细胞机制清除细胞内的病毒。

细胞免疫在清除病毒的同时又可导致肝细胞损伤，细胞免疫强弱与临床过程轻重与转归密切相关，过度的细胞免疫反应可引起大面积的肝细胞破坏，导致重型肝炎。但是，若特异性细胞免疫功能低下则不能有效清除病毒，病毒在体内持续存在而形成慢性肝炎。

2. 体液免疫导致的免疫病理损伤　HBV 感染可诱导机体产生抗 -HBs、抗 -PreS1 和抗 -PreS2 等特异性抗体，这些保护性中和抗体在抗病毒免疫和清除病毒过程中具有重要作用。在乙型肝炎患者血循环中，常可检出 HBsAg 及抗 -HBs 的免疫复合物、HBeAg 及抗 HBe 的抗原抗体复合物。若免疫复合物随血循环沉积于肾小球基底膜和关节滑液囊等处，激活补体，可导致Ⅲ型超敏反应，出现各种相关的肝外症状，主要表现为短暂发热、膜性肾小球肾炎、皮疹、多发性关节炎及血管炎、小动脉炎等。免疫复合物若大量沉积于肝内，可使肝毛细管栓塞，诱导 TNF 产生，导致急性重型肝炎。

3. 自身免疫导致的免疫病理损伤　HBV 感染肝细胞后，在肝细胞表面不仅有病毒的特异性抗原表达，还会引起肝细胞表面自身抗原的改变，暴露出膜上肝特异性脂蛋白抗原（liver specific protein，LSP）。该抗原可作为自身抗原诱导机体产生自身抗体。另外，HBsAg 含有与宿主肝细胞蛋白相同的抗原成分，可诱导机体产生自身抗体，通过 ADCC 效应、CTL 的杀伤作用或释放细胞因子的直接或间接作用损伤肝细胞。慢性乙肝患者血清中常可测到 LSP 的抗体或抗核抗体、抗平滑肌抗体等自身抗体。

4. 免疫耐受与慢性肝炎　HBV 感染后，当出现以下情况时：① HBV 感染者肝细胞表面 HLA-I 类分子表达低下；②特异性体液免疫应答低下；③血清 IFN-β 和 TNF-α 等细胞因子水平低下，机体不能有效清除病毒，也不引起免疫病理反应，使得病毒与机体之间的相互作用处于相对平衡状态，形成免疫耐受。

对 HBV 的免疫耐受可发生在母婴垂直感染和成人感染过程中，当发生 HBV 宫内感染时，胎儿胸腺淋巴细胞与抗原相遇，导致 HBV 特异性淋巴细胞克隆被排除，而发生免疫耐受；幼龄感染 HBV 后，因免疫系统尚未发育成熟，也可对病毒形成免疫耐受；成人 HBV 感染后，如果病毒的感染量大，导致特异性 T 细胞被耗竭，或由于大量细胞凋亡而使特异性 T 细胞消耗过多时，机体也可形成免疫耐受。临床可表现为无症状 HBV 携带者或慢性持续性肝炎。慢性肝炎造成的肝细胞病变又可促进成纤维细胞增生，引起肝硬化。

5. 病毒变异与免疫逃逸　HBV DNA 复制逆转录过程中，其 DNA 聚合酶缺乏校正阅读功能，导致 HBV 自身的突变频率很高，4 个 ORF 区均可发生变异，其中 S 基因、Pre S 基因、Pre C 基因及 C 基因的变异较为重要。病毒基因突变导致的免疫逃逸与慢性乙型肝炎的产生有着密切相关性。a 抗原决定簇是 HBsAg 变异发生的主要部位，该区域变异会使 HBsAg 的构型改变，导致病毒抗原性改变，从而造成免疫逃逸，使疫苗接种失败；"a" 抗原决定簇变异还会导致诊断呈假阴性结果，出现 "诊断逃逸"。

Pre C 基因的变异导致 HBeAg 合成及分泌障碍，但不影响 HBV 复制，导致病毒逃逸机体对其的免疫清除作用。C 基因编码的 HBcAg 含有抗原特异性 CTL 识别位点，C 基因的突变导致 HBcAg 抗原位点的改变，从而影响 CTL 对 HBcAg 的识别，形成所谓 "CTL 逃逸突变株"。

6. HBV 与原发性肝癌 研究发现，HBV 与原发性肝癌（hepatocellular carcinoma, HCC）关系密切，依据如下：① 90% 以上的 HCC 患者感染过 HBV；② HBV 感染者比阴性者发生原发性肝癌的危险性高 217 倍；③ 90% 的肝癌细胞染色体中有 HBV DNA 整合现象；④动物实验显示，新生土拨鼠感染土拨鼠肝炎病毒（WHV）三年后 100% 发生肝癌，未感染鼠则无一只发生肝癌。HBV 感染引起 HCC 的机制尚未完全阐明，研究提示可能与 HBxAg 有关，HBxAg 具有广泛的反式激活作用，可反式激活细胞的原癌基因，并且能干扰多条与细胞增殖、分化、凋亡相关的信号通路，从而影响正常的细胞周期，促进细胞转化，最终导致肝细胞癌变。

（四）免疫性

1. 体液免疫 HBV 感染机体后，可刺激机体产生中和抗体，主要包括抗 -HBs 和抗 Pre-S2。产生的抗 -HBe 有弱的保护作用。

2. 细胞免疫 CTL 是清除细胞内 HBV 的主要机制，细胞免疫处于较低水平者则易转为慢性。

三、微生物学检查法

常采用血清学方法检测患者血清中的 HBV 标志物，主要包括病毒核酸检测以及抗原抗体检测等。

（一）病毒核酸的检测

HBV DNA 是 HBV 感染、复制的直接证据，常用分子杂交法或 PCR。荧光定量 PCR 技术还可对 HBV 进行定量检测，可反映病毒复制水平，用于慢性感染的诊断、治疗适应证的选择及抗病毒疗效的判断等。

（二）乙型肝炎病毒的血清免疫检测

用 ELISA 和 EIA 检测患者血清中的 HBV 抗原抗体是诊断乙型肝炎最常用的检测方法。HBV 的血清免疫学标记物主要有两对半，即 HBsAg 与抗 -HBs、HBeAg 与抗 -HBe、抗 -HBc（表 24-2-1）。必要时可检测 PreS1 和 PreS2 的抗原和抗体。HBV 抗原、抗体的血清学标志与临床关系较为复杂，必须对几项指标同时分析，方能做出正确的诊断。对隐性感染者可能造成漏检。

表 24-2-1　HBV 的抗原、抗体检测结果及临床分析

| HBsAg | HBeAg | 抗 -HBc | | 抗 -HBe | 抗 -HBs | 结果分析 |
		IgM	IgG			
+	−	−	−	−	−	HBV 感染者或无症状携带者
+	+	+	−	−	−	急性或慢性乙型肝炎患者（传染性强，俗称"大三阳"）
+	+	−	+	−	−	慢性乙型肝炎（早期传染性强，"大三阳"）
+	+	+/−	+	−	−	慢性乙型肝炎急性发作，有 HBV 复制

续表

HBsAg	HBeAg	抗-HBc		抗-HBe	抗-HBs	结果分析
		IgM	IgG			
+	−		+	+	−	急性感染趋向恢复（俗称"小三阳"），慢性乙型肝炎，无或低度 HBV 复制
−	−		+	+	+	既往感染，乙型肝炎恢复期
−	−		+	+	− /+	既往感染，恢复期
−	−		−	−	+	既往感染并已愈或接种过乙型肝炎疫苗
−	−		−	−	−	过去和现在未感染过 HBV
+	+		+	+	−	急性或慢性乙型肝炎患者或无症状携带者
+	+		−	−	−	急性乙型肝炎潜伏期
+	− /+	+	+	−	−	急性乙型肝炎早期
−	−		+	+	+	既往感染，恢复期

1.　HBsAg　HBsAg 是 HBV 感染后首先出现的血清学指标，也是血清中最早出现的病毒标志物。HBsAg 阳性主要见于以下情况：①急性乙型肝炎潜伏期和急性期（70%），急性肝炎恢复后于 1～4 个月内消失；若持续 6 个月以上则已转化为慢性；②HBV 所致的慢性肝病如慢性乙型肝炎、肝硬化等；③无症状 HBsAg 携带者，其肝功能正常。但 HBsAg 阴性不能完全排除 HBV 感染，需要采取检测 HBV DNA 的方法进一步证实。

2.　抗-HBs　HBsAg 诱导机体产生的中和抗体，对 HBV 具有保护性免疫。抗-HBs 阳性一般见于：①乙型肝炎的恢复期；②HBV 的既往感染者；③乙肝疫苗接种成功后；④部分暴发性乙型肝炎。从 HBsAg 消失到抗-HBs 出现的这段间隔期称为"窗口期"，此期可以短至数天或长达数月。抗-HBs 出现的早晚和滴度的高低，与重复感染有关。

3.　HBeAg　HBeAg 在感染的早期出现，与 HBV DNA 多聚酶的消长基本一致，其阳性为体内 HBV 复制和血液传染性的标志。HBeAg 如持续阳性则提示有发展成慢性肝炎的可能。

4.　抗-HBe　抗-HBe 一般在 HBeAg 转阴后才出现。表示机体已获得一定的免疫力，HBV 复制能力减弱，传染性降低，是 HBV 感染进入恢复期以及传染性减低的指标。出现于 HBeAg 阴转后，见于急性乙型肝炎的恢复期，可持续较长时间，检测阳性提示机体获得一定免疫力且传染性降低。但对抗-HBe 阳性的患者也应注意检测其血中的 HBV DNA，以全面了解病毒的复制情况。

5.　抗-HBc　抗-HBc IgM 阳性提示 HBV 处于复制状态，具有强传染性，多见于乙型肝炎急性期和慢性乙型肝炎急性发作。抗-HBc IgG 在血中持续时间较长，是感染过 HBV 的标志。低滴度的抗-HBc IgG 提示既往感染，一般无传染性，滴度高提示急性肝炎、慢性肝炎和 HBsAg 携带者，并表明 HBV 复制仍活跃。

另外，Pre-S1、Pre-S2 均与病毒的活动性复制有关，其含量的变化与 HBsAg、HBeAg、HBV DNA 及 HBV DNA 多聚酶呈正相关，是 HBV 新感染的标志，作为病毒复制的指标，检出表示 HBV 正在复制。抗 Pre-S1 和抗 Pre-S2 也是中和抗体，出现于急性乙型肝炎恢复早期，其检出提示病毒正在或已经被清除，预后良好。

四、防治原则

(一) 乙型肝炎的预防

在加强宣传教育的基础上，采取以严格管理传染源和切断传播途径为主的综合性措施。加强对供血员的严格筛选及血液制品的检查，提倡一次性注射器；对于传染性患者应当进行积极的隔离治疗，对无症状 HBV 携带者要定期随访观察。凡患者及 HBV 携带者的血液、分泌物和排泄物及所用过的器具、物品应消毒灭菌。

接种乙型肝炎疫苗是预防乙型肝炎的最有效的方法。第一代血源乙型肝炎疫苗因来源和安全问题在我国已经停止使用。目前世界各国广泛使用的疫苗为第二代重组酵母表达的重组乙型肝炎疫苗。具有免疫效果好、安全性高，可以大量制备等优点。乙型肝炎疫苗已经被列入我国计划免疫的行列。对于新生儿出生时，采用 0、1、6 个月各注射一次，共 3 次，预防效果良好。对易感人群包括医务人员或实验室工作人员等也应接种。其他的新疫苗如多肽疫苗、HBV DNA 尚在研究之中。

高效价乙型肝炎免疫球蛋白（HBIG）能中和并清除血清中游离的 HBV，有预防病毒入侵的作用，主要用于紧急预防。接触 HBV 后 8 天内注射有效，2 个月后需重复注射一次。主要用于阻断 HBV 感染的母亲分娩时经母婴传播造成的婴儿感染以及乙型肝炎易感者在意外暴露 HBV 后的紧急预防。

(二) 乙型肝炎的治疗

乙型肝炎的治疗尚无特效药物与方法，慢性乙型肝炎的治疗主要包括抗病毒、免疫调节、抗炎和抗氧化、抗纤维化和对症治疗，其中抗病毒治疗是关键。

被批准并应用于临床治疗的抗病毒药物主要有两大类：一类是干扰素，另一类是核苷（酸）类似物。常用的干扰素制剂有 IFN-α 和聚乙二醇干扰素（PEG-IFN）α。核苷类似物主要有拉米夫定、阿德福韦酯、恩替卡韦、替比夫定及替诺福韦酯。核酸类似物可快速降低患者血清 HBV DNA 水平，使病情好转，但是短期治疗会导致肝病迅速复发，长期治疗则可能形成抗性病毒株。此外，清热解毒、活血化瘀的中药或中药制剂等对 HBV 感染有一定的疗效。

用于乙型肝炎患者的免疫调节药物主要有胸腺素、IL-2、左旋咪唑等。

第三节 丙型肝炎病毒

1974 年哥勒费尔德（Golafield）首先报道了肠道外传播的非甲非乙型肝炎（post-transfusion hepatitis non A non B，NANBH）病毒，1989 年 Choo 和 Kuo 首次克隆了该病毒的基因片段，并命名为丙型肝炎病毒（hepatitis C virus，HCV）。1991 年国际病毒命名委员会将 HCV 归入黄病毒科。目前拟将 HCV 和庚型肝炎病毒列入黄病毒科（Flaviviridae）的肝病毒属（*Hepacivirus*）。

HCV 是输血后引起病毒性肝炎的主要病原体之一，HCV 的感染呈全球性分布，感染易于慢性化，急性期后易于发展成慢性肝炎，部分患者可进一步发展为肝硬化或肝癌。HCV 的感染已成为世界关注的公共卫生问题。

一、生物学性状

1. 结构和功能　HCV 颗粒呈球形，有包膜，直径 55～65nm，有包膜，包膜上有 E1、

E2 等刺突糖蛋白。用有机溶剂去处包膜后可暴露出核衣壳，其直径约 33nm。

　　HCV 基因组为线状＋ssRNA，长度约为 9.5kb，仅有一个长开放阅读框架，基因组由 9 个基因区组成，其基因 5' 端有约 340 碱基构成的非编码区域（5′UTR），其次为核心蛋白区（C 区）、包膜蛋白 -1 区（E1 区）、包膜蛋白 -2/ 非结构蛋白 -1 区（E2/NS1 区）、非结构蛋白 -2 区（NS2 区）、非结构蛋白 -3 区（NS3 区）、非结构蛋白 -4 区（NS4 区）、非结构蛋白 -5 区（NS5 区）和 3' 端非编码区（图 24-3-1）。其中 5′UTR 在基因组中最保守，可作为设计诊断 HCV RNA 的 PCR 引物首选部位，该区靠近启动子的上游有一个内部核糖体进入位点（IRES），对病毒基因组表达起调节作用，介导翻译一个约含 3000 个氨基酸的开放阅读框（open reading frame，ORF）；C 区编码病毒的衣壳，抗原性强，含有多个 CTL 识别位点，可诱导细胞免疫反应；E1 区和 E2/NS1 区编码病毒的两种高度糖基化的包膜蛋白 E1 和 E2，形成异源二聚体糖蛋白，镶嵌于包膜上作为刺突蛋白，可识别并结合靶细胞受体 CD81 分子，这两个区的基因具有高度变异性，导致包膜蛋白的抗原性快速变异，这种变异引起的免疫逃逸作用是病毒在体内持续存在，感染易于慢性化的主要原因，也是 HCV 疫苗研制的一大障碍；NS1～NS5 区编码非结构蛋白及酶类，其中 NS3 和 NS5 的功能较明确，NS3 具有解旋酶和精氨酸蛋白酶活性，NS5 具有依赖 RNA 的 RNA 多聚酶活性，这两种非结构蛋白在病毒的复制过程中起重要作用；3' 端 UTR 功能尚不明确，可能在基因组 RNA 复制以及病毒组装中发挥作用。

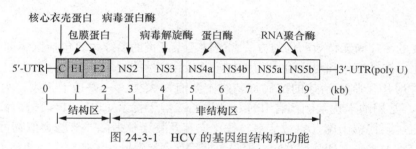

图 24-3-1　HCV 的基因组结构和功能

　　2. HCV 复制过程　当 HCV 入侵肝细胞时，首先借助其表面的蛋白质与肝细胞表面的特异性受体结合，随后病毒包膜与肝细胞膜相融合，将基因组 RNA 释放到细胞质中，病毒 RNA 可直接作为模板，利用细胞内的核糖体指导翻译合成出一个多蛋白前体，依次为：Core-E1-E2-p7-NS2-NS3-NS4A-NS4B-NS5A-NS5B，然后再经蛋白酶切割加工成多种结构蛋白和非结构蛋白。继而催化负链 RNA 的合成。随后，病毒以负链 RNA 为模板，复制出大量子代 RNA，并与病毒蛋白包装成新的病毒，释放出细胞。

　　3. 动物模型与细胞培养　人类是 HCV 的天然宿主，黑猩猩为敏感动物。HCV 可感染黑猩猩，并可在其体内连续传代，是目前研究 HCV 感染的唯一理想动物模型。HCV 病毒缺乏有效体外培养系统。研究表明 HCV 能够在原代肝细胞中成功复制，然而感染和复制效率却极低，也有人尝试用鼠逆转录病毒感染人的 T 细胞系（HPB-Ma）和人类嗜 T 细胞病毒（human T-lymphotropic virus 1，HTLV-1）永生化的 T 细胞系（MT-2），建立 HCV 体外细胞培养系统，但均只能在一定程度上支持 HCV 复制，无法维持 HCV 持续复制。

　　4. HCV 基因分型　根据 HCV 基因序列同源性和彼此间的进化关系，可将 HCV 分为 Ⅰ～Ⅵ六个基因型和 11 个亚型，即 1a、1b、1c、2a、2b、2c、3a、3b、4a、5a、6a。其中，欧美各国流行株多为 Ⅰ 型；我国以 Ⅰ 型和 Ⅱ 型多见；东南亚地区主要为 Ⅴ、Ⅵ 型；一般认为 Ⅱ 型

HCV 致病性强，复制快，产生的病毒量多，症状较重，较难治疗。

5. 理化因素的抵抗力　HCV 对氯仿、乙醚等有机溶剂敏感，煮沸、紫外线、甲醛等可使之灭活。经紫外线照射、100℃煮沸 5min、20% 次氯酸、福尔马林（1：6000）处理均可使 HCV 失活。

二、致病性与免疫性

1. 传播途径　HCV 主要经血液或血制品传播，也可通过母婴传播，也存在性传播的可能。同性恋者、静脉注射吸毒者及接受血液透析的患者为高危人群。

2. 临床特点　HCV 感染的临床过程轻重不一，潜伏期约 15～180 天，可表现为急性肝炎、慢性肝炎或无症状携带者。多数急性丙型肝炎的临床症状不明显，主要表现为全身乏力及黄疸，40%～50% 的急性丙型肝炎可转变成慢性丙型肝炎。大多数患者形成慢性感染，不出现症状或症状较轻、不明显，可能与 HCV 基因组易于变异，从而逃避免疫清除作用有关；还与 HCV 在体内呈低水平复制，病毒血症水平较低，不易诱导高水平的免疫应答有关；另外 HCV 可存在于肝外组织，如外周血单核细胞中，使病毒不易被清除，也会导致 HCV 感染慢性化。

20%～30% 慢性丙型肝炎发展为肝硬化，部分患者可进一步发展成肝癌。HCV 是引起输血后慢性肝炎和肝硬化的主要原因之一。抗 HCV 的分子流行病学调查表明，HCV 感染与原发性肝癌的发生关系密切。在意大利、希腊、日本等国肝癌患者血中，50%～70% 抗 -HCV 阳性，我国肝癌患者血中约 10% 存在抗 -HCV。用 RT-PCR 技术可从约 10% 的肝癌组织中检出 HCV RNA。

HCV 的致病机制可能与病毒对肝细胞的直接损害、宿主的免疫病理损伤以及细胞凋亡导致肝细胞破坏三个方面有关：① HCV 在肝细胞内复制，HCV 本身及其表达产物使肝细胞结构和功能改变或干扰蛋白质合成，引起肝细胞变性、坏死等急性病理改变。②特异性 CTL 通过释放穿孔素等直接杀伤病毒感染的靶细胞引起肝细胞损伤；另外丙型肝炎患者外周血中 TNF-α、sIL-2R 等细胞因子水平明显增高，可介导肝细胞进一步受损。③ HCV 可刺激肝细胞大量表达 Fas 抗原，同时被激活的 CTL 大量表达 Fas 配体，二者结合诱导肝细胞凋亡。严重者可导致急性重型肝炎。

HCV 的免疫原性弱，感染后机体免疫应答低下，产生的抗体不足以彻底清除病毒。出现抗 -HCV 的 IgM 和 IgG 抗体时间较晚，一般在病后 2～4 个月才出现阳性，无中和作用。HCV 感染后也可诱生细胞免疫反应，感染 5～9 周后，血液中可检测到 HCV 特异性 T 细胞。但其主要作用可能是参与肝细胞损伤，而不能提供有效的免疫保护。在免疫力低下人群中，HBV 和 HCV 可同时感染，常导致疾病加重。

三、微生物学检查法

目前，丙型肝炎的检测主要包括 HCV RNA、抗 -HCV 抗体检测。

1. HCV RNA 检测　HCV RNA 是检测活动性 HCV 复制的可靠方法，主要有 RT-PCR、核酸分子杂交、荧光定量 PCR 和免疫 -PCR 等技术。检测肝组织内 HCV RNA 可采用原位斑点核酸杂交法。但血清中 HCV RNA 含量较低，多采用较灵敏的荧光定量 PCR 和 RT-PCR 进行检测。荧光定量 PCR 还可对 HCV-RNA 进行定量检测，可用于早期诊断和疗效评估。HCV RNA 阳性说明 HCV 仍在复制，有助于鉴别活动性 HCV 感染或既往感染。

2. HCV 抗体或抗原检测　用 ELISA 和 Western blot 法检测感染者血中特异性抗 -HCV IgM 或 IgG，可用于丙型肝炎的诊断、献血员筛选和流行病学调查。抗 HCV-IgM 阳性提示现症 HCV 感染。EIA 检测丙型肝炎核心抗原。

四、防治原则

要加大防治丙型肝炎的宣传教育力度。严格筛选献血员，加强血制品管理，控制输血传播。我国已将抗 HCV 检查作为筛选献血员的必需步骤。器官、组织移植和精子提供者应视同献血员进行严格检测；加强院内感染的控制。应当减少和杜绝静脉吸毒。

HCV 免疫原性不强，且毒株易于变异，疫苗研制仍在进行当中。

近年来，对 HCV 的治疗模式发生了巨大变化，HCV 的抗病毒治疗研究已取得重要进展，从最初小剂量使用 IFN 治疗，到现在临床上普遍使用的 PEG-IFN 联合利巴韦林治疗方案，直至 2014 年直接抗病毒药物（direct-acting antiviral agents，DAAs）治疗方案被 FDA 批准。HCV 的治疗手段不断改进，疗效也不断增加。

第四节　丁型肝炎病毒

丁型肝炎病毒（hepatitis D virus，HDV）是丁型肝炎的病原体。1977 年意大利学者里泽托（Rizzetto）用免疫荧光法在乙型肝炎患者的肝细胞核中发现了一种新抗原，称其为 δ 抗原或 δ 因子。研究发现其表面被覆 HBV 包膜，1987 年，美国学者 Wang 等从急性 HDV 感染的黑猩猩血液中克隆出 HDV RNA 的全序列，从而证实了它是一种共价闭合环状单股负链 RNA 缺陷病毒，必须在 HBV 或其他嗜肝 DNA 病毒的辅助下才能复制，成为成熟的病毒颗粒并具有感染性。1983 年被正式命名为丁型肝炎病毒，现归属于独立的 HDV 属。

一、生物学性状

HDV 呈球形，无表面突起，直径 35～37nm，有包膜，来自于辅助病毒 HBV 的包膜，含 HBsAg，病毒颗粒内部为 HDV RNA 和与之结合的丁型肝炎病毒抗原（HDAg）。HDV 基因组为一共价闭合的环状单股负链 RNA，基因组长度约为 1.7kb，是已知动物病毒中最小的基因组。

HDAg 由 HDV 编码的唯一蛋白，有 P24 和 P27 两种多肽形式，主要在病毒复制的过程中起作用。两种 HDAg 功能相反，P24 对 HDV 的复制有反式激活作用，P27 则有反式抑制作用，并对 HDV 的装配有重要的影响。在 HDV 复制过程中，HDAg 可被 HBsAg 单独包装，形成不含 HDV RNA 的"空壳颗粒"。HDAg 主要存在于肝细胞内，在血清中出现早，消失快，维持时间短，不易被检测到。HDAg 可刺激机体产生抗体，感染者血清中可检出抗 -HD，但产生的抗 -HDV 抗体无保护作用。HDV 只有一个血清型。

HDV 不能独立进行复制，必须在 HBV 或其他嗜肝 DNA 病毒辅助下才能装配为成熟的病毒颗粒并具有感染性。HDV 包膜来自于辅助病毒 HBV 的包膜，包膜蛋白为 HBsAg，可起保护 HDV RNA 的作用，并在 HDV 感染中发挥重要作用。HDV 性质相对稳定，因为 HDV 核衣壳外包绕着 HBV 的包膜，故灭活 HBV 的方法也可灭活 HDV。

HDV 除感染人外，黑猩猩、土拨鼠和北京鸭等也是敏感动物，可作为 HDV 研究的动物模型。到目前为止，HDV 的体外培养尚未成功。

二、致病性和免疫性

传染源为感染 HBV/HDV 的患者，特别是慢性感染者。传播途径与 HBV 相同，主要通过血液、精液、阴道分泌物等传播，但母婴传播少见。

潜伏期 1~6 个月，感染后可表现为急性肝炎、慢性肝炎或无症状携带者。临床上常见的 HDV 感染类型如下所述：

1. 联合感染（coinfection） 从未感染过 HBV 的正常人同时感染 HBV 和 HDV。大多数同时感染患者表现为自限性急性肝炎，肝脏损害轻微，预后良好，但有时 HBV 和 HDV 同时感染者也可表现为重型肝炎。

2. 重叠感染 已感染 HBV 的患者或无症状的 HBsAg 携带者再感染 HDV，常使症状加重、恶化，表现为重型肝炎、慢性肝炎、肝硬化。故在发生重型肝炎时，应注意有无 HBV 伴 HDV 的共同感染。

对 HDV 的致病机制和免疫性还不清楚。目前认为 HDV 致病作用主要是病毒对肝细胞的直接损伤和机体的免疫病理反应。HDAg 可刺激机体产生特异性 IgM 和 IgG 型抗体，但这些抗体没有免疫保护作用。

三、微生物学检查法

HDAg 检测是诊断 HDV 感染的直接证据，但 HDAg 在血清中持续时间短，平均仅 21 天左右，因此标本采集时间是决定检出率的主要因素。可用免疫荧光法、RIA 或 ELISA 法检测肝组织或血清中的 HDAg，但患者标本应先经去垢剂处理，以除去表面的 HBsAg，暴露出 HDAg。肝内 HDAg 可用免疫组化方法检测，主要在肝细胞核内呈细颗粒或弥散状分布，可作为诊断 HDV 感染的直接证据。

检测血清中 HDV 抗体是目前诊断 HDV 感染的常规方法，抗 -HD IgM 在感染后 2 周出现，4~5 周达高峰，有早期诊断意义。抗 -HD IgG 产生较迟，在恢复期才出现。慢性丁型肝炎患者体内，抗 -HDV IgG 水平持续增高，可作为诊断的依据。

HDV RNA 的存在标志着 HDV 复制以及血液有传染性，因此，斑点杂交、RT-PCR 或荧光定量 PCR 等技术检测血清中或肝组织内的 HDV RNA 也是诊断 HDV 感染可靠方法。HDV RNA 的浓度与 HDAg 平行，且与肝脏损伤程度呈正相关。

四、防治原则

预防措施与乙型肝炎相同。接种乙型肝炎疫苗可预防丁型肝炎。严格筛选供血员和血制品。抑制 HBV 复制的药物，也能控制 HDV 的复制。

第五节　戊型肝炎病毒

戊型肝炎病毒（hepatitis E virus，HEV）是戊型肝炎的病原体，1955 年在印度新德里流行，曾被称为经消化道传播的非甲非乙型肝炎病毒。印度次大陆、埃及和我国是戊型肝炎流行的高发区。1986—1988 年，我国新疆曾发生世界上最大的一次戊型肝炎流行，共计发病 119 280 例，死亡 707 例。

1983年苏联巴拉延（Balayan）首次应用免疫电镜技术（immunoelectron microscopy, IEM）在感染志愿者和猕猴粪便中发现病毒样颗粒（VLPs），获得HEV存在的直接证据。1989年美国雷耶斯（Reyes）等应用分子克隆技术，获得了该病毒的cDNA克隆，1989年东京国际会议被正式命名为HEV。曾归类于杯状病毒科，在2011年ICTV第9次会议上被划归为肝炎病毒科（Hepeviridae）*Orthohepevirus*属。

一、生物学性状

HEV呈球形，无包膜，直径27~34nm，无包膜，20面立体对称。病毒颗粒表面呈现明显的凸起和缺刻结构，存在实心颗粒与空心颗粒两种形式，实心颗粒为完整的天然戊肝病毒粒子，约占总数的2/3；而空心颗粒被认为是有缺陷的病毒粒子，约占病毒颗粒总数的1/3。HEV核酸为线形（＋）ssRNA，长7.2~7.5kb，HEV基因组为5′末端具帽结构的5′UTR，并有3个ORF（ORF1、ORF2和ORF3），ORF1编码非结构蛋白，主要是与病毒复制有关的酶（如依赖RNA的RNA多聚酶、甲基转移酶和RNA解旋酶等），ORF2编码病毒的衣壳和结构蛋白，具有良好的抗原性，ORF3与ORF2大部分重叠，编码的主要产物为磷酸化蛋白，与病毒的组装和释放有关。

HEV只有一个血清型；核酸序列分析表明，HEV可分为8个基因型，基因1型和2型只感染人，基因3型和4型为人畜共患病原体，既能感染人，也能感染猪、兔及鹿等多种动物，其中猪是主要的自然宿主。在我国流行的主要为基因型1和基因型4。HEV虽可在猕猴原代肝细胞或HepG2细胞中获得传代，但目前大量培养仍很困难。

HEV稳定性较差，对理化因素抵抗力不强，对高盐、氯化铯、氯仿等敏感；在4~8℃条件下3~5天即裂解，可耐受56℃ 30min，但在高于70℃的温度下可灭活，煮沸是最可靠的消毒方法；在碱性环境中较稳定，镁或锰离子有助于保持病毒颗粒的完整性。

二、致病性和免疫性

传染源主要为潜伏期末和急性期初的患者，此期患者粪便排出病毒量最多，传染性强。主要经粪-口途径传播，也有报道经血液或母婴垂直传播。人群对戊肝普遍易感。潜伏期为2~9周，平均为40天。HEV经胃肠道黏膜进入血液，并通过血循环到达肝脏，在肝内复制后释放入血液和胆汁，并经粪便排出体外，随粪便排出的病毒污染水源、食物和周围环境而造成传播，甚至导致大规模暴发流行。HEV传播有明显的季节性，多发生于雨季或洪水后。

目前认为HEV通过对肝细胞的直接损伤和免疫病理作用，引起肝细胞的炎症或坏死，表现为临床型和亚临床型。大部分患者表现为亚临床型感染，少数感染者出现临床症状，以成人多见，表现为急性戊型肝炎（包括急性黄疸型和无黄疸型）、重型肝炎以及胆汁淤滞性肝炎。儿童中主要为亚临床型感染。HEV患者往往有突发症状和体征，肝区疼痛、恶心、疲倦乏力、黄疸等，症状病程类似HAV。但程度重、病程长达4~6周。HEV感染的致死率为1%~2%，大约是HAV的10倍。孕妇感染HEV后病情严重，常发生流产和死胎，病死率10%~20%，其中妊娠6~9月的重型肝炎孕妇最为严重，病死率可高达25%。

戊型肝炎的病程多呈自限性，但对于大脑病变和血液凝集功能失常患者可转变成急性重型肝炎。HEV感染可引起器官移植患者的慢性感染，导致肝硬化快速进展；同时还可引起肝外的临床症状，如神经系统、血液系统以及肾脏损伤。

戊型肝炎患者病后可获得一定的免疫力，可获得一定的免疫保护作用，但持续时间较短。HEV 特异性 IgG 常于病后 4 周左右达高峰，但维持时间短，一般在 5～6 个月后逐渐消失。因此，多数人虽然在儿童期曾感染过 HEV，至青壮年后仍可再次感染。

三、微生物学检查法

主要有 HEV 病原学和血清学的检测方法。病原学检查包括免疫电镜，检测粪便中的 HEV 颗粒；还可用 RT-PCR 法检测患者血清、粪便以及胆汁中 HEV RNA，具有较高特异性和敏感性。近期，有研究者在戊型肝炎患者尿液中检测到了 HEV RNA 和抗原，且其含量都高于粪便和血清，表明尿液中 HEV 抗原的检测对 HEV 现症感染可能有很好的诊断价值。

血清学诊断常用 ELISA 法检测患者血清中抗 -HEV IgM 和 IgG 抗体。抗 -HEV IgM 可作为急性 HEV 感染的诊断指标。抗 -HEV IgG 抗体阳性有可能是既往感染。抗原检测也被用于 HEV 的诊断。

四、防治原则

HEV 的预防主要采取以切断传播途径为主的综合性预防措施，包括保护水源，防止水源被粪便污染，加强食品卫生管理，注意个人和环境卫生等。接种疫苗是预防 HEV 感染的有效手段。2012 年，世界首支戊型肝炎疫苗在我国研制成功，这一研究成果标志着 HEV 的防控进入了新时代。戊型肝炎尚无特效治疗方法。

第六节　其他肝炎相关病毒

除 HAV、HBV、HCV、HDV 以及 HEV 等病毒外，人们还发现新的病毒，被认为可能是一些原因不明的肝炎的致病因子。庚型肝炎病毒（hepatitis G virus，HGV）和 TT 病毒（TT virus，TTV）是其中的两种，但这两种病毒的致病性尚不明确。

一、庚型肝炎病毒

1995 年，美国学者西蒙（Simon）等用患者血清给狨猴注射后获得了 2 个 RNA 病毒样序列，命名为 GBV-A 和 GBV-B。用二者的重组蛋白建立 ELISA 技术及代表性差异分析技术（representational difference analysis，RDA），从人类标本中扩增到人的 GBV-A 和 GBV-B 样的核酸序列，命名为 GB 病毒 -C（GBV-C）。1996 年林嫩（Linnen）首先克隆了该病毒的全序列，称为 HGV。GBV-C 和 HGV 的核苷酸和氨基酸序列同源性分别为 85% 和 95%，因此被认为是同一种病毒的不同分离株，将其统称为 HGV，并归到黄病毒科。

（一）生物学特性

HGV 为直径小于 100nm 的有包膜 RNA 病毒，基因组结构与 HCV 相似，为单正链 RNA，长约 9.5kb，仅含一个 ORF，编码一个约 2900 个氨基酸的前体蛋白，经病毒和宿主细胞蛋白酶水解后，形成相应的结构和非结构蛋白。

HGV 至少有 3 个主要的基因型，即非洲型、美国型和亚洲型。且各基因型按其命名呈一定的地理分布，但其临床意义尚不清楚。黑猩猩为 HGV 易感动物。

（二）致病性和免疫性

HGV 传染源是感染者或病毒携带者。主要经输血等肠道外途径传播、垂直传播和性传播。受血者、静脉药物依赖者、接触血液的医务人员等是高危人群。HGV 多为持续感染，单独感染者不引起明显的肝损伤及相应的临床症状。由于与 HBV、HCV 等传播途径相同，HGV 常与 HBV 和 HCV 等联合感染。有报道在联合感染中，HGV 并不加重乙型和丙型肝炎的临床症状和肝脏酶学变化。合并 HGV 感染的 HCV 感染者中，有些患者体内的 HCV 病毒血症消失，而 ALT 恢复正常，HGV 感染却持续存在。因此对 HGV 致病性尚存在不同意见。

（三）微生物学诊断及预防

目前，HGV 感染的诊断以 RT-PCR 检测 HGV RNA 为主，是目前检测 HGV 感染常用和有效的方法。ELISA 法可检测 E2 抗体，该抗体阳性标志着 HGV 感染已恢复或既往感染。利用包膜蛋白 E2 抗原制备疫苗，可用于预防 HGV 感染和治疗。

二、TT 病毒

1997 年，日本学者西泽（Nishizawa）和冈本（Okamoto）等通过详细的流行病学观察，运用 RDA 技术从一名输血后非甲～庚型肝炎患者血清中克隆到一个 500bp 长的病毒样 DNA 片段，随后确定其代表的是一新病毒的部分基因，命名为输血传播病毒（transfusion transmitted virus，TTV）。

TTV 呈球形，无包膜，直径 30～32nm。TTV 是迄今发现的第一个感染人类的环状病毒，其分类尚未明确。核酸为单股环状负链的 DNA，基因组长 3.6～3.9kb，由编码区和非编码区两部分组成。非编码区某些区域核苷酸序列十分保守，可能与病毒的复制及蛋白质的表达有关，而编码区的核苷酸序列高度变异，编码病毒的结构蛋白。目前认为 TTV 结构区至少有 4 个 ORF。ORF1 编码的可能为病毒的衣壳蛋白，其中 3 个高变区可能与病毒免疫逃逸、体内持续感染有关。根据 ORF1 的全核酸序列差异将 TTV 分为 5 个基因群，至少有 39 种基因型。

TTV 感染呈全球性分布，在普通人群中有较高的阳性率。TTV 传播途径可能与 HGV、HCV 相似，可以经血液、粪 - 口途径、唾液、精液和乳汁等多途径传播，并常有重叠感染。献血员、性病患者是 TTV 感染的高危人群。TTV 感染一般表现为无症状携带者，可持续很长时间甚至终生。TTV 感染是否引起急、慢性肝炎，以及是否与肝癌与关，尚未有定论。TTV 在人体内的复制部位也尚不确切。

目前 TTV 实验室诊断，主要是采用 PCR 法检测患者血中 TTV DNA。由于 TTV 基因组存在较大的变异性，因此 PCR 引物的位置对其检测结果影响极大。其他检测方法正在探索中。

思 考 题

试分析HAV、HBV、HCV、HDV、HEV的主要生物学特性、致病性和微生物学检查方法。

（朱　帆）

第二十五章　虫媒病毒

虫媒病毒为一大类通过吸血节肢动物叮咬易感动物和人而传播的病毒。节肢动物吸食处于病毒血症期的动物血液而受染，病毒在节肢动物体内增殖，甚至经卵传代，但对节肢动物不致病，因而节肢动物成为病毒的传播媒介和储存宿主。由于节肢动物分布、消长受地理、气候影响，所以虫媒病毒流行具有明显的地域性和季节性。

虫媒病毒种类繁多，分别归属于不同的病毒科、属，引起不同的疾病。目前，在国际虫媒病毒中心登记的虫媒病毒已达557种，可引起人畜疾病的至少有130种。在我国引起疾病流行的主要有4种，即黄病毒科黄病毒属（*Flavivirus*）的流行性乙型脑炎病毒、登革病毒和森林脑炎病毒，以及布尼亚病毒科（Bunyaviridae）内罗病毒属（*Nairovirus*）的新疆出血热病毒。近年在我国新疆、云南、贵州等地人群中又发现另外一些虫媒病毒的感染，如辛得毕斯病毒（Sindbis virus）、基孔肯雅病毒（chikungunya virus）、东部马脑炎病毒、西部马脑炎病毒等。我国幅员辽阔，地跨寒、温、热三带，存在多种吸血节肢动物，适宜多种虫媒病毒生存，可以预见我国存在的虫媒病毒将远多于目前已知的几种，是一个亟待重视并加强研究的领域。

第一节　流行性乙型脑炎病毒

流行性乙型脑炎病毒（epidemic type B encephalitis virus）简称乙脑病毒，通过蚊子叮咬传播，引起流行性乙型脑炎，简称乙型脑炎或乙脑。1935年日本学者首先从脑炎病死者的脑组织中分离成功，故亦称为日本脑炎病毒（Japanese encephalitis virus）。

一、生物学性状

乙脑病毒归类于黄病毒科黄病毒属。病毒颗粒呈球形，直径40nm左右，核心由单正链RNA和衣壳蛋白C组成，核衣壳呈20面体立体对称，有包膜，包膜内是膜蛋白M，表面是包膜糖蛋白E组成的刺突。病毒基因组为单正链RNA，全长约11kb，5′末端与3′末端为非编码区，中间仅有一个开放读码框（open reading frame, ORF），自5′端至3′端基因排列顺序依次为：5′–C–PrM-E-NSl-NS2a-NS2b-NS3 -NS4a-NS4b-NS5-3′。病毒复制时，ORF先转译一个聚合蛋白前体，再由蛋白酶切割形成3种结构蛋白（C、M、E）和7种非结构蛋白。衣壳蛋白C组成病毒的核衣壳，膜蛋白M位于病毒包膜内层，包膜糖蛋白E是锚定在病毒包膜上的血凝素刺突，能凝集雏鸡、鸽和鹅的红细胞，可介导病毒与细胞表面受体的结合。

乙脑病毒抗原性稳定，很少变异，目前仅发现一个血清型，因此疫苗预防效果良好。E蛋白为主要抗原成分，可诱导机体产生中和抗体和血凝抑制抗体。乙脑病毒易感动物是乳鼠，病毒脑内接种后3～5天发病，出现肢体痉挛、麻痹而死亡，脑组织内含大量病毒。病毒可在地鼠肾、猪肾、鸡胚成纤维细胞等原代细胞以及白纹伊蚊C6/36、BHK21细胞等传代细胞中增殖，产生明显细胞病变。

乙脑病毒对热抵抗力弱，56℃加热30min、100℃加热2min均可使之灭活。对乙醚、氯仿等脂溶剂敏感，在酸性条件下不稳定，常用消毒剂均可在短时间内灭活病毒。

二、流行病学特征

1. 传染源　乙脑病毒的传染源主要是受染的猪、牛、羊、马、驴等家畜和鸡、鸭、鹅等家禽，其中幼猪是最重要的传染源和中间宿主。因为猪的生活周期短，当年的新生猪缺乏免疫力，幼猪在流行季节的感染率可达100%，病毒血症期时血中有高滴度病毒。在流行地区，猪发生病毒血症的高峰期比人的发病高峰早3周左右，故在流行季节前检查猪的感染率，可预测当年人群的流行情况，并可通过猪的预防接种，控制乙脑在人群中的流行。此外，蝙蝠也可作为乙脑病毒的传染源和长期宿主。

2. 传播媒介　蚊是乙脑病毒的主要传播媒介，在我国最主要的蚊种是三带喙库蚊，此外库蚊、按蚊、伊蚊等5属30多种蚊以及蠛蠓、尖蠓、库蠓等也可作为传播媒介。蚊子感染病毒后，病毒在其体内增殖，可终身带毒并经卵传代，不仅成为乙脑病毒的传播媒介，还是重要的储存宿主。

3. 传播途径　蚊子吸入带毒血液后，病毒先在其肠管细胞中增殖，后移至唾液腺，叮咬家畜和禽类时随唾液注入机体。猪等家畜感染后，不引起明显的症状和体征，但有短暂的病毒血症期，在其处于病毒血症期时可作为传染源，使更多的蚊吸血感染，带毒蚊再叮咬易感动物，在自然界中形成蚊→动物→蚊的循环传播，其间当带毒蚊叮咬人时则引起人体感染（图25-1-1）。

4. 流行特点　乙脑主要在亚洲的日本、韩国、中国等温带地区长期流行，但近年来乙脑流行区域有扩大的趋势。乙脑流行有明显的季节性，流行季节与各地蚊子密度的高峰期相一致，我国南方在6～7月，华北地区在7～8月，东北地区则在8～9月。易感者主要是流行区10岁以下的儿童，近年来由于儿童计划免疫的实施，成年人与老年人发病率相对增高。

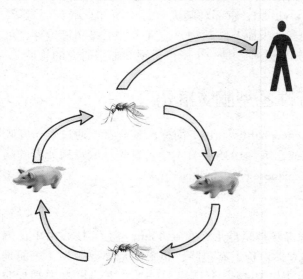

图25-1-1　流行性乙型脑炎病毒传播示意图

三、致病性与免疫性

1. 致病性　乙脑病毒经带毒雌蚊叮咬进入人体后，在皮下毛细血管内皮细胞及局部淋巴结等处增殖，少量病毒释放入血，形成第一次病毒血症，一般不出现明显症状。病毒随血液播散至肝、脾、淋巴结等组织的巨噬细胞中大量增殖，再次入血引起第二次病毒血症。多数患者表现为发热、寒战及全身不适等症状，绝大多数不再发展，成为轻型感染，数日后可自愈；少数患者（约0.1%），病毒可经血脑屏障进入脑组织内增殖，引起脑实质和脑膜炎症，临床上出现高热、剧烈头痛、频繁呕吐、惊厥、意识障碍、昏迷以及脑膜刺激征等严重的中枢神经系统症状和体征，重症患者可能死于呼吸循环衰竭，病死率高达10%左右，5%～20%

幸存者留有失语、痴呆、瘫痪等后遗症。

2. 免疫性　乙脑病毒感染后可获得持久免疫力，以体液免疫为主；流行区成人多数可通过隐性感染获得免疫力。一般感染后 1 周即产生 IgM 中和抗体，2 周左右达高峰，随之出现 IgG 中和抗体，持久稳定存在于体内。中和抗体可阻止病毒血症的发生及病毒的扩散。感染后 1 周左右还可出现血凝抑制抗体，2～4 周达高峰，维持一年左右。补体结合抗体在感染后 3 周左右方可检出，半年后逐渐消失，无免疫保护作用。此外完整的血脑屏障可阻止乙脑病毒侵入脑组织；细胞免疫可清除病毒，阻止疾病的发展，但亦能促进炎症反应，加重脑组织的免疫病理损伤。

四、微生物学检查法

病毒分离可取发病初期患者血液、脑脊液等接种白纹伊蚊 C6/36、BHK21 等传代细胞或行乳鼠脑内接种；以细胞病变、红细胞吸附试验、单克隆抗体免疫荧光法鉴定病毒，但因阳性率很低，极少用于临床诊断。

用 ELISA 法检测患者血清或脑脊液中的 IgM 抗体，可作早期诊断。也可用 RT-PCR 检测标本中的乙脑病毒核酸片段，方法特异、灵敏，可用于早期快速诊断。

用血凝抑制试验、中和试验、补体结合试验等检测急性期和恢复期双份血清，恢复期血清抗体效价比急性期增高 4 倍或 4 倍以上时，具有辅助诊断价值。

五、防治原则

防蚊、灭蚊是预防乙脑的有效措施。控制乙脑流行的关键是在易感人群中进行乙脑疫苗接种。我国儿童计划免疫使用的是地鼠肾细胞培养病毒制成的乙脑灭活疫苗，免疫对象为 8 个月～10 岁儿童。疫苗安全有效，免疫保护率可达 60%～90%。我国已研制成功地鼠肾细胞培养的减毒活疫苗，该疫苗安全，免疫效果好，价格低廉，将在我国逐渐推广使用。为流行区当年饲养的幼猪接种乙脑疫苗，可切断传染源，控制乙脑病毒在猪群及人群中的传播。

目前对乙脑尚无特异有效的治疗措施，仍采用对症处理及支持疗法。

第二节　登革病毒

登革病毒（dengue virus）是引起登革热、登革出血热（dengue hemorrhagic fever，DHF）和登革休克综合征（dengue shook syndrome，DSS）的病原体，由伊蚊传播，流行于热带、亚热带地区，尤其是东南亚、太平洋群岛及中、南美洲。我国广东、海南及广西等地区均发生过此病流行。

一、生物学性状

登革病毒属于黄病毒科黄病毒属，有 4 个血清型，各型之间有交叉抗原，与乙脑病毒和西尼罗病毒也有部分抗原相同。形态结构与乙脑病毒相似。最常用培养细胞是白纹伊蚊 C6/36 传代细胞，也可在猴肾、地鼠肾、Vero 等细胞中增殖，并产生细胞病变。还可在蚊体内增殖病毒。乳鼠对登革病毒敏感，脑内接种可致死亡。登革病毒抵抗力不强，易受各种理化因素的影响。对乙醚等脂溶剂和酸敏感，60℃加热 30min、0.05% 甲醛、高锰酸钾、紫外线等均可灭活病毒。4℃人血中可存活数周，在－70℃条件下，病毒极为稳定。

二、致病性与免疫性

与乙脑病毒不同，人和灵长类是登革病毒的储存宿主；埃及伊蚊和白纹伊蚊是主要传播媒介。登革热的传染源主要是患者和隐性感染者。人感染登革病毒后，发病前1天和发病后5天内，血液中含有大量病毒，被蚊子叮咬可传播疾病。而丛林中则是猩猩、猿猴等灵长类作为主要传染源使登革病毒在自然界循环传播。

人对登革病毒普遍易感。病毒感染人后先在血管内皮细胞及单核-巨噬细胞系统中复制增殖，经3~8天潜伏期，病毒入血流播散，引起疾病。登革热病情较轻，表现为发热、头痛、肌肉关节酸痛、淋巴结肿大、皮疹等，持续1周左右。部分患者可发生DHF和DSS，发热2~4天后症状突然加重，发生出血和休克，病死率高达6%~30%。DHF、DSS发病机制还不完全清楚，现认为其多发生于登革病毒再次感染后，可能与以下因素有关：①依赖抗体的感染增强作用，指登革病毒初次感染产生的非中和抗体与再次感染的同型或异型登革病毒结合，形成免疫复合物，抗体Fc段与单核-吞噬细胞表面的Fc受体结合，促进细胞对病毒的摄取，病毒在单核吞噬细胞内大量增殖并扩散至全身，引起严重感染。②免疫病理反应，主要涉及Ⅱ、Ⅲ、Ⅳ型超敏反应的发生机制，最终引起出血和休克等严重症状。③自然界登革病毒株发生毒力增强的变异。

感染后对同型病毒有免疫力，对异型病毒仅有短期免疫，可再次感染。

三、微生物学检查法

病毒分离可取发病1~3天患者血液接种白纹伊蚊C6/36传代细胞或乳鼠；用抗体捕获ELISA法检测患者血清中特异性IgM抗体，可作早期快速诊断。RT-PCR检测标本中的登革病毒核酸，可用于早期诊断和分型。

用血凝抑制试验检测急性期和恢复期双份血清，恢复期抗体效价较急性期增高4倍或4倍以上时，有诊断意义。

四、防治原则

防蚊、灭蚊是预防登革病毒感染的主要措施，包括改善环境，减少蚊子滋生，灭蚊和防止蚊叮咬。

登革病毒疫苗尚未研制成功。目前亦无特效药物治疗登革病毒感染。

第三节　森林脑炎病毒

森林脑炎病毒（forest encephalitis virus）是引起森林脑炎的病原体。森林脑炎是一种由蜱传播的自然疫源性疾病，最早在俄罗斯东部森林地区发现，春、夏季节流行，故又名俄罗斯春夏脑炎病毒（Russian spring-summer encephalitis virus）。本病流行于我国东北、西北和西南林区，其中东北疫区最为严重。近几年发现森林脑炎有由原来的林区向草原、丘陵、农业区蔓延的趋势。

森林脑炎病毒也属黄病毒科黄病毒属，其形态结构、培养特性及抵抗力均与乙脑病毒相似，易感动物种类多，以小鼠最为敏感，多种接种途径均可引起感染。森林脑炎病毒的抗原性比较一致，但不同来源毒株，其毒力差异较大。

蜱是森林脑炎病毒的传播媒介和储存宿主，其中全沟硬蜱带毒率最高，为主要的媒介。当蜱叮咬吸食感染的野生动物血液后，病毒侵入蜱体内增殖，可经卵传代，也能由蜱携带越冬。野生动物是该病的传染源。自然情况下，病毒由蜱叮咬传染森林中的兽类和野鸟类，在动物中间循环传播，进入林区的易感人群被蜱叮咬而受染。此外牛、马、羊、狗等家畜进入自然疫源地受蜱叮咬可被感染，再把蜱带到人类居住区，也可引起人群感染。除蜱叮咬传播外，有报道感染病毒的山羊乳汁可排毒，人食入带毒乳汁可经胃肠道传播。也可在实验室意外吸入含病毒气溶胶而经呼吸道传播。

病毒侵入人体，在局部淋巴结、肝、脾及单核-吞噬细胞系统等增殖，大多数为隐性感染。只有少数感染者病毒通过血流侵犯中枢神经系统，出现发热、头痛、昏睡、肢体弛缓性麻痹等临床症状，病死率为20%～30%，部分幸存者可留有痴呆、瘫痪等后遗症。感染后均可获得持久免疫力。

微生物学检查方法与乙脑病毒相似。可为去森林疫区的人接种灭活疫苗进行特异性预防，效果良好。感染早期注射高效价免疫血清可以防止发病或减轻症状。此外应做好进入疫区人员的个人防护，防止被蜱叮咬。

第四节　寨　卡　病　毒

寨卡病毒（Zika virus）最初是在1947年从乌干达森林中的恒河猴身体中分离出来的，随后在该片森林里捕获的蚊子体内也检测到。根据WHO的统计数据，寨卡病毒目前出现在美洲、亚洲、非洲，巴西是受寨卡病毒影响最严重的国家。寨卡病毒属黄病毒科黄病毒属，直径20nm，基因组大小为11kb，为单股正链RNA病毒。

寨卡病毒已经在猴、蚊子及非洲和东南亚的患者中分离出来，但是其来源还未被确认。一些学者认为其来自于灵长类，病毒主要通过伊蚊叮咬传播给人类。另外，相关研究表明寨卡病毒也可通过围产期传播，也可能通过性传播和输血传播。感染寨卡病毒后，大多数人表现为隐性感染，没有任何临床症状。少数人出现症状，称为寨卡热，主要表现为轻度发热、头痛、疲乏、皮疹、关节痛和结膜炎、手掌和足底红肿。现在确定寨卡病毒和新生儿小头症之间存在间接联系。

用ELISA或免疫荧光法检测抗体，但与其他虫媒病毒（例如登革病毒、黄热病毒）存在交叉反应。目前，寨卡病毒感染的诊断主要是通过RT-PCR检测样品中病毒RNA来确定。

防蚊虫叮咬、灭蚊是预防寨卡病毒感染有效的方法。

思　考　题

1. 简述流行性乙型脑炎病毒的致病性和防治原则。
2. 简述登革病毒的传播途径和致病机制。

（杨志伟）

第二十六章　出血热病毒

出血热病毒是指由节肢动物或啮齿类动物传播，所致疾病以发热、出血、低血压、休克为主要症状的一类病毒。出血热病毒归属于 5 个病毒科的 7 个病毒属。我国已发现有 5 种出血热病毒流行，按传播途径分类有动物源性传播的汉坦病毒、蜱媒传播的克里米亚 - 刚果出血热病毒（新疆出血热病毒）和科萨努尔（Kyasanur）森林热病毒、蚊媒传播的登革病毒和基孔肯亚病毒。近年来，在非洲地区流行的埃博拉病毒以其传播迅速、发病快、死亡率高而引起世界的广泛关注。

第一节　汉坦病毒

汉坦病毒（Hantaan virus）在分类上归于布尼亚病毒科汉坦病毒属，是 1978 年韩国学者李镐汪从汉坦河附近疫区的黑线姬鼠肺组织中分离出的病原体，可引起肾综合征出血热（hemorrhagic fever with renal syndrome，HFRS）和汉坦病毒肺综合征（hantavirus pulmonary syndrome，HPS）。

一、生物学性状

汉坦病毒呈球形、椭圆形或多形性，平均直径约 120nm，核衣壳为螺旋对称，外有包膜，包膜上有刺突。核酸类型为单负链 RNA，分为大（L）、中（M）、小（S）3 个节段。L 节段编码依赖 RNA 的 RNA 多聚酶；M 节段主要编码 G1 和 G2 两种糖蛋白，构成包膜表面镶嵌的刺突，G1、G2 上有中和抗原位点，可诱导产生中和抗体，发挥免疫保护作用；还有血凝活性位点，可凝集鹅红细胞；S 节段编码核衣壳蛋白（nucleocapsid protein，N 蛋白）。核衣壳由 L 蛋白和 N 蛋白包绕单负链 RNA 的 3 个节段组成。

用空斑减数中和试验和核酸序列测定试验，可将汉坦病毒分为 10 多个型别，我国流行的主要有黑线姬鼠传播的汉坦病毒（又称黑线姬鼠型）和褐家鼠传播的汉城病毒（又称褐家鼠型）。

病毒可在人肺癌传代细胞（A549）、非洲绿猴肾细胞（Vero）、Vero-E6 及地鼠肾细胞中增殖，CPE 较弱，需用免疫荧光染色检测感染细胞质内的病毒抗原。黑线姬鼠、小白鼠、大白鼠、长爪沙鼠均对汉坦病毒易感，鼠肺、肾等组织中可检出大量病毒。

汉坦病毒对热敏感，56～60℃加热 30min 可灭活病毒；对各种脂溶剂（如丙酮、氯仿、乙醚等）敏感；酸（pH3）、一般消毒剂、紫外线照射 30min 等均可使之灭活。

二、致病性与免疫性

我国是肾综合征出血热疫情最严重的国家，流行范围波及全国 30 个省、市、自治区。鼠类是汉坦病毒的传染源和主要储存宿主，各种鼠类的分布与活动特征，使不同型别汉坦病毒的流行有明显的地区性和季节性。我国以黑线姬鼠和褐家鼠为主要传染源，10 月至次年 1 月是黑线姬鼠型流行高峰，3月至6月是褐家鼠型流行高峰。带毒动物通过唾液、尿、粪便排出病毒污染环境、食物、水等，使人或动物经呼吸道、消化道或黏膜皮肤创口直接接触等多种途径被感染（图26-1-1）。

人对汉坦病毒普遍易感。病毒侵入机体后经2周潜伏期发病，起病急，发展快。HFRS以高热、出血、低血压及肾脏损害为主要临床特征，典型病程分为发热期、低血压休克期、少尿期、多尿期及恢复期五期。病死率3%~20%，一般而言，黑线姬鼠型临床病程较典型，病情较重；褐家鼠型则五期病程不典型，病情较轻。

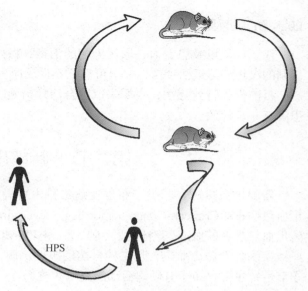

图 26-1-1　汉坦病毒传播示意图

HPS以肺组织的急性出血、坏死为主，临床表现亦有高热、肌痛、头痛等，但少有肾脏损害，而是迅速出现咳嗽、气促、呼吸窘迫直至呼吸衰竭，病死率高达60%左右。HPS目前主要在美洲及欧洲的一些国家流行。

汉坦病毒致病机制可能与病毒的直接致细胞病变作用和免疫病理损伤有关。汉坦病毒主要侵犯血管内皮细胞，可引起广泛的毛细血管和小血管损伤，导致出血、血浆渗出和微循环障碍等。病程中许多现象还支持免疫病理损伤机制，如病初血液中IgE增高，可能是I型超敏反应引起疾病早期的小血管扩张，通透性增加。患者体内可出现大量循环免疫复合物，沉积在小血管壁和肾小球基底膜等组织，可由II型超敏反应损伤组织细胞，或通过III型超敏反应激活补体导致血管、肾脏的免疫病理损伤，引起出血。另外病程中CD8[+]T细胞、NK细胞活性增强，提示IV型超敏反应可能也参与了组织损伤。

HFRS病后可获得对同型病毒的持久免疫力，但隐性感染产生的免疫力多不能持久。患者感染后发热1~2天即可检测出IgM抗体，第7~10天达高峰；第2~3天可检测出IgG抗体，第14~20天达高峰，IgG抗体在体内可持续存在。对机体起免疫保护作用的主要是由G1和G2糖蛋白刺激产生的中和抗体和血凝抑制抗体。

三、微生物学检查法

可取患者急性期血清、尸检组织等接种A549细胞、Vero-E6细胞来分离病毒，病变不明显，需免疫荧光染色检测细胞内病毒抗原。也可取检材经腹腔或脑内接种小白鼠乳鼠等易感动物来分离病毒，定期取动物脑、肺等组织，用免疫荧光染色法检测组织中病毒抗原。进行动物实验时应加强隔离与防护措施，以防发生实验室感染。

用间接免疫荧光法或ELISA检测特异性IgM抗体，有早期诊断价值；取双份血清检测特异性IgG抗体，恢复期抗体滴度比急性期升高4倍以上可确诊；用RT-PCR技术检测标本中的病毒RNA，可进行快速诊断和分型。

四、防治原则

注意灭鼠以及患者血、尿污染物的消毒，做好食品卫生、环境卫生及个人防护等。我国研制的汉坦病毒灭活疫苗，安全可靠，不良反应少，2 年保护率在 90% 以上。

目前尚无特效疗法，主要采取综合治疗措施。有报道利巴韦林和患者恢复期血清对早期患者有一定疗效。

第二节 新疆出血热病毒

新疆出血热病毒归类于布尼亚病毒科内罗病毒属（*Nairovirus*），又称为克里米亚 - 刚果出血热病毒（Crimean-Congo hemorrhagic fever virus，CCHF）。此病毒是从我国新疆塔里木地区出血热患者的血液、尸体的肝、脾、肾、淋巴结以及疫区捕获的硬蜱中分离得到，故称此名。所致疾病称新疆出血热，是一种自然疫源性疾病，经蜱传播，发病有严格的地区性和明显的季节性，主要分布于有硬蜱活动的荒漠和牧场。

一、生物学性状

病毒的形态结构、培养特性、抵抗力等与汉坦病毒相似，但二者抗原性、传播方式、致病性等则不同。病毒颗粒呈球形，直径 90～120nm，有包膜，表面有刺突。核酸类型为单负链 RNA，含 L、M、S 三个节段，分别编码病毒的 RNA 多聚酶、包膜糖蛋白和核衣壳蛋白。

病毒可在 Vero 细胞中增殖并形成空斑，以出芽方式释放。乳鼠对新疆出血热病毒易感，脑内接种病毒后，5～6 天开始发病死亡。

病毒对乙醚、氯仿、去氧胆酸等脂溶剂和去污剂敏感，紫外线照射 30min、56℃加热 30min、75% 的乙醇均可使之灭活。

二、致病性与免疫性

疫区野生动物及家畜（牛、羊、马、骆驼）等是其储存宿主和传染源。硬蜱特别是亚洲璃眼蜱（*Hyalomma asiaticum*）为主要传播媒介。病毒在蜱体内增殖，可经卵传代，因此蜱还是此病毒的储存宿主。该病流行高峰季节为 4～5 月，与蜱在自然界的消长情况一致。人体主要被蜱叮咬感染，也可通过与带毒动物或其血液、排泄物直接接触，或与患者血液、分泌物、排泄物等直接接触而感染。经 1 周左右的潜伏期而发病，以高热、头疼、出血为主要临床特征，病死率 20%～70%。病后第 6 天血清中可出现中和抗体，第 14 天达高峰，并可维持多年，使机体获得持久的免疫力。

三、微生物学检查法

采取急性期患者的血清、血液或尸检样本或动物、蜱的样本经脑内途径接种乳鼠分离病毒，亦可采用敏感细胞分离培养病毒。采用间接免疫荧光试验、ELISA 等检测特异性抗体，也可采用 RT-PCR 技术检测标本中的病毒核酸。

四、防治原则

防治措施包括灭蜱、防蜱叮咬，对患者要实施严格的隔离治疗措施，患者的血液、分泌物、排泄物要严格消毒处理，医护人员要加强自身防护，以免感染。我国已成功研制新疆出血热灭活疫苗，现正在进一步考察其预防效果。

第三节　埃博拉病毒

埃博拉病毒（Ebola virus）于 1976 年在扎伊尔北部的埃博拉河附近一个村庄首次被发现，因此而得名。它可引起高致死性出血热，其主要临床特征为高热、全身疼痛、广泛性出血、多器官功能障碍和休克。该病主要流行于非洲，致死率为 50%～90%。

一、生物学性状

埃博拉病毒属于丝状病毒科。病毒颗粒多为多形性的细长丝状，长短不一，直径约 80nm。衣壳为螺旋对称。病毒颗粒有脂质包膜，包膜表面有糖蛋白刺突。病毒基因组为单负链 RNA，约 18.9kb，由 7 个开放读码框组成。

埃博拉病毒可在 Vero 细胞、BHK 细胞及人脐静脉内皮细胞增殖，可出现典型的细胞病变，并出现嗜酸性包涵体，以芽生方式释放。埃博拉病毒可感染猴、乳鼠、田鼠和豚鼠，引起动物死亡。在恒河猴和非洲绿猴的实验性感染中，潜伏期 4～16 天，病毒在肝、脾、淋巴结和肺中高度增殖，引起器官严重坏死性损伤，以肝脏最为严重，并伴有间质性出血，以胃肠道出血最为明显。

埃博拉病毒的抵抗力不强，病毒对紫外线、脂溶剂、酚类、次氯酸敏感，在 60℃条件下灭活 30min 可杀灭埃博拉病毒。

二、致病性和免疫性

传染源为埃博拉病毒感染的患者和灵长类动物。目前认为埃博拉病毒的自然储存宿主为果蝠，但其在自然界的循环方式尚不清楚。传播途径主要是接触传播，接触患者或带毒动物的血液、体液和排泄物是产生感染病例的最重要原因。医护人员或患者家庭成员与患者密切接触是造成埃博拉病毒扩大蔓延的一个重要因素。动物实验表明，埃博拉病毒可通过气溶胶传播，在人类传播中的作用有待证实。

埃博拉病毒通过皮肤黏膜侵入宿主，主要在肝内增殖，也可在血管内皮细胞、单核 - 巨噬细胞及肾上腺皮质细胞等处增殖，导致血管内皮细胞损伤、组织细胞溶解、器官坏死和严重的病毒血症。潜伏期为 2～21 天，一般为 8～10 天。临床特征为突发起病，开始表现为高热、头疼、肌痛、乏力等非特异性症状，随后病情迅速进展，呈进行性加重并出现呕吐、腹痛、腹泻等。可发生出血现象，表现为呕血、黑便、瘀斑、黏膜出血。病后 6～16 天常因休克、多器官功能障碍、弥散性血管内凝血和肝、肾衰竭而死亡。

患者发病后能检测出特异性抗体，也有重症患者至死也未能检出特异性抗体。输入恢复期血清也无明显的保护作用，提示疾病的恢复可能与细胞免疫有关。

三、微生物学检查

埃博拉病毒传染性极强，标本的采集和处理必须在严格安全防护的实验室内进行。用患者急性期标本进行动物接种或细胞培养可以分离病毒，病毒分离阳性率很高。用 ELISA 法可检测血清中的特异性抗体，用免疫荧光技术或免疫组化技术可检测病毒抗原，用 RT-PCR 法可检测病毒 RNA。

四、防治原则

目前尚无安全有效的疫苗对埃博拉病毒病进行预防。应立即隔离可疑患者，严格消毒患者接触过的物品及其分泌物、排泄物和血液等，尸体应立即深埋或火化。应加强医护人员的防护及院内感染的控制。此外，应加强对进口灵长类动物的检疫。

第四节　马尔堡病毒

马尔堡病毒（Marburg virus）引起马尔堡出血热。1967 年，德国马尔堡地区共有 31 人暴露于来自乌干达非洲绿猴而受到感染，其中有 7 人死亡。马尔堡病毒和埃博拉病毒同属丝状病毒科，病毒的形态结构、培养特性、抵抗力、传播方式、致病性等与埃博拉病毒相似，均可引起人类和其他灵长类感染。

传染源为马尔堡病毒感染的患者和灵长类动物。病毒主要通过接触传播，人直接接触患者或带毒动物的血液、分泌物、器官或精液而感染；可通过气溶胶传播，但尚未有案例报道。马尔堡出血热起病急，患者症状为高烧、腹泻、呕吐，有严重头痛和不适。致命病例通常出现某种形式的出血，经常是多个部位出血。通常病发后一周死亡，病死率为 23%～90%。目前尚无疫苗或有效的医治方法。

思　考　题

1. 人类主要出血热病毒传染源和传播途径是什么？
2. 简述人类主要出血热病毒的致病性和防治原则。

（杨志伟）

第二十七章　疱疹病毒

疱疹病毒科（Herpesviridae）是一群中等大小、有包膜的 DNA 病毒。疱疹病毒是引起人类众多病毒性疾病的病原体，仅次于流感病毒。现已发现 110 种以上疱疹病毒。与人类有关的疱疹病毒称为人类疱疹病毒（human herpes virus，HHV），初次感染后，常可造成潜伏状态，并反复发作，对人类具有特别重要的意义。根据其生物学特性分为 3 个亚科：α 疱疹病毒（如单纯疱疹病毒、水痘 - 带状疱疹病毒），能迅速增殖，引起细胞病变，宿主范围广，可在感觉神经节内建立潜伏感染；β 疱疹病毒（如巨细胞病毒），宿主范围较窄，生长周期较长，可引起感染细胞形成巨细胞，能在唾液腺、肾和单核吞噬细胞系统中建立潜伏感染；γ 疱疹病毒（如 EB 病毒），宿主范围最窄，感染的靶细胞主要是 B 细胞，病毒可在细胞内长期潜伏。与人类感染有关的疱疹病毒及其所致疾病见表 27-0-1。

表 27-0-1　与人类感染有关的疱疹病毒及其所致疾病

亚科	病毒	引起的主要疾病
α	单纯疱疹病毒 1 型（HSV1/HHV1）	龈口炎、甲沟炎、咽炎、唇疱疹、角膜结膜炎及疱疹性脑炎
	单纯疱疹病毒 2 型（HSV1/HHV1）	生殖器疱疹、新生儿疱疹、宫颈癌
	水痘 - 带状疱疹病毒（VZV/HHV3）	水痘、带状疱疹、肺炎、脑炎
β	巨细胞病毒（CMV/HHV5）	输血后单核细胞增多症、先天性畸形、肝炎、间质性肺炎
	HHV6	幼儿急疹、幼儿急性发热病、间质性肺炎、脊髓抑制
	HHV7	未确定
γ	EB 病毒（EBV/HHV4）	传染性单核细胞增多症、X 染色体相关性淋巴细胞综合征、鼻咽癌、伯基特淋巴瘤
	HHV8	卡波西肉瘤

疱疹病毒的共同特点：

（1）病毒呈球形，20 面体立体对称，共有 12 个五邻体，150 个六邻体。核心由线性双链 DNA 组成。最外层是病毒的包膜，其表面的刺突由病毒编码的糖蛋白组成。有包膜的成熟病毒体直径为 150～200nm。

（2）疱疹病毒的 DNA 为双链线状分子，分子质量为 85～150MB。其中带状疱疹病毒 DNA 最小，为 85MD，而巨细胞病毒 DNA 最大，为 150MB。线状双链 DNA 中有末端重复序列和内部重复序列。

（3）除 EB 病毒及 HHV-6 外，人疱疹病毒均能在人二倍体细胞核内复制，产生明显的细胞病变，核内有嗜酸性包涵体。病毒可通过细胞间桥直接扩散，感染细胞同邻近未感染的细胞融合，形成多核巨细胞。

（4）病毒感染宿主细胞可表现为增殖性感染和潜伏性感染。前者病毒增殖并引起细胞破坏；后者病毒不增殖，病毒 DNA 稳定地持续存在于细胞核内，病毒基因组的表达受抑制，直到激活后又可转为增殖性感染。一旦感染疱疹病毒，病毒可终身潜伏。

第一节 单纯疱疹病毒

单纯疱疹病毒是引起唇疱疹和生殖器疱疹的病原体，在古希腊希罗多德时代的医学文献中，就已经有口唇疱疹和生殖器疱疹的主要临床表现的记载。

一、生物学性状

单纯疱疹病毒（herpes simplex virus，HSV）具有疱疹病毒的典型形态和结构（图27-1-1）。HSV的基因组为双股、线性DNA，约150kb。基因组由长片段和短片段连接而成，分为

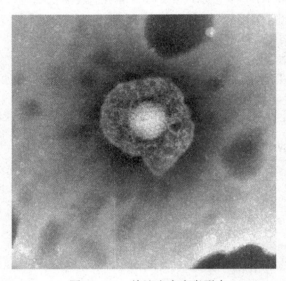

三部分：一个是长片段L区，另一个是短片段S区，及中间的L-S接点区（L-S junction），由共价键连接。根据L和S片段相互连接方式的不同，HSV的基因组共分4种同分异构体，分别称为P（原型）、I_S（S片段倒置）、I_L（L片段倒置）和I_{S+L}（两片段均倒置）。

HSV有两种血清型：HSV-1和HSV-2。两型病毒的DNA有50%同源性。HSV基因组能编码gB、gC、gD、gE、gG、gH等11种包膜糖蛋白。其中的gC为型特异性抗原，为HSV-1型所特有，以此可区分两型HSV；gD除细胞毒作用外，诱导产生中和抗体的能力最强，因而是研制亚单位疫苗的最佳选择；gB、gC、gD和gE等主要与病毒对细胞吸附/穿入有关；gH主要控制病毒出芽释放。

图27-1-1 单纯疱疹病毒形态

HSV能在多种细胞中增殖，常用原代兔肾、人胚肺、人胚肾、人羊膜、地鼠肾等传代细胞分离培养病毒。感染细胞后，CPE发展迅速，细胞肿胀、变圆，出现嗜酸性核内包涵体。HSV感染的动物种类较多，如家兔、豚鼠、小鼠等。

二、致病性与免疫性

人是疱疹病毒的自然宿主。患者和HSV无症状携带者是传染源。直接密切接触与性接触为主要传播途径，亦可经飞沫传染。孕妇生殖道疱疹可于分娩时传染给新生儿。初次感染中80%～90%为隐性感染，只有少数为显性感染，且一般初次感染恢复后多转为潜伏感染，当受外界因素等刺激时可引起复发。

1. **原发感染** HSV-1原发感染多见于6个月～2岁的婴幼儿，HSV-1最常引起龈口炎，在牙龈、咽颊部黏膜产生成群疱疹，疱疹破裂后形成溃疡，病灶内含大量病毒。此外，还可引起疱疹性角膜结膜炎、皮肤疱疹性湿疹、疱疹性甲沟炎或疱疹性脑炎。HSV-2的原发感染多起于性生活后，主要引起生殖器疱疹。原发性生殖器疱疹其特征为发热、头痛、不适和肌痛，阴道和尿道分泌物增多，腹股沟淋巴结触痛、肿大是主要局部体征。外生殖器两侧病变有特异性，女性原发感染常累及宫颈和尿道，偶尔出现HSV子宫内膜炎、输卵管炎，男性

可发生前列腺炎。

妊娠期妇女因 HSV-1 原发感染或潜伏感染的病毒被激活，病毒可经胎盘感染胎儿，影响胚胎细胞的有丝分裂，诱发流产、早产、死胎或智力低下、先天性畸形。有生殖器疱疹的孕妇在分娩时可将病毒传给婴儿而发生新生儿疱疹。

2. 潜伏与再发感染　HSV 原发感染后，机体迅速产生适应性免疫力而康复，能将大部分病毒清除，但少数病毒长期潜伏在神经节中的神经细胞内而不引起临床症状。病毒在细胞内并不大量增殖来破坏细胞，此时称为潜伏感染。HSV-1 潜伏于三叉神经节和颈上神经节，HSV-2 潜伏于骶神经节，当人体受到各种非特异性刺激，如发热、寒战、情绪紧张或某些细菌、病毒感染或使用肾上腺皮质激素等时，病毒基因被激活，病毒又重新沿着神经纤维轴突移行至神经末梢支配的上皮细胞内增殖，再次产生疱疹，称为复发。

3. HSV-2 与子宫颈癌的关系　人们通过研究发现，HSV-2 感染与子宫颈癌的发生有密切关系。其根据是：①患过生殖器疱疹的妇女，宫颈癌的发病率高；②宫颈癌患者抗 HSV-2 抗体阳性率高，效价也高；③用免疫荧光检查子宫颈癌脱落细胞涂片，可在细胞中查到 HSV-2 抗原；④ HSV-2 可引起地鼠胚层纤维细胞转化，给地鼠注射转化细胞可诱生肿瘤；⑤宫颈疱疹与宫颈癌好发部位相似，都在鳞状上皮和柱状上皮交界处；⑥分子杂交试验证明宫颈癌细胞中有 HSV-2 的基因片段并有特异性 mRNA 存在。

HSV 原发感染后 1 周左右，血中出现中和抗体，3~4 周达高峰，可持续多年。这些抗体可中和游离病毒，阻止病毒在体内扩散，但不能消除潜伏于神经节中的病毒和阻止其复发。一些细胞免疫缺陷或长期使用免疫抑制剂治疗的患者，局部或全身性 HSV 感染均加重。表明机体在抗 HSV 感染的免疫中，细胞免疫起更重要的作用。

三、微生物学检查法

皮肤黏膜等浅表感染可以临床诊断为主。深部感染如疱疹性脑膜炎，应采集脑脊液接种细胞分离培养，观察 CPE，鉴定病毒，获得早期诊断。

四、防治原则

避免同患者接触可减少感染机会。患有生殖器 HSV-2 感染的患者，应在生殖器疱疹彻底恢复之前克制性生活。若 HSV-2 感染孕妇产道，剖腹产是预防新生儿疱疹感染的有效方法。

用碘苷、阿糖胞苷等滴眼对疱疹性角膜炎有较好疗效。无环鸟苷(acyclovir, ACV)毒性低，对生殖器疱疹、疱疹性脑炎、免疫缺损患者的复发性疱疹及播散性疱疹有良好的疗效，但其仍不能彻底防止潜伏感染的再发。

由于 HSV 在组织培养中能转化细胞，有潜在致癌的危险，所以一般不宜用活疫苗或含有病毒 DNA 的疫苗。用 HSV 包膜糖蛋白制备亚单位疫苗正在研究中。如孕妇产道发生 HSV-2 感染，分娩后可给新生儿立即注射丙种球蛋白作应急预防。

第二节　水痘 - 带状疱疹病毒

此类病毒在儿童初次感染时引起水痘，潜伏多年后，在成人或老年人中复发则表现为带状疱疹，故称为水痘 - 带状疱疹病毒。

一、生物学性状

水痘-带状疱疹病毒（varicella-zoster virus，VZV）的基本特性与HSV相似。此病毒只有一个血清型。一般实验动物及鸡胚对VZV均不敏感。病毒只在人胚成纤维细胞中增殖并缓慢地产生局灶性细胞病变，出现嗜酸性核内包涵体和多核巨细胞。

二、致病性与免疫性

人是VZV的唯一自然宿主。传染源主要是患者。小儿水痘好发年龄为3～9岁，多在冬春季流行。病毒通过飞沫或直接接触传播。VZV经呼吸道侵入人体，病毒先在局部淋巴结增殖后，进入血流到达网状内皮系统组织大量增殖，病毒再次入血形成第2次病毒血症，随血流散布到全身。约经两周潜伏期全身皮肤出现丘疹、水疱，并可发展为脓疱疹。水痘一般病情较轻。但细胞免疫缺陷、白血病或长期使用免疫抑制剂的儿童可表现为重症，甚至危及生命。成人患水痘时，20%～30%并发肺炎，一般病情较重，病死率也高。孕妇患水痘的表现也较严重，并可致宫内感染，引起胎儿畸形、流产或死产。

带状疱疹仅发生于过去有水痘病史的人，成人和老人多发。儿童患水痘康复后，体内存在病毒不能全部被清除，少量病毒可潜伏于脊髓后根神经节或颅神经的感觉神经节中。以后机体免疫力下降时，在冷、热、药物等因素的刺激下，潜伏的病毒被激活，病毒沿神经轴突到达所支配的皮肤细胞内增殖，发生疱疹，排列呈带状，故称带状疱疹。

患水痘后机体可以产生特异性体液免疫和细胞免疫。细胞免疫发挥主要作用，不仅限制疾病的发展，也能促进机体康复。特异性抗体能限制VZV经血流播散。

三、微生物学检查法

水痘和带状疱疹的临床症状都较典型，一般可不依赖实验室诊断。必要时可从疱疹基底部取材进行涂片染色，检查嗜酸性核内包涵体，或用单克隆抗体免疫荧光染色法检查VZV抗原，有助于快速诊断。

四、防治原则

应用VZV减毒活疫苗，免疫接种1岁以上未患过水痘的儿童和成人，可以有效地预防水痘感染和流行。给免疫抑制患者注射含特异性病毒抗体的人免疫球蛋白，对预防或减轻VZV感染有一定效果。ACV、泛昔洛韦及大剂量的干扰素能限制水痘和带状疱疹的发展和缓解局部症状。

第三节　巨细胞病毒

巨细胞病毒（cytomegalovirus，CMV）是巨细胞病毒感染的病原体，它广泛存在于人和其他多种哺乳动物中。1956年，人巨细胞病毒（human cytomegalovirus，HCMV）由史密斯（Smith）等从一死于巨细胞病毒感染婴儿的唾液腺中首次分离出来。本病毒的特点是宿主范围较窄，病毒复制周期长，在细胞培养中，病毒感染进展十分缓慢。人群中HCMV感染很普遍。HCMV同样也是一种最常见的母婴传播性疾病病原体。

一、生物学性状

HCMV 是人类疱疹病毒中最大的一组病毒，直径 180～250nm。核心为线状双股 DNA，由长股（U_L）与短股（U_S）组成，两股 U_L 与两股 U_S 以不同的方向排列，亦可使 DNA 构成 4 种同分异构体。HCMV 的核衣壳有 A、B、C 三种类型，反映了病毒颗粒形态发生中的不同阶段：A 型核衣壳缺乏 DNA；B 型核衣壳具有病毒 DNA，但无包膜；C 型核衣壳是完全成熟的核衣壳，用非离子型去垢剂去除病毒包膜可以获得 C 型核衣壳。

CMV 种属特异性高，HCMV 只能感染人。在体内，HCMV 可感染各种不同的上皮细胞、白细胞和精子细胞等；但在体外 HCMV 只有在人成纤维细胞中才能增殖。病毒在细胞培养中增殖缓慢，复制周期为 36～48h。初次分离时常需经 2～6 周才出现细胞病变，其特点是细胞肿胀、核变大，形成巨大细胞，核内有致密的嗜碱性包涵体，其外有一晕轮围绕，宛如"猫头鹰眼"状（图 27-3-1）。

HCMV 不稳定，可用脂溶剂、低pH（pH5 以下）、37℃加热 1h 或 56℃加热 0.5h、紫外线照射（5min）等处理灭活，用 20% 的乙醚处理 2h 也能灭活病毒。

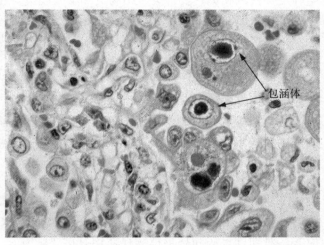

包涵体

图 27-3-1　巨细胞病毒感染形成的包涵体（×400）

二、致病性与免疫性

人群中感染非常广泛，初次感染大多在 2 岁以下。病毒可终身潜伏，潜伏部位常在唾液腺、乳腺、肾、白细胞或其他腺体中，病毒可自唾液、乳汁、尿液、精液或宫颈分泌物中排出，通过口腔、产道、胎盘、哺乳、输血、器官或骨髓移植等多种途径传播。常可由怀孕、多次输血或器官移植等因素被激活而发病。病毒还可发生垂直传播，对胎儿危害较大，是引起先天性畸形的重要病原之一；也是器官移植、肿瘤、AIDS 死亡的重要原因。

1. 先天性感染　孕妇发生原发性或复发性 HCMV 感染时，病毒可通过胎盘侵袭胎儿，引起子宫内感染。在原发感染婴儿中，约 5% 可表现为典型的全身性巨细胞病毒感染，部分婴儿（11%～20%）可在数日或数周内死亡。初生的病儿发生黄疸、肝脾肿大、血小板减少性紫癜、溶血性贫血和不同程度的神经系统损害，包括小脑畸形、脉络膜视网膜炎、视神经萎缩等，重者可致流产或死产。部分病儿可于出生后数月至数年才出现耳聋和智力发育低下等症状。先天性畸形远多于风疹病毒。孕妇原发感染造成胎儿感染的危险性要比复发感染为高，病情也较重。

2. 围生期感染　除了经胎盘传播，在妊娠后期，HCMV 可被激活而从隐性感染的孕妇的泌尿道和宫颈排出，因此，在分娩时婴儿经产道亦可受到感染。还可通过母亲哺乳感染婴儿。

3. 接触感染　唾液、乳汁、尿、精液和宫颈分泌物中存在 HCMV，通过密切接触如接吻、性交、哺乳等方式而传染。

4.　**输血感染**　输入大量含有 HCMV 的新鲜血液，可发生输血后的单核细胞增多症和肝炎等病症。大约 8% 的单核细胞增多症的病原是 HCMV。这种感染与由 EB 病毒所致的传染性单核细胞增多症不同，患者血象虽可见不典型的淋巴细胞增多，但其血清中的异嗜性抗体和 EB 病毒的 EA 抗体均为阴性。尽管输血后 HCMV 感染的正常宿主多数无临床症状，但对免疫损伤的接受骨髓移植者和未成熟儿，输血后 HCMV 感染能引起严重疾病，甚至产生致命的感染。

5.　**免疫功能低下患者的感染**　肾移植、骨髓移植、AIDS、白血病、淋巴瘤等患者，由于机体免疫功能低下，或长期使用免疫抑制剂治疗，致使体内潜伏的 HCMV 被激活，易发生肺炎、视网膜炎、食管炎、结肠炎和脑膜脑炎。HCMV 感染可影响人免疫缺陷病毒感染的进展，是 AIDS 患者最常见的机会性感染之一。

6.　**细胞转化与致癌潜能**　实验证明，HCMV 基因组的 DNA 片段在体外可以转化地鼠胚和人胚成纤维细胞，用其接种裸鼠可形成肿瘤。在宫颈癌、前列腺癌、结肠癌和卡波西（Kaposi）肉瘤等组织中亦检出 HCMV 的 DNA 序列，提示 HCMV 具有潜在致癌能力。初步研究证明人类恶性肿瘤如神经母细胞胞瘤、维尔姆（Wilm）瘤、前列腺癌、宫颈癌、睾丸癌、卡波西肉瘤等均与 HCMV 有关，还有人从盆腔肿瘤及结肠腺癌中分离出病毒。但在 HCMV 的基因组中未发现癌基因，有关 HCMV 的潜在致癌作用尚缺乏直接证据，有待进一步研究证实。

人体受 HCMV 感染后，能产生特异性的 IgM、IgG、IgA 类抗体，但并不能有效地防御 HCMV 感染。机体的细胞免疫功能，特别是 CTL 以及 NK 细胞的活性，对限制 HCMV 感染的发生和发展有十分重要的作用；另一方面，HCMV 感染本身又可抑制机体的细胞免疫应答，对加剧疾病和病毒持续存在均有重要影响。

三、微生物学检查法

1.　**细胞学检查**　尿标本经离心后取沉渣涂片，吉姆萨染色镜检，观察巨大细胞及细胞核内的典型包涵体，该方法简便，可用于辅助诊断。

2.　**病毒分离**　取患者的尿、唾液、生殖道分泌物或白细胞等标本，接种人胚成纤维细胞，培养 4～6 周以观察细胞病变；亦可采用离心法使病毒吸附于单层细胞，结合使用单克隆抗体免疫荧光染色检测 CMV 的早期抗原，可于培养后第 2 天得到阳性结果。

3.　**核酸杂交和 PCR 技术检测病毒 DNA**　近年采用标记 DNA 探针核酸杂交法，以及 CMV 特异寡核苷酸引物 PCR 法检测 CMV 的 DNA，其阳性检出率明显高于细胞培养，是快速、特异和敏感的检查法。

4.　**抗原检测**　最近应用 HCMV 编码蛋白的特异性单克隆抗体，直接检测临床标本（外周血白细胞、活检组织、支气管肺泡灌洗液等）中 HCMV 的晚期结构抗原（p65），用于 HCMV 活动性感染的早期快速诊断。

5.　**血清学诊断**　近年应用 ELISA 检测 CMV 的 IgM 抗体，可以辅助诊断 CMV 的近期感染。由于 IgM 不能从母体经胎盘传给胎儿，若从新生儿血清中检出 CMV 的 IgM 抗体，提示胎儿在子宫内时有 CMV 感染。

四、防治原则

临床试用碘苷、阿糖腺苷、阿糖胞苷、无环鸟苷以及干扰素治疗 CMV 感染，有一定效果。

最近应用抑制病毒 DNA 多聚酶的丙氧鸟苷（ganciclovir，GCV）与膦甲酸（foscarnet）治疗免疫抑制患者发生的严重 CMV 感染有效。

CMV 减毒活疫苗的致癌潜能问题仍未完全解决。应用 CMV 包膜糖蛋白研制不含病毒 DNA 的亚单位疫苗或基因工程疫苗，是目前国内外 CMV 疫苗的研制方向。

第四节 EB 病毒

EB 病毒（Epstein-Barr virus，EBV）是 1964 年爱普斯坦（Epstein）和巴尔（Barr）在研究非洲儿童的恶性淋巴瘤病因时，从瘤细胞培养中发现的一种病毒。它与多种人类疾病相关：传染性单核细胞增多症、伯基特（Burkitt）淋巴瘤、霍奇金（Hodgkin）病、B- 淋巴细胞增殖病、鼻咽癌、X- 连锁的淋巴细胞增殖性综合征、口腔毛状黏膜白斑病等。

一、生物学性状

形态结构与其他疱疹病毒相似（图 27-4-1），但其缺乏良好的体外培养系统，不能在人二倍体细胞株中复制，一般采用人脐血淋巴细胞，或使用从外周血分离的 B 淋巴细胞培养 EBV。另外，抗原构造比较特殊，包括 EBV 特异性抗原和病毒增殖性感染相关的抗原。

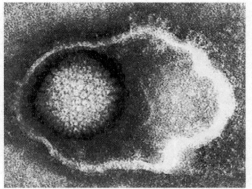

图 27-4-1　EB 病毒形态

二、致病性与免疫性

EBV 在人群中感染非常普遍。我国 3～5 岁儿童的 EBV IgG/VCA（viral capsid antigen）抗体阳性率达 90% 以上。幼儿感染后多数无明显症状，或仅引起轻度咽炎和上呼吸道感染。青春期发生原发感染，约有 50% 出现传染性单核细胞增多症。病毒主要通过唾液传播，也可通过输血传播。

EBV 在 B 细胞中可引起两种形式的感染：增殖性感染和非增殖性感染。增殖性感染导致细胞发生溶解或死亡。而非增殖性感染又包括潜伏感染和引起细胞恶性转化。EBV 感染 B 细胞后，多数细胞中的病毒基因组处于潜伏状态。带有 EBV 基因组的 B 细胞，可获得在组织培养中长期生长和增生的能力。这一过程称为"转化"（transformation）或"永生化"（immortalization）。在一定条件或某些诱导因子的作用下，潜伏感染细胞中的 EBV 基因组被激活而表达，转为增殖性感染。也可能在不断分裂与增殖过程中，受到某些辅助因子的促发，个别细胞可发生染色体易位等异常变化，最后导致这些细胞转化为恶性肿瘤细胞。

1. 传染性单核细胞增多症（infectious mononucleosis）　是一种急性的全身淋巴细胞增生性疾病。青春期初次感染较大剂量的 EBV 者可发病。其临床特点是发热、咽炎、淋巴结炎、脾肿大、肝功能紊乱以及外周血单核细胞和异型淋巴细胞显著增多。唾液排出病毒可持续 6 个月之久，预后一般良好。

2. 伯基特淋巴瘤（Burkitt lymphoma，BL）　多见于 6～7 岁的儿童，好发部位为颜面、腭部，流行区域为非洲中部和新几内亚。EBV 感染与 BL 发生相关的证据有：儿童在发病前已受到 EB 病毒的重度感染；所有 BL 病儿的 EBV 抗体均比正常儿童为高；从 BL 的活检组织，可检出 EBV 的 DNA 和抗原。目前认为，非洲 BL 高发区的婴幼儿受 EB 病毒感染后，病毒转化的 B 淋巴细胞有少数可发生染色体易位（t8：4，t2：8，t8：22），结果使某些细胞癌基因（如 *C-myc*）的表达增多，进一步发生恶性转化，不断克隆扩增而发展为 BL。高发区高度流行的疟疾感染所引起的免疫抑制也是 BL 发生的一个重要辅助因素。

3. EBV 与鼻咽癌　鼻咽癌（nasopharyngeal carcinoma，NPC）主要发生在东南亚、北非和爱斯基摩地区。我国广东、广西、福建、湖南、江西、浙江和台湾七省区为高发区。其中以广东省发病率最高。好发于 40 岁以上的中老年人。国内外学者对鼻咽癌的 EBV 病因进行了大量研究，发现世界各地几乎所有鼻咽癌活检组织中，均可检出 EBV 的 DNA 和抗原；鼻咽癌患者血清中含有较高滴度的 EBV 特异的 VCA-IgA 或 EA（early antigen）-IgA 抗体；有些患者在鼻咽黏膜尚未发生恶变前已经查出这些抗体；鼻咽癌经治疗后病情好转者，这些抗体滴度也逐渐下降。

原发感染后，机体产生的特异性中和抗体和细胞免疫，虽能防止外源性再感染，但不能完全清除潜伏在细胞中的 EB 病毒。在体内潜伏或呈低度增殖的病毒与宿主保持相对平衡状态。少量的 EBV 在口咽部继续发生低滴度的增殖性感染。在血循环和淋巴组织中只能检出极少数感染病毒的 B 细胞。这种持续感染状态可保持终身。

三、微生物学检查法

EBV 的分离培养较困难，一般用血清学方法作辅助诊断，也可用原位核酸杂交法或 PCR 法检查标本细胞中的 EBV-DNA，或用间接免疫荧光法检查细胞中的 EBNA（EB nuclear antigen），以证明是否存在 EBV 感染。

四、防治原则

在研的 EBV 疫苗如 EBV 包膜的糖蛋白 gp340 的亚单位疫苗及痘苗病毒载体疫苗等已在实验动物和人群试用，可诱生具有中和活性的 EBV-MA（membrane antigen）抗体，其免疫保护效果正在观察中。

第五节　其他疱疹病毒

一、人疱疹病毒 6 型

1986 年美国国立卫生研究院科学家从 6 名处于免疫抑制状态的成人外周血单核细胞中分离获得该病毒，包括 AIDS、淋巴瘤和白血病患者。起初此病毒被称为人类嗜 B 淋巴细胞性病毒（human B-lymphotropic virus）。但是进一步研究表明，该病毒主要侵犯 T 淋巴细胞，而不是 B 细胞。这种病毒的形态结构与疱疹病毒科的其他成员相似，基因组接近 CMV，但分子病毒学和免疫学研究则显示它与 HSV、VZV、CMV 和 EBV 均不相同，故命名为人疱疹病毒 6 型（human herpesvirus-6，HHV-6）。

HHV-6 具有典型的人类疱疹病毒的形态特征。病毒进入细胞后不仅能诱导细胞表达大量蛋白，而且自己还编码表达一些反式作用因子，反式激活合并感染的其他病毒，如 HIV-1、EBV、HPV 等。

HHV-6 能感染 T、B 细胞、单核吞噬细胞、神经胶质细胞，并可在多种传代细胞系中传代。

HHV-6 在人群中的感染十分普遍。健康带毒者是主要的传染源，经唾液途径传播。

HHV-6 的原发感染多见于 6 个月至 2 岁的婴儿。感染后大多数无临床症状，少数可引起幼儿丘疹或婴儿玫瑰疹。HHV-6 感染也可引起幼儿急性发热而无皮疹的疾病，偶尔也引起脑炎、重症肝炎、惊厥等合并症。免疫功能低下的患者体内潜伏感染的 HHV-6 常可被激活而发展为持续的急性感染。例如骨髓移植患者发生的间质性肺炎。HHV-6 感染还可能引起骨髓抑制和骨髓衰竭。持续感染的 HHV-6 与肾移植的排斥反应有关。此外，在组织培养中，HHV-6 与 HIV 共同感染辅助性 T 淋巴细胞，可以加速 HIV 的表达和细胞破坏，但 HHV-6 与 HIV 在人体内的共感染能否加剧 HIV 疾病的发展尚待证实。

进行微生物学检查时，可从早期原发感染病儿的唾液和外周血单核细胞中分离病毒，将标本接种到经 PHA 激活的人脐血或用外周血淋巴细胞培养，也可用原位杂交和 PCR 技术检测受染细胞中的病毒 DNA。血清学试验常用间接免疫荧光法检查抗病毒的 IgM 和 IgG，以确定近期感染和既往感染。

目前尚无有效的治疗方法。大多数患者也不需要治疗，有中枢神经系统合并症者需要治疗。丙氧鸟苷及膦甲酸（foscarnet）可抑制 HHV-6 的复制。

目前尚无特异性预防措施。

二、人疱疹病毒 7 型

1990 年，人类疱疹病毒 7 型（HHV-7）由美国国立卫生研究院弗伦克尔（Frenkel）从人 $CD4^+$ T 细胞（经促有丝分裂剂活化后）中分离到。其形态和结构与其他疱疹病毒相同。DNA 分析表明，HHV-7DNA 与 HHV-6DNA 有 37.4%～42.0% 的同源性，但二者免疫原性不同，对单克隆抗体的反应性亦不相同。HHV-7 主要感染 $CD4^+$T 淋巴细胞。血清流行病学调查显示，大多数健康成人血清 HHV-7 抗体阳性。HHV-7 有激活 HHV-6 的作用。HHV-7 在人群中感染率高，主要潜伏在唾液腺和外周血单个核细胞中，可通过唾液进行传播。除幼儿皮疹外，目前报道与 HHV-7 相关的疾病还有脑炎、肝炎等，这些都有待进一步证实。实验室诊断方法包括病毒分离、分子杂交以及 PCR 法。

目前尚无有效的预防和治疗措施。

三、人疱疹病毒 8 型

人疱疹病毒 8 型（HHV-8）是 1994 年从 AIDS 患者的卡波西肉瘤组织中发现的新型人类疱疹病毒，又被称为卡波西肉瘤相关疱疹病毒（Kaposi sarcoma -associated herpesvirus，KSHV），在患者血清、血浆、外周血白细胞中也可检测到 HHV-8 型 DNA。HHV-8 颗粒的直径为 120～150nm，基因组大小约为 165kb。核苷酸序列分析表明，HHV-8 型病毒与 EB 病毒具有较高同源性，但与 HSV-1、VZV、CMV、HHV-6 与 HHV-7 型的同源性不高。根据现有研究资料，HHV-8 是一种新的病因因子，它参与某些肿瘤及增生性疾病的致病过程，与卡波西肉瘤的发生、血管淋巴母细胞增生性疾病及某些增生性皮肤疾病的发病有关系。目前认为 HHV-8 的传播途径主要是性接触和输血。有关 HHV-8 的生物学特性及其致病机制方面的深入研究正在进行。目前尚无特异性预防和治疗措施。

思 考 题

1. 疱疹病毒有哪些共同特点？
2. 疱疹病毒引起的感染类型有哪些？

（杨志伟）

第二十八章　　逆转录病毒

逆转录病毒（retrovirus）是一组含有逆转录酶（reverse transcriptase，RT）的 RNA 病毒，属逆转录病毒科（Retroviridae），其特性是：①有包膜的球状病毒，直径为 80～120nm，包膜表面有刺突，与病毒的吸附和穿入有关；②病毒基因组由两条相同的正链 RNA 组成；③病毒含有逆转录酶、整合酶（integrase），参与病毒核酸的逆转录和整合；④病毒基因复制时需在逆转录酶作用下，以 RNA 为模板合成 cDNA，构成 RNA：DNA 中间体，然后中间体的 RNA 链由 RNase H 水解，在 DNA 聚合酶作用下合成双链 DNA，整合到细胞染色体中，成为前病毒（provirus）；⑤逆转录病毒基因组有相似的结构，均含有 3 个结构基因（*gag*、*pol* 和 *env*）及多个调节基因；⑥细胞受体决定病毒的组织嗜性，成熟病毒以出芽方式释放。

逆转录病毒科有 7 个属（表 28-0-1）。各种脊椎动物均有相应的逆转录病毒，多数仅感染单一种属动物，少数可跨种属感染，其感染特性包括：①除慢病毒属外，一般不杀死感染的宿主细胞；②前病毒永久潜伏在宿主细胞内；③可激活宿主细胞基因的表达，包括癌基因，因此许多逆转录病毒是肿瘤病毒。

对人致病的逆转录病毒仅有慢病毒属（*Lentivirus*）的人类免疫缺陷病毒（human immunodeficiency virus，HIV）和 δ 逆转录病毒属（*Deltaretrovirus*）的人类嗜 T 细胞病毒（human T-lymphotropic virus，HTLV）。

表 28-0-1　逆转录病毒科的分类

属	代表病毒
α 逆转录病毒属（*Alpharetrovirus*）	Rous 肉瘤病毒（Rous sarcoma virus）
β 逆转录病毒属（*Betaretrovirus*）	鼠乳腺肿瘤病毒（mouse mammary tumor virus）
γ 逆转录病毒属（*Gammaretrovirus*）	鼠白血病病毒（murine leukemia virus）
	Moloney 鼠肉瘤病毒（Moloney murine sarcoma virus）
δ 逆转录病毒属（*Deltaretrovirus*）	人类嗜 T 淋巴细胞病毒（human T-lymphotropic virus，HTLV）
ε 逆转录病毒属（*Epsilonretrovirus*）	大眼狮鲈皮肤肉瘤病毒（Walleye dermal sarcoma virus）
慢病毒属（*Lentivirus*）	人类免疫缺陷病毒（human immunodeficiency virus，HIV）
	猴免疫缺陷病毒（simian immunodeficiency virus，SIV）
	马传染性贫血病毒（equine infectious anemia virus）
泡沫病毒属（*Spumavirus*）	牛、马、人泡沫病毒（foamy virus）

第一节　人类免疫缺陷病毒

获得性免疫缺陷综合征（acquired immunodeficiency syndrome，AIDS）于 1981 年在美国首次报道，1983 年法国巴斯德研究所弗朗索瓦丝·巴尔·西诺西（Françoise Barré-Sinoussi）和吕克·蒙塔尼（Luc Montagnier）首次从淋巴结病综合征患者中分离到病毒，当时称为淋巴结病综合征相关病毒（lymphadenopathy syndrome-associated virus），后发现该病毒就是引起

AIDS 的病原，故命名为人类免疫缺陷病毒（HIV）。HIV 有两个型别，HIV-1 在全球范围流行，HIV-2 仅流行于西非地区。

一、生物学性状

1. 形态与结构　HIV 病毒体呈球形，直径 100～120nm（图 28-1-1A）。电镜下病毒内部有一致密的圆锥状核心。病毒体外层为脂蛋白包膜，其中嵌有 gp120 和 gp41 两种病毒特异的糖蛋白。由两条相同单正链 RNA 在 5′ 端通过氢键连接构成的二聚体及其外面包裹的衣壳蛋白（p24）组成二十面体立体对称的核衣壳。前者构成包膜表面的刺突；后者为跨膜蛋白。病毒内部为 20 面体对称的核衣壳，病毒核心含病毒 RNA、逆转录酶和核衣壳蛋白（图 28-1-1B）。

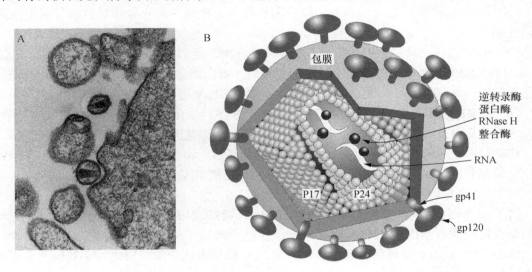

图 28-1-1　HIV 的形态与结构模式图

A. HIV 病毒体形态；B. HIV 结构模式图

2. 基因组结构与功能　HIV 的基因组由 2 条相同的正链 RNA 在 5′ 末端通过氢键互相连接并形成二聚体。病毒基因组全长约 9700 碱基，在病毒基因组的 5′ 末端和 3′ 末端是相同的但并不转录的序列，称为长末端重复序列（long terminal repeat，LTR）。5′ 末端的 LTR 之后依次是 3 个结构基因（*gag*、*pol*、*env*），所有逆转录病毒均有这些结构基因。*tat* 和 *rev* 是 HIV 所特有的调节基因，另外还有 *nef*、*vif*、*vpr*、*vpu/vpx* 等调控基因（图 28-1-2）。其中 *vpu*

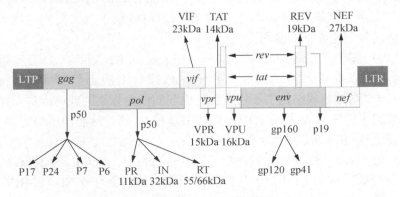

图 28-1-2　HIV 基因组结构

为 HIV-1 所特有，而在 HIV-2 中，*vpx* 取代了 *vpu*。主要的转录物为一全长的 mRNA，以该 mRNA 为模板，编码主要的结构蛋白质如 Gag 和 Gag-Pol 融合蛋白。

（1）*gag* 基因：编码一个 P55 的蛋白前体，经蛋白酶裂解而形成病毒的核衣壳蛋白（p7）、内膜蛋白（p17）和衣壳蛋白（p24）。p24 与其他的逆转录病毒无交叉反应，而 HIV-1 与 HIV-2 的 p24 则有轻度交叉反应。

（2）*env* 基因：编码一个由 850～880 个氨基酸组成的糖蛋白 gp160。在细胞内，gp160 被宿主蛋白酶裂解成包膜糖蛋白 gp120 和 gp41。gp120 是 HIV 与细胞表面受体 CD4 分子结合的蛋白，也是中和抗体作用的位点。gp120 有 5 个变异区（variable region，V），其中 V3 是其主要中和抗原决定簇。包膜蛋白的变异使得 HIV 疫苗难以稳定发挥作用。

gp41 是跨膜蛋白，它分为膜外、跨膜和膜内三个片段，起介导病毒包膜与宿主胞膜融合的作用。

（3）*pol* 基因：编码逆转录酶、蛋白酶和整合酶。逆转录酶具有多聚酶和核酸内切酶（RNase H）的功能，是病毒基因组转录的关键酶。蛋白酶将病毒前体蛋白切割为成熟蛋白，也是 HIV 复制的关键酶。逆转录酶和蛋白酶是研发抗 HIV 药物的主要靶点。

（4）LTR：是病毒基因组两端重复的一段核苷酸序列，含有起始子、增强子、TATA 序列，以及多个与病毒及细胞调节蛋白反应的区域，它们对病毒基因组转录的调控起关键作用。

HIV 基因表达的调节机制复杂，共有 6 个调节基因。*tat*、*rev* 和 *nef* 基因的产物对 HIV 表达正、负调节，对维持 HIV 在细胞中复制的平衡，控制 HIV 潜伏有重要意义。而 *vif*、*vpu* 和 *vpr* 基因的产物与病毒感染、装配、成熟和释放有关。

（1）*tat* 基因：编码的产物 Tat 是一种反式激活的转录因子，与 LTR 上的应答元件结合后，能启动及促进病毒基因的 mRNA 转录。Tat 是由两个外显子经剪接编码而成，分子质量大约 14～15kD。Tat 为 HIV 的转录过程所必需，为 HIV 最早表达的蛋白质之一（其他两个为 Rev 和 Nef）。

（2）*rev* 基因：编码的产物 Rev 是一种转录后的反式激活因子，其作用是促进大分子 mRNA 从胞核向胞质转运，增加结构蛋白的合成。Rev 与 Tat 相似，Rev 也是由两个外显子经剪接编码而成，分子质量大约为 19kD，是一碱性而又能被磷酸化的蛋白质。

（3）*nef* 基因：编码负调节蛋白 Nef，对病毒的结构蛋白和调节蛋白的表达均有下调作用。但是同时 Nef 对 HIV 的复制也发挥重要的上调作用，如激活 CD4 淋巴细胞；增加病毒颗粒的感染性；减少 CD4 和 MHC 分子在细胞膜表面的数量；防止受感染细胞的凋亡等。

（4）*vif* 基因：编码产物是病毒感染因子 Vif（virion infectivity factor）。虽然 Vif 传统地被归于附属蛋白质一类，但缺失 *vif* 基因的 HIV 在 SCID-Hu 鼠中失去复制的能力，说明 *vif* 为 HIV 和 SIV 在体内复制所必须的基因。

（5）*vpr* 基因：编码产物是病毒蛋白 R（viral protein R，Vpr），分子质量为 15kD，是一个能被大量包装入病毒颗粒的附属蛋白质，估计每个病毒颗粒中的 Vpr 分子数量为 200～300。Vpr 通过增加核膜结构的不稳定性，引起的核内骨架的破坏，从而导致 DNA 合成的中止，使得细胞不能进入 M 期而将细胞周期阻断在 G_2 期，从而使得病毒的复制增加，而阻断在 G_2 期的细胞易进入凋亡状态。

（6）*vpu* 基因：编码产物是病毒蛋白 U（viral protein U，Vpu），为 16kD 的跨膜蛋白质，能够影响病毒的释放，增加 CD4 分子从细胞膜向胞内的内吞。在 SIV 和 HIV-2 中的基因里没有 Vpu 蛋白，Vpu 的这些功能可能由 Env 蛋白代替完成。

3. **病毒复制** HIV 的复制是一特殊而复杂的过程（图 28-1-3）。HIV 病毒体的包膜糖蛋白刺突先与细胞上的特异受体结合，然后病毒包膜与细胞膜发生融合。核衣壳进入细胞质内脱壳，释放其核心 RNA 以进行复制。病毒的逆转录酶以病毒 RNA 为模板，由宿主细胞的 tRNA 作引物，经逆转录产生互补的负链 DNA，构成 RNA：DNA 中间体。中间体中的亲代 RNA 链由 RNA 酶 H 水解去除，再由负链 DNA 产生正链 DNA，从而组成双链 DNA。此时基因组的两端形成 LTR 序列，并由胞质移行到胞核。在病毒整合酶的协助下，病毒基因组整合入细胞染色体中。这种整合的病毒双链 DNA 即前病毒（provirus）。当前病毒活化而进行自身转录时，LTR 有启动和增强病毒转录的作用。在宿主细胞的 RNA 多聚酶作用下，病毒 DNA 转录形成 RNA。有些 RNA 经拼接而成为病毒 mRNA；另一些 RNA 经加帽加尾则可作为病毒的子代 RNA。mRNA 在细胞核糖体上先转译成多蛋白。在病毒蛋白酶的作用下，多蛋白被裂解成各种结构蛋白和调节蛋白。病毒子代 RNA 与一些结构蛋白装配成核衣壳，并由宿主细胞膜获得包膜组成完整的有感染性的子代病毒。最后以出芽方式释放到细胞外。

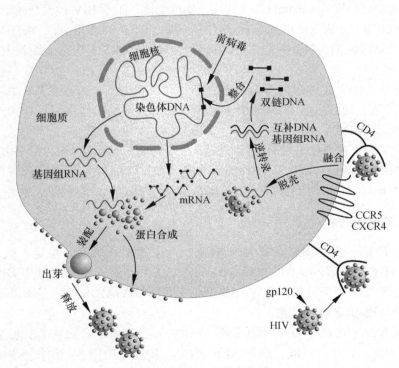

图 28-1-3 HIV 复制周期

4. **变异和分型** 由于逆转录酶没有校正纠错功能（proof-reading），HIV 在转录 RNA 时会出现大量错配，导致子代病毒的基因组和蛋白质频繁变异，尤其是 gp120，突变率约为 1‰，其结果是同一感染者体内有大量变异株，这些变异株称为准种（quasispecies）。

HIV 变异在基因组内的分布是不均匀的，主要集中于 *env* 和 *nef* 基因。根据 *env* 基因序列可将 HIV-1 分为 M（main）、O（outlier）、N（new）3 个组 12 个亚型，HIV-2 有 6 个亚型（A-F）。HIV-1 的 M 组有 9 个亚型（A-K，无 E 和 I），O 和 N 组各 1 个亚型。目前全球流行的主要是 M 组 HIV-1，但是亚型分布不同，亚洲（包括中国）为 C、E、B 型，而欧美和澳大利亚主要是 B 亚型。基因型与血清型、中和抗体没有对应关系，基因亚型与表型和致病性也没有对应关系。

5. 病毒受体与亲嗜性　细胞表面的 CD4 分子是 HIV 的主要受体（receptor）。CD4 分子主要表达于 T 淋巴细胞，但在单核 - 巨噬细胞和小胶质细胞表面也有表达，因此 HIV 主要侵犯 CD4$^+$ 的 T 淋巴细胞、单核 - 巨噬细胞，也能侵犯皮肤朗格汉斯（Langerhans）细胞、淋巴结滤泡树突状细胞、脑小胶质细胞。

与 CD4 结合的是 gp120，gp120 有 5 个变异区（variable region，V），均位于表面，其中 V3 区是主要中和抗原决定簇。gp120 变异可逃逸抗体的中和作用，也使疫苗难以发挥作用。

除需要 CD4 分子，HIV 还需要辅助受体（co-receptor）才能使病毒包膜与细胞膜发生融合。HIV 的辅助受体是两个趋化因子受体：① CXCR4：趋化因子 SDF-1 的受体，是嗜胸腺细胞性 HIV（thymocyte-tropic，T-tropic）的辅助受体；② CCR5：趋化因子 RANTES、MIP-1α、MIP-1β 受体是嗜巨噬细胞性 HIV（macrophage-tropic，M-tropic）的辅助受体。有的毒株既能以 CCR5 也能以 CXCR4 为辅助受体，表现出双嗜性（dual-tropic）。辅助受体是抗 HIV 药物靶点之一，药物马拉维若（maraviroc）作用于辅助受体，阻断 HIV 包膜与细胞膜融合。

CCR5 和 CXCR4 表达于淋巴细胞、巨噬细胞、胸腺细胞、神经元、直肠和宫颈细胞。约 1% 欧洲人有 *CCR5* 基因缺陷，缺失一段 32bp 的序列，导致 CCR5 不表达于细胞表面，从而能抵抗 HIV 感染。

6. 培养特性　HIV 在体外只感染 T 淋巴细胞和巨噬细胞。实验室常用人 T 淋巴细胞经植物血凝素（PHA）刺激后培养 2～4 周来分离病毒。恒河猴及黑猩猩可作为 HIV 感染的动物模型，但不出现 AIDS 病情。

7. 抵抗力　HIV 对理化因素的抵抗力较弱。56℃加热 30min 可被灭活。0.2% 次氯酸钠、0.1% 次氯酸钙、0.1% 漂白粉、70% 乙醇、50% 乙醚、0.3%H_2O_2、35% 异丙醇、2% 戊二醛或 0.5% 来苏处理 5～10min，对病毒均有灭活作用。HIV 对紫外线、γ 射线不敏感。

二、致病性与免疫性

到 2015 年末全球感染 HIV 人数为 3670 万，近十年来规模趋于稳定。截至 2014 年末，我国累计报告 HIV 感染者和 AIDS 患者（HIV/AIDS）共计 50.1 万例，其中 HIV 感染者 29.6 万例，AIDS 患者 20.5 万例，累计死亡 15.9 万例，我国 HIV/AIDS 疫情整体仍是低流行态势，但在特定人群和局部地区疫情严重。

1. 传染源与传播途径　AIDS 的传染源是 HIV 无症状携带者和 AIDS 患者。从其血液、精液、阴道分泌物、乳汁、唾液、脑脊髓液、骨髓、皮肤及中枢神经组织等标本中，均可分离到病毒。主要传播方式有三种：①通过同性或异性间的性行为；②输入带 HIV 的血液或血制品、器官或骨髓移植、人工授精、静脉药瘾者共用污染的注射器及针头；③母婴传播，包括经胎盘、产道或哺乳等方式引起的传播。

2. 所致疾病　典型的 HIV 感染（图 28-1-4）包括以下阶段：原发感染、病毒在体内播散、临床潜伏、HIV 复制增加、临床疾病（AIDS）、死亡。未经治疗的 HIV 感染持续约十年，进入 AIDS 后，大多于 2 年内死亡。新生儿对 HIV 感染更敏感，未治疗者一般在 2 岁左右出现症状，并于 2 年内死亡。

原发感染从接触 HIV 到产生抗体这段时间，一般持续 1～2 周，症状表现为发热、皮疹、淋巴结肿大，部分患者也表现为恶心、呕吐、腹泻、咽炎等。急性期症状通常轻微，容易被忽略。

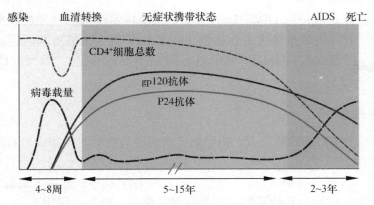

图 28-1-4　HIV 感染的病毒载量和血清学变化过程

HIV 感染 4～8 周后进入长达 5～15 年的临床潜伏（clinical latency）阶段，HIV 持续复制，血清 HIV 抗体呈阳性，CD4 T 细胞持续进行性减少，平均每年下降 50～90 细胞 /μL。当外周血 CD4 T 细胞计数低于 500 细胞 /μL，患者对细菌和真菌的易感性明显上升，临床表现出 AIDS 相关综合征（AIDS-related complex，ARC），如发热、腹泻、消瘦、头痛、感染、CD4 T 细胞减少、CD4/CD8 T 细胞比例倒置、全身淋巴结肿大。

当外周血 CD4 T 细胞计数低于 200 细胞 /μL，免疫功能显著抑制，感染者进入 AIDS 阶段，临床表现为严重消瘦、持续发热、机会性感染、恶性肿瘤以及神经系统损伤。AIDS 患者反复发生机会性感染，一些对健康人无明显致病作用的病毒（如巨细胞病毒）、细菌（如鸟型结核杆菌）、真菌（如白假丝酵母菌、肺孢子菌）可使 AIDS 患者严重感染，表现为口腔真菌感染（鹅口疮）、隐孢子虫腹泻、肺孢子菌肺炎（Pneumocystis pneumonia，PCP）等。常见的恶性肿瘤主要是卡波西肉瘤（Kaposi's sarcoma）和恶性淋巴瘤等。卡波西肉瘤由人类疱疹病毒 8 型（human herpes virus 8，HHV8）引起，是发生于皮肤、黏膜、淋巴结、内脏器官的脉管肿瘤，在免疫力正常人群中极罕见，主要见于免疫力缺陷人群。神经系统的小胶质细胞、巨噬细胞都可以感染 HIV，并释放炎性细胞因子，导致神经系统损伤，包括无菌性脑膜炎、AIDS 痴呆综合征（AIDS dementia complex）、空泡性脊髓病（vacuolar myelopathy）等。

3. 致病机制　HIV 通过多种机制损伤 CD4 T 细胞：①感染的细胞表面表达大量 gp120 和 gp41，改变细胞膜通透性；②受感染细胞表面 gp120 与非感染 T 细胞表面 CD4 结合，引起细胞融合并形成多核巨细胞，导致 T 细胞死亡；③受感染细胞表达的 gp120、gp41 与抗体作用，通过 ADCC 作用而破坏细胞；④ HIV 感染可诱导细胞发生凋亡（apoptosis）和焦亡（pyroptosis）；⑤ gp120 与 MHC Ⅱ类分子有同源区，可引起交叉反应，导致自身免疫损伤。

HIV 感染常伴随 B 细胞激活，导致高免疫球蛋白血症。HIV 可随单核 - 巨噬细胞播散至神经系统，导致 HIV 脑病、AIDS 痴呆综合征等。

细胞免疫抑制使得肿瘤病毒（如 HHV-8、EBV）增殖，肿瘤病毒则通过其癌基因激活细胞增殖与转化信号途径，导致卡波西肉瘤、B 细胞淋巴瘤高发。

4. 免疫性　HIV 各蛋白均可诱导相应抗体，有的具有中和作用（如 gp120 抗体、gp41 抗体），有些仅有诊断价值（如 p24 抗体）。清除感染细胞内病毒主要靠细胞免疫应答，包括 CTL 和 NK 细胞反应，也包括 gp120、gp41 的抗体介导的 ADCC 作用。但无论是体液免疫还是细胞免疫，均不能彻底清除 HIV。HIV 逃脱宿主免疫系统清除作用的机制包括：① HIV 包膜糖蛋白频繁变异，导致抗体失去作用靶位；② HIV 整合至细胞基因组；③ HIV 潜伏于免疫细胞和单核 - 巨噬细胞；④ HIV 感染可下调 MHC 分子表达，阻碍 CTL 识别和破坏感染细胞。

三、微生物学检查法

HIV 感染检测主要用于诊断患者、指导患者抗病毒药物的治疗和检出 HIV 携带者，以阻断 HIV 的传播途径。

1. 检测抗体　一般在感染 2～3 个月后才能查出 HIV 抗体，常用方法是 ELISA、乳胶凝集试验等。由于 HIV 抗原与其他逆转录病毒有交叉反应，ELISA 仅用于初步诊断 HIV 感染，确诊需要蛋白质印迹法（Western blot）检测 HIV 特异抗体。

2. 检测核酸或抗原　可用逆转录 PCR（reverse transcription PCR，RT-PCR）检测外周血细胞中 HIV 基因组 RNA，也可用 PCR 检测外周血细胞中整合的病毒 DNA。临床也用实时定量 PCR（real-time PCR）检测 HIV 基因组 RNA 水平，以监测病情进展和确定抗病毒药物治疗效果。

在感染急性期，外周血可检出低水平 p24 抗原，当 HIV 抗体出现后，p24 抗原常为阴性，但在感染后期 p24 抗原可再现，因此检测到 p24 说明是感染初期或感染后期。

3. 病毒分离　HIV 分离标本多数来自外周血单核细胞。最敏感的分离技术是共培养，取新分离正常人淋巴细胞或传代 T 淋巴细胞株 H9、CEM，用植物血凝素刺激并培养 3～4 天后，接种患者血液单个核细胞、骨髓细胞、血浆或脑脊液等标本。HIV 生长缓慢，经 7～14 天培养后，可检测培养液中逆转录酶活性或 p24 抗原。可有不同程度的细胞病变，以融合的多核巨细胞多见。特征性细胞病变为融合细胞，也可用电镜直接观察。

四、防治原则

目前尚无有效的 HIV 疫苗，多个基于 HIV 包膜糖蛋白的疫苗经临床试验证明保护效果不好。HIV 疫苗研究遇到的最大问题是病毒包膜糖蛋白高度变异且免疫原性弱，因此难以得到具有广谱保护性的疫苗。

1. 预防措施　预防 HIV 感染主要依靠综合措施：①广泛开展宣传教育，普及 HIV/AIDS 预防知识。这是当前最有效的预防手段，在发达国家起到了很好的疫情控制效果。②安全性行为：使用安全套可大幅降低感染 HIV 的风险，是控制 HIV/AIDS 的关键措施。③提倡志愿献血，据流行病学调查，无偿献血远比有偿献血安全。对血液和血液制品以及器官移植供体检测 HIV。④打击吸毒和娼妓行为。⑤建立全球和区域 HIV 感染的监测系统，掌握流行动态。

2. 药物治疗　目前临床上用于治疗 AIDS 的药物分为四类：①逆转录酶抑制剂：包括核苷类和非核苷类逆转录酶抑制剂，在病毒 DNA 转录过程中，它通过渗入到 DNA 导致链延伸终止，抑制病毒基因组的复制。核苷类抑制剂有叠氮胸苷（Azidothymidine，AZT）、2′，3′- 双脱氧胞苷（ddC）、2′，3′- 双脱氧肌苷（ddI）和拉米夫定（Lamivudine），非核苷类抑制剂有德拉维丁（Delavirdine）和耐维拉平（Nevirapine）。②蛋白酶抑制剂：包括赛科纳瓦（Saquinavir）、瑞托纳瓦（Ritonavir）、英迪纳瓦（Indinavir）和耐非纳瓦（Nelfinavir）等，其作用是抑制 HIV 蛋白酶，使病毒的前体蛋白不能裂解为成熟蛋白，从而阻碍病毒的成熟与装配。③膜融合抑制剂（fusion inhibitor）：抑制 HIV 与细胞膜融合，阻止病毒进入宿主细胞，如恩夫韦地（Enfuvirtide 或 Fuzeon，即 T-20）能与 gp41 结合，从而阻断 HIV 包膜与细胞膜融合。④整合酶抑制剂：雷特格韦（Raltegravir）作用于 HIV 整合酶，抑制 HIV 基因组整合至细胞染色体。

由于 HIV 逆转录酶、蛋白酶频繁变异，导致极易产生耐药毒株，因此抗逆转录病毒药物不能单独使用。临床通常联合使用多个药物，称为高效抗逆转录病毒治疗（highly active antiretroviral therapy，HAART），俗称鸡尾酒疗法，一般是 2 种逆转录酶抑制剂和 1 种蛋白酶抑制剂联合使用，可有效抑制 HIV 复制。当 CD4 T 细胞数低于 350/μL 时就应考虑 HAART。HAART 能迅速降低病毒载量，控制 AIDS 病情，但并不能将病毒彻底清除。

第二节　人类嗜 T 细胞病毒

人类嗜 T 细胞病毒（human T-lymphotropic virus，HTLV）是 1980 年发现的第一个人类逆转录病毒。后来在毛细胞白血病（hairy cell leukemia）患者中分离到第二个人类逆转录病毒，二者的基因组有 65% 序列同源，因此均归类为 HTLV，前者为 1 型（HTLV-1），后者为 2 型（HTLV-2），分类上属于 RNA 肿瘤病毒亚科 δ 逆转录病毒属。

一、生物学特性

HTLV 电镜下呈圆形，直径约 100nm。病毒包膜表面的刺突嵌有病毒特异的糖蛋白（gp120），能与细胞表面的 CD4 受体结合，与病毒的感染、侵入 T 细胞有关。内层衣壳含 p18、p24 两种结构蛋白。中心含病毒 RNA 及逆转录酶。病毒基因组长约 9.0kb，从 5′ 至 3′ 端依次是 3 个结构基因（gag、pol、env）和 2 个调节基因（tax、rex）。基因组两端是长末端重复序列（long terminal repeat，LTR），参与病毒基因组转录。gag、pol、env 基因的功能与 HIV 基本相似。

tax 基因编码的 TAX 蛋白（p40）分布于细胞核内，可反式激活 LTR，启动前病毒 DNA 转录 mRNA，促进病毒复制。TAX 还能激活转录因子 NF- B，从而上调细胞因子表达，尤其是 IL-2 和 IL-2 受体。IL-2 是 T 细胞生长因子，IL-2/IL-2R 异常表达导致 T 细胞大量增殖，导致 T 淋巴细胞白血病。从 HTLV 感染 CD4 T 细胞到形成白血病细胞克隆，一般需 3～6 周时间。

二、致病性

HTLV 为外源性逆转录病毒，通过血液传播、垂直传播（胎盘和产道）以及性传播等方式感染。HTLV-1 和 HTLV-2 仅感染 CD4 T 淋巴细胞。HTLV-1 引起成人 T 淋巴细胞白血病（adult T-cell leukemia，ATL），HTLV-2 引起毛细胞白血病。

HTLV-1 呈地方性流行，主要分布于日本西南部、加勒比海地区、南美洲东北部以及非洲局部地区。我国仅在福建省沿海县市发现少数 HTLV-1 感染病例，感染者多有旅日经历。

HTLV-1 感染潜伏期长，大约 5% 感染者发展为成人 T 细胞白血病，主要表现为白细胞增多，淋巴结及肝脾肿大，并出现红斑、皮疹等症状，预后不良。HTLV-1 还能引起 HTLV-1 型相关脊髓病（HTLV-1 associated myelopathy，HAM）和热带下肢痉挛性瘫痪（tropical spastic paraparesis，TSP），主要症状是慢性进行性步行障碍和排尿困难，好发于女性，临床统称为 HAM/TSP。

三、微生物学检查法与防治原则

临床可用 ELISA 检测 HTLV 抗体初步诊断 HTLV 感染，HTLV-1、HTLV-2 和 HIV 三种病毒的抗体有交叉反应，阳性血清需经蛋白质印迹（Western blot）法鉴别确诊。实验室分离 HTLV 的方法与 HIV 相似。目前尚无有效的 HTLV 疫苗，临床可用干扰素和逆转录酶抑制剂进行抗病毒治疗。

第三节　内源性逆转录病毒

逆转录病毒复制时会整合至宿主细胞染色体，通常整合的都是体细胞，但有些逆转录病毒整合至生殖细胞，从而随着生殖而遗传给子代，经过上百万年的突变和进化，成为内源性逆转录病毒（endogenous retrovirus，ERV）。

几乎在所有哺乳动物的基因组中都存在内源性逆转录病毒。人类 5%～8% 的基因组序列是人内源性逆转录病毒（human endogenous retrovirus，HERV）序列。内源性逆转录病毒基因组结构大致和外源感染的逆转录病毒相似，但由于在漫长的进化过程中积累的基因突变和缺失，内源性逆转录病毒基因组不完整，不能作为模板复制出有感染性的完整逆转录病毒，但内源性逆转录病毒的基因仍有编码能力，例如 *env* 仍可编码有膜融合特性的糖蛋白。目前发现的内源性逆转录病毒均来源于 β、γ 等逆转录病毒属，这些病毒基因组结构相对简单，而基因组结构相对复杂的慢病毒属等尚未发现有内源性病毒。

目前已在人基因组上发现约 98 000 个 HERV 簇，运用 *pol* 基因与 *env* 基因的系统发育树分析，可将其分成至少 50 个组（或家族）。目前根据 HERV 与外源性逆转录病毒的相似性，将其分为 3 个大家族：①Ⅰ类（Class Ⅰ）：γ 逆转录病毒相似元件，包括 HERV-T、HERV-I、HERV-H、HERV-W、ERV-9、HERV-R 等；②Ⅱ类（Class Ⅱ）：β 逆转录病毒相似元件，又称为 HERV-K 超家族；③Ⅲ类（Class Ⅲ）：泡沫病毒相似元件，包括 HERV-L、HERV-S、HERV-U 等。HERV 已是人类基因组的一部分，曾被认为是人体内无用的垃圾 DNA，但随着进一步的研究，人们发现 HERV 有重要的生物学功能。胚胎发育学研究显示，HERV 中的部分基因在受精卵细胞中转录水平显著上调，如受精卵在母体子宫内膜着床时，HERV-W *env* 编码的融合蛋白（也称为合胞素 1，Syncytin-1）使胚胎的滋养细胞融合，形成胎盘滋养层；另外，合胞素 -1 还有免疫抑制作用，可以协助胎儿抵御母体的免疫排斥作用，因此 HERV 可能是胚胎发育过程所必需的。

HERV 也被发现与多种人类疾病的发生、发展密切相关。HERV 可通过表达自身基因和改变宿主细胞基因表达等方式，引起细胞功能异常，导致肿瘤和自身免疫病的发生。但 HERV 与疾病的关系研究才受到关注，目前认识尚浅。

思　考　题

1. 逆转录病毒有何特征？
2. 简述 HIV 的传播途径及其致病机制。

（钟照华）

第二十九章　　其他病毒

第一节　狂犬病病毒

狂犬病病毒（Rabies virus）是狂犬病的病原体，属弹状病毒科（Rhabdoviridae）狂犬病病毒属（*Lyssavirus*），是一种嗜神经性病毒，可引起犬、猫和多种野生动物的自然感染。人被患病或带病毒动物咬伤、抓伤或密切接触后感染，为人畜共患的自然疫源性疾病，是目前病死率最高的传染病。狂犬病俗称恐水症，一旦发生，病死率近乎100%。至今尚无有效的治疗方法，每年造成数万人死亡，而每年接受狂犬疫苗的人数达百万以上，故预防狂犬病的发生显得尤为重要。

一、生物学性状

1. **形态与结构**　狂犬病病毒形态似子弹状，一端钝圆，另一端扁平，平均大小为长130～300nm，宽60～85nm（图29-1-1）。由螺旋对称的核衣壳和包膜组成。核衣壳由单负链RNA和核蛋白N、多聚酶L蛋白和基质蛋白M1组成。包膜上的糖蛋白G为刺突蛋白，可识别宿主细胞表面的受体，与病毒的感染性、血凝性和毒力相关，也可诱导机体产生中和抗体及细胞免疫应答。

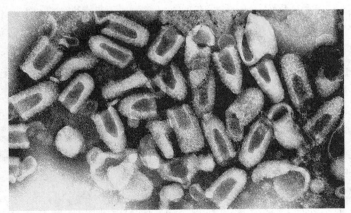

图 29-1-1　狂犬病病毒（×36 000）

2. **培养特性**　狂犬病病毒的动物宿主范围很广，可感染所有温血动物。病毒在易感动物或人的中枢神经细胞（主要是大脑海马回的锥体细胞）中增殖时，可在细胞质内形成一个或多个嗜酸性、圆形或椭圆形、直径为20～30nm的包涵体，称为内基小体（Negri body），具有辅助诊断价值（图29-1-2）。狂犬病病毒在鸡胚、鸭胚、地鼠肾细胞、人二倍体成纤维细胞中生长，细胞病变效应不明显。

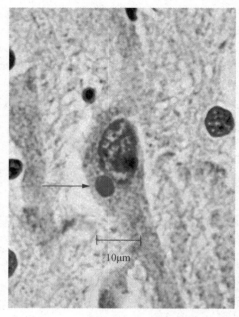

图 29-1-2　内基小体（×1500）

3. 病毒抗原和毒力变异　病毒包膜糖蛋白G和核蛋白N是狂犬病病毒的重要抗原，不同来源的狂犬病病毒分离株的抗原性不同，主要是由于病毒包膜糖蛋白G的抗原性差异。从自然感染动物体内分离的病毒毒力强，称为野毒株（wild strain）或街毒株（street strain）。将野毒株连续在家兔脑内传至50代，对家兔致病的潜伏期逐渐缩短为4～6天，且致病性增强，而对人或犬的致病性明显减弱，再继续传代时，潜伏期不再缩短，这种变异株被称为固定毒株（fixed strain），可以用作制备减毒活疫苗。

4. 抵抗力　狂犬病病毒对温度、干燥、紫外线、日光等敏感。病毒悬液经56℃加热30～60min或100℃加热2min即可被灭活，但在脑组织内的病毒，于室温或4℃条件下其传染性可保持1～2周；病毒冷冻干燥后保存数年。强酸、强碱、肥皂水、去垢剂、乙醇、乙醚等也可灭活病毒。

二、致病性与免疫性

人对狂犬病病毒普遍易感，80%以上的病例是由病犬咬伤或抓伤传播的，亦可因破损皮肤黏膜接触含病毒材料而感染。动物发病前5天，其唾液中就含有大量狂犬病病毒，具有传染性。隐性感染的犬、猫等动物亦有传染性。病犬的临床表现分为狂暴型和麻痹型两种。狂暴型包括前驱期、兴奋期和麻痹期3个阶段；麻痹型的兴奋期极短或无，主要以麻痹症状为主。人被患病动物咬伤或抓伤后的发病率为30%～60%，能否发病与受伤部位、伤势程度及病畜唾液中的病毒量、毒力及宿主免疫力有关。人感染后潜伏期一般为1～3个月，也有短至1周或长至数年才发病者，潜伏期越短，病死率越高。咬伤部位距头部愈近，伤口愈深，伤者年龄愈小，则潜伏期越短。

狂犬病病毒对神经组织有很强的亲和力。病毒在咬伤部位的肌纤维细胞中增殖后，通过神经-肌肉接头处侵入周围神经，沿传入神经轴索上行至中枢神经系统，在神经细胞内大量增殖并引起中枢神经系统损伤，以脑干、小脑为主，患者出现以神经症状为主的临床表现，如幻觉、精神错乱、痉挛、麻痹和昏迷等。随后病毒再从中枢神经系统沿着传出神经侵入全身各组织和器官，如唾液腺、舌、泪腺、肺、心肌及肾上腺等，引起迷走神经核、舌咽神经核及舌下神经核受损，导致呼吸肌、吞咽肌痉挛，出现呼吸困难、吞咽困难等症状，甚至患者在饮水或听见流水声时，也出现特有的喉头肌痉挛症状，故狂犬病又称为恐水症（hydrophobia）。另外，当交感神经受刺激时，可出现唾液腺和汗腺分泌物增多；当迷走神经节、交感神经节和心脏神经节受损时，可引起心血管功能紊乱或猝死。狂犬病患者的早期症状有不安、发热、头痛、乏力、流泪、流涎等，继而出现极度兴奋、狂躁不安及恐水症等典型症状，持续3～5天后进入麻痹期，患者处于昏迷状态，最后因呼吸、循环衰竭而死亡。

狂犬病病毒感染机体后可诱导机体产生中和抗体和细胞免疫。病毒包膜的糖蛋白（G）和核衣壳的核蛋白（N）均含有保护性抗原和T细胞抗原表位，可诱导机体产生中和抗体、CD4$^+$辅助性T细胞及CD8$^+$细胞毒T细胞等，通过中和游离状态的病毒、阻断病毒进入神经细胞，以及调节或加强 T 淋巴细胞对狂犬病病毒抗原的作用等。

三、微生物学检查法

根据动物咬伤史和典型临床症状通常可以诊断狂犬病，但对于发病早期或咬伤不明确的可疑患者，应及时进行微生物学检查确诊。

人被犬或其他动物咬伤后，首先将咬人的动物捕获隔离观察 7～10 天，若观察期间动物出现狂犬病症状，杀死动物取脑海马回部位组织制成切片或印片，用免疫荧光抗体法检查病毒抗原或内基小体；或将动物 10% 脑组织悬液接种于小鼠脑内，待发病后直接检查小鼠脑组织中的内基小体或病毒抗原，可提高阳性检出率。

检测可疑患者的唾液、分泌物、尿沉渣、角膜印片等标本中的病毒抗原及血清中的特异性抗体，有助于快速诊断狂犬病病毒的感染及流行病学调查。实验室诊断包括：

1. 病毒分离与内基小体检查　用可疑唾液、脑脊液或死后脑组织接种鼠脑，分离培养病毒，经中和试验鉴定和确诊，或制成组织切片检查内基小体。
2. 抗原检测　用免疫荧光法检测可疑患者标本中的病毒抗原，进行狂犬病的诊断。
3. 抗体检测　用 ELISA 法检测可疑患者血清的中和抗体效价，但接种过狂犬病疫苗的可疑患者中和抗体效价必须超过 1：5000 以上才能诊断。
4. 核酸检测　用 RT-PCR 检测标本中的狂犬病病毒 RNA，此法敏感、快速、特异性高。

四、防治原则

通过对犬等动物进行预防接种、严格管理及捕杀野犬等措施，可有效降低狂犬病的发病率。开展人群预防接种是控制狂犬病发生的关键。

人被可疑患病动物咬伤、抓伤后，应立即对伤口进行处理：

1. 伤口处理　用 3%～5% 肥皂水、0.1% 苯扎溴铵或清水反复冲洗伤口，若伤口过深，应该对伤口深部进行灌流清洗，再用 70% 乙醇及碘酊涂擦消毒。
2. 主动免疫　接种狂犬病疫苗是预防发病的重要措施。由于狂犬病潜伏期长，人被咬伤后尽早接种疫苗可预防发病。目前常用人二倍体细胞培养制备的狂犬病病毒灭活疫苗，于第 0、3、7、14、28 天进行肌肉（三角肌或大腿前侧肌肉）注射，全程免疫后在 7～10 天产生中和抗体，并保持免疫力 1 年左右。对于长期接触家畜、野生动物或研究狂犬病病毒的高危人群，于第 0、3、21 或 28 天接种狂犬病疫苗 3 次，进行暴露前预防接种，并定期检查血清抗体水平，及时进行加强免疫。加强免疫通常在第 0、3 天接种疫苗 2 次。少数人可能出现局部炎症及轻度全身反应。
3. 被动免疫　在伤口严重等特殊情况下，应联合使用高效价人抗狂犬病免疫球蛋白（IgG 20IU/kg）或抗狂犬病马血清（40IU/kg）进行被动免疫，并在全程免疫后加强免疫 2～3 次。

第二节　人乳头瘤病毒

乳头瘤病毒（papilloma virus）属于乳多空病毒科（Papovaviridae）的乳头瘤病毒属，包括感染多种动物的乳头瘤病毒和人乳头瘤病毒（human papilloma virus，HPV）。HPV 主要侵犯人的皮肤和黏膜，引起不同程度的增生性病变，其中高危型 HPV（16 型、18 型等）与子宫颈癌等恶性肿瘤的发生密切相关；低危型 HPV（6 型、11 型等）引起生殖器尖锐湿疣，是常见性传播疾病的病原体之一。

一、生物学性状

1. **形态与结构**　HPV 呈球形，直径为 52～55nm，呈 20 面体立体对称，无包膜（图 29-2-1）。病毒基因组为双链环状闭合 DNA，长度为 7.8～8.0kb，由 3 个基因区组成，即早期蛋白编码区（early region，ER）、晚期蛋白编码区（late region，LR）和非编码的上游调控区（upstream regulatory region，URR）。URR 也称长控制区（long control region，LCR），位于 ER 和 LR 之间，是基因组中变异较大的一个区，含有 HPV DNA 复制起点和基因表达所必需的调控元件。ER 含有 7 个开放读码框 ORF（E1～E7），编码与病毒复制、转录调控、翻译和细胞转化有关的蛋白。E1 和 E2 蛋白是病毒复制的基础，与转录调控有关，E2 蛋白能增强 URR 调节和早期基因（E6、E7）的转录，E1 的失活可导致病毒 DNA 插入宿主染色体任何部位；E1、E4 能降解角蛋白引起细胞骨架的萎陷，参与病毒扩散；E5、E6、E7 是转化基因，编码的蛋白可与 p53、pRB 蛋白结合，引起细胞转化。LR 含有 2 个开放读码框 ORF（L1 和 L2），分别编码病毒主要衣壳蛋白 L1 和次要衣壳蛋白 L2。基因工程表达的 L1 和 L1＋L2 蛋白具有自我组装特性，在真核细胞内可组装成病毒样颗粒（virus-like particle，VLP），VLP 不含病毒核酸，其空间构象和抗原性与完整 HPV 颗粒相似，也可诱发机体产生中和抗体。

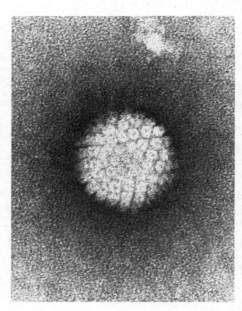

图 29-2-1　HPV 形态

2. **分型**　根据病毒核苷酸序列的不同，现已发现 HPV 有 100 余型，各型之间的 DNA 同源性均小于 50%，如同源性大于 50% 且限制性内切酶片段明显不同的型别称为亚型。

3. **病毒复制与细胞嗜性**　HPV 的复制增殖与上皮细胞的分化阶段相关。上皮细胞的分化过程为基底细胞层 - 棘细胞层 - 颗粒细胞层 - 角质层。HPV DNA 在人皮肤基底层细胞内呈静息状态，随着基底层细胞向上皮浅表分化，病毒开始在棘细胞内复制并表达早期基因产物和结构蛋白，而晚期基因产物的表达及病毒体的装配则在颗粒层细胞进行，最后成熟的病毒体仅在终末分化的上皮细胞中产生，这种独特的增殖方式使 HPV 的组织培养至今尚未成功。HPV 的复制能诱导上皮细胞增殖，表皮变厚，并伴有棘层细胞增生和表皮角化。上皮的增殖形成乳头状瘤，也称之为疣。病毒 DNA 的一段游离基因常能插入宿主细胞染色体的任意位置而导致细胞转化。

二、致病性与免疫性

1. **传染源与传播途径**　人类是 HPV 的唯一自然宿主。HPV 的传播主要通过直接接触感染者的病损部位或间接接触被病毒污染的物品，生殖道感染主要由性接触传播，新生儿可在通过产道时受到感染。HPV 感染仅停留于局部皮肤和黏膜中，病毒不入血，不产生病毒血症，易形成持续性感染。

2. **所致疾病** HPV主要侵犯人的皮肤和黏膜，引起不同程度的上皮增生性病变。不同型别的HPV侵犯的部位和所致疾病不尽相同（表29-2-1），包括皮肤疣、寻常疣、尖锐湿疣等。

表 29-2-1 HPV 型别与人类疾病的关系

部位	HPV 型别	相关疾病
皮肤	1、4	跖疣
	2、4、26、27、29、54	寻常疣
	3、10、28、41	扁平疣
	7、40	屠夫寻常疣
	5、8、9、12、14、15、19～25、36	疣状表皮增生异常
黏膜	6、11	尖锐湿疣、喉乳头瘤、口腔乳头瘤
	16、18	宫颈上皮内瘤及宫颈癌密切相关
	31、33、35、45、51、52、56、58	宫颈上皮内瘤及宫颈癌中度相关

皮肤疣分为寻常疣、扁平疣、跖疣等。HPV1、2、3、4型主要引起手和足部皮肤感染，如寻常疣、跖疣；扁平疣由3、10型引起，多见于青少年颜面、手背和前臂等处。屠夫寻常疣通常由7型感染所致，主要发生在肉类加工人员的手部皮肤。

HPV6、11型感染可引起生殖道尖锐湿疣、口腔及喉的乳头状瘤等良性病变。其中尖锐湿疣经性接触传播，占我国性病的第二位，主要侵犯生殖器及肛周等部位。病损部位产生粉红色软质团块，突出于表皮，表面粗糙，有肉质的蒂柄，常融合成大团块。尖锐湿疣很少发生癌变，故6、11型属低危型HPV。

近年的研究表明，90%宫颈癌患者可检出HPV，其中HPV16、18型检出率为40%～60%。HPV的致病机制复杂，目前认为主要是病毒的$E6$和$E7$基因具有癌基因的功能，其转化基因产物E6和E7蛋白可以分别与细胞中的抑癌蛋白p53和pRB相结合，从而使抑癌蛋白p53和pRB失去了抑制细胞分裂和增长的功能，诱导细胞永生化，使细胞从正常向恶性转变，发展成为恶性肿瘤。故16、18型属高危型HPV。

3. **免疫性** 感染HPV后，机体可产生特异性抗体，但该抗体保护作用弱。已有实验证实，特异性细胞免疫在控制HPV感染中起重要作用。

三、微生物学检查法

HPV感染有典型临床损害时可迅速做出诊断，但亚临床感染时则需进行组织细胞学、免疫学和分子生物学等实验室检测。

1. **抗原检测** 用免疫组化法检测病变组织中的HPV抗原。

2. **核酸检测** 用核酸杂交法或PCR技术对HPV感染进行早期诊断及型别鉴定。

3. **血清学诊断** 用基因工程表达制备的晚期蛋白或病毒样颗粒（VLP）检测患者血清中抗HPV的型特异性抗体。

四、防治原则

HPV可引起性传播疾病，加强性卫生知识的宣传教育和社会管理，对控制和预防HPV感染、减少生殖器疣和宫颈癌的发生有重要意义。用局部药物治疗或冷冻、电灼、激光、手术等疗法可去除皮肤黏膜上的寻常疣和尖锐湿疣。由 L1 蛋白制备的病毒样颗粒疫苗（HPV VLP vaccine），包括二价（HPV16、18 型）、四价（HPV6、11、16、18 型）和九价（HPV 6、11、16、18、31、33、45、52、58）三种疫苗，对子宫颈癌以及生殖器疣有预防效果。

第三节　人类细小病毒 B19

人类细小病毒 B19 属于细小病毒科（Parvoviridae）红病毒属（*Erythrovirus*），是形态最小的 DNA 病毒。

一、生物学性状

病毒呈小球形，直径为 18～26nm，20 面体立体对称，无包膜。基因组为线状单链 DNA，约 5.5kb。细小病毒 B19 主要在细胞核内复制，靶细胞是骨髓中分裂旺盛的红细胞系前体细胞。其对热、干燥、脂溶剂、冻融等不敏感，对甲醛和氧化剂敏感。

二、致病性与免疫性

细小病毒 B19 经呼吸道、消化道黏膜以及血液和胎盘等途径感染与传播，与传染性红斑（erythema infectiosum）、镰状细胞贫血患者的一过性再生障碍危象以及先天感染造成的自发性流产有关。传染性红斑主要好发于学龄期儿童、婴幼儿和老人，以呼吸道传播为主，呈春夏季流行趋势。潜伏期 4～20 天，感染后可形成病毒血症，并播散至骨髓，该病毒对骨髓中分裂旺盛的红细胞系前体细胞具有高度亲嗜性，通过直接杀细胞作用和免疫病理损伤，引起红细胞生成障碍，进而出现发热、关节痛、肌肉痛等类流感样症状，随即形成以双颊部为主的斑丘疹，呈双颊潮红状（也称苹果症，face slap），一般在 2 周左右皮疹消退。其中约 20% 的感染者症状不明显或有轻微的呼吸道症状，部分成人患者有时出现对称性关节炎。该病毒感染孕妇后可通过胎盘侵袭胎儿，并引起胎儿严重贫血、心力衰竭、流产或死亡等。

机体感染细小病毒 B19 后，可产生特异性的 IgM 和 IgG 抗体。

三、微生物学检查法

细小病毒 B19 感染可以根据症状和体征进行临床诊断，可以通过 PCR 技术检测病毒 DNA 或 ELISA 法检测病毒特异性抗体 IgM 及 IgG 确诊。

四、防治原则

目前尚无有效的疫苗和特异性治疗方法。商品化免疫球蛋白中含有 B19 的中和抗体，可用于辅助治疗。

思　考　题

1. 何谓内基小体？对诊断狂犬病有何意义？
2. 人乳头瘤病毒与哪些疾病有关？
3. 镰状细胞贫血患者的一过性造血障碍与哪种病毒感染有关？

（周海霞）

第三十章　　　朊　　粒

朊粒（prion）是一种由正常宿主细胞基因编码、构象异常的具有传染性的蛋白质。朊粒可引起朊粒病，包括动物的传染性海绵状脑病（transmissible spongiform encephalopathy，TSE）。Prion 一词来自 proteinaceous infectious particle（传染性蛋白质粒子）。至今尚未发现朊粒含有任何核酸成分，其生物学分类尚无定论。

1982 年美国学者史坦利 B. 布鲁希纳（Stanley B. Prusiner）首次证实羊瘙痒病致病因子是一种传染性蛋白粒子并将其命名为 prion。1997 年，布鲁希纳因发现这一新致病因子以及在朊粒研究中的杰出贡献而获得诺贝尔生理学或医学奖。

一、生物学性状

朊粒不含核酸，不具有病毒体结构，其本质是一种正常宿主细胞基因编码的构象异常的朊蛋白（prion protein，PrP）。该蛋白质分子质量为 27～30kDa，在电镜下呈纤维状或杆状，直径 10～20nm，长 100～200nm，大量存在于患 TSE 的人和动物组织中，因其与羊瘙痒病相关，被称为羊瘙痒病朊蛋白（scrapie prion protein，PrP^{sc}）。大量 PrP^{sc} 堆积于神经组织中形成淀粉样斑块。

构象正常的朊蛋白称为细胞朊蛋白（cellular prion protein，PrP^c），其编码基因广泛存在于人类和多种哺乳动物染色体中。人类 PrP^c 基因位于第 20 号染色体短臂，小鼠 PrP^c 基因位于 2 号染色体，两者同源性高达 90%。人类 PrP^c 基因由两个外显子和一个内含子构成，编码 253 个氨基酸组成的 PrP^c 前体蛋白，其分子质量为 33～35kDa。PrP^c 前体蛋白在核糖体合成后被转运至内质网和高尔基体，经一系列翻译后加工修饰成为含 142 个氨基酸的成熟 PrP^c，通过糖基磷脂酰肌醇（GPI）锚定于细胞膜表面。PrP^c 分子构型以 α 螺旋为主，对蛋白酶 K 敏感，可溶于非变性去污剂，没有致病性，在中枢神经系统神经细胞及星形胶质细胞、外周神经组织、淋巴组织、白细胞及血小板等中均有表达。PrP^c 与目前已知的任何蛋白质均不具有同源性，可能是一个独立的蛋白质家族。目前尚不清楚 PrP^c 的确切生理功能，完全敲除 *PrP* 基因的小鼠可以正常生活。因其定位于细胞表面，推测其可能与细胞跨膜信号转导、细胞黏附与识别等有关。

在某些因素作用下，PrP^c 错误折叠，分子构象发生改变形成致病性的 PrP^{sc}。PrP^{sc} 与 PrP^c 为同分异构体，两者的一级结构完全相同，但空间构型存在明显差异。PrP^c 的空间构型中含有约 42% 的 α- 螺旋、3% 的 β- 折叠，而 PrP^{sc} 分子中 α- 螺旋约为 30%，β- 折叠高达 43%，其氨基末端的 2 个 α- 螺旋转变成了 β- 折叠结构，从 α- 螺旋到 β- 折叠的结构转变可能是其致病的基础条件。PrP^{sc} 仅存在于感染的人和动物组织中，具有致病性和传染性，对蛋白酶 K 具有抗性，与 PrP^c 存在于细胞膜表面不同，它存在于细胞内。促使 PrP^c 转变为 PrP^{sc} 的因素尚不完全清楚，目前认为主要包括三种情况：①外源性 PrP^{sc} 侵入后，与体内正常的 PrP^c 结合使其转变为 PrP^{sc}，见于传染性 TSE；②机体 *PrP* 基因突变，使 PrP^c 结构失去稳定性，自发转变为 PrP^{sc}，见于遗传性 TSE；③ PrP^c 自发性异常折叠转变成为 PrP^{sc}，可见于散发性 TSE，这种情况十分少见。

目前尚无理想的朊粒体外细胞培养模型。朊粒可在鼠神经母细胞瘤 Neuro2α 细胞、大鼠嗜铬细胞瘤 PC12 细胞等来源于神经组织的细胞系中增殖，感染可通过蛋白酶抗性及动物传递试验进行检测。近年来已成功建立了朊粒的猩猩、恒河猴、仓鼠、小鼠、大鼠以及转基因鼠等动物实验模型，有力地促进了朊粒的研究。

朊粒对理化因素抵抗力很强。能抵抗蛋白酶 K 的消化作用，对核酸酶等作用于核酸的处理不敏感。对热、酸、碱、电离辐射、紫外线及常用化学消毒剂有很强的抗性，如牛海绵状脑病（bovine spongiform encephalopathy，BSE）脑组织能耐受 2mol/L NaOH 2h，置于 10%～20% 甲醛溶液中几个月仍有传染性，其脑组织匀浆 134～138℃加热 1h 仍可感染实验动物。PrP^{sc} 在土壤中可存活 20 年。标准的高压蒸气灭菌法和 γ 射线均不能使之灭活。对戊二醛、甲醇、乙醇、碘、非离子型或弱离子型去污剂不敏感，对乙醚、丙酮、环氧乙烷等中毒敏感，90% 苯酚、5% 次氯酸钠、10%SDS、2mol/L NaOH 可灭活朊粒。目前灭活朊粒的方法包括：室温 20℃，采用 1mol/L NaOH 溶液处理 1h 后，再采用 134℃压力蒸气灭菌 2h 以上； 10% 漂白粉溶液或 5% 次氯酸钠处理 2 小时等。PrP^c 与 PrP^{sc} 的主要区别见表 30-0-1。

表 30-0-1　PrP^c 与 PrP^{sc} 的主要区别

对比项目	PrP^c	PrP^{sc}
来源	正常及感染动物	感染动物
分子构型	42%α- 螺旋，3%β- 折叠	30%α- 螺旋，43%β- 折叠
抵抗力	对蛋白酶 K 敏感	对理化因素、蛋白酶 K 有抗性
传染性	无传染性	有传染性
致病性	无致病性	有致病性，引起人和动物海绵状脑病

二、致病性与免疫性

朊粒的致病机制尚未完全阐明。大量实验动物模型资料显示，PrP^c 转变成 PrP^{sc} 是朊粒病发生的基本条件，PrP^{sc} 聚集并蓄积在神经元中是该病发生的始动环节。研究显示，在发生中枢神经系统病理改变之前，PrP^{sc} 已聚集并蓄积于神经元内，而且只有 PrP^{sc} 蓄积的部位发生神经元变性改变，蓄积量较多的部位，其相应空泡形成量也较多。PrP^c 构型转变的机制尚不完全清楚，目前认为，PrP^{sc} 可能是由 PrP^c 或其前体由 α- 螺旋转变成 β- 折叠结构或自身 *PrP* 基因突变使其自发地发生结构改变而形成的。正常机体内 PrP^{sc} 形成很少，若有外源性 PrP^{sc} 的侵入或基因发生突变产生 PrP^{sc}，PrP^{sc} 可起模板作用，结合 PrP^c 并使之发生结构转变形成 PrP^{sc}，这种转化是一种级联放大的过程，从而完成 PrP^{sc} 的增殖。另外，有学者认为由宿主细胞编码的 PrP^c 或 PrP^c 前体蛋白合成后，经过一系列的翻译和未被检测到的微细化学修饰过程而转变为 PrP^{sc}，而且大量实验证明参与 PrP^{sc} 形成的蛋白质还有一种 X 蛋白，当 PrP^c 与 PrP^{sc} 的第 96～167 位氨基酸结合的同时，PrP^{sc} 羧基端残基与 X 蛋白结合，使 PrP^c 转变为 PrP^{sc}。有研究提示 PrP^{sc} 可诱导细胞凋亡，最终导致神经元死亡，产生退行性病变。

朊粒病是一类发生于人和动物的以慢性、进行性、退行性病变为特征的致死性中枢神经系统疾病。具有以下特征：①潜伏期长，可达数月至数年甚至数十年，一旦发病，呈慢性、进行性进展，以死亡告终；②患者以痴呆、共济失调、震颤等为主要临床表现；③病理学特征为大脑皮质神经元空泡变性、死亡、缺失，星形胶质细胞高度增生，大脑皮质疏松呈海绵状，有淀粉样斑块形成；④脑组织中无炎症反应，无淋巴细胞和炎症细胞浸润；⑤朊粒无免疫原性，不能刺激机体产生特异性体液和细胞免疫应答。

已有的研究发现，富含 PrP^sc 的患病组织，特别是脑组织，其次是脊髓是重要的传染介质，患病动物脑组织提取的 PrP^sc 稀释 10^{11} 倍仍具有感染性。淋巴结、脾脏、肠道、胎盘等也有传染性。PrP^sc 可通过多途径感染动物，被污染的饲料和针头，经消化道和血液途径可造成动物感染，另外也可经垂直传播。

人类朊粒病的获得途径较为复杂，根据感染来源不同，可分为遗传性、传染性和散发性三种类型。人类朊粒病约有 15% 的患者具有遗传性，它是常染色体显性遗传病，因编码 PrP^c 的基因突变所致。传染性病例主要通过食入病变的组织如 BSE 牛肉、人尸脑、人肉等所致，也可经血液及医源性传播，患者编码 PrP^c 的基因无异常。人类散发性朊粒病无遗传改变，也无明显的传播现象，该病的发生可能与 PrP^c 的过度表达或自发性异常折叠有关。

朊粒感染后可引发动物和人类的多种疾病（表 30-0-2）。

表 30-0-2　由朊粒引发的人类和动物疾病

动物 TSE	人类 TSE
羊瘙痒病（scrapie）	库鲁病（Kuru disease）
牛海绵状脑病 （bovine spongiform encephalopathy，BSE）	克 - 雅病 （Creutzfeld-Jakob disease，CJD）
鹿慢性消耗性疾病 （chronic wasting disease，CWD）	变异型 CJD （variant CJD，v-CJD）
水貂传染性脑病 （transmissible mink encephalopathy，TME）	格斯特曼 - 斯召斯列综合征 （Gerstmann-Straussler syndrome，GSS）
猫海绵状脑病 （feline spongiform encephalopathy，FSE）	致死性家族性失眠症 （fatal familial insomnia，FFI）

（一）动物朊粒疾病

1. **羊瘙痒病（scrapie）**　是第一个被发现的动物朊粒病，1732 年在英国首次报道，后在欧洲、亚洲和美洲均有病例报道。多发生于绵羊和山羊。潜伏期一般 1～3 年，病羊常有消瘦、步态不稳、脱毛、麻痹等临床表现。病羊常因瘙痒而在围栏上摩擦身体而得此病名。病死率极高，中枢神经系统有典型 TSE 病理特征。

2. **牛海绵状脑病（bovine spongiform encephalopathy，BSE）**　俗称疯牛病（mad cow disease），1986 年首先在英国发现，在欧洲一度广为流行，1993 年为流行高峰，曾引起人们的恐慌并造成巨大经济损失。该病潜伏期长，一般为 4～5 年，病程一般为 14 天至 6 个月，常见的一般症状为体重减轻和产奶量减少；随后出现运动失调、颤抖等神经系统症状和感觉过敏、恐惧、狂躁等精神症状。目前已证实 BSE 的病原体源于被羊瘙痒病病羊污染的肉骨粉、内脏制作的饲料而导致牛的感染。1988 年 7 月，英国政府立法禁止用反刍动物来源的饲料饲养牛后，疯牛病的发病率已显著下降。

（二）人类朊粒疾病

1. **库鲁病（Kuru disease）**　20 世纪流行于大洋洲巴布亚新几内亚东部高原霍勒（Fore）

部落中的一种中枢神经系统退行性疾病，由美国学者丹尼尔·盖杜谢克（Daniel Gajdusek）和齐加斯（Zigas）于 1957 年首先报道。库鲁（Kuru）病与当地人原始的食尸祭祀方式密切关联，病原因子可通过鼻咽部、胃肠道及眼结膜等皮肤黏膜传染。该病潜伏期长，一般为数年，最长可达 30 年。病情呈慢性、进行性发展，多以关节疼痛、头痛、乏力、体重下降开始，继之出现手脚颤抖、行走困难、不能站立、语言障碍与记忆丧失等症状。多数患者因长期卧床并发褥疮感染或肺炎而死亡。整个病程一般 3～6 个月，很少超过 1 年。患者病损部位主要在中枢神经系统，病理特征为弥漫性神经元退行性病变，大脑皮层或神经节出现海绵状病变。20 世纪 60 年代随着不良习俗的终止，该病亦逐渐消失。1976 年，丹尼尔·盖杜谢克等因证实了库鲁病与羊瘙痒病、人克 - 雅病属同种病原因子所致而荣获诺贝尔生理学或医学奖。

2. 克 - 雅病（Creutzfeld-Jakob disease，CJD） 又称传染性痴呆症（transmissible dementia）或早老性痴呆症（presenile dementia），最先由克鲁兹费尔德（Creutzfeld）和雅克布（Jakob）两位病理学家分别于 1920 年和 1921 年相继报道，故得名为 CJD。该病是人类最常见的朊粒病，呈世界性分布，好发年龄主要为 50～75 岁，年发病率约为百万分之一。潜伏期可超过 10 年，常见早期症状主要为注意力、记忆力和判断力障碍，可出现情感淡漠、抑郁、睡眠障碍等。随着疾病进展，迅速发展为痴呆，可出现肌阵挛、锥体外束症状（如运动功能减退）、小脑性症状（如眼球震颤、共济失调）等。患者最终死于感染和中枢神经系统功能衰竭，90% 患者 1 年内死亡。该病病理学改变与库鲁病相似。

根据病因不同可将 CJD 分为家族性、医源性、散发性三种类型。家族性 CJD 占患者的 10%～15%，为常染色体显性遗传。医源性传播的发病率在 3% 以下，主要与医疗器械灭菌不彻底、器官移植、脑深部电极使用及使用由尸体垂体制备的生长激素等有关。散发性 CJD 占大多数（85%），病因不清。

3. 变异型克雅病（variant CJD，v-CJD） 1996 年 3 月，英国海绵状脑病顾问委员会（Spongiform Encephalopathy Advisory Committee, SEAC）宣布了 10 例新现人类 TSE，其发病年龄、临床特征、脑电图改变及病理变化与典型 CJD 存在差别，故称其为变异型 CJD。该病发病年龄较年轻，多在 18～40 岁之间，平均年龄 29 岁，潜伏期长，10～30 年，病程较长，平均 14 个月，临床表现以行为改变、运动失调和周围感觉障碍为主。晚期出现痴呆、锥体束与锥体外束综合征。目前已证实，v-CJD 的发生与 BSE 密切相关，与病牛接触或进食病牛肉是最主要的发病原因，但确切致病机制尚不清楚。该病患者脑组织病理学改变与 BSE 相似。

三、微生物学检查法

目前实验室尚不能对朊粒进行分离培养，临床诊断可结合流行病学资料、临床症状、病原学诊断和病理学报告进行，但该病的确诊依赖于病原学诊断，主要是应用免疫学和分子遗传学方法检测致病因子 PrP^{sc}。

1. 免疫组化技术 是目前确认 TSE 的可靠手段。取可疑患者的脑组织或淋巴组织切片，按照系列步骤处理使其传染性消失，用蛋白酶 K 处理破坏 PrP^c，然后用特异性抗体（单克隆抗体或多克隆抗体）检测 PrP^{sc}。该方法不仅能检测病理组织中的 PrP^{sc}，还能观察 PrP^{sc} 在病理组织中的分布。

2. 免疫印迹技术 是目前国际上诊断朊粒疾病最常用的有效、简单而敏感的方法。首先用蛋白酶 K 处理脑组织以去除组织中的 PrP^c，电泳转膜后用单克隆抗体杂交、染色检测标本中的 PrP^{sc}。

3. ELISA 法　是目前国际上筛查朊粒病最常用的方法。该法简便快速，但可疑样品需进一步通过免疫组化或免疫印迹方法进行确诊。一般采用双抗夹心法检测脑组织悬液或脑脊液中的 PrP^{sc}。

4. 脑脊液 14-3-3 蛋白检测　脑蛋白 14-3-3 是一种神经元蛋白，能维持其他蛋白质构型的稳定性，正常脑组织含量丰富，而正常血清、脑脊液中不存在。当感染朊粒后，大量的脑组织被破坏，可使脑蛋白 14-3-3 泄漏于脑脊液中，并且脑脊液中含量与脑组织破坏成正比，采用 Western blot 法检测脑脊液中的 14-3-3 蛋白可用于人类克 - 雅病（散发型）的实验室辅助诊断。

5. 基因分析　从患者外周血白细胞中提取 DNA，对人类 20 号染色体 *PrP* 基因进行分子遗传学分析，可协助诊断家族性 CJD 患者。

另外，近年来根据 PrP^{sc} 增殖的"模板学说"而设计的"蛋白质错误折叠循环扩增"（protein misfolding cyclic amplification，PMCA）能够对样品中的微量 PrP^{sc} 进行快速灵敏地检测，可用于朊粒感染的早期诊断。

四、防治原则

目前对朊粒感染尚无特异性疫苗，对疾病亦无有效的治疗方法可用。当前主要是针对朊粒感染可能的传播途径采取预防措施。

1. 医源性朊粒感染的预防　采取有效措施，彻底灭活朊粒，防止经献血、捐献器官、外科手术特别是神经外科和眼科手术的器械灭菌不彻底而引起的医源性感染。医护人员在诊疗过程中应严格遵守安全规程，加强防范意识，注意自我保护。

2. BSE 与 vCJD 的预防　加强动物检疫，发现患病动物应进行彻底处理（焚烧或深埋）以消灭传染源。禁止用牛、羊等反刍动物的骨肉粉作为饲料喂养牛等反刍动物，以防止致病因子进入食物链。对从有 BSE 的国家进口的活牛或牛制品，必须进行严格的特殊检疫，以防止输入性感染。

思 考 题

1. 何谓朊粒？其与传统病毒有何区别？
2. 如何对朊粒进行灭菌处理？
3. 人类朊粒病主要包括哪些？

（杜宝中）

第五篇

医学原虫学

原虫（protozoa）为单细胞真核动物，体积微小，能独立完成生命活动的全部生理功能。迄今已发现约 65 000 余种原虫，多数种类营自生或腐生生活，广泛分布于土壤、海洋、水体或腐败物中，其中近万种为寄生性原虫，生活在动物体内或体表。医学原虫（medical protozoa）是指寄生在人体管腔、体液、组织或细胞内的致病性和非致病性原虫，约 40 余种。有些原虫如疟原虫、利什曼原虫、锥虫和溶组织内阿米巴等，危害人群或家畜并广泛流行。

第三十一章　医学原虫学概论

原虫为单细胞真核动物，体积微小，能独立完成生命活动的全部生理功能。迄今已发现约 65 000 余种，多数种类营自生或腐生生活，广泛分布于土壤、海洋、水体或腐败物中。约有近万种为寄生性原虫，生活在动物体内或体表。医学原虫（medical protozoa）是指寄生在人体管腔、体液、组织或细胞内的致病性和非致病性原虫，40 余种。有些原虫如疟原虫、利什曼原虫、锥虫和溶组织内阿米巴等，危害人群或家畜并构成广泛的流行。

一、形态结构

原虫的结构符合单个动物细胞的基本构造，由胞膜、胞质和胞核组成。

（一）胞膜

又称表膜或质膜，包裹虫体。电镜下为一层或一层以上的单位膜结构，其外层的蛋白质和脂质双层与多糖分子结合形成表被，或称糖萼（glycocalyx）。胞膜内层可有紧贴的微管和微丝支撑，使虫体保持一定形状。原虫的胞膜作为与宿主和外环境直接接触的界面，对保持虫体的自身稳定和参与宿主的相互作用起着重要的作用。已证明有些寄生原虫的胞膜有多种抗原、受体、酶类，甚至毒素；胞膜还有不断更新的特点，一些原虫的胞膜抗原还可不断变异。在不利条件下，有些原虫的胞膜之外可形成坚韧的保护性壁。因此原虫胞膜的功能除具有分隔与沟通作用外，还参与原虫的营养、排泄、运动、感觉、侵袭、隐匿等多种生理活动。对原虫胞膜的深入研究已成为揭示宿主与寄生虫相互作用机制的重要方面。

（二）胞质

主要由基质、细胞器和内含物组成。

1. 基质　均匀透明，含有肌动蛋白组成的微丝和管蛋白组成的微管，以支持原虫的形状并与运动有关。许多原虫有内、外质之分。外质较透明，呈凝胶状，具有运动、摄食、营养、排泄、呼吸、感觉及保护等功能。内质呈溶胶状，含各种细胞器和内含物，也是胞核所在的部位，为细胞代谢和营养存储的主要场所。

2. 细胞器　原虫细胞器的类型多样，按功能可分为：①膜质细胞器：主要由胞膜分化而来，包括线粒体、高尔基复合体、内质网、溶酶体等，大多参与合成代谢。②运动细胞器：为原虫分类的重要标志，按性状分为无定形的伪足（pseudopodium）、细长的鞭毛（flagellum）和短而密的纤毛（cilia）三种。具相应运动细胞器的原虫分别称阿米巴、鞭毛虫（flagellate）和纤毛虫（ciliate）。鞭毛虫和纤毛虫大多还有特殊的运动器，如波动膜（undulating membrane）。③营养细胞器：部分原虫拥有胞口、胞咽、胞肛等结构，帮助取食、排废物。寄生性纤毛虫大多有伸缩泡，能调节虫体内的渗透压。此外，多数鞭毛虫的胞质有硬蛋白组成的轴柱（axone），它是支撑细胞器，使虫体构成特定的形态。

3. 内含物　原虫胞质内有时可见多种内含物，包括各种食物泡、营养储存小体如淀粉泡（glycogen vacuole）、拟染色体（chromatoid body）、虫体代谢产物（色素等）和共生物（病毒颗粒）等。特殊的内含物也可作为虫种的鉴别标志。

（三）胞核

胞核为原虫得以生存、繁衍的主要构造。它由核膜、核质、核仁和染色质组成。核膜为两层单位膜，具微孔沟通核内外。染色质和核仁分别富含 DNA 和 RNA，能被深染。胞核需经染色才能在光镜下辨认，并各具特征。寄生人体的原虫多数为泡状核（vesicular nucleus），特点为染色质少而呈粒状，分布于核质或核膜内缘，只含一个粒状核仁。纤毛虫多为实质核（compact nucleus），特点为核大而不规则，染色质丰富，常具一个以上的核仁。原虫的营养期大多只含一个核，少数可有两个或更多。一般仅在核分裂期染色质才浓集为染色体，体现染色体核型的形态学特征。经染色后的医学原虫胞核形态特征是病原学诊断的重要依据。

二、原虫生理

（一）运动

多数原虫借运动细胞器进行移位、摄食、防卫等活动。运动方式有伪足运动、鞭毛运动和纤毛运动。没有运动细胞器的原虫也可借助体表构造进行滑动和小范围扭转等。

（二）营养与代谢

寄生原虫生活在富有营养的宿主内环境，一般可通过表膜以渗透和扩散方式吸收小分子养料，大分子物质经胞饮（pinocytosis）摄取，如阿米巴；多数原虫具有胞口（cytostome）或微胞口（micropore），以吞噬（phagocytosis）方式摄取固体食物，如孢子虫和纤毛虫的滋养体。被摄入的食物先通过胞膜内陷形成食物泡，在胞质中，食物泡与溶酶体结合，在各种水解酶的作用下，将养料消化、分解和吸收。残渣和最终代谢产物各以特定的方式，或从胞肛，或从体表，或通过增殖过程的母体裂解而排放于寄生部位。

原虫一般利用葡萄糖获得能量，无氧糖代谢是其能量代谢的主要途径。各种原虫的具体代谢途径和最终产物则因寄生环境和代谢酶系遗传性状的不同而有显著差异。由于快速增殖，寄生原虫对蛋白质和多种氨基酸的需求量较大。构成原虫蛋白的氨基酸种类大多从宿主的周围环境摄入，少数需自身合成。有些原虫的发育增殖往往还需要一些特殊的生长因素或辅助因子，如溶组织内阿米巴和阴道毛滴虫需要胆固醇，疟原虫需要对氨基苯甲酸等。

（三）生殖

原虫主要生殖方式有无性生殖和有性生殖两种，同时以一定的方式排离和转换宿主以维持种群世代的延续。

1. 无性生殖　包括二分裂、多分裂和出芽生殖。

（1）二分裂（binary fission）：为寄生原虫最常见的增殖方式，分裂时胞核先分裂，随后纵向或横向分裂为二个子体。如阿米巴原虫和鞭毛虫等。

（2）多分裂（multiple fission）：首先胞核经多次分裂，达到一定数量后，胞质包绕于每个核周围，一次分裂为多个子代。多分裂形式多样，如疟原虫的裂体增殖（schizogony）和孢子增殖（sporogony）等。

（3）出芽生殖（gemmation）：为大小不等的分裂，母体先经过不均等的细胞分裂，产生一个或多个芽体，再分化发育成新个体。出芽生殖可分为外出芽（exogenous）和内出芽（endogenous）两种方式。如弓形虫滋养体的内二殖或内二芽殖（endodygony）。

2. 有性生殖　包括接合生殖和配子生殖。

（1）接合生殖（conjugation）：两个形态相同的原虫接合在一起，交换核质后分开各自分裂，多见于纤毛虫。

（2）配子生殖（gametogony）：先分化为雌、雄配子，而后结合为合子（zygote），再进行无性增殖。配子生殖常为寄生原虫有性世代的主要阶段，本身并无个体增加，却为无性孢子生殖的先导，如疟原虫在蚊体内的发育时期。

三、生活史

医学原虫生活史的完成是从宿主到宿主的传播过程，不同原虫因所需宿主和寄生部位的不同，可分为形态、结构和活力不同的几个阶段或时期。滋养体（trophozoite）期是原虫具有运动、摄食能力和生殖的生活史时期，是多数寄生原虫的基本生活型。许多原虫的滋养体在不良条件下分泌外壁，形成不活动的包囊（cyst）或卵囊（oocyst），用以抵抗不良环境，实现宿主转换，成为传播上的重要环节。按其传播特点可将生活史大致分为三型：

（1）人际传播型：生活史只需要一种宿主，凭借接触或中间媒介的机械性携带而在人群之间直接传播，如多数肠道寄生阿米巴、阴道毛滴虫和纤毛虫等。

（2）循环传播型：完成生活史需一种以上的脊椎动物，分别进行无性和有性生殖，形成世代交替现象，如刚地弓形虫以猫为终宿主，以人、鼠或猪等为中间宿主。

（3）虫媒传播型：完成生活史需经吸血昆虫体内的无性或有性繁殖，再传播给人体或其他动物，如利什曼原虫和疟原虫。

四、致病

对人体致病的原虫绝大多数为寄生性原虫，其危害程度可因虫种、株系、寄生部位及宿主生理状态而有很大差别。原虫感染的致病作用，除原虫侵袭力与宿主免疫应答水平之间相互作用而导致的机械、化学和生物性损伤外，还有某些自身的特点：

1. 增殖作用　致病原虫侵入宿主后必需战胜机体的防御功能，增殖到相当数量后才表现为明显的损害或临床症状。此种病原个体数量在无重复感染前提下的大量增长与一般的蠕虫感染不同，也是体积微小的原虫足以危害人类的生物学条件。不同原虫的增殖结果往往产生特殊的致病表现，如大量疟原虫的定期裂体增殖使被寄生红细胞发生周期性裂解，可导致寒热节律典型的疟疾症状；寄生在上消化道大量增殖的贾第虫附着肠黏膜，可严重影响脂肪的消化吸收引起特殊的脂肪泻。

2. 播散能力　原虫的微小个体和快速增殖特点，使其致病作用具有某种播散潜能。多数致病原虫在建立原发病灶后都发现有向近邻或远方组织侵蚀和播散的倾向，从而累及多个器官。现代研究已发现致病原虫具有多种利于扩散的因子和生态特点。如原虫在血细胞内寄生，不仅成为逃避宿主免疫攻击的一种有效屏障，且为其提供了血源播散的运载工具。利什曼原虫和弓形虫被巨噬细胞吞噬后，能在宿主的免疫活性细胞内增殖自如，并被带至全身各处，引起全身的严重感染。溶组织内阿米巴具有多种膜结合蛋白水解酶，使其具有溶解宿主组织、细胞的侵袭特性，为其入侵肠壁深层组织，实现播散，诱发肠外阿米巴病创造基本条件。

3. 机会致病 有些寄生原虫感染宿主后，并无临床表现，暂时呈隐性感染。但当机体抵抗力下降或免疫功能不全时，如极度营养不良、晚期肿瘤、长期应用激素制剂、免疫缺陷或获得性免疫缺陷综合征患者，这些原虫的繁殖能力和致病力增强，患者出现明显临床症状，甚至危及生命。这些原虫被称为机会性致病原虫（opportunistic protozoa），常见的有弓形虫、隐孢子虫和蓝氏贾第鞭毛虫等。

五、常见种类及其分类

医学原虫根据运动细胞器的有无和类型分为鞭毛虫、阿米巴、纤毛虫和孢子虫四大类。生物学分类隶属于原生生物界，原生动物亚界（Subkingdom Protozoa）之下的 3 个门，即肉足鞭毛门（Phylum Sarcomastigophora），包括动鞭纲和叶足纲；顶复门（Phylum Apicomplexa），如孢子纲；纤毛门（Phylum Ciliophora），如动基裂纲（表 31-0-1）。

随着科学技术的发展，染色体核型、DNA 序列、同工酶谱型或血清型等分析技术已广泛应用于原虫的分类研究，从分子水平重新认识，实现种群乃至株系的分类。

表 31-0-1 常见的医学原虫及其分类

纲（Class）	目（Order）	科（Family）	虫名	主要寄生部位
叶足纲 Lobosea	裂核目 Schizopyrenida	双鞭阿米巴科 Dimastiamoebidae	福氏耐格里阿米巴 *Naegleria fowleri*	脑（等）
	阿米巴目 Amoebida	棘阿米巴科 Acanthamoebidae	卡氏棘阿米巴 *Acanthamoeba castellanii*	
		内阿米巴科 Entamoebidae	齿龈内阿米巴 *Entamoeba gingivalis*	口腔
			溶组织内阿米巴 *Entamoeba histolytica*	肠道
			结肠内阿米巴 *Entamoeba coli*	
			哈门内阿米巴 *Entamoeba hartmanni*	
			布氏嗜碘阿米巴 *Iodamoeba butschlii*	
			微小内蜒阿米巴 *Endolimax nana*	
动鞭纲 Zoomastig-ophorea	双滴虫目 Diplomonadida	六鞭毛料 Hexamitidae	蓝氏贾第鞭毛虫 *Giardia lamblia*	
	毛滴虫目 Trichomonadida	毛滴虫科 Trichomonadidae	人毛滴虫 *Trichomonas hominis*	
			脆弱双核阿米巴 *Dientamoeba fragilis*	
			阴道毛滴虫 *Trichomonas vaginalis*	泌尿生殖道
			口腔毛滴虫 *Trichomonas tenax*	口腔

续表

纲（Class）	目（Order）	科（Family）	虫名	主要寄生部位
动鞭纲 Zoomastig- ophorea	动基体目 Kinetoplastida	锥虫科 Trypanosomatidae	布氏冈比亚锥虫 *Trypanosoma brucei* *gambiense* 布氏罗得西亚锥虫 *T. brucei rhodesiense*	血液
			杜氏利什曼原虫 *Leishmania donovani*	单核吞噬细胞
			热带利什曼原虫 *Leishmania tropica*	
			巴西利什曼原虫 *Leishmania braziliensis*	
			墨西哥利什曼原虫 *Leishmania mexicana*	
孢子纲 Sporozoea	真球虫目 Eucoccidiida	疟原虫科 Plasmodidae	间日疟原虫 *Plasmodium vivax*	红细胞
			恶性疟原虫 *Plasmodium falciparum*	
			三日疟原虫 *Plasmodium malariae*	
			卵形疟原虫 *Plasmodium ovale*	
	真球虫目 Eucoccidiida	弓形虫科 Toxoploasmatidae	刚地弓形虫 *Toxoplasma gondii*	有核细胞
		肉孢子虫科 Sarcocystidae	人肉孢子虫 *Sarcocystis hominis*	组织
		爱美虫科 Eimeriidae	贝氏等孢子虫 *Isospora belli*	小肠黏膜上皮细胞
		隐孢子虫科 Cryptosporidae	隐孢子虫 *Cryptosporidium parvum*	
动基裂纲 Kinetofragminophorea	毛口目 Trichostomatida	小袋科 Balantidiidae	结肠小袋纤毛虫 *Balantidium coli*	结肠

思 考 题

医学原虫的生活史类型有哪些？

（包根书）

第三十二章　　叶　足　虫

叶足虫隶属于肉足鞭毛门（Phylum Sarcomastigophora）的叶足纲（Lobosea），虫体以宽大叶状伪足的运动细胞器为基本特征。多数虫种含一个形态各异的泡状核，进行无性繁殖，一般有滋养体和包囊两个生活史期，个别种类无包囊期。寄生人体的常见种类多为消化道腔道型原虫，计有 3 属 7 种，均归属于内阿米巴科，其中仅溶组织内阿米巴一个种对人致病，可引起侵袭型阿米巴病（invasive amoebiasis）。少数自生生活类型的非内阿米巴科的种类亦可偶然侵入人体引起严重疾病。

第一节　溶组织内阿米巴

溶组织内阿米巴（*Entamoeba histolytica*），也称痢疾阿米巴，主要寄生于结肠，引起阿米巴痢疾和肠外阿米巴病。人类对阿米巴病早有认识与记载。我国古代医书《内经·素问》《伤寒论》等记载"下痢""赤痢""疫痢"等有关鉴别诊断的临床经验。以前一直认为，溶组织内阿米巴只在一定条件下侵入肠壁或经血流到达其他器官引起疾病。布腊姆普（Brumpt）在 1928 年正式提出溶组织内阿米巴也有两个种，其中之一可引起人类侵入性阿米巴病，另一种则不致病，并命名为迪斯帕内阿米巴（*Entamoeba dispar*），但两者生活史、形态相似。20 世纪 70 年代末，研究者对抗原性和小亚基核糖体 RNA 分析，发现确实是两个不同的虫种。1993 年正式将引起侵入性阿米巴病的虫株命名为 *Entamoeba histolytica*，而非致病的阿米巴虫株命名为 *Entamoeba dispar*。

一、形态

溶组织内阿米巴可分为滋养体和包囊两个时期。

1. 滋养体（trophozoite）　大小为 10～60μm，借助单一定向的伪足而运动，胞质分透明的外质和颗粒状的内质。从患者组织中分离的滋养体胞质常含有摄入的红细胞，有时也可见白细胞和细菌。滋养体具有一个泡状核，呈球形，直径 4～7μm，纤薄的核膜边缘有单层均匀分布、大小一致的核周染色质粒（chromatin granules）。核仁小，约 0.5μm，常居中，核仁与核膜之间隐约可见网状核纤丝（图 32-1-1）。

2. 包囊（cyst）　呈球形，直径 10～20μm，包囊壁厚 125～150nm，光滑。包囊初期只具一个泡状核，经二次分裂形成 4 核的成熟包囊，与滋养体的核相似但稍小。未成熟包囊胞质内有糖原泡和特殊的营养储存小体即拟染色体，呈棍棒状，对虫株鉴别有意义。碘染时包囊呈淡棕色或黄色，糖原泡为棕红色，铁苏木素染色的包囊为蓝色，糖原泡被溶解成空泡，拟染色体呈深蓝色（图 32-1-1）。

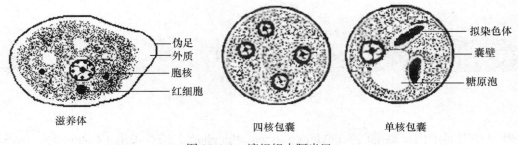

| 滋养体 | 四核包囊 | 单核包囊 |

图 32-1-1　溶组织内阿米巴

二、生活史

溶组织内阿米巴的生活史简单，发育阶段包括滋养体期和包囊期，只需一个宿主，人为其适宜的宿主，猫、狗和鼠等动物可作为偶尔的宿主。感染期为成熟的 4 核包囊。经口摄入含成熟包囊的食品或饮水，包囊通过胃，在回肠末端或结肠上端中性或碱性环境中，包囊中的虫体运动，并在肠内酶的作用下，包囊壁在某一点变薄，囊内虫体伪足伸缩，虫体脱囊而出。经三次胞质分裂和一次核分裂形成 8 个滋养体，摄食细菌并二分裂增殖。一部分滋养体可随肠腔内容物下移，在横结肠之后，受脱水或环境变化等因素的刺激，胞质分泌的囊壁包裹于胞膜之外，形成圆形的包囊，随粪便排出。粪便中可查到 1 核、2 核或 4 核包囊。包囊可以在外界生存和保持感染性数日至一月，但在干燥环境中易死亡。

肠腔中的滋养体可侵入肠黏膜，吞噬红细胞，破坏肠壁，引起肠壁溃疡，可随坏死组织脱落入肠腔，随急速的肠蠕动排出体外。排出体外的滋养体在外界只能短时间存活，也不能通过上消化道感染人体。肠壁中的滋养体可侵入血流到达肝、肺和脑等器官组织，亦可局部扩散至生殖器。组织中的滋养体不形成包囊（图 32-1-2）。

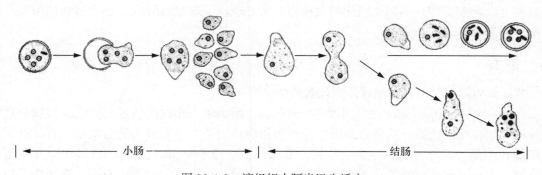

| ◀── 小肠 ──▶ | ◀────── 结肠 ──────▶ |

图 32-1-2　溶组织内阿米巴生活史

三、致病

（一）致病机制

溶组织内阿米巴滋养体具有侵入结肠壁和其他器官组织、适应宿主的免疫反应和表达致病因子的能力，这些致病因子破坏细胞外间质，接触依赖性溶解宿主组织，抵抗补体的溶解作用。在致病性诸多因素中，有三种致病因子已在分子水平广泛研究和阐明：

1. 260kDa 半乳糖 / 乙酰氨基半乳糖凝集素（Gal/GalNAc lectin）　260kDa 凝集素介导滋

养体吸附于宿主结肠上皮细胞、中性粒细胞和红细胞等表面，吸附后具有重要的溶细胞作用，使虫体穿入肠黏膜，侵犯宿主组织；凝集素还参与细胞信号转导作用。有人认为凝集素也与虫体抗补体作用有关。

2. 阿米巴穿孔素（amoeba pore） 一组包含在滋养体胞质颗粒中的小分子蛋白家族。滋养体在与靶细胞接触时或侵入组织时可注入穿孔素，使靶细胞形成离子通道，导致宿主细胞的孔状破坏。

3. 半胱氨酸蛋白酶（cysteine proteinase） 是溶组织内阿米巴原虫最丰富的蛋白酶，分子质量约 30kDa，属于木瓜蛋白酶的大家族，可溶解靶细胞或降解补体 C_3 为 C_{3a}，从而抵抗补体介导的抗炎反应。

总之，这些因子与致病性有关，又受基因控制。迪斯帕内阿米巴虽有编码这些因子的基因，但其基因产物的活性相当低。通过对这些因子的研究也许可以解释致病性与非致病性机制，帮助发现新的化疗药物及疫苗，开创新的特异性的诊断方法。

（二）病理变化

1. 肠阿米巴病 好发于回盲部，亦累及升结肠、乙状结肠和直肠，偶尔累及回肠。原发病灶仅局限于黏膜层，肠窥镜观察时为稍隆起的充血小灶，中央常有针尖状溃破口，典型的病变是口小基底大的烧瓶状溃疡，溃疡间的黏膜正常或稍有充血水肿。镜下可见组织坏死伴少量的淋巴细胞和浆细胞。急性重症病例滋养体可突破黏膜肌层，引起液化坏死灶，溃疡可深达肌层，并可与邻近的溃疡融合，引起肠黏膜大片脱落。慢性病例由于黏膜增生可出现阿米巴肿（amoeboma），又称为阿米巴肉芽肿（amoebic granuloma），是结肠黏膜对阿米巴刺激的增生反应，主要是组织肉芽肿伴慢性炎症和纤维化，虽仅 1%～5% 患者伴有阿米巴肿，但需与其他肿瘤进行鉴别。

2. 肠外阿米巴病 是肠黏膜下层或肌层的滋养体侵入静脉，经血行播散至其他组织器官引起的，多呈无菌性、液化性坏死，周围以淋巴细胞浸润为主。滋养体多在坏死组织与正常组织的交界处。以肝脓肿最常见，早期病变以滋养体侵入肝内小血管引起栓塞开始，继而出现急性炎症反应，以后病灶扩大，中央液化，脓肿大小不一，脓液由坏死变性的肝细胞、红细胞、胆汁、脂肪滴和组织残渣组成。脓肿周围淋巴细胞浸润，最终纤维化。其他器官脓肿见于肺、脑、腹腔和生殖器等。

（三）临床表现

阿米巴病的潜伏期 2～26 天，以 14 天左右多见。临床表现较多变化，常有迁延现象，即病程延长，症状隐显无常。可分为无症状的带虫感染和有症状的侵袭性感染，后者包括肠阿米巴病和肠外阿米巴病。

1. 肠阿米巴病（intestinal amoebiasis） 临床过程可分急性或慢性。急性期的症状从轻度、间歇性腹泻到暴发性、致死性痢疾不等。典型的阿米巴痢疾表现为腹泻，一日数次或数十次，粪便果酱色，伴有奇臭并带黏液和血，80% 患者伴有局限性腹痛、里急后重、胃肠胀气、厌食、恶心、呕吐，但全身症状轻。急性暴发性痢疾则是严重和致命性的肠阿米巴病，但已不多见，60% 患者可发展成肠穿孔，亦可发展成肠外阿米巴病。慢性阿米巴病则为长期间歇性腹泻、腹痛、胃肠胀气和体重下降，可持续 1 年以上，甚至 5 年之久。有些患者亦出现肠阿米巴肿，呈团块状损害而无症状，在肠钡餐透视时酷似肿瘤，通过病理活检和血清抗体阳性可鉴别。

肠阿米巴病最严重的并发症是肠穿孔和继发性细菌性腹膜炎，呈急性或亚急性过程。

2. 肠外阿米巴病（extraintestinal amoebiasis） 以阿米巴肝脓肿（amoebic liver abscess）最常见。肠阿米巴病例中有10%患者并发肝脓肿，多见于年轻患者，好发于肝右叶。临床症状有右上腹痛，向右肩放射，发热、寒战、盗汗、厌食和体重下降；肝穿刺可见"巧克力"状脓液，可检出滋养体。肝脓肿可破裂入胸腔（10%～20%），破入腹腔（2%～7%），少数情况下破入心包。肺脓肿常多发于右下叶，多因肝脓肿穿破膈肌引起，主要有胸痛、咳嗽、发热和咳"巧克力酱"样的痰；X线检查可见渗出、实变或脓肿形成，甚至形成肺支气管瘘管。1.2%～2.5%的患者可出现脑脓肿，而94%脑脓肿患者合并有肝脓肿，往往是在中枢皮质的单一脓肿，临床症状有头痛、呕吐、眩晕、精神异常等，45%患者可发展成脑膜脑炎。皮肤阿米巴病常由直肠病灶播散到会阴部引起，发生在胸腹部瘘管周围。会阴部损害则可累及阴茎、阴道甚至子宫。

四、诊断

（一）病原学诊断

1. 生理盐水涂片法 适用于急性阿米巴痢疾患者的脓血便或阿米巴肠炎的稀便，主要检查活滋养体，但标本必须新鲜，送检越快越好，置4℃不宜超过4～5h。典型的阿米巴痢疾粪便为酱红色黏液样，伴有腥臭味，镜检可见黏液中有很多黏集成团的红细胞和活动的滋养体。对脓肿穿刺液等亦可行涂片检查，但滋养体多在脓肿壁上，故穿刺和检查时应予注意。

2. 碘液染色法 对无症状带虫者或慢性腹泻患者，采用碘液染色法检查粪便中的包囊。用甲醛乙醚法沉淀浓集包囊可提高检出率。另外，对于一些慢性患者，应多次粪检以免漏诊。

3. 体外培养 培养法比涂片法更敏感且可保存虫种，为非常规方法，但对研究很有意义。培养物为粪便或脓肿穿刺物，常用罗宾森（Robinson）培养基，对亚急性或慢性病例检出率比较高。

4. 组织检查 借助结肠镜直接观察黏膜溃疡并作活检或用刮取物涂片提高检出率。

（二）血清学诊断

由于阿米巴病的病原学检查容易漏检与误诊，故免疫学诊断是重要的辅助诊断方法。大约有90%的患者，以ELISA、IHA、AGD可以检查到不同滴度的抗体。肝脓肿患者的检出率可高达95%～100%，侵袭型肠病患者为85%～95%，而无症状带虫者仅为10%～40%。在血清流行病学调查中，人群抗体滴度的消长水平可提示地区发病情况。

（三）分子生物学诊断

分子生物学诊断是近十年来发展很快且十分敏感和特异的诊断方法。主要提取脓肿穿刺液、活检的肠组织、皮肤溃疡分泌物、脓血便或粪便培养物中的虫体DNA，以特异性引物进行聚合酶链式反应。通过对反应产物进行电泳分析，可以鉴别溶组织内阿米巴和其他阿米巴原虫。

（四）影像诊断

对肠外阿米巴病，例如肝脓肿可应用超声（B超）、计算机断层扫描（CT）、核磁共振等检查，肺脓肿则以X线检查为主。影像诊断应结合病原学、血清学、核酸检测和临床症状，便于早期、准确的诊断，及时治疗。

（五）鉴别诊断

在粪便检查中，溶组织内阿米巴必须与其他肠道原虫相区别，尤其是迪斯帕内阿米巴、结肠内阿米巴（*Entamoeba coli*）和哈门氏内阿米巴（*Entamoeba hartmani*）等。哈门氏内阿米巴因其体积较小而易于区别，与结肠内阿米巴鉴别则有时比较困难，应考虑多种标准。迪斯帕内阿米巴同溶组织内阿米巴鉴别目前主要采用同工酶、ELISA 和 PCR 分析。来自美国疾病控制中心的报告指出，白细胞比其他原虫更易与溶组织内阿米巴相混淆。

五、流行

1. 分布 阿米巴病呈世界性分布，迄今全球有 5 亿人感染溶组织内阿米巴，每年约 4 万人死于阿米巴病，死亡率仅次于疟疾和血吸虫病。阿米巴病常见于热带和亚热带地区，如印度尼西亚、印度、非洲和拉丁美洲。国内各地溶组织内阿米巴的感染率高低不一。如 2015 年，新疆报道人群感染率为 2.23%；2015 年上海报道腹泻病人溶组织内阿米巴感染率为 3.55%；2013 年，甘肃省兰州市报道门诊和住院病人粪便感染率为 4.50%；2011 年，河南省郑州市报道儿童感染率为 0.30%。感染主要与当地的卫生条件、经济状况和气候条件等有关。肠道阿米巴病无性别差异，阿米巴肝脓肿男性较女性多，可能与饮食、生活习惯和职业等有关。近年来，男性同性恋的阿米巴感染率特别高，在欧美国家中，以迪斯帕内阿米巴感染为主，而日本则以溶组织内阿米巴感染为主。

2. 流行环节 传染源为粪便中持续带包囊者，溶组织内阿米巴除了感染人外，犬、猫、猪、猴和猩猩等均有自然感染或可实验感染，但作为保虫宿主意义不大。传播途径主要为：含有成熟包囊的粪便污染水源和食物，经口感染，蝇或蟑螂携带包囊也可造成传播。另外，口 - 肛性行为的人群，粪便中的包囊可直接经口侵入，所以阿米巴病在欧、美和日本等国家列为性传播疾病，我国尚未报道，但应引起重视。包囊的抵抗力较强，在适当温、湿度下，可生存数周，并保持感染力，但对干燥、高温的抵抗力不强。患阿米巴病的高危人群包括旅游者、流动人群、弱智低能人群、同性恋者，而严重的感染发生在小儿尤其是新生儿、孕妇、哺乳期妇女、免疫力低下者以及营养不良、恶性肿瘤和长期应用肾上腺皮质激素的患者。

六、防治

根据溶组织内阿米巴须通过宿主粪便排出的大量包囊污染水源、食物传播的特点，其防治措施应侧重于几个方面：

1. 查治患者与带囊者 特别要注意发现和治疗从事饮食工作的包囊携带者及慢性患者以控制传染源。目前治疗阿米巴病以甲硝唑（metronidazole）为首选药物，口服吸收良好，副作用少，但到达结肠浓度偏低，单纯用于治疗带虫者的效果并不理想。另外替硝唑（tinidazole）、奥硝唑（ornidazole）和塞克硝唑（secnidazole）似有相同作用。肠外阿米巴病的治疗亦以甲硝唑为主，氯喹亦为一有效药物，肝脓肿者药物化疗配以外科穿刺，可以达到较好效果。对于肠腔感染的带包囊者，若为迪斯帕内阿米巴引起的不需要治疗，但区别溶组织内阿米巴和迪斯帕内阿米巴的方法和技术还未广泛应用，所以对无症状病例仍建议治疗，应选择肠壁不吸收的、副作用低的药物，例如巴龙霉素（paromomycin，humantin）、喹碘方（iodoquinofonum）、二氯尼特（diloxanide）等。中药鸦胆子仁、大蒜素、白头翁等也有一定疗效，且副作用小，但根治较困难。

2. 管理粪便与保护水源　为切断阿米巴病传播途径的主要环节。进行粪便无害化处理以杀灭其中的包囊，保护水源、食物，并不断提高文化素质、搞好环境卫生和驱除有害昆虫等，是防治阿米巴病的关键措施。

3. 注意饮食与饮水卫生　养成良好个人饮食卫生习惯，防止病从口入，均属保护易感人群的有力措施。

第二节　其他消化道阿米巴

寄生于人体消化道的阿米巴除溶组织内阿米巴外，其余均为腔道共栖原虫（图32-2-1），一般不侵入人体组织，但在重度感染或宿主防御功能降低时也可产生不同程度的黏膜浅表炎症，在合并细菌感染时可引起腹泻或肠功能紊乱。

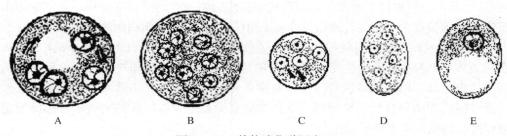

图 32-2-1　其他消化道阿米巴

（A 和 B. 结肠内阿米巴；C. 哈门氏内阿米巴；D. 微小内蜒阿米巴；E. 布氏嗜碘阿米巴）

一、迪斯帕内阿米巴

迪斯帕内阿米巴（*Entamoeba dispar*）是与溶组织内阿米巴形态相同，生活史相似的共栖型阿米巴。全世界约有 4.5 亿人感染。

迪斯帕内阿米巴与溶组织内阿米巴的鉴别可应用同工酶分析、PCR 分析和 ELISA。同工酶分析需要进行滋养体的培养。PCR 法可直接从 DNA 水平鉴别两种阿米巴，其中以检测编码 29/30kD 多胱氨酸抗原的基因最为特异和可行。用 ELISA 法以单克隆抗体检测溶组织内阿米巴表面半乳糖/乙酰氨基半乳糖凝集素靶抗原具有敏感性高和特异性强的特点。

二、结肠内阿米巴

结肠内阿米巴（*Entamoeba coli*）是人体肠道常见的共栖原虫，常与溶组织内阿米巴共同存在。有滋养体和包囊两个时期。滋养体直径为 15～50μm，胞核为泡状，内含大而偏位的核仁，核周染色质粒大小不一，排列不整齐。胞质内含颗粒、空泡和食物泡，多含细菌但不含红细胞。包囊呈圆形，直径为 10～35μm，核 1～8 个，成熟包囊含 8 个核，未成熟包囊内含糖原泡、碎片或草束状的拟染色体（图32-2-1）。

生活史与溶组织内阿米巴相似，当成熟包囊被人吞食后，结肠内阿米巴在小肠内脱囊，经数次胞质分裂后形成 8 个滋养体，在结肠形成成熟滋养体，并以二分裂法繁殖。可在结肠寄生，不侵入组织，亦无临床症状。除感染人体以外，也可感染鼠、猪、犬等动物。人因食入包囊污染的水或食物而感染。结肠内阿米巴呈世界性分布，但以温暖地区多见。据1988—

1992 年调查结果显示，我国平均感染率为 3.193%，估计感染人数为 3556 万人。粪便检查发现包囊或滋养体即可诊断，但应与溶组织内阿米巴相鉴别。

三、哈门氏内阿米巴

哈门氏内阿米巴（*Entamoeba hartrmanni*）的形态和生活史与溶组织内阿米巴相似。因虫体较小，故曾被称为小宗溶组织内阿米巴。滋养体直径 4～12μm，不吞噬红细胞。包囊 4～10μm（图 32-2-1）。该虫对人不致病，仅在猫、狗引起阿米巴性结肠炎。流行病学调查中，常以包囊小于 10μm 为界线，与溶组织内阿米巴相区别，但溶组织内阿米巴包囊在治疗后或营养不良的患者体内也可能会变小，可应用血清学或 DNA 扩增分析作为辅助诊断。本虫呈世界性分布，据 1988—1992 年的调查结果，我国的平均感染率为 1.48%。感染途径与溶组织内阿米巴相同，不需要治疗。

四、微小内蜒阿米巴

微小内蜒阿米巴（*Endolimax nana*）为寄生于人、猿、猴、猪等动物肠腔的小型阿米巴。有滋养体和包囊两个时期。滋养体直径 6～12μm，核型特殊，有一粗大的核仁，无核周染粒。胞质量少，内含细菌，伪足短小而钝，运动迟缓。包囊呈球形，直径 5～10μm，成熟包囊内含 4 个核（图 32-2-1）。一般认为该虫不致病，但有报道可能与腹泻有关。其诊断以粪检为主，需与哈门氏内阿米巴和布氏嗜碘阿米巴相鉴别。该虫体积比哈门氏内阿米巴小，且含粗大核仁。胞核与布氏嗜碘阿米巴相似，但包囊较小。本虫呈世界性分布，但感染率较结肠内阿米巴低，我国的平均感染率为 1.58%。由于虫体较小，故粪检不易检出。甲硝唑治疗有效。

五、布氏嗜碘阿米巴

布氏嗜碘阿米巴（*Iodamoeba butschlii*），因包囊具有特殊的糖原泡而得名。该虫寄生于结肠，虫体稍大于微小内蜒阿米巴，滋养体直径为 8～20μm，有大而明显的核仁，与核膜间绕有一层几乎无色的颗粒，是鉴别的主要特征之一，无核周染色质粒，胞质内含粗大的颗粒和空泡。包囊直径 5～20μm，糖原泡圆形或卵圆形，边缘清晰，常将胞核推向一侧（图 32-2-1）。碘染糖原泡呈棕色团块，铁苏木素染色为泡状空隙。无致病性，特殊的糖原泡和核结构是鉴定本虫的主要依据。本虫分布广泛，我国平均感染率为 0.56%。

六、齿龈内阿米巴

齿龈内阿米巴（*Entamoeba gingivalis*）为人和许多哺乳动物齿龈部的共栖型阿米巴，生活史中仅有滋养体期。其形态与溶组织内阿米巴相似，直径 5～15μm，伪足内、外质分明，活动迅速。食物泡常含细菌、白细胞，偶有红细胞。核仁明显而居中，有核周染色质粒。通过对其核糖体小亚单位 RNA 的 PCR 产物进行限制性内切酶分析，发现其失去形成包囊的能力。齿龈内阿米巴偶有子宫内感染的报告，但仅见于宫内置有节育器和细菌感染者。在正常人口腔中可检获，牙周病、牙周炎患者口腔中检出率达 50% 以上，但病理切片中未发现虫体侵入组织。涂片检查可作诊断，亦可染色检查。齿龈内阿米巴呈世界性分布。2016 年，新疆报道大学生齿龈内阿米巴感染率为 37.02%；2014 年，河北省邢台市报道高校大学生感染率为 31.0%；湖北省十堰市报道学生感染率为 20.84%；2008 年，河北省唐山市报道高校学生齿龈内阿米巴感染率为 28.3%。

第三节　致病性自生生活阿米巴

在自然界的水体和泥土中，存在着许多种类的自生生活阿米巴。其中有些具有潜在的致病性，可侵入人体的中枢神经系统或其他器官，引起严重的损害甚至死亡，以双鞭毛阿米巴科中的耐格里属（*Naegleria* spp.）和棘阿米巴属（*Acanthamoeba* spp.）多见。

一、形态

1. 耐格里属阿米巴　滋养体呈长形，大小10～35μm，虫体一端有单一钝性的伪足，另一端形成指状的伪尾区，核为泡状核，核仁大而居中，胞质内含食物泡。在组织切片中，虫体较小。在不适宜的环境中滋养体可呈鞭毛型，长出2～9根鞭毛，长圆形或梨形，运动活泼，不取食也不分裂，常在24h后再变回到阿米巴型。包囊呈圆形，直径7～10μm，囊壁光滑有孔（图32-3-1）。

2. 棘阿米巴　滋养体呈长圆形，大小15～45μm，虫体体表有许多细小的棘状伪足，运动迟缓。胞核呈泡状，有一个大而致密的核仁，无鞭毛型。包囊圆形或类圆形，直径9～27μm，具两层囊壁，内壁光滑，外壁皱缩不光滑。不同种的棘阿米巴形态和大小各异，有圆形、星形、六角形及多角形等（图32-3-2）。

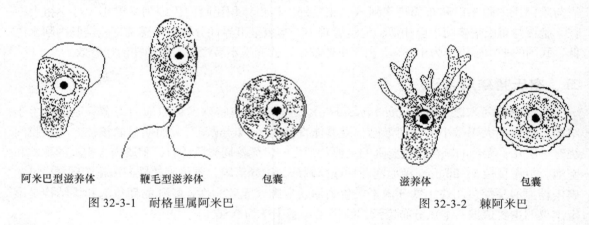

阿米巴型滋养体　　　鞭毛型滋养体　　　包囊　　　　　　　滋养体　　　　　包囊

图 32-3-1　耐格里属阿米巴　　　　　　　　　图 32-3-2　棘阿米巴

二、生活史

致病性自生生活阿米巴生活史简单，多存在于自然环境的淤泥、池塘或游泳池中，以细菌和其他有机物为食，以二分裂方式繁殖。可因无水干燥而形成包囊，在具有营养的周围环境或培养液中，滋养体则通过囊壁上的小孔逸出。

当人在受耐格里属阿米巴污染的水体中游泳、嬉戏时，滋养体可侵入鼻腔黏膜增殖，沿嗅神经移行，通过筛状板而入颅内寄生（图32-3-3）。棘阿米巴滋养体可经破损的皮肤黏膜或开放性伤口、外伤的角膜、呼吸道及生殖道侵入人体，寄生于眼、皮肤等部位，多经血流移行至中枢神经系统。

三、致病

1. 耐格里属阿米巴　致病虫种主要是福氏耐格里阿米巴（*N. fowleri*），感染者往往是儿

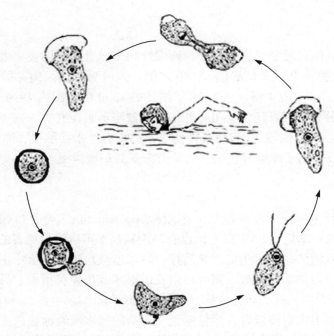

图 32-3-3　耐格里属阿米巴生活史

童或未成年者，引起原发性阿米巴性脑膜脑炎（primary amoebic meningoencephalitis，PAM），潜伏期 1～7 天，发病急，迅速恶化，死亡率高。早期以上呼吸道感染症状为主，伴高热、呕吐等。经 1～2 天即出现脑水肿，患者在数小时至数天内昏迷或死亡。病理切片可见类似细菌性脑膜脑炎的特征，以中性粒细胞浸润为主，少数为嗜酸性粒细胞、单核细胞或淋巴细胞，宿主组织中仅可检测到滋养体而无包囊。

2. 棘阿米巴属原虫　致病虫种主要是卡氏棘阿米巴（*A. castellanii*），感染主要发生在抵抗力低下的人群，例如虚弱、营养不良、应用免疫抑制剂或 AIDS 的人群，可引起肉芽肿性阿米巴性脑炎（granulomatous amoebic encephalitis，GAE）、阿米巴性皮肤损害和阿米巴性角膜炎（acanthamoeba keratitis，AK）。GAE 呈亚急性或慢性过程，潜伏期也较长，脑脊液中以淋巴细胞为主，病理表现以肉芽肿性改变多见，病灶中滋养体和包囊可同时存在。阿米巴性皮肤损害主要是慢性溃疡，75% 的 AIDS 患者有此并发症。AK 几乎均由棘阿米巴属原虫引起。许多病例与配戴隐形眼镜有关，患者眼部有异物感、疼痛、畏光、流泪、反复发作角膜溃疡甚至出现角膜穿孔而失明。

四、诊断

由于此类阿米巴大多寄生于中枢神经或其他组织器官，且病程短，病原学和免疫学诊断均不易。可通过询问病史，结合脑脊液、皮肤或角膜病变组织涂片检查滋养体或包囊；也可涂于琼脂培养平板上，在厌氧条件下 37℃ 或 42℃ 培养 24h 以上，在倒置显微镜下直接观察有无滋养体或包囊。

免疫学诊断可采用间接血凝试验、间接荧光抗体试验，亦可提取病变组织的 DNA，进行 PCR 分析诊断。种株的鉴别除了应用免疫学方法外，还可以进行同工酶电泳分析和基因分析。

五、流行

致病性自生生活阿米巴呈世界性分布，原发性阿米巴性脑膜脑炎患者往往是儿童或未成年者，自1961年首报至今，全世界已有180多例。国内为3例。肉芽肿性阿米巴脑炎，已有189例以上报道，国内为4例。从1998年统计的1350例及国内1994—2002年报道的44例棘阿米巴角膜炎分析，其发病常与角膜外伤或配戴隐形眼镜有关。据美国疾病控制中心对208例棘阿米巴角膜炎统计，17%有角膜外伤史，25%有污水接触史，而85%有配戴隐形眼镜史。国内报道13.6%有手术或外伤史，59%有配戴隐形眼镜史。

六、防治

脑膜脑炎的治疗主要用二性霉素B、喷他脒（pentamidine）合并口服磺胺药，可以缓解一些临床症状，但死亡率仍在95%以上，也有口服利福平可以治愈患者的报道。皮肤阿米巴病患者则应保持皮肤清洁，同时用戊双脒治疗。阿米巴性角膜炎的治疗主要使用抗真菌和抗阿米巴的眼药，一旦药物治疗失败，则可行角膜成形术或角膜移植等。另外，对免疫力低下的或AIDS患者更应及时治疗或防止发病。

预防感染应加强卫生宣传教育，尽量避免在不洁的河水或游泳池内游泳或嬉戏；加强游泳池清洁卫生管理；配戴隐形眼镜期间，应使用正规清洗液，严格清洗消毒。

思　考　题

1. 试述溶组织内阿米巴的生活史。
2. 简述溶组织内阿米巴病的临床类型。

（包根书）

第三十三章　　鞭　毛　虫

鞭毛虫隶属于肉足鞭毛门（Phylum Sarcomastigophora）的动鞭毛纲（Class Zoomastigophorea），多以鞭毛作为运动细胞器的原虫。人体寄生的鞭毛虫常见的有十余种，主要寄生于宿主的腔道、泌尿道、血液及细胞内。其中利什曼原虫、锥虫、蓝氏贾第鞭毛虫及阴道毛滴虫等对人体危害较大。

第一节　杜氏利什曼原虫

利什曼原虫（Leishmania spp.）属于动基体目（Kinetoplastida）锥虫科（Trypanosomatidae）利什曼属（Genus Leishmania）。有前鞭毛体（promastigote）和无鞭毛体（amastigote）两个生活史时期。前者寄生于节肢动物（白蛉）的消化道内，后者可寄生于哺乳动物细胞内，通过白蛉传播。对人和哺乳动物致病的利什曼原虫有：引起皮肤利什曼病的热带利什曼原虫（L. tropica）和墨西哥利什曼原虫（L. mexicana）；引起皮肤黏膜利什曼病的巴西利什曼原虫（L. braziliensis）；引起内脏利什曼病的杜氏利什曼原虫（L. donovani）。我国主要流行的是杜氏利什曼原虫。

杜氏利什曼原虫无鞭毛体主要寄生于人和犬的肝、脾、骨髓和淋巴结等器官的巨噬细胞内，常引起发热、肝脾肿大、贫血和鼻衄等症状。在印度，患者皮肤常有色素沉着，并有发热，又称 kala-azar（黑热的意思），故内脏利什曼病也叫黑热病。因其致病力较强，很少能够自愈，如果不治疗常因并发症而死亡。

一、形态

1. 杜氏利什曼原虫无鞭毛体　又称利杜体（Leishman Donovan body，LD body），寄生于人或其他哺乳动物单核吞噬细胞内。卵圆形，虫体的大小为（2.9～5.7）μm×（1.8～4.0）μm。经瑞氏染色后原虫细胞质呈淡蓝色或深蓝色，内有一较大的圆形核，呈红色或淡紫色。动基体（kinetoplast）位于核旁，细小，杆状。其前有一颗粒状的基体（basal body），在光镜下不易区分，基体发出一条根丝体（rhizoplast），无游离鞭毛（图 33-1-1）。

2. 杜氏利什曼原虫前鞭毛体　是指杜氏利什曼原虫寄生于白蛉消化道的阶段。成熟的虫体呈梭形或长梭形，大小为（11.3～20）μm×（1.5～1.8）μm，核位于虫体中部，动基体位于虫体的前部，其前的基体发出一根鞭毛，游离于虫体外（图 33-1-1）。经瑞氏染色后胞质呈淡蓝色或深蓝色，核、动基体和基体呈红色或淡紫色。前鞭毛体运动活泼，鞭毛不停地摆动。在培养基中常以虫体前端聚集成团，排列成菊花状。体外培养有时可见粗短形前鞭毛体和梭形前鞭毛体，这与发育程度

无鞭毛体

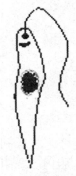
前鞭毛体

图 33-1-1　杜氏利什曼原虫

不同有关。

二、生活史

杜氏利什曼原虫完成生活史需要两个宿主，即白蛉、人或哺乳动物。

1. 在白蛉体内发育　当雌性白蛉（传播媒介）叮刺患者或被感染的动物时，血液或皮肤内含无鞭毛体的巨噬细胞被吸入白蛉胃内，48h 后发育为短粗的前鞭毛体或梭形前鞭毛体，鞭毛生长变长。至第 3、4 天发育为成熟前鞭毛体，活动明显加强，并以纵二分裂法繁殖（图 33-1-2）。在数量剧增的同时，逐渐向白蛉前胃、食管和咽部移动。7 天后大量感染性前鞭毛体聚集在白蛉的口腔及喙。

2. 在人体内发育　感染有前鞭毛体的雌蛉叮人吸血时，前鞭毛体可随白蛉的唾液进入人体内。一部分前鞭毛体被多核白细胞吞噬消灭，一部分则被巨噬细胞吞入。前鞭毛体进入巨噬细胞后逐渐变圆，失去其鞭毛的体外部分，逐渐转化为无鞭毛体。同时在巨噬细胞内形成纳虫空泡。无鞭毛体在纳虫空泡内不但可以存活，而且进行分裂繁殖，数量增加，最终导致巨噬细胞破裂，无鞭毛体释放。游离的无鞭毛体再被吞入其他巨噬细胞，重复上述增殖过程（图 33-1-2）。

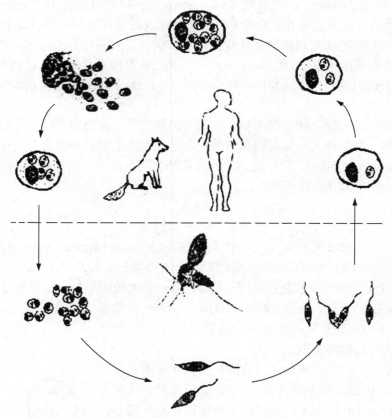

图 33-1-2　杜氏利什曼原虫生活史

杜氏利什曼原虫进入巨噬细胞机制：体外实验证明虫体首先黏附于巨噬细胞，再进入细胞内。黏附的途径大体可分为两种：一种为配体 - 受体途径；另一种为前鞭毛体吸附的抗体和补体与巨噬细胞表面的 Fc 或 C3b 受体结合途径。调整或封闭这些受体后，可大大减少前鞭毛体与巨噬细胞的结合。

三、致病

潜伏期为 3~5 个月，最长 10~11 个月。无鞭毛体在人巨噬细胞内繁殖，使巨噬细胞大量破坏和代偿性增生是其致病的基本原因。合并 HIV 感染的黑热病患者预后极差。

1. 肝、脾、淋巴结肿大　脾肿大为最常见体征，出现率在 95% 以上。肿大的原因主要是细胞增生，巨噬细胞增生主要见于脾、肝、淋巴结和骨髓等器官，此外，浆细胞也大量增生。后期则因纤维结缔组织增生而发生硬化。

2. 贫血　贫血是黑热病的主要症状，患者血液中红细胞、白细胞及血小板均减少，主要因为脾功能亢进，血细胞在脾内被大量破坏。患者常因血小板减少，发生鼻衄、牙龈出血等症状，晚期患者可出现面部两颊色素沉着。白细胞减少易并发各种感染性疾病。此外，免疫性溶血也是引起贫血的重要原因。

3. 白蛋白与球蛋白比例倒置　因浆细胞增生而分泌的血浆免疫球蛋白升高。白蛋白减少是由于肝大后肝功能受损造成的；再加上患者肾小球滤过功能受损，出现蛋白尿及血尿，白蛋白排出增多。

4. 我国黑热病特殊临床表现

（1）皮肤型黑热病：患者主要分布于平原地区。皮肤损伤多为结节型，少数为褪色型。结节呈大小不等的肉芽肿，或呈暗色丘疹状，常见于面部及颈部，在结节内可查到无鞭毛体。皮肤型黑热病更常见于印度、苏丹。据资料统计，皮肤损害与内脏同时并发者占58.0%；32.3% 发生在内脏病变消失多年之后；9.7% 既无内脏原虫感染，又无黑热病病史。皮肤型黑热病易与瘤型麻风混淆。

（2）淋巴结型黑热病：患者的特征是无黑热病病史，局部淋巴结肿大，大小不一，位置较表浅，无红肿，无压痛，血中嗜酸性粒细胞增多。淋巴结活检可在类上皮细胞中发现无鞭毛体。

四、免疫

宿主对利什曼原虫的免疫应答主要为细胞免疫，效应细胞为激活的巨噬细胞，通过细胞内产生的活性氧杀伤无鞭毛体以清除虫体，这种现象在皮肤利什曼病患者中明显。近年来研究表明，体液免疫也参与宿主对利什曼原虫的免疫应答。

由于利什曼原虫虫种的不同以及宿主免疫应答的差异，宿主感染后出现复杂的免疫现象。一类有自愈倾向，如热带利什曼原虫引起的东方疖；另一类无自愈倾向，如杜氏利什曼原虫引起的黑热病。黑热病患者出现免疫抑制，易并发其他病原生物的感染，并发症是造成黑热病患者死亡的主要原因。免疫力低下可能与原虫繁殖快、抗原产生过多以及机体处于免疫无反应状态有关。

黑热病患者经特效药治疗痊愈后，一般不会再次感染，可获得终生免疫。

五、诊断

（一）病原学诊断

检出病原体即可确诊，常用的方法有：

1. 穿刺检查

（1）涂片染色法：进行骨髓、淋巴结、脾脏穿刺，以穿刺物作涂片，瑞氏染色，镜检无鞭毛体。骨髓穿刺最常用，原虫检出率为80%～90%；淋巴结穿刺应选取表浅、肿大者，检出率为46%～87%；脾穿刺检出率最高，可达90.6%～99.3%，但不安全，一般较少用。

（2）体外培养法：将穿刺物接种于NNN培养基，置22～25℃温箱内培养1周后，取培养物镜检发现活泼的前鞭毛体。此法较涂片更为敏感，但需较长时间，操作及培养过程应严格注意无菌。近年来用施奈德（Schneider）氏培养基，3天即可出现前鞭毛体。

（3）动物接种法：将穿刺物接种于易感动物（如金黄地鼠、BALB/c小鼠等），1～2个月后取其肝、脾作印片或涂片，染色镜检无鞭毛体。

2. 活组织检查　在皮肤结节处用消毒针头刺破皮肤，取少许组织液，或用手术刀刮取少许组织作涂片，染色镜检，也可做淋巴结活检。

（二）免疫学诊断

1. 检测血清抗体　常用ELISA、IHA、CIE、IF和直接凝集试验（DA）等检测，阳性率高，但常与其他疾病出现交叉反应，且抗体短期内不易消失，不宜用于疗效考核。近年来，用分子生物学方法获得纯抗原，如应用利什曼原虫重组基因rk39作为抗原，降低了假阳性率。

2. 检测血清循环抗原　单克隆抗体抗原斑点试验（McAb-AST）用于诊断黑热病，阳性率高，敏感性、特异性和重复性均较好，还可用于疗效评价。仅需微量血清（2μl），也可检测尿液。

（三）分子生物学诊断

与传统的病原学诊断方法相比，用PCR及DNA探针技术检测黑热病，具有敏感性高、特异性强的优点，但操作较复杂，目前未能普遍推广。

六、流行

1. 地理分布　本病分布很广，亚、欧、非、拉美等洲均有本病流行。主要流行于印度、中国及地中海沿岸国家。我国黑热病的分布与白蛉的地理分布相一致，主要流行于长江以北的广大农村，包括江苏、山东、河北、河南、安徽、四川、陕西、甘肃、新疆、宁夏、青海、山西、湖北、辽宁、内蒙古及北京市郊等16个省、市、自治区。近年来主要发生在甘肃、四川、陕西、山西、新疆和内蒙古等地，每年均有新发病例，患者集中于陇南和川北。我国每年新发患者数在100例左右。

2. 流行环节　黑热病的传染源为患者、病犬和某些野生动物。传播途径主要经白蛉叮人吸血，经皮肤感染，偶尔可经口腔黏膜、破损皮肤、输血及胎盘感染。人群普遍易感，但易感性随年龄的增加而降低。

3. 流行类型　黑热病属于人畜共患病。除在人与人之间传播外，也可在动物与人，动物与动物之间传播。根据传染来源的不同，黑热病在流行病学上可大致分为三种类型，即人源型、犬源型和自然疫源型，分别以印度、地中海盆地和中亚细亚荒漠内的黑热病为典型代表。我国幅员辽阔，黑热病的流行包括平原、山丘和荒漠三种类型。

（1）平原型：亦称人源型，多见于平原地区，分布于黄淮地区的苏北、皖北、鲁南、豫东、冀南、鄂北、陕西关中和新疆喀什等地。人是主要的感染者，犬很少感染，传染源主要为患者，常出现大的流行。患者多数为年龄较大的儿童和青壮年。传播媒介为家栖型中华白蛉。

（2）山丘型：亦称犬源型，多见于西北、华北和东北的丘陵山区，分布在甘肃、川北、陕北、青海、宁夏、河北东北部、辽宁和北京市郊各县。主要是犬的疾病，传染源主要为病犬（储存宿主），患者分散，局部流行。患者多数是 10 岁以下的儿童，婴儿发病较高。传播媒介为野栖或近野栖型中华白蛉。

（3）荒漠型：亦称自然疫源型，分布在新疆和内蒙古的一些荒漠地区。传染源主要是某些野生动物。患者几乎全是幼儿，来自外地的成人如感染，可发生淋巴结型黑热病。传播媒介主要是吴氏白蛉，其次是亚历山大白蛉等。

七、防治

我国的黑热病防治工作成绩卓著，由于在广大流行区采取查治患者，捕杀病犬和消灭白蛉的综合措施，1958—1960 年基本消灭黑热病。患者人数由 1951 年的 53 万人，降至现在每年新发病例数 100 例左右。但黑热病发生大规模流行所需的自然因素和社会因素仍然存在，为了进一步巩固现有的防治成果，尽快在全国范围内达到控制及消灭黑热病之目的，尚应积极开展黑热病的综合防治。

1. 治疗患者 首选五价锑剂，包括葡萄糖酸锑钠（斯锑黑克）和葡萄糖胺锑。葡萄糖酸锑钠低毒高效，治愈率可达 97.4%。对于抗锑剂患者可选戊脘脒（喷他脒）（pentamidine）、二脒替（司替巴脒）（stilbamidine）、羟脒替（hydroxystilbamidine）等。药物治疗无效、脾脏高度肿大伴功能亢进者，可考虑脾切除。

2. 控制病犬 捕杀或控制病犬对于犬源型疫区尤为重要，但丘陵山区犬的管理确有一定困难，需寻找有效措施加以控制。另外，自然疫源型流行区的疫源地分布和保虫宿主等问题仍有待查清，其防治对策需进一步研究。

3. 灭蛉、防蛉 疫区采用杀虫剂对室内和畜舍滞留喷洒，闭门烟熏，使用小孔蚊帐等灭蛉、防蛉措施，以减少或避免白蛉的叮刺。

思 考 题

试述杜氏利什曼原虫的致病机制和所致疾病的主要临床表现。

第二节 锥 虫

锥虫（Trypanosome）是一种寄生于鱼类、两栖类、爬行类、鸟类、哺乳类及人的血液或组织细胞内的血鞭毛原虫（Hemoflagellate protozoa）。寄生于人的锥虫主要有 3 种，即布氏冈比亚锥虫（*Trypanosoma brucei gambiense*）、布氏罗得西亚锥虫（*T. b. rhodesiense*）和克氏锥虫（*T. cruzi*）。其引起的锥虫病是严重危害人类健康的十大热带病之一。我国尚无锥虫病的流行。

一、布氏冈比亚锥虫与布氏罗得西亚锥虫

布氏冈比亚锥虫和布氏罗得西亚锥虫是非洲锥虫病（African trypanosomiasis）或称睡眠病（sleeping sickness）的病原体。传播媒介为舌蝇，通过其唾液传播，故属于涎源性锥虫。

（一）形态

两种锥虫形态相似，在人体内呈纺锤形，故称锥鞭毛体（trypomastigote），在血液中可分为细长、中间和粗短三型（图 33-2-1），在脑脊液中可有不同形状的虫体。细长型虫体大小为

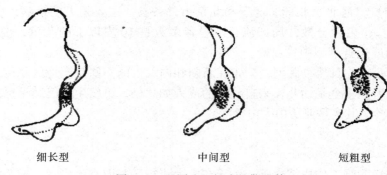

细长型　　　　　　　　中间型　　　　　　　短粗型

图 33-2-1　冈比亚锥虫锥鞭毛体

（20～40）μm×（1.5～3.5）μm，前端较尖细，游离鞭毛长达 6μm。胞核 1 个位于虫体中部，动基体为腊肠型，位于虫体后部近末端。粗短型体长 15～25μm，宽 3.5μm，游离鞭毛短于 1μm 或鞭毛不游离，动基体位于虫体近后端。鞭毛起自动基体之前的基体，伸出虫体后，与虫体表膜相连。当鞭毛运动时，表膜伸展，即成波动膜。在用姬氏液或瑞氏液染色的血涂片中，虫体胞质呈淡蓝色，可见深蓝色的异染质（volutin）颗粒，核呈红色或红紫色，动基体为深红色，波动膜淡蓝色。

（二）生活史

1. 在舌蝇体内的发育　当雄性或雌性舌蝇吸入含锥鞭毛体的患者血液时，仅粗短型对舌蝇具有感染性，在其胃内进行繁殖，并转为细长型，以二分裂法增殖。约在感染 10 天后，细长型锥鞭毛体从中肠经前胃到达下咽，然后进入唾腺，转变为上鞭毛体（epimastigotes），其形态特点为动基体位于核前方，鞭毛与波动膜较短。经增殖最后转变为循环后期锥鞭毛体（metacyclic trypomastigotes），其外形短粗，大小约 15μm×2.5μm，无鞭毛。对人具感染性。

2. 在人体内的发育　当感染有锥虫的舌蝇叮人吸血时，循环后期锥鞭毛体随涎液进入人的皮下组织，转变为细长型并以二分裂法增殖，繁殖后进入血液，虫数多时以细长型为主，虫数减少时以粗短型为主。在感染的早期存在于血液、淋巴液内，晚期可侵入脑脊液。两种锥虫的生活史相似（图 33-2-2）。

（三）致病

锥虫的抗原与相应抗体结合在血管内或血管外形成可溶性免疫复合物，引起血管炎、肾小球肾炎及组织损伤等，也引起免疫性溶血，抑制宿主的免疫功能。

1. 初发反应期　锥虫在侵入皮肤的局部增殖，引起淋巴细胞、组织细胞、少数嗜酸性粒细胞和巨噬细胞浸润，局部红肿，称锥虫下疳（trypanosomal chancre）。锥虫下疳约在感染后第 6 天出现，初为结节，以后肿胀形成硬结，有痛感，约 3 周后消退。

2. 血淋巴期　感染后 5～12 天，血中出现锥虫。由于保护性抗体的出现及虫体抗原变异，血液中锥虫的数量出现交替上升与下降现象，间隔时间为 2～10 天，虫血症高峰持续 2～3 天，伴有发热、头痛、关节痛和肢体痛等症状。发热持续数天后自行下降，隔几天后体温再次上升。此期淋巴结中淋巴细胞、浆细胞和巨噬细胞增生，出现广泛淋巴结肿大，尤以颈后、颌下和腹股沟淋巴结为显著。颈后三角部淋巴结肿大（Winter bottom 氏征）是冈比亚

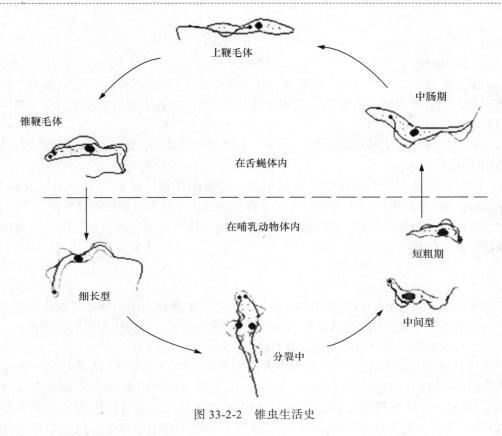

图 33-2-2　锥虫生活史

锥虫病的特征。还可出现深部感觉过敏（克朗德尔征，Kerandel sign）和脾充血、肿大，可发生心肌炎、心外膜炎及心包积液。

3. 脑膜脑炎期　发病数月或数年后，锥虫可侵入中枢神经系统。主要病变为弥漫性软脑膜炎，脑皮质充血和水肿，神经元变性，胶质细胞增生。晚期脑皮质萎缩，脑室扩大。早期表现有个性改变，处于低欲望状态，以后出现反射异常，深部感觉过敏、共济失调、震颤、痉挛和嗜睡等，最后昏睡。

两种锥虫病的病程有所不同，冈比亚锥虫病呈慢性过程，病程持续数月至数年，但症状较轻，可出现中枢神经系统异常。罗得西亚锥虫病呈急性过程，病程为 3～9 月。患者显著消瘦、高热和衰竭。有些患者在中枢神经系统未受侵犯之前即死亡。

（四）免疫

锥虫的抗原主要有两大类：一类是虫体的体内抗原，包括各种酶、核蛋白和结构蛋白，宿主产生的相应抗体无保护作用，可用于免疫诊断；另一类为变异体表面糖蛋白，每间隔约12 天可发生变异，其相应抗体（IgM、IgG）可杀灭锥虫，具有保护作用，但此抗原易变异而逃避宿主的免疫作用，锥虫在宿主体内可长时间生存。此外，在抗体的介导下，巨噬细胞能吞噬并杀灭锥虫。

锥虫能引起宿主免疫抑制，可降低宿主对锥虫及其他病原体的免疫反应，从而使宿主易于发生继发感染。

（五）诊断

1. 病原学诊断

（1）涂片检查：取患者血液、脑脊液、骨髓穿刺液、淋巴结穿刺物等涂片染色，镜检锥鞭毛体。当血中虫数多时，锥鞭毛体以细长型为主，血中虫数因宿主免疫反应而下降时，以粗短型为主。

（2）动物接种：将上述体液接种于小鼠、大鼠或豚鼠体内。此法适用于罗得西亚锥虫，而不适用于冈比亚锥虫。

2. 免疫学诊断　常用酶联免疫吸附试验、间接荧光抗体试验、卡片凝集试验（card agglutination test，CATT）。卡片凝集试验用于筛选患者，阳性者再查找锥鞭毛体。

3. 分子生物学诊断　近年来将 PCR 及 DNA 探针技术应用于锥虫病诊断，具有特异性强、敏感性高的优点。

（六）流行

布氏冈比亚锥虫分布于西非和中非河流边，而布氏罗得西亚锥虫分布于东非和南非的大草原上。36 国家有 5000 万锥虫感染者，每年约有 2.5 万患者。我国无锥虫的传播媒介，亦无锥虫患者，仅有个别从疫区归来人员发病的报道。

布氏冈比亚锥虫病的主要传染源为患者及带虫者。牛、猪、羊、犬等动物可能是保虫宿主，主要传播媒介为须舌蝇（Glossina palpalis）等，此类舌蝇在沿河边或森林的稠密植物地带滋生。布氏罗得西亚锥虫病的传染源为动物及人，主要传播媒介为刺舌蝇（G. morsitans）、淡足舌蝇（G. pallidipes）等，这类舌蝇滋生在东非热带草原和湖岸的矮林地带及草丛地带，主要在动物中传播锥虫，人也可感染。

（七）防治

防治锥虫病的主要措施为治疗患者和消灭舌蝇。治疗药物苏拉明（suramine）对两种锥虫早期均有效；依氟鸟氨酸（eflornithine）对早、晚期两种锥虫有效；戊烷脒对早期冈比亚锥虫疗效好；美拉胂醇仅用于锥虫侵犯中枢神经系统的治疗。改变舌蝇滋生环境，如清除灌木林，喷洒杀虫剂消灭舌蝇。个人防护可穿长袖衣裤，涂抹驱虫油等，避免舌蝇叮刺。

二、枯氏锥虫

枯氏锥虫是枯氏锥虫病即恰加氏病（Chaga's disease）的病原体，该病主要分布于南美和中美，故又称美洲锥虫病。传播媒介为锥蝽，通过其粪便传播，故属于粪源性锥虫。

（一）形态

枯氏锥虫的生活史中有三种不同形态——无鞭毛体、上鞭毛体和锥鞭毛体。

1. 无鞭毛体　寄生于人或其他脊椎动物的细胞内，呈圆形或椭圆形，大小为 2.4～6.5μm，有一个核和动基体，无鞭毛或鞭毛很短。

2. 上鞭毛体　寄生于锥蝽的消化道内，呈纺锤形，长 20～40μm，动基体在核的前方，游离鞭毛自核的前方发出，与表膜形成波动膜。

3. 锥鞭毛体　存在于血液或锥蝽的后肠内（循环后期锥鞭毛体），大小为（11.7～

30.4）μm×（0.7～5.9）μm，游离鞭毛自核的后方发出，在血液中呈新月状。

（二）生活史

1. 在锥蝽体内的发育与繁殖　雌性或雄性锥蝽的成虫、幼虫、若虫都能吸血。当锥蝽吸入含有锥鞭毛体的人或哺乳动物的血液后，经数小时，锥鞭毛体在锥蝽前肠内失去游离鞭毛，14～20h后，转变为无鞭毛体，在肠上皮细胞内二分裂增殖。再转变为球鞭毛体（spheromastigote），进入中肠发育为上鞭毛体。上鞭毛体以二分裂法增殖，在吸血后第3～4天出现于直肠，第5天后，发育为循环后期锥鞭毛体，可随锥蝽粪便排出。

2. 在人体内的发育与繁殖　当受感染的锥蝽吸血时，循环后期鞭毛体随锥蝽粪便经皮肤伤口或黏膜进入人体。先在皮下组织细胞中繁殖，再经淋巴循环进入血流，血液内的锥鞭毛体侵入巨噬细胞、肌细胞及胶原纤维等组织细胞内转变为无鞭毛体，经多次增殖，形成含有数百个无鞭毛体的假囊。约5天后，一部分无鞭毛体经上鞭毛体转变为锥鞭毛体，锥鞭毛体破假囊后进入血液，再侵入新的组织细胞，也可感染锥蝽。此外，还可因食入被传染性锥蝽粪便污染的食物、输血、胎盘或母乳而感染。

（三）致病

潜伏期为1～3周，此期无鞭毛体在细胞内繁殖并在细胞之间传播。

1. 急性期　锥虫入侵局部的皮下组织，淋巴细胞浸润，形成肉芽肿，局部出现结节，称为恰加氏肿（Chagoma）。如侵入部位在眼结膜，则出现一侧性眼眶周围水肿、结膜炎及耳前淋巴结炎（Romana 征），此为急性恰加氏病的典型体征，但多数患者无此表现。于感染后2～3周出现锥虫血症，可持续数月。随后锥虫侵入组织细胞，引起多器官炎症，尤以心肌受累最常见。主要临床表现为发热、头痛和倦怠，广泛的淋巴结肿大，肝、脾肿大，心动过缓以及心肌炎等。还可出现呕吐、腹泻或脑膜脑炎等症状。此期持续4～5周，大多数患者急性期症状消失后，病程进入隐匿期或慢性期。急性期多见于儿童，且可因急性心肌炎而死亡。

2. 慢性期　常于感染10～20年后出现，主要病变为心肌炎。脑栓塞常见，肺、肾栓塞次之。食管和结肠的肥大与扩张，继之形成巨食管（megaesophagus）和巨结肠（megacolon）。患者进食和排便均严重困难。慢性期患者血中及组织内很难找到锥虫。

（四）诊断

急性期血中锥鞭毛体虫数多，采血涂片染色易于检获锥鞭毛体。慢性期或隐匿期，血中锥虫少，可用血清学方法、NNN培养基培养法，也可用人工饲养的锥蝽幼虫吸受检者血，10～30天后检查锥蝽幼虫肠道内有无锥虫。PCR及DNA探针技术，对于检测虫数极低的血标本，有很高的检出率。

（五）流行

枯氏锥虫病主要分布于南美洲和中美洲，多见于巴西、阿根廷、墨西哥和委内瑞拉等国居住条件差的农村，感染人数超过1000万，80%的患者是幼年感染。传播媒介为锥蝽，主要虫种为骚扰锥蝽（*Triatoma infestans*）、泥色锥蝽（*T. sordida*）、长红锥蝽（*Rhodnius prolixus*）和大锥蝽（*Panstrongylus megistus*）等，可栖息于人房内，多夜间吸血。雌性或雄性锥蝽都能吸血。传染源为锥虫血症的人及保虫宿主，如狐、松鼠、食蚁兽、犰狳、犬、猫和家鼠等。在森林的野生动物之间传播，从野生动物传播到家养动物，再传播到人，而后在人群中流行。

（六）防治

药物治疗可试用硝基呋喃（nitrofuran），对急性期患者有一定效果，能降低血中虫数，使临床症状减轻。滞留喷洒杀虫剂消灭室内锥蝽。改善居住条件和房屋结构，避免锥蝽在室内滋生。加强流行区孕妇或献血员的锥虫检查。

第三节　蓝氏贾第鞭毛虫

蓝氏贾第鞭毛虫（*Giardia lamblia*）简称贾第虫。寄生于人和某些哺乳动物的小肠，引起以腹痛、腹泻和吸收不良等症状为主的贾第虫病（giardiasis）。由于旅游事业的发展，在旅游者中发病率较高，故又称旅游者腹泻。已被列为全球危害人类健康的 10 种主要寄生虫之一。一些家畜和野生动物也常为本虫宿主，故本病也是一种人畜共患病。

一、形态

蓝氏贾第鞭毛虫的生活史中有滋养体和包囊两个时期（图 33-3-1）。

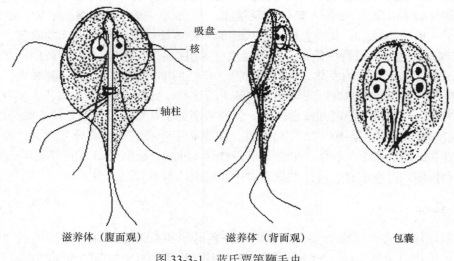

滋养体（腹面观）　　　　滋养体（背面观）　　　　包囊

图 33-3-1　蓝氏贾第鞭毛虫

1. 滋养体　正面观呈倒置梨形，大小为（9～21）μm×（5～15）μm，前端钝圆，后端稍尖，两侧对称。侧面观背面隆起，腹面扁平，厚 2～4μm。虫体前半部腹面向内凹陷形成吸盘，借此吸附在宿主肠黏膜上。吸盘的底部有 2 个卵形的泡状核，核仁大而居中。虫体有轴柱 1 对，纵贯虫体中部。在轴柱的中部可见 2 个半月形的中体（median body）。虫体前端，两核之间有 8 个基体，由其发出 4 对鞭毛，按其位置分别为前鞭毛、侧鞭毛、腹鞭毛和后鞭毛各 1 对。滋养体期以渗透方式从体表吸收营养物质。

2. 包囊　为椭圆形，大小为（8～14）μm×（7～10）μm。囊壁较厚，囊壁与虫体之间有明显的间隙，成熟的包囊具 4 个核，多偏于一端。囊内可见到鞭毛、丝状物和轴柱等。

二、生活史

生活史简单，只需一个宿主。含有成熟包囊的粪便污染食物和饮用水，经口进入人体，在十二指肠内脱囊形成 2 个滋养体。滋养体主要寄生于十二指肠或小肠上段，借吸盘吸附肠壁，以纵二分裂法繁殖。如滋养体落入肠腔，可随肠内容物到达回肠下段或结肠，形成包囊，随粪便排出。腹泻者粪便排出滋养体。据估计，一次正常粪便中可有 9 亿个包囊，一次腹泻粪便中的滋养体可超过 140 亿个。包囊在外界抵抗力较强，为传播阶段。

三、致病

1. 致病机制　尚不完全清楚，一般认为，患者发病情况与虫株毒力、宿主免疫状态和共生内环境等多种因素有关。滋养体通过吸盘吸附于肠黏膜造成机械阻隔与损伤、营养竞争、分泌物和代谢产物的化学性刺激和肠内细菌的协同作用等，在不同程度上使肠功能失常。特别是宿主的免疫状态，如在低丙种球蛋白血症和免疫功能低下或艾滋病患者，均易发生严重的感染。近年来研究表明，二糖酶水平降低是小肠黏膜病变加重的直接原因，是造成腹泻的重要因素。

2. 临床表现　人体感染贾第虫后多为无临床症状的带虫者。典型患者表现为以腹泻为主的吸收不良综合征，腹泻呈水样粪便，量大，无脓血；伴有腹痛、腹胀、呕吐、发热和厌食等。儿童患者可由于腹泻引起贫血等营养不良，导致生长滞缓。部分患者发展为慢性病，表现为周期性稀便，反复发作，大便甚臭，病程可长达数年。虫体偶尔可侵入胆道系统引起胆囊炎或胆管炎。

四、诊断

1. 病原学诊断

（1）粪便检查：对于水样稀薄的粪便可采用生理盐水涂片法检查滋养体，而成形粪便则采用碘液染色法检查包囊，也可用甲醛乙醚沉淀或硫酸锌浓集法检查包囊。由于包囊的形成有间歇性，故检查时应隔日粪检并连续 3 次以上为宜。

（2）小肠液检查：用于粪便多次检查阴性而临床可疑者，以提高阳性检出率。一般在患者禁食后，嘱其吞下一个装有尼龙线的胶囊，3～4h 后缓缓拉出尼龙线，刮取黏附物镜检。

（3）小肠活组织检查法：通过内镜在小肠屈氏（Treitz）韧带附近取肠黏膜检查滋养体。此法患者一般不易接受，临床较少用。

2. 免疫学诊断　酶免疫法（enzyme immunoassay, EIA）阳性率较 ELISA 高，可达 81%～97%。CIE 阳性率可达 90% 左右。ELISA 阳性率为 75%～81%，适用于流行病学的调查。

五、流行

1. 分布　呈世界性，在发达和发展中国家均有流行。我国呈全国性分布，感染率在 0.48%～10% 之间，感染率乡村高于城市，儿童高于成人。近年来，HIV 合并贾第虫感染以及在同性恋者中流行的报道不断增多。

2. 流行因素　传染源为粪便内含有包囊的带虫者和动物。保虫宿主包括牛、羊、猪、兔、猫、狗等家畜和河狸等野生动物。传播途径是：饮用或食入被包囊污染的水或食物而感染。夏秋季节发病率较高。包囊对外界的抵抗力强，在 4℃ 水中可存活 2 月，在 37℃ 水中可存活 4 天，在含氯消毒水中可活 2～3 天。在粪便中包囊的活力可维持 10 天以上。但在 50℃ 或干燥环境中很易死亡。蝇在消化道内可存活 24h，表明昆虫可进行机械性传播。旅游者、男性同性恋者、胃酸缺乏者、儿童、年老体弱者和免疫功能缺陷者易受感染。

六、防治

治疗患者和带虫者以消灭传染源，治疗常用药物有甲硝唑、呋喃唑酮、替硝唑等，巴龙霉素多用于孕妇的感染治疗。加强粪便管理，防止水源污染。搞好环境卫生，消灭蝇、蟑螂等。注意饮食卫生和个人卫生。

思　考　题

试述蓝氏贾第鞭毛虫对人体的主要危害。

第四节　阴道毛滴虫

阴道毛滴虫（*Trichomonas vaginalis*）是寄生在人体阴道和泌尿道的鞭毛虫，它可引起滴虫性阴道炎和尿道炎，以性传播为主。

一、形态

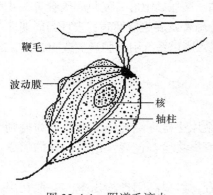

鞭毛
波动膜
核
轴柱

图 33-4-1　阴道毛滴虫

阴道毛滴虫的发育过程中仅有滋养体期而无包囊期。滋养体呈梨形或椭圆形，长可达 30μm，宽 10～15μm，无色透明，有折光性。核位于前端 1/3 处，为椭圆形泡状核。核的前缘有 5 个排列成环状的基体，由其发出 5 根鞭毛，即 4 根前鞭毛和 1 根后鞭毛，后鞭毛向后伸展与虫体波动膜外缘相连，波动膜位于虫体前 1/2 处。一根纤细透明的轴柱，纵贯虫体，自后端伸出虫体。胞质内有深染的颗粒，沿轴柱平行排列，为该虫特有的氢化酶体（hydrogenosome）（图 33-4-1）。虫体借鞭毛的摆动和波动膜的波动呈螺旋式前进运动。

二、生活史

生活史简单，仅有滋养体一个时期。滋养体既是感染期，也是致病期。主要寄生在女性阴道，以阴道后穹窿多见，也可见于尿道。男性感染者一般寄生于尿道、前列腺，也可在睾丸、附睾寄生。滋养体以纵二分裂法繁殖，以吞噬和吞饮方式摄取食物。通过直接或间接接触方式在人与人之间传播。

三、致病

1. **致病机理**　致病力与虫株毒力和宿主生理状态有关。多数虫株的致病力较弱，许多妇女虽感染阴道毛滴虫，但无临床症状或症状不明显，成为带虫者。少数虫株则可引起明显的病变。正常情况下，健康妇女的阴道内因乳酸杆菌酵解糖原而保持酸性（pH3.8～4.4），可抑制虫体或其他细菌生长繁殖，此称为阴道的自净作用。如果泌尿生殖系统功能失调，如妊娠、月经后期，使阴道内 pH 接近中性，有利于滴虫和细菌生长。而滴虫寄生阴道时，消耗糖原，妨碍乳酸杆菌的酵解作用，降低了乳酸的浓度，使阴道的 pH 呈中性或碱性，破坏了自净作用，继发细菌感染，也有利于滴虫的大量繁殖，加重炎症反应。

2. 病理改变　出现阴道黏膜充血、水肿、上皮细胞变性脱落、白细胞浸润等病变，轻者阴道黏膜无异常。

3. 临床表现　患者主诉阴部瘙痒，白带增多，严重时外阴感到灼热、刺痛，性交痛，甚至影响工作或睡眠。阴道镜检查时可见阴道分泌物增多，呈灰黄色，带泡状，伴有臭味。伴有细菌感染时白带呈脓液状或粉红状。当滴虫侵犯尿道时可有尿频、尿急和尿痛症状。男性感染者一般无症状而呈带虫状态，有时也引起尿道炎、前列腺炎及附睾炎等。有学者认为阴道毛滴虫能吞噬精子，分泌物阻碍精子存活，可能引起不孕症。

四、诊断

1. 涂片法　取阴道后穹窿分泌物、尿液沉淀物或前列腺液，用生理盐水直接涂片查活滋养体，或涂片干燥后，经瑞氏或姬氏液染色镜检。

2. 培养法　将分泌物加入肝浸液培养基内，37℃温箱内孵育 48h 后镜检，检出率较高，可作为疑难病例的确诊及疗效评价的依据。

3. 其他方法　血清学诊断方法有酶免疫法、直接荧光抗体试验（direct fluorescent antibody test, DFA test）和乳胶凝集试验（latex agglutination test, LA test）。此外，DNA 探针也可用于感染的诊断。

五、流行

阴道毛滴虫呈世界性分布，感染率各地不同，以女性 20～40 岁年龄组感染率最高，平均感染率为 28%。

传染源为滴虫性阴道炎患者和带虫者。主要通过性接触直接传播。滋养体对外环境的抵抗力较强，在厕所板上可存活 30min，在潮湿的毛巾、衣裤中可存活 23h，40℃水中生存 102h，2～3℃水中可活 65h，普通肥皂水中活 45～150min。因此，可通过公共浴池、浴具、公用游泳衣裤、坐式马桶而间接接触传播。

六、防治

药物治疗患者及带虫者以减少和控制传染源，常用的口服药物为甲硝唑，局部可用滴维净、甲硝唑或扁桃酸栓。用 1：5000 高锰酸钾液冲洗阴道以保持酸性环境，效果较好。夫妇双方或性伴侣应同时用药。改善公共设施，定期清洁公共浴厕，如改盆浴为淋浴，坐厕改为蹲厕。注意个人卫生与经期卫生，不共用泳衣、泳裤和浴具。

思 考 题

阴道毛滴虫对人体有哪些危害？如何防治？

第五节　其他毛滴虫

一、人毛滴虫

人毛滴虫（*Trichomonas hominis*）为寄生肠道的鞭毛虫。生活史只有滋养体一个时期。

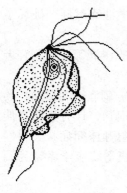

虫体呈梨形，似阴道毛滴虫，大小为 7.7μm×5.3μm，胞质内含有食物泡和细菌。胞核 1 个，位于虫体前端，核内染色质粒散在分布。1 根纤细的轴柱由前向后贯穿整个虫体。滋养体具有 3～5 根前鞭毛，1 根后鞭毛与波动膜外缘相连，游离于尾端。波动膜较长，其内缘借助一弯曲、杆状的肋与虫体相连，肋与波动膜等长。染色后的肋是虫体鉴别的重要依据（图 33-5-1）。

　含有滋养体的粪便污染食物和水，经口感染。滋养体寄生于肠道，多为盲肠和结肠，以纵二分裂法繁殖。一般情况下不致病。近年来研究表明，该虫对幼儿及儿童可致病，而对成人，多与病原菌协同作用或在机体抵抗力降低时致病，主要引起腹泻。人毛滴虫呈世界性分布，以热带和亚热带较为常见。感染率各地不同，我国为 0.2%～9.4%，以

图 33-5-1　人毛滴虫

儿童较为常见。实验诊断可采用粪便涂片镜检滋养体或人工培养法。治疗首选药物甲硝唑，中药雷丸也具有良好效果。

二、口腔毛滴虫

　口腔毛滴虫（*Trichomonas tenax*）为寄生于人口腔的鞭毛虫，定居于牙垢、龋齿的蛀穴或扁桃体隐窝内。仅有滋养体期，虫体呈梨形，似阴道毛滴虫，有 4 根前鞭毛和 1 根无游离端的后鞭毛，波动膜稍长于阴道毛滴虫。核 1 个，位于虫体前部中央，内含丰富染色质粒。轴柱较纤细，沿虫体末段伸出（图 33-5-2）。虫体以纵二分裂法繁殖。通过接吻直接传播，也可通过飞沫或污染的食物、餐具间接传播。滋养体对外环境抵抗力较强，室温下可存活 3～6 天。该虫是否致病尚无定论，有学者认为是口腔共栖原虫，但也有学者认为与牙龈炎、牙周炎、单纯龋齿及冠周炎等有关。实验诊断可用牙龈刮拭物作生理盐水涂片镜检或人工培养。不需要治疗，平时注意口腔卫生以预防感染。

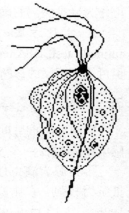

图 33-5-2　口腔毛滴虫

（陈雪玲）

第三十四章　　　孢　子　虫

　　孢子虫属于顶复门（Phylum Apicomplex）的孢子纲（Class Sporozoa），是一类专性细胞内寄生原虫，具有独特的细胞器——顶质体，细胞内寄生阶段一般无运动细胞器，但能进行滑行运动（gliding motility）。生殖方式包括无性和有性生殖，可在同一个宿主或两个宿主体内完成。主要危害人体的孢子虫有疟原虫（*Plasmodium*）、弓形虫（*Toxoplasma*）和隐孢子虫（*Cryptosporidium*）；此外，肉孢子虫（*Sarcocystis*）和等孢球虫（*Isospora*）等偶然寄生于人体。

第一节　疟　原　虫

　　疟原虫属于血孢子虫目（Haemosporidia）疟原虫科（Plasmodiidae）疟原虫属（*Plasmodium*），是导致疟疾（malaria）的一类孢子虫。疟原虫经按蚊传播，寄生于人及多种哺乳动物，少数寄生于鸟类和爬行类动物，目前已知有130余种。疟原虫有严格的宿主选择性，仅极少数的种类可寄生在亲缘相近的宿主上。引起人类疟疾的疟原虫有5种，即间日疟原虫（*Plasmodium vivax*）、恶性疟原虫（*P. falciparum*）、三日疟原虫（*P. malariae*）、卵形疟原虫（*P. ovale*）和诺氏疟原虫（*P. knowlesi*），前4种分别引起间日疟、恶性疟、三日疟和卵形疟，而诺氏疟原虫主要感染灵长目动物，也可感染人类。我国主要有间日疟原虫和恶性疟原虫，其他两种少见，近年偶见国外输入型病例。

　　疟疾是人类古老的疾病，在公元前10~11世纪的殷商时代，甲骨刻辞中就有了"疟"的象形文字，在《说文解字》（公元121年）中，疟解释为热寒休作。据隋代《诸病源候论》所述及以后国内外一些医学家的观点，认为疟疾是由于人遇到一种恶浊的气体（称之为"瘴气"），是由它引起的。1880年，法国人拉韦朗（Laveran）在阿尔及利亚恶性疟疾患者血液中发现疟原虫，并确定它是病原体。1897年，英国军医罗斯（Ross）在印度证实按蚊是疟疾的传播媒介。疟疾是目前危害人类健康最严重的寄生虫病之一，是世界六大热带病和我国五大寄生虫病之一。虽然大部分地区疫情已被控制或明显下降，但消灭疟疾的任务仍很艰巨。

一、形态

　　疟原虫基本结构包括细胞膜、细胞质和细胞核，经吉姆萨（Giemsa）染液或赖特（Wright）染液染色后，胞质为蓝色，胞核为紫红色或红色，被寄生的红细胞可有不同程度的改变。四种疟原虫的基本结构相同，但发育的不同时期形态各异，可作为鉴别的依据（彩图34-1-1）（表34-1-1）。

　　1. 疟原虫在红细胞内发育的形态

　　（1）滋养体（trophozoite）：是疟原虫在红细胞内摄取营养、生长和发育的阶段。根据发育的先后，分为早期滋养体和晚期滋养体。

　　早期滋养体胞质较少，中间有一个大空泡，呈环状；胞核1~2个，位于虫体一侧，似戒指的宝石，故又称为环状体（ring form）。被寄生的红细胞变化不明显。

晚期滋养体又称大滋养体或阿米巴样体，其特点为胞质增多，可见 1 或 2～3 个空泡，虫体形态不规则，可伸出伪足，同时摄取血红蛋白，其代谢产物疟色素（malarial pigment）出现于胞质中；胞核一个，位于虫体一侧。间日疟原虫和卵形疟原虫寄生的红细胞胀大，颜色变淡，并出现染成淡红色的薛氏点（Schüffner's dots）；恶性疟原虫寄生的红细胞有粗大的紫褐色茂氏点（Maurer's dots）；三日疟原虫寄生的红细胞有齐氏点（Ziemann's dots）。

（2）裂殖体（schizont）：晚期滋养体进一步发育，虫体变圆，胞质内空泡消失，核开始分裂，胞质未分裂，此称为未成熟裂殖体。胞核继续分裂，胞质随之分裂，胞质包绕每一个胞核，形成裂殖子。这种含有数个裂殖子的虫体称为成熟裂殖体。成熟裂殖体常充满被寄生的红细胞，疟色素集中。

（3）配子体（gametocyte）：疟原虫经数次增殖后，一部分裂殖子侵入红细胞形成配子体。配子体胞质丰富，核 1 个，疟色素均匀分布于胞质内。雌配子体（大配子体）较大，胞质致密，色深蓝；核稍小呈深红色，多位于虫体一侧或居中。雄配子体（小配子体）较小，胞质浅蓝而略带红色；核较大，淡红色，位于中央。

2. 裂殖子超微结构　各种疟原虫的超微结构基本相似（图 34-1-2）。

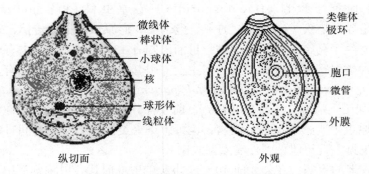

纵切面　　　　　　　　　　外观

图 34-1-2　疟原虫裂殖子超微模式结构

疟原虫红细胞内的裂殖子通常呈圆形或梨形。虫体前端有一截头的圆锥体突起称为顶突（apical prominence），虫体外被表膜复合膜（pellicular complex）。

（1）表膜复合膜：由外膜、内膜和微管（microtube）组成。外膜即质膜，较薄。内膜两层较厚，呈网状结构，虫体除顶突和胞口外，其余均被内膜所覆盖。内膜的内面紧贴着一层微管，发自顶突基部的极环呈放射状向虫体后方延伸，有些微管止于虫体中部，有些则达虫体后端。内膜和微管可能起支持虫体并维持虫体一定形状的作用，微管还可能与虫体运动有关。

（2）细胞器：包括顶突、极环（polar rings）、顶凹（apical pit）、棒状体（rhoptry）、微线体（microneme）、线粒体、微球体（microspheres）、球形体（spherical body）、核糖体、内质网、高尔基体和胞口等。极环由外膜皱折增厚而成，有 3 环，可能有助于保持顶突的形状。顶突的顶端中央内褶形成顶凹，可能在裂殖子入侵红细胞时起吸附作用。棒状体 1 对，其前端尖细，有小孔与顶凹相通；微线体有小管通向前端。当裂殖子侵入红细胞后，二者消失，故认为二者在裂殖子入侵红细胞中起重要作用。在裂殖子入侵的后期，微球体对纳虫空泡起扩展作用。1 个线粒体位于虫体后部，与球形体的关系密切，可能是能量储存器。胞口在裂殖子并无作用，但在滋养体期为虫体的摄食器。

（3）胞核：裂殖子的核位于虫体后半部，呈圆形，核膜由双层膜组成，其上有小孔。未发现核仁。

表 34-1-1　四种疟原虫形态的比较

比较项目	间日疟原虫	恶性疟原虫	三日疟原虫	卵形疟原虫
早期滋养体（环状体）	环较大，约为红细胞直径的 1/3；核 1 个，偶有 2 个；胞质淡蓝色；红细胞内多含 1 个原虫，偶有 2 个原虫	环纤细，为红细胞直径的 1/5；核 1 个，但 2 个常见；红细胞可含 2 个以上原虫，虫体常位于红细胞的边缘	环较粗壮，约为红细胞直径的 1/3；核 1 个；胞质深蓝色；红细胞内多含 1 个原虫	似三日疟原虫
晚期滋养体	虫体由小渐大，胞质增多，有伪足伸出，形状不规则，空泡明显；疟色素黄棕色，烟丝状	体小结实；疟色素黑褐色，集中一团。原虫分布在内脏毛细血管，外周血中不易见到	体小圆形或呈带状，空泡很少；亦可有 1 个大空泡，呈大环状；粒状棕黑色的疟色素常分布于虫体的边缘	虫体圆形，似三日疟原虫，但较大；疟色素似间日疟原虫，但较细小
未成熟裂殖体	虫体渐呈圆形，空泡消失；核开始分裂成 2~4 个，疟色素开始集中	虫体仍似大滋养体，但核分裂成多个	虫体圆形或宽带状，核分裂成多个；疟色素集中较迟	虫体圆或卵圆形，核分裂成多个；疟色素数量较少
成熟裂殖体	含裂殖子 12~24 个，常为 16 个，排列不规则；疟色素集中，虫体占满胀大了的红细胞	含裂殖子 8~36 个，通常 18~24 个，排列不规则；疟色素集中，虫体占红细胞体积的 2/3 至 3/4	含裂殖子 6~12 个，通常 8 个，排成一环；疟色素多集中在中央，虫体占满红细胞	含裂殖子 6~12 个，通常 8 个，排成一环；疟色素集中在中央或一侧
配子体 雄	圆形，胞质色蓝而略带红，核疏松，淡红色，常位于中央；疟色素分散	腊肠形，两端钝圆；胞质蓝色而略带红，核疏松，淡红色，位于中央；疟色素黄棕色，小杆状，分布于核周围	圆形，略小于正常红细胞，胞质淡蓝色，核疏松，淡红色，位于中央；疟色素分散	似三日疟原虫，但稍大；疟色素似间日疟原虫
雌	椭圆形，占满胀大的红细胞，核结实，较小，深红色，偏于一侧，胞质蓝色；疟色素分散	新月形，两端稍尖；胞质蓝色，核致密，深红色，位于中央；疟色素分布于核周围	圆形，如正常红细胞大，胞质深蓝色，核结实，偏于一侧；疟色素多而分散	似三日疟原虫，但稍大；疟色素似间日疟原虫
被寄生红细胞的变化	从大滋养体期开始，红细胞胀大，色淡，常呈长圆形或多边形；出现鲜红色的薛氏点	大小正常或略缩小，蓝色，边缘常皱缩；常有几颗粗大紫褐色的茂氏点	大小正常，有时缩小，颜色无改变；偶可见齐氏点	略胀大，色淡，部分红细胞变长，边缘呈锯齿状；薛氏点较间日疟原虫的粗大，环状体期即出现

二、生活史

　　寄生于人体的疟原虫生活史基本相同。均需雌性按蚊和人作为宿主，并经历无性生殖和有性生殖的世代交替（图 34-1-3）。

　　1. 在蚊体内发育　疟原虫在蚊体内发育包括在蚊胃腔内进行的有性生殖（配子生殖）和在蚊胃壁进行的无性生殖（孢子增殖）两个阶段。

　　（1）配子生殖：当雌性按蚊刺吸疟疾患者血液时，疟原虫随血液进入蚊胃，仅雌、雄配子体能存活并进一步发育，其他处于无性发育阶段的疟原虫均被消化。在蚊胃内，雌配子体逸出红细胞，发育为不活动的圆形或椭圆形的雌配子（female gamete）；同时，雄配子体的核开始分裂为 4~8 块，胞质亦向外伸出 4~8 条细丝，每一块核分别进入细丝内，不久细丝脱

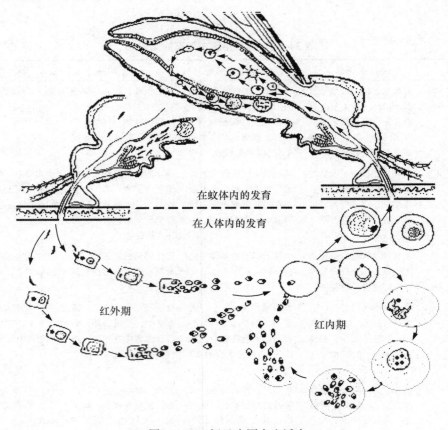

在蚊体内的发育

在人体内的发育

红外期

红内期

图 34-1-3 间日疟原虫生活史

离母体，形成雄配子（male gamete）。雄配子在蚊胃腔中游动并钻入雌配子，受精形成圆球形的合子（zygote）。合子在数小时后变为香蕉状并能活动的动合子（ookinete）。成熟动合子可穿过蚊胃壁上皮细胞，停留在蚊胃壁外侧的弹性纤维膜（基底膜）下，动合子在此变圆并分泌囊壁形成球形卵囊（oocyst）。

（2）孢子增殖：卵囊逐渐长大并向蚊胃壁外突出，其核反复分裂，随后胞质也反复分裂，部分胞质与部分核发育为成孢子细胞（sporoblast），子孢子芽从成孢子细胞表面脱离，游离于卵囊内，一个卵囊内可含有成千上万个子孢子。子孢子可主动从卵囊壁钻出或因卵囊破裂散出，进入蚊血腔（体腔），随着蚊的血淋巴流动钻入蚊体各组织。部分子孢子进入蚊的唾液腺。当雌性按蚊再次叮人吸血时，子孢子可随唾液侵入人体。

疟原虫在蚊体内的发育受多种因素的影响，如雌、雄配子体的数量与比例、活性，外界的温度、湿度等气候因素与媒介蚊虫的易感性也有密切关系，如我国中华按蚊对间日疟原虫的易感性比恶性疟原虫高。四种疟原虫在蚊体内的发育成熟时间有所不同，间日疟原虫约需10天，三日疟原虫约需26天，恶性疟原虫约需11天，卵形疟原虫约需16天。

2. 在人体内发育　疟原虫在人体内先后经历在肝细胞内和红细胞内的发育。在肝细胞内进行裂体增殖，称红细胞外期（exo-erythrocytic stage）；在红细胞内进行重复裂体增殖和形成雌雄配子体，称红细胞内期（erythrocytic stage）。

（1）红细胞外期：唾液腺内含疟原虫子孢子的雌性按蚊叮人吸血时，子孢子随蚊的唾液进入人体，约30min后，随血流侵入肝细胞。在肝细胞内，虫体逐渐变为圆形，反复进行核分裂，胞质也分裂并分别包绕核，形成含有许多裂殖子的裂殖体。随裂殖子的增多，裂殖体逐渐长大。间日疟原虫的裂殖体内约含 1.2 万个裂殖子，恶性疟原虫的裂殖体内约含 4 万个裂殖子，三日疟原虫和卵形疟原虫的裂殖体内约含 1.5 万个裂殖子。当裂殖体发育成熟后，被寄生的肝细胞破裂，裂殖子散出并进入血流，一部分裂殖子被吞噬细胞吞噬清除，一部分则侵入红细胞内发育。间日疟原虫在肝细胞内发育的时间约 8 天，三日疟原虫约 12 天，恶性疟原虫约 6 天，卵形疟原虫约 9 天。

目前认为间日疟原虫和卵形疟原虫的子孢子在遗传学上属于两种不同的类型，即速发型子孢子（tachysporozoites，TS）和迟发型子孢子（bradysporozoites，BS）。速发型子孢子进入肝细胞后迅速发育繁殖，产生许多裂殖子，进入红细胞内发育；迟发型子孢子进入肝细胞后发育慢，经过数月至年余的休眠期，然后被激活，完成红外期裂体增殖。休眠期的子孢子亦称为休眠子（hypnozoite）。

（2）红细胞内期：当红外期裂殖子侵入红细胞后，先形成早期滋养体，经大滋养体、未成熟裂殖体，再发育为成熟裂殖体。由于裂殖子的运动，导致红细胞破裂，裂殖子逸出。在血液中的裂殖子，一部分被吞噬细胞吞噬，一部分再侵入正常的红细胞内，重复上述裂体增殖过程。疟原虫经过几次红细胞内裂体增殖，部分裂殖子在红细胞内不再进行裂体增殖，而发育为雌配子体或雄配子体。成熟的雌、雄配子体进入按蚊胃腔可继续发育，否则在人体内经 30～60 天即衰老变性，而被吞噬细胞吞噬清除。

四种疟原虫在人体红细胞内裂体增殖一代所需的时间不同，感染不同时期的红细胞：①间日疟原虫和卵形疟原虫约 48h，主要寄生于网织红细胞；②恶性疟原虫 36～48h，可寄生于各种红细胞，其环状体在外周血中发育约 10h 后，隐匿于微血管、血窦或血流缓慢处继续发育，故大滋养体和裂殖体一般在外周血液中不易见到，配子体可出现于外周血；③三日疟原虫约 72h，多寄生于较衰老的红细胞。另外，输入红细胞内含有裂体增殖期疟原虫的患者血液也可感染。

三、致病

疟原虫所致疾病称为疟疾，其致病性与疟原虫的虫种和虫株、寄生的数量、人体免疫状态以及服用抗疟药等有关。致病阶段是红细胞内裂体增殖期，红细胞外期的疟原虫对肝细胞虽有损害，但常无明显的临床表现。

1. 潜伏期 从疟原虫侵入人体到出现疟疾发作的间隔时间称为潜伏期。包括子孢子侵入肝细胞并进行裂体增殖所需时间和疟原虫经几代红细胞内期裂体增殖达到一定数量所需时间。输血感染潜伏期为几代红细胞内期裂体增殖的时间。一般间日疟潜伏期短者 11～25 天，长者 6～12 个月，恶性疟为 7～27 天，三日疟为 18～35 天。如侵入疟原虫数量多，或输血感染，或机体免疫力降低时，潜伏期常缩短。

2. 疟疾发作 红细胞内的疟原虫反复裂体增殖，引起周期性寒热发作，称为疟疾发作。

（1）发热阈值：疟疾发作的前提是血中疟原虫需达一定数量，引起发作的血液中疟原虫数量的最低值称为发热阈值（threshold）。此数值因疟原虫种、株的不同和宿主免疫力的不同而有差异。间日疟原虫发热阈值为 10～500 个 /µl，恶性疟原虫为 500～1300 个 /µl，三日疟原虫约为 140 个 /µl。

（2）发作表现：典型的疟疾发作表现为周期性的寒战、发热和出汗退热三个连续阶段。疟疾发作初期，机体外周血管收缩以防止散热，患者表现为全身发抖，皮肤呈鸡皮样，面色苍白，牙齿打颤，口唇与指甲发紫，即使在盛夏，虽盖数层棉被也不感到温暖，此为寒战期。1~2h后体温上升，可达39~40℃，外周血管扩张，颜面绯红，皮肤灼热，进入发热期。患者可伴有剧烈头痛、全身酸痛等，小儿或病重成人可发生惊厥、谵妄或昏迷。发热高低与疟原虫种、株特性和原虫密度及机体免疫力有关。约4~6h或更长时间后，体温急剧下降，大汗淋漓，患者感乏力，此为多汗期。

（3）发作周期：与疟原虫在红细胞内期裂体增殖的周期一致，发作出现于红细胞破裂时。间日疟疾和卵形疟疾为隔日发作一次；三日疟疾为每间隔两天发作一次；恶性疟疾起初为隔日发作一次，以后可每天发作或间歇期不规则。初发的周期性常不规则，但经过几次发作之后，出现典型的周期发作。如混合感染两种或两种以上疟原虫，则发作的时间间隔无规则。此外，儿童和进入疟区的初患病例，发作多不典型。发作的次数主要取决于治疗与否以及人体免疫力增长的速度。未经治疗的无免疫力的初发者，可连续发作数次或十余次。若无重复感染，随着发作次数的增多，人体对疟原虫产生了免疫力，大部分原虫被消灭，发作自行停止。

（4）发作原因：发作开始于裂殖体成熟、红细胞破裂时。主要原因是裂殖子、疟色素等代谢产物、残余和变性的血红蛋白以及红细胞碎片等一并进入血流，一部分被多形核白细胞及单核 - 吞噬细胞吞噬，刺激这些细胞产生内源性致热原，它与疟原虫代谢产物共同作用于下丘脑的体温调节中枢并引起发热。

3. 复发与再燃　疟疾初发后，经治疗，红细胞内期疟原虫被消灭，未经蚊媒传播感染，但经过数周至年余，又出现疟疾发作，称为复发（relapse）。复发的原因尚不完全清楚，目前认为与迟发性子孢子存在有关。随着发作次数的增多，人体对疟原虫免疫力增强，大部分原虫被消灭，发作自行停止，但体内仍有少量残存的红细胞内期疟原虫，由于其抗原变异，逃避免疫作用，重新大量增殖，在无再感染的情况下，又出现疟疾发作，称为再燃（recrudescence）。不论是复发或再燃，都与疟原虫不同种、株的遗传特性有关。恶性疟原虫和三日疟原虫都不引起复发，只有再燃；而间日疟原虫和卵形疟原虫既能引起复发又能引起再燃。

4. 脾脏肿大　肿大的主要原因是脾充血与单核 - 吞噬细胞增生。初发患者在发作3~4天后脾脏开始肿大，早期如积极抗疟治疗，脾可恢复正常。慢性患者因脾高度纤维化，包膜增厚，质地坚硬，虽经抗疟药根治，也不能恢复正常。在非洲和亚洲某些热带疟疾流行区，患者脾巨大、肝大、门脉高压、贫血、白细胞及血小板减少，称为热带巨脾综合征。多见于由非洲疟疾流行区迁入的居民。

5. 贫血　疟疾发作几次后，可出现贫血症状，且发作次数越多，贫血越重，尤其是恶性疟。贫血与以下因素有关：①疟原虫增殖对红细胞的直接破坏；②脾功能亢进，巨噬细胞不仅吞噬受原虫感染的红细胞，还大量吞噬正常的红细胞、白细胞及血小板；③骨髓造血功能受抑制，体外培养证明，恶性疟患者有红细胞发育成熟的严重缺陷；④免疫性溶血，疟原虫抗原刺激宿主产生特异性抗体，抗体与红细胞上的抗原结合，形成的免疫复合物激活补体，红细胞被溶解或被巨噬细胞吞噬。

6. 凶险型疟疾　是指血液中查到疟原虫，又排除了其他疾病的可能性而表现严重临床症状者，如脑型疟、重症贫血、肾功能衰竭、水电解质失衡和黄疸等。其中脑型疟常见，表现为剧烈头痛、持续高热、谵妄、神经紊乱、惊厥、昏睡或昏迷，常发生于恶性疟，近年我国偶尔发现间日疟患者发生脑型疟。因为含疟原虫的红细胞多在深部血管中聚集，且以脑部为主，所以患者常有昏迷症状。昏迷并发感染或呕吐和惊厥是常见的死亡原因，儿童脑型疟的死亡率为 5%～6%。

7. 其他类型疟疾

（1）疟性肾病：主要表现为全身性水肿、腹水、蛋白尿和高血压，甚至肾功能衰竭。为免疫复合物沉积于肾小球基底膜引起的Ⅲ型超敏反应。多见于三日疟长期未愈者。

（2）输血性疟疾：由输入含有疟原虫的血液引起，其潜伏期长短与输入原虫数量和受血者的易感性有关。库血储存时间短于 6 天者易感染，7 天以上较安全。

（3）先天性疟疾：系因通过胎盘或在分娩过程中母体血中的疟原虫进入胎儿体内引起。易引起流产、早产和死胎，或胎儿出生后即出现贫血、脾肿大。

四、疟疾免疫

1. 天然免疫 无特异性，与宿主的疟原虫感染史无关，而与人种和遗传特性有关。间日疟原虫裂殖子的受体是红细胞膜上杜菲（Duffy）血型抗原，90% 以上的西非黑人因先天性缺少杜菲抗原，因而裂殖子不能入侵红细胞，故对间日疟原虫有抗性。遗传基因造成的镰状红细胞贫血患者或红细胞缺乏葡萄糖 -6- 磷酸脱氢酶（G-6-PD）的患者对恶性疟原虫具有抵抗力。

2. 获得性免疫 人体感染疟原虫后抗原诱导产生的适应性免疫，不仅有种、株的特异性，而且同株不同发育阶段也有特异性。

（1）疟原虫抗原：疟原虫的抗原来源于体表和体内，在疟原虫种间和种内生活史各期，既有共同抗原，又有特异性抗原，如环子孢子蛋白（CSP）、棒状体蛋白、细胞膜成分、分泌物、含色素的膜结合颗粒等。

（2）体液免疫：抗体在疟疾免疫中起十分重要的作用，当疟疾血症出现后，血清中 IgM、IgG 和 IgA 水平明显增高，但具有特异性的只占 5% 左右。实验研究表明，CSP 的单克隆抗体能中和相应子孢子而阻止其侵入肝细胞，抗配子的抗体能抑制疟原虫在蚊体内发育等。

（3）细胞免疫：细胞免疫在疟原虫感染过程中起重要保护作用。产生免疫效应的细胞主要是巨噬细胞、T 细胞和 NK 细胞。激活的巨噬细胞对受染红细胞及血中裂殖子的吞噬能力明显增强；同时巨噬细胞产生的 IFN-γ、TNF 和活性氧等，可通过破坏红细胞使其中的疟原虫变性死亡。

（4）带虫免疫及免疫逃避：宿主感染疟原虫后获得的免疫力，能抵抗同种疟原虫的再感染，但同时其血液中仍存在少量原虫，形成低疟原虫血症，宿主无明显的临床表现，这种免疫状态称为带虫免疫。部分疟原虫又具有逃避宿主免疫效应的能力，与宿主保护性抗体共存，这种现象称为免疫逃避。疟原虫逃避宿主免疫攻击的机制很复杂，如细胞内寄生可逃避宿主免疫攻击，疟原虫抗原变异等。

3. 疟疾疫苗 疟疾疫苗的研究在最近 10 年取得了明显的成果。已研制出针对疟原虫生活史不同时期的候选疫苗如子孢子疫苗（抗感染疫苗）、抗红外期疫苗、抗红内期疫苗和有性期疫苗（传播阻断疫苗）等。针对恶性疟疾的红细胞前期疫苗 RTS、S/AS01，已成为世界卫生组织咨询组建议试用的首个疟疾疫苗。由于疟原虫抗原成分复杂，单一抗原成分的疫苗免疫效果不理想，因此研制多表位联合疫苗，使其在疟原虫的多个阶段对人体进行免疫保护，达到预防恶性疟疾的目的，这将是恶性疟疾疫苗的发展方向。

五、诊断

1. 病史和流行病学史 如典型的疟疾发作史，在流行区或流行季节有疟区留住史。

2. **病原学检查**　从患者周围血液中检出疟原虫即可确诊。取外周血制成薄、厚血膜，姬氏或瑞氏染液染色后镜检。疟原虫的检出极限为50～500个/μl血，低于此值易漏诊或误诊。溶血离心沉淀法可提高检出率。薄血膜法疟原虫形态结构完整、清晰，可鉴别虫种，适用于临床诊断，但虫数较少容易漏检。厚血膜法在处理过程中原虫易皱缩、变形，且红细胞已溶解，不易鉴别虫种，但原虫较集中，检出率高，常用于流行病学调查。一般从受检者耳垂或指尖采血，恶性疟在发作开始时采血，间日疟和三日疟在发作后10h内采血。恶性疟初发时一般在外周血液中只能查到环状体，配子体在环状体出现10天后可查到，而大滋养体和裂殖体很难查到。

3. **免疫学诊断**　应用IHA、ELISA、IFA检测特异性抗体，已在流行病学调查中使用，但一般无早期诊断价值。用单克隆抗体检测患者血中疟原虫抗原以诊断现症患者或带虫者。

4. **分子生物学诊断**　PCR和DNA探针检测因特异性强、敏感性高的优点而用于疟疾诊断。

六、流行

1. **疟疾分布**　间日疟原虫主要分布于温带地区，恶性疟原虫主要分布于热带和亚热带地区，特别是热带非洲和南美洲。三日疟原虫主要分布在热带非洲撒哈拉沙漠以南地区。卵形疟原虫分布范围最小，主要在热带非洲西海岸地区。WHO报道2015年全球有91个国家和地区流行疟疾，约有2.12亿疟疾病例，90%的病例来自非洲，7%来自东南亚；约42.9万人死于疟疾，其中70%是5岁以下儿童。我国流行最广的是间日疟，其次是恶性疟。我国20世纪40年代每年有3000万以上疟疾患者；自2005年实施"中国消除疟疾行动计划"以来，2014年发患者数减至2921例。我国疟疾的地区分布如下：

（1）非稳定低疟区：北纬33°以北地区，即秦岭、淮河以北，靠近河流、湖泊的低洼地区和水稻区。单纯间日疟流行。主要媒介为中华按蚊，但新疆南、北部分别为萨氏按蚊、麦赛按蚊。传播期为3～6个月，发病高峰在8～9月份。

（2）非稳定中、低疟区：北纬25°～30°地区，以间日疟为主，存在恶性疟，偶见三日疟。平原区以中华按蚊为主要传播媒介，低山和丘陵地区为嗜人按蚊。传播期为6～8个月，发病高峰在8～9月份。

（3）高疟区：北纬25°以南，是疟疾流行最严重的地区。恶性疟多见，间日疟次之，三日疟少见，卵形疟仅发现几例。山区以微小按蚊和嗜人按蚊为主要传播媒介，平原区为中华按蚊，海南省为大劣按蚊。传播期为9～12个月，发病高峰在6～10月份。

（4）天然无疟区：包括西北和华北的荒漠干旱地区，西南的高寒地区和华北的山区。

2. **流行环节**

（1）传染源：凡外周血液中存在成熟配子体的现症患者和带虫者均为传染源。间日疟原虫配子体在原虫血症2～3天后出现，恶性疟原虫配子体在原虫血症之后7～11天才出现。

（2）传播途径：疟原虫通过按蚊叮人吸血，经皮肤感染。按蚊为传播媒介，在我国61种按蚊中，起传播作用的有8种，其中中华按蚊、嗜人按蚊和微小按蚊分布广泛；大劣按蚊、日月潭按蚊、麦赛按蚊和萨氏按蚊局部分布。输血也可传播。

（3）易感人群：人对疟原虫普遍易感，但高疟区婴儿可从母体获得一定的免疫力，部分人群由于遗传因素对某些疟原虫不易感染。在流行区成人可反复感染，易呈带虫状态。儿童是主要的易感者，孕妇免疫力低而易感。此外，非疟区的无免疫力人群进入疟区，也是易感者。

3. 流行因素　影响疟疾流行的因素包括：①自然因素：地理环境和气候条件对疟原虫及其媒介按蚊的生存影响甚大。雨量影响蚊虫滋生环境，并直接影响蚊种群数量变动。山区与平原区疟疾流行程度不同；②生物因素：疟疾的传播媒介为按蚊属的蚊种，当地是否存在按蚊，决定其是否流行；③社会因素：当地经济水平、居民文化素质、生活习惯、卫生状况、医疗防疫机构是否健全以及人口流动等均可影响疟疾的传播和流行。

七、防治

我国疟疾防治策略是"因地制宜、分类指导、突出重点"。加强传染源控制与媒介防制措施，降低疟疾发病。加强监测和输入病例处置，防止继发传播。

1. 预防　包括个体预防和群体预防。个体预防是对疫区居民或短期进入疟区的个人采取防蚊叮咬，防止发病或减轻临床症状等措施。群体预防是对高疟区、暴发流行区或大批进入疫区居住的人群进行个体预防的同时，加强监控，防止疟疾传播。

（1）防蚊灭蚊：疟疾传播季节，各地应当结合爱国卫生运动和新农村建设，进行环境改造与治理，减少蚊虫滋生场所，降低蚊虫密度。在疫点采取杀虫剂室内滞留喷洒和杀虫剂处理蚊帐等措施。

（2）加强个人防护：疟疾传播季节，提倡流行区居民使用驱避剂、蚊香、蚊帐、纱门纱窗等防护措施，减少人蚊接触。

（3）加强健康教育：加强疟疾流行区大众媒体宣传教育、出入境人员和中小学生健康教育和社区宣传教育。

2. 治疗　对发现的疟疾患者均应当按照原卫生部下发的《抗疟药使用原则和用药方案》进行治疗。抗疟药的使用应遵循安全、有效、合理和规范的原则。

间日疟治疗药物首选磷酸氯喹片（简称氯喹）、磷酸伯氨喹片（简称伯氨喹）。治疗无效时，可选用以青蒿素类药物为基础的复方或联合用药的口服剂型进行治疗。恶性疟治疗药物以青蒿素类药物为基础的复方或联合用药（ACT），包括：青蒿琥酯片加阿莫地喹片、双氢青蒿素哌喹片、复方磷酸萘酚喹片、复方青蒿素片等。重症疟疾治疗药物包括青蒿素类药物注射剂及磷酸咯萘啶注射剂等。

3. 加强出入境人员疟疾防护工作和流动人口管理　出入境检验检疫机构应对出境人员宣传疟疾防治知识和提供咨询服务，对自境外疟疾流行区入境的发热患者进行疟疾筛查，报告疟疾疫情；配合做好出入境人员疟疾病例追踪，及时向有关部门提供疟疾病例信息。流动人口增加是导致我国南部地区疫情波动、恶性疟疾扩散、局部暴发流行的原因之一，所以要加强流动人口疟疾管理，应把外来流动人口管理列入本地区的防疟计划。

4. 完善疟疾监测网络　加强疟疾确认实验室能力建设。各级实验室应当定期进行技能考核和质量控制，确保实验室网络正常运行。加强对疟疾消除地区的监测。对于已达到消除目标的地区和非流行省份，应当继续开展相关医务人员疟疾诊治技术培训，重点加强对来自疟疾流行区人员的病例监测，防止继发病例发生。

思　考　题

1. 疟原虫的生活史和致病的关系如何？
2. 如何准确有效地诊断疟疾？抗疟药的选择原则是什么？

3. 为什么疟疾是目前世界最为关注的寄生虫病？

第二节 刚地弓形虫

刚地弓形虫（*Toxoplasma gondii*）属于真球虫目（Eucoccidiorida）肉孢子虫科（Sarcocystidae）弓形虫属（*gondii*），简称弓形虫，该虫呈世界性分布，可寄生于人和温血动物的有核细胞内，但只在终末宿主猫科动物肠黏膜上皮细胞内进行有性生殖。弓形虫是重要的人畜共患病寄生虫，尤其在宿主免疫功能低下时，可造成严重后果，属机会致病原虫（opportunistic protozoan）。

一、形态

弓形虫发育过程包括5种典型形态，即滋养体、包囊、裂殖体、配子体和卵囊。

1. **滋养体** 是人和许多动物的有核细胞内分裂繁殖的虫体。包括速殖子（tachyzoite）和缓殖子（bradyzoite）。游离的滋养体呈香蕉形或月牙形，一端较尖，一端较钝；一边扁平，另一边稍膨隆。经姬氏或瑞氏染液染色后，胞质呈蓝色，1个胞核呈紫红色。在核与尖端之间有染成浅红色的颗粒称副核体。细胞内寄生的虫体呈纺锤形或椭圆形，以内二芽殖、二分裂和裂体增殖3种方式繁殖，这种被宿主细胞膜包绕含有数个至20多个滋养体的集合体称假包囊（pseudocyst），该滋养体又称速殖子，大小为（4～7）μm×（2～4）μm，核位于虫体中央（图34-2-1）。

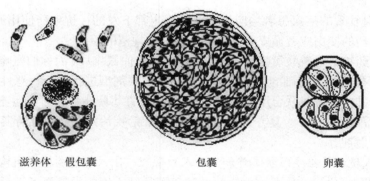

滋养体　假包囊　　　　　包囊　　　　　卵囊

图34-2-1　弓形虫

电镜下，速殖子表膜分两层，外层包绕整个虫体，在侧缘向内凹陷而成胞口样微孔，内层稍厚。在前端和侧端有类锥体（conoid）和极环。类锥体是由一组或几组向上旋曲而中空的弓形线组成。弓形虫的顶端复合体是一些被认为在侵入宿主过程中起重要作用的细胞器，包括棒状体、微粒体和致密颗粒。棒状体有8～10条，呈球棒状，可分泌一些有效成分帮助其侵入宿主细胞。致密颗粒分布于虫体前端、棒状体周围，其分泌多种蛋白，与虫体对宿主细胞的识别和结合有关，在虫体入侵宿主细胞早期阶段发挥重要作用。胞核位于虫体后半部，核仁位置不定，高尔基体常位于核的前沿凹陷处，呈膜囊样结构；线粒体一个至数个。虫体还有发达的粗面内质网、溶酶体和核糖体（图34-2-2）。

2. **包囊** 呈圆形或椭圆形，直径5～100μm，具有一层富有弹性的坚韧囊壁，囊内含数个至数百个滋养体，又称为缓殖子，比速殖子小，核稍偏后（图34-2-1）。

3. 裂殖体　存在于猫科动物小肠绒毛上皮细胞内。成熟的裂殖体呈长椭圆形，内含 4～29 个裂殖子，一般为 10～15 个，呈扇状排列，裂殖子形状与滋养体相似。

4. 配子体　雌配子体呈圆形，成熟后发育为雌配子，其体积达 10～20μm；雄配子体较小，成熟后形成 12～32 个雄配子，两端尖细，长约 3μm。

5. 卵囊　卵囊呈圆形或椭圆形，大小为 10～12μm；具两层光滑透明的囊壁，成熟卵囊含 2 个孢子囊，每个孢子囊内有 4 个新月形的子孢子（图 34-2-2）。

二、生活史

弓形虫的生活史较复杂，包括无性生殖和有性生殖两个阶段，发育全过程需两个宿主，猫科动物是弓形虫的终宿主兼中间宿主，其他动物或人为中间宿主（图 34-2-3）。

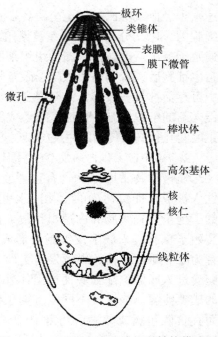

图 34-2-2　弓形虫速殖子超微结构模式图

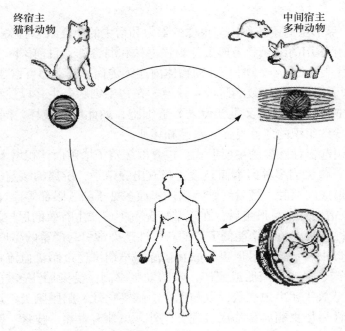

图 34-2-3　弓形虫生活史

1. 在中间宿主内的发育　弓形虫对中间宿主的选择极不严格，除哺乳动物外，鸟类和人都可作为中间宿主。

当猫粪便中的卵囊或中间宿主的肌肉、蛋或奶中的包囊或假包囊被中间宿主吞食后，在其肠腔内逸出子孢子、缓殖子或速殖子，随即侵入肠黏膜上皮细胞大量增殖。细胞破裂后，速殖子经血或淋巴扩散至全身各器官组织，如脑、淋巴结、肝、心、肺及肌肉等，进入有核细胞内，以二分裂、内二芽殖繁殖，形成假包囊。当速殖子增殖至一定数目时，胞膜破裂，速殖子释出后重新侵入新的组织细胞，反复繁殖。在机体免疫功能正常时，部分速殖子侵入宿主细胞后，特别是侵入脑、眼及骨骼肌等后繁殖速度减慢，并形成包囊，包囊在宿主组织中可存活数月、数年，甚至终身。当机体免疫功能低下时，包囊可破裂，释出缓殖子，重新侵入新的组织细胞，快速繁殖形成假包囊。包囊和假包囊是中间宿主之间或中间宿主与终宿主之间互相交叉传播的主要感染时期。

2. 在终宿主体内的发育　弓形虫在猫科动物体内进行有性生殖，同时也进行无性增殖。猫科动物常因捕食含有包囊或假包囊的中间宿主的肌肉或内脏而感染，另外，食入或饮入被成熟卵囊污染的食物或水也可感染。包囊内的缓殖子、假包囊内的速殖子或卵囊内的子孢子在猫小肠腔内逸出，侵入回肠上皮细胞繁殖，形成裂殖体，成熟后释放出裂殖子，裂殖子重新侵入肠上皮细胞再形成裂殖体。经数代增殖后，部分裂殖子侵入肠上皮细胞发育为雌、雄配子体，继续发育为雌、雄配子并形成合子，最后发育成卵囊，上皮细胞破裂，卵囊进入肠腔，随猫粪便排出体外。在适宜温度、湿度环境中，经2~4天发育为具感染性的成熟卵囊。猫吞食不同发育期虫体后，排出卵囊的时间不同，如吞食包囊后需3~10天，而吞食假包囊或卵囊后约需19天以上。受染的猫每天可排出1000万个卵囊，排囊可持续10~20天。

三、致病

1. 致病机制　弓形虫的侵袭作用与虫株的毒力和宿主的免疫状态有关，其严重程度取决于弓形虫与宿主相互作用的结果。弓形虫分为强毒株和弱毒株，目前国际上公认的强毒株代表为 RH 株；弱毒代表为 Beverley 株，在动物体内连续传代，其毒力可增强。

（1）速殖子是弓形虫的主要致病阶段：速殖子在宿主细胞寄生并以独特的内二芽殖法增殖破坏宿主细胞，速殖子逸出后又重新侵入邻近细胞，如此反复破坏，同时引起淋巴细胞、巨噬细胞等浸润，导致组织的急性炎症、水肿和坏死。

（2）缓殖子是引起慢性感染的主要形式：包囊因缓殖子增殖而体积增大，挤压组织器官，导致器官功能障碍。包囊因多种因素而破裂，释放出缓殖子，游离的缓殖子可诱导机体产生迟发性超敏反应而形成肉芽肿，最后纤维钙化，病灶多见于脑、眼部等。

2. 临床表现　宿主感染弓形虫后，在正常情况下，可产生有效的保护性免疫，多数感染者无症状，但先天性感染或免疫功能低下者的获得性感染常引起严重的弓形虫病。

（1）先天性弓形虫病：感染弓形虫的妇女在妊娠早期可通过胎盘血流将弓形虫传播给胎儿，可造成孕妇流产、早产、畸胎或死产，畸胎发生率高。受染胎儿多数表现为隐性感染，有的出生后数月甚至数年才出现症状，以脑积水、脑钙化灶、脑膜脑炎、运动障碍和视网膜脉络膜炎等为先天性弓形虫病典型临床表现。此外，可伴有发热、皮疹、呕吐、腹泻、肝脾肿大、黄疸、贫血、心肌炎、癫痫等。研究表明，婴儿出生时出现症状或发生畸形者病死率为 12%，而存活者 90% 有精神发育障碍，50% 有视力障碍。

（2）获得性弓形虫病：可因虫体侵袭部位和机体反应性而呈现不同的临床表现。最常见的临床类型是淋巴结肿大（多见于颌下和颈后淋巴结）、头痛、发热和疲劳等流感样症状，有些患者出现肌肉疼痛，并可持续数月。其次常侵袭脑部和眼部。中枢神经系统损害常表现为脑炎、脑膜脑炎、癫痫和精神异常。眼部损害主要以视网膜脉络膜炎为多见，成人表现为视力突然下降，婴幼儿可见手抓眼症，对外界事物反应迟钝，也有出现斜视、虹膜睫状体炎、葡萄膜炎等，多为双侧性病变，视力障碍常伴全身反应或多器官病变。

多数隐性感染者若患有恶性肿瘤、长期接受免疫抑制剂或放射治疗、先天性或后天性免疫缺陷（如 HIV 感染）、妊娠等，使隐性感染状态转为急性重症，多数因并发弓形虫脑炎而死亡。

四、免疫

感染弓形虫后，机体的免疫状态与感染的发展和转归密切相关。

1. 细胞免疫　细胞免疫起主要保护性作用，其中 T 细胞、巨噬细胞及 NK 细胞等介导的免疫应答起主导作用。致敏的 T 细胞能产生多种细胞因子并发挥免疫调节作用。IFN-γ 是抗弓形虫免疫中起主导作用的细胞因子，可活化巨噬细胞产生一氧化氮杀伤虫体。Th1 细胞和巨噬细胞产生的 IL-4、IL-6 和 IL-10 起免疫下调作用，IL-4 和 IL-10 可抑制 IFN-γ 的表达，从而发挥重要的免疫抑制作用。在弓形虫感染的不同阶段，免疫上调因子和免疫下调因子的出现时间及表达水平有所不同，从而构成免疫调节网络，决定弓形虫感染及其结局。

2. 体液免疫　机体感染弓形虫后可诱导产生特异性抗体。感染早期出现 IgM 和 IgA 并逐渐升高，IgM 在 4 个月后逐渐消失，IgA 消失较快。感染 1 个月后出现高滴度的 IgG 并维持较长时间。IgG 能通过胎盘传至胎儿，通常在出生后 5～10 月消失，免疫保护作用不明显。近年来研究证实，特异性抗体与速殖子结合，在补体参与下，可使虫体溶解或促进速殖子被巨噬细胞吞噬。

五、诊断

（一）病原学检查

1. 涂片染色法　取急性期患者的脑脊液、血液、骨髓、羊水、眼房水、胸水及腹水等离心，沉淀物涂片，经瑞氏或姬氏染色后镜检速殖子，或做活组织穿刺物检查。此法简便，但检出率不高。

2. 免疫酶染色法　将病变组织作冰冻切片，用酶标记的抗弓形虫单克隆抗体直接做酶染色，或用酶标记的第二抗体进行间接酶染色，检查弓形虫。

3. 动物接种或细胞培养法　这是目前常用的检查方法。将患者的体液或穿刺物接种于小鼠腹腔内，7 天后剖杀，取腹腔液检查滋养体，或取小鼠脑组织检查包囊，阴性需盲目传代至少 3 次。样本亦可接种于体外培养的有核细胞。

（二）免疫学诊断

感染弓形虫后，由于病原学检查比较困难，阳性率不高，所以血清学试验是重要辅助诊断手段。

1. 检测抗体　所用抗原主要有速殖子的胞质抗原和胞膜抗原。采用多种方法检测可起互补作用而提高检出率。

（1）染色试验（dye test，DT）：活滋养体在致活因子（补体）的参与下，与待检样本中特异性抗体（IgG）作用，虫体表膜被破坏而不被亚甲蓝所染。镜检 60% 及以上虫体不着色者为阳性，半数以上虫体着色者为阴性。此法为经典血清学方法，具有良好的特异性和敏感性。

（2）IHA：此法特异、灵敏、简易，应用广泛，所测抗体在感染后出现较晚，适用于隐性感染及流行病学调查。

（3）间接荧光抗体试验（IFA）：以完整的速殖子为抗原，采用荧光标记的第二抗体，检测患者标本中的 IgM 和 IgG。其中检测 IgM 具有临床早期诊断价值。血清中有类风湿因子或抗核抗体时可出现假阳性。

（4）ELISA：通过检测弓形虫特异性抗体，广泛用于早期急性感染和先天性弓形虫病的诊断。

2. 检测抗原　是早期诊断和确诊的可靠方法。国内建立了 McAb-ELISA、McAb 与多抗的夹心 ELISA 检测急性患者血清循环抗原，可检出血清中 0.4μg/ml 的抗原。

六、流行

1. 流行概况　弓形虫病为动物源性疾病，全球性分布，人群感染相当普遍，多数呈隐性感染。据血清学调查，国外人群抗体阳性率为 25%～50%，少数地区高达 80%，如法国达到84%；我国人群为 0.33%～11.8%，家畜阳性率为 10%～50%。由于本病对人畜危害严重，尤其先天性感染，已受到高度重视。

弓形虫病广泛流行的原因主要有：①多种生活史时期具有感染性，如包囊、假包囊及卵囊；②中间宿主多，多种动物均易感，弓形虫可感染几乎所有的温血动物；③可在终宿主与中间宿主之间、中间宿主之间及终宿主之间多向交叉传播；④包囊在中间宿主组织中可长期生存；⑤卵囊排放量大，被感染的猫每天可排出 1000 万个；⑥卵囊、包囊和滋养体对外界环境的抵抗力较强。猪肉中的包囊在冰冻条件下可存活 35 天。卵囊可在冷冻和干燥的环境里存活数月，但对热的抵抗力较差。

2. 流行环节

（1）传染源：家猫、家畜及家禽是本病的主要传染源，人只有通过垂直传播才具有传染源的意义。

（2）传播途径：有先天性和获得性两种。前者经母体胎盘血传给胎儿。后者主要通过食入被卵囊污染的食物和水以及含弓形虫的未煮熟的肉类、蛋品和奶类而经口感染。此外，经损伤的皮肤和黏膜也可传播，实验室人员需加注意。亦有经输血、器官移植而感染的报道。

（3）易感人群：普遍易感，尤其是胎儿、婴幼儿、肿瘤和艾滋病患者等。职业、饮食习惯、生活方式等与弓形虫感染率有密切关系。

七、防治

1. 预防　防止弓形虫病流行重在预防。应加强对家畜、家禽饲养、肉类加工的检疫及食品卫生的管理和监测；不吃生的或半生的肉类、蛋类及奶品等；为防止先天性弓形虫感染，孕妇应避免与猫接触并定期作弓形虫常规检查。如孕前已知母亲血清学阳性，说明已获得保护性免疫，胎儿无危险性。反之，孕前母亲血清学阴性而孕期变为阳性，或两次血清学检查出现后一次抗体滴度增高，胎儿具有感染弓形虫的危险性。

2. 治疗　对急性弓形虫患者应及时药物治疗，但目前尚无特效药物。常用乙胺嘧啶、磺胺类如复方新诺明、克林霉素，亦可联合应用提高疗效。一旦发现胎儿感染，应终止妊娠或药物治疗，孕妇感染的治疗药物首选乙酰螺旋霉素，孕妇忌用磺胺类。

思 考 题

1. 比较刚地弓形虫与疟原虫的生活史差异?
2. 为何刚地弓形虫的感染与妇女的优生优育有密切的关系?

第三节 隐孢子虫

隐孢子虫(*Cryptosporidium*)属真球虫目(Eucoccidiida)隐孢子虫科(Cryptosporidiidae)隐孢子虫属(*Cryptosporidium*)。它广泛存在于鸟类及牛、羊、猪等哺乳动物体内,寄生于人体消化道的主要是微小隐孢子虫(*C. parvum*),属于机会致病性原虫,是 AIDS 患者继发感染,甚至死亡的主要病原体之一。其引起的疾病称为隐孢子虫病(cryptosporidiosis),是一种以腹泻、腹痛为主要临床表现的人畜共患病。

一、形态

卵囊呈圆形或椭圆形,直径 4~6μm,成熟卵囊内含 4 个裸露的子孢子和 1 个团状残留体(residual body)。子孢子呈月牙形(图 34-3-1),残留体由颗粒状物和一空泡组成。改良抗酸染色后卵囊呈玫瑰红色,残留体为暗黑或棕色,背景为蓝绿色,对比性很强。粪便中的卵囊若不染色,难以辨认。

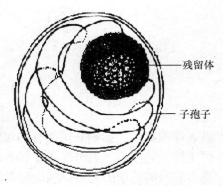

残留体
子孢子

图 34-3-1 隐孢子虫卵囊

二、生活史

隐孢子虫的生活史只需一个宿主就可以完成,人和许多动物都是易感宿主。生活史中有滋养体、裂殖体、配子体、合子和卵囊 5 个时期,包括 3 种无性生殖、有性生殖和孢子生殖 3 种方式。随宿主粪便排出的卵囊处于感染期。虫体主要寄生于空肠近端,严重者可扩散到整个消化道。

当宿主吞食成熟卵囊后,卵囊在消化液的作用下逸出子孢子,子孢子黏附肠上皮细胞并侵入其内,形成纳虫空泡。虫体随即进行无性繁殖,先发育为滋养体,经三次核分裂发育为 I 型裂殖体,内含 8 个裂殖子。裂殖子被释出后侵入新的上皮细胞内,再发育为第二代滋养体,经两次核分裂发育为 II 型裂殖体,内含 4 个裂殖子。这种裂殖子释出后侵入上皮细胞内发育为雌配子体或雄配子体。雌配子体进一步发育为雌配子,雄配子体产生 16 个雄配子,雌、雄配子结合形成合子,此为有性生殖。合子发育为卵囊,此为孢子生殖。卵囊有薄壁和厚壁两种类型。薄壁卵囊约占 20%,仅有一层单位膜,其子孢子逸出后直接侵入宿主肠上皮细胞,继续无性繁殖,称为自体内感染。厚壁卵囊约占 80%,随宿主粪便排出体外,可感染新宿主。完成整个生活史需 5~11 天(图 34-3-2)。

三、致病

1. 致病机制　尚不完全清楚,可能与多种因素有关。虫体寄生于肠黏膜刷状缘,使其表面出现凹陷,或呈火山口状。肠绒毛萎缩、变短、变粗,或融合和脱落,上皮细胞出现老化和脱落速度加快,固有层嗜中性粒细胞、淋巴细胞和浆细胞浸润。小肠黏膜广泛受损,肠黏

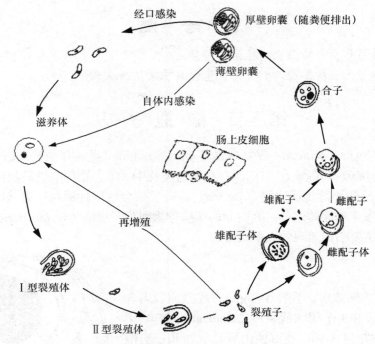

经口感染 厚壁卵囊（随粪便排出）

薄壁卵囊

合子

自体内感染

滋养体

肠上皮细胞

雄配子 雌配子

雄配子体 雌配子体

再增殖

Ⅰ型裂殖体

裂殖子

Ⅱ型裂殖体

图 34-3-2 隐孢子虫生活史

膜表面积减少，影响肠道消化与吸收功能，特别是脂肪和糖类吸收出现严重障碍，导致患者严重持久的腹泻。另外，由于肠黏膜表面积的缩小，使多种黏膜酶明显减少，如乳糖酶，也是引起腹泻的原因之一。感染轻者肠黏膜的变化不明显。

2. 临床表现　严重程度取决于宿主的免疫功能与营养状况。免疫功能正常的人感染后，主要表现无症状或急性自限性腹泻，每天 2～20 次，粪便呈水样，一般无脓血，可伴有腹痛、腹胀、恶心、呕吐、食欲减退和发热等。严重感染的幼儿可出现喷射性水样泻，排便量多。病程多持续 7～14 天，但症状消失数周后，卵囊仍可随粪便排出。营养不良、恶性肿瘤、AIDS 患者感染后，症状明显且病情重，以剧烈腹痛和持续性霍乱样水泻最为常见，一日数次至数十次，可造成严重脱水、电解质紊乱等，最终全身衰竭而死亡。也有并发肠外器官寄生，如呼吸道、胆道感染等，其病情更为严重复杂。隐孢子虫感染常为 AIDS 患者死亡的原因，故国外已将 AIDS 患者隐孢子虫感染检查项目列为常规检查项目。

四、诊断

对于年幼、体弱和免疫功能受损的水样腹泻者，经抗生素治疗无效，排除贾第虫的感染，应考虑有微小隐孢子虫感染的可能。

1. 病原学诊断　取水样便沉淀物或糊状粪便涂片染色，检出卵囊即可确诊。常用方法有：

（1）金胺-酚染色法：新鲜或甲醛固定后的标本均可用此方法，染色后在荧光显微镜下观察。卵囊圆形，发乳白色略带绿色的荧光，中央淡染，似环状。本法简便、敏感，适用于批量标本的过筛检查，但需要荧光显微镜，在基层卫生机构不能推广。

（2）改良抗酸染色法：染色后背景呈蓝绿色，卵囊呈玫瑰红色，内部可见 1～4 个梭形或月牙形子孢子，有时尚可见棕色块状的残留体。但粪便标本中多存在红色抗酸颗粒，形同卵囊，难以鉴别。

（3）金胺酚-改良抗酸染色法：先用金胺-酚染色，再用改良抗酸染色法复染，用光学显微镜检查。卵囊呈玫瑰色，背景呈蓝绿色，非特异性颗粒呈蓝黑色，提高检出率和特异性。

2. 免疫学诊断　应用免疫学方法诊断隐孢子虫病，可弥补粪检的不足。

（1）粪便标本的免疫诊断：应用荧光标记特异性单克隆抗体，采用 IFA 检测粪便中卵囊，在荧光显微镜下，卵囊呈黄绿色，特异性和敏感性均高，适用于轻度感染者的诊断和流行病学调查。应用酶标记特异性单克隆抗体，采用 ELISA 法检测粪便中的卵囊抗原，特异性、敏感性均好。

（2）血清标本的免疫诊断：常采用 IFA 和 ELISA 等检测血清中特异性抗体，可用于隐孢子虫病的辅助诊断和流行病学调查。

3. 分子生物学诊断　采用 PCR 和 DNA 探针技术检测隐孢子虫特异 DNA，具有特异性强、敏感性高的特点。

五、流行

1. 分布　隐孢子虫病呈世界性分布，多发生在婴幼儿，温暖潮湿季节发病率高，经济落后、卫生条件差的地区比发达地区高，畜牧地区比非牧区高。国外暴发流行时有报告，多发生于与患者或病牛接触后的人群，或幼儿园和托儿所等集体单位。同性恋并发艾滋病患者近半数感染隐孢子虫。1993 年 4 月，美国某一地区人的生活用水被农场牛粪污染，引起数千人感染，其中 104 人死亡。在国内腹泻患者中，隐孢子虫的检出率为 1.36%～13.3%，平均感染率为 2.14%，多为儿童感染。

2. 流行环节　传染源为感染隐孢子虫的人和动物；通过粪-口途径传播；人群普遍易感，婴幼儿、艾滋病患者及先天或后天性免疫功能低下者更易感。

六、防治

该病为人畜共患寄生虫病。预防：主要是加强人畜的粪便管理，防止患者、病畜的粪便污染饮用水和食物；注意个人卫生，避免与患者、病畜接触；保护免疫功能缺陷或低下的人；治疗：尚无特效药物，螺旋霉素、大蒜素有一定效果。

思　考　题

1. 简述溶组织内阿米巴、蓝氏贾第鞭毛虫和隐孢子虫致病机制的差异。
2. 隐孢子虫感染为何与艾滋病致病关系密切？

第四节　其他孢子虫

一、肉孢子虫

肉孢子虫（*Sarcocystis* spp.）属真球虫目（Eucoccidiida）肉孢子虫科（Sarcocystidae）。它主要寄生于牛、马、羊及猪等动物体内，偶可感染人，所致的肉孢子虫病为一种人畜共患病，分布较为广泛，对畜牧业造成一定危害。

肉孢子虫的分类较为混乱。一般认为寄生于人体小肠并以人为终宿主的肉孢子虫有两种：一种为人猪肉孢子虫（*S. suihominis*），中间宿主为猪；另一种为人肉孢子虫（*S. hominis*），中间宿主为牛。上述两种统称人肠肉孢子虫。此外，尚有寄生于人肌肉组织内，以人为中间宿主的人肌肉孢子虫，又称林氏肉孢子虫（*S. lindemanni*）。

（一）形态

1. 卵囊　成熟卵囊呈长椭圆形，内含2个孢子囊，每个孢子囊内含4个子孢子。孢子囊呈椭圆形，无色透明，人猪肉孢子虫大小为（11.6～13.9）μm×10.5μm；人肉孢子虫（13.1～17.0）μm×（7.7～10.8）μm（图34-4-1）。因卵囊壁薄而脆弱易破裂，粪便中多见到孢子囊。

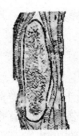 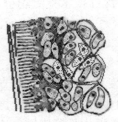 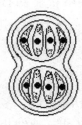 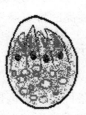

肌肉中肉孢子囊切面　　　肉孢子囊镜下观　　　成熟卵囊　　　孢子囊

图34-4-1　肉孢子虫

2. 肉孢子囊（sarcocyst）　在中间宿主的肌肉中呈圆柱形或纺锤形，长径为1～5cm，横径为0.01～1cm。囊壁结构可因虫种和不同发育期有所差别，囊内有许多间隔，将缓殖子分隔成簇。缓殖子形态与弓形虫相似。

（二）生活史

完成生活史需中间宿主和终宿主。

1. 人肠肉孢子虫生活史　中间宿主为食草类动物，中间宿主误食随终宿主粪便排出的卵囊或孢子囊后，在其小肠内逸出子孢子，子孢子穿过肠壁进入血流，在许多器官的血管内皮细胞内进行几次裂体增殖形成裂殖体，其内的裂殖子再侵入横纹肌及心肌组织中发育为肉孢子囊，肉孢子囊内滋养母细胞增殖生成缓殖子。终宿主（食肉动物或人）吞食中间宿主肌肉中的肉孢子囊后，囊壁消化，缓殖子释放并侵入小肠黏膜固有层，不经过裂体增殖就直接形成配子，雌、雄配子结合后形成卵囊，在肠黏膜固有层逐渐发育成熟并进入肠腔，随粪便排出体外。

2. 人肌肉孢子虫生活史　人为中间宿主，在心肌、舌肌、膈肌、骨骼肌等组织中形成肉孢子囊。食肉哺乳动物、猛禽或爬行动物可能为终宿主。

（三）致病

感染人肠肉孢子虫后，一般免疫功能正常者无症状或症状轻微，免疫功能低下者可出现严重症状。患者可出现消化道症状，如间歇性腹痛、腹胀、腹泻、食欲不振、恶心和呕吐等。严重者可发生贫血、坏死性肠炎等。

感染人肌肉孢子虫后，临床表现与寄生部位有关。肉孢子囊可破坏肌细胞，增大时可造成邻近肌细胞的压迫性萎缩，伴有肌痛、皮下肿胀等。囊壁破裂可释放出一种肉孢子霉素（sarcocystin），作用于神经系统、心、肝、小肠和肾上腺等，出现不同的症状，严重者可致人死亡。

（四）诊断

取人肠肉孢子虫患者粪便，采用直接涂片法、硫酸锌或蔗糖浮聚法，检查孢子囊或卵囊。人肌肉肉孢子虫患者取肌肉组织活检，检查肉孢子囊。

（五）流行与防治

肉孢子虫病为人畜共患寄生虫病，对动物（如牛、羊、马和猪等）的危害较严重。1982年云南地区发现2例肉孢子虫病后，对大理县华营等4村村民进行调查，发现人群感染率为9.2%～62.5%；上市新鲜猪肉感染率平均为72.1%。当地居民有嗜食生猪肉的习惯，易造成人体感染。人作为中间宿主被肉孢子囊寄生的病例并不多见。

肉孢子虫病以预防为主，注意不吃生的或未煮熟的肉类；加强肉类检疫；科学饲养猪、牛、羊等家畜。目前尚无特效药物治疗，磺胺嘧啶、复方新诺明和吡喹酮有一定的疗效。

二、贝氏等孢球虫

贝氏等孢球虫（*Isospora belii*），属真球虫目（Eucoccidiida）艾美虫科（Eimeriidae）等孢球虫属（*Isospora*），等孢球虫属是广泛存在于哺乳类、鸟类和爬行类动物肠道的寄生性原虫。感染人体的等孢球虫有贝氏等孢球虫和纳塔尔等孢球虫（*I. natalensis*）两种，主要是贝氏等孢球虫，它可引起等孢球虫病（isosporiasis）。

（一）形态与生活史

贝氏等孢球虫的卵囊呈长椭圆形或纺锤形，无色透明，大小为（20～33）μm×（10～19）μm。未成熟卵囊只含1个椭圆形孢子囊，成熟卵囊内含2个孢子囊。孢子囊大小为（9～11）μm×（7～12）μm，每个孢子囊内含4个新月形的子孢子和一个残留体（图34-4-2）。

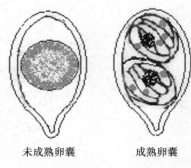

未成熟卵囊　　　成熟卵囊

图34-4-2　贝氏等孢球虫卵囊

完成生活史不需要转换宿主。成熟卵囊污染食物或水，当宿主误食成熟卵囊后，在小肠上段，子孢子逸出并侵入肠上皮细胞发育为滋养体，经裂体增殖释放出裂殖子。裂殖子可再侵入附近的肠上皮细胞，重复裂体增殖，或形成雌、雄配子体，并进一步发育为雌、雄配子，经配子生殖形成合子，再发育为卵囊，卵囊落入肠腔并随粪便排出。粪便中的卵囊只含1个孢子囊，48h后发育为含2个孢子囊的成熟卵囊，可感染新宿主。

（二）致病与诊断

感染贝氏等孢球虫后常无明显临床症状，严重感染时出现腹痛、腹泻、食欲不振等，也可有发热、持续性或脂肪性腹泻、体重减轻等。免疫受累的宿主（如HIV感染者）可出现持续腹泻伴虚弱、厌食和体重减轻，并可发生肠外感染。典型的病理改变有肠绒毛变短、融合、变粗、萎缩及肠上皮细胞增生等。

粪便涂片检查卵囊，应用抗酸染色易于鉴别，必要时可作十二指肠黏膜活检。

（三）流行与防治

贝氏等孢球虫以美洲、非洲和东南亚多见。在 AIDS 患者或男性同性恋中发病率高。美国的艾滋病患者的发病率为 15%；我国也有多例报告。目前认为仅感染人类，而无其他储存宿主。卵囊对外界的抵抗力强，在寒冷或潮湿的环境中可存活数月。

防止本病感染应加强粪便、水源管理，注意饮食卫生。选用乙胺嘧啶和磺胺嘧啶治疗。

三、人芽囊原虫

人芽囊原虫（*Blastocystis hominis*）属于芽囊原虫属（*Blastocystis*），广泛分布于世界各地，曾经被认为是一种对人体无害的酵母菌。齐尔特（Zierdt）根据芽囊原虫具有原生动物细胞结构的特点，将其归为原虫，但有关其分类地位争论较久。根据最近的遗传学研究成果，可感染人类的人芽囊原虫并不是单一物种，多个种类的芽囊原虫都可感染人类。

（一）形态与生活史

人芽囊原虫大小悬殊，虫体直径 4～63μm，多为 6～15μm。形态结构复杂，体外培养时有空泡型、颗粒型、阿米巴型、复分裂型和包囊型 5 种类型（图 34-4-3）。空泡型虫体呈圆形，中央多见一个透亮的大空泡，其内含碳水化合物和脂肪，核 1～4 个，呈月牙状或块状；颗粒型虫体胞质内充满颗粒状物质，仅见于血清含量高的培养基中；阿米巴型虫体形态多变，有伪足伸出，体内有许多明显的小颗粒物质，移动极缓慢；复分裂型虫体有 3～4 个或更多的核，核与核之间有胞质相连。

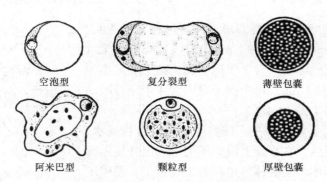

图 34-4-3　人芽囊原虫形态模式图

人芽囊原虫生活史尚不完全清楚。主要寄生于人和其他灵长类动物的回盲部，也广泛寄生于狗、猪、猫、鼠及家禽等动物中。在人的成形粪便中，虫体为空泡型，在腹泻水样便中，虫体为阿米巴型。其生活史为空泡型 - 阿米巴型 - 空泡型。空泡型也可转变为颗粒型和复分裂型。可进行二分裂和裂体增殖，阿米巴型是致病型虫体。包囊处于感染期，研究发现有薄壁包囊和厚壁包囊，薄壁包囊可在肠腔内增殖，造成自体内感染，而厚壁包囊通过粪 - 口传播引起体外感染。

（二）致病与诊断

人芽囊原虫病发病机制尚未明确，一般认为该原虫的致病力较弱。人芽囊原虫可侵入肠黏膜上皮。临床表现轻重不一。感染重者可有消化道症状，如腹泻、腹胀、厌食、恶心与呕吐，甚至出现发热、寒战等。免疫功能正常的患者多数为自限性感染。56% 的感染者伴有免疫功能低下，AIDS 患者容易感染该虫，且症状严重，治疗十分困难。

病原学诊断：从粪便中检获虫体可确诊，常用方法有生理盐水直接涂片、碘液染色法、固定姬氏或瑞氏染色法及体外培养法。应与溶组织内阿米巴、微小内蜒阿米巴和哈门氏内阿米巴的包囊及隐孢子虫、真菌鉴别。血清学诊断无意义。

（三）流行与防治

人芽囊原虫呈世界性分布，在东南亚、南美等地的发展中国家尤为多见。国内 22 个省（市、区）有人芽囊原虫感染，人群感染率平均为 1.28%，其中四川人群的感染率为 8.01%，福建人群的感染率为 4.85%。传染源是患者、带虫者或保虫宿主。通过污染水源、食物及用具经口感染。蝇和蟑螂机械性携带可成为传播媒介。人群普遍易感人芽囊原虫。

预防：应加强卫生宣传教育，注意个人卫生和饮食卫生；加强管理粪便，粪便无害化处理；保护水源，杀灭传播媒介昆虫；对从事饮食行业人员要定期检查并及时治疗。治疗可用甲硝唑、甲氟喹、碘化喹宁（iodoquinol），对甲硝唑有抗性者可用复方新诺明等，症状轻微者不需要治疗。

（陈 根）

第三十五章　纤 毛 虫

纤毛虫属于纤毛门（Phylum Ciliophora）。大多数纤毛虫在生活史的所有阶段都有纤毛，而有些纤毛虫生活史某个阶段纤毛可缺如。虫体表面的纤毛有节律地顺序摆动，形成波状运动，加之纤毛在排列上稍有倾斜，因而推动虫体以螺旋形旋转的方式向前运动。虫体也可依靠纤毛逆向摆动而改变运动方向，向后移动。

第一节　结肠小袋纤毛虫

结肠袋小纤毛虫（*Balantidium coli*）属动基裂纲（Kinetofragminophorea）毛口目（Trichostomatida）小袋科（Balantidiidae）小袋属（*Balantidium*），是人体最大的寄生原虫，寄生于人体结肠，可侵犯肠壁组织，引起结肠小袋纤毛虫痢疾（balantidial dysentery）。

一、形态

1. 滋养体　呈椭圆形，大小为（50～200）μm×（30～100）μm，无色透明或淡灰绿色。体表披有斜形排列的纤毛，可借纤毛的摆动迅速旋转前进。虫体中、后部各有一伸缩泡（contractile vacuole），用以调节渗透压。苏木精染色后，胞质内有一个肾形的大核，大核的内凹处有一个圆形的小核。虫体前端有一凹陷的胞口，下接漏斗状胞咽，颗粒状食物借胞口纤毛的运动进入虫体。胞质内含食物泡，消化后的残渣经胞肛排出虫体（图35-1-1）。

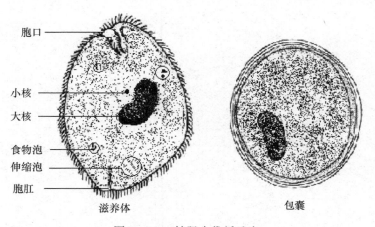

胞口

小核
大核

食物泡
伸缩泡
胞肛

滋养体　　　　　　　　包囊

图 35-1-1　结肠小袋纤毛虫

2. 包囊　呈圆形或椭圆形，直径为 40～60μm，淡黄或淡绿色，囊壁厚而透明，染色后可见胞核。

二、生活史

生活史过程中不需要转换宿主，猪是重要的保虫宿主。包囊随污染的食物、饮水经口感染人或其他宿主，在胃肠道脱囊逸出滋养体。滋养体寄生于结肠内，以淀粉颗粒、细菌和细胞为食，还可侵犯肠壁。以横二分裂法增殖，也可进行结合生殖。部分滋养体随着肠内容物移行至结肠下段，虫体变圆，并分泌成囊物质，形成包囊，包囊随粪便排出体外。包囊在外界无囊内繁殖。滋养体可随粪便排出宿主体外，也可能在外界形成包囊。

三、致病

滋养体可分泌透明质酸酶并借助纤毛机械运动，侵犯结肠黏膜甚至黏膜下层，引起黏膜组织炎症，形成溃疡。严重者导致肠黏膜大面积坏死和脱落，消化道症状主要有腹痛、腹泻和黏液血便，并常有脱水及营养不良等表现。慢性患者主要表现为长期周期性腹泻、粪便带黏液而无脓血，亦可腹泻与便秘交替出现，并伴有腹胀，或回盲部、乙状结肠部压痛。部分感染者无症状，但粪便中可排出虫体。滋养体偶尔可经淋巴管侵袭其他组织，如肝、肺或泌尿生殖器官等。

四、诊断

病原学诊断：可用粪便直接涂片法，检查滋养体和包囊，标本宜新鲜，反复送检可提高检出率。必要时行乙状结肠镜活检，也可用阿米巴培养基体外培养。

五、流行与防治

结肠小袋纤毛虫是猪体内的常见寄生虫，呈世界性分布，流行于热带和亚热带地区。我国许多省（市、自治区）都有发现，在华南、中南和西南地区，猪的感染较为普遍。福建莆田地区猪的感染率达33.8%。一般认为，人体结肠环境不适合结肠小袋纤毛虫寄生与繁殖，因此人体的感染较少见。我国云南、四川、福建、广西、广东、湖北、河南、山东、山西、吉林、辽宁及台湾等省区都有病例报道。猪是重要的传染源，人体主要是通过吞食被包囊污染的食物或饮水而感染，包囊的抵抗力较强。

预防：应管理好人粪和猪粪，避免包囊污染食物和水源；注意个人卫生与饮食卫生；治疗：患者可用甲硝唑或小檗碱等。

思 考 题

试述结肠小袋纤毛虫的生活史和致病特点。

（包根书）

第六篇

医学蠕虫学

蠕虫（helminth）是一类多细胞无脊椎动物，身体依靠肌肉收缩的形式完成蠕形运动。蠕虫包括扁形动物门（Phylum Platyminthes）、线虫动物门（Phylum Nematoda）和棘头动物门（Phylum Acanthocephala）。与医学关系密切的蠕虫主要包括吸虫（trematode）、绦虫（cestode）和线虫（nematode）。蠕虫病是指由蠕虫引起的疾病。根据其生活史，可将蠕虫大致分为以下两种类型：

1. 直接型 在其生活史过程中，不需要中间宿主，虫卵或幼虫在外界环境下发育至感染期后可直接感染人。如寄生在人体肠道的蛔虫、钩虫、蛲虫、鞭虫等。

2. 间接型 在其生活史过程中，需要中间宿主，幼虫在中间宿主体内发育至感染期后再经中间宿主感染人。如丝虫、血吸虫、旋毛虫、猪带绦虫、华支睾吸虫等。

在流行病学上，通常将具有直接型生活史的蠕虫称为土源性蠕虫，将具有间接型生活史的蠕虫称为生物源性蠕虫。

第三十六章　吸　虫

第一节　吸虫概论

吸虫（trematode）属于扁形动物门的吸虫纲（Class Trematoda），吸虫纲由三个目组成，它们分别为单殖目（Monogenea）、盾腹目（Aspidogastrea）、复殖目（Digenea）。其中寄生于人体的吸虫属于复殖目，称为复殖吸虫（digenetic trematode）。复殖吸虫的基本结构和发育过程基本相同（图 36-1-1）。

一、形态

（一）成虫

1. **成虫外形特点**　吸虫扁平者占大多数，外形呈叶状或长舌状，两侧对称，成虫通常具有口吸盘（oral sucker）和腹吸盘（ventral sucker）两处特殊结构。日本血吸虫呈圆柱状。

2. **体壁组织**　吸虫成虫的体表有皱褶、凸起、陷窝、感觉乳突及体棘等，其具体形态、分布和数量等因不同虫种及不同部位而互有差异。成虫体壁由体被（tegument）与肌肉层共同构成，中间的实质组织（parenchymal tissue）中分布有消化、排泄、生殖和神经系统等，缺乏体腔结构。体被由具有代谢活力的合胞体（syncytium）构成，从外及内由外质膜（external plasma membrane）、远端胞质区（distal cytoplasm）和基质膜（basal plasma membrane）组成。表面外膜（surface coat）与外质膜联合在一起，又称糖萼（glycocalyx）。远端胞质区内布满基质，基质中存在感觉器，感觉器的纤毛伸出体表，具有神经突（nerve process）结构的另一端与神经系统相通。在远端胞质区中，还有分泌颗粒（secretory granule）和线粒体（mitochondrion）。以基质膜为界线，其上为体棘，其下为基层（basement layer）及肌肉层。肌肉层由外环肌（circular muscle）与内纵肌（longitudinal muscle）组成。肌肉层之下为近端胞质区（proximal cytoplasm），即通常的细胞体区（cyton region），内有细胞核、线粒体、内质网（endoplasmic reticulum）、高

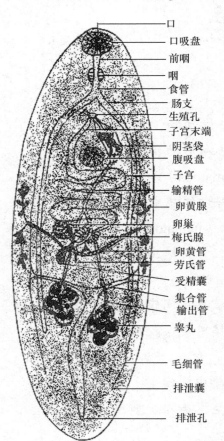

图 36-1-1　复殖吸虫成虫形态构造示意图

口
口吸盘
前咽
咽
食管
肠支
生殖孔
子宫末端
阴茎袋
腹吸盘
子宫
输精管
卵黄腺
卵巢
梅氏腺
卵黄管
劳氏管
受精囊
集合管
输出管
睾丸
毛细管
排泄囊
排泄孔

尔基复合体（Golgi complex）、分泌颗粒和各种小泡（vesicles）。窄小的胞质连结部（cytoplasmic connective）可将在近端胞质区合成的物质输送远端胞质区，起维持和修复远端区的作用。根据吸虫种类的不同，其发育阶段的体被也不尽相同，但其功能总是与保护虫体、吸收营养及感觉等有关（图 36-1-2）。

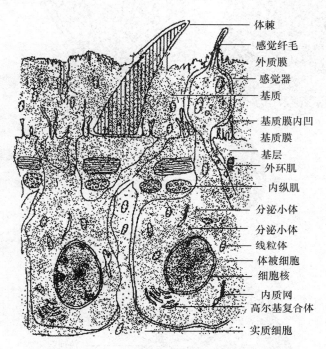

图 36-1-2　复殖吸虫成虫体壁结构示意图

　　3. 内部系统　由消化、生殖、排泄和神经系统构成。

　　（1）消化系统：复殖吸虫的消化道不完全，其结构由肌性口吸盘围绕的口、前咽（prepharynx）、咽（pharynx）、食管（esophagus）和肠管构成。肠管常分为两个肠支（cecum）。肠支内壁为单层细胞层，其胞质伸出具有浆膜的绒毛样褶，是为了扩大吸收面积。口、咽和食管构成前肠（foregut），前肠及肠管前部是主要吸收及消化的场所。吸虫的消化主要通过细胞分泌酶将食物消化，然后由细胞吸收，是一种典型细胞外消化。

　　（2）生殖系统：除血吸虫外，复殖吸虫都是雌雄同体（hermaphrodite），即具有雌、雄两套生殖系统，通常雄性生殖系统发育早而雌性生殖系统发育较晚。雄性生殖系统由睾丸（testis）、输出管（vas efferens）、输精管（vas deferens）、储精囊（seminal vesicle）、前列腺（prostate gland）、射精管（ejaculatory duct）或阴茎（cirrus）、阴茎袋（cirrus pouch）等组成。雌性生殖系统由卵巢（ovary）、输卵管（oviduct）、卵模（ootype）、卵黄腺（vitellarium）、总卵黄管（common vitelline duct）、卵黄管（vitelline duct）、卵黄囊（vitelline reservoir）、梅氏腺（Mehlis gland）、受精囊（seminal receptacle）、劳氏管（Laurer's canal）、子宫（uterus）和子宫末段（metraterm）等组成。生殖窦（genital atrium）处有开口，为雌、雄生殖系统的远端。一般在输卵管中进行卵的受精过程，受梅氏腺分泌物的影响，卵黄细胞颗粒形成卵壳且更有弹性，然后卵经子宫至生殖孔排出。复殖吸虫的生殖系统最为发达，每日产卵量多（图 36-1-3，图 36-1-4）。

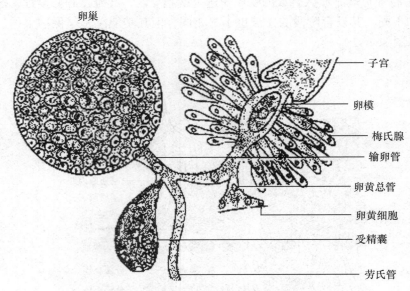

卵巢

子宫
卵模
梅氏腺
输卵管
卵黄总管
卵黄细胞
受精囊
劳氏管

图 36-1-3　复殖吸虫成虫卵巢 - 卵模结构

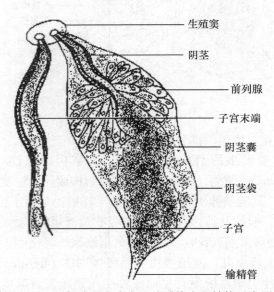

生殖窦
阴茎
前列腺
子宫末端
阴茎囊
阴茎袋
子宫
输精管

图 36-1-4　复殖吸虫成虫生殖系统末段结构示意图

（3）排泄系统：吸虫排泄系统由焰细胞（flame cell）、毛细管（capillary tubule）、集合管（collecting tubule）与排泄囊（excretory bladder）组成（图 36-1-5）。排泄物最终经排泄孔排出体外。原肾（protonephridium）单位由焰细胞与毛细管构成。焰细胞（图 36-1-6）有细胞核、线粒体和内质网等结构。胞质内存在一束纤毛，每一纤毛由两根中央纤丝（fibril）与 9 根外周纤丝组成，根据活体显微镜观察纤毛颤动时像跳动的火焰而得名。纤毛颤动导致排泄系统内部液体流动并形成较高的过滤压，完成将含有氨、尿素和尿酸等的代谢产物排出体外的生理功能。

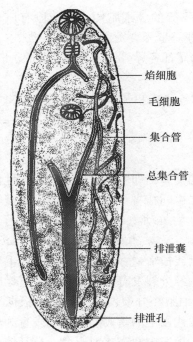

图 36-1-5　复殖吸虫排泄系统示意图

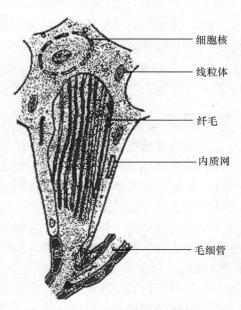

图 36-1-6　焰细胞结构示意图

（4）神经系统　咽的两侧各有一彼此通过脊索相连
（esophageal commissure）的神经节（ganglion）。在虫体的
背面、腹面和侧面存在由每个神经节分别向前后各发出的
3 条神经干（nerve trunk）。其中向后的神经干有几条横索
（transverse commissure）相连，呈"梯形（1adder）"分布
（图 36-1-7）。口吸盘、咽、腹吸盘、生殖系统等器官及体
壁外层的许多感觉器存在由神经干发出的神经感觉末梢。
由于在神经系统中有乙酰胆碱酯酶与丁酰胆碱酯酶的活
动，因而神经系统机能相当活跃。

（二）虫卵

多为椭圆形，除血吸虫卵之外都有卵盖。卵内容物含
有一个毛蚴，或含有一个卵细胞及多个卵黄细胞。

（三）幼虫

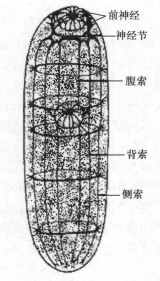

图 36-1-7　复殖吸虫神经系统示意图

幼虫系指吸虫从虫卵到中间宿主体内发育的不同时期
所具有的各种形态，包括：

1. 毛蚴（miracidium）　呈长椭圆形，静止时或固定后呈梨形。其运动器官为全身被有
的纤毛。体内有焰细胞、胚细胞、原肠和头腺等。

2. 胞蚴（sporocyst）　呈袋状，通常含有数目不等的胚细胞团。有的胞蚴含有母胞蚴和
子胞蚴两代胞蚴。胞蚴进一步分裂发育为多个雷蚴。

3. 雷蚴（redia） 呈圆筒状或长袋状，含有数目不等的胚细胞团。体前段有口、咽和原肠。部分雷蚴含有母雷蚴和子雷蚴两代雷蚴。雷蚴进一步分裂发育为多个尾蚴。

4. 尾蚴（cercaria） 分体部和尾部。因虫种不同而尾部各异。体内含有穿刺腺、口吸盘、腹吸盘和（或）成囊腺及肠管。

5. 囊蚴（encysted metacercaria） 呈圆形或椭圆形。体内可见口、腹吸盘、消化道及排泄囊，囊壁分两层，排泄囊因含有黑色颗粒而呈黑色。

二、生活史

复殖吸虫的生活史都需经历有性世代与无性世代的交替，即所谓世代交替。无性世代一般在中间宿主淡水螺类体内进行，有些吸虫还需要第二中间宿主（如鱼、蜊蛄、溪蟹等）或植物媒介（如菱角、荸荠等）。而有性世代大多在终宿主脊椎动物（包括人）体内进行。复殖吸虫生活史较复杂，包括卵（ovum）、毛蚴、胞蚴、雷蚴、尾蚴、囊蚴、后尾蚴（metacercaria）与成虫（adult）等时期。卵排出后首先在水中孵出毛蚴或被宿主吞食后孵出毛蚴。毛蚴侵入螺狮淋巴系统或其他器官发育为胞蚴。胞蚴体内胚细胞经分裂发育成多个雷蚴。雷蚴中的胚细胞经分裂发育为多个子雷蚴。雷蚴与子雷蚴中的胚细胞经分裂发育为尾蚴。根据条件不同，有些吸虫缺乏雷蚴期或囊蚴期，有些吸虫却具有两代以上的雷蚴期。尾蚴发育为成虫的过程，有的可通过直接侵入终宿主完成，有的则需进入第二中间宿主或媒介，在其体内或体表形成囊蚴，再被终宿主吞食后，后尾蚴脱囊而出，最终发育为成虫。后尾蚴或尾蚴进入终末宿主脱去囊壁或尾部又称为童虫。

三、生理

吸虫具有广泛的适应性和迅速应变的能力。

葡萄糖与糖原是复殖吸虫代谢的碳水化合物。成虫主要通过糖酵解获得能量，但为满足快速生长的需要，在某些种的幼虫期，从有氧代谢中获得一定的能量也是必需的。以被动扩散或易化扩散（facilitated diffusion）的方式通过皮层吸收己糖。

蛋白质是吸虫的重要结构组分，其在吸虫体内组织中普遍存在，包括游离蛋白质、结构蛋白（包括血红蛋白、胶原蛋白、硬蛋白、收缩蛋白及弹性蛋白等）和酶三大类。它参与吸虫各种酶促反应；参与渗透压调节及氧与二氧化碳运送；构成收缩系统并维持运转。吸虫从其所处组织周围（通过消化道或体表）吸收合成蛋白质的氨基酸。

吸虫组织中细胞膜的主要结构组分是脂类，它也是重要的能量储备形式，部分脂类组分也是细胞色素链和膜运转机制中的一个组分，类固醇在代谢调节中起着决定性作用。脂肪酸全部从宿主获得。

能量的主要来源不是吸虫在宿主体内的有氧代谢，但在合成某些物质（如卵壳等）时，氧是必需的。氧从吸虫体表周围或摄取肠道的食物中通过体表或肠内壁进入虫体。在虫体内，氧有两种运输途径，即在体液中扩散或由血红蛋白携带到所需器官。吸虫所寄生组织中的氧含量差别很大，造成吸虫呼吸代谢变化的主要因素是氧压差异。

四、常见种类及其分类

我国常见寄生人体吸虫的分类见表36-1-1。

表 36-1-1　我国常见寄生人体吸虫及其分类

目	科	属	种
复殖目 Order Digenea	后睾科 Opisthorchiidae	支睾属 *Clonorchis*	华支睾吸虫 *C. sinensis*
	异形科 Heterophyidae	异形属 *Heterophyes*	异形吸虫 *H. heterophyes*
	片形科 Fasciolidae	姜片属 *Fasciolopsis*	布氏姜片虫 *F. buski*
		片形属 *Fasciola*	肝片吸虫 *P. hepatica*
	并殖科 Paragonimidae	并殖属 *Paragonimus*	卫氏并殖吸虫 *P. westermani*
		狸殖属 *Pagumogonimus*	斯氏狸殖吸虫 *P. skrjabini*
	裂体科 Schistosomatidae	裂体属 *Schistosoma*	日本血吸虫 *S. japonicum*
	棘口科 Echinostomatidae	棘隙属 *Echinochasmus*	日本棘隙吸虫 *E. japonicus*

思　考　题

简述我国常见寄生人体吸虫的分类与其主要寄生部位。

第二节　华支睾吸虫

华支睾吸虫（*Clonorchis sinensis*）因寄生于肝内胆管又称肝吸虫。本虫于 1874 年首次在加尔各答一华侨的胆管内发现，1908 年才在我国证实该病存在。1975 年在我国湖北江陵西汉古尸粪便中发现本虫虫卵，继之又在该县战国楚墓古尸见该虫卵，从而证明华支睾吸虫病在我国至少已有 2300 年以上历史。华支睾吸虫病（clonorchiasis sinensis）由华支睾吸虫成虫寄居引起，俗称为肝吸虫病，是一种人畜共患寄生虫病，是目前我国最严重的食源性寄生虫病之一。

一、形态

1. 成虫　体形狭长，背腹扁平，前细后钝，形似葵花子仁，体表无棘。虫体大小为（10～25）mm×（3～5）mm。口吸盘略大于腹吸盘，口吸盘位于虫体前端，腹吸盘位于虫体前端 1/5 处。消化道简单，口位于口吸盘的中央，咽呈球形，食道短，其后为肠支，肠支分两支，沿虫体两侧直达后端，不汇合，其末端为盲端。雄性生殖器官有睾丸 1 对，前后排列于虫体后部 1/3，呈分支状。两睾丸各发出 1 条输出管，向前约在虫体中部汇合成输精管，通储精囊，经射精管入位于腹吸盘前缘的生殖腔，缺阴茎袋、阴茎和前列腺。雌性生殖器官有卵巢 1 个，分叶状，位于睾丸之前，输卵管发自卵巢，其远端为卵模，卵模周围为一群单

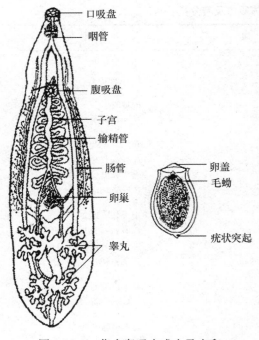

图 36-2-1　华支睾吸虫成虫及虫卵

细胞组成的梅氏腺。卵模之前为子宫，盘绕向上、向前，开口于生殖腔。受精囊在睾丸与卵巢之间，呈椭圆形，与输卵管相通。劳氏管位于受精囊旁，也与输卵管相通，细长，弯曲，开口于虫体背面。卵黄腺呈滤泡状，分布于虫体的两侧，左右两卵黄管在中间汇合形成一个细小的卵黄囊（图 36-2-1）。

2.　**虫卵**　形似芝麻或电灯泡状，淡黄褐色，一端较窄且有卵盖，卵盖周围的卵壳增厚形成肩峰，卵内已含有毛蚴，后端有一小疣状突起。卵很小，大小为（27～35）μm×（12～20）μm（图 36-2-1）。通常从粪便中排出时，卵内已含有毛蚴。

二、生活史

成虫寄生于人和肉食类哺乳动物（狗、猫等）的肝胆管内，可移居至大的胆管、胆总管或胆囊，偶尔见于胰腺管内。随宿主种类不同，终宿主从感染到发育为成虫并在粪中检测到虫卵所需时间各异，犬、猫需 20～30 天，鼠平均 21 天，人约 1 个月。成虫产出虫卵，虫卵随胆汁进入小肠，然后随粪便排出，虫卵进入水中被第一中间宿主淡水螺（纹沼螺、长角涵螺和赤豆螺等）吞食后，在螺蛳的消化道内孵出毛蚴，毛蚴穿过肠壁在螺体内发育为胞蚴，经过胞蚴、雷蚴和尾蚴 3 个阶段的发育，成熟的尾蚴从螺体逸出。尾蚴在水中遇到第二中间宿主淡水鱼、淡水虾类时，则侵入鱼、虾体内肌肉等组织，发育成为囊蚴。终宿主（人、猫、狗等）吞食含有囊蚴的鱼、虾后，在胃蛋白酶、胰蛋白酶和胆汁的作用下，囊壁被软化，囊内幼虫在十二指肠内破囊而出。脱囊后的后尾蚴循胆汁逆流而行，少部分幼虫在几小时内即可到达肝内胆管发育为成虫，也可经血管或穿过肠壁经腹腔到达肝胆管内，通常在感染后 1 个月左右发育为成虫。成虫寿命，一般记载为 20～30 年（图 36-2-2）。

三、致病

被成虫寄生的肝胆管，其病变程度因感染轻重而异。轻者感染虫数少，从几条至几十条，肉眼未见明显病变。重者感染虫数多至数千条，充满肝内、外胆管，在胆总管、胆囊及胰导管内也可见到。病变的发生主要与虫体的机械性阻塞、代谢或崩解产物的化学刺激及虫体产生的抗原所引起的过敏反应有关，可引起胆管内膜及胆管周围的炎性反应，出现肝内胆管扩张，胆管上皮细胞呈不同程度增生，严重者上皮向管腔内呈乳头状增生。病理研究表明受华支睾吸虫感染的胆管呈腺瘤样病变。感染严重时在门脉区周围可出现纤维组织增生和肝细胞的萎缩变性，甚至肝硬化。由于胆管壁增厚，管腔相对狭窄，虫体堵塞胆管，导致胆汁流通不畅，可出现胆管炎、胆囊炎或黄疸等疾病，并容易合并细菌感染。

胆汁中可溶的葡萄糖醛酸胆红素在细菌性 β- 葡萄糖醛酸苷酶作用下变成难溶的胆红素钙。这些物质与死虫体碎片、虫卵、胆管上皮脱落细胞构成核心，并形成胆管结石。因此华支睾吸虫感染并发胆道感染和胆石症的报道很多，其中较常见的有急性胆囊炎、慢性胆管炎、

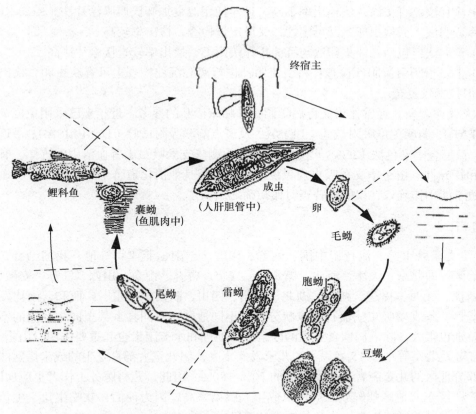

图 36-2-2 华支睾吸虫生活史

胆结石、肝胆管梗阻等，胆石的核心往往可找到华支睾吸虫卵。

研究表明，华支睾吸虫的感染可诱发胆管上皮腺癌或原发性肝癌。

在临床上，根据症状与体征，将华支睾吸虫病分为肝炎型、消化不良型、胆管胆囊炎型、类神经衰弱型、肝硬化型、类侏儒型和无症状型七类。临床表现取决于感染的轻重与患者的健康营养状况，寄生的虫体少时，通常不表现症状。在急性期主要表现为过敏反应和消化道不适，包括发热、胃痛、腹胀、食欲不振、四肢无力、肝区痛、血液检查嗜酸性粒细胞明显增多等，但大部分患者急性期症状不很明显。一般病例大多呈消瘦、食欲减退、倦怠乏力、腹泻、腹痛、腹部饱胀等慢性消化道症状，体格检查可见 60% 以上的患者肝大，肝区压痛不明显或有轻度压痛。部分患者出现浮肿、夜盲及不规则发热。重度感染者除上述症状外，可出现全身浮肿、腹水、脾大、贫血等类似肝硬化的症状，或营养不良、生长停滞等发育障碍的症状，儿童及青少年可致出现侏儒症。

四、诊断

1. 询问病史　结合症状与体征，询问患者是否曾去过流行区，是否有吃半生不熟的鱼或生的淡水鱼虾的习惯。

2. 病原学诊断　粪便找到华支睾吸虫卵是确诊最主要的证据，一般在感染后 1 个月可在大便中发现虫卵，常用的方法有：

（1）涂片法：直接涂片法检出率不高。近年使用改良加藤氏厚膜涂片法（Kato-Katz 甘油纸厚涂片透明法）粪检虫卵，既可定性，又可定量检查，检出率较高。

（2）集卵法：包括漂浮集卵法与沉淀集卵法两类，检出率较直接涂片法高。

（3）十二指肠引流胆汁检查：将引流胆汁进行离心沉淀检查也可查获虫卵，检出率接近100%，但技术较复杂。

3. **免疫学诊断**　通常作为流行病学调查和临床诊断的参考。近年来已采用免疫荧光抗体试验（IFAT）、酶联免疫吸附试验（ELISA）及斑点酶联吸附试验（Dot-ELISA）。最近用胶体金探针 - 免疫金银染色法（IGSS）和 Dot-IGSS 检测华支睾吸虫患者血清中的抗体，有较好的敏感性和特异性。由于华支睾吸虫病免疫学检测时与其他消化道寄生虫感染有较明显的交叉反应，故不能用作确诊，仅能在普查时作初筛之用。

五、流行

1. **华支睾吸虫病**　流行于中国、朝鲜、印度、越南、菲律宾等地。我国已有 23 个省、市、自治区，即北京、天津、河北、黑龙江、辽宁、吉林、山东、山西、江苏、安徽、河南、上海、浙江、江西、福建、湖南、湖北、贵州、四川、陕西、广东、广西和云南均发现华支睾吸虫病例。华支睾吸虫病流行呈点状分布，不同地区、不同县乡甚至同一乡内的不同村庄感染率差别也很大，除人们饮食习惯的因素外，地理和水流因素也起重要作用。山东、河南、四川、江苏及北京等地以 15 岁以下的儿童发病率高，因儿童大都喜吃生的或未烤熟的小鱼而感染。部分地区的儿童患者占患者总数的 70%～80%。因此，儿科医务工作者更应加以重视。广东、广西及东北地区朝鲜族人居民以成年人感染率高，因为他们喜欢吃生鱼、生鱼粥或烫鱼片，东北地区朝鲜族人喜以生鱼佐酒而被感染。

2. **流行因素**

（1）传染源：传染源可为患者、带虫者及保虫宿主。华支睾吸虫有着广泛的保虫宿主，主要的保虫宿主为猫、狗和猪。此外，野猫、鼠类、狐狸、貂、獾、水獭等野生动物，也可作为华支睾吸虫的保虫宿主。

（2）传播途径：华支睾吸虫病的传播有赖于第一、第二中间宿主以及当地人群是否有生吃或半生吃淡水鱼虾的习惯。

第一中间宿主淡水螺分布非常广泛，可归为 4 科 6 属 8 个种，最常见的有纹沼螺、赤豆螺（傅氏豆螺）及长角涵螺。

华支睾吸虫对第二中间宿主的选择性不强，国内已证实的第二中间宿主淡水鱼宿主有 12 科 39 属 68 种，主要是淡水鲤科鱼类，如草鱼（白鲩）、青鱼（黑鲩）和鲢鱼等。此外，淡水虾（如细足米虾、巨掌沼虾等）也可以成为第二中间宿主。

由于各地饮食习惯不同，感染的方式和对象也不一样。在流行区，主要的感染方式是人们生食或半生食鱼虾。把厕所建在疫区鱼塘边或将新鲜粪便直接投入鱼塘中作为鱼的饲料等，可使肝吸虫虫卵进入水中，通过中间宿主螺蛳发育后而感染鱼体。保虫宿主的感染可由用洗鱼的水喂猪，用生鱼虾喂猫狗等行为引起。动物的粪便入水而污染鱼塘，也可引起肝吸虫病的传播。另外，感染本病的途径还有饮用生水，或用同一块砧板处理生、熟食物。

（3）易感人群：人群普遍易感。男性多于女性，这可能与男女的饮食习惯不同有关。

六、防治

1. 开展卫生宣传 预防华支睾吸虫病应抓住经口传染这一环节，防止食入活囊蚴是防治本病的关键。自觉不吃生鱼及未煮熟的鱼肉或虾，注意生、熟吃的厨具分开使用。预防保虫宿主的感染也是极其重要的。

2. 普查普治患者及保虫宿主 对人群及动物开展流行病学调查，及时治疗患者、带虫者及病畜。治疗方案中吡喹酮为首选药。

3. 加强粪便管理 加强粪便管理，改变养鱼的习惯，防止污染水源。

4. 查螺灭螺 清理塘泥，消毒鱼塘或用药杀灭螺蛳。

思 考 题

1. 简述华支睾吸虫的发育过程。

2. 为什么寄生在终宿主肝胆管的华支睾吸虫产出的虫卵会随粪便排出体外？

第三节 布氏姜片吸虫

布氏姜片虫（*Fasciolopsis buski*）属片形科（Fasciolidae）姜片属（*Fasciolopsis*），是寄生人体小肠中的一种大型吸虫，简称姜片虫，可致姜片虫病（fasciolopsiasis）。早在 1600 多年前，我国东晋时范东阳对姜片虫就有记载。1960 年在我国广州检查了两具 1513 年的明代干尸，发现粪便中有姜片虫卵。

一、形态

1. 成虫 虫体扁平，长椭圆形，新鲜虫体呈肉红色，固定后变为灰白色，柔软，肥厚，背面较腹面隆起，前尖后钝。它是人体中最大的吸虫，长 20～75mm，宽 8～20mm，厚 0.5～3mm，体表有体棘。口吸盘靠近体前端，直径约 0.5mm。腹吸盘靠近口吸盘后方，漏斗状，肌肉发达，直径 2～3mm，大小是口吸盘的 4～6 倍，肉眼可见。消化道有口、咽、食道和肠支，肠支呈对称性波浪状弯曲，向后延至虫体末端。睾丸一对，高度分支如珊瑚状，前后排列于虫体后半部的大半。阴茎袋为长袋状，内含射精管、贮精囊、阴茎和前列腺。卵巢一个，呈短的佛手状分支，位于体中部稍前方，外包梅氏腺，分三瓣，每瓣再继续分支。无受精囊，有劳氏管。子宫盘曲在腹吸盘和卵巢之间，多充满虫卵。卵黄腺较发达，分布于腹吸盘后的虫体两侧，呈颗粒状。雄性和雌性生殖系统均开口于腹吸盘前缘的生殖腔（图 36-3-1）。

2. 虫卵 呈长椭圆形或卵圆形，两端钝圆，大小为（130～140）μm×（80～85）μm，淡黄色，卵壳薄，一端有不明显的卵盖。卵内含一个卵细胞和 20～40 个卵黄细胞，内含脂质颗粒，致密而相互重叠（图 36-3-1）。

二、生活史

布氏姜片虫的中间宿主为扁卷螺。以荸荠、菱角、水浮莲、茭白、浮萍等水生植物为传播媒介。布氏姜片虫终宿主是人、家猪、野猪等。成虫主要寄生在小肠。每条雌虫每天可产卵 13 000～25 000 个。产卵数受虫数、虫龄和其他因素的影响变化很大。

受精卵随终宿主粪便排出，若到达水中，在适宜温度（26～32℃）条件下经 3 周左右孵

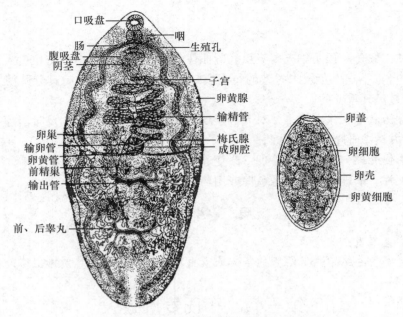

图 36-3-1　布氏姜片吸虫成虫及虫卵

出毛蚴。毛蚴侵入扁卷螺的淋巴间隙中，经 1～2 个月完成胞蚴、母雷蚴、子雷蚴与尾蚴阶段的发育繁殖。成熟的尾蚴大多在午夜 0 时至清晨 5 时从螺体逸出，在水生植物如水红菱、荸荠、茭白等表面上形成囊蚴，也可在砂石、螺壳、玻璃等物体的表面上形成囊蚴，也能直接在水面结囊，过程平均需要 50 天。终宿主生食含活囊蚴的水生植物而感染，在消化液和胆汁的作用下后尾蚴脱囊，经 1～3 个月的发育变为成虫（图 36-3-2），虫体在猪体内的寿命为 9～13 个月，在人体内的寿命可达 4 年。

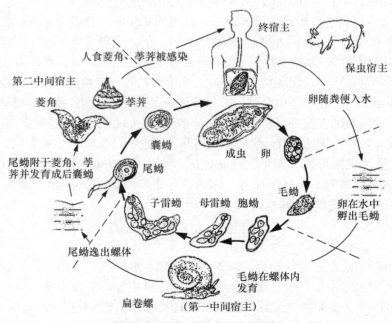

图 36-3-2　布氏姜片吸虫生活史

三、致病

姜片虫成虫虫体较大，吸盘肌肉发达，吸附力强，可使被吸附的黏膜坏死、脱落，肠黏膜发生炎症、点状出血、水肿以至形成溃疡或脓肿。炎症部位可见中性粒细胞、淋巴细胞和嗜酸性粒细胞浸润，肠黏膜分泌增加，血中嗜酸性粒细胞增多。虫体吸附肠壁，数量多时可覆盖肠壁，妨碍吸收与消化，其代谢产物被吸收后可引起超敏反应。轻度感染者可无明显症状，虫数多时常出现腹痛和腹泻，营养不良，消化功能紊乱，白蛋白减少，各种维生素缺乏，还可交替出现腹泻与便秘，甚至肠梗阻。儿童可出现低热、消瘦、贫血、浮肿、腹水以及智力减退和发育障碍等。在反复感染或迁延的病例中，少数重症者可因衰竭、虚脱而死。

四、诊断

1. 询问病史 结合症状、体征，询问患者是否曾去过流行区，是否有生食水生植物的习惯。

2. 病原学诊断 粪便检查，检获虫卵是确诊姜片虫感染的依据。各种虫卵集卵法可提高检出率，常用的有离心沉淀法、水洗自然沉淀法以及定量透明厚涂片法。需注意虫卵应与粪便中其他吸虫卵如肝片形吸虫卵及棘口类吸虫卵进行鉴别。

3. 免疫学诊断 用免疫学方法对早期感染或大面积普查有较好的辅助诊断价值。常用的有 ELISA 和 IFA 等。

五、流行

姜片虫是人、猪共患的地方性流行寄生虫病。主要分布在亚洲的温带和亚热带的一些国家。国外主要分布在印度、孟加拉、缅甸、越南、老挝、泰国、印度尼西亚、马来西亚、菲律宾和日本等。国内除黑龙江、吉林、辽宁、内蒙古、新疆、西藏、青海、宁夏等省、自治区外，其他 18 个省、区已有报道。多见于东南沿海的平原水网地区、湖泊区及江河沿岸的冲积平原和三角洲地带，以及内陆的平原及盆地。流行区是否存在传染源、中间宿主、媒介以及居民是否有生食水生植物的习惯等是该病流行的决定性因素。

1. 传染源 所有带虫患者与病猪均为传染源，野猪、犬也有自然感染的报告。

2. 中间宿主 姜片虫的中间宿主是扁卷螺类。国内查见有本虫幼虫期感染的扁卷螺类包括尖口圆扁螺（*Hippeutis cantori*）、大脐圆扁螺（*Hippeutis umbilicalis*）、半球多脉扁螺（*Polypylis hemisphaerula*）和凸旋螺（*Gyraulus convexiusculus*）等，其中以前两种分布较广，感染率也较高。

3. 媒介及生食水生植物的习惯 生食菱角、茭白等水生植物，尤其在收摘菱角时，边采边食易于感染。在城镇集市上购得的菱角也不能排除存在活的囊蚴。猪是最重要的保虫宿主，用含有活囊蚴的青饲料（如水萍莲、水浮莲和浮萍等）喂猪，是猪普遍感染姜片虫病的原因。

4. 生产、生活习惯 将猪舍或厕所建在种植水生植物的塘边、河旁，或用粪便施肥，都可造成粪内虫卵入水的机会。另一方面，这种水体含有机物多，有利于扁卷螺类的滋生繁殖。

六、防治

1. 加强粪便管理 防止人、猪粪便通过各种途径污染水体。

2．大力开展卫生宣教　勿饮生水，勿生食未经刷洗或沸水烫过的菱角等水生植物，勿用被囊蚴污染的青饲料喂猪。

3．普查普治　在流行区大力开展人和猪的姜片虫病普查普治工作。目前最有效的首选药物是吡喹酮。

4．查螺灭螺　杀灭扁卷螺。

思　考　题

1．简述布氏姜片吸虫的发育过程。
2．简述布氏姜片吸虫的防治。

第四节　肝片形吸虫

肝片形吸虫（*Fasciola hepatica*）属片形科（Fasciolidae）的另一种大型吸虫，是寄生在牛、羊及其他哺乳动物胆道内的常见寄生虫，亦可感染人体，引起肝片形吸虫病。

一、形态

1．成虫　虫体大，大小为（2~5）cm×（0.8~1.3）cm，体表有细棘，有前端突出略似圆锥的头锥，口吸盘位于头锥的前端，腹吸盘较小，位于头锥基部。肠支呈树枝状。睾丸一对，前后排列呈树枝状分支，卵巢一个，呈鹿角状分支，在前精巢的右上方；劳氏管细小，无受精囊（图36-4-1）。

2．虫卵　椭圆形，淡黄褐色，大小为（130~150）μm×（62~90）μm。卵壳薄，一端有小盖，卵内含一个卵细胞和多个卵黄细胞（图36-4-1）。

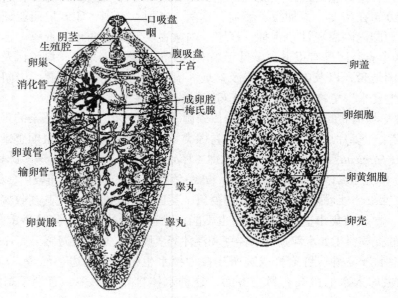

图36-4-1　肝片形吸虫成虫及虫卵

二、生活史

成虫寄生在牛、羊及其他哺乳动物胆道内。虫卵随终宿主胆汁进入肠道，并随粪便排出，在适宜湿度的环境中，卵内细胞发育为毛蚴，毛蚴逸出后进入中间宿主经过一代胞蚴及两代的雷蚴（母雷蚴和子雷蚴）发育为尾蚴，逸出的尾蚴在水草等物体表面结囊。中间宿主为椎实螺类，在我国以截口土蜗（*Galba truncatula*）最重要。囊蚴被终宿主吞食后，后尾蚴穿过肠壁，经腹腔侵入肝，也可经肠系膜静脉或淋巴管进入胆道，发育为成虫。肝片形吸虫完成一次生活史过程 10～15 周。成虫在人体内的寿命可长达 12 年，在绵羊体内可存活 11 年，在牛体内存活期短，为 9～12 个月（图 36-4-2）。

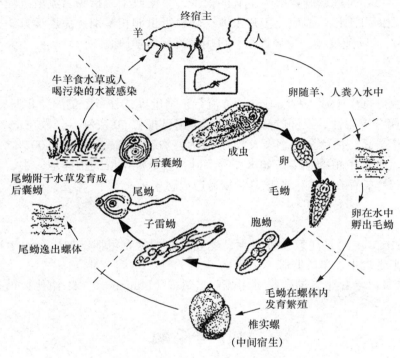

图 36-4-2 肝片形吸虫生活史

三、致病

1. **童虫致病** 童虫在体内移行可引起组织损伤性炎性改变，在肝一般表现为嗜酸性肝脓肿、损坏性肝炎或胆管炎等。这些病变主要是童虫的机械性刺激和化学性刺激引起的。化学因素中了解得比较多的是本虫代谢产物中的脯氨酸，脯氨酸可诱发类似肝片形吸虫早期出现的胆管上皮细胞增生现象。测定结果表明感染后 25 天胆汁中脯氨酸浓度可增高 4 倍，成虫寄生时甚至可增高万倍以上。

2. **成虫致病** 成虫寄生在胆道内，由于虫体机械性的钻动，口、腹吸盘的吸附作用，体表棘刺的机械刺激和代谢物的化学性刺激可引起胆管炎症、胆管上皮增生、胆管周围的纤维化以及慢性肝炎和贫血等。胆管上皮增生同样与虫体产生大量脯氨酸有关。胆管纤维化可引起阻塞性黄疸，肝损伤可引起血浆蛋白呈现低蛋白血症及高球蛋白血症，胆管增生扩大可压迫肝实质引起萎缩、坏死以至肝硬化，可形成肝脓肿，还可累及胆囊，引起相应的病变。

3. **临床表现** 急性期较少见，主要由童虫侵入引起的腹膜炎和创伤性肝炎所致，一般表现为高热与腹痛，多数患者都有胃肠症状，如呕吐、胀气、腹泻、便秘等，也可有肝、脾肿大。慢性期较为多见，此时虫体已进入胆管定居，主要表现有乏力、右上腹疼痛或胆绞痛、恶心、厌食脂肪食物、贫血、黄疸和肝大等。此时血浆蛋白有改变，出现低白蛋白血症与高免疫球蛋白血症。晚期血红蛋白减少，出现贫血。

4. 异位寄生　异位寄生见于皮下、腹壁肌肉、腹膜、脑、肺、眼及膀胱等，以皮下组织较为多见。在有生食羊、牛肝等习惯的地方，虫体可在咽喉部寄生，引起咽部肝片形吸虫病。

四、诊断

粪便镜检获虫卵是确诊肝片形吸虫病的根据，粪便或十二指肠引流液沉淀检查发现虫卵并结合临床表现即可确诊。但应与姜片虫卵、棘口吸虫卵相鉴别。免疫学方法有一定参考价值，斑点 ELISA 诊断速度快、特异性强，可用于流行病学研究。

五、流行

肝片形吸虫可寄生于数十种哺乳动物，流行于全世界，分布于美洲、非洲、欧洲和亚洲，多为散发性，偶有流行性。亚洲的病例较少，中国已报告 50 余例，分散在 15 个省，其中以甘肃省的感染率最高，估计全国感染人数为 12 万左右，人群感染率为 0.002%～0.171%。

人体多因生食水生植物感染，如水芹等茎叶。在低洼潮湿的沼泽地，牛、羊的粪便污染环境，又有椎实螺类存在，牛、羊吃草时较易造成感染。

六、防治

1. 卫生宣教　主要是注意饮食卫生，建立良好的饮食习惯，勿生食水生植物，不喝生水，不生食或半生食牛、羊的肝脏。

2. 治疗患者　治疗患者的药物可用硫双二氯酚（bithionol），又名别丁（bitin），也可试用吡喹酮。

思 考 题

1. 简述肝片形吸虫的发育过程。
2. 简述肝片形吸虫的防治。

第五节　并殖吸虫

并殖吸虫（*Paragonimus*）属于并殖科（Paragonimidae），引起并殖吸虫病。全世界包括亚洲、美洲和非洲的 25 个国家报告已有近 50 种，亚洲报告有 33 种，其中我国就有 28 种。已证实可寄生于人体的有近 10 种，在我国寄生人体的主要有两种：卫氏并殖吸虫、斯氏狸殖吸虫。

一、卫氏并殖吸虫

卫氏并殖吸虫（*Paragonimus westermani*）是引起肺型并殖吸虫病／肺吸虫病（paragonimiasis）的并殖吸虫。

（一）形态

1. 成虫　虫体肥厚，背侧略隆起，腹面扁平。活体红褐色，半透明，不停地做伸缩运动，体型不断变化，固定标本呈椭圆形灰白色。除腹吸盘、生殖孔、排泄孔及其附近的体壁外，体表布满小棘，大多为单生型。口、腹吸盘大小略同，腹吸盘约在虫体中横线稍前。消化器官包括口、咽、食管及两支弯曲的肠道。卵巢与子宫并列于腹吸盘之后，卵巢5～6叶，形如指状。两个睾丸分4～6支，左右并列于虫体后1/3处。卵黄腺由许多密集的卵黄滤泡组成，布满虫体两侧（图36-5-1）。

2. 虫卵　近椭圆形，金黄色，大小为（80～118）μm×（48～60）μm，最宽处多近卵盖一端。卵盖大，常略倾斜，但也有缺盖者。卵壳不规则。卵内含1个卵细胞和10多个卵黄细胞，其中卵细胞常位于正中央，从虫体排出时尚未分裂（图36-5-1）。

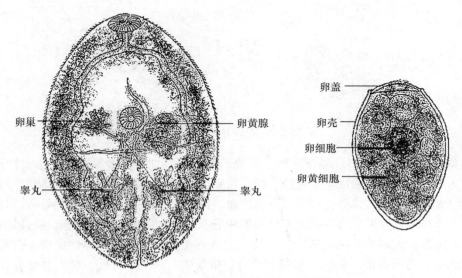

图 36-5-1　卫氏并殖吸虫成虫及虫卵

（二）生活史

卫氏并殖吸虫的发育过程需要三个宿主：第一中间宿主为淡水川卷螺类；第二中间宿主为淡水蟹或蝲蛄；终末宿主为人和多种肉食类哺乳动物。

成虫寄生于肺脏，所形成的虫囊往往与支气管相通，虫卵经气管随痰或吞入后随粪便排出。卵入水后，在适宜条件下经3周左右发育成熟并孵出毛蚴。毛蚴在水中以纤毛游动，如遇到川卷螺则主动侵入并发育。在螺体内经过胞蚴、母雷蚴、子雷蚴发育和无性增殖阶段发育为尾蚴。成熟的尾蚴从螺体逸出后，在水中主动侵入溪蟹、蝲蛄体内或被溪蟹、蝲蛄吞食，在这些第二中间宿主的肌肉、内脏或腮上形成囊蚴。囊蚴呈球形，直径300～400μm，具有两层囊壁。人或其他终末宿主因生食或半生食含有活囊蚴的溪蟹、蝲蛄而感染。

囊蚴进入终末宿主消化道后，在小肠消化液作用下，后尾蚴脱囊而出，穿过肠壁进入腹腔，徘徊于各器官之间或邻近组织及腹壁，经1～3周窜扰后由肝脏表面或直接从腹腔穿过膈肌进入胸腔而入肺，在此过程中发育为童虫，最后在肺中结囊产卵，囊内虫体逐渐发育为成虫。成虫在宿主体内一般可活5～6年，长者可达20年之久（图36-5-2）。

（三）致病

卫氏并殖吸虫的致病主要是由童虫、成虫在组织器官中移行、窜扰及寄居所引起的机械性损伤以及其代谢物等引起的免疫病理反应。病变过程一般可分为急性期和慢性期。

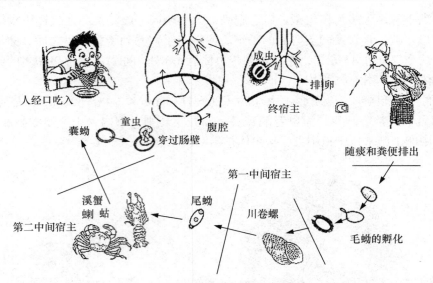

图 36-5-2　卫氏并殖吸虫生活史

急性期主要由童虫移行、游窜所致。脱囊后的后尾蚴穿过肠壁黏膜形成出血性或脓性窦道；当穿入肝脏时，肝脏表面呈"虫蚀"样，当穿过肝脏后，则肝脏表面呈针点状小孔；若虫体在横膈、脾等处穿刺，该处也可形成点状出血、炎症表现等；虫体进入腹壁可致出血性或化脓性肌炎。虫体进入腹腔后可引起血性或浑浊积液，内含大量嗜酸性粒细胞。急性期临床表现轻重不一，轻者仅表现为腹痛、腹泻、低烧、食欲不振及乏力等非特异性症状。重者发病急，毒性症状明显，可有腹痛、胸痛、咳嗽、全身过敏反应、高热、气促、肝大并伴有荨麻疹等。

慢性期是由虫体进入肺后引起的病变，其过程大致可分为 3 期：

1. 脓肿期　肉眼可见病变处呈窟穴状或隧道状，内有血液，有时可见虫体。随之出现炎性渗出，内含中性粒细胞及嗜酸性粒细胞等。继之病灶四周产生肉芽组织而形成薄膜状囊肿壁，并逐渐形成脓肿。感染初期虫体移行引起组织破坏、出血及继发感染。X 线显示边缘模糊、界限不清的浸润阴影。

2. 囊肿期　囊肿壁上皮本身就是细支气管上皮，故有人认为囊肿形成的原因是虫体穴居引起细支气管扩张及炎性增厚。囊壁因肉芽组织增生而肥厚，肉眼观呈周界清楚的结节状虫囊，呈葡萄状。由于渗出性炎症，大量细胞聚集、浸润、死亡、崩解、液化，使脓肿内充满赤褐色果酱样液体。X 线显示界线清楚的结节状虫囊。

3. 纤维疤痕期　由于虫体死亡或转移至其他地方，囊肿内容物通过支气管吸收或排出，囊内由肉芽组织充填，纤维化后形成疤痕。X 线显示硬结性或条索状阴影。

幼虫的异位寄生是指童虫移行窜扰过程中游走于皮下、肝、脑、脊髓、眼眶等器官和组织，并引起器官和组织的损伤。有时成虫也能异位寄生。

临床上根据肺吸虫侵害的器官，主要可分胸肺型、腹型、皮下包块型、脑脊髓型和亚临床型。

（四）诊断

1. 病原学诊断

（1）粪便或痰虫卵检查：查获并殖吸虫虫卵可确诊。

（2）活组织检查：手术摘除皮下包块或结节可能发现童虫或典型的病理变化。

2. 免疫学诊断

（1）皮内试验：阳性符合率可高达 95% 以上，常用于普查，但常有假阳性和假阴性。

（2）酶联免疫吸附试验：敏感性高，阳性率可达 90%～100%。

（3）循环抗原检测：用酶联免疫吸附抗原斑点试验（AST-ELISA）直接检测，阳性率在 98% 以上，此法可作为疗效评价。

（4）其他方法：免疫电泳和琼脂双向扩散、间接血凝试验、补体结合试验、间接炭粒凝集试验、后尾蚴膜试验、纸片固相放射免疫吸附试验、杂交瘤技术、免疫印渍技术、生物素 - 亲和素系统等技术都可用于并殖吸虫病的诊断。

（五）流行

1. 分布　卫氏并殖吸虫在世界各地分布较广，日本、朝鲜、俄罗斯、菲律宾、马来西亚、印度、泰国以及非洲、南美洲均有报道。在我国已有人体病例报告或动物感染的有黑龙江、吉林、辽宁、河南、湖北、湖南、安徽、江西、浙江、江苏、福建、广东、广西、四川、贵州、甘肃、山西、陕西、河北、山东、上海及台湾 22 个省、市、自治区。疫区类型可分为两种，即溪蟹型流行区及蝲蛄型流行区。

2. 流行因素

（1）传染源：患者或保虫宿主是本病的传染源。本虫的保虫宿主种类多，如虎、豹、狼、狐、豹猫、大灵猫、果子狸等多种野生动物，这些病畜、病兽在卫氏并殖吸虫病的流行病学上更为重要。

（2）中间宿主：中间宿主包括第一、第二中间宿主。国内已证实的第一中间宿主为生活在淡水的川卷螺类，属黑螺科（Melaniidae），包括斜粒粒蜷（*Tarebia granifera*）、放逸短沟蜷（*Semisulcospira libertina*）、黑龙江短沟蜷（*S. amurensis*）、瘤拟黑螺（*Melanoides ruberculata*）等。第二中间宿主为淡水蟹类，如溪蟹（*Potamon* spp.）、石蟹（*Isolapotamon* spp.）、绒螯蟹（*Eriocheir* spp.）、华溪蟹（*Sinopotamon* spp.）、拟溪蟹（*Parapotamon* spp.）等二十余种蟹。此外，东北的蝲蛄（*Cambaroides* spp.）及一些淡水虾也可作为中间宿主。

（3）生活习惯：山区居民常有生吃或半生吃溪蟹、蝲蛄的习惯。其中的烤、若煮的时间不足，未能将囊蚴全部杀死，算是为半生吃，有感染的机会；腌、醉并未能将蟹中囊蚴杀死，等于生吃。东北地区的蝲蛄豆腐中含大量活囊蚴，食之感染的机会极大。中间宿主死后，囊蚴脱落水中污染水源，饮之也可导致感染。

（六）防治原则

1. 宣传教育　宣传教育是预防本病最重要的措施。提供熟食，不饮用生水，不生吃蝲蛄和溪蟹。

2. 普查普治　吡喹酮为常用治疗药物，具有疗效高、疗程短、毒性低等优点；硫双二氯酚主要作用于虫体生殖器官。

3. 查螺灭螺　对易感地带灭螺。

二、斯氏狸殖吸虫

斯氏狸殖吸虫（*Pagumogonimus skrjabini*）于 1959 年首次报道，人是其非正常宿主，它

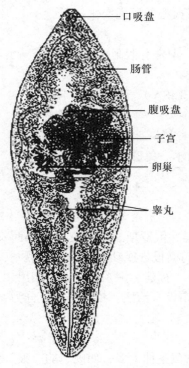

口吸盘

肠管

腹吸盘

子宫

卵巢

睾丸

图 36-5-3　斯氏狸殖吸虫成虫

在人体一般不能发育为成虫，主要引起幼虫移行症，即皮下型、内脏型并殖吸虫病。

（一）形态

1. 成虫　虫体窄长，前宽后窄，两端较尖，最宽处在腹吸盘稍下水平。大小为（3.5～6.0）mm×（11.0～18.5）mm。腹吸盘位于体前约 1/3 处，略大于口吸盘。卵巢位于腹吸盘的后侧方，其大小及分支情况视虫体成熟程度而定。睾丸 2 个，左右并列，可分多叶，细长，分布于体中后部（图 36-5-3）。

2. 虫卵　椭圆形，大多数形状不对称，壳厚薄不均匀，其大小平均为 71μm×48μm，并存在地区差异。

（二）生活史

生活史与卫氏并殖吸虫相似，已证实的第一中间宿主为拟钉螺，其种类有泥泞拟钉螺（Tricula humida）、微小拟钉螺（T. minutoides）、中国小豆螺（Bythinella chinensis）、中国秋吉螺（Akiyoshia chinensis）、建瓯拟小豆螺（Pseudobythinella jianouensis）和建国小豆螺（B. jianguoi）等。这些小型螺类大多栖息于溪流中，可附着于苔藓之中、石块周围、枯枝和落叶的下面。第二中间宿主为淡水蟹类，其种类有锯齿华溪蟹（Sinopotamon denticulatum）、雅安华溪蟹（S. yaanensis）、鼻肢石蟹（Isolapotamon nasicum）、福建马来溪蟹（Malayopotamom fukienense）、河南华溪蟹（S. honanese）等。鼠、鸭、鸟和蛙等多种动物可作为本虫转续宿主。终末宿主为果子狸、猫、犬、豹猫等哺乳动物，人可能是本虫的非正常宿主，人体检获的虫体绝大部分为童虫，少见发育成熟并产卵者。

（三）致病

本虫是人畜共患病（以畜为主）的致病虫种。在动物体内引起类似卫氏并殖吸虫的一系列典型病变。若斯氏狸殖吸虫侵犯胸肺，患者出现咳嗽、胸闷、咳痰、胸痛等症状，肺部 X 线显示可见房性囊状阴影或边缘模糊的浸润阴影，常伴有肋膈角变钝等征象。在人体内，侵入的虫体大多数停止发育并停留在童虫状态，童虫到处游窜，引起幼虫移行症，主要表现为常见于胸背部、腹部等处的游走性皮下包块或结节。包块多紧靠皮下，摘除切开包块可见隧道样虫穴。若侵入肝，在肝浅表部位形成急性嗜酸性粒细胞脓肿，中心为坏死腔，出现肝痛、肝大、转氨酶升高等表现。如侵犯其他部位，可出现相应的症状和体征。全身症状有低热、乏力、食欲下降等。

（四）流行

斯氏狸殖吸虫在国外还没有报道。国内已发现其分布范围大约是自青海起向东至山东止这条线以南地区，包括四川、云南、贵州、广西、广东、甘肃、山西、陕西、河南、湖北、湖南、浙江、江西、福建 14 个省、自治区。

（五）诊断

皮下包块活体组织检查或免疫学诊断是本病的主要诊断方法。

（六）防治

与卫氏并殖吸虫病相似。

思　考　题

1. 简述卫氏并殖吸虫的发育过程。
2. 为什么寄生在终宿主肺脏的卫氏并殖吸虫产出的虫卵会随粪便排出体外？

（赵玉敏）

第六节　血　吸　虫

　　血吸虫（Schistosome）也叫裂体吸虫、住血吸虫。血吸虫病是由于人或牛、羊、猪等哺乳动物感染了血吸虫所引起的一种地方性传染病和寄生虫病，俗称"大肚子病"或"鼓胀病"。寄生于人体的血吸虫主要有六种，即流行于非洲北部的埃及血吸虫（*Schistosoma haematobium*）、流行于拉丁美洲及非洲中部的曼氏血吸虫（*Schistosoma mansoni*）、流行于亚洲的日本血吸虫（*Schistosoma japonicum*）、流行于湄公河流域的湄公血吸虫（*Schistosoma mekongi*）、流行于非洲中部的间插血吸虫（*Schistosoma intercalatum*）以及流行于马来西亚的马来血吸虫（*Schistosoma malayensis*），其中以曼氏血吸虫、埃及血吸虫和日本血吸虫引起的血吸虫病危害最大、流行最广。日本血吸虫病在我国流行历史悠久，从湖北江陵西汉古尸体内检获血吸虫卵，表明2160余年前我国长江流域已有日本血吸虫病流行。

日本血吸虫

　　日本血吸虫是一种对人畜均有严重危害的寄生虫，主要分布于亚洲。

一、形态

　　1. 成虫　日本血吸虫的成虫呈长圆柱形，雌雄异体，呈合抱状；口、腹吸盘位于虫体前端，两者等大，腹吸盘突出如杯状。雄虫粗短，长12～20mm，乳白色，体表光滑；腹吸盘以下，虫体向两侧延展，并向腹面蜷曲，故外观呈圆筒状，雌虫常居住于雄虫蜷曲形成的抱雌沟（gynecophoral canal）中。雄虫睾丸7个左右，呈椭圆形、单行串珠状排列，位于腹吸盘背侧；每个睾丸发出输出管，集合为输精管，输精管膨大部为储精囊，开口入生殖孔，生殖孔开口于腹吸盘下方。雌虫较雄虫细长，体长20～25mm，形似线虫，前端细小，后端粗圆；虫体因以血液为食，肠道内有被消化的血红蛋白而呈黑褐色；雌虫生殖系统由卵巢、卵黄腺、卵模、梅氏腺、子宫等组成。虫体中部有一长椭圆形卵巢，自卵巢后端发出输卵管与虫体后端的卵黄腺发出的卵黄管汇合，进入卵模，并为梅氏腺所围绕；卵模与子宫相接，子宫开口于腹吸盘的下方，内含虫卵 50～300 个（图 36-6-1）。

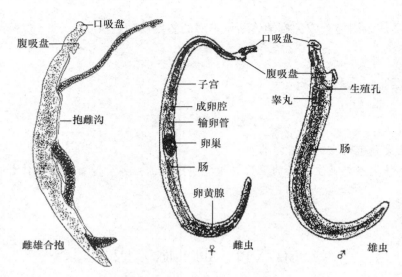

图 36-6-1　日本血吸虫成虫

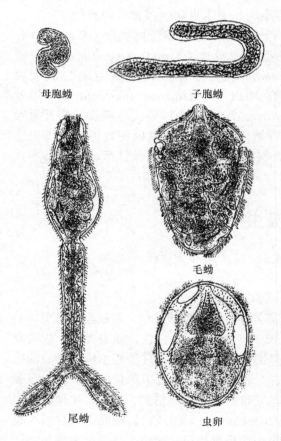

图 36-6-2　日本血吸虫虫卵及各期幼虫

2. 虫卵　成熟虫卵呈椭圆形，卵无盖，淡黄色，大小平均 89μm×67μm，其一侧有一小刺，排出体外时卵壳内含一发育成熟的毛蚴。毛蚴与卵壳之间常有大小不等、圆形或长圆形油滴状的头腺分泌物（图 36-6-2）。在粪便内也可见未成熟和萎缩性的虫卵。

3. 幼虫

（1）毛蚴：较小，平均大小为 99μm×35μm，呈梨形或长椭圆形，左右对称，周身被有纤毛，是其活动器官。顶突位于体前端呈嘴状突起，或称钻器（亦称钻孔腺）。体内前部中央有一个袋状顶腺和两个长梨形的侧腺，它们均开口于钻器或顶突（图 36-6-2），有助于毛蚴主动侵入钉螺宿主。

（2）尾蚴：血吸虫的尾蚴属叉尾型，大小为（280～320）μm×（60～95）μm，分体部和尾部，尾部又分尾干和尾叉。体部前端为头器（head organ），内有一单细胞头腺。口位于体前端正腹面，腹吸盘位于体部后 1/3 处，由发达的肌肉组成，具有较强的吸附能力。腹吸盘周围有 5 对左右对称排列的单细胞腺体，称钻腺（penetration gland）。位于腹吸盘前的 2 对称前钻腺，嗜酸性，内含粗颗粒；位于腹吸盘后的 3

对称后钻腺，嗜碱性，内含细颗粒。前、后钻腺分别由 5 对腺管向体前端分左右 2 束开口于头器顶端，有助于尾蚴侵入宿主（图 36-6-2）。

（3）童虫：尾蚴钻入宿主皮肤时脱去尾部，在发育为成虫之前均被称为童虫（schistosomulum）。

二、生活史

日本血吸虫的生活史呈世代交替，即在终宿主体内的有性世代和在中间宿主体内的无性世代的交替。生活史由成虫、虫卵、毛蚴、母胞蚴、子胞蚴、尾蚴和童虫等 7 个发育阶段构成（图 36-6-3）。

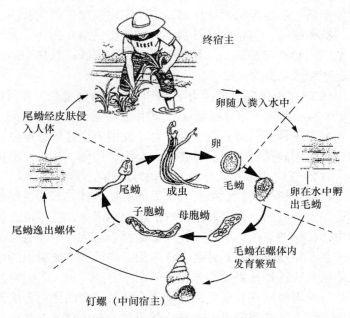

图 36-6-3 日本血吸虫生活史

1. **成虫寄生、产卵及虫卵的发育、排出** 成虫寄生在人及多种哺乳动物门脉 - 肠系膜静脉系统。童虫在性器官初步分化时开始雌雄合抱，并移行到门脉 - 肠系膜静脉定居，逐步发育成熟。合抱的雌雄虫体常逆血流移行到肠黏膜下层小静脉末梢内产卵。每条雌虫每日产卵300～3000 个。所产的虫卵大部分沉积于肠壁小血管中，少量随血流进入肝。约经 11 天，虫卵内的卵细胞经初产期、空泡期、胚胎期发育为成熟期毛蚴，毛蚴分泌物能透过卵壳，破坏血管壁并使周围组织发炎坏死，同时肠的蠕动、腹内压及血管内压增加，致使坏死组织向肠腔溃破，虫卵随溃破组织落入肠腔，随宿主粪便排出体外。不能排出的虫卵沉积在局部组织中，逐渐死亡、钙化。日本血吸虫成虫在人体内的平均寿命为 4.5 年。

2. **毛蚴的孵化** 虫卵入水后，在适宜的渗透压、温度和光照等条件下，卵内毛蚴孵出。毛蚴孵出后具有向光性和向温性，利用其体表的纤毛在水中作直线游动，遇到障碍物会直线折回。毛蚴在水中一般可存活 15～94h，期间若遇到中间宿主钉螺可主动侵入，在螺体内进行无性繁殖；另一方面，钉螺也可释放"毛蚴松"，吸引毛蚴的侵入。

3. **毛蚴在钉螺体内的发育与繁殖** 钉螺是日本血吸虫唯一的中间宿主。毛蚴可通过其交替伸缩运动，以及其前端钻腺的吸附作用和顶腺分泌的蛋白酶作用钻入螺体。毛蚴体表纤毛脱落，胚细胞分裂，经 2 天的发育，可在钉螺头足部及内脏等处开始发育为充满胚细胞的母胞蚴（图 36-6-2）。母胞蚴体内的胚细胞增殖，分裂成若干小团，再形成许多长袋状的子胞蚴（图 36-6-2）。子胞蚴具有运动性，破壁而出，移行到钉螺肝内寄生。子胞蚴体内胚细胞经分裂而发育成许多尾蚴。尾蚴分批成熟，陆续逸出。一个毛蚴钻入钉螺体内后，经过反复增殖可产生成千上万条尾蚴。一只钉螺释放的尾蚴，多半是单性的；但也有的钉螺释放的尾蚴，出现复性的状况。

4. **尾蚴的逸出及侵入宿主** 尾蚴从螺体内逸出的首要条件是水，而且水温、光照和 pH 值也影响尾蚴的逸出。尾蚴在水中一般存活 1～3 天，期间尾蚴在宿主温度的刺激下，即快速定向游动，与宿主皮肤接触后即利用其吸盘黏附于皮肤表面，然后借助腺体分泌物的酶促作用、体部的强烈伸缩活动和尾部的摆动作用而协同完成钻穿宿主皮肤的过程。尾蚴钻入皮肤时，尾部和体表的糖萼脱落；前钻腺分泌物中的碱性蛋白酶在钙离子激活下，能降解皮肤的表皮细胞间质、基底膜和真皮基质等，有利于尾蚴钻入皮肤；后钻腺的糖蛋白分泌物能黏着皮肤，可促使酶定向和避免酶的流失等。

5. **童虫的移行和发育** 童虫在终宿主皮下组织（称皮肤型童虫）停留数小时后，进入血管或淋巴管，随血流经右心到肺（称肺型童虫），再由左心进入大循环，到达肠系膜动脉，穿过毛细血管进入肝门静脉（称肝门型童虫）内发育。此期童虫开始摄取红细胞，雌雄虫体分化、合抱，再移行到肠系膜静脉及直肠静脉寄居、交配、产卵。日本血吸虫尾蚴自侵入至其发育成熟并产卵，约需 24 天。虫体在人体内的平均寿命约 4.5 年。

在终宿主体内，雌雄合抱是两性童虫发育成熟的必要条件。若单性尾蚴感染，尤其是单性雌虫感染，虫体难以发育成熟。研究发现，TGF-β、EGF、FGF、Notch 等信号转导中的一些因子定位于雌雄虫体接触的表膜，其相互作用促进血吸虫生长、发育与成熟。近年的研究还显示，宿主因子（包括免疫因子、T 细胞与 B 细胞）均可调节血吸虫的生长发育。生长发育过程中，血吸虫体壁和肠道是其吸收营养物质的两个界面。每个界面对所吸收的物质具有选择性，血吸虫通过口部不断地吞食宿主的红细胞，在肠道中的蛋白分解酶的作用下，红细胞被降解为血红蛋白，其中的珠蛋白进一步被降解成多肽和游离氨基酸，供虫体利用。体壁主要摄取单糖和若干种氨基酸。

三、致病

血吸虫发育的不同阶段均可对宿主引起不同的损害和免疫病理反应。由于尾蚴、童虫、成虫和虫卵所产生的致病因子不同，引起宿主的病变和临床表现亦具有相应的特点和阶段性。

（一）致病机理

1. **尾蚴的损害** 尾蚴入侵部位出现瘙痒的小丘疹。初次接触尾蚴的人皮疹反应并不明显，反复接触尾蚴者反应逐渐加重，严重者可伴有全身水肿及多形红斑。尾蚴钻入宿主皮肤后引起的这种病变称为尾蚴性皮炎，病理变化为局部毛细血管扩张充血，通透性增加并伴有出血、水肿，以及单核细胞和中性粒细胞浸润。尾蚴性皮炎发生机制中既有速发型（Ⅰ型）超敏反应，也有迟发型（Ⅳ型）超敏反应。

2. **童虫的损害** 童虫对宿主的损害包括童虫在宿主体内移行对所经过的脏器造成的机械性损伤及其分泌物、代谢产物引起的超敏反应，以肺部病变最为明显，可引起肺组织点状出血及白细胞浸润，患者常出现咳嗽、咯血、发热、嗜酸性粒细胞增多、肺部一过性及全身不适等临床表现；重度感染时可发生出血性肺炎，这种肺部一过性浸润性血管炎性病变又称为童虫性肺炎。

3. 成虫的损害 成虫一般无明显致病作用。成虫的分泌物、代谢产物、排泄物和更新脱落的表膜，与宿主体内相应抗体可形成抗原抗体复合物，引起免疫复合物型（Ⅲ型）超敏反应，对宿主产生损害。寄生于血管内的成虫利用口、腹吸盘交替吸附血管壁并作短距离移动，引起静脉内膜炎。

4. 虫卵的损害 血吸虫病的病变主要由虫卵引起。血吸虫虫卵肉芽肿的形成已公认为细胞介导的免疫反应（Ⅳ型超敏反应）的结果。由成熟虫卵中毛蚴释放的可溶性虫卵抗原（soluble egg antigen，SEA）经卵壳上的微孔渗透至周围的宿主组织中，使宿主的淋巴细胞，包括 T 淋巴细胞和 B 淋巴细胞致敏。致敏 T 细胞及其再次受到同种抗原刺激后释放的各种细胞因子在虫卵肉芽肿形成过程中起重要作用。参与作用的细胞因子有 CD4$^+$T 细胞亚型 Th2 释出的 IL-4、IL-5 和 IL-10，Th1 释出的 IL-2 与 IFN-γ 等；粒细胞 - 巨噬细胞释放的集落刺激因子（GM-CSF）、巨噬细胞释放的 TNF-α 和 IL-1 和纤维生成因子等。除上述各种因子外，还有巨噬细胞移动抑制因子（MIF）、成纤维细胞刺激因子（FSF）、嗜酸性粒细胞刺激素（ESP）等吸引巨噬细胞、成纤维细胞、中性粒细胞及嗜酸性粒细胞等汇集到虫卵周围，形成虫卵结节，又称虫卵肉芽肿。

急性期的虫卵肉芽肿易液化而出现嗜酸性脓肿，并且虫卵周围的许多浆细胞产生相应抗体，抗体与卵内毛蚴分泌的可溶性抗原形成抗原抗体复合物，环绕在虫卵周围，形成放射状嗜酸性棒状体，此为何博礼现象（Hoeppli phenomenon）。故急性期患者的免疫病理变化是细胞免疫反应与体液免疫反应混合表现的结果，而慢性与晚期患者的免疫病理变化则属于迟发型超敏反应。血吸虫病引起的肝纤维化是在肉芽肿基础上形成的，SEA、T 细胞和巨噬细胞促进成纤维细胞增殖产生淋巴因子，可促进成纤维细胞增殖和胶原合成。在重度感染患者发展至晚期时，其门脉周围可出现广泛的纤维化，在肝切面上可见围绕在门静脉周围长的白色纤维束从不同角度插入肝内，该纤维化称为干线型纤维化（pipestem fibrosis）。干线型纤维化是晚期血吸虫病特征性病变，可使患者窦前静脉阻塞，门静脉循环发生障碍，血流受阻，引起门脉高压、肝脾大、腹腔积液等，患者还可呈现静脉曲张。

虫卵肉芽肿形成后可将虫卵破坏和清除，虫卵内毛蚴逐渐皱缩、变性，继而崩解或完全消失，虫卵钙化，同时也可将渗出的抗原物质局限于虫卵周围，从而减少免疫复合物引起的全身性损害。但宿主对虫卵抗原的免疫病理反应，可引起严重的不良后果。

（二）临床表现

血吸虫病的临床表现可分为急性、慢性、晚期以及异位损害等。

1. 急性血吸虫病 常发生于初次感染较大数量的血吸虫尾蚴者，和少数再次感染大量尾蚴的慢性甚至晚期血吸虫病患者。平均潜伏期为 40 天左右（2 周～3 个月），男性青壮年与儿童居多。其间疫水接触处皮肤出现发痒、红色小丘疹等尾蚴性皮炎和咳嗽、胸痛等肺部童虫移行损害。主要临床表现有发热、腹痛、腹泻、黏液血便、干咳、荨麻疹、肝脾肿大、蛋白尿、白细胞和嗜酸性细胞增多，患者粪便中可查到虫卵。

急性血吸虫病病程一般不超过 6 个月，经杀虫治疗后，患者常迅速痊愈。

2. 慢性血吸虫病 急性期患者不经治疗或治疗不彻底可演变为慢性甚或发展为晚期血吸虫病。多见于少量反复感染的患者。轻者（隐匿型）无任何症状或体征，常于粪便普查或因其他疾病就医时发现。有症状者以腹泻、腹痛为多见，每日 1～2 次，便稀偶尔带血，重者有脓血便，伴里急后重。常有肝脾肿大，但无脾功能亢进和门脉高压征象，随病变进展，常有乏力、消瘦、劳动力减退的表现，进而发展为肝纤维化。

3. 晚期血吸虫病　系患者长期反复感染未经有效病原治疗所致。临床表现主要与肝脏和肠壁纤维化有关。根据其主要临床表现，晚期血吸虫病可分为巨脾型、腹水型、结肠增殖型和侏儒型。

（1）巨脾型：脾肿大甚至过脐平线，或其横径超过脐平线，质地坚硬；或脾大达Ⅱ级，并伴有脾功能亢进、门脉高压或上消化道出血等。

（2）腹水型：又称腹腔积液型。患者主诉腹胀，腹部膨隆。腹水是门脉高压、肝功能失代偿和水钠代谢紊乱等诸多因素引起。

（3）结肠增殖型：因反复溃疡、继发感染、虫卵肉芽肿纤维化、腺体增生及息肉形成等致使肠壁有索状物形成，继而出现肠腔狭窄与梗阻。患者表现为腹痛、腹泻、便秘或腹泻与便秘交替出现。

（4）侏儒型：儿童期反复感染血吸虫后，内分泌腺可出现不同程度萎缩和功能减退，以性腺和垂体功能不全最为明显，故常表现为垂体型侏儒。患者表现为身材矮小，无第二性征，面容苍老等。

一个晚期血吸虫病患者可同时兼有以上两型或两型以上表现。

4. 异位血吸虫病　血吸虫成虫寄生于门脉 - 肠系膜静脉系统以外称为血吸虫的异位寄生。异位寄生的成虫产出的虫卵在门脉系统以外的器官或组织内沉积，由其引起的虫卵肉芽肿反应而造成的损害称为异位血吸虫病，又称异位损害。

（1）肺型血吸虫病：经侧支循环进入肺的虫卵可引起肺动脉炎，甚至肺源性心脏病。在肺部虫卵沉积部位，有灶性血管炎、间质性病变和周围血管炎。患者主要表现为干咳、痰少，X线检查肺部呈片状型、绒毛斑点型及粟粒型病变等。

（2）脑型血吸虫病：临床上可分为急性与慢性两型。急性型表现为脑膜脑炎，慢性型主要症状为局限性癫痫发作，可伴头痛、嗜睡、昏迷、意识障碍、偏瘫等。

（3）罕见的异位损害：可见于皮肤、甲状腺、心包、肾等处。

四、免疫

血吸虫的尾蚴、童虫、成虫和虫卵自身及其分泌物、排泄物和裂解产物均可引起宿主一系列的体液免疫和细胞免疫应答。

1. 血吸虫抗原　血吸虫抗原种类很多，具有复杂性、多源性和特异性等特点。根据不同研究目的可将血吸虫抗原分为虫卵抗原和肠相关抗原，还可依抗原的性质、抗原的来源和诱发宿主免疫应答的功能等来加以分类，如血吸虫的排泄及分泌抗原和虫体表面抗原等。

循环抗原（circulating antigen，CAg）系指活虫体排放到宿主体液内的大分子微粒，主要是排泄分泌物或脱落物中具有抗原特征，并且能被血清免疫学试验所证明的物质。循环抗原常提示有活虫存在，因此可通过检测循环抗原来判断现症患者和考核疗效。由于循环抗体（circulating antibody，CAb）在患者接受有效治疗后仍能长期存在，故不能区分既往感染还是现症感染，也不能作疗效考核之用。

2. 伴随免疫　宿主初次感染日本血吸虫后，可产生对再感染的抵抗力，表现为对再感染的童虫有杀伤作用，而对已感染的成虫则无作用，这种现象称为伴随免疫（concomitant immunity）。因此，初次感染后发育的成虫能长期存活和产卵，一旦体内成虫被清除，这种抗再感染的免疫力就随之消失。

3. 免疫效应机制 实验研究证实了细胞毒性 T 细胞无杀虫活性，而抗体与细胞协同产生的针对童虫的细胞毒作用即抗体依赖细胞介导的细胞毒性作用（ADCC）是主要的杀伤童虫的效应机制。

4. 免疫逃逸 血吸虫成虫能在免疫力正常的宿主体内长期生存并产卵，逃避宿主致死性免疫攻击的能力，被称为免疫逃逸（immune evasion）。其机制目前认为可能有：

（1）抗原伪装：虫体体表获得宿主的组织相容性抗原、血型抗原及免疫球蛋白，掩盖自身的抗原表位，从而逃避宿主对虫体的免疫识别，形成抗原伪装（antigenic disguise）。

（2）分子模拟：血吸虫具有合成类似宿主抗原的遗传能力，即分子模拟（molecular mimicry）能力，也称抗原模拟。

（3）表面抗原物质的脱落或更新：虫体表面抗原物质自皮层外膜不断丢失或更新，使虫体对免疫攻击的易感性进行性地丧失。

（4）表面受体：血吸虫尾蚴侵入宿主皮肤后的早期童虫表面具有 IgG 的 Fc 受体，IgG 与这些受体结合后，失去 ADCC 功能，从而逃避宿主的免疫作用。

（5）封闭抗体：血吸虫童虫体表的糖蛋白抗原具有与血吸虫虫卵的大分子多糖抗原共同的碳水化合物表位，因此宿主针对虫卵产生的抗体可与再感染童虫体表的抗原发生交叉反应，阻碍抗童虫抗体与童虫的结合，使其不能发挥免疫效应作用。

（6）免疫调节：血吸虫感染过程中的免疫调节是一个复杂的过程，不仅与宿主和寄生虫有关，而且在不同的感染阶段也不相同。该过程可能与 $CD4^+T$ 细胞的调节作用、抗体的反馈调控及独特型（idiotype，Id）-抗独特型网络调节系统的作用等有关。

五、诊断

（一）流行病学资料

患者的职业伴有疫水接触史对诊断有参考价值。

（二）临床表现

具有典型的急性血吸虫病的临床表现，再结合流行病学资料易于做出急性期的诊断。对于腹水、上消化道出血、肠梗阻、巨脾、腹内痞块、侏儒患者，应考虑晚期血吸虫病。对长期不明原因的腹痛、腹泻和便血，肝脾大，或有癫痫发作者，并有嗜酸性粒细胞增多，均应考虑慢性血吸虫病。

（三）病原学诊断

1. 直接涂片法 适用于重感染地区患者或急性血吸虫患者，方法简便，但虫卵检出率低。

2. 毛蚴孵化法 血吸虫卵内毛蚴在温度 25～28℃，pH7.5～8.0 的清水中，能在短时间内孵化，孵出后毛蚴接近水面呈直线运动。为了提高粪便检查效果，常常需要连续送检粪便3 次。

3. 改良加藤厚涂片法（Kato-Katz 法） 又称定量厚涂片透明法，可用作血吸虫虫卵计数。

4. 直肠黏膜活体组织检查 一般于粪检多次阴性，而临床上仍高度怀疑血吸虫病时进行；但对有出血倾向的晚期患者，应避免使用。

5. 各种集卵法　如自然沉淀法、离心沉淀法和尼龙袋集卵法等，尼龙袋集卵法是目前现场使用得最多的检查方法，也是诊断慢性血吸虫病患者首选的方法。

（四）免疫学诊断

1. 皮内试验（intradermal test，IDT）　此法简便、快速，但可出现假阳性或假阴性反应，与其他吸虫病可产生较高的交叉反应，通常用于综合查病时现场筛选可疑病例。

2. 检测抗体　血吸虫患者血清中存在特异性抗体，包括 IgM、IgG、IgE 等。目前常用的检测抗体的血吸虫病血清学诊断方法有以下几种：

（1）环卵沉淀试验（circumoval precipitin test，COPT）：通常检查 100 个虫卵，阳性反应虫卵数（环沉率）等于或大于 5% 时，即为阳性。此方法的原理是卵内毛蚴分泌排泄的抗原物质经卵壳微孔渗出与试样血浆中的特异抗体结合，可在虫卵周围形成特殊的复合物沉淀。

（2）间接红细胞凝集试验（IHA）：阳性符合率为 92.3%～100%，正常人假阳性率在 2% 左右。

（3）酶联免疫吸附试验（ELISA）：阳性符合率为 95%～100%，此试验已应用于我国一些血吸虫病流行区的查病工作。此试验具有较高的敏感性和特异性。

（4）其他试验：如胶体染料试纸条法（dipstick dye immunoeassay, DDIA）、斑点免疫金渗滤法（dot immunogold filtration assay, DIGFA）等。

3. 检测循环抗原　循环抗原是活血吸虫成虫排放至宿主血液中的大分子微粒，并随血液循环至各组织中，主要包括虫体排泄物、分泌物或表皮脱落物等。在感染血吸虫的宿主体液内可检出 3 种血吸虫循环抗原，即可溶性虫卵抗原（SEA）、肠相关抗原（gut-associated antigens，GAA）和膜相关抗原（membrane-associated antigens，MAA）。检测循环抗原既反映活虫感染，又在考核疗效方面具有重要意义。在检测方法上，采用斑点 ELISA（dot-ELISA），双抗体夹心 ELISA 和新出现的 IgY 及免疫磁珠技术等。

4. 循环免疫复合物（CIC）的检测　据认为血吸虫病患者血清中存在 CIC 与病情有相关性。如可用双向酶标对流检测 CIC 经酶解后特异性的抗体和抗原。

六、流行

（一）地理分布与流行概况

寄生于人体的 6 种血吸虫病广泛分布于世界各地（见表 36-6-1）。日本血吸虫病流行于亚洲的中国、日本、菲律宾等国家；在我国流行于长江流域及其以南的四川、浙江、福建、台湾、广东、广西、云南、上海、江苏、安徽、江西、湖南、湖北 13 个省、市、区，但分布于中国台湾省的日本血吸虫为动物株，主要感染犬类，尾蚴侵入人体后不能发育为成虫。新中国成立初期，血吸虫病在我国流行猖獗，为五大寄生虫病之一，"千村霹雳人遗矢，万户萧疏鬼唱歌"是其危害真实写照，当时患者超 1200 万，病牛 120 余万头，钉螺面积达 148 亿 m²。经建国 60 余年的努力，我国血吸虫病防治工作取得了举世瞩目的成就，中国政府提出将在 2030 年消除血吸虫病。据 2018 年报道，截至 2017 年底，全国 12 个省、直辖市、自治区中，上海、浙江、福建、广东、广西 5 个直辖市、省、自治区继续巩固血吸虫病消除成果，四川省达到传播阻断标准，云南、江苏、湖北、安徽、江西及湖南 6 个省达到传播控制标准。全国 450 个流行县、市、区中，215 个（47.78%）达到消除标准，

153 个（34.00%）达到传播阻断标准，82 个（18.22%）达到传播控制标准。推算全国现有患者 37 601 例，实有钉螺面积 172 501hm²。

表 36-6-1　6 种人体血吸虫的地理分布及生活史的区别

比较项	日本血吸虫	埃及血吸虫	曼氏血吸虫	湄公血吸虫	间插血吸虫	马来血吸虫
地理分布	中国、菲律宾、印尼、日本	亚洲、非洲、葡萄牙	非洲、拉丁美洲、亚洲	柬埔寨、老挝、泰国	喀麦隆、加蓬、乍得、扎伊尔	马来西亚
成虫寄生部位	肠系膜下静脉，门脉系统	膀胱静脉丛、骨盆静脉丛、直肠小静脉，偶尔可寄生在肠系膜门静脉系统	肠系膜小静脉、痔静脉丛，偶尔可寄生在肠系膜上静脉、膀胱静脉丛及肝内门脉	肠系膜上静脉、门脉系统	肠系膜静脉、门脉系统	肠系膜静脉、门脉系统
中间宿主	湖北钉螺	水泡螺	双脐螺	开放拟钉螺	水泡螺	小罗伯特螺
保虫宿主	牛、猪、犬、羊、猫等	猴、狒狒、猩猩、猪等	猴、狒狒、啮齿类等	牛、猪、羊、犬、田鼠等	羊、灵长类、啮齿类等	啮齿类等

根据流行病学特点和中间宿主湖北钉螺的分布情况，可将我国血吸虫病流行区分为以下三种类型：

1. **水网型**　钉螺沿河沟呈网状分布，主要分布于长江三角洲平原的江苏、浙江与上海市郊，目前约占全国实有钉螺面积的 0.03%。

2. **湖沼型**　分布于长江中下游两岸及其邻近湖泊地区，目前是钉螺面积最大的地区，包括湖北、湖南、江西、安徽、江苏等省，约占全国钉螺总面积的 94.84%。

3. **山丘型**　钉螺沿山区水系自上而下呈线状分布，单元性很强，目前约占全国钉螺总面积的 5.13%。

（二）流行环节

1. **传染源**　本病的传染源是能排出日本血吸虫卵的患者、带虫者及保虫宿主，如 10 余种家畜和 30 余种野生动物。由于保虫宿主种类多、分布广泛，增加了血吸虫病防治的难度，是本病很难控制的重要原因之一。

2. **传播途径**　含有血吸虫虫卵的粪便入水、水体中钉螺的存在和接触疫水的人群是本病传播的三个重要环节。湖北钉螺（*Oncomelania hupensis*）系淡水两栖螺类，圆锥形，雌雄异体，有 6～8 个右旋螺层，大小为 10mm×（3～4）mm，是日本血吸虫的唯一中间宿主，其存在是引起日本血吸虫病流行的先决条件。孳生于湖沼型和水网型疫区的钉螺螺壳表面具有纵肋，称肋壳钉螺；而滋生于山丘型疫区的钉螺螺壳表面光滑，称为光壳钉螺。

3. **易感人群**　人对血吸虫普遍易感。以 15～30 岁青壮年感染率最高。患者以农民、渔民为多。男多于女。感染后可有部分免疫力，重复感染经常发生。

（三）流行因素

包括自然因素和社会因素。自然因素主要是指与中间宿主钉螺滋生有关的气温、雨量、水质、地理环境、土壤、植被等。社会因素是指影响血吸虫病流行的生产运动、生活习惯、经济水平、生活方式、环境卫生、人群的文化素质等。在控制血吸虫病流行过程中，社会因素起主导作用。

七、防治原则

新中国成立以来，我国血吸虫病的防治工作，是根据社会生产力的不同水平，从实际出发，采取相应的防治策略。新中国成立初期，当时的生产力水平低，但由于集体经济，可以组织大量劳动力开展大规模群众性灭螺运动，故采取的是以消灭钉螺为主的综合性防治策略；改革开放后，组织大量劳动力相对困难，但由于科学技术的发展，出现了低毒的治疗新药吡喹酮，因而 20 世纪 80 年代中期转变为以控制疾病为主，采取人、畜同步化疗，结合易感地带灭螺的综合性防治策略；随着社会经济的高速发展以及自然生态环境保护意识的增强，2004 年来实施的是以传染源控制为主的综合性防治策略，使全国的血吸虫病防治工作取得了举世瞩目的成就，2025 年将实现消除血吸虫病目标。采取的综合性防治措施主要有：

1. **控制传染源**　包括治疗感染者、监测流动人口、封洲禁牧、以机代牛等。治疗药物首选吡喹酮。

2. **管粪、管水**　管好粪便使其无害化。感染血吸虫的人和动物的粪便污染水源是血吸虫病传播的重要环节，因此管好人、畜粪便在控制血吸虫病传播方面至关重要。

3. **控制与消灭钉螺**　结合农田水利建设与生态环境改造，因地制宜，采取多种控制与消灭钉螺的措施，综合防制。当前钉螺面积最大的区域为湖沼地区，占实有钉螺面积的 94.84%。药物灭螺为最高效的方法，目前 WHO 推荐的唯一灭螺药物是氯硝柳胺（niclosamide）。

4. **健康教育和个人防护**　积极开展各种形式的健康教育，避免不必要的疫水接触；必须接触疫水者，尽可能利用防护用具或在下水前涂擦皮肤防护药物以防止感染。尽管疫苗是预防疾病最有效的手段，但血吸虫病疫苗研发至今尚未取得突破性进展。

【附】尾蚴性皮炎

尾蚴性皮炎（cercarial dermatitis）是禽、畜类血吸虫的尾蚴侵入人体皮肤引起的一种超敏反应性炎症。因常在水稻种植时发生，所以又称稻田皮炎。在许多国家，常因在淡水湖或半咸水海游泳后发生，故称游泳痒（swimmer's itch），日本人称湖岸病。在中国，从东北至广东，从东部沿海至西南，水稻种植区均可见该病。

能引起本病的血吸虫种类颇多，但在中国主要是寄生于鸭类的多种毛毕吸虫（*Trichobilharzia* spp.）和寄生于牛、羊的多种东毕吸虫（*Orientobilharzia* spp.）的尾蚴。其中间宿主为椎实螺，分布于稻田、水沟和池塘。因人不是这些血吸虫的适宜寄主，尾蚴钻入皮肤后可于局部组织内被杀灭，即使进入血流到肺部，也不能存活。尾蚴侵入后分泌的蛋白酶及尾蚴死亡后释出的蛋白质和多糖均具抗原性，可产生超敏反应而引起皮炎。

尾蚴性皮炎属 I 型和 IV 型超敏反应。该病多发生于与水面接触的皮肤部位，与尾蚴常在水面活动的习性有关。在稻田劳动时罹致的皮炎，主要发生于两小腿、两前臂及手背、足背等部位。皮肤与含有尾蚴的疫水接触后，数分钟或数小时内即发生剧痒，继而出现红斑和较硬韧的丘疹，周围有明显的红晕，严重者丘疹扩大融合成风团块，甚至形成水疱。然后，症状逐渐消退，脱痂。因患部奇痒被搔破可继发感染或糜烂。若反复多次接触疫水受尾蚴感染后，皮炎症状也愈加严重。治疗原则主要是止痒、抗过敏和防止继发感染。

第七节 其 他 吸 虫

一、异形吸虫

异形吸虫（*Heterophyid trematodes*）是一类属于异形科（Heterophyidae）的小型吸虫，体长仅 0.3~0.5mm，最大者也不超过 2~3mm。成虫寄生于鸟类、哺乳动物和人，引起人畜共患寄生虫病。在我国常见的异形吸虫有 10 多种，已有人体感染报告的共 9 种，它们是异形异形吸虫（*Heterophyid trematodes*）、横川后殖吸虫（*Metagonimus yokogawai*）、钩棘单睾吸虫（*Haplorchis pumilio*）、多棘单睾吸虫（*H. yokogawai*）、扇棘单睾吸虫（*H. taichui*）、哥氏原角囊吸虫（*Procerovum calderoni*）、施氏原角囊吸虫（*P. sisoni*）、镰刀星隙吸虫（*Stellantchasmus falcatus*）与台湾棘带吸虫（*Centrocestus formosanus*）。除前两种在中国台湾地区报告的病例数较多外，大陆人体感染的病例较少。

（一）形态

异形吸虫的成虫呈长梨形，大小为（1~1.7）mm×（0.3~0.4）mm，口吸盘较腹吸盘小，生殖吸盘位于腹吸盘的左下方。睾丸2 个，位于肠支末端的内侧。储精囊弯曲，卵巢在睾丸之前紧接卵模，卵黄腺在虫体后部两侧各有 14 个。子宫很长，曲折盘旋，向前通入生殖吸盘（图 36-7-1）。异形吸虫的虫卵大小为（28~30）μm×（15~17）μm，棕黄色，有卵盖。囊蚴的大小为（0.13~0.2）mm×（0.1~0.17）mm，椭圆形，囊内排泄囊明显。

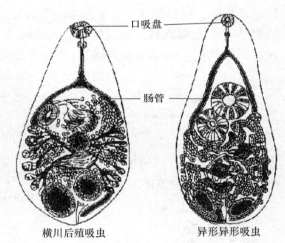

横川后殖吸虫　　　　　异形异形吸虫

图 36-7-1　异形吸虫成虫

（二）生活史

异形吸虫成虫寄生在鸟类与哺乳动物（包括人）的肠管。在我国，其第一中间宿主为淡水螺，种类很多；第二中间宿主为淡水鱼，包括鲤科与非鲤科鱼类，偶然也可在蛙类寄生。中间宿主体内的发育阶段包括毛蚴、胞蚴、雷蚴（1~2 代）、尾蚴与囊蚴。虫卵被第一中间宿主淡水螺类吞食，毛蚴在其体内孵出，历经胞蚴、雷蚴（1~2 代）和尾蚴阶段后，尾蚴从螺体逸出，侵入第二中间宿主鱼或蛙体内发育为囊蚴。终末宿主因吞食含有囊蚴的鱼或蛙而获感染。囊蚴在终末宿主消化道内脱囊，在小肠发育为成虫。

（三）致病与诊断

成虫很小，在肠管寄生时可钻入肠壁，因此虫体和虫卵有可能通过血液到达其他器官。虫数少时，症状轻微甚至无明显症状，虫数多时，可引起消化功能紊乱。在菲律宾，曾在患者心肌中发现成虫，脑、脊髓、肝、脾、肺与心肌有异形吸虫卵沉着，临床表现视虫卵沉积的部位而定。若虫卵沉积于脑、脊髓，则可有血栓形成，神经细胞及灰白质退化等病变，甚至大脑血管破裂致死；若虫卵沉积在心肌及心瓣膜，可致心力衰竭。

常规病原学检查方法是用粪便涂片法及沉淀法镜检虫卵。因各种异形吸虫虫卵形态相似，且与华支睾吸虫卵形态近似，难于鉴别，所以主要以成虫鉴定虫种。

（四）流行与防治

异形吸虫病分布广泛，亚洲地区的日本、朝鲜、菲律宾、苏联西伯利亚地区、土耳其、以色列等国都有流行，欧洲一些地区和非洲尼罗河流域的国家（如埃及）也有流行。我国的上海、浙江、江西、湖南、海南、福建、湖北、安徽、新疆、广西、山东、广东、台湾等省都有发现。

防治：主要注意饮食卫生，不要吃未煮熟的鱼肉和蛙肉，以防感染；可试用吡喹酮进行治疗。

二、棘口吸虫

棘口科吸虫种类繁多，全世界已报道的有 600 多种。分布在菲律宾、印度尼西亚、日本、印度、泰国、罗马尼亚、马来西亚、苏联及中国。我国已报告的可在人体寄生的棘口吸虫有 11 种，主要有圆圃棘口吸虫（*Echinostoma hortense*）、马来棘口吸虫（*E. malayanum*）、接睾棘口吸虫（*E. paraulum*）、卷棘口吸虫（*E. revolutum*）、卷棘口吸虫日本变种（宫川棘口吸虫）（*E. revolutum var. japonica*）、日本棘隙吸虫（*Echinochasmus japonicus*）、抱茎棘隙吸虫（*E. perfoliatus*）、九佛棘隙吸虫（*E. jiufoensis*）、藐小棘隙吸虫（*E. liliputanus*）、福建棘隙吸虫（*E. fujianensis*）和曲领棘缘吸虫（*Echinoparyphium recurvatum*）。棘口吸虫病（echinostomiasis）是由于棘口吸虫寄生在人体所引起的疾病。终宿主主要是鸟禽类，其次是哺乳类和爬行类，少数寄生于鱼类，也可寄生于人类。

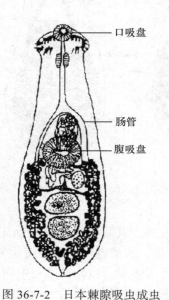

图 36-7-2　日本棘隙吸虫成虫

（一）形态

虫体呈长叶状，大小依宿主不同而异。成虫体表有小刺，有头棘。口吸盘位于虫体前端，腹吸盘大于口吸盘。两个椭圆形睾丸前后排列于体中部后方，生殖孔位于肠管分叉后方、腹吸盘前方。卵巢位于睾丸之前（图 36-7-2）。

虫卵呈椭圆形，淡黄色，卵壳薄，一端有卵盖，内含 1 个胚细胞和多个卵黄细胞。

（二）生活史

棘口吸虫的发育需要两个中间宿主，第一中间宿主为淡水螺类，如纹沼螺和瘤拟黑螺等，第二中间宿主为淡水鱼类（如麦穗鱼等），蝌蚪和青蛙也可作为第二中间宿主。

成虫在人或禽的直肠或盲肠内产卵，虫卵随宿主粪便排到外界，落入水中的卵可孵化出毛蚴。毛蚴进入第一中间宿主后，经一段时间先后形成胞蚴、雷蚴（2 代）、尾蚴。尾蚴离开螺体，游于水中，遇第二中间宿主即钻入其体内形成囊蚴。终末宿主吃入含囊蚴的鱼类或蝌蚪后感染。囊蚴进入消化道后，囊壁被消化，童虫逸出，吸附在肠壁上，经 16～22 天即发育为成虫。

（三）临床表现

成虫多寄生于小肠上段，以头部插入肠黏膜，引起局部炎症。轻度感染仅引起轻度肠炎和腹泻。严重感染时引起下痢、贫血、消瘦，生长发育受阻，甚至发生死亡。

（四）诊断

病原学诊断常用粪便检查方法，如直接涂片法、沉淀法等。但由于很多棘口吸虫的卵在形态上相似，所以不易区分，因此鉴定虫种要检查成虫。

（五）流行与防治

人体棘口吸虫病主要见于亚洲东部和东南亚。我国主要分布于福建、江西、湖北、云南、海南、安徽、新疆、广东、湖南等地。棘口吸虫病在我国各地普遍流行，对雏禽的危害较为严重。家禽感染主要是采食浮萍或水草饲料，因为螺与蝌蚪多与水生植物一起滋生。人多因食入含活囊蚴的鱼、蛙及螺类而感染。因此改变不良的饮食习惯是预防本病的关键。

在流行区进行定期驱虫，搞好粪便管理等都是较好的预防措施。治疗时常用的药物有吡喹酮、氯硝柳胺和硫双二氯酚等。

思 考 题

1. 何谓干线型纤维化？请阐释其形成的机理。
2. 简述诊断日本血吸虫病的主要方法及其优缺点。
3. 简述血吸虫逃避宿主免疫的机制。
4. 简述我国血吸虫病防治策略的转变与主要防治措施。

（董惠芬，蔡国斌）

第三十七章　　绦　　虫

第一节　概　　论

绦虫（cestode）或称带虫（tapeworm），属于扁形动物门绦虫纲（Class Cestoda），可分为单节绦虫亚纲和多节绦虫亚纲两个纲。寄生人体的绦虫有 30 余种，分属多节绦虫亚纲的圆叶目和假叶目。

成虫绝大多数寄生在脊椎动物消化道，生活史需 1～2 个中间宿主，在中间宿主体内发育的时期称为中绦期（metacestode），各种绦虫的中绦期结构和名称不同。

一、形态

1. 成虫　绦虫成虫白色或乳白色，长数毫米至数米不等，背腹扁平，左右对称，形如带状。除单节绦虫外，多节绦虫都分节。多节绦虫在虫体前端有头节（scolex），其后是细短的颈部（neck）和由多个节片组成的链体（strobilus），有的链体仅有 3～4 个节片，有的可有数千个节片。绦虫成虫无口和消化道，缺体腔，靠体壁吸收营养。除极少数外，多为雌雄同体，每一节片内均含有雌雄两性生殖器官。

头节位于虫体前端，细小。一般为圆球形或梭形，其上具有固着器官（holdfast）。固着器官形状多样，大致可分为吸盘（sucker）、吸槽（bothrium）和突盘（bothridium）三类。圆叶目绦虫头节多呈球形或方形，固着器官为 4 个圆形的杯状吸盘，分列于头节顶部及四周；吸盘是陷入头节表面的半球形杯状肌质结构，其放射状排列的肌纤维与头节其他组织间有一层基膜隔离。吸盘除具有固着功能外，也有使虫体移动的功能。头节顶部有能伸缩的圆形或指状突起，称为顶突（rostellum），顶突可以自由伸出或缩入头节内。顶突周围常有排成 1～2 圈的棘状或矛状小钩。假叶目绦虫头节常为梭形，其固着器官是头节背腹侧向内凹入形成的两条沟槽，称为吸槽。吸槽是表面结构，无基膜，固着能力较弱，其功能主要是移动。绦虫成虫以头节上的固着器官吸附在宿主肠壁寄生。

颈部位于头节之后，短而纤细，不分节，具有生发功能，内部组织尚未分化，仅含生发细胞（germinal cell），由此不断芽生出构成链体的节片。

链体是虫体最显著的部分，由颈部生发并逐渐发育的节片组成。靠近颈部的节片比较细小，越往后节片越宽大、越成熟。根据节片内生殖器官发育及成熟程度的不同，将构成链体的节片分为 3 种：靠近颈部的节片较细小，其内的生殖器官尚未发育成熟，称为未成熟节片或幼节（immature proglottid）。链体中段节片逐渐长大，内含成熟的雌雄两性生殖器官，称为成熟节片或成节（mature proglottid）。链体后部节片最大，子宫内充满虫卵，称为妊娠节片或孕节（gravid proglottid）；圆叶目绦虫的孕节子宫高度发达，几乎占满整个孕节，其他生殖器官均已退化消失；而假叶目绦虫的孕节与成节结构相似。孕节子宫的形态特征是绦虫虫种鉴定的重要依据之一。成熟的末端孕节可从链体上脱落，新的节片又不断从颈部长出，使虫体保持一定的长度。

体壁结构：绦虫的体壁由皮层（tegument）和皮下层组成。皮层是表层，是具有高度代谢活性的组织。电镜下可见绦虫皮层最表面具有无数微小的指状胞质突起，称微毛（microthrix），微毛与肠黏膜的微绒毛相似，具有吸收功能。微毛末端棘状，有固着作用，并可擦伤宿主肠上皮细胞，增加虫体的吸收功能。微毛下是较厚的具有大量空泡的胞质区（基质区），胞质区下界有明显的基膜与皮下层分开，在接近基膜的胞质区内，线粒体密集分布。整个皮层均无细胞核。皮下层位于基膜下方，主要由表层肌组成，包括环肌、纵肌和少量斜肌，都是平滑肌。肌层下的实质组织中有大量的电子致密细胞，称为核周体（perikarya），核周体通过若干连接小管与皮层相通连。纵肌层贯穿整个链体，节片成熟后，节片间的肌纤维逐渐萎缩退化，孕节自链体脱落。在绦虫的实质组织中还散布着许多碳酸钙或碳酸镁微粒，外有被膜包裹呈椭圆形，称为石灰小体（calcareous body）或钙颗粒（calcareous corpuscle），可能有平衡酸碱度、调节渗透压的作用，或可作为离子和二氧化碳的补给库。绦虫体壁超微结构见图 37-1-1。

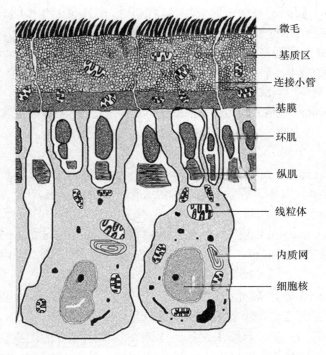

图 37-1-1　绦虫体壁超微结构

神经系统：包括头节的 1 个神经节和由此发出的 6 根纵行的神经干，为左、右侧各有 1 根主干和 2 根辅干，神经干贯穿整个链体。在头节和每个节片中还有横向的连接支。分布于皮层的感觉末梢与触觉感受器和化学感受器相连。

排泄系统：由许多焰细胞和与其相连的 4 根纵行的排泄管组成。排泄管每侧 2 根，贯穿链体，在每一节片后部，纵行排泄管之间有横支相连。排泄系统具有排出代谢产物及调节体液平衡的功能。

生殖系统：绦虫链体的每个节片内均有雌、雄生殖器官各一套，生殖器官随节片的发育而成熟。雄性生殖系统具有几个到几百个不等的圆形滤泡状睾丸，散在分布于节片靠近背面的实质中。每个睾丸发出一输出管，汇合成输精管，输精管通常盘曲延伸入阴茎囊。在阴茎囊内或囊外，输精管膨大成储精囊。在阴茎囊内输精管与前列腺汇合后延伸为射精管，末端是阴茎。雌性生殖系统有一个分叶的卵巢，多分为左、右两叶，位于节片中轴的腹面，睾丸之后。卵黄腺数量众多，呈滤泡状分散于节片的实质表层中或聚集成单一的致密团块，位于卵巢后方。由卵黄腺发出的卵黄小管汇集成卵黄总管，常膨大成卵黄囊并连接输卵管。卵巢发出的输卵管依次与阴道、卵黄总管连接，膨大形成卵模，再与子宫相通。子宫呈管状或囊状，假叶目绦虫的管状子宫盘曲于节片中部，开口于虫体腹面的子宫口；而圆叶目绦虫子宫呈囊状无开口，子宫随着虫卵的增多和发育而膨大或向两侧分支，几乎占满整个节片，虫卵只有待孕节自链体脱落后散出。阴道为略弯曲的小管，多与输卵管平行，开口于生殖腔或生殖孔后方。

圆叶目绦虫和假叶目绦虫的成虫形态有差异，区别如下：圆叶目绦虫的头节呈球形或方形，固着器官是4个吸盘、顶突和小钩等；卵黄腺聚集成块状，位于卵巢之后；子宫囊状，无开口；生殖孔位于节片侧面；成节和孕节结构差异较大。假叶目绦虫的头节多呈梭形，固着器官是位于头节背、腹面的吸槽；卵黄腺呈滤泡状散在分布于节片的表层中，卵巢之前；子宫棒状，有开口；生殖孔位于节片中部；成节和孕节结构相似。

2.　中绦期　绦虫在中间宿主体内发育的幼虫阶段称为中绦期（metacestode）。不同种类的绦虫中绦期幼虫形态结构、名称各不相同。常见的中绦期幼虫有囊尾蚴、棘球蚴、似囊尾蚴、泡球蚴、裂头蚴等（彩图37-1-2）。

囊尾蚴（cysticercus）：俗称囊虫（bladder worm），是链状带绦虫和肥胖带绦虫的中绦期幼虫，为乳白色、半透明、黄豆大小的囊状物，囊内充满液体，囊壁有一向内翻卷收缩的头节。

棘球蚴（hydatid cyst）：细粒棘球绦虫的幼虫。为不透明的球形囊状物，棘球蚴大小差别较大。囊内充满液体，内含无数原头蚴又称原头节（protoscolex）、生发囊（brood capsule）和子囊（daughter cyst）。

泡球蚴（alveolar hydatid cyst）：又称多房棘球蚴（multilocular hydatid cyst），是多房棘球绦虫的幼虫。囊较小，但可不断向囊内和囊外芽生若干小囊，囊内充满胶状物，但原头蚴较少。

似囊尾蚴（cysticercoid）：膜壳绦虫的幼虫。体较小，前端有一较小的囊腔，内含一较大的、内缩的头节，后部为实心带小钩的尾状结构。

原尾蚴（procercoid）：假叶目绦虫在第一中间宿主体内发育的幼虫阶段。为一椭圆形实体，头端未分化出头节，尾端有一小突起，称为小尾球，其上有6个小钩。

裂头蚴（plerocercoid）：假叶目绦虫在第二中间宿主体内发育的阶段，由原尾蚴发育而成。呈长带状，头端膨大，无吸槽，但中央有一明显凹陷；虫体不分节，但具不规则横皱褶。

3.　虫卵　圆叶目绦虫与假叶目绦虫的虫卵有明显区别（图37-1-3）。圆叶目绦虫卵常为圆球形，有较薄膜状卵壳和很厚的胚膜，内含具6个小钩的幼虫，称为六钩蚴。假叶目绦虫卵与吸虫卵相似，椭圆形，卵壳较薄，有一卵盖，内含1个卵细胞和多个卵黄细胞。

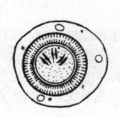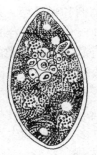

带绦虫卵　　　　　　　　　　　曼氏迭宫绦虫卵

图 37-1-3　圆叶目绦虫卵与假叶目绦虫卵

二、生活史

绦虫成虫寄生在脊椎动物的消化道，虫卵从子宫排出或随孕节脱落而排出，幼虫需在中间宿主体内发育。

1. 假叶目绦虫　生活史需要有水的环境和 2 个中间宿主。虫卵随终宿主粪便排除后，必须入水才能继续发育，孵出的钩球蚴在水中游动，被第一中间宿主剑水蚤吞食，在其体内发育成原尾蚴；原尾蚴进入第二中间宿主鱼或其他脊椎动物如蛙体内后发育为初具绦虫雏形的裂头蚴，裂头蚴必须进入终宿主肠道后才能发育为成虫。

2. 圆叶目绦虫　生活史仅需 1 个中间宿主，个别种类不需要中间宿主。圆叶目绦虫子宫一般无开口，虫卵须在孕节从链体脱落排出体外后，由于孕节的活动、挤压或破裂才得以散出，虫卵在子宫内已发育为含六钩蚴的虫卵。虫卵被中间宿主吞食后，在宿主消化道内孵出六钩蚴，六钩蚴钻入宿主肠壁，随血流到达各组织器官，发育成各种中绦期幼虫。中绦期幼虫被终宿主吞食后，在终宿主小肠内寄生，由颈部长出节片逐渐发育为成虫。

圆叶目绦虫和假叶目绦虫的形态和生活史区别见表 37-1-1。

表 37-1-1　圆叶目绦虫与假叶目绦虫的区别

区别点	圆叶目绦虫	假叶目绦虫
头节	圆形或方形，4 个吸盘、顶突、小钩	梭形，2 个吸槽
成节卵黄腺	团块状，位于节片后部	滤泡状，散布于节片中前部
子宫	无开口	有开口
生殖孔	位于节片侧面	位于节片中部
孕节	高度发达，充满虫卵	结构与成节相同
中间宿主	1 个	2 个，需要在水中发育
中绦期	囊尾蚴、棘球蚴等	原尾蚴、裂头蚴

三、生理

绦虫无消化系统，成虫寄生于宿主富含半消化食物的肠道中，靠体壁吸收营养物质。绦虫体壁皮层表面布满微毛，极大地增加了绦虫的体表面积，也大大地增加了吸收面积；同时微毛上的棘可擦伤宿主的肠壁，使营养物质渗透到虫体周围，便于虫体吸收。吸收方式包括简单扩散、易化扩散或主动运输等，有的绦虫头节顶突可伸入宿主肠腺隐窝，以胞饮方式来摄取营养。绦虫可从宿主吸收糖类、氨基酸、脂肪酸、甘油、维生素、嘌呤和嘧啶等营养物质。糖类主要是葡萄糖和半乳糖，是绦虫最重要的营养和能量来源。绦虫从宿主肠内吸取氨基酸、嘌呤、嘧啶和核苷后，可合成虫体蛋白质和核酸。

绦虫体内很少有氨基酸和脂类的分解，其能量主要来源于糖代谢，靠体内储存的大量糖原通过糖酵解、三羧酸循环和电子传递系统来获得能量。成虫主要是通过糖酵解获能。

绦虫的交配和受精可以在同一节片或同一虫体的不同节片间完成，也可以在两条虫体节片间进行。除成虫营有性生殖外，中绦期幼虫经历芽生生殖等无性生殖方式，如棘球蚴可从囊壁生发层芽生出许多原头蚴和生发囊。

四、致病

绦虫成虫寄生于宿主肠道，可大量掠夺宿主的营养；头节上的固着器官（吸盘、小钩）及体表的绒毛可损伤肠黏膜；虫体的代谢产物可使宿主出现程度不同的中毒现象。成虫导致的临床表现通常并不严重，仅有腹痛、腹泻、腹部不适、消化不良等消化道症状，多无明显症状。但阔节裂头绦虫可大量吸收宿主的维生素 B_{12}，其代谢产物影响宿主的造血机能，可导致宿主出现严重的贫血。

绦虫幼虫对人体的危害远大于成虫。由于绦虫幼虫寄生于人体的组织器官，寄生部位的不同使绦虫幼虫的危害性也不相同，如囊尾蚴寄生于皮下和肌肉引起皮下结节，囊尾蚴侵入脑、眼等重要器官可产生相应的临床表现和严重的后果。

五、重要种类

我国常见的人体绦虫见表 37-1-2。

表 37-1-2　寄生人体常见的绦虫种类

目（Order）	科（Family）	属（Genus）	种（Species）
圆叶目 Cyclophyllidea	带科 Taeniidae	带属 *Taenia*	肥胖带绦虫 *T. saginata*
			链状带绦虫 *T. solium*
			亚洲带绦虫 *T. asiatica*
		棘球属 *Echinococcus*	细粒棘球绦虫 *E. granulosus*
			多房棘球绦虫 *E. multilocularis*
	膜壳科 Hymenolepidiae	膜壳属 *Hymenolepis*	微小膜壳绦虫 *H. nana*
			缩小膜壳绦虫 *H. diminuta*
	代凡科 Davaineidae	瑞列属 *Raillietina*	西里伯瑞列绦虫 *R. celebensis*
	囊宫科 Dilepididae	复孔属 *Dipylidium*	犬复孔绦虫 *D. caninum*

续表

目（Order）	科（Family）	属（Genus）	种（Species）
假叶目 Pseudophyllidea	裂头科 Diphyllobothriidae	迭宫属 *Spirometra*	曼氏迭宫绦虫 *S. mansoni*
		裂头属 *Diphyllobothrium*	阔节裂头绦虫 *D. latum*

思　考　题

1. 简述圆叶目绦虫与假叶目绦虫的形态和生活史特征。
2. 什么是中绦期？常见的中绦期幼虫有哪些？

第二节　曼氏迭宫绦虫

曼氏迭宫绦虫（*Spirometra mansoni*）属假叶目（Pseudophyllidea）裂头科（Diphyllobothriidae）绦虫。成虫主要寄生在猫、犬等终宿主小肠内，偶尔可寄生于人体小肠。中绦期幼虫（裂头蚴）可寄生人体导致裂头蚴病。明代医学家李时珍所著《本草纲目》中，有敷蛙肉后出小蛇的记载，可能就是裂头蚴，由此推断此病在我国早已存在。

一、形态

1. 成虫　成虫大小为（60～100）cm×（0.5～0.6）cm，乳白色，背腹扁平呈带状。头节细小，呈指状，长1.0～1.5mm，宽0.4～0.8mm，背腹面各有一条纵行的吸槽。颈部细长，有生发功能。链体约有1000个节片，节片一般宽大于长，随着节片的成熟，后端节片长宽几近相等。成节和孕节结构基本相似，每一节片均具有雌、雄生殖器官各一套。雄性睾丸滤泡状，320～540个，散布于近背面的两侧，由睾丸发出的输出管于节片中央汇合成输精管，输精管弯曲向前并膨大形成储精囊和阴茎，再通入前部中央腹面的圆形雄性生殖孔。雌性卵巢分两叶，位于节片后部，卵巢中央发出的输卵管末端膨大为卵模，连接子宫。卵模外有梅氏腺包绕。阴道为纵行小管，其外口为月牙形的雌性生殖孔，开口于雄性生殖孔下方。阴道的另一端膨大为受精囊，与输卵管相连。卵黄腺散布在实质表层，包绕着其他器官，卵黄总管连接输卵管。子宫位于节片中部，螺旋状盘曲，紧密重叠，基部宽大而顶端窄小，略呈发髻状，子宫孔开口于阴道口之后。孕节子宫中充满虫卵，生殖器官与成节相似（图37-2-1）。

2. 虫卵　椭圆形，两端稍尖，大小为（52～76）μm×（31～44）μm，浅灰褐色，卵壳较薄，一端有卵盖，内含一个卵细胞和多个卵黄细胞（图37-2-1）。

3. 裂头蚴　乳白色，长带状，大小约300mm×0.7mm。头部膨大，无吸槽，头部中央有一明显凹陷。体不分节，但具不规则横皱褶（图37-2-1）。

二、生活史

曼氏迭宫绦虫的生活史需要3个宿主。终宿主主要是猫和犬，此外还有虎、豹、狐等食肉动物。第一中间宿主为剑水蚤，第二中间宿主主要是蛙。蛇、鸟类和猪等多种脊椎动物可

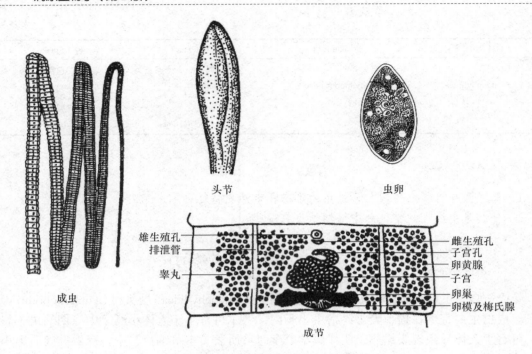

头节　　　　　　　　　虫卵

雄生殖孔　　　　　　　　　　　　　　　　　　雌生殖孔
排泄管　　　　　　　　　　　　　　　　　　　子宫孔
　　　　　　　　　　　　　　　　　　　　　　卵黄腺
睾丸　　　　　　　　　　　　　　　　　　　　子宫
　　　　　　　　　　　　　　　　　　　　　　卵巢
　　　　　　　　　　　　　　　　　　　　　　卵模及梅氏腺

成虫　　　　　　　　　　　　成节

图 37-2-1　曼氏迭宫绦虫形态与结构

作为其转续宿主。人可成为它的第二中间宿主、转续宿主，偶尔可作为终宿主。

成虫寄生在猫、犬等终宿主的小肠内。虫卵自子宫孔产出，随宿主粪便排出体外，在水中适宜的温度下，经2～5周孵出钩球蚴。钩球蚴圆形或椭圆形，全身被有纤毛，直径为80～90μm，常在水中做无定向螺旋式运动。当钩球蚴主动碰击第一中间宿主剑水蚤时，即被吞食，随后脱去纤毛，穿过肠壁入血腔，经3～11天发育成原尾蚴。原尾蚴长椭圆形，大小260μm×（44～100）μm，前端略凹，移动时伸出如吻状；体后有圆形或椭圆形的小尾球，内有6个小钩。带有原尾蚴的剑水蚤如被第二中间宿主蝌蚪吞食后，失去小尾球，随着蝌蚪逐渐发育成蛙，原尾蚴也发育成为裂头蚴。裂头蚴具有很强的收缩和移动能力，常迁移到蛙的肌肉、腹腔、皮下或其他组织内，尤其是大腿或小腿的肌肉中卷曲寄居。当感染有裂头蚴的蛙被蛇、鸟或猪等转续宿主吞食后，裂头蚴不能在其肠腔中发育为成虫，而是穿出肠壁，移居到腹腔、肌肉或皮下等处继续生存，这些动物就成了曼氏迭宫绦虫的转续宿主。猫、犬等终宿主吞食了带有裂头蚴的第二中间宿主或转续宿主后，裂头蚴在终宿主肠腔内发育为成虫。一般在感染3周后，终宿主粪便中开始出现虫卵。成虫在猫体内可存活3.5年（图37-2-2）。

三、致病

曼氏迭宫绦虫的成虫和裂头蚴均可寄生人体，但成虫寄生人体较少见。

1. **成虫致病**　成虫偶然寄生人体，但致病力较弱，一般无明显临床表现，可因虫体的机械和化学性刺激出现腹部不适、轻度腹痛、腹泻、恶心、呕吐等消化道症状。经驱虫治疗后，症状即可消失。

2. **幼虫致病**　裂头蚴寄生人体导致裂头蚴病。裂头蚴寄生造成的危害远较成虫大，其严重程度因裂头蚴移行和寄居部位不同而异。裂头蚴在人体常见的寄生部位依次是眼睑、四肢、躯体、皮下、口腔颌面部和内脏。裂头蚴经皮肤或黏膜侵入人体后，可移行到各组织内寄生，

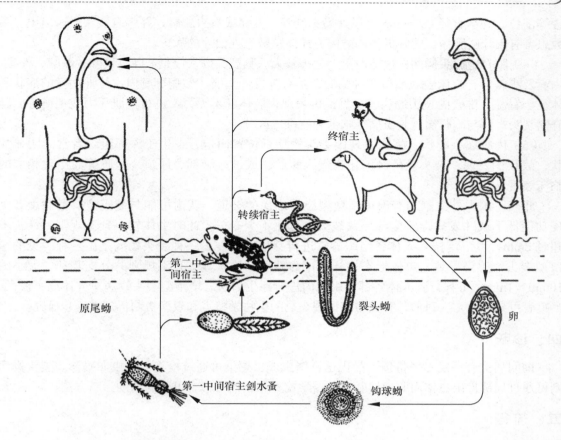

图 37-2-2　曼氏迭宫绦虫生活史

通常为 1～2 条，多者可达几十条。感染早期症状多不明显，局部出现水肿和触痛。随着感染时间延长，寄生部位可形成嗜酸性肉芽肿囊包，导致局部肿胀，甚至发生脓肿。囊包直径 1～6cm，具有囊腔，腔内盘曲 1 条至 10 余条不等的裂头蚴。裂头蚴病潜伏期长短与感染方式有关，通常局部直接侵入时潜伏期较短，一般 6～12 天；食入感染者潜伏期较长，1 年到数年不等。裂头蚴病的临床表现因寄生部位而不同，常见的有：

（1）眼裂头蚴病：最多见，常累及单侧眼睑或眼球。出现眼睑红肿、眼睑下垂、结膜充血、畏光、流泪、微痛、奇痒、异物感或虫爬感等。红肿的眼睑和结膜下可有游走性、硬度不等的肿块或条索状物，若肿物破溃，裂头蚴自行逸出，眼裂头蚴病即可自愈。若裂头蚴侵入眼球内，可并发眼球突出和眼球运动障碍，严重者可出现角膜溃疡甚至穿孔、虹膜睫状体炎、葡萄膜炎、玻璃体浑浊、虹膜粘连、白内障、继发性青光眼，重者视力严重减退甚至失明。在临床上，眼裂头蚴病常被误诊为睑腺炎（麦粒肿）、急性葡萄膜炎、眼眶蜂窝组织炎、眼部肿瘤等，往往在手术后取出虫体或病理检查才被确诊。

（2）皮下裂头蚴病：较常见，多累及身体浅表部，如四肢、腹壁、外生殖器、胸壁、乳房等全身各处，表现为游走性皮下结节或包块。结节可为圆形、柱状或条索状，多为单个，也可多发，大小不等，直径为 0.5～5cm 甚至更大，局部瘙痒并有虫爬感。合并炎症时，可出现间歇性或持续性疼痛或触痛，或有荨麻疹。皮下裂头蚴病易被误诊为脂肪瘤、神经纤维瘤等。

（3）口腔颌面部裂头蚴病：常在口腔黏膜或颊部皮下出现硬结，也可发生于颌下、唇、舌等部位。硬结直径 0.5～3cm，患处局部红肿、发痒或有虫爬感，并多有裂头蚴逸出史。多数患者有因牙龈肿痛、腮腺炎等用蛙肉、蛇肉贴敷患处治疗的病史。

（4）脑脊髓裂头蚴病：病情严重，危害较大。脑裂头蚴常侵犯额叶、顶叶、颞叶、外囊、内囊及小脑等，临床表现酷似各种脑瘤，常有阵发性头痛、癫痫等颅内占位性病变的症状和体征。脊髓及椎管内裂头蚴病较少见，可表现为肢体麻木无力、进行性肌无力或偏瘫等。脑脊髓裂头蚴病与脑膜瘤、胶质瘤等脑部肿瘤难以区分。

（5）内脏裂头蚴病：临床表现因裂头蚴移行位置而定，寄生于深部组织者常无明显症状，故很少发现。裂头蚴可经消化道侵入腹腔，或进入肺部、尿道、膀胱等而出现相应的临床表现。

此外，国内外文献均有人体增殖型裂头蚴病的报道，认为可能与曼氏裂头蚴病患者免疫功能低下或并发病毒感染等导致裂头蚴分化不全有关。此时虫体较小且不规则，最长不超过2mm，可广泛侵入人体各组织器官进行芽生增殖。另一种裂头蚴病是由一种少见的增殖型裂头蚴感染导致，虫体形态多样，可为球形、柱状等，有不规则的分支和芽，大小约10mm×1mm，可移行到人体各部位组织内进行芽生增殖。增殖型裂头蚴病对人体危害极大，严重者可导致死亡。目前，有关增殖型裂头蚴的生物学特点和致病机制仍需进一步研究。

四、诊断

询问病史有一定参考价值。曼氏迭宫绦虫成虫感染可通过检查粪便虫卵确诊。裂头蚴病则可通过局部检出虫体而明确诊断。免疫学检查和影像学检查可作为辅助诊断方法。

五、流行

曼氏迭宫绦虫分布广泛，但成虫感染人体并不多见，国外仅见于日本、俄罗斯等少数国家。我国报道10余例，分布在上海、福建、广东、四川和台湾等地。裂头蚴病多见于东亚和东南亚各国，我国吉林、福建、广东、四川、湖南、海南、浙江、广西、湖北、贵州、江苏、云南、江西、新疆、安徽、辽宁、上海、河南、河北、山东、台湾21个省、市、自治区均有感染报道。感染者以青少年和壮年多见，各民族均有感染。

人体感染裂头蚴病有两种途径，即裂头蚴或原尾蚴经皮肤或黏膜侵入，或误食裂头蚴或原尾蚴。感染方式有：

1. 局部贴敷生蛙、蛇肉　是主要的感染方式，约占患者半数以上。我国某些地区，民间传说蛙肉和蛇肉有清凉解毒作用，故常用生蛙肉或蛇肉敷贴眼、口颊等局部肿痛患处，治疗疮疖或外伤，若蛙、蛇肉中有裂头蚴即可经正常皮肤、黏膜或伤口侵入人体。

2. 生食或半生食蛙、蛇、鸡或猪肉　民间有吞食活蛙治疗疮疖和疼痛的陋习，或喜食未煮熟的肉类，肉中的裂头蚴可穿过人体肠壁进入腹腔，然后移行至全身其他部位。

3. 误食感染原尾蚴的剑水蚤　饮用生水或游泳时误吞湖水、塘水，使受感染的剑水蚤有机会进入人体，原尾蚴在人体组织中可发育为裂头蚴。

六、防治

（1）加强卫生宣传教育，不用蛙、蛇肉敷贴伤口，不食生的或未煮熟的肉类，不饮生水，以防感染。

（2）治疗患者。成虫感染时，可用吡喹酮、阿苯哒唑等药物驱虫。裂头蚴病以手术治疗为主，术中应注意完整切除裂头蚴及肉芽肿。也可用 40% 乙醇和 2% 普鲁卡因 2～4ml 局部封闭杀虫，内脏及不适宜手术治疗的裂头蚴病可用吡喹酮、阿苯达唑等药物治疗。

思　考　题

1. 简述曼氏迭宫绦虫的生活史。人是如何感染曼氏迭宫绦虫的？
2. 曼氏迭宫绦虫对人体有什么危害？有哪些常见的裂头蚴病？

第三节　链状带绦虫

　　链状带绦虫（*Taenia solium*）又称猪带绦虫、猪肉绦虫或有钩绦虫，是我国常见的人体寄生绦虫之一。猪带绦虫成虫寄生于人体小肠引起猪带绦虫病，幼虫寄生于人或猪的皮下、肌肉或内脏，引起囊尾蚴病。公元 217 年，《金匮要略》中即有白虫的记载。公元 610 年，巢元方在《诸病源候论》中描述该虫体形态为"长一寸而色白，形小扁"，"寸白虫，九虫之一虫也，连绵成串如带状，长丈余"，并指出"因炙食肉类而传染"。

一、形态

　　1. 成虫　乳白色，扁长如带，较薄，略透明，长 2～4m，前端较细，向后渐扁阔，虫体分节。头节近似球形，细小，直径 0.6～1mm；有 4 个杯状吸盘，顶端中央隆起形成顶突，顶突周围有 25～50 个小钩，排成内外两圈，内圈小钩较大，外圈稍小。颈部纤细，宽仅为头节的一半，长 5～10mm，不分节；颈部含有大量的生发细胞，可生发出虫体的节片。链体由 700～1000 个节片组成，根据节片内生殖器官成熟程度和结构的不同，链体由前向后分为幼节、成节和孕节三个部分。近颈部的幼节，节片短而宽，其内的生殖器官处于幼稚状态，尚未发育成熟。虫体中部的成节近似正方形，内含成熟的雌、雄生殖器官各一套；雄生殖器官有 150～200 个呈滤泡状的睾丸，分布于节片背面两侧，输精管横列于节片中部一侧，在纵排泄管外侧经阴茎囊开口于生殖孔。雌性生殖器有分为三叶的卵巢，位于节片后 1/3 的中央，除左、右两叶外，子宫与阴道之间还有中央小叶；子宫长袋状，无开口，纵行于节片中央；卵黄腺团块状，位于卵巢之后；阴道在输精管下方进入生殖腔，开口于生殖孔。虫体后端的孕节窄长，较大，为长方形；孕节中的雌、雄生殖器官已退化、萎缩，仅剩充满虫卵的子宫；子宫高度发达，向两侧分支，每侧 7～13 支，每支末端再不规则分支，呈树枝状；每一孕节中约含 4 万个虫卵。这三种节片是逐渐发育的，无明显界限区别。每一节片的侧面有一生殖孔，略突出，不规则地分布于链体两侧（图 37-3-1）。

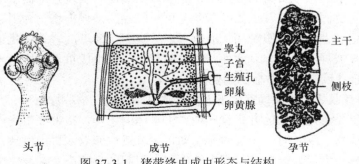

頭节　　　　　　　成节　　　　　　　孕节

图 37-3-1　猪带绦虫成虫形态与结构

2．虫卵　虫卵球形或近似球形，棕黄色，直径31～43μm。卵壳薄而透明，极易破裂脱落成为胚膜包裹的不完整卵，一般多见不完整卵。胚膜较厚，由许多棱柱体组成，在光镜下呈放射状条纹。卵内含具有3对棘状小钩的球形六钩蚴，若虫卵排出时间较长，六钩蚴的小钩则很难辨认（彩图37-3-2）。

3．猪囊尾蚴（cysticercus cellulosae）　又称猪囊虫（bladder worm），大小约5mm×10mm，乳白色，半透明，囊泡状，囊内充满透明的囊液；囊壁薄，分两层，外为皮层，内为间质层，间质层有一向囊内增厚形成的米粒大小的白点，为向内翻卷收缩的头节，其形态结构与成虫头节相同（彩图37-3-2）。

二、生活史

人是猪带绦虫唯一的终宿主，也可作为其中间宿主；猪和野猪是主要的中间宿主。猪带绦虫成虫寄生于人的小肠上段，以头节上的吸盘和小钩固着于肠壁。孕节常单节或5～6节相连，从链体脱落，随粪便排出。脱离虫体的孕节，仍具有一定的活动力，可因受挤压破裂而使虫卵散出。当虫卵或孕节被猪等中间宿主吞食，虫卵在小肠内经消化液作用，24～72h后胚膜破裂，六钩蚴逸出，借其小钩和分泌物的作用，在1～2天内钻入小肠壁，经血液或淋巴循环而到达宿主全身组织。在寄生部位，虫体逐渐长大，中间细胞溶解形成空腔，充满液体。约在感染60天后发育为成熟的囊尾蚴。囊尾蚴在猪体内寄生的部位主要是运动较多的肌肉，以股内侧肌多见，其次为深腰肌、肩胛肌、咬肌、腹内斜肌、膈肌、心肌、舌肌等，还可寄生于脑、眼等处。囊尾蚴在猪体内可存活3～5年。随着寄生时间的延长，囊尾蚴可自然钙化死亡。被囊尾蚴寄生的猪肉俗称为"米猪肉"或"豆猪肉"。

当人误食生的或未煮熟的含活囊尾蚴的猪肉后，囊尾蚴到达小肠，在消化液的作用尤其是胆汁的刺激下，头节翻出，以吸盘和小钩吸附于肠壁，自颈部长出节片，节片相连并逐渐发育形成链体，经2～3个月发育为成虫，孕节或虫卵即可随粪便排出。成虫在人体内的寿命可达25年以上。

人也可成为猪带绦虫的中间宿主。当人误食虫卵或孕节后，虫卵可在人体内发育成囊尾蚴，但不能继续发育为成虫（图37-3-3）。

三、致病

猪带绦虫的成虫和幼虫都可寄生人体，导致猪带绦虫病（taeniasis solium）和囊尾蚴病（cysticercosis cellulosae），其中以囊尾蚴的危害更为严重。

1．成虫所致损害　成虫寄生人体小肠，通常为1～2条，也可有多条成虫寄生。猪带绦虫病的临床表现一般轻微或常无明显症状，患者多因粪便中发现节片而求医。由于成虫掠夺宿主营养、头节上的固着器官及虫体体壁微毛可对肠黏膜造成损伤，并引起炎症反应，部分患者可有腹部不适、上腹或全腹隐痛、消化不良、腹泻、体重减轻等消化道症状。个别可致肠穿孔并发腹膜炎或导致肠梗阻。此外，国内曾有猪带绦虫成虫异位寄生于大腿皮下、甲状腺的罕见病例及合并巨细胞性贫血的病例报告。

2．囊尾蚴所致损害　囊尾蚴寄生于人体导致囊尾蚴病，俗称囊虫病，是因为误食虫卵或孕节而致。人体感染囊尾蚴病的方式有三种：①自体内感染：猪带绦虫病患者小肠内已有成虫寄生，当患者反胃、呕吐时，肠道的逆蠕动将孕节或虫卵返入胃内所致；②自体外感染：体内有成虫寄生，患者经口误食自己排出的虫卵而引起的再感染；③异体感染：误食他人排

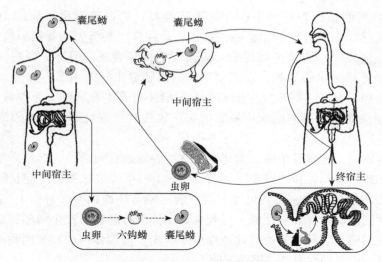

图 37-3-3 猪带绦虫生活史

出的虫卵而感染。据报告，约有 14.9% 的猪带绦虫病患者伴有囊尾蚴病，而约 55.6% 的囊尾蚴病患者伴有猪带绦虫病。

囊尾蚴对人体的危害远较成虫寄生严重，危害程度因囊尾蚴寄生的数量、部位和寄生时间的不同有很大差异。人体寄生的囊尾蚴可由 1 个至数千个不等。囊尾蚴的寄生部位很广，依次好发于人体的皮下组织、肌肉、脑和眼，其次为心、舌、口、肝、肺、腹膜、上唇、乳房、子宫、神经鞘、骨等。因寄生部位、营养条件和组织反应的不同，囊尾蚴的大小和形态也可不同，如在疏松组织与脑室中寄生的囊尾蚴多为圆形，大小 5～8mm；肌肉中寄生的囊尾蚴略长；而在脑底部寄生的囊尾蚴可长至 2～5cm，可分支或呈葡萄样。

人体囊尾蚴病依其主要寄生部位的不同，可分为三类，其临床表现如下：

（1）皮下及肌肉囊尾蚴病：由于患者自己容易发现，所以较常见。囊尾蚴在皮下、黏膜或肌肉中寄生，形成结节。皮下组织较疏松，故囊尾蚴较大，可形成 0.5～1.5cm 的结节，数目可由 1 个至数千个不等。以躯干和头部较多，四肢较少。结节在皮下呈圆形或椭圆形，硬度近似软骨，略有弹性，与周围组织无粘连，无触痛和压痛，可移动。常分批出现，并可自行逐渐消失。感染轻时可无症状。寄生数量多时，可自觉肌肉酸痛无力、发胀、麻木，或呈假性肌肥大症等。

（2）脑囊尾蚴病：由于囊尾蚴在脑内的寄生部位、数量和发育程度的不同以及不同患者对其反应存在差异，导致脑囊尾蚴病的临床症状极为复杂，可全无症状，也可引起猝死。通常病程缓慢，发病时间以感染后 1 个月至 1 年为最多见，最长可达 30 年。癫痫发作、颅内压增高和神经精神症状是脑囊尾蚴病的三大主要症状，以癫痫发作最多见。囊尾蚴寄生于脑实质、蛛网膜下腔和脑室均可使颅内压增高，当脑血流障碍或脑神经受到压迫时，可出现头痛、头晕、呕吐、记忆力减退、视力下降、神志不清、失语、肢体麻木、局部抽搐、偏瘫、精神障碍、痴呆等症状。脑囊尾蚴病患者在脑炎的发病上起诱导作用，并可使脑炎病变加重而致死亡。

根据全国囊虫病学术讨论会（哈尔滨，2001 年 7 月）的临床分型意见，国内现将脑囊尾蚴病分为 5 个临床型：①癫痫型：最常见，约占脑囊尾蚴病的 81.4%，以癫痫发作为主要临床表现；②高颅压型：占 42.3%～51.28%，以头痛、呕吐、视力障碍、视乳头水肿等颅内压增高的临床表现为主；③脑膜脑炎型：约占脑囊尾蚴病的10%，以急性或亚急性起病的发热、头痛、眩晕、恶心、呕吐、颈强直、共济失调等脑膜刺激症状为特点，并长期持续或反复发作；④精神障碍型：多表现为神经衰弱、精神分裂症、抑郁、言语不清或失语、痴呆等精神障碍症状；⑤脑室型：约占脑囊虫病的10%，患者可反复出现突发性体位性剧烈头痛、呕吐，甚至发生脑疝。囊尾蚴还可寄生在脊髓，导致截瘫、感觉障碍、大小便潴留等相应症状。不同临床型患者的临床表现和严重性不同，治疗原则和预后也不一样。

（3）眼囊尾蚴病：常累及单眼，囊尾蚴可寄生在眼的任何部位，多数寄生在玻璃体（占眼囊尾蚴病的50%～60%）和视网膜下（占28%～45%）等眼球深部。症状轻者表现为视力障碍，常可见眼内虫体蠕动，重者可致失明。囊尾蚴寄生眼内时，寿命1～2年。眼内囊尾蚴存活时，患者尚能忍受；而囊尾蚴一旦死亡，虫体的分解物可产生强烈刺激，造成眼内组织变化，导致视网膜炎、脉络膜炎或化脓性全眼球炎、玻璃体浑浊、视网膜剥离等，或并发白内障、青光眼，最终导致眼球萎缩而失明。

四、诊断

1. **猪带绦虫病的诊断** 询问患者有无生食或半生食猪肉的习惯及排节片史，对诊断具有重要的参考价值。用粪便直接涂片法或集卵法检查虫卵，可连续检查数天，粪便中发现虫卵可作出诊断，但不能与牛带绦虫卵区别。若粪便中检获孕节，通过压片观察孕节子宫的分支数目及分支特征而确诊。对可疑患者进行试验性驱虫治疗，收集患者的全部粪便，将检获的头节或孕节夹在两张载玻片之间轻压后，观察头节上的顶突和小钩、孕节的子宫分支情况及数目，即可确诊。

2. **囊尾蚴病的诊断** 囊尾蚴病的诊断一般较困难，询问病史有一定意义。皮下或浅表部位的囊尾蚴结节可手术摘除活组织检查。眼囊尾蚴病用眼底镜检查易于发现囊尾蚴。脑和深部组织的囊尾蚴可采用X线、B超、CT和MRI等影像学检查，其中一些影像学诊断技术的作用已不仅局限于辅助诊断，甚至可为某些部位脑囊尾蚴病的确诊提供直接依据。

免疫学检查具有辅助诊断价值，尤其对无明显临床表现的脑囊尾蚴病患者更有意义。免疫学检查包括囊尾蚴特异性抗体和循环抗原的检测，常用方法有间接血凝试验、酶联免疫吸附试验、斑点酶联免疫吸附试验、单克隆抗体酶联免疫吸附试验等，这些方法不仅可检测患者体内的特异性抗体，也可用单克隆抗体检测患者体内囊尾蚴的循环抗原，用于诊断活动性感染和考核疗效。

五、流行

猪带绦虫病和囊尾蚴病分布较广，除因为宗教教规而禁食猪肉的国家和民族外，世界各地均有病例存在，尤以发展中国家多见，主要分布于中非、南非、拉丁美洲和部分亚洲国家。在我国分布也很广，散发病例见于全国各地，有的地方呈现局部流行，东北、华北、西北、西南及中原地区是我国最重要的流行区。感染者多为青壮年，男性多于女性，农村高于城市。《2006—2015年全国重点寄生虫病防治规划》中指出，目前我国带绦虫（包括猪带绦虫和牛带绦虫）感染人数约为55万人。近年来，由于饮食方式的变化等原因，我国带绦虫病和囊尾蚴病的感染率有上升的趋势。

造成猪带绦虫病和囊尾蚴病流行的主要因素是猪的饲养方式、居民的生活习惯和饮食方式。我国有的地方猪不圈养或是仔猪放养，使猪极易吃到猪带绦虫感染者的粪便。流行区居民随地大便或人厕与畜圈相连（连茅圈），更增加了猪感染的机会。猪带绦虫病的感染与人的食肉习惯密切相关。在流行严重的地方，当地居民喜吃生的或未煮熟的猪肉或野猪肉，对本病的传播起决定性的作用，如云南白族的"生皮"、傣族的"剁生"、哈尼族的"噢嚅"、拉祜族的"血拌肉"等均是用生猪肉制作而成的。另外，西南地区的"生片火锅"、云南的"过桥米线"、福建的"沙茶面"等，都是将生肉片在热汤中稍烫后，蘸佐料或拌米粉、面条食用。散发病例常是偶然食入含活囊尾蚴的猪肉包子或饺子、爆炒肉片、大块猪肉等，如蒸、煮、炒时间过短，未能将囊尾蚴杀死；或食用未经蒸煮的含有活囊尾蚴的熏肉或腌肉；或用切过生肉的刀、砧板再切熟食而致人感染。

误食猪带绦虫卵可导致囊尾蚴病的感染与流行。用新鲜粪便施肥或随地大便，猪带绦虫感染者粪便中的虫卵或孕节可污染环境，加上个人不良的卫生习惯，可使虫卵有机会进入人体。也可是猪带绦虫病患者的自体感染。猪带绦虫卵在外界的抵抗力较强，4℃左右可存活1年，−30℃可存活3～4个月，37℃能存活7天左右。70%乙醇、30%甲酚、酱油和食醋对虫卵几乎没有杀灭作用，只有2%碘酒和100℃的高温可杀死虫卵。

六、防治

加强卫生宣传教育，采取"驱、管、检"的综合措施防治带绦虫病和囊尾蚴病。

1. 治疗患者和带虫者 在普查的基础上及时驱虫治疗。由于猪带绦虫成虫寄生在人体小肠，约14.9%的感染者可合并囊尾蚴病，故必须尽早、彻底驱虫治疗，以减少传染源、防止囊尾蚴病的发生。常用药物有槟榔和南瓜子合剂、吡喹酮、氯硝柳胺（灭绦灵）等，槟榔、南瓜子合剂驱虫疗效高，副作用小。用生南瓜子和槟榔各80～100g，清晨空腹时先服南瓜子，1h后服槟榔煎剂，半小时后再服20～30g硫酸镁导泻。多数患者在服药后5～6h内可排出完整的虫体。若只有部分虫体排出时，可用温水坐浴，让虫体慢慢排出，切勿用力拉扯，以免拉断虫体，导致虫体前段和头节滞留在消化道内。服药后留取24h粪便，仔细淘洗检查有无头节排出。若头节排出，说明驱虫治疗达到效果。如未查见头节，应随访，3～4个月内未再发现节片和虫卵，则可视为治愈，否则须再次驱虫复治。患者排出的虫体、粪便和用过的水，应采取妥善的方式进行处理，避免虫卵扩散。

囊尾蚴病的治疗方法常以手术摘除囊尾蚴。但寄生部位特殊或较深处的囊尾蚴往往不易施行手术，可用药物进行治疗。目前多用吡喹酮、阿苯达唑和甲苯咪唑，这些药物可使囊尾蚴变性和死亡，特别是吡喹酮具有疗效高、剂量小、副作用小、用药方便等优点。脑囊尾蚴病在治疗过程中，由于虫体死亡常可导致患者癫痫发作、颅内压增高，甚至发生脑疝而致死，所以在吡喹酮等药物杀虫的同时给予抗癫痫药物、激素和脱水剂治疗。眼囊尾蚴病应尽早手术摘除囊尾蚴，否则虫体死亡可引起剧烈的炎症反应，导致眼球严重损伤。

2. 加强粪便管理，改进猪的饲养方式 提倡圈养猪，猪圈与人厕分开，做好粪便的管理和无害化处理，控制人畜互感染。

3. 加强卫生宣传教育，提高群众防病意识 大力宣传本病的危害性，改变不良的饮食卫生习惯，不生食或半生食猪肉及其制品，切生肉、熟食的刀和砧板要分开。饭前便后要洗手，减少"病从口入"的机会。

4. 加强肉类检疫 严禁感染囊尾蚴的猪肉（"米猪肉"）进入市场。

思 考 题

1. 简述猪带绦虫在人体内的发育过程。
2. 常见的囊尾蚴病有哪些类型？有何主要临床表现？
3. 如何确诊猪带绦虫病和囊虫病？

第四节　肥胖带绦虫

　　肥胖带绦虫（*Taenia saginata*）又称牛带绦虫、牛肉绦虫或无钩绦虫，它与链状带绦虫同属于圆叶目（Cyclophyllidea）带科（Taeniidae）带属（*Taenia*），两者形态和发育过程相似。牛带绦虫成虫寄生于人体小肠引起牛带绦虫病，囊尾蚴不寄生于人体。我国古籍将猪带绦虫与牛带绦虫统称为"白虫"或"寸白虫"。

一、形态

　　1. 成虫　乳白色，扁长如带状，前端较细，向后逐渐扁阔，长4～8m，由1000～2000个节片组成，节片较肥厚、不透明。成虫头节略呈方形，直径1.5～2mm，顶端微凹入，无顶突和小钩，头节四角有4个杯状的吸盘。颈部细长不分节。靠近颈部的幼节细小，形状短而宽，内部的生殖器官尚未发育成熟。位于虫体中部的成节略呈方形，生殖孔开口于节片侧缘中部，稍向外凸出，相邻节片的生殖孔常不规则地交错排列于链体两侧。成节内含有成熟的雌、雄两性生殖器官各一套，雄性生殖器官有800个左右的滤泡状睾丸散在分布于虫体背面，每个睾丸发出的输出管汇合至节片中央成为输精管，输精管经阴茎囊开口于节片侧缘的生殖腔。雌性生殖器官有位于节片中后部靠近腹面、分为左右两叶的卵巢，卵巢发出的输卵管经卵模通向子宫；团块状的卵黄腺横列于子宫后方；阴道从节片中部向边缘横走，与输精管并行，内侧端膨大为受精囊，与输卵管相连，通向卵模；外侧端与雄性的阴茎囊相邻，也开口于生殖腔；子宫纵列于成节中央，为一细长无开口的盲管，仅在末端有细而短的分支。孕节长方形，高度发达、充满虫卵的子宫几乎占满整个孕节，除阴道和输精管，其他生殖器均已退化消失；子宫主干向两侧发出分支，每侧各有15～30个分支，分支较整齐（图37-4-1）。

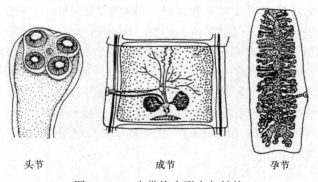

头节　　　　　成节　　　　　孕节

图37-4-1　牛带绦虫形态与结构

　　2. 虫卵　牛带绦虫卵与猪带绦虫卵在光镜下形态相同，故统称为带绦虫卵（图37-4-1）。

　　3. 囊尾蚴　乳白色、半透明、大小（7～10）mm×（4～6）mm的椭圆形囊状物，囊内充满无色透明的囊液，囊壁上有一白色小点，为翻卷收缩在囊内的头节，头节结构与成虫头节相同。

二、生活史

　　人是牛带绦虫唯一的终宿主，尚未见其他动物自然感染牛带绦虫成虫。牛带绦虫成虫寄生于人体小肠上段，以头节固着于肠壁，孕节多单节从链体上脱落，随宿主粪便排出体外；自链体脱落的孕节有较强的蠕动能力，也可主动从肛门逸出。每一孕节内含有 6 万～8 万个虫卵，脱落的孕节破裂后虫卵散出。成熟的牛带绦虫卵如被中间宿主牛等动物吞食后，在十二指肠内经胃液和肠液的作用，卵内的六钩蚴孵出。六钩蚴借助小钩和穿刺腺溶解肠黏膜钻入肠壁，随血循环到全身各处，尤其是运动较多的肌肉内更为多见，如肩、股、心、舌、颈等部位的肌肉，60～75 天发育为囊尾蚴，并对终宿主具有感染性。当人食入生的或未煮熟的含有活囊尾蚴的牛肉后，囊尾蚴在小肠内经消化液的作用尤其是在胆汁的刺激下，翻卷收缩在囊内的头节翻出，以头节上的吸盘附着于肠壁，经 8～10 周发育为成虫，感染者粪便中即可有孕节的排出。牛带绦虫成虫的寿命可达 20 年以上。人不是牛带绦虫适宜的中间宿主。牛带绦虫适宜的中间宿主是黄牛、水牛、牦牛等牛科动物，也可寄生于羊、长颈鹿、野猪等动物体内，囊尾蚴的寿命可达 3 年（图 37-4-2）。

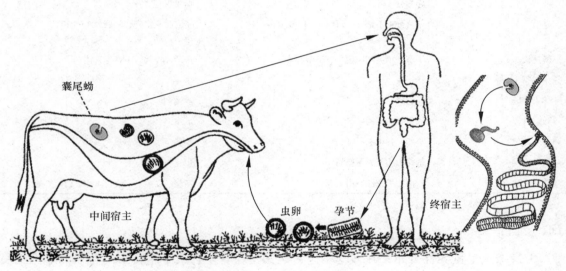

图 37-4-2　牛带绦虫生活史

三、致病

　　人感染牛带绦虫的数量多为 1 条，但在流行区多条感染也不少见，平均感染 2～8 条。

　　牛带绦虫感染者一般无明显症状。感染严重者可有腹部不适、消化不良、腹泻、贫血、体重减轻、头昏、头痛或失眠等症状。最明显的表现是孕节可自动从宿主肛门逸出，在肛门周围作短时间的蠕动，几乎所有感染者都有排出节片和肛门瘙痒的症状。当脱落的孕节在回盲瓣处移动受阻时，可引起回盲部剧痛。当大量虫体结团时可造成部分肠梗阻的发生。牛带绦虫异位寄生可引起其他并发症，较多见的是并发阑尾炎。牛囊尾蚴一般不寄生于人体，所以牛带绦虫对人体的危害不及猪带绦虫。

四、诊断

询问排节片史。由于牛带绦虫的孕节活动力较强，常自动从感染者肛门逸出，或粪便发现节片排出，患者常自带节片前来就诊。孕节的检查方法与猪带绦虫相同，观察孕节子宫的分支数目和分支情况并确定虫种。虫卵检查可采用粪便检查或肛门拭子法，肛门拭子法检获虫卵的机会比粪检更多，但检出虫卵不能确定是牛带绦虫还是猪带绦虫感染。也可采用试验性驱虫，检查驱出的头节和孕节，即可确诊，并可观察疗效。注意其与猪带绦虫的鉴别（表37-4-1）。

表 37-4-1　猪带绦虫和牛带绦虫的鉴别要点

鉴别要点	猪带绦虫（链状带绦虫）	牛带绦虫（肥胖带绦虫）
体长	2～4m	4～8m
节片数	700～1000 节，较薄，略透明	1000～2000 节，肥厚，不透明
头节	球形，直径约 1mm，有顶突及两圈小钩	略方形，直径 1.5～2.0mm，无顶突及小钩
成节	卵巢分 3 叶	卵巢仅有 2 叶
孕节	子宫分支不整齐，每侧 7～13 支	子宫分支整齐，每侧为 15～30 支 孕节活动力强，可从肛门逸出
囊尾蚴	头节具顶突和小钩，可寄生人体	头节无小钩，不寄生人体
中间宿主	猪、人	牛
感染阶段	囊尾蚴、虫卵	囊尾蚴
致病阶段	成虫、囊尾蚴	成虫
寄生部位	小肠，各组织器官	小肠
所致疾病	带绦虫病、囊尾蚴病	带绦虫病
流行区	云南、黑龙江、山东等地	新疆、西藏、广西、贵州、云南等地

五、流行

牛带绦虫呈世界性分布，在多吃牛肉，尤其是在有生食或半生食牛肉习惯的地区或民族中流行更为广泛。我国绝大多数省、市、自治区都有人体牛带绦虫病散发病例的报告，但在内蒙古、新疆、西藏、云南、四川、广西、贵州等少数民族地区牛带绦虫感染率较高，出现地方性流行。感染与生食或半生食牛肉密切相关，感染者以青壮年多见，一般男性多于女性。

牛带绦虫呈地方性流行的因素有：①食用牛肉的习惯和方法不当。流行区居民有生食或半生食牛肉的习惯，如"剁生"是将新鲜牛肉剁碎，加以佐料生食；"酸牛肉"是将新鲜牛肉略腌制后生食；或生食"风干牛肉"；大锅炒菜搅拌不均，或大块牛肉烹煮时间不足等，均可误食活的牛囊尾蚴而造成感染。非流行区无生食牛肉的习惯，偶尔可因牛肉未煮熟或切生牛肉的刀、砧板和餐具污染牛囊尾蚴出现散发病例；②粪便管理不善。流行区居民不习惯使用厕所或将粪便直接排入牛栏，牛带绦虫感染者的粪便极易污染牧草和水源，牛容易吃到孕节或虫卵而感染。

六、防治

1. 治疗患者和带虫者 人是牛带绦虫的唯一终宿主,驱虫治疗不仅可使患者康复,而且可达到消灭传染源的目的。在流行区进行普查、普治,常用驱虫药物有槟榔南瓜子合剂、吡喹酮、甲苯咪唑等,驱虫方法与猪带绦虫相同。

2. 注意个人卫生和饮食卫生 在流行区大力开展卫生宣传教育,做好粪便管理,不吃生的或未煮熟的肉类,避免刀、砧板和餐具交叉污染导致感染。

3. 加强肉类检疫 严禁有囊尾蚴寄生的牛肉上市销售。

思 考 题

1. 简述牛带绦虫的生活史。
2. 牛带绦虫成虫比猪带绦虫成虫长,但为何猪带绦虫对人体的危害性更大?

(申丽洁)

第五节 细粒棘球绦虫

据资料记载,最早发现的棘球绦虫是寄生于人体内的棘球绦虫幼虫(棘球蚴),当时称其为"充满了水的肝脏"。17世纪报道了动物的棘球蚴病后,人们猜测人体包虫病是由动物寄生虫引起的,并从囊肿的液体里面发现了带有小钩的头节。棘球绦虫属绦虫已报告13种,确认的只有细粒棘球绦虫(*Echinococcus granulosus*)、多房棘球绦虫(*Echinococcus multilocularis*)、少节棘球绦虫(*Echinococcus oligarthrus*)和伏氏棘球绦虫(*Echinococcus vogel*)4种。细粒棘球绦虫和多房棘球绦虫的幼虫分别导致囊型包虫病(cystic echinococcosis, CE)和泡型包虫病(又称泡球蚴病 alveolar echinococcosis),是引起人类棘球蚴病的病原体。

细粒棘球绦虫属于带科(Taeniidae)棘球属(*Echinococcus*)绦虫,又称包生绦虫。成虫寄生在犬科食肉类动物的小肠。幼虫称棘球蚴,寄生于人、其他食草的家畜类动物和啮齿类动物的内脏,引起囊型包虫病,该病又称棘球蚴病,俗称包虫病(hydatid disease)。我国有23个省、市、自治区已证实为囊型包虫病流行区,包虫病在我国北方和西南地区流行最为严重,有些省区明确将其列为地方病,在我国《传染病防治法》中列为丙类传染病进行管理。棘球蚴病分布地域广,是一种严重危害人类健康和畜牧业生产的人畜共患寄生虫病,也是我国"十一五"期间被列为重点防治的寄生虫病。包虫病给患者及其家庭带来极大痛苦和沉重的经济负担,给畜牧业的发展造成极大的损失,是流行区农牧民群众"因病致贫""因病返贫""因病辍学""因病致残"的主要原因之一。对包虫病的防治刻不容缓。

一、形态

1. 成虫 体长2~7mm,平均3.6mm。由头节及链体组成,链体幼节、成节和孕节各一节,偶尔有2节孕节(图37-5-1)。头节略呈梨形,具有顶突和4个吸盘,其上有大小相间的2圈小钩(共28~48个),呈放射状排列。顶突钩的形态特征是虫株鉴定的指标之一,是分类的重要线索。顶突顶端有顶突腺，其分泌物可能具有抗原性。各节片均为扁长形。成节的结构与带绦虫相似，生殖孔位于节片一侧中部偏后。睾丸45～65个，均匀地分布在生殖孔水平线前后范围内；孕节的生殖孔更靠后，有不规则的分支和侧囊，内含200～800个虫卵。

2. 虫卵　形态与猪带绦虫和牛带绦虫卵相似，在光镜下无法区别。

3. 幼虫　又称包虫，寄生在人体和动物组织器官的棘球蚴（图37-5-1）由囊壁和囊液两部分组成。囊壁分外层的角皮层和内层的生发层或胚层；囊液含有胚层长出的子囊、生发层和原头蚴。在整个寄生虫的外层有一层来自宿主的纤维外囊将整个棘球蚴包裹。棘球蚴的大小因寄生的时间、部位及宿主的不同而异，囊肿直径由不足1cm至数十厘米不等。

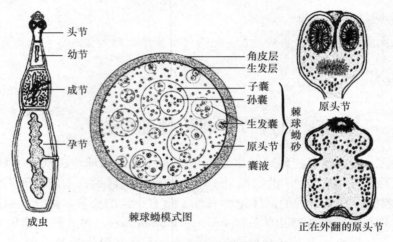

图37-5-1　细粒棘球绦虫成虫及幼虫

（1）宿主纤维外囊：棘球蚴在人和动物的组织器官定居并发育形成囊肿，囊肿周围出现纤维组织、嗜酸性粒细胞、淋巴细胞、浆细胞、巨噬细胞浸润；棘球蚴不断发育，纤维组织也不断增生，产生大量胶原纤维，在囊肿周围形成纤维性包膜，其厚度与棘球蚴寄生的部位和寄生时间长短有关，一般在2mm左右。该层是宿主表现的防御性反应，对限制棘球蚴生长有重要意义。

（2）角皮层（laminated layer）：位于宿主纤维外囊的内侧，乳白色或浅黄色，厚1～3mm，半透明，似粉皮状，易破裂。常规方法石蜡包埋，切片，HE染色，光镜观察可见外层较均匀的板层无细胞结构，它属于正常形态结构。有时也可看到异常改变，如板层状结构纹理消失或断裂，或出现空泡变性、颗粒变性等异常改变，尤其是在包虫病药物治疗后。

（3）生发层（germinal layer）亦称胚层，紧贴于角皮层的内侧，不易分离。厚度22～25μm，电镜下可见它由一层合胞体的单层细胞构成，有许多微毛延伸到角皮层内。腔内充满液体，称棘球蚴液（hydatid fluid）。囊液无色、透明或略带黄色，pH6.7～7.8，内含多种蛋白酶、肌醇、卵磷脂、尿素，还有少量的糖和无机盐等，囊液具有很强的抗原性。

（4）子囊（daughter cyst）：是由生发膜长出的与棘球蚴囊结构相同的小囊，体积较大，一般直径1～6mm，肉眼可见，可由母囊生发层直接长出，也可由原头节或育囊进一步发育形成。同样，在子囊内还可长出与之结构相同的孙囊（grand daughter cyst）及生发囊和原头节。

（5）生发囊（brood capsule）：由生发膜长出，较小，肉眼不易观察。病理切片光镜观察可见大部分通过一蒂部与生发膜相连，内含几十个原头节。

（6）原头蚴（protoscolex）亦称原头节：有内陷型和外翻型两种，内陷型原头蚴基本结构为顶突、吸盘、钙盐颗粒及其实质组织。外翻型原头蚴的构成与内陷型原头蚴相同，只是顶突和吸盘翻出体外，各部分更清晰可见。

从棘球蚴囊壁脱落的原头节、子囊、胚膜等均悬浮于囊液中，统称为棘球蚴砂（hydatid sand）。一个棘球蚴中含有大量的原头节，一旦破裂，即会广泛播散，在人体内形成大量新的棘球蚴，引起继发性棘球蚴病。这就是原头节不稳定的双向发育特性，在中间宿主体内发育为新的棘球蚴，在终宿主小肠内发育为成虫。有的棘球蚴无原头节和育囊，称为不育囊（infertile cyst）。

二、生活史

细粒棘球绦虫的生活史必须由两种哺乳动物才能完成。其终宿主是犬、豺和狼等犬科食肉动物，其中犬是它最主要的终宿主；中间宿主是牛、羊及骆驼等食草的家畜类动物、啮齿类动物及人，也可感染野生的食草动物、袋鼠等。人虽然是细粒棘球绦虫适宜的中间宿主但是通常只是受害者，不参与生活史循环。

成虫寄生在犬科动物小肠上端，以头钩和吸盘固着于肠黏膜上，孕节或虫卵随粪便排出，污染周围环境，如牧场、土壤或水源，或黏附在动物的皮毛上。虫卵被人或食草类动物食入后，在小肠内孵出六钩蚴，它穿过肠壁，经血循环和淋巴循环至肝、肺等器官发育为棘球蚴。经3～5个月发育成直径为0.5～1cm的棘球蚴。棘球蚴生长缓慢，在人体内可存活40年或更久，有些可自发变性、死亡。棘球蚴被犬、狼等终宿主吞食后，原头节就可在终宿主的肠道内发育为成虫，从感染至发育成熟排卵或排孕节需8周左右时间，随虫株不同而异（图37-5-2）。大多数成虫寿命为5～6个月。而原头节可种植在中间宿主体内，形成新的棘球蚴囊。这就是原头蚴发育的不稳定性或称为原头蚴发育的双向性，在中间宿主和终宿主体内发育形成不同的形态。

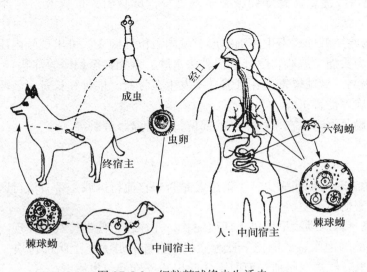

图 37-5-2　细粒棘球绦虫生活史

三、致病

棘球蚴可寄生在人体任何部位。其临床症状可因寄生部位、囊肿体积、囊数、机体的反应性及有无并发症而不同。棘球蚴生长缓慢，往往是感染后5~20年才出现临床症状，原发性棘球蚴囊多为单个，继发感染多为多发，可同时累及多个器官。根据我国新疆15 298例患者统计结果，最多见的部位是肝脏（占69.9%），多在肝右叶，其次是肺脏（占19.3%）、腹腔（3%）。其他脏器如中脑（占0.4%）、脾（0.4%）、盆腔（0.3%）、肾（0.3%）、胸腔（0.2%）、骨（0.2%）、肌肉（0.1%）、胆囊（0.1%），以及皮肤、眼、卵巢、膀胱、乳房、甲状腺等（占0.4%）。另外原发性病灶在肝，又转移到其他脏器者占5.6%。棘球蚴一般为单个寄生，多个寄生亦不少见，约占患者的20%以上。

在肺和脾内寄生的棘球蚴生长速度较快，在骨组织内生长较慢，在腹腔中则可长成巨大型，国内报道的最大的腹腔内棘球蚴重达20千克，含棘球蚴液2万毫升。由于棘球蚴不断生长，压迫周围组织器官，引起肝细胞萎缩、坏死，同时伴有局部和全身症状出现。棘球蚴液有很强的抗原性，其渗出或溢出可引起机体强烈的过敏反应，表现为荨麻疹、血管神经性水肿，甚至过敏性休克、死亡。也可由于中毒或肠功能紊乱而出现食欲减退、消瘦、发育障碍等全身症状。

继发感染及继发性棘球蚴病：由于外力、运动等原因导致棘球蚴破裂，囊液及棘球蚴砂溢出，原头节发生种植反应，可引起继发性棘球蚴病。如肝棘球蚴病破入腹腔，可引起急性弥漫型腹膜炎，棘球蚴砂可发育为多个新的棘球蚴囊肿，引起继发性棘球蚴病。

由于棘球蚴寄生部位的差异，患者会表现出不同的临床症状：

1. 肝棘球蚴病　寄生肝右叶常见。临床表现为肝区疼痛、坠胀不适、上腹饱满、食欲减退。查体时发现肝脏肿大；肝棘球蚴压迫胆道时可出现黄疸，压迫门静脉时可产生腹水；若寄生位置表浅时，叩诊可有液性震颤。棘球蚴破裂时可至胸腔、胆道、腹腔等部位，引起继发性感染，出现急性炎症，如胆绞疼、寒战、高热、弥漫性急性腹膜炎等。

2. 肺棘球蚴病　棘球蚴寄生于右下肺叶居多，临床可出现胸痛、干咳、咯血、呼吸急促及胸闷等呼吸系统症状。棘球蚴破裂至支气管，可咳出大量囊液，内含原头节或粉皮样囊壁。

3. 脑棘球蚴病　棘球蚴寄生在脑部形成颅内占位性病变。可出现颅内压升高等相应神经系统症状，表现为头痛、恶心、呕吐、视乳头水肿、癫痫甚至偏瘫等症状。

4. 骨棘球蚴病　棘球蚴寄生在骨骼，多发生在骨盆、椎骨和长骨。破坏骨质，易致骨折或骨破裂而造成病理性骨折。

另外，棘球蚴还可寄生在一些罕见的部位，如骨盆、脾脏等。

四、诊断

1. 流行病学资料　询问病史，了解患者是否来自流行区或是否有流行区的住留史，是否与牛、羊、犬有密切接触史。

2. 临床表现　棘球蚴病早期可无任何症状，往往在影像学检查时发现。肝棘球蚴病有肝区的隐痛、上腹部的饱胀感、消化不良等症状，查体时肝大、上腹部包块。肺包虫可有胸部隐痛、胸闷、咳嗽、气短、咯血，有时随痰咳出粉皮样的包虫囊壁。

3. 影像学辅助诊断方法　由于棘球蚴主要寄生于肝、肺等内脏器官，可采用相应的影像学方法检查和定位。如 B 超、X 线、CT 等。如具有典型的棘球蚴影像学特征性影像，亦有助于确诊。

4. 血清学试验　由于棘球蚴囊液具有很强的免疫原性，因而血清学实验是最常用的重要的辅助诊断和流行病学调查方法。主要有 ELISA、Dot-ELISA 和 IHA。沿用已久的皮内试验（Casoni test）操作简便，但因其假阳性较多及其他弊病，已渐废弃不用。

通过手术取出的棘球蚴或任何棘球蚴砂的成分均可作为诊断棘球蚴病的病原学证据。在 B 超引导下，经皮穿刺技术也日臻成熟，也可用于棘球蚴病的诊治。但操作时需防止囊液的外溢，以免造成继发性棘球蚴感染。

五、流行

细粒棘球绦虫和棘球蚴病呈世界性分布，流行区多为畜牧业发达的国家和地区，在我国主要分布在青海、西藏、内蒙古、甘肃、新疆、宁夏、四川等省、区。细粒棘球绦虫对宿主有广泛的适应性，在一定的自然环境中，终末宿主和中间宿主常形成比较固定的动物间循环关系链。我国分布较广的是绵羊 - 犬（sheep-dog strain）循环型，其次是牦牛 - 犬（yak-dog strain）循环型，仅仅见于青藏高原和甘肃的高山草甸、山麓地带和四川西部藏区。

棘球蚴病是重要的人畜共患寄生虫病，既危害人体健康，也影响畜牧业的发展，目前认为棘球蚴病是全球性的公共卫生问题。畜牧业发达地区和国家往往是棘球蚴病的流行区。自 1905 年我国青岛发现首例人体棘球蚴病以来，至 1993 年底，我国 23 个省、市、区查见棘球绦虫 / 棘球蚴病的流行或感染，全国受此病威胁的人口 5000 余万人。我国地域辽阔，西北、华北、东北和西南都有广袤的牧区。以新疆、甘肃、青海、内蒙古、宁夏、西藏和四川西部等畜牧发达地区流行最严重，其次是陕西、河北和山西等省。另外东三省、河南、山东、安徽、湖北、贵州和云南等省也有散发病例。根据近年来西北 5 省区流行病学资料，人群患病率为 0.6%～4.5%，中间宿主绵羊的感染率为 3.3%～90%，家犬感染率为 7%～71%。目前还发现了一种棘球绦虫，命名为石渠棘球绦虫。2001—2005 年，在对从石渠县不同感染动物中收集的棘球绦虫成虫和幼虫进行分子生物学鉴定时发现，从一只高原鼠兔肝脏中分离出的棘球蚴核苷酸序列与所有已知棘球绦虫的相应序列相比，差异十分明显。独特的 DNA 序列随后又从藏狐体内分离的成虫获得。鉴于该虫体在形态学、寄生宿主、分子遗传学和地理分布等方面表现出的特征，将其作为一个新种，进行了系统的形态学和分子生物学研究，并以首次发现地——石渠县命名为石渠棘球绦虫。目前，该虫种也在石渠县相邻的青海省果洛州班玛县和久治县检获。

流行的主要因素：

（1）虫卵污染环境，流行区终宿主犬科食肉动物小肠内可有细粒棘球绦虫成虫寄生，粪便内含有大量细粒棘球绦虫孕节片和虫卵；犬的放养使得粪便中的虫卵极易污染牧场、畜圈、皮毛、蔬菜、土壤和水源等，从而造成人群和家畜类动物的感染机会。

（2）虫卵在外界环境对低温、干燥有很强的抵抗力，能耐低温至 −56℃，在干燥的环境里可存活 10 天以上，在自然状态下保持感染力 1～2 年。对化学药品也有很强的抵抗力，对一般化学消毒剂不敏感；孕节具有较强的活动能力，在草地可沿着植物蠕动，致使虫卵污染周围环境，包括牧场、畜舍、蔬菜、土壤、水源及动物皮毛等。虫卵还可随犬和人的活动及尘土、风沙、水散落在人及家畜活动的场所。犬和牛羊等动物的皮毛也可沾有虫卵。

（3）家畜内脏处理不当，在流行区，家畜屠宰多以家庭作坊分散屠宰，因牧民缺乏卫生知识，随意抛弃病畜内脏，甚至用之喂犬，使家犬或野生的犬科动物受到感染而扩大了传染源。反之，加重了牛、羊、犬等动物的感染并且对环境的污染更大，人群的感染机会也增大，加重了流行的恶性循环。

（4）人与终宿主和中间宿主在生活和生产中密切接触，流行区农牧民都饲养犬，犬可以看家护院，也可以护畜；儿童与家犬亲昵接触，与犬嬉戏，很容易受到犬皮毛上虫卵的感染；另外在流行区牧民挤奶、剪羊毛、皮毛加工等工作的过程中接触棘球绦虫虫卵机会大大增加；人们也可以通过食入被棘球绦虫虫卵污染的食物、蔬菜、瓜果、水等受到感染；流行区的畜产品大量流向非流行区，造成了非流行区人的感染；非流行区的人们从事这些畜产品的加工、商贸活动或参与援建项目增多，人群的感染机会也可能增加。

（5）不良的个人卫生习惯和饮食卫生习惯，如饭前不洗手，直接饮用污染的水源，食入虫卵污染的蔬菜和食物等。

六、防治

棘球蚴病是一种地方性和自然疫源性的人畜共患寄生虫病，各地流行的虫种有其基因多态性，故应该采取适合本地的防治措施，以下是基本的防治原则：

1. 加强卫生宣传教育 在流行区采取形式多样的全民性卫生宣传教育，向广大农牧民群众普及包虫病卫生防治科普知识，使流行区群众更好地了解包虫病的危害，养成良好的个人卫生习惯和饮食习惯，做到饭前洗手，特别是与牛、羊、犬等动物皮毛接触后更应该洗手。教育儿童避免与犬的密切接触，不喝河沟里生水，不吃生菜等。群众从事牧业生产时提倡戴口罩，防止吸入虫卵。在生产和生活中，加强个人防护，杜绝虫卵感染，提高全民的防病意识。

2. 加强犬的管理 在流行区控制养犬数量，提倡拴养，防止犬粪污染环境和水源。我国大部分流行区犬科食肉动物数量庞大，组织人力捕杀流浪犬、无主犬，这对包虫病的防控具有不可估量的作用。对家犬、牧羊犬和警犬等应用犬定期检查驱虫。目前常用的首选药有吡喹酮，但它对虫卵没有杀灭作用，故为了避免驱出的虫卵再污染环境成为传染源或扩大流行范围，要对犬粪便进行统一处理，减低人和家畜的再感染机会。开展"月月驱虫、犬犬投药"活动。

3. 强化人的卫生行为习惯 严格处理病畜及其内脏，严禁随意丢弃，更不能用其喂犬，提倡挖坑深埋或彻底焚烧。

4. 积极开展基础研究 开发适合本流行地区的免疫学诊断方法和包虫病早期诊断的特异性抗原，筛选其他分子标记物；开发抗包虫病的药物，力争寻找到高效低毒的药物，用于包虫病的治疗；开展包虫病的流行病学调查，明确掌握本地区包虫病的流行状况，为开展包虫病的防治奠定理论基础。

5. 严格执行食品卫生和动物检疫制度 我国大部分流行区牛羊屠宰部门很少或没有对病畜内脏进行无害化处理，随意倾倒、乱抛乱丢病畜内脏，牧羊犬、家犬及流浪犬任意吞食，或有人专门捡病畜内脏喂狗，造成恶性循环。病畜内脏应该有专门人员负责处理，比如挖坑深埋，或彻底焚烧等，确保犬科动物接触不到病畜内脏，从而在防治方面取得显著成效。应该在流行区实施这些预防措施。

6. 发挥行政领导部门的组织和协调作用 包虫病是一种人畜共患的寄生虫病，其防控是一项社会系统工程，卫生、兽医、疾病预防控制中心等其他相关部门应通力合作，共同防治。

在各级政府部门的领导下，有计划、有步骤地开展防治工作，动员全民积极参与包虫病的防治，且要长期坚持。只要各流行区将基础研究与防治需要相结合，宣传教育与阻断细粒棘球绦虫生活史链相结合，人医与兽医相结合，领导决策和广大群众积极参与相结合，我国包虫病的防控一定会取得胜利。

目前棘球蚴病的治疗，仍以外科手术为首选。手术摘除虫体时，务必谨慎操作，防止原头节、囊液等外溢，避免继发种植感染和过敏性休克。不适宜手术的患者，可用阿苯哒唑等苯并咪唑类药物治疗，但疗程一般至少要超过半年。近年来，世界卫生组织推荐的超声引导下的经皮穿刺（PAIR）疗法，具有创伤小、复发率低、操作简便等优点，作为一种新的治疗方法，正在被逐渐推广。

思　考　题

1. 为什么包虫病在牧区流行？如何防治？
2. 试述棘球蚴的结构特点。

第六节　多房棘球绦虫

多房棘球绦虫（*Echinococcus multilocularis, Em*）的形态和生活史与细粒棘球绦虫相似，成虫寄生在狐，幼虫期寄生在啮齿类动物、食草的家畜类动物和人体，引起泡型包虫病，又称泡球蚴病。泡球蚴病是唯一具有恶性肿瘤特性的寄生虫病，又称"虫癌"。此病被认为是西部地区群众"因病致贫""因病返贫"的主要原因。

一、形态

多房棘球绦虫与细粒棘球绦虫同属于棘球属绦虫，所以成虫形态结构十分相似，但两者的区别主要表现在虫体大小上，其虫体较小，仅1.2～3.7mm长。头节、顶突及其上的小钩和吸盘均较细粒棘球绦虫小，小钩数目13～34个；生殖孔位于节片侧缘中线之前，睾丸数26～36个，多分布于节片生殖孔后方；孕节子宫呈袋状，无侧囊，内含虫卵180～400个，从形态上，与细粒棘球绦虫卵无法区别。幼虫称泡球蚴，为多数小囊泡组成的白色或淡黄色团块组织，呈弥漫性浸润生长。囊泡内含胶状物和原头节。囊壁具有生发层和角皮层，但角皮层薄且不完整。囊泡以外生性出芽向周围组织增殖浸润。

二、生活史

多房棘球绦虫的终宿主主要是狐，其次为犬、狼、猫等，中间宿主主要是野生的啮齿类动物，如田鼠、沙鼠和高原鼠兔等。在有多房棘球绦虫寄生的终宿主体内可同时有细粒棘球绦虫的寄生，即为混合感染。当肝脏有泡球蚴寄生的啮齿类动物被狐、犬或狼等终宿主吞噬后，约经45天，原头蚴在终宿主肠道发育为成虫，其孕节和虫卵随粪便排出体外，虫卵又可感染鼠类。人和食草类动物亦可因食入虫卵而被感染，而患泡球蚴病（图37-6-1）。但人、牛、羊均是不适宜多房棘球绦虫中绦期发育的中间宿主，泡球蚴组织中常不含原头节而仅有胶状物。泡球蚴主要寄生在肝脏，为淡黄色或白色的囊泡状团块，由许多大小囊泡相互连接、聚集而成。每个囊泡的大小基本相同，直径为0.1～5mm，囊泡内含有透明囊液和许多原头节，有的含有胶状物而无原头节。

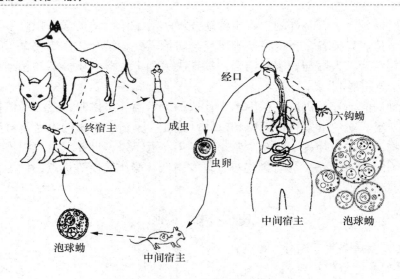

图 37-6-1　多房棘球绦虫生活史

三、致病

泡球蚴病的临床表现：人患泡球蚴病比棘球蚴病更严重，病死率高。人体泡球蚴病发生缓慢，至少 5～15 年无症状，发现时多为晚期，治疗预后差，因此早期诊断特别重要，可降低泡球蚴的死亡率，挽救患者的生命，故早期诊断与能否成功治疗密切相关。泡球蚴在肝脏的主要症状有右上腹肿块、腹痛、黄疸，也可以出现食欲减退、腹胀，几乎都有肝功能损害；主要体征是：肝脏肿大，严重者有脾肿大、腹水等门静脉高压症。触诊时肿块坚硬，表面呈结节感。泡球蚴病灶的中心可发生无菌性坏死，崩解液化后形成坏死腔。中晚期患者常预后不良，除导致严重的肝损伤外，泡球蚴还可通过血循环发生远端转移，如肺、脑等器官，出现相应的症状和体征。泡球蚴可分为巨块型、弥漫结节型或者混合型。泡球蚴病是唯一具有恶性肿瘤特性的寄生虫病，又称"虫癌"。

1. 泡球蚴的浸润性生长　绝大多数泡球蚴的原发病灶几乎均在肝脏（彩图 37-6-2），在肝实质内呈弥漫性浸润生长，形成蜂窝状小囊，直接破坏或取代肝组织，其中心部位常发生坏死，崩解液化，从而形成空腔或钙化；产生的毒素又进一步损害肝组织，引起肝功能衰竭、肝昏迷、肝硬化等严重后果。

2. 泡球蚴的压迫和粘连　随着泡球蚴的增殖和体积的不断增大，势必导致寄生的或邻近的脏器受到压迫而出现病理变化。如压迫胆管可造成胆汁淤积，胆道受到侵害闭塞而引发细菌性肝胆管炎而出现黄疸症状。如泡球蚴寄生在大脑可压迫脑组织而出现相应的神经系统症状。泡球蚴的粘连以腹腔和盆腔发生的机会较多，而且泡球蚴对周围组织破坏引起的炎症反应也较为显著，故脏器粘连较棘球蚴广泛而严重，其中以肠管粘连引起的梗阻较为常见。

3. 泡球蚴的转移　这是泡球蚴病最为危险的并发症之一，由于泡球蚴外生性的浸润生长特性，不仅在局部浸润生长，而且还可以侵入淋巴管和血管，随淋巴液和血液到达远距离的脏器，发生转移。在寄生虫病中，泡球蚴病是唯一一个具有恶性肿瘤特性的寄生虫病。

四、诊断

1. 询问病史　了解患者是否来自流行区以及是否有与狐、犬或其皮毛的接触史。

2. 影像学诊断　如 B 超、CT 和核磁共振对肝脏的扫描，有助于对泡球蚴的诊断、定位和分期。

3. 免疫学方法　泡型包虫病患者的血清抗体与棘球蚴抗原有高度的交叉反应，因此用于棘球蚴病的血清学诊断方法对泡球蚴病患者也多呈阳性反应。这种交叉反应对诊断有一定的帮助，特别是结合影像学诊断方法时有较大的参考价值。目前可用于泡型包虫病特异性血清学的诊断方法有 Em2-ELISA 法，可在患者血清中检出特异性抗体。研究发现，泡球蚴 Em18 抗原是泡球蚴患者抗体识别的特异性条带，故也可利用 Em18 免疫印迹法检测泡球蚴患者血清中的特异性抗体。

五、流行

泡球蚴的流行较局限，主要流行于北半球高纬度地区及冻土地带，如美国阿拉斯加州、加拿大北部、日本北海道、俄罗斯西伯利亚和我国的北部和西部的广大地区。泡球蚴的流行趋势多为散发，如在我国青海、新疆、黑龙江、西藏、陕西等地均有散发病例的报道，但在我国宁夏的西海固地区，甘肃的漳县、岷县和四川的石渠县的局部地区和青海省青南果洛藏族自治州班玛县、达日县，发病较为集中，流行严重。

六、防治

1. 消灭传染源和中间宿主　在流行区消灭野犬、狐和鼠类，尽可能减少上述动物的数量，减少自然界多房棘球绦虫传播的机会。

2. 加强卫生宣传教育　注意个人防护，注意个人卫生和饮食习惯，减少虫卵感染的机会。教育群众避免接触狐、犬及其皮毛。

3. 对流行区的群众要进行普查　尽早发现患者，尽早治疗，挽救患者生命。早期实施肝叶切除术，达到根治的目的；对中晚期病例可用苯并咪唑类药物，可抑制寄生虫生长，控制病情。

思 考 题

泡球蚴病被称为虫癌的原因是什么？

第七节　微小膜壳绦虫

微小膜壳绦虫（*Hymenolepis nana*）又称短膜壳绦虫，主要寄生于啮齿类动物小肠，也可寄生于人体，引起微小膜壳绦虫病（hymenolepiasis nana）。

一、形态

1. 成虫　为小型绦虫，大小为（5～80）mm×（0.5～1）mm，平均长度为 20mm，链体节片数为 100～200 个，最多可达 1000 个。头节细小，球形，直径 0.13～0.4mm，有 4 个吸盘，中央有一可伸缩的顶突，有一圈小钩，数目在 20～30 个。颈部细长，链体由

100～200个节片组成，最多时可达近千个节片。整个链体的节片由前至后逐渐增大且所有节片均宽大于长，各节片生殖孔位于节片同侧。成节中卵巢呈叶状，位于节片中央，卵黄腺呈球形，在卵巢后方。有3个椭圆形的睾丸，横向排列于节片的中部。孕节子宫呈袋状，占据整个节片，其内充满虫卵（图37-7-1）。

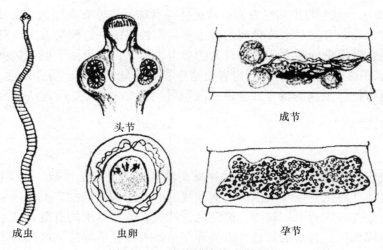

头节　成节

成虫　虫卵　孕节

图37-7-1　微小膜壳绦虫模式图

2. 虫卵　圆形或椭圆形（图37-7-1），大小为（48～60）μm×（36～48）μm，无色透明，卵壳很薄，内有较厚的胚膜，胚膜两极稍隆起，并由此发出4～8根丝状物，蜿蜒于卵壳和胚膜层之间，胚膜内有一六钩蚴。

3. 幼虫　又称似囊尾蚴，体形较小，前端有很小的囊腔和较大的头节，后方是实心带小钩的尾状结构。

二、生活史

微小膜壳绦虫完成生活史，既可需要中间宿主，也可不需要中间宿主（图37-7-2）。

1. 直接感染和发育　成虫寄生在鼠类或人的小肠里，脱落的孕节或虫卵随宿主粪便排出体外，若被另一宿主吞食，则虫卵在其小肠内孵出六钩蚴，然后钻入肠绒毛，约经4天发育为似囊尾蚴（cysticercoid），6天后似囊尾蚴从肠绒毛钻回肠腔，以头节吸盘固着在肠壁上，逐渐发育为成虫。从虫卵被吞食到发育至成虫产卵共需2～4周。成虫寿命仅数周，感染阶段是微小膜壳绦虫虫卵。此外，当孕节在所寄生的宿主肠中被消化而释放出虫卵后，亦可孵出六钩蚴，然后钻入肠绒毛发育成似囊尾蚴，再回到肠腔发育为成虫，即在同一宿主肠道内完成其整个生活史，并且可在该宿主肠道内不断繁殖，造成自体内重复感染。我国曾有一患者连续三次驱虫共排出完整成虫37 982条，这显然是自体重复感染所致。

2. 经中间宿主发育　实验证明印鼠客蚤、犬蚤、猫蚤和致痒蚤等多种蚤类及其幼虫、面粉甲虫（*Tenebrio* spp.）和拟谷盗（*Tribolium* spp.）等可作为微小膜壳绦虫的中间宿主。当这些昆虫吞食该绦虫卵后，卵内的六钩蚴可在昆虫血腔内发育为似囊尾蚴，鼠和人若吞食这些带有似囊尾蚴的中间宿主昆虫，亦可受感染。其感染阶段是似囊尾蚴，成虫除寄生于鼠和

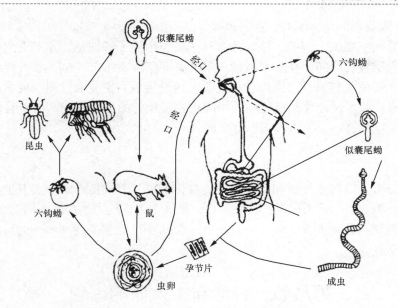

图 37-7-2 微小膜壳绦虫生活史

人体外，还可感染其他啮齿动物，如旱獭、松鼠等。另外，曾有人报道在犬粪便中发现微小膜壳绦虫卵。

三、致病

成虫头节上的小钩和体表微毛对宿主肠壁的机械损伤以及虫体的毒性分泌物导致疾病发生。在虫体附着部位，肠黏膜发生坏死，有的可形成深达肌层的溃疡，并有淋巴细胞和中性粒细胞浸润。人体感染数量少时，一般无明显症状；感染严重者特别是儿童，可出现胃肠和神经症状，如恶心、呕吐、食欲不振、腹痛、腹泻以及头痛、头晕、烦躁和失眠，甚至惊厥等。有的患者还可出现皮肤瘙痒和荨麻疹等过敏症状。但也有个别患者感染很重却无任何临床表现。

人体感染这种绦虫后，嗜酸性粒细胞增多，血液黏度增加，同时也产生特异性的 IgM 和 IgG 等。研究证明，这些免疫球蛋白可能损伤和破坏新入侵的六钩蚴。同时，体内致敏的 T 淋巴细胞对虫体的生长也有显著的抑制作用。故宿主的免疫状态对该虫的感染和发育过程影响很大。近年来已发现，使用糖皮质激素造成的免疫抑制，可引起内脏中似囊尾蚴的异常增生和播散，而大多数重度感染者又都曾经有过使用免疫抑制剂的病史，所以，在临床进行免疫抑制治疗前应先驱除该虫。

四、诊断

从患者的粪便检获孕节或虫卵即可确诊。采取水洗沉淀和饱和盐水浮聚法可提高虫卵检出率。

五、流行

微小膜壳绦虫呈世界性分布，一般温带和热带地区多见。国内分布也很广泛，但感染率一般低于1%，唯新疆的乌鲁木齐、伊宁和喀什三市稍高，为8.78%、11.38%和6.14%。微小膜壳绦虫卵可直接感染人，因此，该病的流行主要与个人（特别是儿童）卫生习惯有关。虫卵在粪尿中能存活较长时间，在抽水马桶和尿液中可存活8.5h和7.5h。在外界环境中，活力一般较弱，不久便失去感染性。所以虫卵主要是通过接触粪便或通过厕所便盆的污染、再经手-口进入人体。偶尔误食含似囊尾蚴的中间宿主是流行的另一原因。由于自体重复感染造成顽固性寄生，也具有一定的流行病学意义。

六、防治

彻底治疗患者，以防止传播和自身感染；宣传教育，养成良好的个人卫生习惯，饭前便后洗手；注意环境卫生，消灭鼠类；注意营养，提高个人抵抗力是预防本病的重要措施。

驱虫治疗药物可用吡喹酮15～25mg/kg，一次顿服，治愈率达90%～98%；亦可使用丙硫咪唑等。

第八节　其他寄生人体的绦虫

一、缩小膜壳绦虫

缩小膜壳绦虫（*Hymenolepis diminuta*）成虫与微小膜壳绦虫基本相同，但较长，大小为（200～600）mm×（3.5～4.0）mm，800～1000个节片。头节上顶突发育不良，无小钩；成节中睾丸2～5枚；孕节中子宫袋状，边缘不整齐；虫卵稍大（60～79）μm×（72～86）μm，卵壳较厚，胚膜两端无丝状物，卵壳和胚膜间有透明胶状物（彩图37-8-1）。

生活史与微小膜壳绦虫相似，但发育必须经过中间宿主，中间宿主有蚤、甲虫、蟑螂和鳞翅目昆虫等20余种，以大黄粉虫和谷蛾多见。人以偶尔食入含有似囊尾蚴的昆虫而被感染，似囊尾蚴在肠腔内经过12～13天，发育为成虫。因无自体感染情况，寄生虫数一般较少，大多无明显临床症状。诊断与治疗与微小膜壳绦虫相同。缩小膜壳绦虫主要寄生于鼠类，在防治中应注意灭鼠。

二、克氏假裸头绦虫

克氏假裸头绦虫（*Pseudanoplocephala crawfordi*）属膜壳科假裸头属，最早发现于斯里兰卡的野猪体内，以后在印度、中国和日本的猪体内也有发现。

克氏假裸头绦虫与缩小膜壳绦虫基本相似，但成虫虫体更长，大小为（97～167）cm×（0.31～1.01）cm，虫体节片2000多个。头节上有三个吸盘，顶突不发达，无小钩。生殖孔开口于虫体同一侧，有偶尔开口于对侧的。卵巢呈菜花形，位于成节中央，卵黄腺不规则，位于卵巢后方。睾丸24～43个，不均匀地分布在卵巢和卵黄腺的两侧，可与缩小膜壳绦虫相鉴别（图37-8-2）。虫卵椭圆形，较大，直径84～108μm，棕黄色，卵壳较厚，表面有颗粒状突起，易破裂。卵壳与胚膜内充满胶质体，胚膜内含有一个六钩蚴，六钩蚴与胚膜间有明显空隙。

生活史与缩小膜壳绦虫相同。该虫成虫寄生在猪、野猪和褐家鼠的小肠内，虫卵或孕节随粪便排出后，被中间宿主赤拟谷盗等昆虫吞食，经27～31天发育为拟囊尾蚴。终宿主误食含有似囊尾蚴的中间宿主而感染，在终宿主小肠经20～30天发育，绦虫孕节开始脱落，

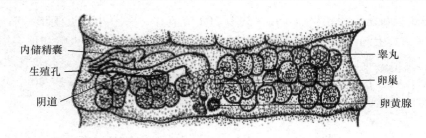

图 37-8-2 克氏假裸头绦虫成节形态

随宿主粪便排至体外。当人偶尔食入含有似囊尾蚴的中间宿主而感染。

人因误食含有似囊尾蚴的中间宿主后，可导致克氏假裸头绦虫病。一般感染无明显症状，感染虫数过多时可出现恶心、呕吐、腹疼、腹泻等消化道症状，大便中可有黏液。诊断主要依赖从粪便中检获孕节或虫卵。

克氏假裸头绦虫分布在印度、日本、斯里兰卡和我国。上海、陕西、甘肃、福建、广东等十多个省、市的猪和野猪中都有该虫流行的纪录。人感染最早发现于 1980 年陕西户县，辽宁、贵州、河南等省份也有感染报道。

注意个人卫生和饮食卫生；灭鼠和消灭粮仓及厨房害虫。治疗患者可使用巴龙霉素，也可用甲苯咪唑或灭绦灵加别丁。

三、亚洲带绦虫

亚洲带绦虫（*Taenia asiatica*）主要分布于亚洲国家与地区，成虫寄生于人体肠道，引起亚洲带绦虫病。

亚洲带绦虫的形态与牛带绦虫非常相似，虫体外形以及成熟节片的睾丸数目、分布以及孕节子宫的分支数目等也很相似。亚洲带绦虫成虫虫体稍短，头节呈方形，有顶突，无小钩，节片数略少。亚洲带绦虫囊尾蚴近似圆形，体积较小，头节凹陷，有两圈小钩。亚洲带绦虫虫卵形态与牛带绦虫卵无法区分。

亚洲带绦虫成虫主要寄生于人的小肠上段，孕节或虫卵随粪便排出体外。中间宿主主要为猪、牛等动物，它们吞食了孕节或虫卵之后，于小肠上段孵出六钩蚴，六钩蚴钻入肠壁，随血液到内脏发育为囊尾蚴。囊尾蚴主要分布在中间宿主的肝脏，特别是肝的表面。从食入囊尾蚴到成虫排出孕节需要 4 个月。人们主要是因为生吃或吃未熟的猪或其他动物的内脏而受到感染。

致病机制和临床表现与牛带绦虫相似，多数患者出现胃肠道和神经系统疾病，如腹痛、腹泻、便秘、头晕和头痛等症状。粪便中查获孕节或虫卵，根据形态特征即可诊断。需与牛带绦虫相鉴别。

亚洲带绦虫主要分布在以韩国、日本和我国台湾省为主的东亚地区以及东南亚的泰国、新加坡、缅甸和菲律宾等地。我国云南和贵州的局部地区也有局部流行的报道。防治原则与猪带绦虫相同。

四、犬复孔绦虫

犬复孔绦虫（*Dipylidium caninum*）属囊宫科（Dipledidae）复孔属（*Diplopylidium*）为中小型绦虫，是犬和猫常见的寄生绦虫，中间宿主为蚤和犬虱。

成虫长 10～50cm，宽 0.3～0.4cm，约有 200 个节片。头节小，近菱形，有 4 个吸盘和可伸缩的顶突，其上约有 60 个玫瑰刺状的小钩，小钩的圈数决定于虫龄和顶突损伤的程度。成节具有雌、雄生殖器官各一套，两个生殖孔位于节片两侧正中线处，这是复孔属的特征。孕节子宫成网状，内含若干个长圆形与不规则圆形的卵囊，卵囊内含虫卵 2～40 个（图 37-8-3）。虫卵圆球形，卵壳透明薄，有 2 层，内含一个六钩蚴。

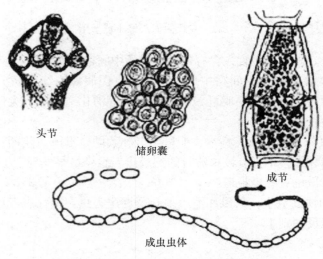

头节　储卵囊　成节

成虫虫体

图 37-8-3　犬复孔绦虫成虫形态

犬复孔绦虫成虫寄生于犬或猫的小肠内，孕节自链体脱落，从肛门主动逸出或随着宿主粪便排到外界的虫卵被蚤类幼虫食入，在蚤的血体腔内发育为似囊尾蚴，终宿主在舔舐其皮毛时食入含似囊尾蚴的蚤或虱而被感染。似囊尾蚴进入犬、猫小肠后 2～3 周发育为成虫。人常因误食病蚤污染的食物和水而感染。

人感染后可无明显症状，或仅有轻微的消化道症状。个别可出现轻度的贫血，嗜酸性粒细胞数明显增高。诊断主要依靠粪便检查虫卵、孕节片或卵囊，询问患者是否有犬、猫接触史，具有辅助诊断意义。

犬复孔绦虫全球分布，无明显的季节性。犬和猫的感染率很高，也可感染狐和狼等。人为易感者，婴幼儿与儿童更为易感，可能因其与犬、猫密切接触，误食病蚤机会较多有关。

防治原则与膜壳科绦虫相同，除注意个人卫生外，对所饲养的犬、猫，应积极灭蚤驱虫，避免与宠物间过分亲昵、嬉戏，以减少感染机会。

五、西里伯瑞列绦虫

瑞列属绦虫是哺乳动物和鸟类的常见寄生虫，约 200 余种，分布广泛。西里伯瑞列绦虫（*Raillietina celebensis*）属于鼠类寄生虫，是我国目前唯一发现的有人体感染的瑞列属绦虫。

成虫长约 32cm，宽约 2mm，约有节片 185 个。头节钝圆，有顶突，其上有两排长短相间的斧形小钩，约 72 个，具有 4 个吸盘，其上有小刺。成节略呈方形，生殖孔都开口于虫体同侧，睾丸 48～67 个，输精管长而弯曲。孕节呈念珠状，孕节内充满圆形或椭圆形的储卵囊，每个储卵囊中含有虫卵 1～4 个。虫卵呈橄榄形，大小约 45μm×27μm，具有两层薄膜，内含一个圆形的六钩蚴。

　　成虫寄生在鼠类的肠道，孕节和虫卵随宿主粪便排出体外。虫卵被脑踝蚁属蚂蚁食入，在其体内发育为似囊尾蚴，含有似囊尾蚴的蚂蚁被鼠吞食而使鼠感染。如这种蚂蚁被人所误食，则导致人的感染。

　　感染者一般无明显临床症状，亦可有腹痛、腹泻、食欲不振等消化道症状或贫血、白细胞增多等现象。但致病力轻微。

　　粪便检查节片和虫卵，患者大便中常有白色、能伸缩的米粒大小的孕节片。

　　西里伯瑞列绦虫广泛分布，在澳洲、非洲和亚洲（尤其东南亚）的人体内相继发现。在我国台湾、福建、浙江等地相继有报道。防治原则与膜壳科绦虫相同。

六、阔节裂头绦虫

　　阔节裂头绦虫（*Diphyllobothrium latum*）属假叶目（Pseudophyllidea）绦虫，是寄生在人、猫和狗等食肉动物肠道的大型绦虫，裂头蚴寄生于各种鱼类。

　　成虫的外形和结构与曼氏迭宫绦虫基本相似，但虫体较大，可长达 10m，节片宽度可达20mm，具有 3000~4000 个节片，头节细小，呈匙状，其背、腹侧各有一条深凹的吸槽。颈节处细长，节片的宽度大于长度，成节和孕节尤其明显。雄生殖孔和阴道外口共同开口于节片前部腹面的生殖腔。睾丸数较多，子宫盘曲呈玫瑰花状，开口于生殖孔之后。虫卵近卵圆形，呈浅灰褐色，（58~76）μm×（40~51）μm 大小，卵壳较厚，一端有明显卵盖，另一端有一小棘，虫卵内含一个卵细胞和若干个卵黄细胞。

　　阔节裂头绦虫生活史与曼氏迭宫绦虫相似。不同点在于其第二中间宿主是鱼类，人食用了寄生于鱼体内的裂头蚴，它在肠道发育为成虫，人是主要的终宿主。

　　感染后一般无明显症状。偶尔可因虫体长大，患者出现腹痛、腹泻等症状。有时虫体扭结成团块，导致肠道、胆道阻塞，甚至出现肠穿孔。另外，还有阔节裂头蚴寄生在肺部和腹膜外的报告。少数的患者可因维生素 B_{12} 缺乏而发生恶性贫血。病原学诊断标准：从患者粪便中检获虫卵。

　　阔节裂头绦虫主要分布在欧洲、美洲和亚洲的亚寒带和温带地区，主要流行于加拿大、俄罗斯和芬兰。人体感染病例以俄罗斯和日本居多，我国东北等地也有相关报道。

　　人由于误食了生的或未熟的含有裂头蚴的鱼类而感染，喜食生鱼，或是腌制、熏制的鱼肉或鱼卵等都可以使人体受到感染。流行区人粪污染河流、湖水而使剑水蚤感染也是重要的原因之一。

　　防治关键在于宣传教育、改变不卫生的饮食习惯，不吃生的、未煮熟的鱼。加强对犬、猫等动物的管理，避免污染水源等。驱虫方法与其他绦虫相同，并发贫血的患者还应补充维生素 B_{12}。

思 考 题

鼠类在传播寄生虫过程中起重要作用，哪些寄生虫可以通过鼠类传播？

（曹得萍）

第三十八章 线 虫

第一节 概 论

线虫（nematodes）属于线虫动物门（Phylum Nematoda），种类繁多，多营自生生活，仅少数营寄生生活，其中对人体危害较大的有十余种。

一、形态

（一）成虫

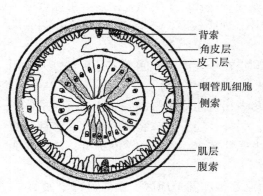

图 38-1-1　线虫体壁横切面示意图

虫体呈圆柱形或线形，体表光滑，两侧对称，不分节。大多数线虫雌雄异体（heterosexuality），雄虫较小，尾部向腹面卷曲或膨大呈伞状；雌虫粗大，尾部尖直。虫体的体壁由角皮层（cuticle）、皮下层（hypodermis layer）和肌层（muscle layer）组成。角皮层是由皮下层分泌形成的无细胞结构，质坚光滑，可在体表形成环纹、嵴、乳突、刺、唇瓣及交合伞等结构，是鉴别虫体的重要特征。皮下层由合胞体组成，沿背、腹及两侧向内增厚形成四条纵索，分别称背索（dorsal cord）、腹索（ventral cord）和侧索（lateral cord）；背、腹索中有神经干，侧索粗大内有排泄管通过。肌层由单一纵行排列的肌细胞组成，被纵索分为四区。肌细胞由可收缩纤维和不可收缩的细胞体组成（图 38-1-1）。体壁和消化道之间有腔隙，因缺体腔膜，称原体腔（procoele）或假体腔，腔内充满液体，是虫体营养及代谢产物的交换场所。

1. 消化系统　由口孔（mouth）、口腔（oral cavity）、咽管（pharyngeal tube）、中肠（midgut）、直肠（rectum）和肛门（anus）构成（图 38-1-2）。口孔位于虫体前端，周围有唇瓣包绕。有的虫体口腔较大，角皮层增厚形成口囊（buccal capsule）。咽管呈圆柱形，通称食管；咽管与中肠相接处有三个活瓣，以控制食物的流向。多数线虫的咽管壁肌肉中有 3 个咽管腺，其分泌物中含有淀粉酶、蛋白酶、壳质酶及乙酰胆碱酶等。中肠肠壁的上皮细胞具微绒毛，有分泌及吸收功能。雌虫肛门位于虫体末端腹面。雄虫直肠末端与射精管汇合为泄殖腔（cloaca），开口于肛门。

2. 生殖系统　呈盘曲的管状结构。雄虫为单管型，由睾丸（testis）、输精管（vas deferens）、储精囊（seminal duct）及射精管（ejaculatory duct）组成，射精管通入泄殖腔，1～2 根交合刺（spicules）自泄殖腔背侧伸出。雌虫生殖器官多为双管型，最远端为卵巢（ovary），依次为输卵管（oviduct）、受精囊（seminal receptacle）和子宫（uterus），两个子宫的末端汇合形成阴道（vagina），阴门（vulva）开口于虫体的腹面（图 38-1-2）。

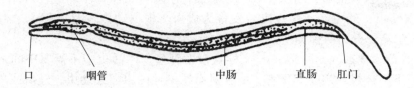

口　　咽管　　　　　　　中肠　　　　　直肠　肛门

消化系统

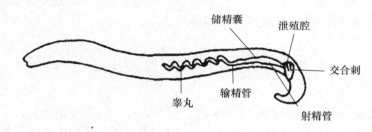

储精囊　　　泄殖腔

交合刺

睾丸　　输精管

射精管

雄性生殖系统

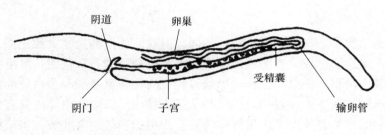

阴道　　　卵巢

受精囊

阴门　　　子宫　　　　　　　　输卵管

雌性生殖系统

图 38-1-2　线虫消化系统和生殖系统结构模式图

3. 排泄系统　位于虫体两侧皮下层侧索中，各有一条纵行的排泄管，并有短的横管相连；横管因种而异，呈 H 型、U 型或倒 U 型。横管中央腹面有小管与排泄孔相通。排泄孔位于虫体近咽管后端的腹面。

4. 神经系统　神经中枢位于虫体咽部的神经环，由此向前发出 3 对神经干，支配口周的感觉器官，向后发出 3～4 对神经干，分别控制虫体的运动和感觉。

（二）虫卵

线虫卵多为椭圆形。卵壳由三层构成，外层来源于受精母细胞的卵膜，称卵黄膜（vitelline membrane）或受精膜（seminal membrane）；中层称壳质层（chitin layer），具一定硬度，能抵抗机械性的压力。内层薄称脂层或蛔苷层（ascaroside），具有调节渗透作用的功能。有的虫卵，在经过子宫时外面附有一层蛋白质膜，如蛔虫卵；刚排出虫体外的卵，卵壳内含有一个卵细胞或若干个胚细胞，如钩虫卵；有的线虫卵胎生，即虫卵胚胎在子宫内已发育成熟，排出幼虫，如丝虫和旋毛虫。

二、生活史

线虫的生活史分为虫卵、幼虫和成虫三个发育阶段。虫卵在体外适宜条件下发育成感染期卵或孵化出幼虫，幼虫经 4 次蜕皮后发育为成虫。根据幼虫发育过程中是否需要中间宿主，可将线虫生活史分为两种类型：

1. 土源性线虫（geonematodes） 又称直接发育型，生活史中不需要中间宿主。虫卵在外界适宜环境下，经过一定时间发育，成为具有感染性的虫卵或幼虫，经口或皮肤直接侵入人体，肠道线虫如蛔虫、鞭虫、钩虫等属此类型。

2. 生物源性线虫（bionematodes） 又称间接发育型，生活史中需要中间宿主。幼虫在中间宿主体内发育为感染期幼虫后，经皮肤或经口感染人体，如丝虫经蚊叮咬将丝状蚴传给人体，人食入生肉内的旋毛虫幼虫包囊而感染旋毛虫。

三、生理

（一）营养

寄生虫以掠夺宿主营养为虫体的营养来源；获取的方式因寄生虫的种类、寄生部位不同而异。寄生于肠道的线虫，如蛔虫以肠内容物为食；钩虫以口囊咬附在肠黏膜上，吸食血液和组织液；鞭虫成虫钻入肠黏膜以组织液为食。

（二）代谢

各种线虫的寄生部位、营养来源虽有所不同，但获取能量的途径大致相同，主要是通过糖类代谢。线虫一般均通过较完善的三羧酸循环来完成糖类的有氧代谢；氧由虫体通过体壁渗透或从宿主血液中吸取。线虫在生长、繁殖过程中均存在氨基酸和蛋白质的代谢，其代谢产物主要是氨，氨的排泄主要通过体表扩散和从肠道排出。许多线虫体内具有血红蛋白，它可用来贮氧，缺氧时将氧释放出来以供特殊需要。线虫的脂代谢需要氧，当氧充足时，脂肪酸氧化释放能量，缺氧时脂代谢变缓或停止。

四、致病

线虫对宿主的危害程度与寄生的寄生虫种类、数量、寄生部位、发育阶段、移行途径以及宿主的机能状态和免疫反应等因素有关。

五、常见医学线虫种类及其分类

在人体寄生的线虫（表 37-0-1）除了毛首目属于刺嘴纲（Enoplea），其他的线虫都属于胞管肾纲（Secernentea）。

表 37-0-1　常见的医学线虫及其分类归属

目	科	属	种	主要寄生部位
小杆目 Rhabditida	类圆科 Strongyloididae	类圆线虫属 *Strongyloides*	粪类圆线虫 *S. stercoralis*	小肠
	小杆科 Rhabditidae	小杆线虫属 *Rhabditis*	艾氏小杆线虫 *R. axei*	消化道、泌尿系统

续表

目	科	属	种	主要寄生部位
圆线目 Strongylida	钩口科 Ancylostomatidae	钩口线虫属 Ancylostoma	十二指肠钩口线虫 A. duodenale	小肠
			犬钩口线虫 A. caninum	皮下组织
			锡兰钩口线虫 A. ceylanicum	皮下组织
			巴西钩口线虫 A. brasiliense	皮下组织
		板口线虫属 Necator	美洲板口线虫 N. americanu	小肠
	毛圆科 Trichostrongylidae	毛圆线虫属 Trichostrongylus	东方毛圆线虫 T. orientalis	小肠
	管圆科 Angiostrongylidae	管圆线虫属 Angiostrongylidae	广州管圆线虫 A. cantonensis	神经系统
	比翼线虫科 Syngamidae	兽比翼线虫属 Mammomonogamus	喉兽比翼线虫 M. laryngeus	呼吸系统
蛔目 Ascaridida	蛔科 Ascaridae	蛔线虫属 Ascaris	似蚓蛔线虫 A. lumbricoides	小肠
	弓首科 Toxocaridae	弓首线虫属 Toxocara	犬弓首线虫 T. canis	组织
			猫弓首线虫 T. cati	组织
	膨结科 Dioctophymatidae	膨结线虫属 Dioctophyme	肾膨结线虫 D. renale	泌尿系统
尖尾目 Oxyurida	尖尾科 Oxyuridae	住肠线虫属 Enterobius	蠕形住肠线虫 E. vermicularis	盲肠、结肠
旋尾目 Spirurida	颚口科 Gnathostomatidae	颚口线虫属 Gnathostoma	棘颚口线虫 G. spinigerum	胃
	筒线科 Gongylonematidae	筒线虫属 Gongylonema	美丽筒线虫 G. pulchrum	口腔、食道黏膜
	吸吮科 Thelaziidae	吸吮线虫属 Thelazia	结膜吸吮线虫 T. callipaeda	眼结膜囊
	龙线科 Drancunculidae	龙线属 Drancunculus	麦地那龙线虫 D. medinensis	皮下组织
	盘尾线虫科 Onchocercidae	吴策线虫属 Wuchereria	班氏吴策线虫 W. bancrofti	淋巴系统
		布鲁线虫属 Brugia	马来布鲁线虫 B. malayi	淋巴系统
		罗阿线虫属 Loa	罗阿罗阿丝虫 L. loa	皮下组织
		盘尾线虫属 Onchocerca	旋盘尾丝虫 O. volvulus	皮下、眼部
毛首目 Trichocephalida	毛形虫科 Trichinellidae	旋毛形线虫属 Trichinella	旋毛形线虫 T. spiralis	肌肉组织
	鞭虫科 Trichuridae	鞭虫属 Trichuris	毛首鞭形线虫 T. trichiura	盲肠、结肠
	毛线虫科 Capilliariidae	毛细线虫属 Capillaria	肝毛细线虫 C. hepatica	肝

第二节　似蚓蛔线虫

　　似蚓蛔线虫（*Ascaris Lumbricoides*）简称蛔虫（round worm），是常见的人体消化道寄生虫，感染后引起蛔虫病（ascariasis）。蛔虫成虫寄生于人体小肠，除夺取营养，也可引起胆道蛔虫症及肠梗阻等并发症。

　　我国古代医书上称蛔虫为"蛟蛕"或"蚘"，对蛔虫病的症状、诊断和治疗等有许多论述，如将蛔虫列为"九虫之一，长一尺，亦有5～6寸，因脏腑虚弱或甘肥而动，其发动则腹中痛，发作肿聚，去来上下，痛有休止"。

一、形态

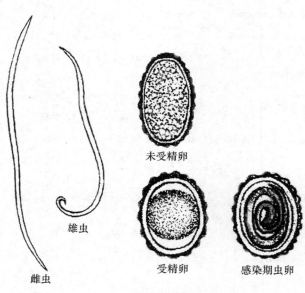

图 38-2-1　蛔虫成虫及虫卵

　　1. 成虫　虫体呈长圆柱形（图 38-2-1），前端较钝，后端尖细，形似蚯蚓；活时呈淡红色或微黄色，死后灰白色，体表具有细横纹，虫体两侧有明显的侧线。虫体前端有三个略突起的唇瓣，呈"品"字形，中间为三叉形的口，唇瓣内缘具细齿，侧缘有感觉乳突。

　　（1）雌虫：长 20～35cm，直径为 3～6mm，尾端尖直，生殖器官为双管型，阴门位于虫体前、中 1/3 交界处的腹面。

　　（2）雄虫：长 15～31cm，直径为 2～4mm，尾部向腹面卷曲，生殖器官为单管型，有一对可伸缩的交合刺。

　　2. 虫卵　蛔虫卵有受精和未受精之分（图 38-2-1）。

　　（1）受精卵：呈宽椭圆形，大小（45～75）μm×（35～50）μm；卵壳表面有一层凸凹不平的被胆汁染成棕黄色的蛋白质膜；卵壳厚，无色透明；内含一个椭圆形的卵细胞；卵细胞两端有半月形的间隙。

　　（2）未受精卵：呈长椭圆形，大小（88～94）μm×（39～44）μm；蛋白质膜及卵壳均较受精卵薄；卵内含大小不等的屈光颗粒。

　　受精卵和未受精卵外附着的蛋白质膜有时可脱落，称之为脱蛋白膜卵。

二、生活史

　　成虫寄生于人小肠内，以肠道的半消化食物为食。雌、雄成虫交配后，雌虫产卵，每条雌虫每天产卵可达 24 万个。卵随粪便排出体外，在温暖、潮湿、荫蔽和氧气充足的环境中，卵内细胞约经两周时间逐渐发育为幼虫，称之为含蚴卵，再经一周，卵内幼虫蜕皮一次后成为感染期虫卵。当人食入感染期虫卵污染的食物或水后，虫卵到达小肠，卵内幼虫分泌孵化液（含酯酶、壳质酶及蛋白酶）消化卵壳，幼虫自壳内孵出，侵入肠黏膜和黏膜下层的静脉或淋巴管，经门静脉或胸导管、右心到达肺，再穿过肺泡壁的微血管进入肺泡。幼虫在肺泡内停留约 2 周，经过两次蜕皮后沿支气管、气管移行至咽部，随宿主吞咽下行，经食管、胃进入小肠，在小肠内经第四次蜕皮后成为童虫；再经数周发育为成虫（图 38-2-2）。从食入感染期虫卵到发育为成虫产卵需 60~75 天。成虫寿命一般为一年。

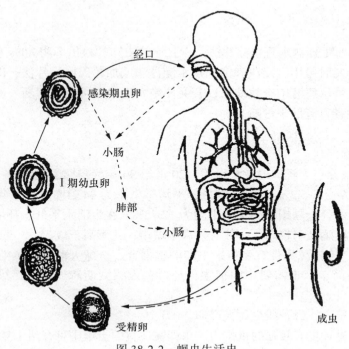

经口

感染期虫卵

小肠

I 期幼虫卵

肺部

小肠

受精卵

成虫

图 38-2-2　蛔虫生活史

三、致病

（一）幼虫致病作用

幼虫经肝移行到肺部，穿过毛细血管和肺泡壁时引起肺组织损伤，造成点状出血和以嗜酸粒细胞为主的炎性细胞浸润。幼虫的代谢产物、蜕皮物及死亡虫体的分解产物，可引起宿主局部或全身的超敏反应。患者出现发热、咳嗽、哮喘、呼吸困难、咳黏液痰或血痰、血中嗜酸粒细胞增高等，还可出现荨麻疹及血管神经性水肿等症状。多数病例在发病后 4~14 天自愈。重度感染时幼虫可移行于其他器官（如甲状腺、脾、肾、脑等），造成异位损害。

（二）成虫致病作用

成虫主要以半消化食物为食。虫体及唇齿机械作用以及虫体代谢物、分泌物的化学性刺激，损伤肠黏膜可导致消化和吸收功能障碍，影响蛋白质、脂肪、碳水化合物及维生素 A、B_2、C 的吸收。患者常出现间歇性脐周痛，消化不良、腹泻或便秘等。成虫的代谢物或虫体死亡分解物对宿主的毒性作用，可致失眠、烦躁、磨牙、惊厥等症状。轻度感染症状不明显，重度感染的儿童可出现营养不良、反应迟钝或发育障碍。

（三）并发症

当受到刺激时，如体温升高或食入某些药物或刺激性食物后，虫体会乱窜，钻向肠壁开口的管道，如钻入胆道引起胆道蛔虫症；感染虫体较多时或腹部受凉，虫体可互相扭结成团，堵塞肠道，造成蛔虫性肠梗阻；也可引起肠穿孔、蛔虫性胰腺炎、蛔虫性阑尾炎及肝蛔虫病。蛔虫引起的并发症若不及时治疗，常引起严重后果。

四、诊断

粪便检查：粪便生理盐水直接涂片法，一张涂片虫卵的检出率为80%左右，三张涂片检出率可达95%；必要时可用沉淀法和饱和盐水漂浮法或加藤氏厚涂片法，以提高虫卵的检出率。疑为蛔虫症者可从痰液中查找幼虫；若粪便中发现成虫可明确诊断。胆道或胰腺蛔虫症者可用腹部B超检查，有助于诊断。

五、流行

1. 分布　蛔虫分布广泛，遍及全世界。20世纪90年代初期，我国第一次寄生虫病调查统计结果显示有4.7亿～5.2亿人感染蛔虫，平均感染率为44.91%；2005年报道的第二次寄生虫病调查结果显示，全国蛔虫感染率平均为12.72%。在生活水平低、环境卫生差和个人卫生较差的地区的人群感染率较高，一般农村高于城市，儿童高于成人。

2. 流行因素　传染源为带有受精蛔虫卵的感染者。全球人群蛔虫感染率高的原因有：

（1）蛔虫生活简单，不需要中间宿主，经口食入感染期卵或虫卵污染的食物即可使人感染。

（2）蛔虫产卵量大，每条雌虫每天产卵24万个。

（3）虫卵对外界环境有较强的抵抗力。虫卵在适宜的土壤中可存活1年，甚至5～6年；在10～36℃可存活几个月；粪坑内可存活6个月～1年；酱油、醋和腌菜、泡菜的盐水不能将卵内细胞或幼虫杀死。

（4）不良的饮食卫生和个人卫生习惯。不讲究卫生，没有养成饭前、便后洗手的习惯。

（5）粪便管理不当。粪便未经无害化处理，贫困地区的厕所简陋以及当地居民有随地大便等不良卫生习惯，造成环境污染。

（6）节肢动物的传播。蝇和蟑螂以及家禽携带虫卵污染食品等。

六、防治

1. 控制传染源　驱虫是治疗患者、减少传染源的重要措施。常用驱虫药有丙硫咪唑（成人，400mg/d，顿服，1～2天）、甲苯咪唑（成人，10mg/d，顿服，3～4天）、伊维菌素（6mg/d，顿服，1～2天）、噻咪唑和哌嗪类。

2. 加强粪便管理　不用新鲜粪便施肥，粪便要经无害化处理；改造厕所，不随地大便等。

3. 加强卫生宣传教育　注意个人卫生及饮食卫生，养成饭前便后洗手的习惯。防蝇灭蝇、消灭蟑螂可减少传播机会。

思　考　题

1. 蛔虫受精卵与未受精卵有哪些不同？
2. 简述蛔虫的生活史。
3. 蛔虫感染率高的原因有哪些？

第三节 毛首鞭形线虫

毛首鞭形线虫（*Trichuris trichiura*）简称鞭虫（whip worm），成虫寄生于盲肠，引起鞭虫病（trichuriasis）。

一、形态

1. 成虫 虫体形如马鞭，前段较细，占虫体长度的 3/5，后段较粗，占虫体长度 2/5（图 38-3-1）。口腔极小，咽管细长，管外包有一串较大的杆状细胞，排列形成杆状体，杆状细胞具有分泌功能，并与咽管相通。

（1）雄虫：长 3～4.5cm，尾部向腹面卷曲，有一根交合刺。

（2）雌虫：长 3.5～5cm，生殖系统为单管型，尾部钝圆，肛门开口于虫体末端。

2. 虫卵 纺锤形或腰鼓形，棕黄色，大小为（50～54）μm×（22～23）μm，卵壳较厚，由脂层、壳质层和蛋白质膜组成，卵两端各有一个透明栓，称盖塞。卵自人体排出时内含一个未分裂的卵细胞（图 38-3-1）。

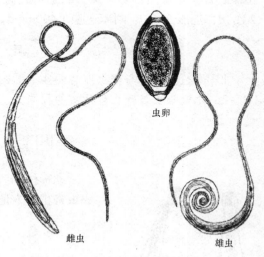

虫卵

雌虫

雄虫

图 38-3-1 鞭虫成虫及虫卵

二、生活史

成虫寄生于盲肠，感染虫数较多时也可见于回肠下段或结肠、直肠等处。雌、雄虫交配后，雌虫产卵，每条雌虫每日可产卵 3000～7000 个。虫卵随粪便排出体外，在温暖、潮湿适宜的环境中，经 3～5 周发育为含幼虫的感染性虫卵，若感染期虫卵污染的食物或饮水经口食入后，在小肠内，卵内幼虫从卵盖塞处逸出，侵入局部肠黏膜摄取营养，10 天左右移行到盲肠，发育为成虫。从食入感染性虫卵到发育为成虫产卵需 1～3 个月，成虫寿命 3～5 年。

三、致病

成虫以细长的前端钻入肠黏膜及黏膜下层甚至肌层，以组织液和血液为食并破坏组织，受损的肠黏膜可出现轻度炎症或点状出血；虫体的机械性作用和分泌物的刺激作用可使肠壁组织发生充血、水肿等慢性炎症反应或形成肉芽肿，少数患者肠壁组织明显增厚。轻度感染一般无明显症状，重度感染者（每克粪便中虫卵数在 10 000 个以上者）可出现食欲减退、头晕、腹痛、腹泻、消瘦、贫血以及荨麻疹等症状，严重慢性感染可导致直肠脱垂。

四、诊断

用粪便生理盐水涂片法或沉淀法及饱和盐水漂浮法检查粪便中虫卵，或用改良加藤氏法对虫卵计数以确定患者的感染度。

五、流行与防治

1. **流行**　鞭虫病呈世界性分布，多见于热带及亚热带地区，估计全世界感染人数达 13 亿。我国南北方均有，南方温暖、潮湿，有利于鞭虫卵的发育，其感染率高于北方，儿童高于成人。

2. **防治**　患者是唯一的传染源，因此加强人粪便管理，注意个人卫生、饮食卫生及环境卫生，保护水源是预防鞭虫病的主要措施。治疗感染者常用的驱虫药有甲苯咪唑（100mg/ 次，2 次 /d，连服 2 天）、阿苯达唑（400mg/d，连服 3 天）和奥克太尔等均有良好的驱虫效果。

思　考　题

1. 受精蛔虫卵与鞭虫卵有哪些不同？
2. 比较蛔虫与鞭虫生活史的异同点。

第四节　蠕形住肠线虫

蠕形住肠线虫（ *Enterobius vermicularis* ）简称蛲虫（ pinworm ），成虫寄生于人体肠道回盲部，可引起蛲虫病（enterobiasis）

一、形态

1. **成虫**　虫体细小，似线头状，乳白色，虫体前端角皮层膨大形成头翼。口孔位于顶端，周围有 3 片唇瓣。咽管末端呈球形膨大，称咽管球（图 38-4-1）。

（1）雌虫：大小为（8～13）mm×（0.3～0.5）mm，虫体中部膨大，尾部尖细，约占虫体长度的 1/3。生殖系统为双管型，阴门位于虫体前 1/3 处腹面。肛门位于虫体的后 1/3 处。

（2）雄虫：较小，大小为（2～5）mm×（0.1～0.2）mm，尾部向腹面卷曲，有交合刺一根。

2. **虫卵**　椭圆形，或似 "D" 形，无色透明，一侧扁平，另一侧略隆突，大小为（50～60）μm×（20～30）μm，卵壳厚，虫卵自虫体刚排出时内含一个卵细胞。在体外卵细胞发育较快，数小时内即可发育为蝌蚪期幼虫，在卵内经一次蜕皮后成为感染期卵（图 38-4-1）。

二、生活史

成虫寄生于人体盲肠、阑尾和结肠，以肠腔内容物、组织液或血液为食。雌、雄虫交配后，雄虫很快死亡。受精的雌虫子宫内充满虫卵（含卵 5000～17 000 个 / 条），向下移动到直肠。当宿主睡眠后，在肛门括约肌较松弛部分，雌虫从肛门爬出，在外界温、湿度及空气刺激下，雌虫在肛门周围产卵。产卵后的雌虫大部分死亡，少数可经肛门逆行肠腔或阴道、尿道等处引起异位寄生。黏附于肛周的虫卵

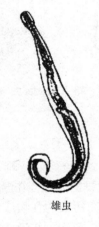

雄虫

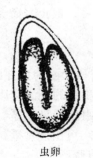

虫卵

雌虫

图 38-4-1　蛲虫成虫及虫卵

在适宜的温度（34～36℃）、湿度（相对湿度90%～100%）和氧气充足的环境下，约经6h卵细胞发育为幼虫，蜕皮一次即为感染性卵。当患者用手抓挠肛门时虫卵污染手指，如未洗手进食或吸吮手指或食入被虫卵污染的食物而感染。虫卵在十二指肠内孵化出幼虫，沿小肠下移途中蜕皮两次，进入回盲部再蜕皮一次发育为成虫。此外虫卵还可在肛门黏膜处孵化，幼虫经肛门进入肠内并发育为成虫，造成逆行感染。从误食感染期虫卵到发育为成虫需2～6周，雌虫寿命2～4周。

三、致病

雌虫在肛周蠕动产卵，刺激黏膜，引起肛门及会阴部皮肤瘙痒和炎症；患者可出现烦躁不安、失眠、夜间磨牙、夜惊及食欲减退等症状。反复感染可影响儿童身心健康。虫体附着处黏膜可出现轻度损伤，引起消化道功能紊乱，但一般无严重症状。若虫体进入泌尿生殖道可引起阴道炎、子宫内膜炎、输卵管炎、尿道炎等。

四、诊断

根据雌虫在肛周产卵的特点可采用棉签拭子法或透明胶纸法；宜在清晨未解大便前在肛周黏膜处采样，检查虫卵。阴性者可连续检查2～3天。在粪便或肛门黏膜处发现成虫可确诊。

五、流行

蛲虫病呈世界性分布，我国各地区均有感染，最近的资料表明：12岁以下儿童蛲虫平均感染率为23.61%，12岁以上人群平均感染率为11.95%。尤其在儿童较集中的托儿所、幼儿园或子女多、居住条件差的家庭中感染率较高。一般是城市高于农村，儿童高于成人。

感染者是唯一的传染源。蛲虫生活史简单。虫卵发育快，虫卵对外界抵抗力强，在潮湿皮肤及手指甲缝隙中可活10天，室温环境中可活3周。感染方式简单（肛门—手—口），这是造成自身感染的重要途径。在幼儿园、托儿所、低年级学生所在的教室及寝室的地面尘土和各种玩具上均可查到具感染性的蛲虫卵，所以儿童的个人卫生和不良的饮食习惯等因素均可导致其在集体生活环境及家庭中极易感染并互相传播。

六、防治

1. 加强健康教育 注意个人卫生、饮食卫生及家庭和托儿所等集体生活环境的卫生，如饭前洗手，勤剪指甲，不吸吮手指，患儿睡眠时穿闭裆裤；勤晒被褥、勤洗澡，用开水烫洗换下来的内裤；常用消毒剂清洗玩具及地面。

2. 治疗患者 常用驱虫药有阿苯达唑（100～200mg/次，隔周1次，连服3次）、甲苯咪唑（100mg/次，1次/d，连服2天）以及扑蛲灵、噻嘧啶等。外用药有蛲虫膏、2%白降汞软膏涂于肛门周围有止痒和杀虫作用。

思 考 题

1. 简述蛲虫的生活史。
2. 如何防治蛲虫病？

（万巧凤）

第五节　十二指肠钩口线虫和美洲板口线虫

十二指肠钩虫和美洲钩虫是钩口科线虫，成虫主要寄生于小肠上段，以血液为食并损伤宿主肠黏膜，导致人体长期慢性贫血，引起钩虫病。寄生人体的钩虫主要有十二指肠钩口线虫（*Ancylostoma duodenale*）和美洲板口线虫（*Necator americanus*），分别简称为十二指肠钩虫和美洲钩虫。锡兰钩口线虫和犬钩口线虫偶尔可寄生人体；巴西钩口线虫感染期幼虫侵入人体，引起皮肤幼虫移行症。

一、形态

1. **成虫**　十二指肠钩虫和美洲钩虫成虫形态相似（图38-5-1）。虫体细长，1cm左右，活体为半透明肉红色，死后灰白色。虫体前端较细，微向背侧仰曲。雌虫较雄虫略长，尾端尖细。雄虫较小，尾端角皮层膨大形成交合伞。虫体前端有三组单细胞腺体：①头腺1对，位于虫体两侧，靠近侧索，前端与头感器相连，开口于口囊两侧的头感器孔，后端有分泌功能，主要合成并分泌抗凝素及乙酰胆碱酯酶，具有抗凝血酶原作用，可阻止宿主肠壁伤口的血液凝固，有利于钩虫吸血；②咽腺3个，位于咽管壁内，分泌乙酰胆碱酯酶和亮氨酸氨肽酶等，乙酰胆碱酯酶可破坏乙酰胆碱，影响神经介质的传递作用，降低宿主肠蠕动，有利于虫体的附着；③排泄腺1对，与排泄系统相连，开口于虫体前端的排泄孔，分泌物主要为蛋白酶，可抑制宿主的血液凝固。

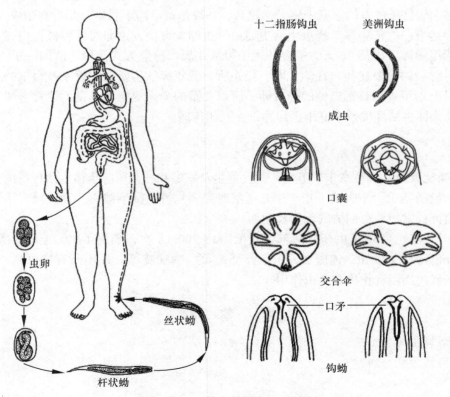

图38-5-1　钩虫的形态及生活史

钩虫消化系统包括口囊、咽管、中肠、直肠和肛门。成虫顶端有一发达、呈圆形或椭圆形的角质口囊，口囊的上缘为腹侧，十二指肠钩虫口囊的腹侧前缘有 2 对钩齿，美洲钩虫有 1 对半月形的板齿。钩虫的咽管发达，长度约为体长的 1/6，咽管后端略膨大，管壁肌肉发达，肌细胞的交替收缩与松弛使咽管具有唧筒样的作用，能将食物吸进肠道，利于吸血。肠管为简单的上皮结构，有利于氧和其他物质的扩散和吸收。

雄性生殖系统为单管型，盘曲于肠管的一侧。雄虫末端膨大，角皮向后延伸形成膜质交合伞。交合伞由 2 个侧叶和 1 个背叶组成，内有肌性指状辐肋，依其部位分别称为背辐肋、侧辐肋和腹辐肋。交合伞和背辐肋的形状及其分支特点是鉴定虫种的重要依据之一。雄虫尾端还有一对细长可收缩的交合刺。雌虫较雄虫粗大，末端圆锥形，有的虫种具有 1 个尾刺。雌性生殖系统为双管型，阴门位于虫体腹面中部、前部或后部。两种钩虫成虫的鉴别要点详见表 38-5-1。

表 38-5-1　寄生人体的两种钩虫成虫的鉴别要点

鉴别要点	十二指肠钩虫	美洲钩虫
大小 /mm	♀:（10~13）×0.6	♀:（9~11）×0.4
	♂:（8~11）×0.4~0.5	♂:（7~9）×0.3
体形	前端与尾端均向背侧弯曲 呈 "C" 形	前端向背侧弯曲，尾端向腹侧弯曲 呈 S 形
口囊	腹侧前缘有 2 对钩齿	腹侧前缘有 1 对板齿
交合伞	略圆	略扁，似扇形
背辐肋	远端分 2 支，每支再分 3 小支	基部分 2 支，每支再分 2 小支
交合刺	2 根，长鬃状，末端分开	2 根，1 刺末端倒钩状，与另一刺末端 同相合并，包于膜内
尾刺	有	无
阴门	位于体中部略后	位于体中部略前

2. 幼虫　简称钩蚴，分为杆状蚴和丝状蚴两个阶段。杆状蚴虫体透明，前端钝圆，尾端尖细而较短。口腔细长，有口孔，能进食。咽管为典型的杆状，前段较粗，中段狭长，后段膨大呈球状。杆状蚴分两期：第一期杆状蚴大小为（0.23~0.4）mm×0.017mm，蜕皮后发育为第二期杆状蚴；第二期杆状蚴大小约为 0.4mm×0.029mm，其他结构与第一期杆状蚴相似。丝状蚴细长，大小为（0.5~0.7）mm×0.025mm，杆状蚴在蜕皮过程中残留的外皮层覆盖在丝状蚴体表，称为鞘膜，有保护虫体的作用。丝状蚴口孔封闭，不能进食。咽管细长，长度约为体长的 1/4，咽管的末端略膨大。与咽管连接处的口腔壁内有口矛或咽管矛，口矛既有助于虫体的穿刺作用，也是鉴别虫种的重要依据（图 38-5-1）。丝状蚴具有感染能力，故又称为感染期蚴。由于两种钩虫的分布、致病力及对驱虫药物的敏感程度均有明显差异。因此，鉴别钩蚴的种别，在流行病学、生态学及防治等方面都有实际应用意义。两种钩虫丝状蚴的鉴别要点见表 38-5-2。

表 38-5-2　十二指肠钩虫与美洲钩虫丝状蚴的鉴别要点

鉴别要点	十二指肠钩虫丝状蚴	美洲钩虫丝状蚴
外形	细长，圆柱形，头端略平，尾端较钝	较粗短，纺锤形，头端略圆，尾端较尖
鞘膜横纹	不显著	显著

续表

鉴别要点	十二指肠钩虫丝状蚴	美洲钩虫丝状蚴
头端	扁平，中间微凹，较大	圆形，较小
口矛	不明显，两根口矛厚度不同，间距较宽	明显，两根口矛厚度相似，间距较窄
肠管	较窄，肠细胞颗粒粗大	较宽，肠细胞颗粒少

3. 虫卵　椭圆形，无色透明，卵壳薄，大小为（56～76）μm×（36～40）μm。刚随粪便排出时，卵内多为 2～8 个卵细胞，卵壳与卵细胞之间有明显空隙。若粪便放置过久，卵细胞可继续分裂，甚至发育为幼虫。在形态上难以区分十二指肠钩虫卵与美洲钩虫卵（图 38-5-1）。

二、生活史

十二指肠钩虫与美洲钩虫的生活史基本相同（图 38-5-1）。

钩虫成虫寄生于人体小肠上段，雌虫和雄虫交配后，雌虫产出的虫卵随粪便排出体外。虫卵在温暖（25～30℃）、潮湿（相对湿度为 60%～80%）、荫蔽、含氧充足的疏松土壤中，卵内细胞不断分裂，24h 内第一期杆状蚴破壳孵出。此期幼虫以土壤中的细菌及有机物为食，生长很快，在 48h 内蜕去体表角皮（第一次蜕皮），发育为第二期杆状蚴。5～6 天后，虫体停止摄食，口孔封闭，咽管变细长，并进行第二次蜕皮，发育为丝状蚴。丝状蚴具有感染宿主的能力，是钩虫的感染期，又称为感染期蚴。丝状蚴代谢及活动所需的能量由贮存于体内的营养物质供给，故在适宜的环境下（如温度、湿度等）可存活 15 周左右，但在干燥寒冷的冬季大多自然死亡。丝状蚴多生活在距地面约 6cm 深的土壤中，其中 90% 集中在 1～2cm 深的土层中。丝状蚴体表必须包被薄层水膜才能生存和运动，水平运动能力有限，但向上爬行的能力较强，可借助覆盖于体表水膜的表面张力，沿植物茎或草枝向上爬行，最高可达 20cm 左右。丝状蚴常呈聚集性活动，在污染严重的一小块泥土中，可有数千条幼虫，而离开稍远的土块可完全没有钩蚴。钩蚴在土壤中的这种分布特性，大大增加了宿主受感染的机会。

感染期幼虫具有明显的向温性和向湿性。当人体皮肤与土壤接触时，丝状蚴便向皮肤所接触的温暖地面移行。当丝状蚴与人体皮肤接触后，受到皮肤温度的刺激，虫体活动能力显著增强，做活跃的穿刺运动，经人体皮肤薄嫩部位如手指间或脚趾间、毛囊、汗腺或皮肤破损处主动钻入皮肤，丝状蚴钻入皮肤的过程约需 30min～1h。偶尔可经口及食道黏膜感染人体。幼虫在钻入宿主皮肤时，鞘膜多脱落。丝状蚴侵入皮肤，除主要依靠虫体活跃的穿刺能力外，可能也与咽管腺分泌的胶原酶活性有关。丝状蚴钻入皮肤后，大部分滞留于皮下组织内，24h 后才以较快的速度离开，并进入小静脉或淋巴管，随血流经右心至肺动脉达肺部的微血管。进入血管后，幼虫的穿刺活动仍未停止，大部分幼虫能穿过肺泡壁微血管进入肺泡。在肺泡内，幼虫的穿刺活动逐渐消失，虫体只能沿着湿润的肺泡表面向阻力最小的方向移行。所以，幼虫沿肺泡并借助毛细支气管、小支气管、支气管上皮细胞纤毛摆动向上移行至咽，再随宿主的吞咽活动进入消化道，经食管、胃到达小肠。幼虫在呼吸道移行过程中，小部分幼虫可随宿主痰液排出。幼虫在小肠内发育迅速，并在感染后的第 3～4 天进行第三次蜕皮，形成口囊，附着于肠壁，摄取营养。再经 10 天左右进行第四次蜕皮后发育为成虫，此时虫体具有新的口囊，生殖器官成熟，雌虫子宫内出现卵，雄虫形成交合伞。自丝状蚴侵入皮肤至成虫交配产卵，一般需 4～6 周。

成虫借口囊内的钩齿（或板齿）咬附在宿主肠黏膜上，以血液、组织液和肠黏膜为食。雌虫产卵量与虫种、虫龄和寄生的虫数有关，每条十二指肠钩虫成虫日平均产卵为10 000~30 000 个，美洲钩虫成虫为 5000~10 000 个。成虫在人体内一般可存活 3 年左右。

经皮肤感染是钩虫侵入宿主的主要方式，但也存在经口感染的可能性，尤以十二指肠钩虫多见。被吞食而未被胃酸杀死的感染期幼虫，有可能直接在小肠内发育为成虫。若自口腔或食管黏膜侵入血管的感染期幼虫，仍需循皮肤感染的途径移行。婴儿感染钩虫主要是因为使用了被钩蚴污染的尿布。孕妇感染钩虫后，钩蚴在体内移行的过程中可以通过胎盘血流进入胎儿体内。有学者在产妇的乳汁中检获过美洲钩虫丝状蚴，因此存在钩虫通过母乳感染婴幼儿的可能性。十二指肠钩虫偶尔能感染猪、犬、狮、虎、灵猫及猴等多种动物，这些动物可作为十二指肠钩虫的转续宿主，人若生食这些动物的肉类，也有受到感染的可能性。

钩虫幼虫进入人体后发育的快慢不一，甚至可暂停发育，以"潜伏"状态滞留在宿主的组织内，直至得到合适的刺激后，才陆续到达小肠发育成熟，这种现象被称为钩蚴的迁延移行。钩蚴的迁延移行以十二指肠钩虫感染多见。

三、致病

十二指肠钩虫和美洲钩虫的致病作用相似。钩虫丝状蚴经皮肤侵入人体、幼虫侵入后在肺部移行及成虫在小肠的寄生均可对人体造成损害，但以在小肠寄生的成虫对人体的危害最大。十二指肠钩蚴引起皮炎者较多，成虫导致的贫血亦较严重，是引起婴儿钩虫病的主要虫种，因此，十二指肠钩虫较美洲钩虫对人体的危害性更大。

人体感染钩虫后是否出现临床症状，除与钩蚴侵入皮肤的数量及成虫在小肠寄生的数量有关外，也与人体的健康状况、营养条件及免疫力有密切关系。有的虽在粪便中检获虫卵，但无任何临床表现者，称为钩虫感染者。有的尽管寄生虫数不多，却表现出不同程度的临床症状和体征者，称为钩虫病患者。

1. 幼虫所致病变及临床表现

丝状蚴侵入皮肤和幼虫在体内移行对宿主造成损害。

（1）钩蚴性皮炎：人赤手裸足在田间劳动，接触土壤，钩虫丝状蚴可侵入皮肤。数分钟内感染者侵入处皮肤即可有针刺、烧灼或瘙痒的感觉，继而出现充血斑点或颗粒状丘疹，1~2日内出现小出血点、红肿及水泡，搔破后可有浅黄色液体溢出，即为钩蚴性皮炎，俗称为"粪毒""地痒疹"。若有继发细菌感染则形成脓疱，最后经结痂、脱皮而愈。有时也可形成皮肤溃疡，严重者经久不愈。皮肤病变多见于与泥土接触的足趾、手指间等皮肤较薄处，也可见于手足背部及其他接触了钩蚴的皮肤部位。

（2）呼吸道症状：幼虫移行至肺，穿破微血管进入肺泡，可引起肺泡出血及炎性细胞浸润。患者出现咽喉发痒、阵发性咳嗽、咳痰、痰中带血、气喘、声嘶等呼吸系统症状，常伴有畏寒、发热等全身症状。重者可出现剧烈干咳、胸痛和嗜酸性粒细胞增多性哮喘，胸部 X 线检查表现为肺浸润性病变。症状的严重程度与同期进入肺部的钩蚴数量有关，虫数越多，症状越重。

2. 成虫所致病变及临床表现

成虫寄生于小肠，引起消化道症状和贫血。在寄生的虫数较少、宿主营养状况又较好的情况下，钩虫感染者往往无明显临床表现，呈带虫状态，称为带虫者。当严重感染时，患者可有不同的临床表现。

（1）消化道病变及症状：成虫进入小肠寄生，以其口囊内的钩齿或板齿咬附在肠壁上，造成肠黏膜出现出血点及小溃疡，一般为散在的浅层出血和糜烂，有时也可形成片状出血性瘀斑，可深及黏膜下层甚至肌层，偶可发生波及肠壁各层的大量出血，导致消化道大出血。严重的出血也可能与宿主机体的过敏反应有关。患者在感染初期主要表现为上腹部不适及隐痛，继而可出现恶心、呕吐、腹泻等消化功能紊乱症状，食欲可有明显增加。钩虫病引起的腹泻呈黏液样或水样便。重度感染者大便潜血可呈阳性，甚至可见柏油样黑便。钩虫病所致的消化道出血常被误诊为消化道溃疡、食管胃底静脉曲张破裂等。个别患者出现喜食生米、生豆、茶叶，甚至泥土、瓦块、煤渣、破布、碎纸等异常表现，称为异食症（allotriphagy）。异嗜症的原因尚未明了，可能与神经精神的变态反应有关，与患者体内铁的缺乏也有一定关系。大多数患者服铁剂后，异嗜症可自行消失。

（2）贫血：贫血是钩虫病最显著的临床表现，贫血的程度与血红蛋白的下降速度和水平有关。由于钩虫的寄生和吸血，使人体长期处于慢性失血状态，铁质和蛋白质持续损耗，血红蛋白合成障碍，其合成速度较红细胞生成速度慢，使得新生的红细胞体积变小、着色变浅，故钩虫寄生导致的贫血为小细胞低色素性贫血，也称为缺铁性贫血。贫血患者乏力，皮肤黏膜苍白，以眼睑、口唇和牙床较明显。重者贫血时皮肤蜡黄，黏膜苍白，眩晕，乏力，心悸，指甲有扁平甲及反甲现象等，甚至出现面部、下肢甚至全身性凹陷性水肿，脉搏细弱、心脏扩大、胸腔积液、心包积液等贫血性心脏病的表现，丧失劳动能力。妇女则可出现停经，孕妇可发生流产等。

钩虫寄生在宿主小肠，导致贫血，一方面与宿主的营养状况、造血物质（如蛋白质、铁、参与造血的维生素等）是否充足、肠道吸收功能和造血功能是否正常等有关；另一方面取决于钩虫寄生的数量、钩虫在宿主肠道内的活动情况及钩虫使宿主失血的途径、失血量和所失血液能否被宿主再吸收等因素有关。钩虫寄生导致慢性失血的原因包括以下几方面：①虫体自身的吸血及血液迅速经其消化道排出，造成宿主的失血；②钩虫吸血时，自咬附部位黏膜伤口渗出的血液，其渗血量与虫体吸血量大致相当；③由于成虫头腺分泌抗凝素，虫体更换咬附部位后，原伤口在凝血前仍可继续渗出少量血液；④虫体活动造成组织、血管的损伤，也可引起血液的流失。应用放射性同位素 ^{51}Cr 等标记红细胞或蛋白质，测得每条钩虫每天所致的失血量，美洲钩虫为 0.02～0.10ml。十二指肠钩虫可能因虫体较大、排卵量较多等原因，其所致失血量是美洲钩虫的 10 倍左右。

（3）婴儿钩虫病：多见于 10～12 个月大的婴儿。婴儿钩虫病最突出的临床表现为突然出现的急性便血性腹泻，大便黑色或柏油状。患儿皮肤黏膜苍白，食欲减退，呕吐，腹胀，精神萎靡，心尖区可有收缩期杂音，肝脾可轻度肿大，下肢浮肿等。婴儿钩虫病还可表现为严重贫血，红细胞计数常低于 $1.05\times10^{12}/L$，血红蛋白低于 30g/L，嗜酸性粒细胞增多。患儿还可出现消化道功能紊乱、营养不良和生长发育迟缓，合并支气管肺炎、肠出血等，病死率为 3.6%～6.0%。婴儿钩虫病多由十二指肠钩虫感染导致。

四、诊断

从粪便中检出钩虫卵或培养出钩蚴，或从痰液中检查到钩蚴是钩虫感染确诊的依据，常用的方法有：

1. **直接涂片法**　简便易行，但因粪便用量少，轻度感染者容易漏诊，反复检查可提高阳性率。故应连续检查 3 张涂片。

2. **饱和盐水浮聚法**　是钩虫卵检出率较高的方法，也是钩虫卵检查的首选方法。利用钩虫卵相对密度约为 1.06，易漂浮在饱和盐水（相对密度为 1.20）表面，通过收集悬浮于饱和盐水表面的虫卵进行检查。该方法检出率明显高于直接涂片法。

3. 钩蚴培养法　此方法检出率与饱和盐水浮聚法相同甚至更高，并可鉴定虫种，但需培养5～7天才能得出结果。

4. 改良加藤厚涂片法（Kato-Katz technique）　为定量检查（感染度测定）的方法，是世界卫生组织推荐的蠕虫卵检查和虫卵计数方法，主要用于钩虫感染度的测定和疗效考核。

5. 其他检查　流行区的消化道出血患者，如按消化道溃疡治疗效果不理想时，可尽早进行胃镜检查。钩虫感染者胃镜下可见肠黏膜有散在或成簇的圆形出血点，多在十二指肠球部和降部，如能发现钩虫成虫即可直接确诊。流行区患者如有咳嗽、哮喘等症状时，也可做痰液检查，若查出钩蚴可明确诊断。如患者红细胞减少，血红蛋白量和血细胞比容降低，嗜酸性粒细胞和白细胞总数增加，也是钩虫性贫血的重要指标之一。

免疫诊断方法有皮内试验、间接荧光抗体试验、ELISA等，但均因特异性低而较少应用。

五、流行

钩虫呈世界性分布，主要在北纬36°和南纬30°之间的广大地区，尤其是热带和亚热带地区，其分布与经济发展水平、人们的生产和生活习惯、自然因素等密切相关，在一些经济落后的国家和地区，钩虫的感染率至今仍保持在较高的水平。钩虫感染比较严重的国家有非洲的埃及、乌干达，美洲的墨西哥、哥伦比亚、巴西、波多黎各，亚洲的马来西亚、泰国、越南、孟加拉、印度、印度尼西亚、菲律宾、中国等。

钩虫感染在我国广泛存在，除北京、吉林、黑龙江和青海外，其余各省、市、自治区都有钩虫感染，尤以海南、广西、四川、安徽、浙江、湖南、贵州、广东、江苏、福建、河南、云南、江西等省区人群感染率较高。一般认为钩虫感染率南方高于北方，农村高于城市。北方以十二指肠钩虫感染为主，南方则以美洲钩虫感染多见。据2001—2004年全国人体重要寄生虫病现状调查结果，全国钩虫感染率为6.1%，感染人数约3930万。感染率以海南省最高（34.6%），其次为广西（19.7%）和四川（18.0%），以轻度（每克粪便虫卵数<2000）感染为主（96.2%）。人群感染率有随年龄的增加而上升的趋势，60～64岁年龄组感染率最高（9.8%），65岁以后年龄组逐步下降；女性感染率（6.4%）高于男性（5.7%）；人群感染的年龄和性别差异主要是由于接触土壤的机会不同造成。单纯十二指肠钩虫感染、单纯美洲钩虫感染和混合感染的构成比分别为31.1%、62.6%和6.3%，以美洲钩虫感染为主。

1. 流行环节

（1）传染源：凡是粪便中有钩虫卵排出的钩虫病患者和钩虫感染者都是传染源。从流行病学角度看，无症状的钩虫感染者比钩虫病患者作为传染源的意义更大。

（2）传播途径：经土壤途径传播为主要方式，土壤中的丝状蚴可从手足等皮肤裸露部位侵入人体引起感染。也可经食物途径传播，食物附带的丝状蚴可通过口腔或食道黏膜感染人体；另外，兔、羊、牛、猪等动物可作为十二指肠钩虫的转续宿主，人可经生食或半生食这些动物的肉类而感染。还可经垂直传播，通过胎盘血流侵入胎儿体内；也可通过乳汁感染胎儿。婴儿钩虫病的感染除经胎盘和母乳途径外，母亲在田间劳动时将婴儿放在有钩蚴存在的草地上或将尿布晾在被钩蚴污染的地面或草丛上，或用沙袋代替尿布等均可使婴儿受到感染。

（3）易感人群：人群对钩虫普遍易感。感染后虽可产生部分带虫免疫保护，但不足以阻止重复感染。由于不同年龄、性别、职业、民族的人群与土壤接触机会不同，所以不同人群的钩虫感染率有差别。

2. 流行因素

（1）自然因素：钩虫的感染与气候、地理环境、种植作物等自然因素密切相关。钩虫卵及钩蚴在外界的发育，需要适宜的温度、湿度及土壤条件，其中温度 25～30℃、湿度 30%～50% 的环境最适宜虫卵和幼虫的发育。温度过高，丝状蚴活动增强，能量消耗加大，感染能力逐渐下降直至死亡；温度过低，也不适宜丝状蚴存活。此外，干燥和阳光直射也不利于丝状蚴存活，在干燥寒冷的冬季，丝状蚴容易死亡。因此各地的感染季节有所不同，广东气候温暖，雨量充足，故感染季节较长，几乎全年均有感染机会。四川则以每年 4～9 月为感染季节，5～6 月为流行高峰。而山东省每年 8 月为高峰，9 月即下降。总的规律是北方钩虫感染季节较南方迟。一般在种植红薯、玉米、桑、烟、棉、甘蔗和咖啡等旱地作物时，如果施用未经处理的人粪做底肥，种植时手、足又有较多的机会直接接触土壤中的钩蚴，则极易受到感染。钩虫卵在水深 10cm 以上的深水中不易发育至感染期，但在浅水稻田能发育为感染期幼虫，而且严重污染秧田土壤，所以种植水稻也有感染钩虫的可能。矿井内由于温度高、湿度大，空气流通不畅、阳光不能射入以及卫生条件差等原因，有利于钩虫卵的发育与感染的传播。

（2）社会因素：人们的生产方式、生活习惯和经济状况等直接影响钩虫感染的范围和程度。社会经济文化落后、卫生厕所普及率低、直接使用粪便施肥的地区，钩虫的感染率一般都较高。

六、防治

1. 治疗患者和带虫者

（1）钩蚴性皮炎的治疗

钩蚴钻入皮肤后 24h 内，大部分停留在局部皮下，此时可将受染部位浸入 53℃ 热水中，持续 20～30min，可杀死皮下组织内移行的幼虫。15% 噻苯咪唑软膏局部涂敷，连用 2 天，能快速止痒消肿。若同时辅以透热疗法，效果更佳。

（2）驱虫治疗

治疗患者、控制传染源是预防钩虫病传播的重要环节。在流行区应定期开展普查普治工作，一般宜选在冬、春季进行。常用驱虫药物有：阿苯达唑（丙硫咪唑 albendazole）、甲苯达唑（甲苯咪唑 mebendazole）、双羟萘酸噻嘧啶（pyrantel pamoate，简称噻嘧啶）、伊维菌素（ivermectin）、三苯双脒（tribendimidine）等药，除对成虫有杀灭驱虫作用外，对虫卵及幼虫亦有抑制发育或杀灭的作用。由于合并用药可提高驱虫效果，现在国内已有两种复方制剂：复方阿苯达唑（每片含阿苯达唑 67mg 和噻嘧啶 250mg）、复方甲苯达唑（每片含甲苯达唑 100mg 和盐酸左旋咪唑 25mg）。

（3）纠正贫血

绝大多数钩虫感染者无贫血现象，但少数中度或重度感染者可有缺铁性贫血，应积极纠正，一般口服硫酸亚铁或葡萄糖酸铁，成人剂量为每次 0.3～0.6g，一天 3 次，饭后服用，连服 1～2 周。严重患者或有上消化道出血时，可考虑输血，同时在可能的条件下服用小剂量药物多次驱虫，只有驱除钩虫，才能控制出血。

2. 加强粪便管理及无害化处理

这是切断钩虫病传播途径的重要措施。推广无害化卫生厕所，粪尿混合储存或经密封式沼气池等杀灭虫卵后，再用于旱地作物施肥。

3．加强个人防护，提高自我保护意识

广泛开展卫生健康教育，提高广大农民的自我保护意识，改革农业施肥和耕作方法。在钩虫感染季节，不赤手赤足下地劳作，或手、足皮肤涂抹 1.5% 左旋咪唑硼酸酒精溶液或 15% 噻苯咪唑软膏，对预防感染有一定作用。不吃不洁的食物、不生食或半生食动物肉类也可预防钩虫感染。

思 考 题

1．如何鉴别寄生人体的两种钩虫成虫？哪种钩虫对人体的危害性更大？为什么？
2．钩虫寄生导致贫血的原因有哪些？

（申丽洁）

第六节 丝 虫

丝虫（filaria）是一类由节肢动物传播的生物源性线虫。丝虫成虫呈丝线状，寄生在脊椎动物类终宿主的淋巴系统、皮下组织、腹腔、胸腔等处。雌虫卵胎生，直接产下微丝蚴（microfilaria），大多数出现于血液中，少数出现于皮内或皮下组织。微丝蚴在某些吸血节肢动物类中间宿主体内发育为感染期幼虫，当这些中间宿主吸血时，感染期幼虫即自其喙逸出，经皮肤侵入终宿主体内发育为成虫。寄生在人体的丝虫主要有 8 种（见表 38-6-1）。

表 38-6-1 人体寄生丝虫的致病性、传播媒介与地理分布

虫种	寄生部位	传播媒介	致病性	地理分布
班氏吴策线虫 Wuchereria bancrofti	淋巴系统	蚊	淋巴结炎、淋巴管炎、鞘膜积液、乳糜尿、象皮肿	世界性，北纬 40° 至南纬 28°
马来布鲁线虫 Brugia malayi	淋巴系统	蚊	淋巴结炎、淋巴管炎、象皮肿	亚洲东部和东南部
帝汶布鲁线虫 Brugia timori	淋巴系统	蚊	淋巴结炎、淋巴管炎、象皮肿	帝汶岛和小巽他群岛
旋盘尾丝虫 Onchocerca volvulus	皮下组织	蚋	皮肤结节，失明	非洲、中美洲和南美洲
罗阿罗阿丝虫 Loa loa	皮下组织	斑虻	皮肤肿块	西非和中非
链尾唇棘线虫 Dipetalonema streptocerca	皮下组织	库蠓	常无致病性	西非和中非
常现唇棘线虫 Dipetalonema perstans	胸腔、腹腔	库蠓	无明显致病性	非洲、中美洲和南美洲
奥氏曼森线虫 Mansonella ozzardi	腹腔	库蠓	无明显致病性	中美洲、南美洲

我国仅有班氏吴策线虫（Wuchereria bancrofti）（简称班氏丝虫）、马来布鲁线虫（Brugia malayi）（简称马来丝虫），能够引起淋巴系统炎症和象皮肿等严重的临床症状。

班氏吴策线虫和马来布鲁线虫

淋巴丝虫病是班氏丝虫和马来丝虫成虫寄生于人体淋巴系统或其他组织引起的慢性寄生虫病。在民间被称为"流火""大脚风""粗腿""大蛋""白尿"和"米汤尿"等。在我国隋唐时代的医书就有关于㾦病（淋巴管炎）、蒁病（象皮肿）及膏淋、热淋（乳糜尿）等的描述，以及"小便白如米汁"，"癫疝重坠，囊大如斗"等症状的记载。两种丝虫引起丝虫病的临床表现很相似，急性期为反复发作的淋巴管炎、淋巴结炎和发热，慢性期为淋巴水肿和象皮肿。

班氏丝虫是寄生人体的丝虫中最常见的一种丝虫。德马尔凯（Demarquay）1863年在巴黎首次从一名19岁患者阴囊鞘膜积液中发现班氏微丝蚴，班克罗夫特（Bancroft）1876年在澳大利亚首次从一名患者手臂淋巴脓肿中发现成虫，而曼森（Manson）（1877，1880）在厦门首次证实致倦库蚊为班氏丝虫的中间宿主和传播媒介以及班氏微丝蚴具有夜现周期性的特点。

利希滕斯坦（Lichtenstein）和布鲁格（Brug）1927年在苏门答腊发现马来丝虫微丝蚴，劳（Rao）和梅普尔斯通（Maplestone）1940年在一名印度患者的前臂囊肿中发现马来丝虫成虫，引起马来丝虫病。该病的流行仅限于亚洲。冯兰洲于1934年证实中华按蚊和常型曼蚊为马来丝虫的传播媒介。

一、形态

1. 成虫 两种丝虫成虫的形态相似。虫体乳白色，细长如丝线，体表光滑；头端略膨大，呈球形或椭球形，口在头顶正中，周围有两圈乳突。雄虫长约4cm，宽约100μm，尾端向腹面卷曲成圈，泄殖腔周围有数对乳突，从中伸出长短交合刺各一根。雌虫长约8cm，宽约300μm，尾端钝圆，略向腹面弯曲，生殖系统为双管型，阴门靠近头端的腹面，卵巢位于虫体后部。子宫膨大，近卵巢端几乎充满虫卵，随着子宫的延伸，其内虫卵逐渐发育成熟（内含蜷曲幼虫），近阴门处幼虫伸直，卵壳伸长成鞘膜，产出的幼虫称微丝蚴。

2. 微丝蚴 虫体细长，头端钝圆，尾端尖细，外被有鞘膜。体内有很多圆形体核，头端无核区为头间隙，在虫体前端1/5处的无核区为神经环，尾段逐渐变细，近尾端腹侧有肛孔（图38-6-1）。两种微丝蚴形态鉴别要点见表38-6-2。

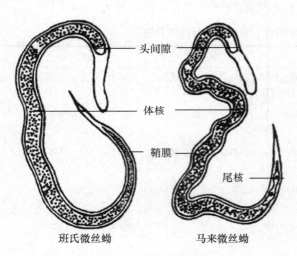

图 38-6-1　丝虫微丝蚴

（左：班氏微丝蚴　右：马来微丝蚴）

标注：头间隙、体核、鞘膜、尾核

表 38-6-2　班氏微丝蚴与马来微丝蚴形态鉴别

特点	班氏微丝蚴	马来微丝蚴
长 × 宽	（244～296）μm×（5.3～7.0）μm	（177～230）μm×（5～6）μm
体态	柔和，弯曲较大、自然	硬直，大弯上有小弯
头间隙（长:宽）	1:1或1:2	约2:1
体核	圆形，排列整齐，清晰可数	卵圆形，排列紧密，常互相重叠，不易分清
尾核	无	2个，前后排列，较体核大

3. 丝状蚴 又称第三期幼虫，为感染期幼虫。虫体细长，活跃，具有完整的消化道，尾端有乳突。班氏丝状蚴平均长 1.6mm，马来丝状蚴平均长 1.3mm。

二、生活史

班氏丝虫和马来丝虫的生活史相似，包括成虫在终宿主人体内的发育和幼虫在中间宿主蚊体内的发育（图 38-6-2）。

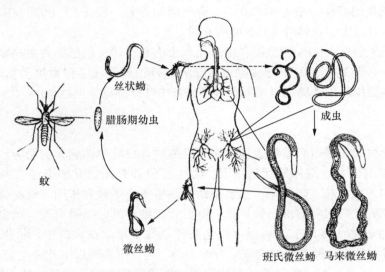

丝状蚴
腊肠期幼虫
蚊
微丝蚴
成虫
班氏微丝蚴 马来微丝蚴

图 38-6-2 丝虫生活史

1. 在中间宿主——蚊体内的发育 当蚊叮吸带有微丝蚴的患者血液时，微丝蚴进入蚊胃，经 2～6h，脱去鞘膜，穿过胃壁经血腔侵入胸肌，在胸肌内经 2～4 天发育为腊肠期幼虫，虫体活动减弱。其后虫体变长，经 2 次蜕皮发育为活跃的感染期丝状蚴。丝状蚴离开胸肌，进入蚊血腔，到达蚊下唇，当蚊再次叮人吸血时，幼虫自蚊下唇逸出，经吸血伤口或正常皮肤侵入人体。班氏微丝蚴在蚊体内需 10～14 天发育成感染期丝状蚴，马来微丝蚴则需 6～6.5 天。微丝蚴发育的适宜温度为 25～30℃，相对湿度为 70%～90%。温度高于 35℃ 或低于 10℃，则不利于丝虫幼虫在蚊体的发育。

2. 在终末宿主——人体内的发育 携带感染期丝状蚴的蚊吸血时，丝状蚴经皮肤进入人体皮下组织后，迅速侵入附近的淋巴管，再移行至大淋巴管及淋巴结，幼虫在此再经 2 次蜕皮，大约 1 年缓慢发育为成虫。雌雄成虫常互相缠绕在一起，以淋巴液为食。成虫交配后，雌虫直接产出微丝蚴（卵胎生），微丝蚴随淋巴液进入血循环。

丝虫患者体内的微丝蚴在外周血液中的出现有一定的周期性，一般为昼少夜多，它们白天大多滞留在肺毛细血管中，夜晚则大量出现于外周血液，这种现象称夜现周期性（nocturnal periodicity）。两种微丝蚴在外周血液中出现的高峰时间略有不同，班氏微丝蚴为晚上 10 时至次晨 2 时，马来微丝蚴为晚上 8 时至次晨 4 时。不同种类的丝虫微丝蚴在外周血出现的时间有差异，大多数地区的丝虫具有明显的夜现周期性、昼现周期性或亚周期性，但在南太平洋等地区其周期性可不明显，有些地区的患者无论昼夜均可查到微丝蚴，未见明显高峰。我国流行的班氏丝虫和马来丝虫的周期性为夜现周期性。迄今尚未阐明微丝蚴夜现周期性的机制，其周期性可能与宿主中枢神经系统的兴奋、抑制有密切关系。另外，有实验证明改变患者的睡眠时间，可改变微丝蚴在外周血中的时间周期。夜现周期性还可能与人体的体温、外周血氧分压及 pH 值的昼夜变化等有关。

两种丝虫成虫寄生于人体淋巴系统的部位有所不同。班氏丝虫除寄生于四肢浅部淋巴系统外，多寄生于深部淋巴系统中，主要见于下肢、阴囊、精索、腹股沟、腹腔、肾盂等处。而马来丝虫多寄生于上、下肢浅部淋巴系统，以下肢为多见。此外两种丝虫均可有异位寄生，如眼前房、乳房、肺、脾、心包等处。

两种丝虫成虫的寿命一般为 4～10 年。微丝蚴的寿命一般 2～3 个月。在实验动物体内，微丝蚴可活 9 个月以上，在体外 4℃ 下可活 6 周。

在丝虫感染人群中，90% 的感染者由班氏丝虫引起，10% 的感染者由马来丝虫引起。人是班氏丝虫唯一的终宿主。马来丝虫除寄生于人体外，还能在多种脊椎动物体内发育成熟。马来丝虫的一些虫株可以感染猫科动物和猴类，其中叶猴感染率可达 70%。

三、致病

人体感染丝虫后，是否有致病表现取决于机体对丝虫抗原性刺激的反应、侵入的虫种和数量、重复感染的次数、虫体的死活情况、寄生部位和有无继发感染等多种因素。在丝虫病的发病过程中，成虫起主要作用，感染期幼虫几乎不产生致病作用，微丝蚴的致病作用也很微弱。丝虫病的发病机制有淋巴管扩张、淋巴管感染和淋巴结阻塞等。丝虫病的潜伏期为 4～5 个月，也可长达 1 年以上。病程可长达数年至数十年。在人群中，依据患者有无感染史，以及感染者对丝虫抗原产生的免疫应答能力的不同，可出现以下几种类型的临床表现：

1. **微丝蚴血症** 又称无症状期。潜伏期后血中出现微丝蚴，患者一般无任何临床症状，成为带虫者。如不治疗，微丝蚴血症可持续数年。

2. **急性期过敏和炎症反应** 又称急性丝虫病。幼虫和成虫的分泌物、代谢及虫体分解产物等可刺激机体产生变态反应。在感染早期，淋巴管可出现内膜肿胀，内皮细胞增生；随之管壁及周围组织出现炎性细胞浸润，以嗜酸性粒细胞为主；导致淋巴管壁增厚，瓣膜功能受损，管内形成淋巴栓。

急性期的临床症状表现为逆行性淋巴管炎、丹毒样皮炎及淋巴结炎等。淋巴管炎的特征为逆行性，发作时可见皮下一条红线离心性地发展，俗称"流火"或"红线"，以下肢为多见。丹毒样皮炎表现为局部皮肤出现弥漫性红肿，表面光亮，有压痛及灼热感，主要是由于皮肤浅表淋巴管出现炎症，病变部位多见于小腿中下部。班氏丝虫成虫若寄生于阴囊内淋巴管中，可引起精索炎、附睾炎或睾丸炎。在出现局部炎症的同时，患者常伴有畏寒、发热、头痛、关节酸痛等，即丝虫热。有些患者可仅有畏寒发热而无局部症状。

3. **慢性期阻塞性病变** 又称慢性丝虫病。由于急性期炎症反复发作，导致淋巴管扩张，瓣膜关闭不全，淋巴液淤积。以后淋巴管壁出现炎症细胞浸润、内皮细胞增生、管腔变窄而导致淋巴管闭塞。以死亡的成虫和微丝蚴为中心，周围大量炎性细胞浸润而形成丝虫性肉芽肿，最终导致淋巴管栓塞。阻塞部位远端的淋巴管内压力增高，形成淋巴管曲张甚至破裂，淋巴液流入周围组织，导致淋巴肿或淋巴积液。由于阻塞部位不同，患者产生以下 3 种常见的临床表现：

（1）象皮肿（elephantiasis）：是晚期丝虫病最多见的体征，下肢象皮肿最为常见，阴囊象皮肿次之，此外如上肢、阴茎、阴唇、阴蒂和乳房等部分也可见。象皮肿产生的原因是由于淋巴管破溃后流出的淋巴液积聚在皮下组织，刺激周围纤维组织增生而形成。象皮肿的初期为淋巴液肿。若在肢体，大多为压凹性水肿，提高肢体位置，可消退；继之，组织纤维化，出现非压凹性水肿，提高肢体位置不能消退，皮肤弹性消失；肢体体积增大，有大量纤维组织和脂肪以及扩张的淋巴管和积留的淋巴液，皮肤的上皮角化，最后发展为象皮肿。因象皮肿患处皮肤变硬变粗，致使局部血液循环障碍，皮肤的抵抗力降低，易引起细菌感染，导致局部急性炎症或慢性溃疡。这些病变反过来加重了象皮肿的发展。由于两种丝虫寄生部位不同，上下肢象皮肿可见于两种丝虫病，而生殖系统象皮肿仅见于班氏丝虫病。下肢象皮肿患者常自觉有沉重感、胀痛和麻木；患处可见肿大、色泽变暗，皮肤粗厚、坚实而干燥，甚至出现苔藓样变和疣状增生。阴囊象皮肿患者阴囊小者如拳头，大者可达数十千克，垂至膝下，阴茎内缩。象皮肿患者一般在血液中不易查到微丝蚴。

（2）睾丸鞘膜积液（hydrocele testis）：在班氏丝虫病患者中常见。由于精索、睾丸的淋巴管阻塞，使受阻的淋巴液流入鞘膜腔内，引起睾丸鞘膜积液，阴囊肿大。可在患者引流积液中找到微丝蚴。

（3）乳糜尿（chyluria）：是班氏丝虫病患者的泌尿及腹部淋巴管阻塞后所致的病变。阻塞部位在主动脉前淋巴结或肠干淋巴结，造成腰干淋巴压力增高，使从小肠吸收来的乳糜液回流受阻，而经侧支流入肾淋巴管，致使肾乳头黏膜薄弱处破溃，乳糜液流入肾盂，混于尿中排出。当与淋巴管伴行的肾毛细血管在肾乳头部溃破时同时破裂，乳糜尿患者可伴有血尿。乳糜尿常多次间歇发作，发作时尿呈乳白色，混有血液时呈粉红色。乳糜尿中含大量蛋白质及脂肪，沉淀物中有时可查到微丝蚴。

除上述病变外，女性乳房的丝虫结节在流行区并不少见。此外，丝虫还偶可引起眼部丝虫病，脾、胸、背、颈、臂等部位的丝虫性肉芽肿，丝虫性心包炎，乳糜胸腔积液，乳糜血痰，以及骨髓内微丝蚴症等。

4. 隐性丝虫病（occult filariasis）　也称热带肺嗜酸性粒细胞增多症，不到1%的丝虫患者出现此症。临床表现为夜间发作性哮喘或咳嗽，伴疲乏和低热，血中嗜酸性粒细胞增多，IgE水平升高，胸部X线透视可见中下肺弥漫性粟粒样阴影。外周血中查不到微丝蚴，但在肺或淋巴结的活检中可查到微丝蚴。该症是由宿主对微丝蚴抗原所表现的I型超敏反应所致。

四、诊断

丝虫病主要根据患者临床症状、流行病史和病原检查进行诊断，免疫诊断可用作辅助诊断。

1. 病原诊断

（1）血检微丝蚴：由于微丝蚴具有夜现周期性，取血时间以晚9时至次晨2时为宜。

1）厚血膜法：取末梢血3大滴涂成厚片，干后溶血染色镜检。

2）新鲜血滴法：取末梢血1大滴于载玻片上的生理盐水中，加盖片后立即镜检，观察微丝蚴。

3）浓集法：取静脉血1～2ml，经溶血后离心沉淀或用微孔膜过滤，取沉渣镜检。此法可提高检出率。

4）海群生白天诱出法：白天给被检者口服海群生2～6mg/kg体重，于服后30～60min间采血检查。此法可用于夜间取血不方便者。

（2）体液和尿液检查微丝蚴：微丝蚴亦可见于各种体液和尿液，故取患者鞘膜积液、淋巴液、腹水、乳糜尿和尿液等体液涂片，染色镜检。

（3）成虫检查法

1）直接查虫法：对淋巴系统炎症正在发作的患者，或在治疗后出现淋巴结节的患者，可用注射器从可疑的结节中抽取成虫，或切除可疑结节，检查成虫。

2）病理切片检查：将取下的可疑结节，按常规法制成病理切片镜检。若为丝虫性结节，可见结节中心有成虫，其周围为典型的丝虫性病变，有大量嗜酸性粒细胞、巨噬细胞、浆细胞和炎症细胞浸润而形成的肉芽肿。

2. 免疫诊断

（1）皮内试验：不能用作确诊患者的依据，可用于流行病学调查。

（2）检测抗体：试验方法很多，丝虫成虫冰冻切片抗原间接荧光抗体试验（indirect fluorescent antibody technique, IFAT）、成虫冰冻切片免疫酶染色试验（IEST）及马来丝虫成虫或微丝蚴的可溶性抗原酶联免疫吸附试验的敏感性和特异性均较高。

（3）检测抗原：近年来国内制备的抗丝虫抗原的单克隆抗体用 ELISA 双抗体法和斑点 ELISA 法分别检测班氏和马来丝虫循环抗原的实验研究已获初步进展。

五、流行

1. 地理分布　班氏丝虫病广泛分布于亚洲、非洲、中南美洲、东地中海和大洋洲及太平洋岛屿约 70 个国家和地区，以亚洲和非洲较为严重。马来丝虫病流行限于亚洲，主要在东南亚、东亚和南亚的十余个国家。据世界卫生组织 2017 年 3 月报告，目前全球有 54 个国家的 9.47 亿人受到淋巴丝虫的威胁，超过 1.2 亿人被感染，其中 2500 万男性罹患生殖系统丝虫病，1500 万罹患淋巴水肿。

据 20 世纪 50 年代调查，全国共有 864 个县（市）流行本病，患者约 3099.4 万，受威胁人口高达 3.3 亿。我国中部和南部的山东、河南、湖北、安徽、江苏、浙江、江西、福建、广东、海南、上海、湖南、贵州、四川、重庆、广西及台湾等省、自治区、直辖市都曾有丝虫病流行。经 50 多年大力防治，取得了巨大成绩。2006 年，我国已通过 WHO 基本消灭丝虫病的考核；目前我国丝虫病的防治工作为消除后的监测阶段。

2. 流行环节及影响因素

（1）传染源：血中有微丝蚴的带虫者及患者都是丝虫病的传染源。近年来我国现场防治结果表明，在达到基本消灭丝虫病的指标后，人群中残存微丝蚴血症者的微丝蚴密度在 5 条 /60μl 以下时，即使不继续防治，也可陆续转阴。因此，在基本消灭该病的地区应加强对外来人口的查治，以防止传染源的输入。

（2）传播媒介：班氏丝虫的主要传播媒介为淡色库蚊（*Culex pipiens pallens*）和致倦库蚊（*Cx. pipiens quinquefasciatus*），中华按蚊（*Anopheles sinensis*）是其次要媒介。马来丝虫的主要传播媒介为雷氏按蚊嗜人血亚种（*An. lesteri anthropophagus*）和中华按蚊。在我国东南沿海，东乡伊蚊（*Aedes togoi*）可作为两型丝虫的传播媒介。

（3）易感人群：男女老少均可感染。流行区微丝蚴感染高峰年龄多在 21～30 岁。

（4）影响流行的因素：自然因素主要为温度、湿度、雨量、地理环境等。这些因素既影响蚊虫的滋生、繁殖和吸血活动，也影响丝虫幼虫在蚊体内的发育。因此，我国丝虫病的感染季节主要为 5～10 月。社会因素对丝虫病防治起决定性作用。

六、防治原则

在丝虫病防治工作中，普查普治和防蚊灭蚊是两项主要措施。在已达基本消灭丝虫病指标的地区，应将防治工作重点转入监测管理阶段。

1. 普查普治 加强对丝虫病流行病区监测。主要进行病原学监测，对流行病区每个调查点监测 500～1000 人，整群抽查，对象为 6 周岁以上居民。方法采用夜间（晚上 21:00 至凌晨 2:00）耳垂采血，用厚血膜双片法检查微丝蚴。

班氏丝虫病个体治疗用海群生（hetrazan，又名乙胺嗪，diethylcarbamazine，DEC）总剂量 4.2g 的 7 天疗法；马来丝虫病个体治疗用海群生总剂量 2g 的 4 天疗法。此外，呋喃嘧酮（furapyrimidone）和伊维菌素（ivermectin）对两种丝虫均有良好效果。WHO 推荐阿苯达唑（400mg）配以伊维菌素（150～200μg/kg 体重），或枸橼酸乙胺嗪（6mg/kg 体重），每年对整个危险人群施行双药单剂给药，有效减少微丝蚴在血液中的密度，以阻断传播。

群体治疗：在流行区防治工作中广泛采用了海群生药盐，按每人每天平均服用海群生 50mg 计，制成浓度为 0.3% 的药盐，食用半年。

对症治疗：急性丝虫病患者可给予消炎镇痛药治疗；象皮肿患者可采用理疗后弹性绷带包扎患肢；鞘膜积液量多者采用鞘膜翻转手术治疗；乳糜尿发作期间注意休息，忌食油类及含脂肪食物。

2. 防蚊灭蚊 ①结合环境整治和新农村建设，清除蚊媒滋生地；②提倡使用蚊帐、纱窗、纱门等防蚊设备和应用驱蚊剂；③在有嗜人按蚊的马来丝虫病流行区，可结合疟疾防治开展杀虫剂室内灭蚊。

3. 加强对已达基本消灭丝虫病指标地区的流行病学监测 ①病原检测：对原流行区 5 岁儿童血检普查，对原微丝蚴阳性人群每年血检一次；②血清监测：对重点村居民进行免疫学检查，对阳性者再血检微丝蚴；③蚊媒监测：捕捉、解剖蚊媒，检查丝虫幼虫。

思 考 题

1. 简述班氏丝虫与马来丝虫生活史的异同。
2. 简述丝虫慢性阻塞性病变的机制及其临床表现。
3. 诊断丝虫病有哪些病原学方法？请列出注意事项。

（蔡国斌，董惠芬）

第七节 旋毛形线虫

旋毛形线虫（*Trichinella spiralis*）简称旋毛虫，隶属于毛形线虫科旋毛形线虫属。旋毛虫寄生于猪、鼠、熊、野猪等 150 多种哺乳动物和人体内，引起旋毛虫病。旋毛虫成虫和幼虫寄生于同一宿主的小肠和横纹肌细胞内，因生食或半生食含有旋毛虫幼虫囊包的动物肉类及其制品而感染，临床主要表现为发热、眼睑水肿、皮疹和肌肉疼痛等，重症患者可因并发症而死亡。旋毛虫病是一种严重危害人体健康的人畜共患食源性寄生虫病。

1828 年，皮柯克（Peacock）在伦敦进行常规尸检时首次在人体肌肉中发现旋毛虫。1835 年，欧文（Owen）描述了该虫的形态，并命名为旋毛虫（*Trichina spiralis*）。1895 年，奈里特（Railliet）提出将旋毛虫的属名从 *Trichina* 改为 *Trichinella*，因为早在 1830 年 *Trichina* 已被用于蝇的一个属名，更改后的新名 *Trichinella spiralis* 被普遍接受并沿用至今。随着旋毛虫生物学、遗传学、生物化学和分子生物学研究的深入，现将旋毛虫分为 8 个种，即旋毛虫（*T. spiralis*，T1）、乡土旋毛虫（*T. nativa*，T2）、布氏旋毛虫（*T. britovi*，T3）、伪旋毛虫（*T. pseudospiralis*，T4）、米氏旋毛虫（*T. murrelli*，T5）、纳氏旋毛虫（*T. nelsoni*，T7）、巴布亚旋毛虫（*T. papuae*，T10）及津巴布韦旋毛虫（*T. zimbabwensis*，T11），以及 *Trichinella* T6、T8、T9 和 T12 这 4 个分类地位尚未确定的基因型，其中伪旋毛虫、巴布亚旋毛虫及津巴布韦旋毛虫在肌肉内不形成幼虫囊包。目前发现我国存在旋毛虫和乡土旋毛虫 2 种。旋毛虫 *T. spiralis* 分布广泛，是引起人体旋毛虫病的主要病原体，多数死亡病例是由此种旋毛虫所致。除了不成囊的伪旋毛虫虫体较小之外，其他 7 种旋毛虫在形态学上不能鉴别。

一、形态

1. 成虫　成虫细小，线状，乳白色，虫体前端细而后端稍粗。雌雄异体。雄虫大小为（1.0～1.8）mm×（0.03～0.05）mm，尾端具一对钟状交配附器，无交合刺。雌虫大小约（2.5～3.5）mm×0.05mm，尾部直而钝圆。成虫的消化道为一简单管道，包括口、咽管、中肠、后肠和肛门。口圆形；咽管细长，占虫体的 1/3～1/2，数十个杆细胞组成的杆状体位于咽管后段背侧，杆细胞分泌物通过微管排入咽管腔，具有消化功能和抗原性。肛门位于虫体尾端。雌、雄成虫的生殖系统均为单管型。雄虫生殖器官由管状的睾丸、输精管、贮精囊和射精管组成，开口于泄殖腔。雌虫生殖器官由管状的卵巢、输卵管、受精囊、子宫和阴道组成，开口于阴门，阴门位于虫体前 1/5 处；子宫较长，近端含未分裂的卵细胞，中段含虫卵，近阴门处已有发育成熟的幼虫，新生幼虫自阴门产出，所以，旋毛虫的生殖方式为卵胎生（图 38-7-1）。

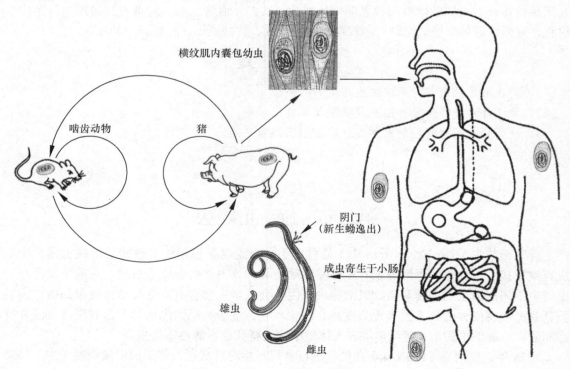

横纹肌内囊包幼虫

啮齿动物　猪

阴门
（新生蚴逸出）

成虫寄生于小肠

雄虫

雌虫

图 38-7-1　旋毛虫形态与生活史

2. 新生幼虫　新生幼虫是旋毛虫雌虫刚产出的幼虫，大小约为 $124\mu m \times 6\mu m$，呈圆柱形或棒状，虫体两端钝圆。

3. 成熟幼虫　又称为感染期幼虫、成囊幼虫、囊包幼虫或肌肉幼虫，具有感染性。成熟幼虫蜷曲在宿主横纹肌细胞中的梭形囊包内，囊包大小约为 $(0.25 \sim 0.5)$ mm $\times$ $(0.21 \sim 0.42)$ mm，其长轴与横纹肌纤维相平行。1 个囊包内通常含 $1 \sim 2$ 条蜷曲的幼虫，有时可多达 $6 \sim 7$ 条。囊内成熟幼虫消化道完全，咽管结构与成虫相似；生殖系统由未分化的生殖原基组成，根据其解剖特征可区分雌、雄幼虫。囊包壁由内、外两层构成，内层厚而外层薄，由成肌细胞退变及结缔组织增生形成（图 38-7-1）。

二、生活史

旋毛虫成虫和幼虫寄生于同一个宿主体内，成虫寄生于小肠，主要在十二指肠和空肠上段；含幼虫的囊包则寄生于同一宿主的横纹肌细胞内，对新宿主具有感染性。在旋毛虫发育过程中，无外界的自由生活阶段，但必须转换宿主才能继续下一代生活史。因此，被旋毛虫寄生的宿主既是终宿主，又是中间宿主。人、猪、野猪、犬、鼠、猫、熊、狼、狐等多种哺乳动物均可作为旋毛虫的宿主。在人没有参与的情况下，旋毛虫可在动物宿主之间相互传播。

当人或其他动物宿主食入含有活的旋毛虫囊包幼虫的动物肉类及其制品时，旋毛虫经口进入体内造成感染。在宿主胃液和肠液的作用下，数小时内，囊包幼虫脱囊而出，并钻入十二指肠及空肠上段的肠黏膜内，经短暂发育后再返回肠腔寄生。少数虫体可侵入腹腔或肠系膜淋巴结寄生。在感染后 $30 \sim 48h$ 内，幼虫蜕皮 4 次发育为成虫。成虫寄生于宿主肠绒毛的肠陷窝内，以肠绒毛为食。雌、雄虫成熟后交配，交配后多数雄虫死亡，随宿主粪便排出；雌虫则钻入肠黏膜内继续发育，雌虫子宫内的虫卵发育为幼虫，幼虫逐渐移向阴门，在感染后第 $5 \sim 7$ 天，雌虫开始产出新生幼虫。每条雌虫一生可产 $1500 \sim 2000$ 条幼虫，最多可达 10 000 条。产幼虫期可持续 $4 \sim 16$ 周，少数可持续到死亡。雌虫寿命一般为 $1 \sim 2$ 个月，也可达 $3 \sim 4$ 个月。

附着在肠黏膜表面的少数新生幼虫可从肠腔排出，但绝大多数新生幼虫在肠黏膜内侵入局部的淋巴管或小静脉，随淋巴和血液循环到达宿主各器官、组织及体腔，但只有到达横纹肌细胞内的幼虫才能存活、继续发育。新生幼虫的移行过程非常短暂，在血循环中的时间不超过 5h。幼虫侵入部位多是活动频繁、血液供应丰富的肌肉，如膈肌、舌肌、咬肌、咽喉肌、胸肌、肋间肌及腓肠肌等处，可能与肌糖原含量较低，有利于囊包的形成有关。随着幼虫逐渐长大卷曲，受累的横纹肌细胞胞腔也随之增大，出现明显的结构和功能改变，转变为保育细胞，为幼虫提供营养物质，并保护幼虫免遭宿主免疫攻击。约在感染后 1 个月，幼虫周围出现纤维性囊壁，并不断增厚，形成含有幼虫的囊包。成熟的囊包幼虫对新宿主具有感染性，若被新宿主吞食后，可重复其生活史。囊包幼虫若无机会进入新宿主体内，多在感染后半年，囊包两端开始钙化，幼虫逐渐丧失感染能力并随之死亡，最后整个囊包钙化。但少数钙化囊包内的幼虫可存活数年，最长可达 30 年（图 38-7-1）。

三、致病

旋毛虫病的潜伏期多为 $5 \sim 15$ 天，平均 10 天左右，也可短至数小时。一般来说，潜伏期越短，病情越重。旋毛虫对人体的致病作用与许多因素有关，如食入囊包的数量、幼虫的活力、幼虫的侵犯部位以及人体对旋毛虫的免疫力等因素有关。旋毛虫引起临床表现的最低感染剂量为 $70 \sim 150$ 条幼虫。感染轻者可无症状，重者临床表现复杂多样，常可导致误诊，如未及时治疗，可在发病后 3～7 周内死亡。

根据旋毛虫侵犯部位和临床表现的不同，可将旋毛虫的致病过程分为连续的三个阶段：

1. **侵入期（肠型期）**　宿主食入旋毛虫幼虫囊包，幼虫在小肠内脱囊并钻入肠黏膜发育为成虫的过程称为侵入期。由于脱囊幼虫和成虫侵入肠黏膜，尤其是成虫以肠绒毛为食，虫体的排泄分泌物及产出的大量幼虫的刺激，导致十二指肠和空肠广泛的炎症。病变局部充血、水肿、灶性出血，甚至出现浅表溃疡，但病变一般比较轻微。此期临床表现以消化系统症状为主，故又称为肠型期。

临床症状最早开始于感染后 1～2 天，持续 1 周左右。患者有恶心、呕吐、腹痛、腹泻等急性胃肠炎症状，常伴有乏力、畏寒、发热等全身症状。易误诊为急性胃肠炎、食物中毒等。侵入期症状一般较轻微，常被患者忽视。

2. **幼虫移行期（肌型期）**　旋毛虫雌虫产出的新生幼虫从肠黏膜侵入淋巴管和小血管，随血液循环移行，穿破各脏器的毛细血管到达横纹肌，幼虫的毒性代谢产物引起全身中毒症状及超敏反应，幼虫侵入肌肉时使肌纤维遭到严重破坏，引起肌纤维变性、肿胀、排列紊乱、横纹消失、肌间质水肿及炎性细胞浸润，导致全身性血管炎及肌炎的发生。由于病变部位主要在肌肉，所以又称为肌型期。

发热、眼睑或面部水肿及肌肉疼痛是本期的主要临床表现。临床表现为持续性高热，体温多在 38～40℃。在发热的同时，多数患者出现眼睑、眼眶周围及面部水肿，常持续 1 周，重者可伴有下肢甚至全身水肿。全身性肌肉酸痛是旋毛虫病最为突出的症状，肌肉肿胀，有硬结感，压痛与触痛明显，尤以腓肠肌疼痛最为明显，其次为三角肌、肱二头肌及咀嚼肌，患者常呈强迫屈曲状，活动受限，可伴咀嚼吞咽和说话困难，患者感觉极度乏力。此外，部分患者可出现球结膜充血水肿、指（趾）甲甲板下线状或半月形出血、过敏性皮疹和嗜酸性粒细胞增多（10%～70% 或以上）等。重症者水肿可遍及全身及各内脏器官，如肺水肿、胸腔积液、心包积液等，可出现毒血症、心肌炎、心力衰竭和颅内高压等。心肌炎并发心力衰竭是旋毛虫病患者死亡的主要原因。肌型期一般可持续 2 周至 2 个月以上。

3. **囊包形成期（恢复期）**　囊包形成期是受损肌细胞修复的过程，在感染后第 4～16 周。

随着幼虫长大、虫体卷曲，幼虫寄生的横纹肌细胞逐渐膨大成纺锤状，梭形囊包形成包围虫体。囊包外周的炎性细胞浸润逐渐减退，肌膜周围直接相连的纤维结缔组织增生，形成很薄的囊壁外层包裹囊包。随着肌肉内幼虫囊包的形成，急性炎症逐渐消退；囊包内幼虫最终被钙化，患者全身症状逐渐减轻或消失，但肌痛仍可持续数月之久。此期重症患者可出现恶病质，或因毒血症、心肌炎而死亡。据报告，国外本病的病死率为 6%～30%，国内约为 3%。

四、诊断

旋毛虫病的临床表现复杂多样，而且病程的不同期有不同的症状，无特异性，临床及时诊断较困难，因此病史及流行病学资料对临床诊断具有重要意义。当患者出现发热、消化道症状、颜面水肿、全身肌肉尤其是手臂及小腿肌肉酸痛、嗜酸性粒细胞增高等临床表现时应高度怀疑。注意询问患者有无生食或半生食动物肉类及其制品，一同进食者有无相似的临床表现等情况均有助于临床诊断。若能从患者肌肉内活检出幼虫或囊包则可确诊，免疫学检查可辅助诊断。

1. **病原学诊断**　肌肉活组织检查是明确诊断旋毛虫病的方法。从发病 10 天以上的患者肌肉疼痛部位（多为腓肠肌、肱二头肌或三角肌近肌腱处），取米粒大小 0.2～0.5g 的肌肉组织压片镜检，查到旋毛虫幼虫或梭形囊包即可确诊。但由于取材部位和取材量受限，肌肉活组织检查的检出率仅为 50% 左右，容易漏诊，同时又是创伤性检查，所以限制了该方法在临床上的应用。检查患者吃剩的肉类可为明确诊断提供重要线索。

为提高检出率，可采用人工胃液消化分离法。该方法检出率高，但较繁杂，临床少用，多用于实验室。也可将患者吃剩的、可疑旋毛虫幼虫寄生的肌肉喂食小白鼠、家兔等实验动物，感染一个月后镜检实验动物肌肉组织，发现旋毛虫幼虫也可确诊。此方法繁杂、耗时，临床少用，多用于实验室。

对肌肉活检标本进行病理学检查时，可发现旋毛虫幼虫的断面、纤维囊、炎性细胞浸润及肌细胞的嗜碱性转变。肌细胞的嗜碱性转变也是诊断旋毛虫感染的重要指标。

2. 免疫学诊断　对早期或轻度感染者，病原学检查不容易查到旋毛虫幼虫，此时可采用免疫学方法检测患者血清中的旋毛虫特异性抗体或循环抗原，阳性结果可辅助诊断旋毛虫病。常用方法有皮内试验、环幼沉淀试验（circumlarval precipitin test，CPT）、皂土絮状试验（bentonite flocculation test，BFT）、酶联免疫吸附试验、间接血凝试验、对流免疫电泳及间接免疫过氧化物酶染色法等。如有条件，最好是 2~3 种方法同时使用，以提高其可靠性。

3. 其他检查　急性期白细胞总数多在（10~20）×10^9/L 之间，绝大多数患者嗜酸性粒细胞常明显升高，占 10%~40%，甚至高达 90%。酶学检查表现为血清肌酸磷酸激酶和乳酸脱氢酶活性增高。

五、流行

旋毛虫病的地理分布广泛，全球 55 个国家有人体旋毛虫病报告。旋毛虫病曾在欧洲、北美洲严重流行，通过严格的猪肉检疫，发病率已明显下降。目前，旋毛虫病仍流行于俄罗斯、东欧国家以及墨西哥、智利、阿根廷、泰国等地。法国和意大利曾发生因食马肉引起的旋毛虫感染，在美国和加拿大发生了多起因食熊、海象、美洲狮等野生动物肉类导致的本病暴发，现已将旋毛虫病列入再度肆虐的疾病（re-emerging disease）。我国除海南和台湾外的省、市、区均有动物感染旋毛虫的报道，其中以西南、中原及东北地区猪的旋毛虫感染率较高。人体旋毛虫病的流行具有地方性、群体性、食源性和季节性的特点。1964—2008 年我国12 个省、市、区暴发 580 多起旋毛虫病，发病 25 125 例，死亡 257 人。我国人体旋毛虫病的流行区主要分布在西南（云南、西藏、广西、四川）、中原（湖北、河南）和东北 3 省，散发病例见于全国各地。

旋毛虫存在家养动物环和野生动物环 2 个传播环。在人类未参与的情况下，这 2 个传播环均能各自传播，从而使旋毛虫在自然界得以长期保存。旋毛虫病是一种动物源性疾病，目前已发现猪、野猪、狗、鼠、熊等 150 多种动物可自然感染旋毛虫，这些动物通过相互残杀吞食或食入含有旋毛虫活幼虫的动物尸体而相互传播，成为人类感染的自然疫源。猪因吞食了含活幼虫囊包的肉屑或鼠类而感染，人体感染主要是因生食或半生食含活幼虫囊包的猪肉及其制品引起，猪是我国人体旋毛虫病的主要传染源。近年来，随着人们生活水平的提高、饮食习惯的改变，野生动物肉类作为人体旋毛虫病传染源的重要性日渐明显，已发生多起因食野猪肉、熊肉等野生动物肉类引起旋毛虫病暴发的报道。旋毛虫的感染取决于当地居民食肉的习惯和方法，如：①吃生肉。在云南等少数民族地区，常将生肉剁碎或切丝，拌以佐料后食用，如云南大理白族的"生皮"、云南傣族的"剁生"等；我国东北地区有吃凉拌生狗肉的习惯。②吃半生肉。如云南的风味美食"过桥米线"，是将生猪肉片放入滚烫的鸡汤中烫熟后食用，如汤的温度不够高、烫的时间不够长或肉片太厚都不能杀死肉中的旋毛虫，食入后可能会导致感染；另外，过分追求肉质鲜嫩的爆炒肉、未煮熟的肉馅饺子、"涮猪肉""涮羊肉"等也因烹饪时间过短不能将肉中的旋毛虫杀死。③生吃腌腊肉类。腌肉、香肠、腊肠、生肉发酵的酸肉等腌腊食品的熏烤、腌制或暴晒等加工过程均不能杀死肉中囊包内的旋毛虫幼虫。④刀、砧板及碗碟生熟食不分，含有旋毛虫幼虫的肉屑交叉污染，也可导致感染。

旋毛虫幼虫囊包的抵抗力较强，能耐低温。猪肉中囊包内的幼虫在−15℃储存近20天才死亡，在−12℃时可存活57天，在腐肉中可存活2~3个月。醋、酱油、熏烤、腌制及曝晒等常常不能杀死囊包内的幼虫。但是旋毛虫幼虫不耐热，在肉块中央温度达到70℃时，囊包内的幼虫可被杀死。

无论性别、年龄和种族，人对旋毛虫均易感。人类的行为对旋毛虫病的传播有明显的影响，散发病例见于一年四季，而暴发多发生于节假日、当地居民的传统节日或婚丧、盖房等聚餐时。

六、防治

在流行区广泛开展卫生宣传和健康教育，提高民众识病、防病的能力，自觉改变不良的饮食习惯和烹饪方式，不生食或半生食猪肉和其他动物肉类及肉制品，是预防旋毛虫病的关键措施。提倡生、熟食品刀砧分开，防止生肉屑污染餐具等。严格执行肉类卫生检疫制度，加强食品卫生监督，未经检疫的肉类不准上市销售。感染旋毛虫的猪肉要坚决销毁，禁止食用。改善养猪方法，有条件的地方尽量建立工业化养猪场，对猪进行规范化饲养；分散饲养的猪提倡圈养，管理好粪便，保持猪舍清洁卫生；用熟饲料喂猪，以防猪的感染。结合爱国卫生运动，消灭鼠类等保虫宿主以减少传染源。

积极治疗患者。阿苯达唑（丙硫咪唑）是目前国内治疗旋毛虫病的首选药物，该药不仅可驱出肠内早期脱囊幼虫和成虫、抑制雌虫产幼虫，还可杀死移行期幼虫和肌肉中幼虫，并具有明显的退热、镇痛、抗炎及改善症状的作用。多数患者在治疗2天后开始退热、3~5天内体温恢复正常，水肿消退，肌肉疼痛明显减轻。也可用甲苯达唑、噻嘧啶进行驱虫治疗。

思 考 题

结合旋毛虫生活史，简述旋毛虫病的临床表现。

（申丽洁）

第八节　粪类圆线虫

粪类圆线虫（*Strongyloides stercoralis*）为兼性寄生虫，既可营自生生活，又可营寄生生活，生活史较复杂，包括自生世代和寄生世代。成虫主要在宿主（如人、狗、猫等）小肠内寄生，幼虫可侵入肺、脑、肝和肾等组织器官，引起粪类圆线虫病（strongyloidiasis）。粪类圆线虫在宿主体内的生活阶段包括成虫、虫卵、杆状蚴和丝状蚴四个不同发育阶段。粪类圆线虫的丝状蚴与钩虫及东方毛圆线虫的幼虫极为相似，应注意鉴别。

一、形态

自生世代的雌虫大小平均为 0.53mm×0.075mm，尾端尖细，生殖系统为双管型，阴门位于体腹面中部略后；雄虫大小平均为 0.37mm×0.05mm，尾端向腹面卷曲，具 2 根交合刺（图 38-8-1）。

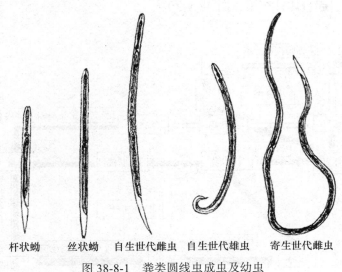

杆状蚴　丝状蚴　自生世代雌虫　自生世代雄虫　寄生世代雌虫

图 38-8-1　粪类圆线虫成虫及幼虫

寄生世代雌虫大小为 2.2mm×（0.03~0.074）mm，虫体半透明，体表具细横纹，尾部尖细，末端略呈锥形。口腔短，咽管细长，为虫体长的 1/3~2/5，肛门位于近末端处腹面，子宫前后排列，其内各含 8~12 个虫卵，阴门位于距尾端 1/3 处的腹面（图 38-8-1）。

杆状蚴长为 0.2~0.45mm，具双球型咽管（图 38-8-1）。

丝状蚴为感染期幼虫，虫体细长，长为 0.6~0.7mm，咽管呈柱状，尾端尖而分叉（图 38-8-1）。

虫卵形态与钩虫卵相似，为椭圆形，卵壳薄、无色透明，大小为（50~70）μm×（30~40）μm，部分虫卵内有幼胚。

二、生活史

粪类圆线虫的生活史复杂，包括在土壤中进行的自生世代和在人体内进行的寄生世代。

1. 自生世代　雌虫产下的虫卵在温暖、潮湿的土壤中，数小时内孵化出杆状蚴，并在 36~48h 内经 4 次蜕皮后发育为成虫。在外界环境适宜时，自生世代可继续多次，此过程称为间接发育。当外界环境不利于虫体发育时，杆状蚴蜕皮两次，发育为感染期丝状蚴。

2. 寄生世代　丝状蚴经皮肤主动侵入人体后，随血循环经右心至肺，穿破肺毛细血管，进入肺泡。然后，沿支气管、气管移行至咽，被吞咽至消化道，并钻入小肠黏膜，蜕皮 2 次，发育为成虫，此过程称为直接发育。雌虫在肠黏膜内产卵；虫卵发育较快，数小时后即可孵化出杆状蚴，从肠黏膜内逸出，进入肠腔，随粪便排出体外。自丝状蚴感染人体至杆状蚴排出，至少需要 17 天。严重腹泻的患者，也可自粪便中排出虫卵。除肠道外，粪类圆线虫还可寄生于肺或泌尿生殖系统，随痰排出的多为丝状蚴，随尿排出的多为杆状蚴。杆状蚴被排出后经两次蜕皮直接发育为丝状蚴，再感染人体；另外，也可间接发育为自生世代的成虫。在人体内有无寄生性雄虫，目前尚有争论。

当机体免疫力降低或发生便秘等特殊情况下，杆状蚴在肠腔内迅速发育为丝状蚴，再自小肠下段或结肠的黏膜内侵入血循环，引起自体内感染。此外，若排出的丝状蚴附在肛周，亦可钻入皮肤，而引起自体外感染（图 38-8-2）。

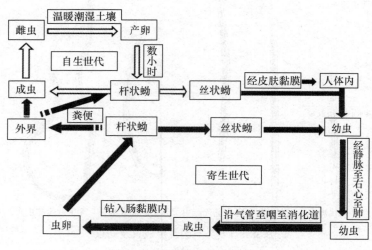

图 38-8-2   粪类圆线虫生活史

三、致病

粪类圆线虫的致病作用与其感染程度及人体健康状况，特别是免疫功能状态有密切关系。轻度感染时，可无明显临床症状，但由于自身感染引起的反复重度感染，常可使患者严重衰竭而导致死亡，故其致病性已越来越引起注目。

在流行区，人感染粪类圆线虫后可表现出三类病型：第一类无临床症状的携带者；第二类为慢性自身感染者，可间歇出现消化道症状；第三类长期使用激素或患艾滋病等免疫功能低下的人可发生播散性超度感染（disseminated hyperinfection），幼虫进入脑、肝、肺、肾及泌尿系统等器官，导致弥漫性的组织损伤，患者可出现腹泻、肺炎、出血、脑膜炎及败血症等，往往因严重衰竭而死亡。

粪类圆线虫病患者的主要临床表现包括以下几方面：

1. 皮肤损伤   丝状蚴侵入皮肤后，可引起小出血点、丘疹并伴有刺痛和痒感，甚至可出现移行性线状荨麻疹，病变常可反复出现在肛周、腹股沟、臀部等处皮肤。

2. 肺部症状   丝状蚴在肺部移行时，轻者可表现出过敏性肺炎或哮喘，重度感染者可出现咳嗽、多痰、持续性哮喘、呼吸困难、嗜酸性粒细胞增多等；肺部弥漫性感染的病例，可出现高热、肺功能衰竭，尸检可见肺内有大量幼虫，肺泡大量出血。胸部 X 线照片肺部表现为粟粒状或网状结节样阴影，有时可见肺空洞和胸膜液渗出。

3. 消化道症状   成虫寄生在小肠黏膜内所引起的机械性刺激和毒性作用，轻者表现为以黏膜充血为主的卡他性肠炎；重者可表现为水肿性肠炎或溃疡性肠炎；甚至引起肠壁糜烂，导致肠穿孔，也可累及胃和结肠。患者可出现恶心、呕吐、腹痛、腹泻等，并伴有发热、贫血和全身不适等症状。

4. 弥漫性粪类圆线虫病 丝状蚴在自身超度感染者体内，还可移行扩散到心、脑、肺、胰、卵巢、肾、淋巴结和甲状腺等组织引起广泛性的损伤，形成肉芽肿病变，导致弥漫性粪类圆线虫病发生。这种病例常出现在长期使用免疫抑制剂、细胞毒药物或患各种消耗性疾病（如恶性肿瘤、白血病、结核病等）、先天性免疫缺陷和艾滋病患者中。当大量幼虫在体内移行，可将肠道细菌带入血流，引起败血症，可造成多器官损害，可出现强烈的超敏反应，如过敏性肺炎、过敏性关节炎和化脓性脑膜炎等。迄今为止，由重度粪类圆线虫自身感染致死的报道已有百余例。国内海南省报道一例粪类圆线虫重度感染患者，检查发现每克粪便含幼虫 135 200 条；湖南省报道一例患者痰涂片每个低倍视野有 5～32 条幼虫。

四、诊断

从粪便、痰、尿或脑积液中检获幼虫或培养出丝状蚴为确诊依据。在腹泻患者的粪便中也可检出虫卵，可用粪便直接涂片法、沉淀法、贝氏分离法。由于患者有间歇性排虫现象，故应多次反复检查。观察虫体时，滴加卢戈氏碘液，可使幼虫显现棕黄色，且虫体的结构特征清晰，便于鉴别。通过胃和十二指肠液引流查病原体，对胃肠粪类圆线虫病诊断的价值大于粪检。但须注意与钩虫丝状蚴及钩虫卵鉴别。

五、流行与防治

粪类圆线虫主要分布在热带和亚热带地区，温带及寒带地区则多为散发感染。国外已有大量病例报告，一些国家的人群感染率达 30%。我国在华南、华东、东北及华北等地均发现此病，人群感染率大多在 1% 以下。但近年在广西东南地区，调查发现人群感染率已达 11%～14%。

粪类圆线虫的防治原则基本上与钩虫相同，除应注意加强粪便与水源管理，以及做好个人防护外，尚须尽量避免发生自身感染。临床使用激素类药物或免疫抑制剂前，应做粪类圆线虫常规检查，发现有感染者，应先给予杀虫治疗。在驱虫前应停用激素类药物或免疫抑制剂。治疗本病以噻苯咪唑效果最好，治愈率达 95% 以上，但副作用较多，对肝、肾功能不好者慎用；丙硫咪唑的治愈率也可达 90% 以上。另外，噻嘧啶、左旋咪唑也有一定疗效。国外报道香茅属植物（如柠檬草）有抑制杆状蚴发育的作用，若在住地附近种植，可以起到生态学的预防效果。同时应注意家养狗、猫的检查和治疗，以防成为人体感染的来源。

思 考 题

粪类圆线虫病的症状有哪些？粪类圆线虫病怎么治疗？如何预防粪类圆线虫病？

第九节 其他常见人体寄生线虫

一、广州管圆线虫

广州管圆线虫（*Angiostrongylus cantonensis*）最早由我国学者陈心陶于 1933 年在广东家

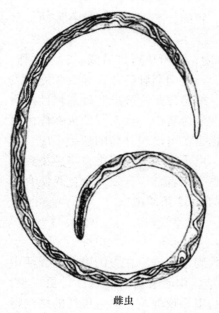

雌虫　　　　　　第三期幼虫

图 38-9-1　广州管圆线虫

鼠及褐家鼠体内发现，他当时命名为广州肺线虫。该虫偶然感染人类，引起广州管圆线虫病（angiostrongyliasis）。

（一）形态与生活史

成虫（图 38-9-1）呈线状，角皮层透明，两端略细，体表具微细环状横纹。雌虫体长约（17~45）mm×（0.3~0.66）mm，阴门开口于肛孔之前。子宫白色双管型，与充满血液的肠管缠绕成红（或黑褐）白相间的螺旋纹，十分醒目。雄虫稍小，尾端略向腹面弯曲。交合伞对称，内有辐肋支撑。虫卵无色透明，长椭圆形，卵内可见单细胞至幼虫的各个发育阶段。

成虫寄生于多种鼠类肺动脉或右心。雌虫产卵后，虫卵随血流进入肺毛细血管内继续发育，第 1 期幼虫孵出后穿破毛细血管进入肺泡，沿气管上行至咽部，被吞入消化道，再随宿主粪便排出体外。当其被吞入或主动侵入中间宿主淡水螺、蛞蝓及蜗牛等体内后，约 1 周蜕皮为第 2 期幼虫，2 周后再次蜕皮发育成第 3 期（感染期）幼虫。终宿主鼠类等吞入含有第 3 期幼虫的中间宿主、转续宿主后，幼虫经消化道穿过肠壁随血液循环到达身体各器官，但以脑部最为常见。第 3 期幼虫在脑部经 2 次蜕皮发育为幼龄成虫，从脑静脉系统经右心至肺动脉定居，继续发育至成虫（图 38-9-2）。感染后 6~7 周在粪便内即可发现第 1 期幼虫。

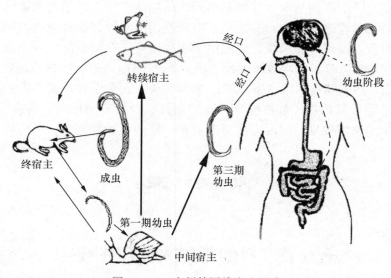

图 38-9-2　广州管圆线虫生活史

广州管圆线虫感染人体及幼虫在人体内的移行、发育的方式类似于鼠类，但一般认为人为非适宜宿主，故在体内常停留在第 4 期幼虫或早期成虫阶段。

（二）致病与诊断

人体致病主要与幼虫在人体移行过程中引起的机械性损伤及其代谢物、分泌物的毒性作用有关。虫体主要侵犯中枢神经系统，引起嗜酸性粒细胞增多性脑膜脑炎或脑膜炎，此病特征为脑脊液中嗜酸性粒细胞显著升高。临床表现有"三高"（高热、嗜酸性粒细胞高、颅压高）、"三痛"（头痛、肌肉痛、皮肤刺痛）等症状。早期患者最常见和最主要的症状为发热、急性剧烈头痛和颈项强直感。多数患者可出现躯干或四肢的感觉异常，如麻木、烧灼感和针刺感等，可见温度觉异常、痛觉过敏等；部分患者可有抽搐、癫痫、精神失常、嗜睡等症状；少数患者可出现昏迷。

患者有接触或吞食本虫中间宿主或转续宿主史的病史为本病的主要诊断依据，结合相应的临床症状与体征及脑脊液压力增高、嗜酸性粒细胞增多等进行诊断。ELISA 是目前诊断本病最常用方法。

（三）流行与防治

本虫分布于热带、亚热带地区。我国广东、福建、浙江和台湾等地时有病例发生。近年来，由于褐云玛瑙螺和福寿螺的大量养殖及食用，导致本病分布范围扩大，并有逐渐由南向北扩散趋势。例如 2006 年北京福寿螺事件，因某酒店出售凉拌生福寿螺肉，导致发病 131 例。

灭鼠对预防本病有重要的意义。要加强食品卫生及环境卫生的监测，开展卫生健康教育，改变不良卫生习惯，不生食或半生食螺类及转续宿主，不吃生菜，不喝生水。幼虫可经皮肤侵入机体，因此应防止在加工螺类过程中受到感染。迄今为止，本病尚无特效治疗药，阿苯达唑对治疗本病有一定的效果。

二、东方毛圆线虫

东方毛圆线虫（*Trichostrongylus orientalis*）是一种寄生于绵羊、兔、骆驼、马及驴等食草动物的胃和小肠内的寄生虫，亦可寄生于人体胃和小肠，引起毛圆线虫病。

（一）形态与生活史

成虫纤细，无色透明。雄虫大小平均为 4.9mm×0.074mm，尾端交合伞明显，有一对短粗交合刺。雌虫大小平均为 6.0mm×0.07mm，子宫内含 5～17 个虫卵，阴门位于虫体后 1/6 处。虫卵长圆形，无色透明，比钩虫卵略长。新鲜粪便中的虫卵内含分裂的胚细胞 10～20个（图 38-9-3）。

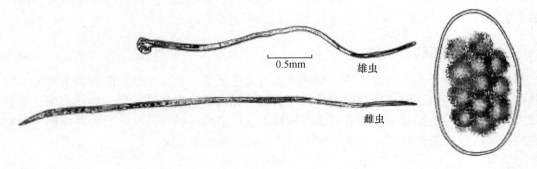

0.5mm　　雄虫

雌虫

图 38-9-3　东方毛圆线虫卵及成虫

成虫寄生于绵羊、马及驴等食草动物或人消化道内。虫卵随宿主粪便排出，幼虫孵出后经2次蜕皮发育为感染期幼虫丝状蚴，人常因生食含感染期幼虫的蔬菜而感染。幼虫在肠腔内经第3次蜕皮后，钻入小肠黏膜，经数日自黏膜逸出，进行第4次蜕皮，发育为成虫。丝状蚴亦可以经皮肤感染，但以经口感染为主。

（二）致病与诊断

本虫可引起腹痛，症状比感染钩虫所引起的腹痛略重。严重患者也可出现贫血及由虫体代谢产物所引起的毒性反应。本虫常与钩虫混合感染，与钩虫感染不易区分。本病诊断以粪便中查见虫卵或幼虫为诊断依据。应注意与钩虫和粪类圆线虫的丝状蚴相鉴别。

（三）流行与防治

东方毛圆线虫主要分布于亚洲，目前本病只有散在报道，本病的防治原则与钩虫病相似。

三、美丽筒线虫

美丽筒线虫（*Gongylonema pulchrum*）是寄生于许多哺乳动物口腔与食道黏膜及黏膜下层的一种寄生虫。它偶尔可寄生于人体并引起美丽筒线虫病（gongylonemiasis）。

（一）形态与生活史

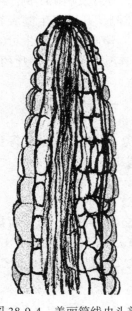

图38-9-4　美丽筒线虫头部

成虫细长，乳白色，寄生于人体的虫体较寄生于反刍动物的虫体小。雄虫大小平均为41.5mm×0.2mm，雌虫为91mm×0.35mm。虫体前段具有成行排列的花缘状表层突（图38-9-4）。近头端两侧各有颈乳突1个。雄虫尾部有明显的尾翼，有2根交合刺。雌虫尾端不对称，阴门位于肛门的稍前方。子宫粗大，内含大量虫卵。虫卵呈椭圆形，壳厚而透明，内含幼虫。

美丽筒线虫的成虫寄生于牛、马、驴、猪、猴等终宿主的口腔、食管黏膜或黏膜下层，雌虫产下含蚴虫卵，经黏膜破损处进入消化道并随粪便排出体外。如被中间宿主甲虫及蜚蠊等吞食，卵内幼虫在昆虫消化道内孵出并穿过消化道而钻入昆虫的血腔，经2次蜕皮发育为囊状的感染期幼虫。终宿主吞食此期幼虫后，幼虫破囊而出，侵入胃或十二指肠黏膜，之后潜行向上至食管、咽或口腔等黏膜寄生，经2月发育为成虫。成虫在人体内寄生时间通常为1.5年左右，长者可达5年以上。

（二）致病与诊断

本虫主要寄生于人体口腔黏膜、咽喉或食管黏膜下层。在寄生部位的黏膜上可见小疱及白色的线形隆起。由于虫体移动的刺激，可引起口腔内异物虫样蠕动感、局部痒感，重者可出现声音嘶哑、吞咽困难等。患者可出现精神不安、恐惧等精神症状。诊断可根据病史和口腔症状，如以针挑破有虫体寄生移行处的黏膜，取出虫体可确诊。

（三）流行与防治

我国从 1955 年在河南发现第一例后，迄今已报道 80 多例，主要是一些散发病例。人体感染与饮食习惯有关，如生食或半生食含有感染性幼虫的昆虫。挑破寄生部位黏膜取出虫体，症状即可消失。预防的主要措施是加强宣传教育，禁食甲虫、蝗虫、蜚蠊等昆虫。

四、结膜吸吮线虫

结膜吸吮线虫（*Thelazia callipaeda*）主要寄生于犬、猫等动物眼部，偶尔可寄生于人眼，引起结膜吸吮线虫病（thelaziasis）。本虫多见于亚洲地区，又称东方眼虫。

（一）形态与生活史

成虫（图 38-9-5）细长，乳白色，寄居于人眼结膜囊内时呈淡红色。雄虫大小为（4.5～15.0）mm×（0.25～0.75）mm，尾端向腹面弯曲，由泄殖腔伸出两根交合刺。雌虫大小（6.2～20.0）mm×（0.3～0.85）mm。肛门距尾端很近，阴门位于虫体前端食管与肠支连接处之前。虫卵在雌虫子宫内孵化出幼虫。

成虫在终宿主犬、猫等哺乳动物等眼结膜囊及泪管内，雌虫产出幼虫，混于人眼泪等分泌物中被中间宿主蝇类舔食，经 3 次蜕皮发育为感染期幼虫并进入蝇头部。当蝇再舔食终宿主眼分泌物时，感染期幼虫自喙逸出进入宿主眼结膜，发育为成虫。

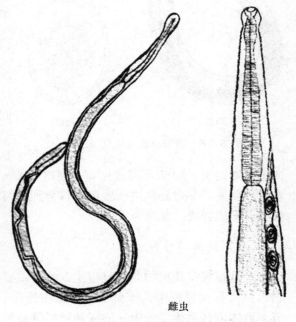

雌虫

图 38-9-5　结膜吸吮线虫

（二）致病与诊断

成虫多寄生于人眼结膜囊内，也可见于眼前房、泪小管及眼睑、泪腺、结膜下及皮脂腺管内。虫体活动时，造成的机械性刺激和损伤，加上虫体分泌物、排泄物的刺激，患者可有眼部异物感、畏光、流泪、分泌物增多及眼痛等。如寄生于眼前房，可有眼部丝状阴影飘动感、睫状体充血、眼压升高、瞳孔扩大和视力下降等。一般以单侧眼感染多见，仅少数病例发生双眼感染。自患者患处取出虫体镜检而确诊。

（三）流行与防治

本病主要分布在亚洲，近年来欧洲也出现区域性流行。我国 26 个省、市、自治区报道的病例已达数百例，一般为散发。本病多见于农村，夏秋季较多发。加强对猫、犬的管理，搞好环境卫生，注意个人卫生，可防止本病的传播。主要治疗方法是摘除虫体、对症治疗，症状多能很快消失。

五、棘颚口线虫

棘颚口线虫（*Gnathostoma spinigerum*）是犬科和猫科动物的常见寄生虫。其幼虫偶尔可寄生人体，引起颚口线虫病（gnathostomiasis）。

（一）形态与生活史

成虫较粗壮，活时鲜红色，略透明，两端略向腹面弯曲。雄虫长 11～25mm，雌虫长 25～54mm。体表前半部有很多体棘，至虫体中部体棘数目减少。雄虫末端膨大形成假交合伞，交合刺 1 对。雌虫阴门位于虫体中部略后。虫卵椭圆形，黄色和棕色，内含 1～4 个卵细胞（图 38-9-6）。

成虫寄生于猫科和犬科等食肉动物的胃壁肿块中，产下虫卵。肿块破溃后，虫卵随粪便排出体外。虫卵在水中孵化出第 1 期幼虫，被第 1 中间宿主剑水蚤吞食后，经 7～10 天发育为第 2 期幼虫。含有第 2 期成熟幼虫的剑水蚤被第 2 中间宿主淡水鱼等吞食后，侵入肌肉，30 天后发育

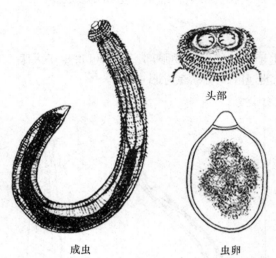

头部

成虫　　　　虫卵

图 38-9-6　棘颚口线虫成虫与虫卵

成第 3 期幼虫，60 天后形成虫囊。终宿主犬、猫等动物吞食含幼虫囊的鱼类后，第 3 期幼虫在胃内脱囊，穿过肠壁进入腹腔，移行到肌肉或结缔组织间，当发育将近成熟时，进入胃壁黏膜下形成肿块，发育为成虫。

（二）致病与诊断

人是棘颚口线虫的非适宜宿主，致病主要是由于幼虫在人体内脏组织或皮下的移行而引起。虫体移行过程中，停留在某一部位寄生，即可在该处形成脓肿或以脓肿为中心的硬结节。虫体可在消化、呼吸、泌尿和神经等系统内移行，临床表现随不同寄生部位而异。如进入脊髓及脑可引起嗜酸性粒细胞增多性脑脊髓炎。临床表现有严重的神经根痛、四肢麻痹、突发的嗜睡至深度昏迷，后果严重，甚至死亡。

皮肤活检检出虫体是最可靠的确诊方法。对无明显体表损害的可疑患者，可结合其有无生吃或半生吃本虫第 2 中间宿主或转续宿主的病史，应用免疫学试验等作辅助诊断。

（三）流行与防治

本虫主要分布于亚洲，以日本及泰国最为严重。我国至今已发现 30 多例，主要因生食或半生食鱼类、鸡鸭和猪肉而感染。预防棘颚口线虫病的方法主要是不食生的或半生的鱼类及鸡、鸭、蛙等转续宿主的肉。治疗主要靠手术取虫。

六、艾氏小杆线虫

艾氏小杆线虫（*Rhabditis axei*）亦称艾氏同杆线虫，营自生生活，常见于污水及腐败的植物中，偶尔可寄生于人体，引起艾氏小杆线虫病（rhabditelliasis axei）。

（一）形态与生活史

成虫（图 38-9-7）圆柱状，体表光滑。食管呈杆状，有 2
个咽管球。尾部长而且极尖细。雄虫长约 1.2mm。雌虫长约
1.5mm，生殖器官为双管型。

虫卵与钩虫卵相似，但略小。

艾氏小杆线虫营自生生活，雌、雄成虫交配后产下虫卵，虫
卵在适宜环境里孵化出杆状蚴。杆状蚴常生活在腐败的有机物或
污水中，经过蜕皮，发育成成虫。人体感染途径可能是在污水中
游泳、捕捞水产品而接触污水或误饮污水，幼虫经消化道或泌尿
道上行感染。

（二）致病与诊断

本虫侵入消化系统可引起腹痛、腹泻，但亦可无明显症状和
体征；侵入泌尿系统可引起发热、腰痛、血尿、尿频、尿急或尿
痛等泌尿系统炎症症状，肾实质受损时可出现下肢水肿和阴囊水
肿、乳糜尿。在尿液的沉淀物或粪便中发现虫体或虫卵是确诊本
病的依据。虫卵与钩虫卵相似易混淆。

（三）流行与防治

日本、墨西哥、以色列等国曾有艾氏小杆线虫病病例报道。
我国从 1950 年开始报道，迄今已发现 150 多例，分别从粪便和
尿液中检出，以粪检者居多。注意个人卫生，避免饮用污水或
接触污水及腐败植物是预防艾氏小杆线虫病的关键。治疗药物可用阿苯达唑、甲苯咪唑等。

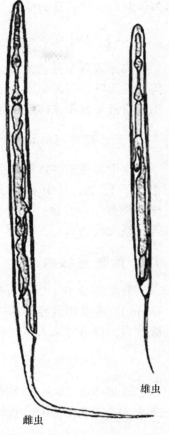

雄虫

雌虫

图 38-9-7　艾氏小杆线虫成虫

七、兽比翼线虫

兽比翼线虫（*Mammomonogamus* spp.）是一类主要寄生于多种哺乳动物、鸟类和禽类的
气管、咽喉、中耳等部位的线虫，寄生于人体的主要是喉兽比翼线虫和港归兽比翼线虫，引
起人体兽比翼线虫病（human mammomonogamosis）。

（一）形态与生活史

喉兽比翼线虫成虫虫体为鲜红色，雌虫长 8.7～23.5mm，前端口囊内具脊状齿 8 个，尾
部末端尖削，雄虫长 3.0～6.3mm，交合伞宽短，交合刺 1 根。港归兽比翼线虫虫体前端有
6 个唇瓣，缺交合刺。两种兽比翼线虫虫卵相似，呈椭圆形，卵壳无色透明，内含胚细胞或
幼胚。

生活史尚不清楚，成虫多寄生在牛、羊、鹿等食草动物气管或咽喉部，虫卵随口腔分泌
物或粪便排出体外，发育为感染期虫卵，当人和动物误食被此期虫卵污染的水或食物时而获
得感染。龟和鳖可能是其中间宿主或转续宿主，幼虫寄生在其肌肉、肝胆等部位。当人生食
或半生食含幼虫龟蛋及龟、鳖的肝胆和血时也可获得感染。感染期虫卵被食入，在消化道孵
出幼虫，继而侵入肠黏膜，穿过肠壁，经血流到达肺部，穿过肺泡上行至气管，于支气管、

气管和咽喉部发育为成虫。

（二）致病与诊断

临床表现主要为发热、咳嗽、哮喘及咯血，若虫体寄生在咽喉部，可出现搔爬刺激感和阵发性干咳。有的患者痰中可见红色条状血样物（即虫体）。从患者痰液、支气管镜检物或肺泡灌洗液中发现虫体或虫卵可确诊。

（三）流行与防治

全世界报道的比翼线虫病100余例，病例多来自于拉丁美洲。我国从1975年起，迄今已报道了13例，其中12例为喉兽比翼线虫病，1例为港归兽比翼线虫病。预防本病的主要措施为注意个人饮食、饮水卫生，不吃生冷的蔬菜及动物食品。治疗可用阿苯达唑、甲苯咪唑等抗线虫药物。

八、肾膨结线虫

肾膨结线虫（*Dioctophyma renale*）是一种大型寄生线虫，俗称巨肾虫（The giant kidney worm）。本虫在世界各地广泛分布，主要寄生于犬、水貂、狼、褐家鼠等多种动物的肾脏及腹腔内，偶可感染人体，引起肾膨结线虫病（dioctophymiasis renale）。

（一）形态与生活史

成虫（图38-9-8）圆柱形，活时呈血红色，体表具横纹。寄生在人体的虫体较小，雄虫大小为（9.8～10.3）cm×（0.12～0.18）cm，尾端有交合伞和一根交合刺。雌虫为（16～22）cm×（0.21～0.28）cm。虫卵呈椭圆形，棕黄色，表面有许多明显的小凹陷。

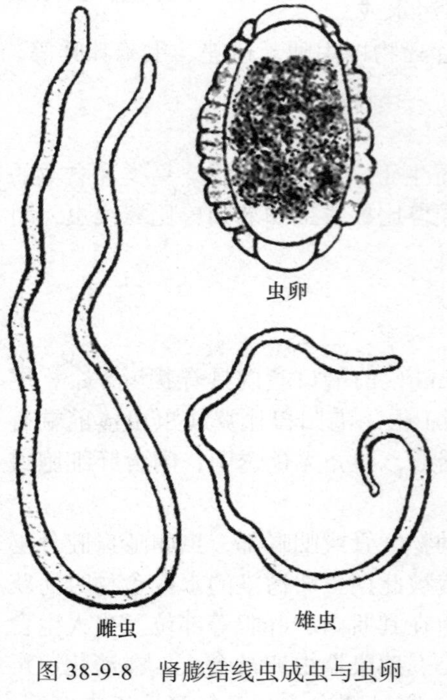

人的感染一般是由于生食或半生食含该虫第3期幼虫的蛙或鱼类而引起的，亦可因吞食了生水中的或水生植物表面的寡毛类环节动物而感染。幼虫进入人体消化道后，穿过肠壁随血流移行至肾盂发育为成虫，并产卵。虫体亦可在膀胱、卵巢、子宫、肝脏、腹腔等部位寄生。

虫卵

雌虫   雄虫

图38-9-8　肾膨结线虫成虫与虫卵

（二）致病与诊断

本虫通常寄生于终宿主肾脏中，导致肾脏显著增大，约70%的感染者在肾盂背部有骨质板形成，大多数肾小球和肾盂黏膜与乳头变性。病变后期，感染肾萎缩，未感染肾因代偿而肥大。患者临床表现主要有腰痛、肾绞痛、反复血尿、尿频，可并发肾盂肾炎、肾结石、肾功能障碍等。当虫自尿道逸出时可引起尿路阻塞，亦可有急性尿中毒症状。从尿液中发现虫体或查见虫卵是确诊本病的依据。尿道造影、B超或CT检查可能有助于诊断。

（三）流行与防治

本病呈世界性分布，自 1981 年至今，我国已报道 14 例。勿生食或半生食鱼、蛙、生水和生菜可预防本病。阿苯达唑和噻嘧啶可治疗本病，但需反复多个疗程用药。虫体寄生在肾盂者，行肾盂切开取虫为最可靠的治疗办法。

九、麦地那龙线虫

麦地那龙线虫（*Dracunculus medinensis*）成虫可寄生于人和多种哺乳动物组织内，引起麦地那龙线虫病（dracunculiasis）。

（一）形态与生活史

成虫（图 38-9-9）外形细长，乳白色，体表光滑，镜下可见较密布的细环纹。雌虫大小为（60～120）cm×（0.9～2.0）mm，成熟雌虫的体腔被前、后两支子宫所充满，子宫内含大量第 1 期幼虫；雄虫大小为（12～40）mm×0.4mm，交合刺两根。

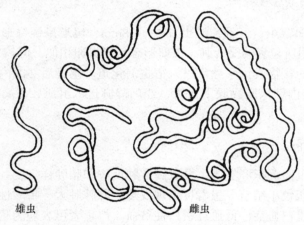

雄虫　　　　　　　　雌虫

图 38-9-9　麦地那龙线虫成虫

幼虫大小约为 636.0μm×8.9μm，体表具有明显的纤细环纹，寄生于终宿主（人或动物）皮肤组织内的雌虫，成熟后移行至四肢、背部皮下组织，头端伸向皮肤表面，由于内外压力而致子宫破裂，释放出大量极为活跃的第 1 期幼虫。第 1 期幼虫及其分泌物可引起宿主强烈的免疫反应，局部皮肤形成水疱，继而溃破，接触冷水时，成虫受刺激致使虫体自伤口伸出，将大量幼虫排入水中，雌虫产完幼虫后自然死亡，并被组织吸收。幼虫在水中被中间宿主剑水蚤吞食后，在其体内发育为感染期幼虫。当人或动物饮水误吞含感染期幼虫的剑水蚤后，幼虫在十二指肠钻入肠壁，经肠系膜、胸腹肌移行至皮下结缔组织。约 3 个月后，雌、雄虫穿过皮下结缔组织到达腋窝和腹股沟区，雌虫受精后于感染后第 8～10 个月内移行至终宿主肢端的皮肤，此时子宫内幼虫已完全成熟。

（二）致病与诊断

雌虫移行至皮肤，使皮肤出现条索状硬结和肿块；释放的幼虫可引起丘疹、水疱、脓疱、蜂窝组织炎、脓肿、溃疡等症状；成虫及幼虫的代谢产物可引起荨麻疹、血管性水肿、发热、恶心、头晕、腹泻、血中嗜酸性粒细胞增高。此外，虫体还可侵犯中枢神经系统，引起截瘫；亦可引起眼部、心脏及泌尿生殖系统的病变；后遗症有关节炎、滑膜炎、关节强直和患肢萎缩。自伤口检出雌虫或幼虫是确诊依据，免疫学方法亦可用于诊断。

（三）流行与防治

该病在世界各地分布较为广泛，特别是印度、巴基斯坦、西南亚以及非洲一些国家流行较为严重。在中国，对家畜感染的报告较多，而人体病例至今仅有王增贤（1995 年）报告男性儿童患者 1 例。2011 年 WHO 大会通过了在全世界范围内消灭本病的决议。

人的感染除了误饮含剑水蚤的自然界水外，亦可因生食泥鳅引起。治疗本病的最可靠方法为使用 1 根小棒慢慢将虫体卷出。化疗药物可用灭滴灵和噻苯达唑。

十、肝毛细线虫

肝毛细线虫（*Capillaria hepatica*）的成虫寄生于多种哺乳动物的肝脏。偶尔感染人体，引起肝毛细线虫病（hepatic capillariasis）。

（一）形态与生活史

肝毛细线虫成虫似鞭虫，纤细，雌虫长 53～78mm，尾端呈钝锥形；雄虫长 24～37mm，尾端有一突出的被鞘膜所包裹的交合刺。虫卵形态与鞭虫卵相似，但较大。

感染期虫卵污染的食物或饮水经口进入宿主消化道。感染后 24h 内虫卵于盲肠孵化，孵出的第一期幼虫在 6h 内钻入肠黏膜下血管，经门静脉进入肝脏，发育为成虫。雌虫产下的虫卵滞留于肝实质。

（二）致病与诊断

由于肝毛细线虫虫卵沉积肝实质，导致肉芽肿反应和脓肿样病变。肉眼可见肝表面有许多点状珍珠样白色或灰色小结节。患者可出现发热、肝脾肿大、嗜酸性粒细胞显著增多、白细胞增多及高丙种球蛋白血症、低血红蛋白性贫血。严重者可表现为嗜睡、脱水等，甚至死亡。本病诊断困难，容易误诊。肝组织活检病原体是最可靠的诊断方法。

（三）流行与防治

迄今全世界确诊为肝毛细线虫病的患者共 26 例。我国仅在广东和福建发现 2 例人体感染。尽管报道的病例不多，但大多数病例死亡，故应予以注意。人类感染与鼠类感染密切相关，预防的关键是搞好环境卫生，防鼠灭鼠，避免食用保虫宿主的肝脏。治疗药物有甲苯达唑、阿苯达唑等。

十一、异尖线虫

异尖线虫（anisakis）是一类成虫寄生于海栖哺乳动物，幼虫寄生于某些海栖鱼类的线虫。

（一）形态与生活史

异尖线虫成虫唇瓣前区具中等双叉齿状嵴，食道长方形。雄虫尾部钝圆，锥形，有许多肛前乳突和数对肛后乳突。交合刺等长或不等长。雌虫阴门位于体前部，卵较小。在人体寄生的虫体均为第 3 期幼虫，中肠部体宽为 430～550μm，无侧翼。

异尖线虫的成虫寄生于终宿主海栖哺乳类的胃腔中。虫卵随宿主粪便排入海水，发育为一期幼虫，脱皮 1 次，变为第 2 期幼虫；当其被第一中间宿主甲壳类吞食，在其体内经第二次脱皮形成 3 期幼虫，被鱼类或软体动物猎食后移行到宿主腹腔各部位形成幼虫囊包。当感染 3 期幼虫的甲壳类以及作为第二中间宿主或转续宿主的海鱼或软体动物被终宿主捕食后，在其胃内经过 2 次脱皮发育为成虫。人的感染主要是食入了含活异尖线虫幼虫的海鱼和海产软体动物而引起，幼虫可寄生于人体消化道各部位。

（二）致病与诊断

虫体主要寄生于胃肠壁，患者发病急骤，酷似外科急腹症，常致临床误诊。人体感染本虫后，轻者仅有胃肠不适，重者表现为在进食后数小时上腹部突发剧痛伴恶心、呕吐、腹泻等症状，纤维胃镜可见胃黏膜水肿、出血、糜烂、溃疡。晚期患者可见胃肠壁上有肿瘤样物。除在胃肠外，虫体也可在腹腔、泌尿系统、皮下组织等处形成肿物。

本病主要依据胃内检获的幼虫确诊。免疫试验检测患者血清中特异性抗体是本病的重要辅助诊断方法。

（三）流行与防治

在日本、荷兰、英国、法国、德国以及太平洋地区等 20 多个国家和地区有本病病例报告。在我国尽管迄今尚未见有病例报告。但在中国沿海（如黄海、渤海、东海）以及一些与海洋相通的河流中的洄游鱼类体内检出了该幼虫。提示我国人群有感染异尖线虫的可能性。胃肠道异尖线虫病目前还没有特效治疗药物。可直接用胃镜检查并将虫体取出。

思 考 题

1. 试述广州管圆线虫的生活史及致病机制。

2. 有许多线虫寄生于人体，这是由于生食或半生食鱼类、螺类、蛙类等不良生活习惯引起的，针对这一现象，您觉得生活中应该注意哪些问题？

（曹得萍）

第七篇

医学节肢动物学

　　医学节肢动物(medical arthropod)是指可以通过骚扰、蛰刺、吸血、毒害、寄生等方式对人体造成直接损害或传播疾病的节肢动物。研究医学节肢动物的分类、形态、生活史、生态、习性、地理分布、致病和防制的科学，称为医学节肢动物学（medical arthropodology）。

第三十九章 医学节肢动物学概论

医学节肢动物（medical arthropod）是指可以通过骚扰、蜇刺、吸血、毒害、寄生等方式对人体造成直接损害或传播疾病的节肢动物。研究医学节肢动物的分类、形态、生活史、生态、习性、地理分布、致病和防制的科学，称为医学节肢动物学（medical arthropodology）。

一、形态特点

（1）躯体分节，左右对称，有成对分节的附肢，如触角、触须、足等。

（2）体表具外骨骼。指体表被有相对较坚硬的几丁质（chitin）形成的外壳。

（3）循环系统开放式。循环系统为血淋巴（haemolymph）在组织器官之间自由运行，即血腔（haemocoele）。

（4）通过气门与气管进行气体交换。

（5）发育大多经历蜕皮和变态。

二、分类

节肢动物门有 13 个纲，其中与医学节肢动物有关的纲是昆虫纲（Insecta）、蛛形纲（Arachinida）、甲壳纲（Crustacea）、唇足纲（Chilopoda）、倍足纲（Diplopoda），而昆虫纲和蛛形纲与医学关系最为密切。

三、危害

节肢动物对人体的危害主要表现在直接危害和间接危害两个方面。

（一）直接危害

1. 骚扰和吸血 多数节肢动物均可骚扰、叮刺、吸血，影响人们的工作和睡眠。

2. 毒液损伤 有些节肢动物直接叮咬人或其代谢分泌物接触或注入人体后造成损伤。如蜱叮咬所致运动神经传导阻滞（蜱瘫痪），尘螨引起的哮喘、过敏性鼻炎，革螨、恙螨引起的皮炎。

3. 寄生人体 有些节肢动物可以直接寄生于人体体表或体内造成病变。如某些蝇类幼虫寄生于人体引起的蝇蛆症（myiasis）；蠕形螨寄生表皮引起的皮炎、毛囊炎；疥螨寄生皮肤引起疥疮（scabies）。

（二）间接危害

医学节肢动物携带病原体传播疾病，是其对人体最大的危害。能够携带传播疾病的节肢动物称为媒介节肢动物，简称虫媒（insect vector），而由虫媒传播病原体引起的疾病称为虫媒病（arbo-disease）。虫媒传播病原体的方式分为机械性传播和生物性传播两种类型。

1. 机械性传播（mechanical transmission） 是指病原体附着在虫媒的体表、口器或消化道内，通过污染食物、餐具等方式，机械性地传播疾病。虫媒对病原体仅起携带、输送的作用。如蝇传播痢疾、肠热症、霍乱等。

2. 生物性传播（biological transmission） 是指病原体必须在虫媒体内经历发育和（或）繁殖后才具有对人体的感染性。根据病原体在虫媒体内的发育和繁殖情况，可分为四类：

（1）发育式传播：病原体在虫媒体内只有发育而无繁殖。如微丝蚴在蚊体内发育为丝状蚴而具有感染性，进而传播丝虫病。

（2）繁殖式传播：病原体在虫媒体内只有繁殖而无发育。如鼠疫耶尔森菌在蚤体内繁殖后传播鼠疫。

（3）发育繁殖式传播：病原体在虫媒体内不仅发育而且繁殖。如杜氏利什曼原虫无鞭毛体在白蛉体内增殖并发育为前鞭毛体而感染人，进而传播黑热病。

（4）经卵传递式传播：病原体在虫媒体内不仅发育繁殖而且侵入卵巢，并经卵传递至下一代，造成病原体的广泛传播。如硬蜱体内的森林脑炎病毒。

四、医学节肢动物的防制

由于大多数医学节肢动物繁殖力强，生态习性复杂，种群数量庞大，单一措施的防制很难奏效，必须采取综合防制办法。其目的在于降低虫媒的数量或缩短其寿命，使其不足以传播疾病。

（一）改善环境

合理改造环境，减少或清除虫媒赖以生存的栖息地。如基础卫生设施的改造和修建；清除杂草，填堵洞穴，处理粪便垃圾；改善人群居住条件，搞好环境卫生等。

（二）控制医学节肢动物

1. 物理防制 利用热、光、声、反射线等物理方法捕杀、驱赶虫媒。如蚊蝇拍、装纱窗、挂蚊帐、紫外线诱捕、声波诱杀等。

2. 化学防制 使用化学物质毒杀、驱避虫媒。如有机氯类、有机磷类、昆虫生长调节剂等。

3. 生物防制 利用其他生物或其代谢产物来控制虫媒的方法。如养鱼以捕食蚊幼虫；利用某些病毒、细菌、原虫、线虫等感染虫媒。

4. 遗传防制 通过改变虫媒的遗传物质，降低其繁殖能力。如投放大量绝育雄蚊，使之与自然种群中的可育雄蚊竞争与雌蚊交配，产生大量未受精虫卵，以减少种群数量。

（三）法规防制

利用法律、法规或条例防制虫媒。如登革热曾在东南亚流行，政府通过全民动员消除蚊蝇滋生地，基本控制了登革热的流行。

思 考 题

1. 医学节肢动物对人类的危害有哪些？
2. 医学节肢动物对病原体的传播方式有哪些？
3. 列举我国常见医学节肢动物通过生物性方式传播的疾病与病原体。

（陈雪玲）

第四十章 昆 虫 纲

昆虫纲是节肢动物门中种类数量最多的纲，种类多达 80 多万，而且也是对人类健康危害最大的节肢动物。其主要形态特征为：①分为头、胸、腹三部分；②头部有一对触角、一对复眼、一个口器；③胸有足三对，多数昆虫有翅两对，腹部分 11 节。昆虫生活史经历变态（metamorphosis），即从幼虫到成虫，从外部形态、内部构造、生理功能、生态习性到行为的一系列变化。发育过程中经历蛹期的叫完全变态（complete metamorphosis），包括卵、幼虫、蛹、成虫（图 40-0-1）；未经历蛹期的为不完全变态（incomplete metamorphosis），包括卵、若虫、成虫（图 40-0-2）。

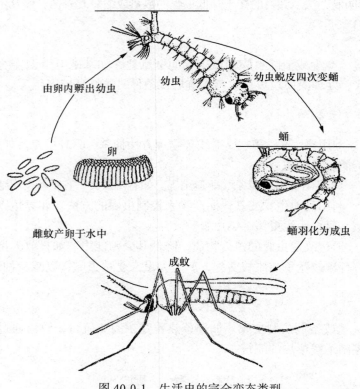

由卵内孵出幼虫   幼虫   幼虫蜕皮四次变蛹

卵   蛹

雌蚊产卵于水中   蛹羽化为成虫

成蚊

图 40-0-1　生活史的完全变态类型

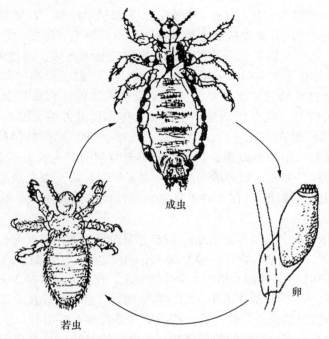

成虫

卵

若虫

图 40-0-2　生活史的不完全变态类型

第一节　蚊

蚊（mosquito）是昆虫纲双翅目蚊科中最重要的生物性传播媒介。全世界已知有 3350 多种，我国有近 400 种，主要分属于按蚊、库蚊和伊蚊 3 个属。

一、形态与习性

蚊与其他双翅目昆虫在形态上的区别是：①喙（刺吸式口器）细长，数倍于头部；②翅一对，被有鳞片，后翅退化为平衡棒；③足细长，覆有鳞片（图 40-1-1）。

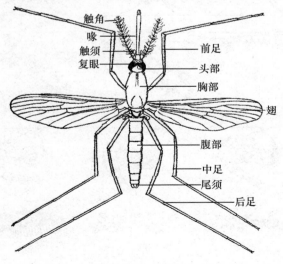

触角

喙

触须

复眼

前足

头部

胸部

翅

腹部

中足

尾须

后足

图 40-1-1　蚊

1. **成蚊**　蚊是小型昆虫，体长1.6～12.6mm。头部呈半球形，有复眼、触角、触须各一对。触角与触须是分类和区分雌雄蚊的重要依据。触角具轮毛，雌蚊的轮毛短而稀，雄蚊的轮毛长而密。按蚊的触须与喙等长；雌性库蚊、伊蚊的触须甚短；雄性库蚊的触须长于喙，雄性伊蚊的触须与喙等长（图40-1-1～40-1-2，表40-1-1）。蚊的口器称作喙，是典型的刺吸式口器。雌蚊需要通过吸血来获取必要的蛋白质及营养以保证卵巢及虫卵发育的需要。除蚊体本身所具有的习性外，吸血活动受宿主气味、体温以及外界光照、温度、湿度等因素的影响。一般吸血活动都在夜晚进行，但也有白天吸血的，如白纹伊蚊以下午2～6时为活动高峰；而淡色库蚊、中华按蚊则在日落后一小时与黎明时为吸血活动高峰。微小按蚊、嗜人按蚊、致倦库蚊和三带喙库蚊的活动高峰出现于午夜前后。吸血最适温度为20～35℃，相对湿度在50%以上。一般低于15℃时不吸血。雄性蚊口器退化，不能吸血，只能以植物汁液为食。

2. **卵**　雌蚊产卵于水中，卵不足1mm。按蚊卵呈舟形，两侧有浮囊，常以单个形式浮在水面。库蚊卵呈圆锥形，无浮囊，黏在一起形成卵筏。伊蚊卵一般呈橄榄形，无浮囊，单个沉在水底（图40-1-2，表40-1-1）。蚊卵必须在水中才能孵化，在夏天通常经2～3天后孵出幼虫。

3. **幼虫**　亦称为孑孓，生活在水中。幼虫共分四龄，经3次蜕皮，成为成熟幼虫。分为头、胸、腹3部分；腹部细长，分为9节，按蚊第8节背面有呼吸板，上有气孔，各腹节上各有1对浮毛，维持气孔露出水面而保证呼吸，因此，按蚊幼虫是平浮于水面的；库蚊和伊蚊则在第8节上带有一个呼吸管，其末端有一气孔开口，呼吸管上有成对的浮毛，维持呼吸管末端的气孔露出水面而保证呼吸，因此，伊蚊和库蚊幼虫则是倒挂于水面的。库蚊呼吸管

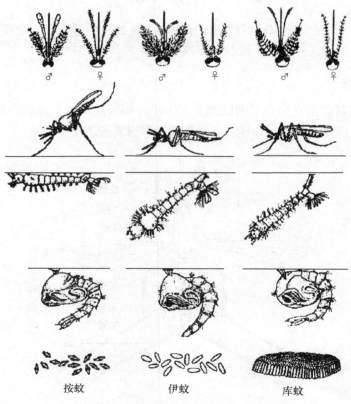

图40-1-2　按蚊、伊蚊、库蚊各期形态特征及区别

细长，伊蚊呼吸管粗短（图 40-1-2，表 40-1-1）。而幼虫期的长短因水温与食物而异。在气温30℃和食物充足的条件下，需 5～8 天，经 4 次蜕皮而化为蛹。

4. 蛹　水中生活，形似逗点，背部有 1 对呼吸管，同样靠背部的浮毛保证呼吸管伸出水面进行呼吸（图 40-1-2，表 40-1-1）。蛹期不能进食，但可以活动。蛹抵抗力强，在无水情况下，只要保持一定湿度，仍能羽化成蚊。

表 40-1-1　按蚊、库蚊、伊蚊各期形态特征

不同阶段	按蚊	库蚊	伊蚊
成虫			
雄蚊	触须与喙等长，末端膨大	触须比喙长	触须与喙等长
雌蚊	触须与喙等长	触须短于喙之半	与库蚊相同
	翅有黑白斑	翅无黑白斑	与库蚊相同
停落姿态	身体与喙成一直线，与停落面成一角度	身体与喙有角度，身体与停落面平行	与库蚊相同
卵			
外形	舟形，有浮囊	圆锥形，无浮囊	橄榄形，无浮囊
排列	分散常排成图案浮于水面	集成卵筏，浮于水面	分散，沉于水底
幼虫			
呼吸管	无，但具气门	长而细	短而粗
掌状毛	有	无	无
停息状态	与水面平行	头部下垂，与水面呈角度	与库蚊相同
蛹			
呼吸管	粗短漏斗状，口阔，深裂隙	细长管状，口窄，无裂隙	长短不一，成三角形，无裂隙

蚊属于完全变态昆虫。雌蚊一生仅交配一次。各种蚊虫对滋生环境有一定选择，分为田塘型（中华按蚊和三带喙库蚊）、缓流型（微小按蚊）、丛林型（大劣按蚊）、污水型（淡色按蚊和致倦库蚊）、容器型（埃及伊蚊和白纹伊蚊）。

二、危害

蚊的危害主要是作为生物传播媒介，其传播的主要疾病及其蚊种如下：

1. 疟疾　主要传播蚊种是微小按蚊（*Anopheles minimus*）、大劣按蚊（*Anopheles dirus*）、中华按蚊（*Anopheles sinensis*）、嗜人按蚊（*Anopheles anthropophagus*）。

2. 丝虫病　主要传播蚊种是淡色库蚊（*Culex pipiens pallens*）、致倦库蚊（*Culex pipiens guinguefasciatus*）、中华按蚊、嗜人按蚊。

3. 流行性乙型脑炎　主要传播蚊种是三带喙库蚊（*Culex tritaeniorhynchus*）、白纹伊蚊（*Aedes albopictus*）、淡色库蚊、致倦库蚊。

4. 登革热　主要传播蚊种是埃及伊蚊（*Aedes aegypti*）和白纹伊蚊。

第二节　蝇

蝇（fly）属昆虫纲双翅目中最重要的传播媒介之一。全世界已知 34 000 多种，我国记录有 4200 多种。与人类疾病有关者多属蝇科（Muscidae）、丽蝇科（Calliphoridae）、麻蝇科

（Sarcophagidae）、厕蝇科（Fanniidae）及狂蝇科（Oestridae）。

蝇为完全变态昆虫，除少数蝇类（如麻蝇）直接产幼虫外，生活史分卵、幼虫、蛹和成虫4个阶段。

一、形态与习性

1. 成蝇　呈暗灰、黑、黄褐、暗褐等色，许多种类带有金属光泽，全身被有密毛。头部近球形，有1对很大的复眼，通常雄蝇两眼间距离较窄，雌蝇较宽（图40-2-1A）。绝大部分蝇具舐吸式口器，只有极少的蝇类具有刺吸式口器，以吸血为生。蝇中胸发达，其背板和侧板上的鬃毛、斑纹等是分类的依据。成蝇足的末端有爪及爪垫，爪垫发达肥厚并密布微毛，并且可以分泌黏液，从而可以保证其在光滑的物体表面稳定地停留和行走，同时携带大量的病原体（图40-2-1B）。腹部末端为外生殖器，雄蝇外生殖器是蝇种鉴定的重要依据。蝇食性复杂广泛，几乎所有的有机物质都可以充作其食物。成蝇羽化1～2天后进行交配，一生仅交配一次，数日后雌虫产卵。蝇完成生活史约需要8～30天，成蝇寿命1～2个月，每年可繁殖7～8代。

2. 卵　蝇卵一般长约1mm，黄白色，略呈长椭圆形或香蕉形。蝇卵常以数十至数百粒聚集成堆。在夏季，卵产出后一天即可孵化。

3. 幼虫　俗称蛆，根据发育程度分为一、二、三龄，三龄幼虫是成熟幼虫（图40-2-1C）。

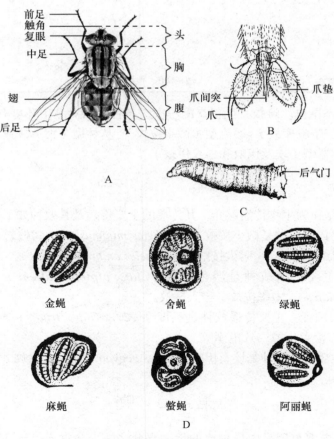

图 40-2-1　蝇

A：成蝇；B：蝇足；C：蝇幼虫；D：蝇幼虫后气门

第三龄幼虫后气门有三个气门裂，后气门形状是幼虫分类的重要依据（图 40-2-1D）。

4. **蛹** 其体外被有成熟幼虫表皮硬化而成的蛹壳，圆筒形，棕褐色至黑色。在夏秋季，蛹一般 3～6 天羽化。

二、危害

蝇类的危害主要是直接寄生人体引起蝇蛆病（myiasis）和导致疾病的传播。

（一）蝇蛆病

蝇蛆病是指蝇类幼虫直接寄生在宿主组织中引起的疾病。其中狂蝇、皮蝇和胃蝇三个科的幼虫专性寄生于宿主的眼、耳、鼻、皮下和消化系统，俗称为"三蝇科"。此外，金蝇科、丽蝇科、麻蝇科等腐食性蝇幼虫也常常寄生宿主的上述组织和创口。

（二）疾病传播

蝇传播疾病有生物性传播和机械性传播两种方式，且主要以后者为主。

1. **生物性传播** 少数吸血蝇类通过这种方式传播疾病。如舌蝇可以传播锥虫，引起锥虫病。
2. **机械性传播** 是蝇最大的危害性。由于蝇具有舐吸式口器、全身多毛、爪垫等特殊的形态结构和摄食频繁、食性广泛复杂、排泄频率高等习性，使得蝇具有极高的机械性传播病原体的作用，而且没有种类的选择，几乎所有的病原性疾病均可经蝇传播。最主要的疾病包括痢疾、结核、霍乱、肠热症、沙眼、结膜炎、破伤风、脊髓灰质炎等。

第三节 白 蛉

白蛉（sand fly）属昆虫纲双翅目蛉科。全世界有 700 多种，我国有 40 多种。

一、形态与习性

成虫多为灰褐色，体小多毛，胸背隆起呈驼背状，复眼大而黑。停息时两翅向背面竖立，与躯体约呈 45º 角（图 40-3-1），刺吸式口器。雌蛉以吸血为食，飞行能力较弱，呈跳跃式飞行。生活史为完全变态，雌蛉一生仅交配一次。多在吸血前进行，吸血后 3～10 天产卵。白蛉属于完全变态昆虫，生活史 6～8 周，雌虫寿命不超过 1 个月。

二、危害

白蛉除了叮咬吸血之外，其作为医学节肢动物的主要危害是传播疾病。

（一）利什曼病

1. **内脏利什曼病**（visceral leishmaniasis） 又称黑热病，病原体是杜氏利什曼原虫。在我国传播

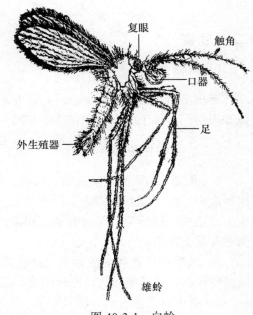

图 40-3-1 白蛉

内脏利什曼病的白蛉主要是中华白蛉长管亚种、硕大白蛉吴氏亚种和亚历山大白蛉。

2. 皮肤利什曼病（cutaneous leishmaniasis）　又称东方疖，病原是热带利什曼原虫。

3. 皮肤黏膜利什曼病（mucocutaneous leishmaniasis）　病原是巴西利什曼原虫。

在我国只有内脏利什曼病流行。

（二）白蛉热

白蛉热（sandfly fever）的病原体为白蛉热病毒。

（三）巴尔通病

巴尔通病（bartonellosis）的病原体为杆菌状巴尔通氏体。

第四节　蚤

蚤（flea）属蚤目，全世界有2500多种，我国已知有650多种。只有少数种类可以传播疾病。

一、形态与习性

成蚤两侧扁平，棕黄至深褐色，体长约3mm，全身鬃、刺和栉均向后方生长，能在宿主毛、羽间迅速穿行。无翅，足长，后足特别发达，具有很强的跳跃能力（图40-4-1）。刺吸式口器，雌、雄蚤均以吸血为食。生活史为完全变态。蚤对温度的变化极其敏感，当宿主出现体温增高、降低等变化，都会导致蚤离开原宿主去寻找新的宿主，从而使得蚤传播疾病的机会明显增加。

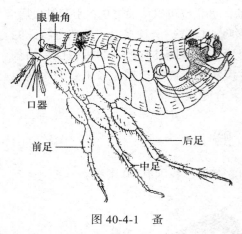

图40-4-1　蚤

二、危害

（一）寄生

穿皮潜蚤（*Tunga penetrans*）雌虫寄生于宿主皮下引起潜蚤病（tungiasis），主要表现为皮肤损伤，多见于中南美洲和热带非洲。

（二）生物性传播疾病

1. 鼠疫　病原体是鼠疫耶尔森菌，当蚤吸入病鼠血后，菌在蚤前胃内形成菌栓，当蚤再次吸血时，血不能到达胃内，反流到宿主体内，使其感染。受染蚤因饥饿、吸血频繁，更换宿主，造成广泛感染。印鼠客蚤、谢氏山蚤、人蚤等为主要媒介。黄鼠、旱獭、长爪沙鼠等为主要保虫宿主。

2. 鼠型斑疹伤寒（地方性斑疹伤寒）　病原体是莫氏立克次氏体，侵犯蚤胃上皮细胞，随粪便排出，污染吸血伤口而致感染。印鼠客蚤可经卵传递。

3. 微小膜壳绦虫病　印鼠客蚤、人蚤等是其中间宿主。

第五节　虱

虱（louse）属虱目，是吸血节肢动物中的永久性体外寄生虫，其发育各期都不离开宿主。寄生于人体的虱有两种，即人虱（*Pediculus humanus*）和耻阴虱（*Pthirus pubis*）。一般认为人虱又分为两个亚种，即人头虱（*P. h. capitis*）和人体虱（*P. h. corporis*）。

一、形态与习性

人虱体形较长，灰白色，具刺吸式口器，足 3 对，粗壮（图 40-5-1A），足爪末端形成攫握器，能紧握宿主的毛发（图 40-5-1B）。寄生于贴身衣服纤维和头发中。耻阴虱体形宽短似蟹形，寄生于阴部阴毛、眉毛、眼睫毛上，主要通过性生活传播，属性病之一。卵有黏性，可牢固地黏附在毛发或纤维上。生活史属不完全变态。

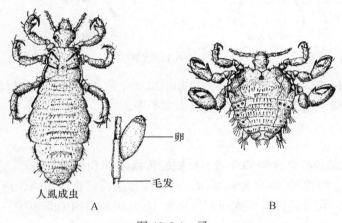

人虱成虫　　　　　　　　　卵

毛发

A　　　　　　　　　　B

图 40-5-1　虱
A：人虱及产在毛发上的卵；B：耻阴虱

虱对温度和湿度都极其敏感，当宿主由于疾病出现体温增高、降低或湿度过高、过低的情况，都会导致虱离开原宿主去寻找新的宿主。这种习性大大增加了虱传播疾病的机会。

二、危害

虱寄生叮咬后，局部皮肤瘙痒，出现丘疹，搔破后可继发感染。虱可传播的疾病有：①流行性斑疹伤寒，病原体是普氏立克次氏体；②战壕热，病原体是五日热巴通体；③流行性回归热，病原体是回归热疏螺旋体。

第六节　蜚　蠊

蜚蠊（cockroach）俗称蟑螂，全世界约有 5000 种，我国记录有近 250 种，主要种类有德国小蠊（*Blattella germanica*）和美洲大蠊（*Periplaneta americana*）等。

一、形态与习性

成虫椭圆形，背腹扁平，大小一般为 10～30mm，体呈黄褐色或深褐色，体表油亮光泽。

头部小且向下弯曲，大多复眼发达。触角细长呈鞭状，咀嚼式口器。前胸发达，前翅革质，后翅膜质。腹部扁阔，有臭腺开口，能分泌一种气味特殊的棕黄色油状物质，通常称之"蟑螂臭"。雄虫的最末腹板着生 1 对腹刺，雌虫无腹刺，据此可分别雌雄（图 40-6-1）。

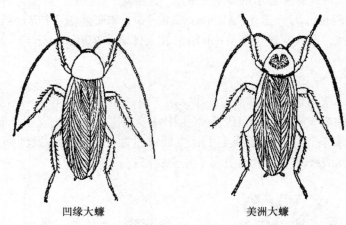

凹缘大蠊　　　　　　美洲大蠊

图 40-6-1　蜚蠊

蜚蠊为杂食性昆虫，生活史有卵、若虫和成虫 3 个阶段。成虫羽化后即可交配，10 天后开始产卵。一只雌虫一生可产卵荚数个或数十个不等。

二、危害

蜚蠊的主要危害是污染食物和环境、机械性传播疾病和损坏衣物等。蜚蠊可携带和传播细菌、病毒、真菌、原虫等 30 多种病原体，其食性很杂，行走能力强，活动范围大，是病原体重要的潜在媒介，同时还可充当美丽筒线虫等 10 余种蠕虫的中间宿主。

思　考　题

试述蚊、蝇、白蛉、蚤、虱和蜚蠊的主要危害。

（陈雪玲）

第四十一章　蛛　形　纲

蛛形纲的特征是躯体分头胸部及腹部或头胸腹合为一体，无触角，无翅，成虫有 4 对足。本纲中有医学意义的是蝎亚纲（Scorpions）、蜘蛛亚纲（Aranea）和蜱螨亚纲（Acari），尤以蜱螨亚纲最为重要。生活史可分为卵、幼虫、若虫和成虫四期。蜱螨类虫体基本结构可分为颚体（gnathosoma）［又称假头（capitulum）］与躯体两部分。颚体是其摄食器官。

第一节　蜱

蜱（tick）属于寄螨目蜱亚目蜱总科。全球 870 多种，我国已知有硬蜱 100 多种，软蜱 10 种。

一、形态与习性

根据其外形特点，蜱分为硬蜱（hard tick）和软蜱（soft tick）。硬蜱的背部有一块珐琅质的坚硬盾板。雄性盾板覆盖整个背面，而雌性只覆盖背部的前 1/3。螯肢一对，为刺割器，与其腹面口下板合拢形成口器，口器与两边的须肢形成颚体突出于背部（图 41-1-1A、B）。第一对足末端有哈氏器（Haller's organ），司嗅觉功能，有利于发现宿主；软蜱没有盾板，且颚体隐蔽于背部之下（图 41-1-1C、D）。蜱的雌雄两性及各期均以吸血为食，每次吸血数天，饱血后身体可胀大几倍几十倍不等。

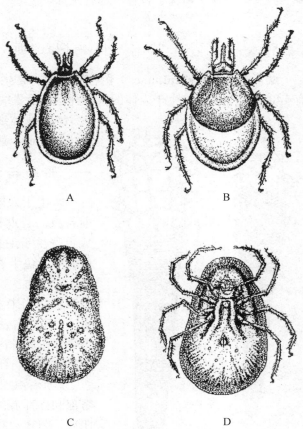

图 41-1-1　蜱

A. 雄性硬蜱；B. 雌性硬蜱；C. 软蜱背面观；D. 软蜱腹面观

二、危害

（一）直接危害

主要指由于蜱叮咬宿主后导致的蜱瘫痪（tick paralysis）。蜱的唾液含有神经毒素，在叮咬宿主后，可阻断宿主的神经肌肉接头处乙酰胆碱介质的释放而导致传导阻滞，引起上行性肌肉麻痹，出现瘫痪，严重的可因肌麻痹而导致呼吸衰竭而死亡，尤多见于儿童。

（二）传播疾病

1. 森林脑炎（forest encephalitis） 病原体为森林脑炎病毒，侵犯中枢神经。传播媒介主要是全沟硬蜱。脑炎病毒可经卵传递一代或三代到四代。是一种自然疫源性疾病，主要分布在我国东北林区，四川、新疆、河北、云南也有散发报道。

2. 新疆出血热（Xinjiang haemorrhagic fever） 病原体为克里米亚-刚果出血热病毒，主要症状为高烧、出血及休克，也是一种自然疫源性疾病，可经卵传代。主要传染源为受染绵羊和塔里木兔，主要传播媒介是亚东璃眼蜱。

3. Q热（Q fever） 病原体是贝纳柯克斯体。主要是呼吸道感染，也可经蜱粪便感染，经卵传代。主要传播媒介是乳突钝缘蜱。内蒙古、四川、云南、新疆及西藏曾暴发流行。

4. 蜱媒回归热（relapsing fever） 病原体为赫姆斯疏螺旋体和杜通疏螺旋体，可经卵传代。传播媒介主要为特突钝缘蜱和乳突钝缘蜱。

5. 莱姆病（lyme disease） 病原体是伯氏疏螺旋体。早期表现以慢性游走性红斑为特征，皮肤损伤，伴有乏力、发热、头痛等，约60%的患者可发生关节炎。主要传播媒介是全沟硬蜱。我国黑龙江、新疆、吉林等地有流行。

第二节 蠕 形 螨

蠕形螨（demodicid mites）俗称毛囊虫，寄生于人和哺乳动物的毛囊和皮脂腺内，已知有140多个种类。寄生于人体的仅两种，即毛囊蠕形螨（*D. folliculorum*）和皮脂蠕形螨（*D. brevis*）。螨体细长呈蠕虫状，乳白色，半透明。成虫体长0.1～0.4mm，躯体分足体和末体两部分。

一、形态与习性

寄生于人体的两种蠕形螨生活史相似，分卵、幼虫、前若虫、若虫和成虫5个时期（图41-2-1）。毛囊蠕形螨成虫寄生于毛囊内，亦可进入皮脂腺，雌虫产卵于毛囊内，卵无色半透明，呈蘑菇状或蝌蚪状。幼虫、前若虫有足3对，再次蜕皮变为若虫。若虫足4对，形似成虫，唯生殖器官尚未发育成熟，不食不动，经2～3天发育为成虫，5天左右发育成熟，于毛囊口处交配后，雌螨即进入毛囊或皮脂腺内产卵，雄螨在交配后即死亡。完成生活史约需半个月，雌螨寿命4个月以上。

蠕形螨主要寄生于人体的额、鼻、鼻沟、头皮、颏部、颧部和外耳道，也可寄生于颈、肩、背、胸部、乳头、大阴唇、阴茎和肛门等处，以宿主细胞和皮脂腺分泌物、皮脂、角质蛋白和细胞代谢物为其营养来源。

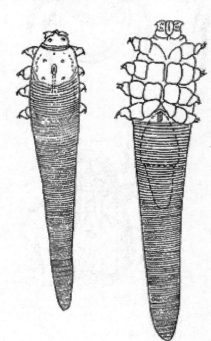

图 41-2-1 蠕形螨

蠕形螨生活史各期均不需光，但对温度较敏感，发育最适宜的温度为 37℃，其活动力可随温度上升而增强，45℃以上活动减弱，54℃为致死温度。皮脂蠕形螨的运动能力明显比毛囊蠕形螨强。蠕形螨对外界不良环境因素有一定的抵抗力，在 5℃时，成虫可存活一周，在干燥空气中可存活 1～2 天。

二、危害

人体蠕形螨可吞食毛囊上皮细胞，引起毛囊扩张，上皮变性。虫多时可引起角化过度或角化不全，真皮层毛细血管增生并扩张。寄生在皮脂腺的螨还可引起皮脂腺分泌阻塞。此外虫体的代谢产物可引起变态反应，虫体的进出活动可携带病原微生物，引起毛囊周围细胞浸润，纤维组织增生，临床上表现为鼻尖、鼻翼两侧、颊、颏眉间等处血管扩张。患处轻度潮红，继而皮肤出现弥漫性潮红、充血，继发红斑湿疹或散在针尖大小至粟粒大小红色痤疮状丘疹、脓疱、结痂及脱屑，皮肤有痒感及烧灼感。

另外，酒渣鼻、毛囊炎、痤疮、脂溢性皮炎和睑缘炎等皮肤病患者的蠕形螨感染率及感染度均显著高于健康人及一般皮肤患者，可能与蠕形螨的感染有关。但在绝大多数情况下，蠕形螨感染者均表现为无症状的带虫者。感染率 0.8%～81%，男性多见。

第三节　疥　　螨

疥螨（scab mites）是一种永久性寄生的节肢动物，即其生活史各期均终生寄生人体或其他哺乳动物的皮肤角质层内，引起以剧烈瘙痒为主要临床表现的顽固性皮肤病，称为疥疮（scabies）。寄生人体的疥螨为人疥螨。

一、形态与习性

疥螨体形很小（图 41-3-1），仅为 0.3～0.5mm。寄生于人体皮肤表皮角质层内，以角质组织为食，逐渐挖掘出一条皮下隧道。雌虫若虫与雄虫成虫交配后 30min 内进入隧道并发育至成虫，然后产卵 2～4 个 / 日，虫卵发育顺序为幼虫、若虫和成虫。交配一般在夜晚宿主皮肤表面进行，交配后雄虫大多数死亡。最易侵犯的部位：指间、腕侧、肘窝、腋窝、腹股沟、生殖器、乳房等皮肤柔嫩之处。

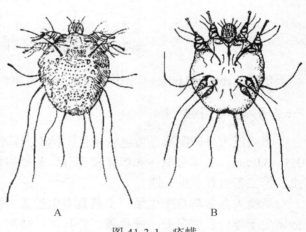

图 41-3-1　疥螨
A：雌疥螨背面观；B：雌疥螨腹面观

二、危害

疥螨寄生部位的皮肤表现为小丘疹、小疱，根据寄生的密度可稀疏分布，也可密集成群，但并不融合。由于疥螨在表皮下挖掘隧道的刺激及所产生的代谢产物引起的过敏反应的刺激，临床上会产生剧烈瘙痒，尤以夜间为甚。局部挑取病变组织进行镜检发现疥螨可作出准确诊断。与患者病灶及用具的直接接触是主要的传播方式。

第四节　恙　螨

恙螨（chigger mites）的成虫和若虫营自生生活，幼虫寄生在家畜和其他动物体表，能传播恙虫病等疾病。全世界已知约有 3000 余种，我国已记录约 500 余种。

一、形态与习性

幼虫体形很小，孵出时体长约 0.2mm。恙螨生活史分为卵、前幼虫、幼虫、若蛹、若虫、成蛹和成虫 7 期。大多恙螨幼虫寄生在人体体表，多在皮薄而湿润处，如腰、腋窝、腹股沟、阴部等处。

幼虫以宿主被分解的组织和淋巴液为食。幼虫在宿主体上叮刺吸吮时，先以螯肢刺入皮肤，然后注入唾液，宿主组织受溶组织酶的作用，上皮细胞、胶原纤维及蛋白发生变性，出现凝固性坏死。

二、危害

恙螨可引起恙螨皮炎和传播疾病。

1. 恙螨皮炎（trombidosis）　由于恙螨的唾液能够溶解宿主皮肤组织，引起局部凝固性坏死，故能出现皮炎反应。被叮刺处有痒感并出现丘疹，有时可发生继发感染。

2. 恙虫病（scrub typhus）　是由感染恙虫病东方体的恙螨幼虫叮咬人体所引起的一种急性传染病。其临床特征为起病急骤、持续高热、皮疹、皮肤受叮处有焦痂和溃疡、局部或全身浅表淋巴结肿大等。主要流行于我国南方，江苏、山东、山西、安徽等曾有小规模流行。

第五节　革　螨

革螨（gamasid mites）全世界已发现革螨 800 多种，我国已知有约 600 余种。

一、形态与习性

革螨成虫呈卵圆形，黄色或褐色，膜质，具骨化的骨板。长 0.2～0.5mm，个别种类可达 1.5～3.0mm。虫体分颚体和躯体两部分。革螨卵生或卵胎生，生活史分为卵、幼虫、第一若虫、第二若虫和成虫五期。

革螨大多数营自生生活，少数营寄生生活。寄生生活的革螨多数寄生于宿主的体表；少数寄生于体内，如鼻腔、呼吸道、外耳道、肺部等。寄生性革螨以刺吸宿主的血液和组织液为食。

二、危害

1. 革螨性皮炎　革螨侵袭人体，刺吸血液或组织液，可引起革螨性皮炎（gamasoidosis）。患者局部皮肤出现直径为 0.5～1.0cm 红色丘疹，中央有针尖大的刺蜇痕迹，奇痒，重者出现丘疹样荨麻疹。

2. 传播疾病

（1）流行性出血热：是一种自然疫源性疾病，病原体为汉坦病毒。以发热、出血倾向、休克和肾损害为特征。多种革螨对流行性出血热可起媒介和储存宿主作用。

（2）立克次氏体痘：又称疱疹性立克次氏体病。是由小蛛立克次氏体引起的伴有疱疹的发热性疾病。传播媒介主要为血红异皮螨，主要流行于美国东北部。近年，我国也有报道。

（3）其他：森林脑炎病原体是森林脑炎病毒，已知有 10 余种革螨可以自然携带病毒；Q 热，曾在 Q 热自然疫源地从数种寄生革螨中多次分离出 Q 热立克次氏体；地方性斑疹伤寒，从柏氏禽刺螨和毒厉螨均分离出本病病原体莫氏立克次氏体等。

第六节 尘 螨

尘螨（dust mites）已记录 34 种，其中与人类过敏性疾病有关的主要种类有屋尘螨、粉尘螨和埋内欧螨等。

一、形态与习性

成虫椭圆形，大小 0.2～0.5mm。生活史分卵、幼虫、第一期若虫、第二期若虫和成虫五个时期。发育为成虫后 1～3 天内进行交配。雌虫一生产卵 20～40 个，产卵期为一个月左右。雄螨存活 60 天左右，雌螨可长达 150 天。

尘螨普遍存在于人类居所，分布广泛，大多营自生生活。屋尘螨主要滋生于卧室内的枕头、褥被、软垫和家具中。粉尘螨还可在面粉厂、棉纺厂及食品仓库、中药仓库等的地面大量滋生。尘螨生长发育的最适温度为（25±2）℃，相对湿度为 80% 左右。因此一般在春秋季大量繁殖，秋后数量下降。

二、危害

尘螨性过敏属于外源性超敏反应，患者往往有家族过敏史或个人过敏史。尘螨过敏常见临床表现主要为哮喘和过敏性鼻炎。

1. 尘螨性哮喘 属吸入型哮喘，初发往往在幼年时期，有婴儿湿疹史，或兼有慢性细支气管炎史。突然、反复发作为本症候的特征表现，随之出现胸闷气急，不能平卧，呼气性呼吸困难，严重时因缺氧而口唇、指端出现发绀。每次发作往往症状较重但持续时间较短，并可突然消失。春秋季好发，发作常在睡后或晨起。

2. 过敏性鼻炎 一旦接触过敏原可突然发作，持续时间与接触时间和量的多少有关，症状消失也快。表现为鼻塞、鼻内奇痒，连续打喷嚏和流大量清水鼻涕。鼻涕中有较多嗜酸性粒细胞。

思 考 题

试述硬蜱、软蜱、蠕形螨、疥螨、恙螨、革螨和尘螨的主要危害。

（陈雪玲）

参 考 文 献

［1］景涛，吴移谋. 病原生物学［M］. 3 版. 北京：人民卫生出版社，2013.

［2］汪复，张婴元. 实用抗感染治疗学［M］. 2 版. 北京：人民卫生出版社，2012.

［3］中华人民共和国卫生部. 医院感染管理办法［S］. 北京：卫生部，2006.

［4］景涛，史大中. 病原生物学［M］. 北京：清华大学出版社，2009.

［5］《抗菌药物临床应用指导原则》修订工作组. 抗菌药物临床应用指导原则（2015 年版）［M］. 北京：人民卫生出版社，2015.

［6］PATRICK R MURRAY, KEN S ROSENTHAL, MICHAEL A PFALLER. Medical microbiology [M]. 8th ed. London: ELSEVIER, 2015.

［7］李凡，徐志凯. 医学微生物学［M］. 8 版. 北京：人民卫生出版社，2013.

［8］徐志凯，郭晓奎. 医学微生物学［M］. 北京：人民卫生出版社，2014.

［9］李明远，宝福凯. 医学微生物学［M］. 2 版. 北京：科学出版社，2016.

［10］倪语星，尚红. 临床微生物学检验［M］. 5 版. 北京：人民卫生出版社，2012.

［11］徐建国. 现场细菌学［M］. 北京：科学出版社，2011.

［12］SHENGJIE LAI, HANG ZHOU, WEIYI XIONG, et al. Changing epidemiology of human Brucellosis, China, 1955—2014[J]. Emerging Infectious Diseases, 2017, 23(2): 184-194.

［13］中华人民共和国卫生部. 医疗机构消毒技术规范：WS/T 367—2012［S］. 北京：卫生部，2012.

［14］徐纪茹，吕昌龙. 病原与宿主防御系统［M］. 北京：人民卫生出版社，2016.

［15］中华人民共和国国务院令 424 号. 病原微生物实验室生物安全管理条例［S］. 北京：国务院，2004.

［16］WHO. Laboratory biosafety manual [M]. Atlanta: CDC, 2004.

［17］中国国家标准化管理委员会，中华人民共和国国家质量监督检验防疫总局. 实验室生物安全通用要求：GB 19489—2008［S］. 北京：国家质量监督检验防疫总局，2008.

［18］中华人民共和国卫生部. 人间传染的病原微生物名录［M］. 北京：卫生部，2006.

附　　录

附表 1　常见经呼吸道感染机体的病原体及其所致主要疾病

病原体	所致主要疾病	病原体	所致主要疾病
病毒		**原核生物**	
流感病毒	流行性感冒	流感嗜血杆菌	气管炎、支气管炎、肺炎、脑膜炎
副流感病毒	细支气管炎、肺炎、普通感冒		
麻疹病毒	麻疹	百日咳鲍特菌	百日咳
腮腺炎病毒	流行性腮腺炎	嗜肺军团菌	肺炎
风疹病毒	风疹、先天畸形	鼠疫耶尔森菌	肺鼠疫
SARS 冠状病毒	严重急性呼吸综合征（SARS）	肺炎支原体	原发性非典型性肺炎
腺病毒	支气管炎、肺炎	肺炎衣原体	肺炎、支气管炎、咽炎、鼻窦炎
原核生物		**真核生物**	
结核分枝杆菌	肺结核	新生隐球菌	呼吸系统和中枢神经系统感染
乙型溶血性链球菌	咽炎、气管炎、支气管炎、肺炎、猩红热		
金黄色葡萄球菌	咽炎、气管炎、支气管炎、肺炎	肺孢子菌	肺炎、中耳炎、肝炎、肠炎等
		白假丝酵母菌	肺炎、支气管炎
肺炎链球菌	肺炎、气管炎	曲霉	呼吸道感染、败血症、毒素中毒和致癌
脑膜炎奈瑟菌	流行性脑脊髓膜炎		
白喉棒状杆菌	白喉	荚膜组织胞浆菌	肺部感染
炭疽芽胞杆菌	肺炭疽	厌酷球孢子菌	肺部感染

附表 2　常见经消化道感染机体的病原体及其所致主要疾病

病原体	所致主要疾病	病原体	所致主要疾病
病毒		**真核生物**	
脊髓灰质炎病毒	脊髓灰质炎	曲霉	食物中毒
柯萨奇病毒	脑膜炎、心肌炎、疱疹性咽峡炎等	**原虫**	
埃可病毒	脑膜炎、心肌炎、麻痹症等	溶组织内阿米巴	阿米巴痢疾
		刚地弓形虫	先天畸形
新型肠道病毒 71（EV71）	手足口病	隐孢子虫	隐孢子虫病
		结肠小袋纤毛虫	结肠小袋纤毛虫痢疾
轮状病毒	婴儿和成人急性胃肠炎	**吸虫**	
肠道腺病毒	婴儿病毒性腹泻	华支睾吸虫	华支睾吸虫病
杯状病毒	急性胃肠炎	布氏姜片吸虫	姜片吸虫病
星状病毒	婴儿腹泻、医院感染	肝片形吸虫	肝片形吸虫病
甲型肝炎病毒	甲型肝炎	并殖吸虫	并殖吸虫病
戊型肝炎病毒	戊型肝炎	**绦虫**	
朊粒	传染性海绵状脑病	曼氏迭宫绦虫	曼氏裂头蚴病
原核生物		阔节裂头绦虫	阔节裂头绦虫病
沙门菌属	肠热症、食物中毒、败血症	链状带绦虫	猪带绦虫病、猪囊尾蚴病
志贺菌属	细菌性痢疾	肥胖带绦虫	牛带绦虫病
致病性大肠埃希菌	腹泻	微小膜壳绦虫	微小膜壳绦虫病
幽门螺杆菌	消化性溃疡、胃炎、胃癌	缩小膜壳绦虫	缩小膜壳绦虫病
霍乱弧菌	霍乱	细粒棘球绦虫	包虫病（单房）
副溶血性弧菌	食物中毒	多房棘球绦虫	包虫病（多房）
肉毒梭菌	肉毒中毒、婴儿肉毒病	犬复孔绦虫	复孔绦虫病
产气荚膜梭菌	食物中毒、坏死性肠炎	**线虫**	
布鲁菌	波浪热	似蚓蛔线虫	蛔虫病
炭疽芽胞杆菌	肠炭疽	毛首鞭形线虫	鞭虫病
蜡样芽胞杆菌	食物中毒、机会性感染	蠕形住肠线虫	蛲虫病
小肠结肠炎耶尔森菌	小肠结肠炎	广州管圆线虫	广州管圆线虫病
空肠弯曲菌	腹泻		
金黄色葡萄球菌	食物中毒		

附表 3　常见经创伤或输血传播的病原体及其所致主要疾病

病原体	所致主要疾病	病原体	所致主要疾病
病毒		**原核生物**	
乙型肝炎病毒	乙型肝炎	铜绿假单胞菌	化脓性感染
丙型肝炎病毒	丙型肝炎	破伤风梭菌	破伤风
丁型肝炎病毒	丁型肝炎	产气荚膜梭菌	气性坏疽
庚型肝炎病毒	庚型肝炎	放线菌属	化脓性感染
人类免疫缺陷病毒	获得性免疫缺陷综合征（AIDS）	梅毒螺旋体	梅毒
人类嗜 T 细胞病毒	白血病	**真核生物**	
人巨细胞病毒	巨细胞包涵体病	孢子丝菌	孢子丝菌性下疳
EB 病毒	传染性单核细胞增多症、非洲儿童恶性淋巴瘤、鼻咽癌	**原虫**	
细小病毒 B19	传染性红斑、自发性流产、死胎	杜氏利什曼原虫	黑热病
西尼罗病毒	脑炎	疟原虫	疟疾
原核生物		锥虫	锥虫病
金黄色葡萄球菌	化脓性感染	巴贝虫	巴贝虫病
乙型溶血性链球菌	化脓性感染		

附表4 常见虫媒病原体及其所致主要疾病与传播媒介

病原体	所致主要疾病	传播媒介
病毒		
乙型脑炎病毒	流行性乙型脑炎	蚊
登革病毒	登革热、登革出血热	蚊
森林脑炎病毒	森林脑炎	硬蜱
克里米亚 - 刚果出血热病毒	新疆出血热	硬蜱
汉坦病毒	肾综合征出血热、汉坦病毒肺综合征	革螨
原核生物		
鼠疫耶尔森菌	鼠疫	鼠蚤
土拉热弗朗西斯菌	土拉热	蜱、革螨
回归热螺旋体	流行性回归热、地方性回归热	人虱、软蜱
伯氏疏螺旋体	莱姆病	硬蜱
恙虫病东方体	恙虫病	恙螨
普氏立克次氏体	流行性斑疹伤寒	人虱
斑疹伤寒立克次氏体	地方性斑疹伤寒	鼠蚤
原虫		
杜氏利什曼原虫	黑热病	白蛉
疟原虫	疟疾	蚊
锥虫	锥虫病	舌蝇
巴贝虫	巴贝虫病	蜱
蠕虫		
马来丝虫、班氏丝虫	丝虫病	蚊
微小膜壳绦虫	微小膜壳绦虫病	蚤
缩小膜壳绦虫	缩小膜壳绦虫病	蚤
犬复孔绦虫	犬复孔绦虫病	蚤

附表5 可经性接触传播的病原体及其所致性传播疾病（STD）

病原体	所致 STD	病原体	所致 STD
病毒		**原核生物**	
单纯疱疹病毒Ⅱ型	生殖器疱疹	沙眼衣原体沙眼生物亚种	非淋菌性尿道炎
人乳头瘤病毒	尖锐湿疣	解脲脲原体	非淋菌性尿道炎
人类免疫缺陷病毒	获得性免疫缺陷综合征	生殖支原体	非淋菌性尿道炎
传染性软疣病毒	生殖器传染性软疣	人型支原体	非淋菌性尿道炎
人巨细胞病毒	生殖器巨细胞病毒感染	**真核生物**	
原核生物		白假丝酵母菌	念珠菌阴道炎、外阴感染、
淋病奈瑟菌	淋病		龟头包皮炎
梅毒螺旋体	梅毒	**寄生虫**	
杜克雷嗜血杆菌	软下疳	耻阴虱	阴虱病
阴道加特纳菌	阴道炎	人疥螨	疥疮
肉芽肿荚膜杆菌	腹股沟肉芽肿	阴道毛滴虫	滴虫性阴道炎
沙眼衣原体性病淋巴肉芽肿亚种	性病淋巴肉芽肿		

附表6　常见可以引起垂直传播的病原体及其所致主要疾病

病原体	所致主要疾病	病原体	所致主要疾病
病毒		**病毒**	
风疹病毒	先天性风疹综合征	人乳头瘤病毒	新生儿感染
人巨细胞病毒	死胎、巨细胞包涵体病	柯萨奇病毒	新生儿全身感染、心肌炎
单纯疱疹病毒	疱疹性脑炎、胎儿畸形、流产、死产	**原核生物**	
		淋病奈瑟菌	淋菌性结膜炎
水痘-带状疱疹病毒	胎儿畸形、流产、死产	梅毒螺旋体	流产、早产、死胎、梅毒儿
人类免疫缺陷病毒	获得性免疫缺陷综合征	解脲脲原体	流产、先天缺陷、死胎
乙型肝炎病毒	乙型肝炎	沙眼衣原体	新生儿包涵体结膜炎
丙型肝炎病毒	丙型肝炎	**寄生虫**	
细小病毒 B19	胎儿贫血、流产、死胎	刚地弓形虫	弓形虫病

附表7　常见动物源性病原体及其所致主要疾病

病原体	所致主要疾病	病原体	所致主要疾病
病毒		**原虫**	
汉坦病毒	肾综合征出血热、汉坦病毒肺综合征	杜氏利什曼原虫	黑热病
		锥虫	锥虫病
狂犬病病毒	狂犬病	刚地弓形虫	先天畸形、弓形虫病
登革病毒	登革热、登革出血热	**吸虫**	
乙型脑炎病毒	流行性乙型脑炎	华支睾吸虫	华支睾吸虫病
森林脑炎病毒	森林脑炎	布氏姜片吸虫	姜片吸虫病
克里米亚-刚果出血热病毒	新疆出血热	肝片形吸虫	肝片形吸虫病
		并殖吸虫	并殖吸虫病
流感病毒	流行性感冒	日本血吸虫	血吸虫病
朊粒	传染性海绵状脑病	**绦虫**	
原核生物		曼氏迭宫绦虫	曼氏裂头蚴病
猪霍乱沙门菌	食物中毒、败血症	阔节裂头绦虫	阔节裂头绦虫病
鼠伤寒沙门菌	食物中毒、败血症	链状带绦虫	猪带绦虫病、猪囊尾蚴病
鼠疫耶尔森菌	鼠疫	肥胖带绦虫	牛带绦虫病
炭疽芽胞杆菌	炭疽	微小膜壳绦虫	微小膜壳绦虫病
布鲁菌	波浪热	缩小膜壳绦虫	缩小膜壳绦虫病
副溶血性弧菌	食物中毒	细粒棘球绦虫	包虫病（单房）
空肠弯曲菌	腹泻	多房棘球绦虫	包虫病（多房）
贝纳柯克斯体	Q 热	犬复孔绦虫	复孔绦虫病
汉赛巴通体	猫抓病	**线虫**	
土拉热弗朗西丝菌	土拉热	旋毛形线虫	旋毛虫病
钩端螺旋体	钩体病	广州管圆线虫	广州管圆线虫病
伯氏疏螺旋体	莱姆病		
回归热螺旋体	流行性回归热、地方性回归热		
斑疹伤寒立克次氏体	地方性斑疹伤寒		
恙虫病东方体	恙虫病		

（韩　俭）

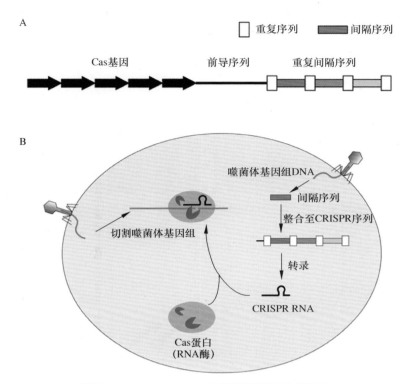

彩图 6-3-3　CRISPR/Cas 系统的结构与作用机制

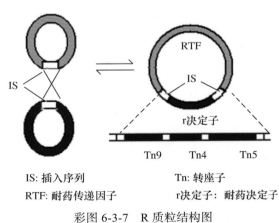

IS: 插入序列　　　　　　　Tn: 转座子

RTF: 耐药传递因子　　　　r决定子: 耐药决定子

彩图 6-3-7　R 质粒结构图

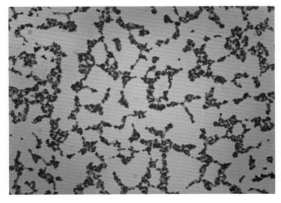

彩图 7-1-1　葡萄球菌形态（革兰氏染色，×1000）

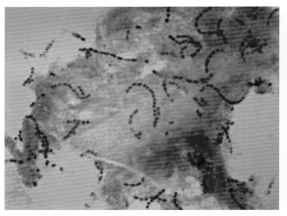

彩图 7-2-1　链球菌形态（革兰氏染色，×1000）

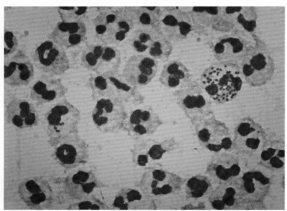

彩图 7-3-1　淋病奈瑟菌的形态
（革兰氏染色，×1000）

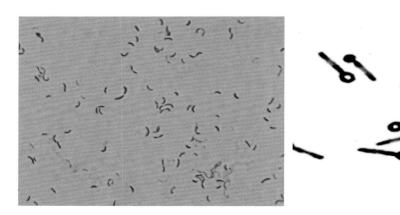

彩图 9-1-1　霍乱弧菌的形态（革兰氏染色，×1000）　彩图 10-1-1　破伤风梭菌形态（芽胞染色，×1000）

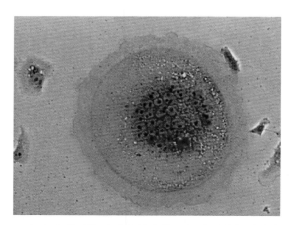

彩图 22-2-1　麻疹病毒感染后形成的多核巨细胞（吉姆萨染色，×2000）

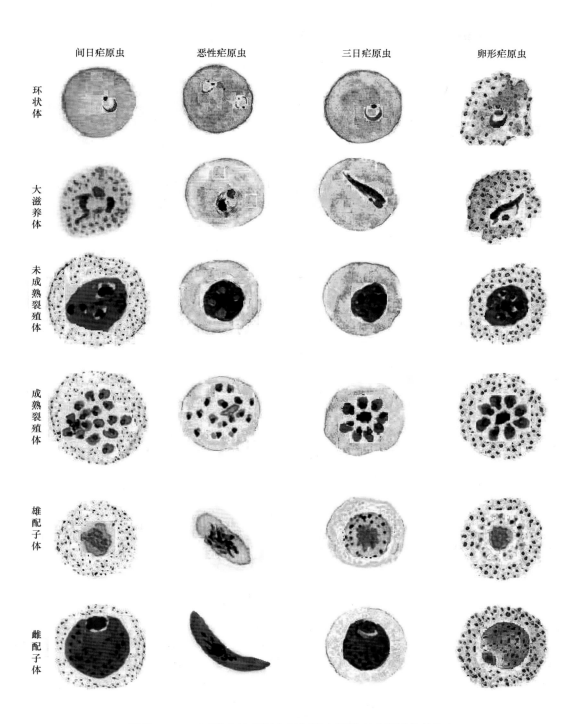

彩图 34-1-1　四种人体疟原虫红细胞内期形态（姬氏染色法）

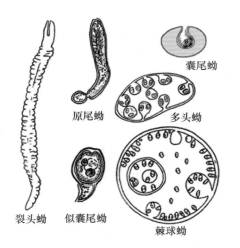

彩图 37-1-2　绦虫中绦期幼虫

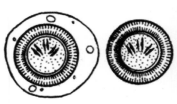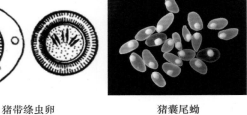

彩图 37-3-2　猪带绦虫卵与囊尾蚴形态结构

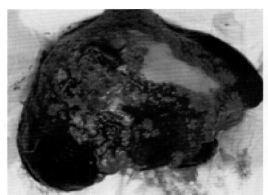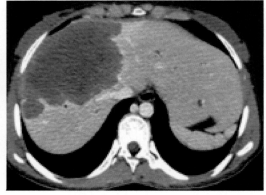

彩图 37-6-2　人体肝脏泡型包虫病及其 CT 影像

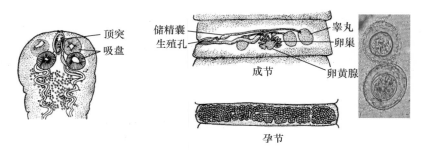

彩图 37-8-1　缩小膜壳绦虫成虫及虫卵